Casos Clínicos Comentados em
Ginecologia e Obstetrícia

Nota ao leitor

Este livro apresenta uma disposição didática destinada a otimizar o aprendizado e a autoavaliação, com casos clínicos, discussão da temática e questões de múltipla escolha. Para esse fim, está apresentado da seguinte forma:

- **Seção 1 – Casos Clínicos – Ginecologia** – exposição detalhada do caso clínico, discussão, conduta e pontos importantes, tudo respaldado pelas mais recentes referências bibliográficas.
- **Seção 2 – Casos Clínicos – Obstetrícia** – acompanha a didática da *Seção 1*.
- **Questões de Múltipla Escolha** – são cinco alternativas. Nelas, o leitor exercitará os seus conhecimentos. Intencionalmente, as suas respostas foram inseridas em *Respostas Comentadas*, de modo a evitar tentativas do leitor de não se valer do seu raciocínio clínico, buscando, não sem ansiedade, a resposta. É, pois, recurso didático.
- **Respostas Comentadas.**

Orientação para o estudo

Sugere-se ao leitor, inicialmente, aprofundar-se nos estudos dos casos clínicos (*Seções 1 e 2*). São muito elucidativos e esclarecedores, oferecem substanciação dos conhecimentos e encorpam a visão clínica. Depois disso, agora sim, dirigir-se para *Questões de Múltipla Escolha*. Tendo exercitado parte de seus conhecimentos e aprendido com os casos clínicos, as respostas das questões encontrar-se-ão facilitadas e poderão ser conferidas em *Respostas Comentadas*.

Boa sorte!
Bom estudo!

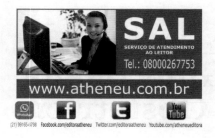

Casos Clínicos Comentados em
Ginecologia e Obstetrícia

Helio Haddad Filho
Yara Lucia Mendes Furtado de Melo
Agnaldo Lopes da Silva Filho
Aljerry Dias do Rêgo
Fernanda de Souza Hopf
Juliana Carrara Lombardi
Bruna Carrara Lombardi
Islan da Rocha

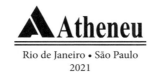

Rio de Janeiro • São Paulo
2021

EDITORA ATHENEU

São Paulo — Rua Avanhandava, 126 - 8º andar
Tel.: (11) 2858-8750
E-mail: atheneu@atheneu.com.br

Rio de Janeiro — Rua Bambina, 74
Tel.: (21) 3094-1295
E-mail: atheneu@atheneu.com.br

CAPA: Equipe Atheneu
PRODUÇÃO EDITORIAL: Texto e Arte Serviços Editoriais

CIP-BRASIL. CATALOGAÇÃO NA PUBLICAÇÃO
SINDICATO NACIONAL DOS EDITORES DE LIVROS, RJ

C334

Casos clínicos comentados em ginecologia e obstetrícia / Helio Haddad Filho ... [et al.]. - 1. ed. - Rio de Janeiro : Atheneu, 2021.
620 p. ; 24 cm.

Inclui bibliografia e índice
ISBN 978-65-5586-287-4

1. Ginecologia - Estudo de casos. 2. Obstetrícia - Estudo de casos. I. Haddad Filho, Helio.

21-71659
CDD: 618
CDU: 618

Meri Gleice Rodrigues de Souza - Bibliotecária - CRB-7/6439
24/06/2021   24/06/2021

HADDAD FILHO, H.; MELO, Y.L.M.F.; SILVA FILHO, A.L.; RÊGO, A.D.; HOPF, F.S.; LOMBARDI, J.C.; LOMBARDI, B.C., ROCHA, I.
Casos Clínicos Comentados em Ginecologia e Obstetrícia

© *EDITORA ATHENEU – Rio de Janeiro, São Paulo, 2021.*

Editores

Helio Haddad Filho
Especialista em Ginecologia e Obstetrícia pela Federação Brasileira das Associações de Ginecologia e Obstetrícia (Febrasgo). Residência Médica em Reprodução Humana da Universidade Federal de Minas Gerais (UFMG). Mestre em Ciências pela Universidade Federal de Lavras (UFLA). Professor de Ginecologia e Obstetrícia da Faculdade de Medicina da UFLA.

Yara Lucia Mendes Furtado de Melo
Professora Adjunta da Universidade Federal do Rio de Janeiro (UFRJ) e Professora Adjunta da Disciplina de Ginecologia da Universidade Federal do Estado do Rio de Janeiro (Unirio). Coordenadora da Disciplina de Ginecologia da Faculdade de Medicina da UFRJ. Membro da Comissão Didática da Faculdade de Medicina (Departamento de Ginecologia e Obstetrícia). Chefe do Ambulatório de Patologia Cervical do Instituto de Ginecologia da UFRJ e dos Ambulatórios de Patologia Cervical e Patologia Vulvar do Hospital Universitário Gaffrée e Guinle da Universidade Federal do Estado do Rio de Janeiro (HUGG-Unirio). Doutorado em Ciências Cirúrgicas pela UFRJ e Mestrado em Cirurgia Geral (Área de Concentração Ginecologia) pela UFRJ. Secretária-Geral da Associação Brasileira de Patologia do Trato Genital Inferior e Colposcopia (ABPTGIC) Capítulo Rio de Janeiro. Membro da Diretoria (Presidente da Comissão de Temas Livres) da Associação Brasileira de Patologia do Trato Genital Inferior (ABPTGIC). Membro da Comissão Nacional Especializada (NCE) do Trato Genital Inferior da Federação Brasileira das Associações de Ginecologia e Obstetrícia (Febrasgo). Membro da Diretoria da Sociedade de Ginecologia e Obstetrícia do Rio de Janeiro (SGORJ).

Agnaldo Lopes da Silva Filho
Professor Titular do Departamento de Ginecologia e Obstetrícia da Universidade Federal de Minas Gerais (UFMG). Professor do Programa de Pós-Graduação em Tocoginecologia da Universidade Estadual Paulista (Unesp). Presidente da Federação Brasileira das Associações de Ginecologia e Obstetrícia (Febrasgo).

Aljerry Dias do Rêgo
Professor do Curso de Medicina da Universidade Federal do Amapá (Unifap). Diretor Científico da Associação Médica Brasileira do Amapá (AMB-AP). Diretor Científico da Associação de Ginecologia e Obstetrícia do Amapá (AGOAP). Mestre em Ginecologia pela Universidade de São Paulo (USP). Membro da Comissão de Uroginecologia da Federação Brasileira das Associações de Ginecologia e Obstetrícia (Febrasgo). Membro da Comissão de Defesa Profissional da Febrasgo. Vice-Coordenador da Comissão de Residência Médica (Coreme) da São Camilo/AP.

Fernanda de Souza Hopf
Graduada pela Universidade do Vale do Itajaí (Univali). Residência Médica em Ginecologia e Obstetrícia pelo Hospital e Maternidade Marieta Konder Bornhausen (HMMBK), Santa Catarina, e pelo Hospital Nossa Senhora da Conceição (HNSC), Rio Grande do Sul. Pós-Graduada em Laparoscopia Ginecológica em Curitiba. Membro do Corpo Clínico do Hospital Unimed Litoral e do Hospital e Maternidade Santa Luiza, Balneário Camboriú, Santa Catarina. Professora do Curso de Medicina do Centro Universitário de Brusque (Unifebe). Membro Titular da Federação Brasileira das Associações de Ginecologia e Obstetrícia (Febrasgo).

Editores

Juliana Carrara Lombardi
Discente do Curso de Medicina da Universidade do Vale do Itajaí (Univali). Organizadora do I Congresso Online de Pediatria e Especialidades Integradas (PediON – 2020). Integrante da Diretoria da Liga Acadêmica de Pediatria e Neonatologia (LAPEN) e Liga Acadêmica do Tórax (LATORAX), Gestão 2020-2021.

Bruna Carrara Lombardi
Discente do Curso de Medicina da Pontifícia Católica do Paraná (PUC-PR). Fundadora e Membro da Diretoria da Liga Acadêmica de Empreendedorismo e Inovação na Saúde (LAEMPIS) e Campus Director do Hult Prize da PUC-PR (2020).

Islan da Rocha
Discente do Curso de Medicina da Universidade do Vale do Itajaí (Univali). Presidente do I Congresso Online de Ginecologia e Obstetrícia (COGO – 2020). Organizador do I Congresso Online de Especialidades Cirúrgicas (CONCIR – 2020), Congresso Online de Clínica Médica (COCLIM – 2020), Congresso Online de Cardiologia (CardiON – 2020), 8ª Congresso Mineiro de Medicina de Família e Comunidade (CMMFC – 2020). Presidente da Liga Acadêmica de Oncologia e Patologia da Univali na Gestão 2019, e Vice-Presidente na Gestão 2020-2021. Fundador e CEO da Evento Médico.

Colaboradores

Adalberto Cesário Pereira Júnior
Médico Ginecologista e Obstetra. Graduado na Universidade Federal de Santa Catarina (UFSC), com Residência na Maternidade Carmela Dutra. Especialista em Cirurgia Minimamente Invasiva, Dor Pélvica e Endometriose. Chefe do Serviço de Videolaparoscopia Ginecológica da Maternidade Santa Luiza e Hospital Unimed Litoral de Balneário Camboriú/SC.

Alessandro Neves (in memoriam)
Graduação em Medicina pela Faculdade de Medicina do ABC (FMABC). Residência Médica em Ginecologia, Obstetrícia, Laparoscopia e Histeroscopia pela FMABC. Tem experiência na área de Medicina, com ênfase em Ginecologia, Obstetrícia, Laparoscopia, Histeroscopia, Uroginecologia, Colposcopia e Sexologia. Atuação Acadêmica na FMABC na Graduação, no Serviço de Uroginecologia, no Internato de Ginecologia – 6º ano, na Comissão de Residência Médica e na Coordenação da Clínica Ginecológica do Hospital Estadual Mario Covas. Especialização em Administração Hospitalar e MBA Executivo em Gestão de Saúde, com Extensão Internacional na Philadelphia, Estados Unidos. Experiência em Gestão de Saúde com Atuação em Vários Níveis do Setor Público e Privado. Secretário de Saúde do Município de São Bernardo do Campo em 2008. Coordenou o Serviço de Ginecologia e Maternidade do Hospital Brasil – Rede D'Or São Luiz. Docente da Faculdade de Medicina da Universidade Municipal de São Caetano do Sul (USCS) e Supervisor do Internato de Ginecologia e Obstetrícia.

Aline Britto de Macedo
Acadêmica do 9º período de Medicina da Universidade Positivo (UP). Membro da Liga Acadêmica de Saúde da Mulher – Ginecologia e Obstetrícia (LASM-GO).

Aline Puzzi Romanini
Acadêmica do 12º período das Faculdades Pequeno Príncipe (FPP). Presidente da Liga Acadêmica de Ginecologia e Obstetrícia do Hospital do Trabalhador (LAGO-HT) em Curitiba/PR.

Aljerry Dias do Rêgo
Professor do Curso de Medicina da Universidade Federal do Amapá (Unifap). Diretor Científico da Associação Médica Brasileira do Amapá (AMB-AP). Diretor Científico da Associação de Ginecologia e Obstetrícia do Amapá (AGOAP). Mestre em Ginecologia pela Universidade de São Paulo (USP). Membro da Comissão de Uroginecologia da Federação Brasileira das Associações de Ginecologia e Obstetrícia (Febrasgo). Membro da Comissão de Defesa Profissional da Febrasgo. Vice-Coordenador da Comissão de Residência Médica (Coreme) da São Camilo/AP.

Allana Tonini Fernandes
Diretora de Marketing no Projeto Voluntário GestoAção nos anos 2018, 2019 e 2020. Diretora de Iniciação Científica no Diretório Acadêmico Diogo Guimarães, Gestão 2017.

Amanda Cristina Custodio Tavares
Graduanda e Bolsista Integral em Medicina pela Universidade Nove de Julho (Uninove) de Guarulhos. Diretora Científica da Associação dos Estudantes de Medicina de São Paulo (AEMED-SP). Vice-Presidente da Liga Acadêmica de Ginecologia e Obstetrícia Paula Verônica Martini Maciel (LAGO-PVMM), 2020-2021. Vice-Presidente Fundadora da Liga Acadêmica de Reprodução Humana e Genética (LARHG) da Uninove Guarulhos, 2020-2021. Membro Titular da Liga Acadêmica de Anestesiologia da Uninove Guarulhos (LAAUG), 2020-2021. Diretora Científica da Liga Acadêmica de Medicina de Família e Comunidade (LAMFAC), 2019-2020. Membro da Liga Estadual de Gestão em Saúde de São Paulo. Presidente do I Simpósio Multidisciplinar On-line de Câncer de Mama.

Amanda Natiely Ruon
Acadêmica do 8º período de Medicina na Pontifícia Universidade Católica do Paraná (PUC-PR). Monitora de Semiologia Clínica na PUC-PR (2020). Membro do Time de Saúde Pública (SCOPH) do Comitê Local da International Federation of Medical Students Associations (IFMSA – Brazil). Membro da Liga Acadêmica de Saúde da Mulher – Ginecologia e Obstetrícia (LISAM-GO) da PUC-PR, desde 2019.

Colaboradores

Participante da Liga Acadêmica de Humanização Plantão da Palhaçada (LAHPP), no Instituto Master de Ensino Presidente Antônio Carlos – Centro Universitário Imepac (2017), do Projeto Comunitário Médicos de Rua – Curitiba/PR (2019), e Representante de Turma de Medicina na Imepac (2017).

Amanda Orssato Horn
Técnica em Química pela Universidade Tecnológica Federal do Paraná (UTFPR). Graduanda em Medicina pela Universidade do Vale do Itajaí (Univali). Secretária da Liga Acadêmica de Ginecologia e Obstetrícia (LAGO) da Univali.

Ana Beatriz Pires de Souza
Acadêmica de Medicina da 24ª turma da Universidade Federal de Roraima (UFRR). Representante da Associação Brasileira de Ligas Acadêmicas de Medicina (ABLAM) em Roraima.

Ana Carolina Carvalho Silveira
Membro da Liga Acadêmica de Saúde da Mulher (LASM) da Universidade Municipal de São Caetano do Sul (USCS), Bela Vista (2019-2020). Diretoria da LASM da USCS, Bela Vista (2021). Diretoria da International Federation of Medical Students Associations (IFMSA-Brazil), na USCS, Bela Vista (2020-2021). Membro da Liga Acadêmica de Endocrinologia e Nutrição (LAEN) da USCS, Bela Vista (2020-2021). Diretoria da Associação Atlética Acadêmica Fernando Arruda (AAAFA – 2019).

Ana Caroline Cardoso Rebeca
Acadêmica de Medicina da Universidade do Vale do Itajaí (Univali).

Ana Clara Gomes Ribeiro
Diretora de Relações Externas do Projeto de Voluntário GestoAção (2018). Diretora Financeira do Projeto GestoAção (2019 a 2020). Coordenadora de Pesquisa e Extensão do Diretório Acadêmico do Instituto Master de Ensino Presidente Antônio Carlos (Centro Universitário Imepac).

Ana Clara Rodrigues
Acadêmica do 4º ano de Medicina da Universidade Federal de Alfenas (Unifal). Integrante da Liga Acadêmica de Ginecologia e Obstetrícia (LAGO) da Unifal.

Ana Flávia Policarpo Gramosa
Graduanda em Medicina do 9º período no Centro Universitário Uninovafapi. Monitora da Disciplina de Habilidades Médicas 4 (2019). Ligante na Liga Acadêmica de Ginecologia e Obstetrícia do Uninovafapi (2020). Diretora Financeira na Liga Acadêmica de Ginecologia e Obstetrícia (LAGO) do Uninovafapi (2021). Participante do Projeto de Extensão "Férias no Hospital" na Maternidade Wall Ferraz (2019 a 2020).

Ana Gabriela Carvalho Bandeira Santos
Graduação em Medicina pela Universidade Federal de Campina Grande (UFCG). Residência Médica em Ginecologia e Obstetrícia no Hospital do Servidor Público Estadual de São Paulo (IAMSPE). Especialização em Uroginecologia e Cirurgia Vaginal pelo IAMSPE. Especialização em Endoscopia Ginecológica pelo Hospital Pérola Byington, São Paulo. Título de Especialista em Ginecologia e Obstetrícia. Título de Especialista em Endoscopia Ginecológica. Docente do Curso de Graduação em Medicina do Centro Universitário Uninovafapi.

Ana Luíza Abranches Moreira
Graduanda em Medicina na Universidade Federal do Estado do Rio de Janeiro (Unirio).

Ana Luíza Moreira Franco Luiz
Acadêmica do 5º período do Curso de Medicina pela Universidade Federal de Lavras (UFLA), Campus Sede. Membro e Tesoureira do Centro Acadêmico de Medicina Barçante e Pereira (CAMBAPE) na UFLA. Participante do Projeto de Extensão "Unidade de Pronto Alegramento" e da Liga Acadêmica de Ginecologia e Obstetrícia (LAGO). Participou da Liga Acadêmica Interdisciplinar de Fisiologia (LAIFI). Monitora da Disciplina "Dinâmica das Interações Infectoparasitárias". Participou na Organização do Encontro Mineiro de Ginecologia Obstetrícia em Lavras (ENGO) e da Organização do I Congresso Online de Ginecologia e Obstetrícia (ICOGO).

Ana Raquel Ferreira Borges
Graduanda do Curso de Medicina no Instituto Master de Ensino Presidente Antônio Carlos (Centro Universitário Imepac). Diretora Científica do Projeto Voluntário GestoAção. Diretora de Marketing da Liga Acadêmica de Ginecologia e Obstetrícia (LAGO) do Imepac.

André Luiz Barzan Demétrio
Acadêmico do Internato Médico do Curso de Medicina da Universidade do Vale do Itajaí (Univali). Coordenador Científico da Liga Acadêmica de Ginecologia e Obstetrícia (LAGO) da Univali, Gestão 2020-2021.

Ândrea Franz Todescato
Vice-Presidente Fundadora da Liga de Medicina de Família e Comunidade (2018). Tesoureira da Liga de Ginecologia e Obstetrícia (2019-2021) do Centro Universitário de Pato Branco (Unidep).

Colaboradores

Anelize Daros Stahl
Médica Graduada pela Universidade do Planalto Catarinense (Uniplac). Diretora Financeira da Liga Acadêmica de Ginecologia, Obstetrícia e Mastologia (LAGOM), 2016 a 2020.

Ângela Márcia Siqueira da Costa
Graduada e Licenciada em Enfermagem pela Universidade Federal de Juiz de Fora (UFJF). Especialização em Atenção Básica à Saúde da Mulher pela UFJF. Especialização em Atenção Básica à Saúde da Família pela Universidade Federal de Minas Gerais (UFMG). Membro-Fundador e Diretora Administrativa e Financeira da Liga Acadêmica de Ginecologia, Obstetrícia e Mastologia (LAGOM) da Universidade Vale do Rio Doce (Univale) – 2019 a 2020.

Anisio de Souza Neto
Acadêmico de Medicina da Universidade do Vale do Itajaí (Univali).

Antonio de Pinho Lima Neto
Acadêmico do Curso de Medicina da Universidade Federal de Roraima (UFRR). Membro e Diretor da Liga Acadêmica de Ginecologia de Obstétrica de Roraima (LAGO-RR).

Ariadne Decarli
Doutoranda do 11º período de Medicina da Pontifícia Universidade Católica do Paraná (PUC-PR). Vice-Presidente da Liga Acadêmica de Ginecologia e Obstetrícia (LAGO) da PUC-PR (2020). Primeira-Secretária do Centro Acadêmico de Medicina Mário de Abreu (2019).

Arthur Nassin Duara
Acadêmico do 4º ano de Medicina na Universidade do Planalto Catarinense (Uniplac). Fundador e Presidente da Liga de Neurologia Clínica desde 2019.

Augusto Cardoso da Costa de Souza
Acadêmico de Medicina da Universidade Federal do Amapá (Unifap). Diretor de Pesquisa da Liga Acadêmica de Ginecologia e Obstetrícia (LAGO) do Amapá.

Beatriz Rocha Alves do Nascimento
Membro da Liga Acadêmica de Ginecologia e Obstetrícia (LAGO) do Centro Universitário Inta (Uninta).

Bianca Laino
Acadêmica de Medicina da Universidade Municipal de São Caetano do Sul (USCS). Tesoureira da Liga Acadêmica de Saúde da Mulher (2019-2020). Vice-Presidente da Liga Acadêmica de Trauma, Urgência, Emergência da USCS, Bela Vista (2020-2021). Representante da Turma 3 da USCS em 2018. Ouvidoria do Centro Acadêmico de Medicina Agnodice (Camea) em 2019. Secretária da Atlética Acadêmica Fernando Arruda (2019).

Bruna Carrara Lombardi
Discente do Curso de Medicina da Pontifícia Católica do Paraná (PUC-PR). Fundadora e Membro da Diretoria da Liga Acadêmica de Empreendedorismo e Inovação na Saúde (LAEMPIS) e Campus Director do Hult Prize da PUC-PR (2020).

Bruna Furlan
Acadêmica do 4º ano de Medicina da Universidade do Planalto Catarinense (Uniplac).

Bruna Natália Rausch
Discente do Curso de Medicina da Universidade do Oeste de Santa Catarina (Unoesc). Vice-Presidente do Centro Acadêmico de Medicina Professor Bruno Rodolfo Schlemper Junior (CAMED-Unoesc) (2020-2021). Diretora Científica do Congresso Online de Especialidades Cirúrgicas (CONCIR – 2020), Congresso Online de Clínica Médica (COCLIM – 2020) e Congresso Online de Ginecologia e Obstetrícia (COGO – 2021).

Bruna Silveira Layber
Médica Graduada pela Universidade Iguaçu (Unig), Itaperuna/RJ.

Bruno Jagher Fogaça
Médico Graduado pela Universidade Federal do Paraná (UFPR). Residência Médica em Ginecologia e Obstetrícia pelo Hospital de Clínicas (HC) da UFPR. Preceptor da Residência Médica de Ginecologia e Obstetrícia do Hospital do Trabalhador (HT/PR). Professor do Curso de Medicina da Universidade Positivo (UP, Paraná).

Bruno Wensing Raimann
Ginecologista e Obstetra. Mestre em Gestão de Políticas Públicas pela Universidade do Vale do Itajaí (Univali). Professor do Curso de Medicina da Univali. Chefe do Serviço de Ginecologia e Obstetrícia e Membro do Conselho de Ética do Hospital e Maternidade Marieta Konder Bornhausen, Santa Catarina.

Camile Gomes Teles
Residente da Disciplina de Ginecologia e Obstetrícia no Hospital Santa Casa de Misericórdia de Passos. Graduada em Medicina pela Faculdade de Medicina de Itajubá (FMIT).

Carlos Alberto Anjos Mansur
Ex-Research Fellow do Harris Birthright Centre for Fetal Medicine do King's College Hospital, Londres.

Colaboradores

Especialista em Ginecologia e Obstetrícia e Áreas de Atuação em Ultrassom em Ginecologia e Obstetrícia e Medicina Fetal. Médico do Serviço de Imagem e Medicina Fetal do Complexo Hospital do Trabalhador – Curitiba. Docente do Curso de Medicina da Universidade Positivo (UP). Docente do Curso de Medicina das Faculdades Pequeno Príncipe (FPP).

Carolina Bubna
Acadêmica de Medicina das Faculdades Pequeno Príncipe (FPP). Diretoria da Liga Acadêmica de Ginecologia e Obstetrícia (LAGO) do Hospital do Trabalhador (LAGO HT/UP). Participante Voluntária na Organização do Congresso Brasileiro de Reprodução Assistida e do Congresso Paranaense de Ginecologia e Obstetrícia.

Caroline de Fátima Moura Albuquerque
Graduada em Medicina pelo Centro Universitário Uninovafapi. Estagiária de Obstetrícia na Maternidade Dona Evangelina Rosa (2020-2021) e de Cirurgia Geral no Hospital Santa Maria (2020-2021). Integrante da Diretoria da Liga Acadêmica de Ginecologia e Obstetrícia (LAGO-Uninovafapi), 2019 e 2020.

Cássia Maia Reis
Acadêmica do 8º período de Medicina na Universidade Federal de Lavras (UFLA). Membro da Liga Acadêmica de Ginecologia e Obstetrícia (LAGO) da UFLA.

Cássio Furtini Haddad
Título de Especialista em Ginecologia e Obstetrícia (TEGO) e em Mastologia (TEMA). Professor do Departamento de Ciências da Saúde da Universidade Federal de Lavras (UFLA). Médico Mastologista, Ginecologista e Obstetra da Santa Casa de Misericórdia de Lavras/MG.

Chayandra Sabino Custódio
Graduanda em Medicina pelo Centro Universitário Inta (Uninta). Membro Colaborador da Liga Acadêmica de Cirurgia Geral de Sobral (LACIGS). Membro Fundador da Liga Acadêmica de Oncologia e Cirurgia Oncológica de Sobral (LIONCOS). Membro da Liga Acadêmica de Ginecologia e Obstetrícia (LIAGO) e da Liga Acadêmica de Clínica Médica de Sobral (LACMS). Ex-Monitora da Disciplina de Psicologia Médica em Habilidades e Atitudes Profissionais IV.

Cleane Fernandes Pontes
Graduanda do 9º período em Medicina no Centro Universitário do Uninovafapi. Ligante da Liga Acadêmica de Ginecologia e Obstetrícia (LAGO-Uninovafapi) (2020). Membro da Diretoria – Secretária da Liga Acadêmica em Terapia Intensiva Multiprofissional (LATIM-Uninovafapi) (2018).

Cynthia Dantas de Macedo Lins
Especialização em Ginecologia e Obstetrícia com Área de Atuação em Medicina Fetal na Universidade Federal do Rio Grande do Norte (UFRN). Mestre em Ciências da Saúde na Universidade Federal de Roraima (UFRR). Professora do Curso de Medicina da UFRR e Coordenadora do Pré-Natal de Alto Risco do SUS, Roraima.

Danielle Ramos Vasconcelos
Acadêmica do 9º período do Curso de Medicina do Centro Universitário do Espírito Santo (Unesc). Vice-Presidente da Liga Acadêmica de Ginecologia e Obstetrícia (LAGO) do Unesc (2018 e 2019). Monitora Bolsista de Anatomia Humana (2018 e 2019). Membro Efetivo da Liga Acadêmica de Cirurgia Gastrointestinal (LACGI) e Presidente da Liga Acadêmica de Trauma e Emergências Médicas (LATEME). Iniciação Científica com o Tema "Análise Comparativa de Hemogramas para Rastreio de Anemia Microcítica Hipocrômica em Moradores de Colatina-ES, após o Rompimento da Barragem de Mariana: Um Estudo Quantitativo" (2019 e 2020).

Danielle Sotero Fortes Carvalho
Acadêmica de Medicina do 8º período do Centro Universitário Uninovafapi. Presidente da Liga Acadêmica de Ginecologia e Obstetrícia (LAGO) Uninovafapi. Membro da Comissão de Direito Médico da Ordem dos Advogados do Brasil (OAB-PI). Monitora da Disciplina Habilidades Médicas 4 (2020).

Danilo Augusto Vidigal de Andrade
Médico Graduado pela Universidade Federal de Roraima (UFRR). Atua no Programa de Formação em Serviço de Mais Médicos no Atendimento de Atenção Primária de Saúde na Unidade Básica de Saúde (UBS) Theomario Pinto Costa em Manaus. Membro da Liga Acadêmica de Geriatria de Roraima (LAGERR – 2017 a 2020). Membro da Liga Acadêmica de Psiquiatria de Roraima (LAPSI – 2017 a 2019). Membro da Liga Acadêmica de Pediatria de Roraima (LAPED – 2017 a 2019). Membro da Liga Acadêmica de Oncologia de Roraima (LAO – 2017 e 2018).

Dayana Letícia Bauer dos Santos
Médica pela Universidade do Sul de Santa Catarina (Unisul). Ginecologista e Obstetra pelo Instituto de Saúde São Lucas (Issal). Docente do Curso de Medicina do Centro Universitário de Pato Branco (Unidep).

Dayane Ketlyn da Cunha Santos
Acadêmica do 4º ano de Medicina pela Universidade Federal de Sergipe (UFS), Campus Lagarto. Membro do Grupo de Estudos e Pesquisas em Educação e Saúde (GEPES). Aluna do Programa Institucional de

Colaboradores

Bolsas de Iniciação Científica (PIBIC). Diretora de Extensão da Liga Acadêmica de Ginecologia e Obstetrícia de Lagarto (LAGOL). Presidente da Liga Acadêmica de Oncologia de Lagarto (LAOL).

Debora Weiss
Acadêmica de Medicina da Universidade do Vale do Itajaí (Univali).

Dora Pedroso Kowacs
Acadêmica de Medicina da Universidade Positivo (UP). Membro da Liga Acadêmica de Ginecologia e Obstetrícia do Hospital do Trabalhador (LAGO-UP/HT).

Eliandra Wolff
Aluna do 5º ano do Curso de Medicina na Universidade do Planalto Catarinense (Uniplac). Presidente da Liga Acadêmica de Ginecologia, Obstetrícia e Mastologia (LAGOM). Fundadora do Grupo Voluntários da Alegria Filial Lages no ano de 2017. Trabalho Científico sobre "Gravidez na Adolescência e Planejamento Familiar com Adolescentes da Cidade de Lages".

Elisa Chicareli Pinhat
Mestre em Tocoginecologia pela Universidade Federal do Paraná (UFPR). Preceptora da Residência Médica de Ginecologia e Obstetrícia e Chefe do Ambulatório de Uroginecologia do Hospital do Trabalhador (HT). Professora Adjunta da Disciplina de Ginecologia e Obstetrícia da Universidade Positivo (UP).

Eveline Valeriano Moura Linhares
Título de Especialista em Ginecologia e Obstetrícia pela Federação Brasileira das Associações de Ginecologia e Obstetrícia (Febrasgo). Especialização em Endoscopia Ginecológica pelo Hospital Pérola Byington. Mestrado em Ciências da Saúde da Universidade Federal do Ceará (UFC), Sobral. Doutoranda (DINTER) em Saúde da Mulher UFC/Unifesp.

Evelyn Carolina Suquebski Dib
Acadêmica de Medicina das Faculdades Pequeno Príncipe (FPP).

Fábio Luís da Silva Gato
Médico Ginecologista Obstetra. Docente Especialista do Curso de Medicina da Universidade Federal do Amapá (Unifap).

Felipe de Oliveira Vitorino
Acadêmico de Medicina no Instituto Master de Ensino Presidente Antônio Carlos (Centro Universitário Imepac). Participou como Secretário do Projeto Voluntário junto à comunidade: "GestoAção: gerando o saber do cuidado", gestão 2018 a 2020. Atuou como Coordenador de Finanças e Patrimônio do Diretório Acadêmico Diogo Guimarães (DADG) do Curso de Medicina, Gestão 2019.

Fernando Vecchi Martins
Graduação em Medicina na Universidade Federal de Santa Catarina (UFSC). Residência Médica em Ginecologia e Obstetrícia na Maternidade Carmela Dutra – Florianópolis/SC. Residência Médica em Mastologia no Hospital Amaral Carvalho – Jaú/SP. Títulos de Especialista em Ginecologia e Obstetrícia, Mastologia e Habilitação em Mamografia. Coordenador Voluntário da Liga Acadêmica em Ginecologia, Obstetrícia e Mastologia (LAGOM) da Universidade do Planalto Catarinense (Uniplac).

Flávia Centenaro Oliveira
Doutoranda do 9º período de Medicina da Pontifícia Universidade Católica do Paraná (PUC-PR). Presidente da Liga Acadêmica de Saúde da Mulher – Ginecologia e Obstetrícia (LISAM-GO) da PUC-PR. Secretária da Liga Acadêmica de Saúde da Mulher – Ginecologia e Obstetrícia (LISAM-GO) da PUC-PR (2020). Coordenadora do Departamento Internacional do Centro Acadêmico de Medicina Mário de Abreu (CAMMA) da PUC-PR (2018). Monitora da Disciplina de Semiologia e Práticas Clínicas I (2018). Presidente da Coordenação Local de Estágios e Vivências da PUC-PR (2017-2018). Premiação de Melhor Trabalho Apresentado no Congresso de Cardiologia (International Cardiology Meeting 2019).

Francine Weinert da Silva
Médica pela Universidade Luterana do Brasil (Ulbra), Canoas-RS. Residência Médica em Ginecologia e Obstetrícia pelo Hospital Maternidade Marieta Konder Bornhausen, Itajaí- SC. Preceptora da Disciplina de Ginecologia e Obstetrícia no Curso de Medicina na Universidade do Vale do Itajaí (Univali). Pós-Graduanda em Psicologia Transpessoal pela Escola Profissionalizante André Luiz (EPAL). Pós-Graduanda em Sexologia Clínica na IBCMED, São Paulo-SP.

Gabriela Panke Guimarães
Estudante do 6º ano de Medicina na Pontifícia Universidade Católica do Paraná (PUCPR). Participante da Liga Acadêmica de Saúde da Mulher (LISAM).

Gabriela Schoba Ferreira Lima
Diretora Científica da Liga de Saúde da Mulher na Universidade Municipal de São Caetano do Sul (2019-2020). Vice-Presidente da Liga de Saúde da Mulher na Universidade Municipal de São Caetano do Sul (USCS – 2020-2021). Diretora Social no Centro Acadêmico de Medicina Agnodice – USCS (2020).

Colaboradores

Gabriela Vidal Ribeiro
Graduada em Medicina pela Universidade Nove de Julho (Uninove), Guarulhos. Cargo de Membro da Liga Acadêmica de Ginecologia e Obstetrícia Paula Veronica Martine Maciel (LAGO/PVMM – 2020-2021).

Gabriella Balbinot Betencourt
Doutoranda do 10° período de Medicina da Pontifícia Universidade Católica do Paraná (PUC-PR). Membro da Liga Acadêmica da Saúde da Mulher – Ginecologia e Obstetrícia (LASAM-GO).

Gabriella dos Santos Pascoal
Diretora 2 da Liga Acadêmica de Ginecologia e Obstetrícia Paula Veronica Martine Maciel (LAGO/PVMM), em 2019. Tesoureira da LAGO/PVMM, em 2020. Membro da Liga Acadêmica de Oncologia (LAO), em 2019. Membro da Liga Acadêmica de Mastologia (LAMAST), em 2020. Participação da Organização do I Simpósio On-Line Interligas de Saúde da Mulher na Área de Ginecologia e Obstetrícia, em 2020. Participação da Organização do I Simpósio Solidário On-Line Ministrado pela Liga Acadêmica de Pediatria (LAPED) Prof. Dr. Cristiano Gomes, em 2020.

Gabrielly Cruz Lombardi
Acadêmica de Medicina do 3° semestre da Universidade Nove de Julho (Uninove). Secretária da Liga Acadêmica de Ginecologia e Obstetrícia (LAGO). Participou da Organização do I Simpósio Multidisciplinar de Câncer de Mama e do I Simpósio Solidário Online ministrado pela Liga Acadêmica de Pediatria (LAPED).

Geisielle Gomes dos Santos
Acadêmica do 7° período de Medicina da Universidade Federal de Lavras (UFLA).

Gil Horta Passos
Graduação em Medicina pela Faculdade de Ciências Médicas da Universidade José do Rosário Vellano (Unifenas), Alfenas-MG. Residência Médica em Ginecologia e Obstetrícia pelo Hospital das Clínicas Samuel Libanio, Pouso Alegre-MG. Especialização em Ultrassonografia pelo Centro de Atenção Integral à Saúde da Mulher da Universidade Estadual de Campinas (Caism Unicamp). Especialização em Medicina Fetal pelo Caism Unicamp. Título de Especialista em Ginecologia e Obstetrícia pela Federação Brasileira das Associações de Ginecologia e Obstetrícia (Febrasgo) e Associação Médica Brasileira (AMB). Título de Especialista em Área de Atuação: Ultrassonografia em Ginecologia e Obstetrícia pelo Colégio Brasileiro de Radiologia (CBR/AMB). Professor do Magistério Superior na Área de Ginecologia e Obstetrícia na Faculdade de Medicina da Universidade Federal de Alfenas (Famed-Unifal).

Gilmara Mikaele Campos
Graduanda do 6° ano de Medicina na Faculdade de Medicina da Universidade Federal de Alfenas (Unifal). Presidente da Liga Acadêmica de Ginecologia e Obstetrícia (LAGO) da Unifal.

Greice Kelly Palmeira Campos
Acadêmica de Medicina. Histórico Acadêmico de Pesquisa: Programa Institucional Bolsista de Iniciação Científica e Tecnológica (PIBICT) do Centro Universitário do Espírito Santo (Unesc) (2020/2021). Programa Institucional: Voluntária de Iniciação Científica e Tecnológica (PIVICT) do Unesc (2019-2020). Histórico Acadêmico de Atividades Complementares: Monitora do Núcleo Rondon (2020-2021), Membro Efetivo do Grupo de Pesquisa Território, Saúde e Sociedade (GPTSS), Membro da Liga de Ginecologia/Obstetrícia (GENUS) de 2018 a 2020, atuando como presidente desta de novembro de 2019 a dezembro de 2020. Membro da Liga de Clínica Cirúrgica do Unesc (2018 a 2020). Estágio Extracurricular: Hospital Estadual Roberto Arnizaut Silvares (HERAS), Hospital e Maternidade São Mateus (HMSM), Hospital Menino Jesus (HMJ) e Hospital Geral de Linhares (HGL).

Guadalupe Gomes Carneiro Machado
Formação Acadêmica em Medicina na Universidade de Vila Velha (UVV-ES). Residência Médica em Ginecologia e Obstetrícia Centro Universitário do Espírito Santo (Unesc). Pós-Graduada em Ultrassonografia Ginecológica e Obstétrica CETRUS. Preceptora Voluntária da Liga de Ginecologia e Obstetrícia (GENUS) da Unesc. Coordenadora da Maternidade Santa Casa de Misericórdia de Colatina. Diretora Técnica do Hospital Santa Casa de Misericórdia de Colatina.

Gustavo Wandresen
Graduado em Medicina pela Faculdade Evangélica do Paraná (Fepar). Residência Médica em Ginecologia e Obstetrícia no Hospital Universitário Evangélico de Curitiba. Mestre em Tocoginecologia pelo Hospital de Clínicas da Universidade Federal do Paraná (UFPR). Professor de Obstetrícia da Pontifícia Universidade Católica do Paraná (PUC-PR), em 2019.

Helena Sippel Galiano
Acadêmica do 7° período de Medicina da Pontifícia Universidade Católica do Paraná (PUC-PR). Membro da Liga Acadêmica da Saúde da Mulher – Ginecologia e Obstetrícia (LASM-GO) da PUC-PR.

Colaboradores

Hélio Humberto de Freitas Júnior
Professor de Ginecologia e Obstetrícia da Faculdade de Ciências da Saúde da Universidade Federal de Lavras (UFLA). Especialista em Ginecologia e Obstetrícia pela Federação Brasileira das Associações de Ginecologia e Obstetrícia (Febrasgo). Residência Médica em Reprodução Humana pela Universidade Federal de Minas Gerais (UFMG).

Hellen Hidemi Houra
Graduanda em Medicina pela Universidade Nove de Julho (Uninove). Membro Titular e Diretora de Marketing da Liga Acadêmica de Ginecologia e Obstetrícia Paula Veronica Martine Maciel (LAGO-PVMM) desde 2019. Membro Titular e Diretora Executiva da Liga Acadêmica de Cirurgia Geral (LAMCGGRU).

Heloísa Pedreira Pereira
Formação Academia em Medicina pela Universidade José do Rosário Vellano (Unifenas). Ginecologista e Obstetra pela Universidade de Santo Amaro (Unisa). Pós-Graduação em Reprodução Humana pela Santa Casa de Misericórdia de São Paulo (SCMSP) e Reprodução Humana pela Faculdade de Medicina da Universidade São Paulo (FMUSP).

Huendel Batista de Figueiredo Nunes
Graduando em Medicina pela Universidade Federal de Roraima (UFRR). Bolsista do Programa de Iniciação Científica da UFRR com o Projeto "Significado de Saúde na Perspectiva dos Portadores de Doenças Crônicas" (2019-2020). Participou do Projeto de Extensão "Políticas de Pesquisa Aplicadas à Área Médica" pela UFRR/PRAE/DIREX/CCM (2018-2019).

Inara Araújo Leandro
Estudante do 5º ano de Medicina. Ex-Ligante da Liga Acadêmica de Ginecologia e Obstetrícia (LAGO) do Centro Universitário Inta (Uninta). Ex-Ligante da Liga Acadêmica de Trauma Sobralense. Ex-Monitora de Ações Integradas em Saúde II.

Isabela Maia de Carvalho
Graduanda em Medicina na Universidade Federal de Alfenas (Unifal). Segunda-Secretária da Liga Acadêmica de Ginecologia e Obstetrícia (LAGO) da Unifal. Bolsista do Programa Institucional de Bolsas de Iniciação Científica (PIBIC-CNPq), Projeto "Estudos dos Efeitos das Angiotensinas em Astrócitos Corticais em um Modelo de Epilepsia *In Vitro*".

Isabella Cruz Cesário Pereira
Vice-Presidente do I Congresso Online de Ginecologia e Obstetrícia. Vice-Presidente do I Congresso Online de Clínica Médica. Membro da Comissão Organizadora do I Congresso Online de Especialidades Cirúrgicas. Presidente da Liga Acadêmica de Ginecologia e Obstetrícia (LAGO) da Universidade do Vale do Itajaí (Univali).

Isadora Souza Ferraz de Melo
Graduanda em Medicina pela Universidade Vale do Rio Doce (Univale). Presidente da Liga Acadêmica de Ginecologia, Obstetrícia e Mastologia (LAGOM). Monitora da Disciplina de Endocrinologia. Extensionista do Projeto de Planejamento Familiar: Planejando Vidas. Voluntária de Projeto de Pesquisa de Microbiologia.

Islan da Rocha
Discente do Curso de Medicina da Universidade do Vale do Itajaí (Univali). Presidente do I Congresso Online de Ginecologia e Obstetrícia (COGO – 2020). Organizador do I Congresso Online de Especialidades Cirúrgicas (CONCIR – 2020), Congresso Online de Clínica Médica (COCLIM – 2020), Congresso Online de Cardiologia (CardiON – 2020), 8ª Congresso Mineiro de Medicina de Família e Comunidade (CMMFC – 2020). Presidente da Liga Acadêmica de Oncologia e Patologia da Univali na Gestão 2019, e Vice-Presidente na Gestão 2020-2021. Fundador e CEO da Evento Médico.

Isolina Brito Dias
Graduação pela Universidade Federal da Paraíba (UFPB). Residência Médica em Ginecologia e Obstetrícia pela Universidade Federal do Ceará (UFC), Santa Casa de Misericórdia de Sobral (SCMS). Residência Médica em Mastologia no Instituto do Câncer do Ceará (ICC).

Isys Holanda Albuquerque de Vasconcelos
Discente de Medicina no Centro Universitário Inta (Uninta). Diretora de Pesquisa e Extensão pela Liga Acadêmica de Ginecologia e Obstetrícia (LAGO) da Uninta.

Izaura Raquel Martins Cecílio de Lima
Graduação em Medicina pela Universidade do Oeste Paulistano (Unoeste). Residência Médica em Ginecologia e Obstetrícia pela Unoeste. Estágio em Ginecologia Endócrina pelo Hospital Pérola Byington, São Paulo. Título de Especialista em Ginecologia e Obstetrícia (TEGO).

Jadyelle dos Santos Teixeira
Acadêmica do 4º ano de Medicina da Universidade Federal de Sergipe (UFS), Campus Lagarto. Diretora de Pesquisa da Liga Acadêmica de Ginecologia e Obstetrícia de Lagarto (LAGOL) e Bolsista do Programa Institucional de Bolsas de Iniciação Científica (PIBIC).

Colaboradores

Jaline Gomes Sobreira
Acadêmica do 10° período de Medicina na Universidade Iguaçu (Unig), Campus V. Membro da Diretoria, Secretária da Liga Acadêmica de Ginecologia e Obstetrícia (LAGO) da Unig.

Jamille Marcião Britto
Médica Graduada pela Universidade Federal do Pará (UFPA). Residência Médica pelo Hospital Adventista de Belém (HAB).

Jan Pawel Andrade Pachnicki
Mestre e Doutor em Cirurgia pela FEMPAR. Especialista em Mastologia, Ginecologia e Obstetrícia. Professor Adjunto do Departamento de Tocoginecologia da Universidade Federal do Paraná (UFPR). Professor Adjunto de Ginecologia e Obstetrícia da Universidade Positivo (UP). Professor Auxiliar de Obstetrícia da Pontifícia Universidade Católica (PUC-PR). Professor Auxiliar de Ginecologia da Faculdade Evangélica Mackenzie do Paraná (FEMPAR). Vice-Presidente da Região Sul da Federação Brasileira das Associações de Ginecologia e Obstetrícia (Febrasgo). Conselheiro do Conselho Regional de Medicina do Paraná (CRM-PR).

Jéssica da Silva Goulart
Médica Graduada pela Universidade do Planalto Catarinense (Uniplac). Membro da Liga Acadêmica de Ginecologia, Obstetrícia e Mastologia (LAGOM) 2016-2020. Diretora de Comunicação da Liga Acadêmica de Ginecologia, Obstetrícia e Mastologia (LAGOM), 2018-2020.

Jhon Andreo Almeida dos Santos
Acadêmico do Curso de Medicina da Universidade Federal de Roraima (UFRR), Turma XXVI. Coordenador Local da International Federation of Medical Students Association of Brazil (IFMSA-Brazil). Presidente Local da IFMSA-Brazil na UFRR. Assistente Regional de Educação Médica da IFMSA-Brazil. Membro e Presidente (2020-2021) da Liga Acadêmica de Ginecologia e Obstetrícia de Roraima (LAGO-RR). Membro da Liga Acadêmica de Nefrologia de Roraima (LANEFRO). Membro do Grupo de Estudos em Medicina na Saúde da Família (GEMSF) da Universidade Estadual de Roraima (UERR).

João Pedro Botelho de Mont'Alverne
Acadêmico de Medicina da Universidade Federal do Amapá (Unifap). Diretor de Comunicação e Marketing da Liga Acadêmica de Ginecologia e Obstetrícia do Amapá (LAGOAP).

Julia Terra Molisani
Presidente da Liga Acadêmica de Ginecologia e Obstetrícia do Amapá (LAGOAP). Acadêmica da Universidade Federal do Amapá (Unifap).

Juliana Carrara Lombardi
Discente do Curso de Medicina da Universidade do Vale do Itajaí (Univali). Organizadora do I Congresso Online de Pediatria e Especialidades Integradas (PediON – 2020). Integrante da Diretoria da Liga Acadêmica de Pediatria e Neonatologia (LAPEN) e Liga Acadêmica do Tórax (LATORAX), Gestão 2020-2021.

Juliana Lima de Santana
Acadêmica do Curso de Medicina pela Universidade Federal de Sergipe (UFS), Campus Lagarto. Membro e Diretora de Comunicação da Liga Acadêmica de Cirurgia de Lagarto (LACIL). Membro e Presidente da Liga Acadêmica de Ginecologia e Obstetrícia de Lagarto (LAGOL). Integrante do Projeto de Extensão "UFSPM – A Adoção do Parto Humanizado no Município de Lagarto: Perspectivas e Desafios" (2019). Participante do 58° Congresso Brasileiro de Ginecologia e Obstetrícia (2019).

Juliana Moreira de Queiroz
Discente de Medicina na Universidade Vale do Rio Doce (Univale). Corpo da Liga Acadêmica de Ginecologia, Obstetrícia e Mastologia (LAGOM) da Univale.

Jussara Raquel Mallmann
Acadêmica de Medicina das Faculdades Pequeno Príncipe (FPP). Membro da Diretoria da Liga Acadêmica de Ginecologia e Obstetrícia do Hospital do Trabalhador (LAGO/HT-UP).

Karen Oura
Acadêmica de Medicina da Universidade Positivo (UP).

Karine Bisinoto Fernandes
Acadêmica de Medicina do Instituto Master de Ensino Presidente Antônio Carlos (Centro Universitário Imepac).

Karoline Alves de Almeida
Acadêmica do 4° ano de Medicina pela Universidade Federal de Sergipe (UFS), Campus Lagarto. Vice-Presidente da Liga Acadêmica de Ginecologia e Obstetrícia de Lagarto (LAGOL). Presidente da 4° Geração da Liga Acadêmica de Infectologia e Medicina Tropical de Lagarto (LAIMT). Aluna do Programa Institucional de Bolsas de Iniciação Científica (PIBIC) (2018-2019) com a Temática "Sífilis em Gestantes". Aluna Bolsista do Programa Institucional de Apoio à Extensão (PIAEX) 2019-2020 com a temática "UFSPM – UFS Fique Sabendo: Foco no Diagnóstico Oportuno da Infecção pelo HIV, Sífilis e Hepatites Virais B e C".

Colaboradores

Korine Camargo
Ginecologista e Obstetra. Especialista em Medicina Fetal. Mestre em Ginecologia e Obstetrícia pela Universidade Federal do Rio Grande do Sul (UFRGS).

Laís Gomes Ferreira
Acadêmica de Medicina da Universidade Iguaçu (Unig), Itaperuna/RJ.

Laís Helena do Amaral Matos
Discente de Medicina na Universidade Federal de Lavras (UFLA). Fundadora da Liga Acadêmica de Ginecologia e Obstetrícia (LAGOB) da UFLA e Presidente na Gestão 2019 a 2020.

Laís Milena Barros
Graduada pela Universidade José do Rosário Vellano (Unifenas). Residência em Ginecologia e Obstetrícia pela Santa Casa de Passos. Residência em Mastologia pela Santa Casa de Alfenas. Docente de Medicina na Universidade Federal de Alfenas (Unifal). Preceptora da Residência de Mastologia e Ginecologia e Obstetrícia da Santa Casa de Alfenas.

Lara Altoé Bizzi
Voluntária do Programa de Iniciação Científica e Tecnológica (PIVICT) do Centro Universitário do Espírito Santo (Unesc) (2020). Diretora da Liga Acadêmica de Ginecologia e Obstetrícia (LAGO) (2018-2020) e da Liga de Psiquiatria Infantil (2020). Organizadora do II Congresso Acadêmico de Medicina do Espírito Santo (2018) e do III Congresso Acadêmico de Medicina do Espírito Santo (2019).

Lara Gandolfo
Acadêmica de Medicina do Centro Universitário de Pato Branco (Unidep). Presidente Fundadora do Centro Acadêmico de Medicina XXV de Setembro, Gestão 2018-2019. Vice-Presidente da Liga Acadêmica de Ginecologia e Obstetrícia (LAGO) de Pato Branco, Gestão 2018-2021. *Customer Success* da Academia Médica.

Lara Pikelhaizen Rodrigues Velloso
Acadêmica de Medicina na Universidade Federal do Estado do Rio de Janeiro (Unirio). Diretora de Ensino da Liga Acadêmica de Ginecologia e Obstetrícia (LAGO), Gestões 2019-2020 e 2020-2021.

Larissa Fabiane de Jesus Rocha
Graduada em Medicina pelo Centro Universitário Uninovafapi. Ex-Integrante da Liga Acadêmica de Ginecologia e Obstetrícia (LAGO); Liga Acadêmica de Saúde da Família (LASF) e da Liga Acadêmica de Atendimento Pré-Hospitalar (LAAPH). Ex-Coordenadora Local do Comitê de Saúde Pública (SCOPH) da International Federation of Medical's Students Association (IFMSA LC) Uninovafapi. Líder da XXIII Turma de Medicina do Centro Universitário Uninovafapi.

Larissa Furlani Bohora Gonçalves
Acadêmica de Medicina da Universidade do Vale do Itajaí (Univali).

Lauana Gomes
Acadêmica do Curso de Medicina na Universidade Federal do Amapá (Unifap). Diretora-Secretaria da Liga de Ginecologia e Obstetrícia do Amapá (LAGOAP). Diretora Financeira da Cooperativa de Trabalho em Educação Cultura Esporte e Lazer para a Cidadania (COOPERA).

Laura Denise Barros Coutinho
Acadêmica de Medicina do Centro Universitário Inta (Uninta). Ligante da Liga de Ginecologia e Obstetrícia em Sobral-CE.

Laura Teresa Reis dos Santos
Estudante de Medicina da Universidade Federal de Sergipe (UFS). Diretora de Ensino e Pesquisa da Liga Acadêmica de Ginecologia e Obstetrícia (LAGO) de Lagarto. Presidente da Liga Acadêmica de Gastroenterologia e Hepatologia (LAGH) de Lagarto.

Léa Pikelhaizen Velloso
Médica Graduada pela Universidade Gama Filho (UGF). Residência Médica em Ginecologia e Obstetrícia. Título de Especialista em Ginecologia e Obstetrícia (TEGO). Pós-Graduação em Ginecologia pela Santa Casa do Rio de Janeiro, em Mastologia pela Pontifícia Universidade Católica do Rio de Janeiro (PUC-RJ). Obstetra Estatutária do Município do Rio de Janeiro Lotada na Maternidade Fernando Magalhães como Chefe de Plantão e Preceptora de Residência Médica. Autônoma com Consultório Privado de Ginecologia e Obstetrícia de Alto Risco.

Leda do Socorro Gonçalves Farias Rego
Residência Médica em Ginecologia e Obstetrícia no Hospital Mandaqui, São Paulo. Residência Médica em Mastologia e Oncologia Pélvica no Hospital Pérola Byington, São Paulo. Pós-Graduação em Patologia do Trato Genital Inferior (PTGI) no CETRUS – SP. Pós-Graduação em Videolaparoscopia - Hospital Porto Dias – Belém – PA. Preceptora da Residência Médica de Ginecologia e Obstetrícia – Universidade Federal do Amapá (Unifap). Preceptora do Internato do Curso de Medicina da UNIFAP – AP.

Letícia Caroline Pattini Gavioli
Graduação em Medicina nas Faculdades de Dracena/Fundação Dracenense de Educação e Cultura (Unifadra/Fundec). Membro Fundador e Presidente da

Liga Acadêmica de Ginecologia e Obstetrícia (LAGO) de Dracena, Gestões 2019/2020 e 2021/2022. Membro Fundador e Secretária da Liga Acadêmica de Medicina Legal e Perícia Médica de Dracena (LAMELP), Gestão 2019/2020. Membro Fundador e Tesoureira da Liga Acadêmica da Liga de Urologia de Dracena (LAUD), Gestão 2019/2020.

Letícia de Lourdes Linhares de Melo
Acadêmica da Universidade Iguaçu (Unig), Campus V – Itaperuna/RJ. Vice-Presidente da Liga Acadêmica de Ginecologia e Obstetrícia (LAGO).

Letícia Rezende Leal Semião
Acadêmica do 8° período de Medicina na Universidade Federal de Lavras (UFLA). Vice-Presidente da Liga Acadêmica de Pediatria (LAPED) da UFLA (2019 e 2020). Diretora de Marketing da Liga Acadêmica de Ginecologia e Obstetrícia (LAGO) da UFLA (2019 e 2020). Monitora da Disciplina Estágio em Práticas de Saúde na Família e Comunidade V. Membro da LAGO e LAPED da UFLA.

Letycia Santos Rodrigues
Graduanda do 3° ano em Medicina pela Universidade Federal de Sergipe (UFS), Campus Lagarto. Diretora de Comunicação da Reativação da Liga Acadêmica de Ginecologia e Obstetrícia de Lagarto (LAGOL). Aluna Voluntária do Programa Institucional de Apoio à Extensão (PIAEX – 2020-2021) com a temática "Saúde Sexual e Reprodutiva com Enfoque no Acesso ao DIU na Atenção Primária". Diretora de Comunicação na Liga Acadêmica de Neonatologia e Aleitamento Materno (LANA). Coordenadora de Mídia na Associação Acadêmica de Pediatria (AAP).

Liana Carrias Bruno
Graduanda de Medicina do Centro Universitário Uninovafapi. Diretora da Liga Acadêmica de Ginecologia e Obstetrícia (LAGO) do Uninovafapi. Diretora da Liga de Sexologia do Piauí. Organizou o Projeto de Extensão "Saúde Reprodutiva na Adolescência".

Liana Gonçalves Aragão Rocha
Graduação em Medicina pelo Centro Universitário Christus (UniChristus). Residência Médica em Ginecologia e Obstetrícia pela Universidade Federal do Ceará (UFC)/Santa Casa de Misericórdia de Sobral (SCMS). Pós-Graduação em Reprodução Assistida e Infertilidade Conjugal pela Santa Casa de Misericórdia de São Paulo (SCMSP)/Projeto Alfa. Pós-Graduação em Ultrassonografia Ginecológica e Obstétrica pela Cetrus São Paulo. Docente do Curso de Medicina do Centro Universitário Inta (Uninta). Mestranda em Ciências da Saúde pela UFC. Preceptora do Internato em Ginecologia e Obstetrícia da UFC e do Curso de Medicina do Uninta. Preceptora da Residência Médica em Ginecologia e Obstetrícia da UFC/SCMS. Médica Plantonista e Prescritora da Maternidade da SCMS.

Lívia das Graças Rezende
Ginecologista e Obstetra. Pós-Graduação em Ultrassonografia em Ginecologia e Obstetrícia. Professora do Departamento de Medicina da Universidade Federal de Juiz de Fora (UFJF), Campus Governador Valadares e Universidade Vale do Rio Doce (Univale).

Livia de Aragon Arias
Acadêmica de Medicina Universidade do Vale do Itajaí (Univali).

Lorena Egashira Vanzela
Acadêmica de Medicina na Universidade Positivo (UP). Membro da Liga Acadêmica de Ginecologia e Obstetrícia do Hospital do Trabalhador (LAGO-HT).

Lorrana Pezzin Fardin
Graduação em Medicina na Universidade Iguaçu (Unig). Monitora de Patologia Geral (2017). Monitora de Bioquímica Médica (2016). Curso de Extensão: "O Uso Consciente do Exercício Físico e Seu Impacto na Qualidade de Vida" na Unig (2020). Estagiária em Ginecologia e Obstetrícia (2019-2020).

Luan Kaue Pereira Mariola
Acadêmico do 11° período de Medicina e Membro Fundador da Liga Acadêmica de Ginecologia e Obstetrícia (LAGO) da Universidade Federal de Lavras (UFLA).

Luana Jaçanã Resende dos Santos Tavares
Especialização em Neurociências pela Universidade Federal de Minas Gerais (UFMG). Graduanda em Medicina pela Universidade Federal do Amapá (Unifap). Graduada em Biologia pela Pontifícia Universidade Católica de Minas Gerais (PUC-MG).

Luana Limas de Souza
Acadêmica do Curso de Medicina da Universidade do Planalto Catarinense (Uniplac). Membro Efetivo da Liga Acadêmica de Ginecologia, Obstetrícia e Mastologia (LAGOM) da Uniplac.

Luany Fraga da Silva
Acadêmica de Medicina da Pontifícia Universidade Católica do Paraná (PUC-PR).

Luara Carneiro de Brito
Médica pela Universidade Positivo (UP).

Lucas Giarolla Gonçalves de Matos
Médico Especialista em Ginecologia e Obstetrícia e Videoendoscopia Ginecológica pelo Hospital das

Clínicas da Universidade Federal de Minas Gerais (UFMG). Mestre em Saúde da Mulher pela UFMG. Professor-Assistente do Departamento de Ciências da Saúde da Universidade Federal de Lavras (UFLA).

Luciana de Barros Cavalcanti Michelutti
Ginecologista e Obstetra. Mestranda em Ciências da Reabilitação Universidade Federal de Alfenas (Unifal). Especialista em Ensino em Saúde pelo Instituto de Ensino e Pesquisa/Hospital Sírio-Libanês (IEP/HSL). Coordenadora do Programa de Residência Médica da Santa Casa de Alfenas.

Luciana de Paiva Amaral
Estudante de Medicina da Universidade Federal do Estado do Rio de Janeiro (Unirio). Diretora de Secretaria da Liga Acadêmica de Ginecologia e Obstetrícia (LAGO) da Unirio.

Lúcio Flávio Fernandes de Oliveira Júnior
Acadêmico do 4° ano de Medicina da Universidade Federal de Sergipe (UFS), Campus Lagarto. Diretora de Ensino da Liga Acadêmica de Ginecologia e Obstetrícia de Lagarto (LAGOL).

Luísa Tonin Sartoretto
Secretária Fundadora do Centro Acadêmico de Medicina XXV de Setembro do Centro Universitário de Pato Branco (Unidep) (2018-2019). Secretária Fundadora da Liga Acadêmica de Ginecologia e Obstetrícia (LAGO) de Pato Branco (2018-2021). *Costumer Success* na empresa Academia Médica.

Luiz Alberto Martins de Castro
Ginecologista e Obstetra pelo Hospital São José do Avaí (HSJA). Urodinamicista pelo Professor Nelsp Caprino. Professor Adjunto, Cadeira de Ginecologia e Obstetrícia da Universidade Iguaçu (Unig). *Staff* de Ginecologia e Obstetrícia do HSJA.

Luiza Coimbra Castilho
Acadêmica do Curso de Medicina da Universidade Federal de Roraima (UFRR), turma XXVI (2019). Membro da Liga Acadêmica de Ginecologia e Obstetrícia de Roraima (LAGO-RR) (2019). Diretora de Extensão e Membro da Liga Acadêmica de Anestesiologia, Dor e Terapia Intensiva (LAADTI-RR) (2019). Transferência para Universidade Federal do Tocantins (UFT), Campus Araguaína, Turma 4 (2020-2025).

Luiza de Almeida Barbosa
Presidente da Liga Acadêmica de Ginecologia e Obstetrícia Paula Verônica Martini Maciel (LAGO-PVMM). Fundadora e Presidente da Liga de Reprodução Humana de Guarulhos (LARHG). Secretária da Liga de Radiologia de Guarulhos (2019). Organizadora do I Simpósio Online Interligas de Saúde da Mulher de São Paulo. Vice-Presidente do I Simpósio Multidisciplinar de Câncer de Mama em 2020.

Luiza Preza Rodrigues
Aluna de Medicina da Universidade Federal do Estado do Rio de Janeiro (Unirio). Presidente da Liga de Ginecologia e Obstetrícia (LAGO), Gestão de 2020-2021 e Diretora de Extensão da LAGO, Gestão de 2019-2020.

Luiza Sviesk Sprung
Ginecologista e Obstetra no Hospital Santa Casa de Cultura de Curitiba. Uroginecologista pelo Hospital das Clínicas da Faculdade de Medicina da Universidade de São Paulo (HCFMUSP). Especialista em Sexualidade Humana pela Universidade Positivo (UP). Professora Auxiliar da Disciplina de Ginecologia da Pontifícia Universidade Católica do Paraná (PUC-PR). Preceptora da Residência Médica de Ginecologia e Obstetrícia no Hospital Santa Casa de Curitiba.

Lysya Gabriela Andrade Nascimento
Acadêmica de Medicina da Universidade Federal do Amapá (Unifap). Membro da Liga Acadêmica de Ginecologia e Obstetrícia do Amapá (LAGOAP).

Maíra Lopes Sarmento
Graduanda de Medicina na Universidade Vale do Rio Doce (Univale). Bolsista do Programa de Iniciação Científica da Univale no Projeto "Epidemiologia Molecular de Genes de Resistência de Isolados Clínicos de Hospitais de Governador Valadares". Monitora da Disciplina Otorrinolaringologia. Ex-Ligante e Membro Fundador da Liga Acadêmica de Saúde Mental (LASM-GV). Ligante da Liga Acadêmica de Ginecologia, Obstetrícia e Mastologia (LAGOM-GV).

Manoel Carlos Melillo Felzener
Graduação em Medicina pela Universidade José do Rosário Vellano (Unifenas). Residência Médica em Ginecologia/Obstetrícia pela Maternidade Albert Sabin, Campinas/SP. Título de Especialista em Ginecologia e Obstetrícia (TEGO). Residência Médica em Mastologia pelo Instituto Brasileiro de Controle do Câncer (IBCC-SP). Título de Especialista em Mastologia (TEMA). Mestrando em Ciências da Saúde pela Universidade do Oeste Paulista (Unoeste).

Marcela Bicalho Toledo
Graduanda em Medicina pelo Centro Universitário do Espírito Santo (Unesc).

Marcela Schwam
Membro Fundador das Ligas Acadêmicas de Ginecologia e Obstetrícia (LAGO), Urologia (LAU)

e Cirurgia Geral (LACG). Vice-Presidente da LAGO, Tesoureira na LACG e Diretora Científica da LAU. Organizadora do 1° Workshop Acadêmico com o Tema "Introdução aos Princípios das Técnicas Cirúrgicas"; do 1° Simpósio da Liga Acadêmica de Ginecologia e Obstetrícia de Dracena e do 1° Simpósio da Liga de Medicina Legal e Perícias Médicas de Dracena.

Marcella Pinheiro Brandão
Vice-Presidente do Projeto Voluntário GestoAção por duas edições, Instituto Master de Ensino Presidente Antônio Carlos (Centro Universitário Imepac).

Marcelo de Figueiredo Murta
Graduado em Medicina pela Universidade Iguaçu (Unig). Residência Médica em Ginecologia e Obstetrícia pelo Hospital Sofia Feldman. Residência Médica em Mastologia pelo Instituto Mário Pena. Médico Ginecologista, Obstetra e Mastologista. Plantonista, Orientador de Médicos-Residentes e Preceptor de Estagiários Graduandos do Curso de Medicina na Maternidade do Hospital Municipal de Governador Valadares como Médico Cooperado no Hospital da Unimed-GV. Mastologista no Ambulatório do Núcleo de Especialidades Oncológicas do Hospital Bom Samaritano de Governador Valadares. Integrante do Corpo Clínico dos Hospitais em Governador Valadares: Nossa Senhora das Graças, São Lucas e São Vicente (Cirurgias Ginecológicas, Obstétricas e Mastológicas). Professor no Curso de Medicina da Universidade Vale do Rio Doce (Univale) no Módulo Saúde da Mulher.

Márcia Neves de Carvalho
Médica Ginecologista. Professora Adjunta da Universidade Federal de Sergipe (UFS). Mestre e Doutora em Ginecologia pela Faculdade de Medicina de Ribeirão Preto da Universidade de São Paulo (FMRP-USP). Pós-Doutora em Ciências Reprodutivas pela Oregon Health and Science University, Estados Unidos.

Maressa Melo Oliveira
Acadêmica do 7° período de Medicina do Centro Universitário do Espírito Santo (Unesc). Membro da Liga Acadêmica de Geriatria e Gerontologia (LAGG) do Unesc (2018 a 2020). Monitora Voluntária de Histologia (2019) e Monitora Bolsista de Histologia (2020). Monitora Voluntária de Habilidades Clínicas e Atitudes Médicas V e VI. Presidente da Liga Acadêmica de Ginecologia e Obstetrícia (LAGO) do Unesc – GENUS.

Maressa Ribeiro Vieira
Aluna do 8° período de Medicina da Universidade Vale do Rio Doce (Univale). Extensionista do Projeto Planejando Vidas e do Projeto Ascanavi.

Maria Aparecida dos Santos Traverzim
Nucleadora da Unidade Curricular de Tocoginecologia da Universidade Nove de Julho (Uninove). Participante da Comissão Científica do ALSO (*Advanced Life Support in Obstetrics*). Mestrado e Doutorado pela Uninove. Médica do Grupo de Alto Risco do Conjunto Hospitalar do Mandaqui.

Maria Augusta Ramos Reis
Graduanda em Medicina, 10° período no Centro Universitário Uninovafapi. Ligante na Liga Acadêmica de Ginecologia e Obstetrícia (LAGO) no Uninovafapi.

Maria Carolina Marchioni da Silva
Estudante do 12° período de Medicina na Pontifícia Universidade Católica do Paraná (PUC-PR).

Maria Carolina Quinderé de Almeida Frota
Discente do Curso de Medicina do Centro Universitário Inta (Uninta). Vice-Presidente da Liga de Ginecologia e Obstetrícia (LIAGO).

Maria Carolina Saggioratto
Ginecologista e Obstetra. Professora do Curso de Medicina da Universidade do Planalto Catarinense (Uniplac).

Maria Eduarda Melo Alves Freitas
Acadêmica do Curso de Medicina da Universidade Federal de Lavras (UFLA). Membro Fundador e Ex--Vice-Presidente da Liga Acadêmica de Ginecologia e Obstetrícia (LAGO) da UFLA.

Maria Elisa Zanin
Acadêmica de Medicina da Universidade Federal de Alfenas (Unifal). Membro da Liga de Ginecologia e Obstetrícia (LAGO) da Unifal.

Maria Gabriela Thomazini
Estudante de Medicina do Instituto Master de Ensino Presidente Antônio Carlos (Centro Universitário Imepac). Membro do GestoAção (2019-2020). Vice--Presidente da Liga Acadêmica de Patologia (LAP), Gestão 2019-2020.

Maria Laura Rolim de Moura
Sócia Fundadora e Secretária da Associação Atlética Acadêmica de Medicina de Pato Branco (AAAMPB), 2018-2021. Diretora de Marketing da Liga Acadêmica de Ginecologia e Obstetrícia de Pato Branco (LAGOPB), 2020-2021. Segunda-Secretária da Liga Acadêmica de Pediatria de Pato Branco (LAPED), 2020-2021.

Maria Luiza Oliveira
Acadêmica do Curso de Medicina do Instituto Master Presidente Antônio Carlos (Centro Universitário Imepac).

Presidente e Fundadora do Projeto Voluntário GestoAção – gerando o saber do cuidado.

Maria Tereza Torres Passos
Graduanda em Medicina na Universidade Vale do Rio Doce (Univale). Participou como Diretora de Comunicação da Liga Acadêmica de Ginecologia, Obstetrícia e Mastologia (LAGOM-GV). Participou do Projeto de Extensão do Ambulatório de Lesões da Univale.

Maria Virginia Thomazini de Figueiredo
Médica Graduada pela Universidade Federal de Goiás (UFG). Residência Médica em Ginecologia e Obstetrícia no Hospital das Clínicas da Faculdade de Medicina de Ribeirão Preto (FMRP-USP). Residência Médica em Mastologia no Centro de Atenção Integral à Saúde da Mulher da Universidade Estadual de Campinas (Caism Unicamp). *Fellowship* na Divisão de Mastologia do Instituto Europeu de Oncologia (IEO), Milão, Itália. Mastologista do Hospital do Câncer da Fundação Santa Casa de Misericórdia de Franca-SP.

Mariana Melo Almeida
Acadêmica do 10º período de Medicina na Universidade Federal de Alfenas (Unifal). Vice-Presidente da Liga Acadêmica de Ginecologia e Obstetrícia (LAGO) da Unifal.

Mariana Neves Pimentel
Acadêmica de Medicina Universidade Iguaçu (Unig).

Mariana Quintela Rodrigues Pereira
Interna de Medicina na Universidade Federal do Estado do Rio de Janeiro (Unirio). Presidente da Liga Acadêmica de Ginecologia e Obstetrícia (LAGO) da Unirio (2019-2020).

Mariana Raquel Alves Sobreira
Graduanda em Medicina pelo Centro Universitário Inta (Uninta). Membro da Liga Acadêmica de Ginecologia e Obstetrícia do Uninta (LIAGO). Membro da Liga Acadêmica de Traumatologia e Ortopedia de Sobral do Uninta (LATOS), vinculada ao Comitê Brasileiro das Ligas Acadêmicas de Ortopedia e Traumatologia (CBLAOT) integrado à Sociedade Brasileira de Ortopedia e Traumatologia (SBOT). Ex-Monitora do Módulo Clínico de Semiologia Médica do Uninta. Ex-Membro da Liga Acadêmica de Saúde da Mulher (LASM) do Uninta.

Marina Paolillo Barboza
Graduanda em Medicina na Universidade Federal de Alfenas (Unifal). Presidente da Liga Acadêmica de Medicina de Família e Comunidade (LAMFAC) da Unifal. Coordenadora Científica da Liga Acadêmica de Ginecologia e Obstetrícia (LAGO) da Unifal.

Trabalho de Conclusão de Curso e Iniciação Científica na linha de Etnofarmacologia/Plantas Medicinais.

Mário Moreira Murta
Título de Especialista em Ginecologia e Obstetrícia (TEGO). Especialista em Reprodução Humana. Mestre pela Universidade Aberta do Brasil (UAB) em Reprodução Humana.

Mario Vicente Giordano
Pós-Doutorado em Ginecologia pela Universidade de São Paulo (USP). Doutorado em Ciências/Ginecologia pela Universidade Federal de São Paulo (Unifesp). Especialista em Ginecologia e Obstetrícia pela Federação Brasileira das Associações de Ginecologia e Obstetrícia (Febrasgo). Coordenador da Unidade de Atenção à Saúde da Mulher do Hospital Universitário Gaffrée e Guinle da Universidade Federal do Estado do Rio de Janeiro (HUGG-Unirio). Coordenador da Disciplina de Ginecologia da Universidade Estácio de Sá (Unesa), Campus Presidente Vargas-RJ.

Marla Niag dos Santos Rocha
Médica pela Universidade Federal da Bahia (UFBA). Ginecologista e Obstetra pelo Programa de Residência Médica da UFBA. Mestranda em Saúde da Família pela Fiocruz/Universidade Federal do Recôncavo da Bahia (UFRB). Professor do Departamento de Ginecologia, Obstetrícia e Reprodução Humana da Faculdade de Medicina da UFBA e Professora do Centro de Ciências da Saúde da UFRB.

Mateus Dalla Costa
Acadêmico do Curso de Medicina do Centro Universitário de Pato Branco (Unidep).

Matheus Alves Monteiro de Paula
Acadêmico do 10º período da Universidade Iguaçu (Unig), Campus V. Presidente da Liga Acadêmica de Ginecologia e Obstetrícia (LAGO) da Unig.

Mayara Ferreira Nunes
Graduanda na Universidade Municipal de São Caetano do Sul (USCS). Presidente da Liga Acadêmica de Saúde da Mulher (LASM), Gestão 2018-2020. Vice-Presidente do Instituto da Memória (2018-2019). Membro da LASM (2018-2019). Membro do Instituto da Memória (2020-2021). Membro da Liga Acadêmica de Videocirurgia e Robótica (2018-2019). Monitora de Semiologia. Voluntária em Hospital Sabará.

Milena Seleto de Souza
Estudante de Medicina da Universidade Municipal de São Caetano do Sul (USCS), Campus São Paulo. Secretária da Liga Acadêmica de Saúde da Mulher (LASM), 2019-2020.

Colaboradores

Milla Jansen M. de Oliveira
Ginecologista e Obstetra pelo Programa de Residência Médica da Universidade Federal da Bahia (UFBA). Professora de Ginecologia e Obstetrícia da Universidade Federal de Sergipe (UFS) – Departamento de Medicina Lagarto (DMEL).

Mylene Martins Lavado
Ginecologista e Obstetra. Mestrado em Saúde. Coordenadora da Disciplina de Ginecologia e Obstetrícia do Curso de Medicina da Universidade do Vale do Itajaí (Univali).

Narayana Fonseca Donadio Batiston
Graduanda em Medicina pela Universidade Federal de Alfenas (Unifal).

Natália Hoppen
Acadêmica do Curso de Medicina do Centro Universitário de Pato Branco (Unidep). Representante Institucional da Associação dos Estudantes de Medicina do Paraná (AEMED-PR). Presidente da Liga Acadêmica de Ginecologia e Obstetrícia de Pato Branco (LAGOPB). Diretora de Pesquisa da Liga Acadêmica de Psiquiatria e Saúde Mental (LAPSI).

Natalie Rebeca Costa
Acadêmica do Curso de Medicina da Universidade Federal de Roraima (UFRR), Turma XXVI. Presidente da Liga Acadêmica de Endocrinologia, Metabologia e Medicina Esportiva da UFRR (LACEMME-UFRR). Diretora de Projetos da Liga Acadêmica de Ginecologia e Obstetrícia de Roraima (LAGO-RR). Secretária de Administração e Saúde Comunitária do Centro Acadêmico de Medicina da Universidade Federal de Roraima (CAMED-UFRR).

Nathália Maria Monteiro Dantas
Acadêmica de Medicina da Escola de Medicina e Cirurgia do Rio de Janeiro da Universidade Federal do Estado do Rio de Janeiro (Unirio). Diretora de Extensão da Liga Acadêmica de Ginecologia e Obstetrícia (LAGO) da Unirio desde 2019. Monitora de Patologia Geral da Unirio (2019).

Nicolle Carvalho Pires Martins
Estudante de Medicina pela Universidade Municipal de São Caetano do Sul (USCS), Campus São Paulo. Diretora de Pesquisa e Extensão da Liga Acadêmica de Saúde da Mulher (LASM) da USCS (2019-2020). Presidente da LASM da USCS (2020-2021). Representante da Turma 3 da USCS, Campus São Paulo.

Patrícia Arenas Rocha
Doutoranda do 11º período de Medicina da Pontifícia Universidade Católica do Paraná (PUC-PR). Vice-Presidente da Liga Acadêmica de Saúde da Mulher – Ginecologia e Obstetrícia (LISAM-GO) da PUC-PR (2021). Presidente da LISAM-GO da PUC-PR (2020). Secretária da LISAM-GO da PUC-PR (2019)

Patrícia Dias Neto Guimarães
Mestre em Patologia Ginecológica e Obstétrica pela Universidade Federal do Triângulo Mineiro (UFTM).

Paula Cristina Saab
Membro Titular da Sociedade Brasileira de Mastologia (SBM). Especialista em Cirurgia Oncoplástica e Reconstrutora da Mama pela SBM. Habilitação em Imagem Mamária pelo Colégio Brasileiro de Radiologia (CBR). Especialista em Gestão de Atenção à Saúde pela Fundação Dom Cabral/Judge Business School, University of Cambridge.

Paulo Cesar Zimmermann Felchner
Médico pela Universidade Federal do Paraná (UFPR). Residência Médica em Ginecologia e Obstetrícia na Maternidade Nossa Senhora de Fátima/Irmandade da Santa Casa de Misericórdia de Curitiba – Aliança Saúde – Pontifícia Universidade Católica do Paraná (PUC-PR). Mestrado em Tecnologia em Saúde pela PUC-PR. Médico Ginecologista e Obstetra do Núcleo de Apoio à Saúde da Família (NASF) da Prefeitura Municipal de Curitiba. Professor Adjunto da Escola de Medicina da PUC-PR.

Polyana Monteiro Cardoso
Graduação em Medicina pela Faculdade de Ciências Médicas e da Saúde de Juiz de Fora (FCMS/JF) – SUPREMA. Residência Médica pelo Hospital Municipal Dr. José de Carvalho Florence, São José dos Campos – SP.

Rafael Eugenio Lazarotto
Graduação em Medicina pela Faculdade de Medicina Nova Esperança (Famene) – Paraíba. Ginecologia e Obstetrícia pelo Instituto de Saúde São Lucas (ISSAL) – Paraná. Pós-Graduando em Cirurgia Minimamente Invasiva e Endoscopia Ginecológica – Instituto Crispi – Rio de Janeiro. Professor de Ginecologia do Centro Universitário de Pato Branco (Unidep).

Raquel Caleffi
Graduada em Medicina pela Universidade de Cuiabá (Unic). Residência em Pediatria no Hospital Infantil Joana de Gusmão – Florianópolis e Infectologia Pediátrica no Hospital de Clínicas da Universidade Federal do Paraná (HC-UFPR). Médica Pediatra na Secretaria de Saúde de Pato Branco-PR. Médica Reguladora/Intervencionista do SAMU Sudoeste-PR. Médica do Comitê de Controle de Infecção Hospitalar do ISSAL – Pato Branco. Médica Professora do Curso de Medicina Unidep/Afya Educacional.

Colaboradores

Rayllane Barbosa Gomes
Especialista em Residência Multiprofissional em Saúde Coletiva pela Universidade Federal do Amapá (Unifap). Licenciada e Bacharela em Enfermagem pela Unifap. Graduanda em Medicina pela Unifap.

Renata Cavalcanti Parpinelli
Acadêmica de Medicina da Universidade Federal do Estado do Rio de Janeiro (Unirio). Integrante da Liga Acadêmica de Ginecologia e Obstetrícia (LAGO). Diretora de Ensino da LAGO. Integrante da Liga Acadêmica de Clínica Médica (LACLIM), 2017 a 2020. Integrante da Liga Acadêmica de Pediatria Clínica e Cirúrgica (LAPED), 2018 a 2020. Participação como organizadora do evento "III Encontro Interdisciplinar de Aleitamento Materno do HUGG", em 2019. Colaboradora em Produção de E-book "Guia de Incentivo, Apoio e Proteção ao Aleitamento Materno" (CIAM-HUGG). Acadêmica Voluntária em Projeto de Extensão "Implantação do Programa de Incentivo e Apoio ao Aleitamento Materno no HUGG/Unirio". Acadêmica Bolsista no Projeto de Ensino "Construindo o Ensino sobre Tabagismo", em 2019.

Renata Morato Santos
Pós-Graduação em Ginecologia Endócrina pelo Instituto Fernandes Figueira (IFF). Pós-Graduação em Sexualidade Humana pela Faculdade de Medicina da Universidade de São Paulo (FMUSP). Mestrado em Ciências da Saúde da Mulher, da Criança e do Adolescente pelo IFF.

Renata Nogueira Andrade
Médica Graduada pela Universidade Federal do Ceará (UFC). Pós-Graduação em Ginecologia e Obstetrícia pela UFC. Pós-Graduação de Ultrassonografia em Ginecologia e Obstetrícia pela Cetrus. Professora de Obstetrícia na Faculdade de Medicina Centro Universitário Inta (Uninta). Médica Plantonista e Diarista no Hospital Regional Norte.

Renylena Schmidt Lopes
Médica Ginecologista e Obstetra pela Universidade Federal do Espírito Santo (Ufes). Mestre em Doenças Infecciosas pelo Núcleo de Doenças Infecciosas (NDI/Ufes). Professora na Centro Universitário do Espírito Santo (Unesc).

Samantha Oliveira Silva
Graduanda do 10º período de Medicina na Universidade Vale do Rio Doce (Univale).

Sérgio Makabe
Mestre em Medicina pela Faculdade de Medicina da Universidade de São Paulo (FMUSP). Doutor em Ciências da Saúde pelo Instituto Adolfo Lutz/USP. Título de Especialista em Ginecologia e Obstetrícia pela Federação Brasileira das Associações de Ginecologia e Obstetrícia (Febrasgo). Diretor-Geral de Medicina da Universidade Municipal de São Caetano do Sul (USCS). Gerente de Ensino e Pesquisa do Conjunto Hospitalar do Mandaqui. Vice-Presidente do Comitê Especializado de Amamentação da Federação Brasileira das Associações de Ginecologia e Obstetrícia (Febrasgo).

Solange Saguier Hildebrand
Graduada em Medicina pela Pontifícia Universidade Católica do Paraná (PUC-PR). Membro da Liga Acadêmica de Ginecológica e Obstetrícia do Hospital do Trabalhador (LAGO/HT), Curitiba-PR, de junho de 2019 a junho de 2021.

Somaia Reda
Mestre em Tocoginecologia pela Universidade Federal do Paraná (UFPR). Professora-Assistente Integral da Universidade Positivo (UP). Coordenadora da Maternidade do Complexo Hospitalar do Trabalhador (Secretaria de Saúde do Paraná).

Talita Granemann Mello
Acadêmica do Curso de Medicina da Universidade do Planalto Catarinense (Uniplac). Diretora Científica da Liga Acadêmica de Ginecologia, Obstetrícia e Mastologia (LAGOM) da Uniplac. Presidente da Liga Acadêmica de Endocrinologia e Metabologia (LAEM) da Uniplac.

Taynara Oliveira Sena
Acadêmica do 9º período do Curso de Medicina do Centro Universitário do Espírito Santo (Unesc). Diretora Científica da Liga Acadêmica de Ginecologia e Obstetrícia do Unesc (2018 e 2019). Monitora Voluntária de Habilidades Clínicas e Atitudes Médicas (2019).

Teresa Raquel Holanda Cipriano Saraiva
Graduanda do 9º período em Medicina no Centro Universitário Uninovafapi. Monitora de Habilidades Médicas 3 (2019). Diretora de Ensino da Liga Acadêmica de Medicina Esportiva e Nutrologia (LAMEN) da Universidade Estadual do Piauí (UESPI), Gestão 2018. Membro Fundadora e Vice-Presidente da Liga Acadêmica de Endocrinologia e Metabologia do Piauí (LAEMPI) do Uninovafapi, Gestão 2019; Ligante da Liga Acadêmica de Ginecologia e Obstetrícia (LAGO) do Uninovafapi), Gestão 2020. Secretária da LAGO do Uninovafapi, Gestão 2021.

Thaís Maria Freitas Pereira
Estudante do 8º período de Medicina da Universidade Vale do Rio Doce (Univale). Vice-Presidente da Liga Acadêmica de Ginecologia, Obstetrícia e Mastologia

(LAGOM) de Governador Valadares. Bolsista de Iniciação Científica no Programa Institucional de Bolsas de Iniciação Científica (PIBIC). Extensionista no Projeto Rede Solidária – Natureza Viva.

Thaís Soares Kosteff
Graduanda em Medicina na Universidade Municipal de São Caetano do Sul (USCS), Bela Vista. Antigo Membro e Atual Diretora na Área de Pesquisa da Liga Acadêmica de Saúde da Mulher (LASM) da USCS, Bela Vista. Antigo Membro da Liga Acadêmica de Pediatria e Neonatologia (LAPEN) da USCS, Bela Vista. Membro da International Federation of Medical Students' Association (IFMSA-Brazil) da USCS, Bela Vista.

Valentina Lacerda de Oliveira Gregolin
Diretora Fundadora da Liga Acadêmica de Ginecologia e Obstetrícia (LAGO) de Dracena (2018). Presidente Fundadora da Liga de Neurologia e Neurocirurgia de Dracena (LNND), 2018 e da Liga Acadêmica de Clínica Médica de Dracena (LACMD), 2020. Monitora de Histologia (2019). Diretora Fundadora da Associação Atlética Acadêmica de Medicina de Dracena (AAAMD), 2017.

Victória de Maria Pereira Rocha Santos
Discente do Curso de Medicina do Centro Universitário Inta (Uninta). Presidente da Liga Acadêmica de Ginecologia e Obstetrícia (LIAGO) do Uninta.

Vitor Fernando dos Santos Oliveira
Acadêmico na Universidade Federal do Amapá (Unifap).

Vitória Carvalho Paixão
Acadêmica de Medicina da Universidade Federal de Lavras (UFLA). Secretária da Liga Acadêmica de Ginecologia e Obstetrícia da UFLA pelo período de 2019 a 2020. Monitora da Disciplina de Propedêutica Médica II.

Vitória Novaes
Acadêmica do 10º período do Curso de Medicina na Universidade Federal de Lavras (UFLA). Coordenadora Científica da Liga Acadêmica de Ginecologia e Obstetrícia (LAGOB) UFLA (2019 a 2021). Membro da Comissão Organizadora do I Congresso Online de Ginecologia e Obstetrícia (ICOGO – 2020).

Yara Lucia Mendes Furtado de Melo
Professora Adjunta da Universidade Federal do Rio de Janeiro (UFRJ) e Professora Adjunta da Disciplina de Ginecologia da Universidade Federal do Estado do Rio de Janeiro (Unirio). Coordenadora da Disciplina de Ginecologia da Faculdade de Medicina da UFRJ. Membro da Comissão Didática da Faculdade de Medicina (Departamento de Ginecologia e Obstetrícia). Chefe do Ambulatório de Patologia Cervical do Instituto de Ginecologia da UFRJ e dos Ambulatórios de Patologia Cervical e Patologia Vulvar do Hospital Universitário Gaffrée e Guinle da Universidade Federal do Estado do Rio de Janeiro (HUGG-Unirio). Doutorado em Ciências Cirúrgicas pela UFRJ e Mestrado em Cirurgia Geral (Área de Concentração Ginecologia) pela UFRJ. Secretária-Geral da Associação Brasileira de Patologia do Trato Genital Inferior e Colposcopia (ABPTGIC) Capítulo Rio de Janeiro. Membro da Diretoria (Presidente da Comissão de Temas Livres) da Associação Brasileira de Patologia do Trato Genital Inferior (ABPTGIC). Membro da Comissão Nacional Especializada (NCE) do Trato Genital Inferior da Federação Brasileira das Associações de Ginecologia e Obstetrícia (Febrasgo). Membro da Diretoria da Sociedade de Ginecologia e Obstetrícia do Rio de Janeiro (SGORJ).

Agradecimentos

Em primeiro lugar, gostaríamos de agradecer aos professores-orientadores Helio Haddad Filho, Yara Lucia Mendes Furtado de Melo, Aljerry Dias do Rêgo, Fernanda de Souza Hopf e Agnaldo Lopes da Silva Filho. Sem vocês, o projeto não teria saído do papel de forma tão encantadora – na verdade, de forma nenhuma. Agradecemos a todo o auxílio, atenção e dedicação exercidos, os quais serviram como um grande diferencial em relação ao conteúdo e à sua qualidade durante a elaboração dos casos clínicos.

Desejamos agradecer também a todos os autores e a seus respectivos orientadores, que se empenharam com a proposta do projeto e dedicaram esforços para que ele sucedesse. Foi através de vocês que conseguimos compor um livro repleto de informações ricas e com alto teor didático para estudantes.

Reconhecemos também a importância da equipe Evento Médico, página especializada em divulgação e organização de eventos e cursos da área médica. Sem vocês, não teríamos conseguido reunir um grupo acadêmicos de tantas faculdades diferentes e de todos os cantos do Brasil. Um obrigada especial para Laís Helena do Amaral Matos, Isabella Cruz Cesário Pereira, Bruna Natália Rausch e, claro, ao nosso coeditor, Islan da Rocha.

Por fim, agradecemos à Editora Atheneu, que acreditou e apoiou o projeto desde o seu início. Há tremendo respeito e admiração pelo Dr. Paulo Rzezinski, diretor-médico da Atheneu, o qual sempre se mostrou interessado e empolgado durantes as reuniões. À Celia Marta Pereira, nosso primeiro contato dentro da editora e a primeira a acreditar no projeto. À Angélica Cunha, a produtora responsável pelo livro, pela sua atenção e cuidado de revisão. À Fernanda Cuzziol, nossa assistente editorial; Ana Paula Aquino, gerente de produção editorial, e Joice Aguiar, analista administrativa. Sem a colaboração de todos vocês, não teríamos concluído nosso livro *Casos Clínicos Comentados em Ginecologia e Obstetrícia*.

Nosso muito obrigada,

Bruna Carrara Lombardi e Juliana Carrara Lombardi
Editoras do livro *Casos Clínicos Comentados em Ginecologia e Obstetrícia*

Prefácio

"Escrevem-se prefácios para não serem lidos, e quando neles acaso se detém, o leitor faz por lhes ignorar as advertências, e delas prescinde para o julgamento da obra. É assim completamente inútil apresentar um livro, e não havendo aqui, demais, muito que preambular, não careçam neste proêmio, quando ao menos, as virtudes fundamentais de seco e breve ser." Com essas palavras, Rezende-pai iniciou, em 1962, o prefácio da primeira edição do seu *Obstetrícia*.

Meses atrás, recebi eu, pelas mãos da Professora Yara Lucia Mendes Furtado de Melo, uma das editoras do *Casos Clínicos Comentados em Ginecologia e Obstetrícia*, o convite para prefaciá-lo. Tarefa árdua, pois não tive acesso aos originais do livro, escrito a partir de um compilado de casos clínicos de diferentes matérias dentro da disciplina, sempre acompanhados de uma discussão ao final, reforçando os pontos mais importantes, o diagnóstico provável, os diagnósticos diferenciais e a conduta de acordo com as diretrizes mais recentes. Demais disso, ao final há ainda uma coletânea de questões de múltipla escolha, para que o leitor possa testar os seus conhecimentos.

Vale mencionar que os casos clínicos foram escritos por acadêmicos de Medicina, cursando diversos períodos de cerca de 20 faculdades brasileiras. Os alunos, na sua maioria, fazem parte da coordenação de alguma Liga Acadêmica de Ginecologia e Obstetrícia. Assinam também esses capítulos professores especialistas, que cuidaram de sugerir os temas e revisá-los. Os casos clínicos comentados são focados, principalmente, para o estudo da disciplina com vistas às provas de residência e para a sedimentação de conhecimentos sobre a conduta nos atendimentos em Prontos-Socorros e Unidades Básicas de Saúde. E, no correr do enfadoso trabalho de estruturar e redigir este livro, uma constelação de professores-editores, composta por Agnaldo Lopes da Silva Filho, Aljerry Dias do Rêgo, Helio Haddad Filho, Fernanda de Souza Hopf e Yara Lucia Mendes Furtado de Melo.

Por tudo isso, afigura-se-me escusado estar a insistir que a obra preenche uma lacuna na especialidade, tendo em vista a redução atual dos currículos nas faculdades de medicina, onde vai rateando o estudo da Ginecologia e Obstetrícia, comprimido em tempo exíguo e aligeirado, em nosso meio, por concepções simplistas que pretendem formar o médico generalista, universalmente ignorante.

Advertia Machado de Assis em que o melhor prólogo é o que contém menos cousas ou as diz de um jeito obscuro e truncado, e pelo menos nisso a benevolência do leitor está adulada.

É consabida a inutilidade dos prefácios e praz-me repeti-lo, rematando logo o discurso preliminar.

Jorge Rezende Filho
Outono de 2021

Graduação em Medicina pela Universidade Federal do Rio de Janeiro (UFRJ). Residência Médica em Ginecologia e Obstetrícia pela UFRJ. Mestrado e Doutorado em Medicina pela UFRJ. MBA em Saúde pela COPPEAD-UFRJ. Livre-Docência em Clínica Obstétrica pela Faculdade de Medicina da Universidade de São Paulo (FMUSP). Professor-Titular e Chefe do Departamento de Tocoginecologia da Escola de Medicina da Fundação Técnico-Educacional Souza Marques — FTESM (2006). Professor-Titular de Obstetrícia da Escola de Pós-Graduação Médica da Pontifícia Universidade Católica do Rio de Janeiro — PUC-RJ (2010). Professor-Titular do Departamento de Ginecologia e Obstetrícia da Faculdade de Medicina da UFRJ (2011). Membro-Titular da Academia Nacional de Medicina — ANM (2017). Diretor da Maternidade Escola da UFRJ (2018). Autor das obras *Rezende-Obstetrícia* e *Rezende-Obstetrícia Fundamental*.

Sumário

■ **SEÇÃO 1** Casos Clínicos – Ginecologia

Caso 1 – Infecções Sexualmente Transmissíveis e Úlceras Genitais, 3
Letícia de Lourdes Linhares de Melo • Jaline Gomes Sobreira • Lorrana Pezzin Fardin • Luiz Alberto Martins de Castro (orientador)

Caso 2 – Doenças Benignas e Malignas dos Ovários, 6
Caroline de Fátima Moura Albuquerque • Cleane Fernandes Pontes • Danielle Sotero Fortes Carvalho • Ana Gabriela Carvalho Bandeira Santos (orientadora)

Caso 3 – Violência Sexual, 11
Ana Flávia Policarpo Gramosa • Maria Augusta Ramos Reis • Teresa Raquel Holanda Cipriano Saraiva • Ana Gabriela Carvalho Bandeira Santos (orientadora)

Caso 4 – Doenças Benignas e Malignas dos Ovários, 16
Ana Flávia Policarpo Gramosa • Maria Augusta Ramos Reis • Teresa Raquel Holanda Cipriano Saraiva • Ana Gabriela Carvalho Bandeira Santos (orientadora)

Caso 5 – Vulvodínia, 21
Greice Kelly Palmeira Campos • Lara Altoé Bizzi • Marcela Bicalho Toledo • Renylena Schmidt Lopes (orientadora)

Caso 6 – Doenças Malignas da Mama, 26
Gilmara Mikaele Campos • Marina Paolillo Barboza • Narayana Fonseca Donadio Batiston • Laís Milena Barros (orientadora)

Caso 7 – Sangramento Uterino Anormal, 31
Luísa Tonin Sartoretto • Mateus Dalla Costa • Natália Hoppen • Rafael Eugenio Lazarotto (orientador)

Caso 8 – Papilomavírus Humano e Câncer de Colo Uterino, 36
Luísa Tonin Sartoretto • Mateus Dalla Costa • Natália Hoppen • Rafael Eugenio Lazarotto (orientador) • Dayana Letícia Bauer dos Santos (orientadora)

Sumário

Caso 9 – Violência Sexual, 41
Cássia Maia Reis • Letícia Rezende Leal Semião • Maria Eduarda Melo Alves Freitas • Polyana Monteiro Cardoso (orientadora)

Caso 10 – Endometriose, 46
Ana Caroline Cardoso Rebeca • Bruna Natália Rausch • Islan da Rocha • Adalberto Cesário Pereira Júnior (orientador)

Caso 11 – Infecções Sexualmente Transmissíveis e Úlceras Genitais, 50
Arthur Nassin Duara • Bruna Carrara Lombardi • Juliana Carrara Lombardi • Maria Carolina Saggioratto (orientadora)

Caso 12 – Síndrome dos Ovários Policísticos, 56
Arthur Nassin Duara • Bruna Carrara Lombardi • Juliana Carrara Lombardi • Maria Carolina Saggioratto (orientadora)

Caso 13 – Incontinência Urinária, 61
Ana Raquel Ferreira Borges • Marcella Pinheiro Brandão • Maria Luiza Oliveira • Hélio Humberto de Freitas Júnior (orientador)

Caso 14 – Sangramento Uterino Anormal, 66
Ana Raquel Ferreira Borges • Marcella Pinheiro Brandão • Maria Luiza Oliveira • Hélio Humberto de Freitas Júnior (orientador)

Caso 15 – Infertilidade Conjugal, 70
Amanda Orssato Horn • Anisio de Souza Neto • Larissa Furlani Bohora Gonçalves • Bruno Wensing Raimann (orientador)

Caso 16 – Doença Inflamatória Pélvica, 75
Anelize Daros Stahl • Bruna Furlan • Jéssica da Silva Goulart • Fernando Vecchi Martins (orientador)

Caso 17 – Doenças Malignas da Mama, 79
Anelize Daros Stahl • Bruna Furlan • Jéssica da Silva Goulart • Fernando Vecchi Martins (orientador)

Caso 18 – Climatério, 83
Carolina Bubna • Jussara Raquel Mallmann • Luara Carneiro de Brito • Bruno Jagher Fogaça (orientador)

Caso 19 – Distopia Genital, 87
Aline Puzzi Romanini • Maria Carolina Marchioni da Silva • Solange Saguier Hildebrand • Luiza Sviesk Sprung (orientadora)

Sumário

Caso 20 – Amenorreia, 91
Amanda Cristina Custodio Tavares • Gabriela Vidal Ribeiro • Luiza de Almeida Barbosa •
Camile Gomes Teles (orientadora)

Caso 21 – Incontinência Urinária, 95
Augusto Cardoso da Costa de Souza • Luana Jaçanã Resende dos Santos Tavares • Rayllane Barbosa Gomes •
Aljerry Dias do Rêgo (orientador)

Caso 22 – Climatério, 100
João Pedro Botelho de Mont'Alverne • Lauana Gomes • Lysya Gabriela Andrade Nascimento •
Aljerry Dias do Rêgo (orientador)

Caso 23 – Síndrome dos Ovários Policísticos, 105
Ana Beatriz Pires de Souza • Danilo Augusto Vidigal de Andrade • Jhon Andreo Almeida dos Santos •
Cynthia Dantas de Macedo Lins (orientadora)

Caso 24 – Violência Sexual, 109
Ana Caroline Cardoso Rebeca • Bruna Natália Rausch • Islan da Rocha • Francine Weinert da Silva (orientadora)

Caso 25 – Infecções Sexualmente Transmissíveis e Úlceras Genitais, 114
Antonio de Pinho Lima Neto • Huendel Batista de Figueiredo Nunes • Natalie Rebeca Costa •
Cynthia Dantas de Macedo Lins (orientadora)

Caso 26 – Vulvovaginites e Cervicite, 118
Antonio de Pinho Lima Neto • Huendel Batista de Figueiredo Nunes • Natalie Rebeca Costa •
Cynthia Dantas de Macedo Lins (orientadora)

Caso 27 – Doenças Benignas e Malignas dos Ovários, 123
Letícia Caroline Pattini Gavioli • Marcela Schwam • Valentina Lacerda de Oliveira Gregolin •
Izaura Raquel Martins Cecílio de Lima (orientadora)

Caso 28 – Doença Inflamatória Pélvica, 128
Ângela Márcia Siqueira da Costa • Isadora Souza Ferraz de Melo • Maria Tereza Torres Passos •
Mário Moreira Murta (orientador)

Caso 29 – Papilomavírus Humano e Câncer de Colo Uterino, 133
Dayane Ketlyn da Cunha Santos • Juliana Lima de Santana • Karoline Alves de Almeida •
Márcia Neves de Carvalho (orientadora)

Caso 30 – Mastite Periductal, 137
Eliandra Wolff • Luana Limas de Souza • Talita Granemann Mello • Fernando Vecchi Martins (orientador)

Sumário

Caso 31 – Infecções Sexualmente Transmissíveis e Úlceras Genitais, 141
Dayane Ketlyn da Cunha Santos • Juliana Lima de Santana • Karoline Alves de Almeida • Milla Jansen M. de Oliveira (orientadora)

Caso 32 – Incontinência Urinária, 145
Milena Seleto de Souza • Gabriela Schoba Ferreira Lima • Nicolle Carvalho Pires Martins • Alessandro Neves (orientador)

Caso 33 – Sangramento Uterino Anormal, 149
Maria Gabriela Thomazini • Letycia Santos Rodrigues • Liana Carrias Bruno • Maria Virginia Thomazini de Figueiredo (orientadora)

Caso 34 – Papilomavírus Humano e Câncer de Colo Uterino, 154
Maria Gabriela Thomazini • Letycia Santos Rodrigues • Liana Carrias Bruno • Maria Virginia Thomazini de Figueiredo (orientadora)

Caso 35 – Doenças Malignas da Mama, 159
Letícia Caroline Pattini Gavioli • Marcela Schwam • Valentina Lacerda de Oliveira Gregolin • Manoel Carlos Melillo Felzener (orientador)

Caso 36 – Vulvovaginites e Cervicite, 165
Dora Pedroso Kowacs • Larissa Fabiane de Jesus Rocha • Lorena Egashira Vanzela • Elisa Chicareli Pinhat (orientadora)

Caso 37 – Doenças Malignas da Mama, 170
Jadyelle dos Santos Teixeira • Laura Teresa Reis dos Santos • Lúcio Flávio Fernandes de Oliveira Júnior • Paula Cristina Saab (orientadora)

Caso 38 – Papilomavírus Humano e Câncer de Colo Uterino, 175
Bianca Laino • Mayara Ferreira Nunes • Thaís Soares Kosteff • Sérgio Makabe (orientador)

Caso 39 – Doença Inflamatória Pélvica, 180
Ana Luiza Moreira Franco Luiz • Geisielle Gomes dos Santos • Luan Kaue Pereira Mariola • Cássio Furtini Haddad (orientador)

Caso 40 – Endometriose, 184
André Luiz Barzan Demétrio • Debora Weiss • Isabella Cruz Cesário Pereira • Adalberto Cesário Pereira Júnior (orientador)

Sumário

Caso 41 – Vulvovaginites e Cervicite, 190
Ana Luiza Moreira Franco Luiz • Geisielle Gomes dos Santos • Luan Kaue Pereira Mariola •
Cássio Furtini Haddad (orientador)

Caso 42 – Mastopatia Diabética, 194
Eliandra Wolff • Luana Limas de Souza • Talita Granemann Mello • Fernando Vecchi Martins (orientador)

Caso 43 – Papilomavírus Humano e Câncer de Colo Uterino, 197
Luiza Preza Rodrigues • Mariana Quintela Rodrigues Pereira • Renata Cavalcanti Parpinelli •
Yara Lucia Mendes Furtado de Melo (orientadora)

Caso 44 – Endometriose, 202
André Luiz Barzan Demétrio • Debora Weiss • Isabella Cruz Cesário Pereira •
Adalberto Cesário Pereira Júnior (orientador)

Caso 45 – Vulvovaginites e Cervicite, 207
Mariana Neves Pimentel • Mariana Raquel Alves Sobreira • Chayandra Sabino Custódio •
Luiz Alberto Martins de Castro (orientador)

Caso 46 – Climatério, 211
Lara Pikelhaizen Rodrigues Velloso • Luciana de Paiva Amaral • Nathália Maria Monteiro Dantas •
Mario Vicente Giordano (orientador)

Caso 47 – Síndrome dos Ovários Policísticos, 215
Ariadne Decarli • Flávia Centenaro Oliveira • Patrícia Arenas Rocha • Jan Pawel Andrade Pachnicki (orientador)

Caso 48 – Doenças Malignas da Mama, 220
Julia Terra Molisani • Karine Bisinoto Fernandes • Maíra Lopes Sarmento •
Leda do Socorro Gonçalves Farias Rego (orientadora) • Marcelo de Figueiredo Murta (orientador)

■ **SEÇÃO 2   Casos Clínicos – Obstetrícia**

Caso 1 – Síndromes Hipertensivas na Gestação, 227
Laís Gomes Ferreira • Matheus Alves Monteiro de Paula • Bruna Silveira Layber •
Luiz Alberto Martins de Castro (orientador)

Caso 2 – Abdome Agudo na Gestação, 232
Laís Gomes Ferreira • Matheus Alves Monteiro de Paula • Bruna Silveira Layber •
Luiz Alberto Martins de Castro (orientador)

Sumário

Caso 3 – Toxoplasmose e Gestação, 236
Jaline Gomes Sobreira • Letícia de Lourdes Linhares de Melo • Lorrana Pezzin Fardin • Luiz Alberto Martins de Castro (orientador)

Caso 4 – Síndromes Hipertensivas na Gestação, 240
Isys Holanda Albuquerque de Vasconcelos • Maria Carolina Quinderé de Almeida Frota • Victória de Maria Pereira Rocha Santos • Isolina Brito Dias (orientadora)

Caso 5 – Rotura Prematura das Membranas Ovulares, 245
Isys Holanda Albuquerque de Vasconcelos • Maria Carolina Quinderé de Almeida Frota • Victória de Maria Pereira Rocha Santos • Eveline Valeriano Moura Linhares (orientadora)

Caso 6 – Intercorrências no Parto, 250
Inara Araújo Leandro • Laura Denise Barros Coutinho • Beatriz Rocha Alves do Nascimento • Liana Gonçalves Aragão Rocha (orientadora)

Caso 7 – HIV e Gestação, 254
Inara Araújo Leandro • Laura Denise Barros Coutinho • Beatriz Rocha Alves do Nascimento • Renata Nogueira Andrade (orientadora)

Caso 8 – Infecção Urinária na Gravidez, 259
Caroline de Fátima Moura Albuquerque • Cleane Fernandes Pontes • Danielle Sotero Fortes Carvalho • Ana Gabriela Carvalho Bandeira Santos (orientadora)

Caso 9 – Doença Hemolítica Perinatal, 263
Danielle Ramos Vasconcelos • Maressa Melo Oliveira • Taynara Oliveira Sena • Renylena Schmidt Lopes (orientadora)

Caso 10 – Toxoplasmose e Gestação, 268
Danielle Ramos Vasconcelos • Maressa Melo Oliveira • Taynara Oliveira Sena • Guadalupe Gomes Carneiro Machado (orientadora)

Caso 11 – Prematuridade, 272
Gilmara Mikaele Campos • Maria Elisa Zanin • Mariana Melo Almeida • Laís Milena Barros (orientadora)

Caso 12 – Sífilis e Gestação, 276
Ândrea Franz Todescato • Lara Gandolfo • Maria Laura Rolim de Moura • Rafael Eugenio Lazarotto (orientador) • Raquel Caleffi (orientadora)

Caso 13 – HIV e Gestação, 280
Ândrea Franz Todescato • Lara Gandolfo • Maria Laura Rolim de Moura • Rafael Eugenio Lazarotto (orientador)

Sumário

Caso 14 – Hemorragias da Primeira Metade da Gestação, 285
Laís Helena do Amaral Matos • Vitória Carvalho Paixão • Vitória Novaes • Lucas Giarolla Gonçalves de Matos (orientador)

Caso 15 – Rotura Prematura das Membranas Ovulares, 290
Isabela Maia de Carvalho • Juliana Moreira de Queiroz • Luiza Coimbra Castilho • Luciana de Barros Cavalcanti Michelutti (orientadora)

Caso 16 – Diabetes e Gestação, 295
Isabela Maia de Carvalho • Juliana Moreira de Queiroz • Luiza Coimbra Castilho • Luciana de Barros Cavalcanti Michelutti (orientadora)

Caso 17 – Prematuridade, 300
Ana Carolina Carvalho Silveira • Livia de Aragon Arias • Vitor Fernando dos Santos Oliveira • Mylene Martins Lavado (orientadora)

Caso 18 – Síndromes Hipertensivas na Gestação, 305
Allana Tonini Fernandes • Ana Clara Gomes Ribeiro • Felipe de Oliveira Vitorino • Patrícia Dias Neto Guimarães (orientadora)

Caso 19 – Hemorragias da Segunda Metade da Gestação, 309
Allana Tonini Fernandes • Ana Clara Gomes Ribeiro • Felipe de Oliveira Vitorino • Patrícia Dias Neto Guimarães (orientadora)

Caso 20 – Rotura Prematura das Membranas Ovulares, 313
Greice Kelly Palmeira Campos • Lara Altoé Bizzi • Marcela Bicalho Toledo • Guadalupe Gomes Carneiro Machado (orientadora)

Caso 21 – Sífilis e Gestação, 317
Amanda Cristina Custodio Tavares • Gabriela Vidal Ribeiro • Luiza de Almeida Barbosa • Maria Aparecida dos Santos Traverzim (orientadora)

Caso 22 – Vitalidade Fetal, Sofrimento Agudo e Crônico, 321
Gabriella dos Santos Pascoal • Gabrielly Cruz Lombardi • Hellen Hidemi Houra • Maria Aparecida dos Santos Traverzim (orientadora)

Caso 23 – Hemorragias da Primeira Metade da Gestação, 324
Laís Helena do Amaral Matos • Vitória Carvalho Paixão • Vitória Novaes • Lucas Giarolla Gonçalves de Matos (orientador)

Sumário

Caso 24 – HIV e Gestação, 329
Ana Clara Rodrigues • Maria Elisa Zanin • Mariana Melo Almeida • Gil Horta Passos (orientador)

Caso 25 – Síndromes Hipertensivas na Gestação, 333
Ana Clara Rodrigues • Marina Paolillo Barboza • Narayana Fonseca Donadio Batiston • Gil Horta Passos (orientador)

Caso 26 – Diabetes e Gestação, 338
Gabriella dos Santos Pascoal • Gabrielly Cruz Lombardi • Hellen Hidemi Houra • Maria Aparecida dos Santos Traverzim (orientadora)

Caso 27 – Intercorrências no Parto, 342
Augusto Cardoso da Costa de Souza • Luana Jaçanã Resende dos Santos Tavares • Rayllane Barbosa Gomes • Fábio Luís da Silva Gato (orientador)

Caso 28 – Hemorragias da Primeira Metade da Gestação, 347
João Pedro Botelho de Mont'Alverne • Lauana Gomes • Lysya Gabriela Andrade Nascimento • Aljerry Dias do Rêgo (orientador)

Caso 29 – Malária na Gestação, 352
Ana Beatriz Pires de Souza • Danilo Augusto Vidigal de Andrade • Jhon Andreo Almeida dos Santos • Cynthia Dantas de Macedo Lins (orientadora)

Caso 30 – Doença Hemolítica Perinatal, 356
Carolina Bubna • Jussara Raquel Mallmann • Luara Carneiro de Brito • Heloísa Pedreira Pereira (orientadora)

Caso 31 – HIV e Gestação, 360
Aline Puzzi Romanini • Maria Carolina Marchioni da Silva • Solange Saguier Hildebrand • Luiza Sviesk Sprung (orientadora)

Caso 32 – Hemorragias da Segunda Metade da Gestação, 365
Ângela Márcia Siqueira da Costa • Isadora Souza Ferraz de Melo • Maria Tereza Torres Passos • Mário Moreira Murta (orientador)

Caso 33 – Diabetes e Gestação, 370
Amanda Orssato Horn • Anisio de Souza Neto • Larissa Furlani Bohora Gonçalves • Bruno Wensing Raimann (orientador)

Sumário

Caso 34 – Hemorragias da Primeira Metade da Gestação, 375
Cássia Maia Reis • Letícia Rezende Leal Semião • Maria Eduarda Melo Alves Freitas • Polyana Monteiro Cardoso (orientadora)

Caso 35 – Síndromes Hipertensivas na Gestação, 380
Maressa Ribeiro Vieira • Samantha Oliveira Silva • Thaís Maria Freitas Pereira • Lívia das Graças Rezende (orientadora)

Caso 36 – Toxoplasmose e Gestação, 384
Maressa Ribeiro Vieira • Samantha Oliveira Silva • Thaís Maria Freitas Pereira • Lívia das Graças Rezende (orientadora)

Caso 37 – Vitalidade Fetal, Sofrimento Agudo e Crônico, 389
Julia Terra Molisani • Karine Bisinoto Fernandes • Maíra Lopes Sarmento • Korine Camargo (orientadora) • Marcelo de Figueiredo Murta (orientador)

Caso 38 – Sífilis e Gestação, 394
Bianca Laino • Mayara Ferreira Nunes • Thaís Soares Kosteff • Sérgio Makabe (orientador)

Caso 39 – Diabetes e Gestação, 399
Jadyelle dos Santos Teixeira • Laura Teresa Reis dos Santos • Lúcio Flávio Fernandes de Oliveira Júnior • Marla Niag dos Santos Rocha (orientadora)

Caso 40 – Síndromes Hipertensivas na Gestação, 403
Dora Pedroso Kowacs • Larissa Fabiane de Jesus Rocha • Lorena Egashira Vanzela • Bruno Jagher Fogaça (orientador)

Caso 41 – Gestação Gemelar, 408
Ariadne Decarli • Flávia Centenaro Oliveira • Patrícia Arenas Rocha • Jan Pawel Andrade Pachnicki (orientador)

Caso 42 – Hemorragias da Segunda Metade da Gestação, 413
Mariana Neves Pimentel • Chayandra Sabino Custódio • Mariana Raquel Alves Sobreira • Luiz Alberto Martins de Castro (orientador)

Caso 43 – Hemorragias da Primeira Metade da Gestação, 418
Ana Luíza Abranches Moreira • Evelyn Carolina Suquebski Dib • Gabriella Balbinot Betencourt • Gustavo Wandresen (orientador)

Sumário

Caso 44 – Prematuridade, 423
Ana Luíza Abranches Moreira • Evelyn Carolina Suquebski Dib • Gabriella Balbinot Betencourt • Gustavo Wandresen (orientador)

Caso 45 – Sífilis e Gestação, 428
Luiza Preza Rodrigues • Mariana Quintela Rodrigues Pereira • Renata Cavalcanti Parpinelli • Renata Morato Santos (orientadora)

Caso 46 – Hemorragias da Segunda Metade da Gestação, 433
Gabriela Panke Guimarães • Helena Sippel Galiano • Luany Fraga da Silva • Paulo Cesar Zimmermann Felchner (orientador)

Caso 47 – Doença Hemolítica Perinatal, 438
Gabriela Panke Guimarães • Helena Sippel Galiano • Luany Fraga da Silva • Paulo Cesar Zimmermann Felchner (orientador)

Caso 48 – Vitalidade Fetal, Sofrimento Agudo e Crônico, 442
Lara Pikelhaizen Rodrigues Velloso • Luciana de Paiva Amaral • Nathália Maria Monteiro Dantas • Léa Pikelhaizen Velloso (orientadora)

Caso 49 – Hemorragias da Segunda Metade da Gestação, 447
Ana Carolina Carvalho Silveira • Livia de Aragon Arias • Vitor Fernando dos Santos Oliveira • Mylene Martins Lavado (orientadora)

Caso 50 – Vitalidade Fetal, Sofrimento Agudo e Crônico, 451
Aline Britto de Macedo • Amanda Natiely Ruon • Karen Oura • Carlos Alberto Anjos Mansur (orientador) • Jamille Marcião Britto (orientadora) • Somaia Reda (orientadora)

Caso 51 – Intercorrências no Parto, 456
Aline Britto de Macedo • Amanda Natiely Ruon • Karen Oura • Carlos Alberto Anjos Mansur (orientador) • Jamille Marcião Britto (orientadora) • Somaia Reda (orientadora)

- Questões de Múltipla Escolha, 461
- Respostas Comentadas, 525

SEÇÃO 1 Casos Clínicos — Ginecologia

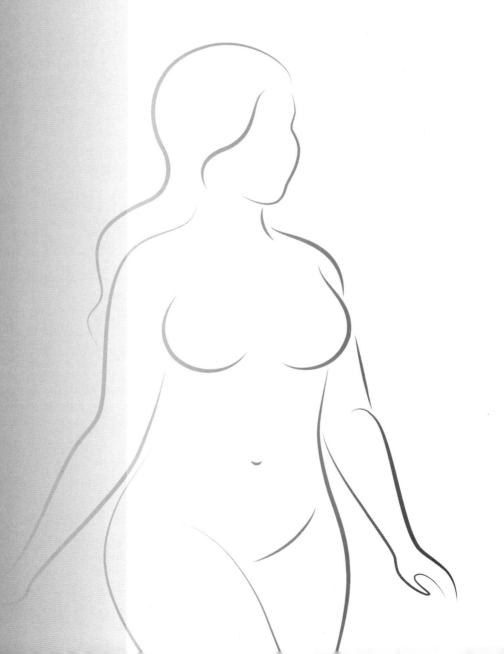

CASO 1

Infecções Sexualmente Transmissíveis e Úlceras Genitais

Letícia de Lourdes Linhares de Melo
Jaline Gomes Sobreira
Lorrana Pezzin Fardin

- **Orientador:** Luiz Alberto Martins de Castro
- **Instituição:** Universidade Iguaçu (Unig) – Campus V, Itaperuna/RJ

 Caso clínico

F.T.A., do sexo feminino, 26 anos, branca, solteira, estudante, G3Pn2A1. Comparece ao serviço de Ginecologia e Obstetrícia do hospital referindo aparecimento de lesão dolorosa há 3 dias na região genital. Nega febre, corrimento vaginal ou outros sintomas, assim como episódio anterior semelhante. Menarca aos 11 anos, sexarca aos 13 anos, cinco parceiros sexuais durante a vida e, atualmente, com um parceiro há 3 meses. Em uso de ciclo 21, data da última menstruação (DUM) há 2 semanas. Não faz uso de preservativo. Nega comorbidades. Trouxe um resultado de preventivo anterior normal.

Ao exame físico, apresenta-se em bom estado geral, orientada em tempo e espaço, corada, hidratada, afebril, anictérica, acianótica, pressão arterial (PA) 110/60 mmHg, frequência cardíaca (FC): 76 bpm, ritmo cardíaco regular (RCR) em 2 tempos, com ausência de sopro. Abdome normotenso, indolor, ausência de massa palpável. Ao exame genital, apresenta uma lesão dolorosa com fundo sujo em região vulvar associada a adenopatia inguinal que fistuliza por um único orifício.

- **Hipóteses diagnósticas:** cancro duro, cancro mole, lesão herpética, linfogranuloma venéreo.

Questões para orientar a discussão
- De acordo com o caso, quais os possíveis diagnósticos diferenciais?
- Há alguma relação entre a infecção por HIV e por úlceras genitais?
- Como se faz o diagnóstico e qual é o exame mais sensível para a afecção do caso apresentado?

Discussão

O cancro mole, cancroide, cancrela ou úlcera de Ducreyi é uma doença infecciosa aguda, causada por um cocobacilo, Gram-negativo, o *Haemophilus ducreyi*. Manifesta-se por úlceras genitais, podendo estar associada a adenopatias inguinais dolorosas. Trata-se de uma afecção comum em população com baixo nível socioeconômico e em regiões em que predomina o clima quente.[1]

As úlceras genitais compõem as manifestações clínicas de algumas infecções sexualmente transmissíveis (IST), como cancro mole, sífilis primária, herpes genital, linfogranuloma venéreo e donovanose.[2] Todavia, há úlceras que apresentam infecção pelo *H. ducreyi* associada ao *Treponema pallidum* (sífilis), chamadas de cancro misto de Rollet.[1]

O período de incubação pode apresentar uma variabilidade de 2 a 5 dias. Na maioria das vezes, manifesta-se como múltiplas lesões ulcerativas, podendo ser única. Apresentam-se inicialmente como pápulas ou vesículas que evoluem rapidamente e formam úlceras com base amolecida, fundo purulento, dolorosas, causando uma destruição tecidual relevante. Vale ressaltar que mulheres com essa afecção podem ser assintomáticas, tornando-se um meio importante para o reservatório e a transmissão da doença. Essas lesões geralmente se associam com linfoadenopatia inguinal dolorosa, na maioria das vezes de forma unilateral (bubão cancroide), que fistulizam.[1]

Após a limpeza adequada da lesão com soro fisiológico, deve ser coletada uma amostra do material purulento do fundo da úlcera; posteriormente, o diagnóstico deverá ser obtido por meio do exame bacterioscópico, que pode se apresentar positivamente em 50% dos casos. Nas situações em que há necessidade de diagnóstico diferencial ou nos casos não responsivos ao tratamento, a cultura para *H. ducreyi* e a biópsia podem ser utilizadas.[3]

É imprescindível a testagem de HIV em pacientes com úlceras genitais, pois há um maior risco de infecção pelo HIV, quando em associação com doenças ulcerativas.[1] Além disso, pacientes previamente diagnosticados com HIV, que apresentem o cancro mole, devem ser monitorados com maior atenção, já que a cura pode ser mais demorada, podendo apresentar falha terapêutica em qualquer esquema de tratamento.[4]

O tratamento tem algumas opções de terapias medicamentosas, sendo a primeira a azitromicina (1 g), dose única via oral, ou ciprofloxacina (500 mg de 12 em 12 horas por 3 dias) via oral, ou estearato de eritromicina (500 mg de 6 em 6 horas por 7 dias) via oral. A segunda opção é a ceftriaxona (250 mg), dose única via intramuscular. Mesmo que assintomáticos, é recomendado o tratamento dos parceiros sexuais.[4] Além disso, para agilizar o tratamento e aliviar a dor, deve-se utilizar punção por agulha grossa do bubão. É de suma importância a reavaliação do paciente 3 a 7 dias após o tratamento, dando preferência sempre ao tratamento de dose única, em virtude da melhor adesão ao tratamento.[1]

Conduta

Como abordado anteriormente, existem algumas opções terapêuticas. A preferência terapêutica deve ser dada para medicamentos em dose única, a fim de garantir a realização correta do tratamento. Na paciente, o tratamento foi realizado com azitromicina (1 g) via oral em dose única. O tratamento foi recomendado para o seu parceiro sexual. Como forma de aliviar a dor e acelerar o tratamento, deve-se realizar punção do bubão por agulha grossa.[1]

Pontos importantes

- A lesão inicialmente se manifesta na forma de pápulas ou vesículas que rapidamente evoluem para lesões ulcerativas.[1]
- Úlceras dolorosas, com base amolecida, fundo recoberto por material purulento, podem estar associadas à linfoadenopatia inguinal dolorosa.[1]
- Mulheres assintomáticas devem ser tratadas, pois se apresentam como reservatório e meio de transmissão importante da doença.[1]
- A testagem de HIV é imprescindível em pacientes que apresentem úlceras genitais.[3]
- É fundamental para o sucesso terapêutico a reavaliação da paciente 3 a 7 dias após o tratamento.[1]
- É de suma importância o tratamento dos parceiros sexuais.[1]

Referências bibliográficas

1. Martins-Costa SH, Ramos JGL, Magalhães JA, Passos EP, Freitas F. Rotinas em ginecologia. 7. ed. Porto Alegre: Artmed; 2017.
2. Manual de orientação de doenças infectocontagiosas. São Paulo: Febrasgo; 2010. 132 p.
3. Fernandes CE, Sá MFS. Tratado de ginecologia Febrasgo. Rio de Janeiro: Elsevier; 2019.
4. Brasil. Ministério da Saúde. Manual de controle de doenças sexualmente transmissíveis. 4. ed. Brasília: Ministério da Saúde; 2006. 142 p.

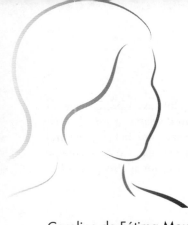

CASO 2

Doenças Benignas e Malignas dos Ovários

Caroline de Fátima Moura Albuquerque
Cleane Fernandes Pontes
Danielle Sotero Fortes Carvalho

- **Orientadora:** Ana Gabriela Carvalho Bandeira Santos
- **Instituição:** Centro Universitário Uninovafapi

 Caso clínico

A.S.P., do sexo feminino, 65 anos, viúva, aposentada, G2P2A0, menopausa há 20 anos, nega uso de terapia hormonal. Procurou atendimento com ginecologista, encaminhada de outro serviço, pois está percebendo perda de peso, astenia, anorexia e aumento de volume abdominal há 2 meses. Traz consigo exame de ultrassonografia realizado em outro serviço com o seguinte resultado: lesão de provável origem ovariana, medindo 6,0 × 7,0 × 9,8 cm, multiloculada, septação interna e áreas sólidas de permeio.

História pessoal de hipertensão arterial sistêmica (em uso de losartana 50 mg e ácido acetilsalicílico 100 mg). Nega tabagismo e etilismo. História familiar de câncer de mama em tia materna e irmãos diabéticos.

Ao exame físico, apresenta-se em regular estado geral, consciente, orientada, hipocorada (+/+4), anictérica, acianótica, hidratada, afebril, eupneica, ausência de edemas. Pressão arterial de 120/70 mmHg, $SatO_2$ 98% em ar ambiente, glicemia capilar de 150 mg/dL, frequência cardíaca de 81 bpm, frequência respiratória de 18 irpm. Exame cardiovascular e respiratório sem alterações. Abdome globoso, pouco depressível devido à massa abdominal volumosa.

Solicitados exames complementares para investigação diagnóstica.

- **Hipótese diagnóstica:** massa pélvica a esclarecer.

- **Exames complementares:**
  - Exames laboratoriais: Hb 9,0; Ht 30,2; VCM 78,1; HCM 24,3; LT 22.240; bastões 224 (1%); segmentados 19.729; plaquetas 235.000; TAP 10,2; INR 0,93; TTPA 23,2; ureia 47; creatinina 1,21.
  - Citologia oncótica: alterações celulares benignas reativas, atrofia com inflamação moderada, negativo para neoplasia.
  - Ressonância magnética da pelve: volumosa lesão expansiva heterogênea com septos de permeio em região pélvica, apresentando projeção papilar em seu interior, localizada em ovário direito medindo aproximadamente 9,0 × 10,5 × 8,5 cm. Verifica-se também a presença de ascite moderada.

Questões para orientar a discussão

- Qual a importância do exame físico na investigação de malignidade em pacientes com dor abdominal?
- Quais os exames de imagem adequados para investigação do quadro? Quais achados imagiológicos corroborariam com a hipótese diagnóstica?
- Qual o papel do marcador Ca-125 na investigação da hipótese diagnóstica? Que outras patologias podem alterar esse marcador?
- Qual a conduta terapêutica mais indicada diante do caso apresentado?

Discussão

A alta mortalidade e a baixa proporção de casos de câncer de ovário diagnosticados em estádios iniciais tornam a identificação precoce dessa doença primordial. A maioria das neoplasias ovarianas (85%) é derivada das células epiteliais (que revestem o ovário). O restante provém de células germinativas (que formam os óvulos) e células estromais (produtoras de hormônios femininos).[1]

A etiologia do câncer de ovário parece ser multifatorial, incluindo fatores reprodutivos, hereditários e pessoais. Os fatores de risco mais importantes para o desenvolvimento de câncer de ovário são: idade, sendo mais prevalente na 6ª e na 7ª década de vida; histórico familiar de câncer de mama ou de ovário; síndrome de Lynch e mutações nos genes *BRCA1* e *BRCA2*. Além disso, menarca precoce, menopausa tardia, nuliparidade, microambiente inflamatório (como ocorre na endometriose), exposição a asbestos e silicatos, dieta rica em proteínas e gordura animal e tabagismo são apontados como fatores de risco, embora não estejam completamente estabelecidos. Ainda, existem evidências consistentes a respeito do efeito protetor da multiparidade e do uso de contraceptivos orais.[1,2]

Nos estágios iniciais, a neoplasia de ovário costuma ser assintomática, contudo, pode ocorrer dor na região pélvica associada à torção do pedículo vascular ovariano. Com a evolução da doença, surgem sinais vagos e pouco específicos que vão além da pelve, como aumento do volume abdominal, sensação de plenitude, dispepsia, edema, perda ou ganho de peso inexplicável, alterações na menstruação, sangramento vaginal, dor abdominal ou distensão, o que pode mimetizar outras condições, como síndrome do intestino irritável, e levar a paciente, desse modo, a um diagnóstico tardio. Dessa maneira, na presença ao exame físico de massa pélvica de qualquer tamanho, fixa, uni ou bilateral e de consistência heterogênea, deve-se suspeitar de neoplasia maligna.[1]

O caso em questão apresenta uma paciente de 65 anos, com queixas de perda de peso, astenia, anorexia e aumento de volume abdominal há 2 meses, que, ao exame físico, apresentou massa abdominal. Diante disso, é primordial a investigação de malignidade, uma vez que o câncer de ovário amplia sua incidência a partir dos 40 anos de idade. Além disso, em virtude do histórico familiar de câncer de mama, a necessidade da investigação de neoplasia ovariana deve ser reforçada, uma vez que a principal síndrome hereditária para câncer de mama e ovário é causada por mutações nos genes *BRCA1* ou *BRCA2*.[1-3]

O diagnóstico deve ser sempre suspeitado em toda mulher com ascite, emagrecimento, massa pélvica ou metástase peritoneal. A ultrassonografia pélvica transvaginal consiste no método diagnóstico não invasivo mais utilizado e fornece informações sobre as características das lesões ovarianas. A presença de septações grosseiras, projeções papilares, vegetações, conteúdo sólido ou sólido-cístico, multilocularidade, aumento de fluxo sanguíneo ao Doppler e ascite são sinais sugestivos de neoplasia maligna. Para auxiliar no diagnóstico das neoplasias de ovário, Jacob *et al.* propuseram o índice de risco de malignidade (IRM) para lesões de ovário, que associa achados em ultrassonografia, idade, estado hormonal e dosagem do marcador tumoral CA-125. A tomografia computadorizada e a ressonância magnética (RM) têm papel importante na investigação de invasão de abdome superior e retroperitônio.[1] A RM também é valorosa na avaliação das características da lesão e de sugestão de risco de malignidade,[1] apresenta superioridade em relação a outros métodos diagnósticos (ultrassonografia e tomografia computadorizada) por oferecer informações anatômicas adicionais da pelve feminina.[4]

À RM, a paciente apresentou lesão sólida heterogênea medindo 9,0 × 10,5 × 8,5 cm com septos de permeio em região pélvica, com projeção papilar em seu interior, o que leva à suspeita de lesão maligna de ovário.

O marcador CA-125 serve como um marcador biológico para câncer de ovário, porém outras neoplasias também podem elevar o CA-125, como a de endométrio, de trompas, dos pulmões, da mama e do trato gastrintestinal. Além disso, doenças benignas podem cursar com níveis elevados do marcador, por exemplo, a endometriose.[5] Dosagem de CA-125 > 35 UI/mL na pós-menopausa ou > 200 UI/mL na pré-menopausa, associada a outros dados clínicos, sugere malignidade.[1,2]

A base terapêutica no carcinoma de ovário consiste na cirurgia primária completa para estadiamento e exérese de toda a massa tumoral sem deixar doença residual macroscópica.[6] A histerectomia total e a salpingo-ooforectomia bilateral são procedimentos-padrão.[6] O tratamento pós-cirúrgico padrão no câncer de ovário avançado se dá com quimioterapia adjuvante.[7] As pacientes costumam ter boa resposta ao tratamento; no entanto, há altos índices de recidiva, mais frequentes entre o 1º e o 2º ano de seguimento.[8-10]

Conduta

Com relação à lesão anexial verificada em exame físico e aos achados de RM sugestivos de malignidade, constata-se a necessidade de prosseguir com a investigação e realização de procedimento cirúrgico para confirmação diagnóstica (biópsia de congelação) e estadiamento.[1]

Se confirmada a hipótese de câncer de ovário, deve ser feita histerectomia total com salpingo-ooforectomia bilateral, linfadenectomia para-aórtica e pélvica bilateral, omentectomia infracólica.[1] Além disso, deve-se coletar o líquido peritoneal para exame citológico e observar a superfície peritoneal, o mesentério, os órgãos abdominais, como fígado, intestinos, cúpulas diafragmáticas à procura de focos da doença.[1] Se forem encontradas lesões suspeitas nodulares fora do ovário, a biópsia é indicada, e toda a massa tumoral visível deve ser retirada procurando-se deixar o mínimo de doença residual, ou seja, menos de 1 cm de diâmetro. A depender do estadiamento da doença, a quimioterapia também é realizada.[1]

Pontos importantes

- A neoplasia ovariana é, em geral, assintomática em fases iniciais, podendo apresentar sinais e sintomas inespecíficos, como aumento do volume abdominal, sensação de plenitude, dispepsia, edema, perda ou ganho de peso inexplicável, alterações na menstruação, sangramento vaginal, dor abdominal ou distensão.[1]
- Os tumores malignos são, em sua maioria, sólidos, nodulares e imóveis.[1]
- O uso de contraceptivos orais está associado a menor risco de desenvolvimento de câncer de ovário e endométrio. Contudo, promove maior risco de câncer de mama e colo uterino.[1,10]
- A única forma comprovada de prevenção de neoplasia de ovário é a salpingo-ooforectomia bilateral profilática, indicada em pacientes com mutação nos genes *BRCA1* e *BRCA2* a partir dos 35 anos. Acredita-se que a cirurgia possa ser adiada até os 40 anos em casos de mutação em *BRCA2*.[1]
- O estadiamento da neoplasia de ovário é cirúrgico e realizado com base nos achados intraoperatórios, feito seguindo os critérios da Federação Internacional de Ginecologia e Obstetrícia – FIGO (2015).[1,2]
- Diversos fatores de risco ambientais, genéticos e reprodutivos são associados ao carcinoma de ovário, sendo o mais importante a história familiar de câncer de mama ou ovário.[1,2,9]
- A base terapêutica da neoplasia de ovário é a cirurgia primária completa com estadiamento e retirada de toda a massa tumoral (citorredução). A histerectomia total e a salpingo-ooforectomia bilateral são procedimentos-padrão.[1-3,6]
- Não existem exames de rastreio para câncer de ovário. A suspeita diagnóstica baseia-se em história clínica, exame físico e exames complementares. No entanto, o diagnóstico definitivo é por meio do histopatológico.[1,3]

Referências bibliográficas

1. Passos EP, Ramos JGL, Costa SHM, Magalhães JA, Menke CH, Freitas F. Rotinas em Ginecologia. 7. ed. Porto Alegre: Artmed; 2017.
2. Hoffman BL, Schorge JO, Schaffer JI, Halvorson LM, Bradshaw KD, Cunningham FG et al. Ginecologia de Williams. 24. ed. Porto Alegre: Artmed; 2016.
3. Fernandes CE, Sá MFS (eds.). Tratado de Ginecologia Febrasgo. Rio de Janeiro: Elsevier; 2019.
4. Boaventura CS, Rodrigues DP, Silva OAC, Beltrani FH, Melo RAB, Bitencourt AGV et al. Avaliação das indicações de ressonância magnética da pelve feminina em um centro de referência oncológico segundo os critérios do Colégio Americano de Radiologia. Radiol Bras. 2017 jan/fev;50(1):1-6.
5. Zomer MT, Ribeiro R, Trippia CH, Cavalcanti TC, Hayashi RM, Kondo W. Correlação entre os níveis de Ca-125 séricos e os achados cirúrgicos em mulheres com sintomas sugestivos de endometriose. Rev Bras Ginecol Obstet. 2013;35(6):262-72.
6. Medeiros FC, Macedo R, Braga R. Protocolo clínico: câncer de ovário [internet]. Maternidade Escola Assis Chateaubriand; 2017. Disponível em: http://www2.ebserh.gov.br/documents/214336/1106177/PRO.GIN.004+-+C%C3%82NCER+DE+OV%C3%81RIOS.pdf/934418a-2-db18-430e-852c-1237027e562e. Acesso em: 9 ago. 2020.

7. Machado CC, Brandão CA, Rosa KM, Lemieszek MB, Anschau F. Câncer de Ovário. Acta Médica. 2017; 1(fascículo único):189-98.
8. Comissão Nacional de Incorporação de Tecnologias no SUS. Diretrizes diagnósticas e terapêuticas de neoplasia maligna epitelial de ovário. Brasília: Ministério da Saúde; 2019.
9. Berek JS, Longacrare TA, Friedlander M. Tratado de ginecologia. 15. ed. Rio de Janeiro: Guanabara Koogan; 2014.
10. AC Camargo Center. Câncer de Ovário [internet]. Disponível em: https://www.accamargo.org.br/sites/default/files/2019-08/Cartilha_CancerDeOvario.pdf. Acesso em: 9 ago. 2020.

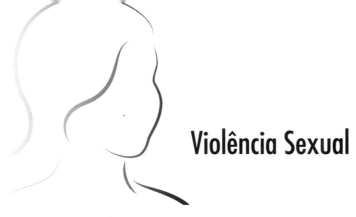

CASO 3

Violência Sexual

Ana Flávia Policarpo Gramosa
Maria Augusta Ramos Reis
Teresa Raquel Holanda Cipriano Saraiva

- **Orientadora:** Ana Gabriela Carvalho Bandeira Santos
- **Instituição:** Centro Universitário Uninovafapi

 ## Caso clínico

J.M.P., do sexo feminino, 35 anos, casada. Admitida na unidade de pronto atendimento (UPA) com relato de abuso sexual ocorrido há 8 horas por um indivíduo que invadiu a sua casa enquanto ela dormia. Afirma que o agressor realizou sexo oral, anal e vaginal, sem uso de preservativo. História gineco-obstétrica: G2P2A0, nega alergias e patologias prévias, em uso de Selene® há 5 anos e relata ter tido seu segundo filho fazendo o uso desse anticoncepcional (ACO). Apresenta-se em regular estado geral, normocorada, hidratada, afebril, ansiosa, chorosa e assustada no momento do acolhimento. Exame físico: pressão arterial (PA) 150/90 mmHg, frequência cardíaca (FC) 110 bpm, ritmo cardíaco regular (RCR) em 2 tempos, sem sopros, ausência de lesões traumáticas à inspeção da face, do couro cabeludo, do pescoço, do tronco, das mamas, do abdome, dos membros superiores (MMSS), dos membros inferiores (MMII), da vulva, das nádegas e do ânus. Ao exame especular, nenhuma alteração em canal vaginal e colo do útero. Realizada a profilaxia para HIV, sífilis, clamídia e gonorreia. A contracepção de emergência foi feita de imediato e a notificação compulsória dentro de 24 horas. Foram coletados *swabs* vaginal e oral, além de solicitados exames laboratoriais.

- **Hipóteses diagnósticas:** violência sexual, violência física e violência psicológica.
- **Exames complementares:**
    - Material – secreção vaginal: os *swabs* 1 e 2 serão para o exame de DNA e o 3º e o 4º para teste de triagem para detecção da presença de sêmen e pesquisa de espermatozoides.
    - Material – secreção anal: *swabs* umedecidos com soro fisiológico a 0,9%, o 1º e o 2º deverão ser destinados para exame de DNA e o 3º e o 4º para teste de triagem para detecção da presença de sêmen e pesquisa de espermatozoides.
    - Material – cavidade oral: *swabs* seco, o 1º e o 2º deverão ser destinados para exame de DNA e, caso seja possível, o 3º e o 4º para teste de triagem para detecção da presença de sêmen e pesquisa de espermatozoides.
    - Exames laboratoriais: Hb 13 g/dL; Ht 39%; tipo sanguíneo B negativo; HIV 1 e HIV 2 não reagente; HBsAg não reagente; anti-HBsAg: reagente; HCV não reagente; VDRL não reagente e beta-hCG não reagente.

Questões para orientar a discussão

- Quais atos/ações podem caracterizar estupro de acordo com a nova definição da Organização Mundial da Saúde (OMS)?
- Quais as queixas que devem ser valorizadas em pacientes que relatam violência sexual?
- A ausência de traumas enfraquece a hipótese de abuso sexual?
- Quais exames admissionais são necessários para investigar as possíveis lesões e doenças advindas da violência sexual?
- Em caso de violência sexual em mulher em idade fértil, quais são as condutas realizadas para evitar uma possível gravidez?
- Como funciona o protocolo médico aprovado pela legislação brasileira caso a mulher vítima de abuso sexual tenha engravidado e queira abortar? E até quando isso é possível?
- Como é feita a profilaxia em mulheres que sofreram violência sexual?
- Qual a conduta com relação à vacinação contra hepatite B em mulheres que sofreram violência sexual?

Discussão

De acordo com a OMS, a violência sexual é definida como todo ato sexual, tentativas ou insinuações indesejadas de teor sexual, ações para comercializar ou usar de outro modo a sexualidade de uma pessoa por meio da coerção por outrem, independentemente da relação desta com a vítima, em qualquer lugar, incluindo âmbito familiar e de trabalho. A coerção pode ocorrer de diferentes maneiras: força, ameaça, intimidação e extorsão.[1]

De acordo com a legislação brasileira e o Código Penal, estupro é "constranger alguém, mediante violência ou grave ameaça, a ter conjunção carnal ou a praticar ou permitir que com ele se pratique outro ato libidinoso". Define-se ainda estupro de vulnerável como aquele ocorrido contra menores de 14 anos ou contra alguém que, por enfermidade ou deficiência mental, não tem o necessário discernimento para a prática do ato, ou que, por qualquer outra causa, não pode oferecer resistência.[2]

A violência sexual pode causar sérios problemas para a saúde física, mental, sexual e reprodutiva. Pode ter consequências mortais, como o homicídio ou o suicídio, resultar em gestações indesejadas, abortos induzidos, problemas ginecológicos e infecções sexualmente transmissíveis (IST), incluindo o HIV.[1]

Dados apontam que grande parte das mulheres vítimas de violência sexual não apresentam danos físicos em exame físico, vaginais ou extravaginais, verificados tanto em atendimentos em urgências quanto no Instituto Médico-Legal (IML). A depender do tipo de intimidação ou do constrangimento imposto pelo agressor ao praticar a violência sexual e sem a necessidade de usar força física, o ato é realizado sem deixar ferimentos, apenas utilizando grave ameaça, o que dificulta a identificação da violência durante avaliação física do caso e, consequentemente, de comprová-la por meio desse elemento isolado.[3]

Tal fato se fundamenta em taxas de apenas 10% de traumatismos extragenitais e de 3% de danos genitais verificadas entre adolescentes, com números semelhantes para mulheres adultas, encontradas em atendimentos à vítima de violência sexual. Além disso, o IML de São Paulo resgata evidências materiais em apenas 13,3% das queixas de estupro.[3]

Assim, no atendimento à mulher vítima de violência sexual, deve-se priorizar a assistência e proteção à saúde da vítima, que, em muitos casos, é questionada por falta de traumatismos físicos e não recebe cuidado e atenção apropriados comparados ao oferecido às vítimas que apresentam lesões, as quais, muitas vezes, são consideradas prioridades e com o estereótipo de "vítimas ideais".[3]

É importante que a coleta do material no corpo da vítima seja feita o mais rápido possível, pois a possibilidade de se coletar vestígios biológicos em quantidade e qualidade suficientes diminui com o passar do tempo, reduzindo significativamente após 72 horas da agressão. O médico responsável pela coleta deve estar ciente da possibilidade de haver vestígios do agressor não somente nas regiões genital e anal, mas também em outras locais do corpo da vítima, como as regiões mamárias e perioral, além de objetos e roupas.[4]

Conduta (Quadro 1)

\multicolumn{2}{c	}{Quadro 1. Conduta diante de violência sexual}
1. Acolhimento	• Equipe multidisciplinar • Ambiente tranquilo e privado • Atendimento gentil e atencioso
2. Anamnese	• Relatar local, dia e hora da violência, tipo de relação sexual, número de agressores, o uso ou não de preservativo, se houve contato de secreções do agressor com regiões de mucosas ou da pele que apresentem solução de continuidade com o meio externo • Paciente em idade reprodutiva: a data da última menstruação e a utilização de métodos contraceptivos no momento da violência • Documentação em prontuário

(Continua)

Quadro 1. Conduta diante de violência sexual *(Continuação)*	
3. Exame físico	• Identificar lesões para tratamento e provas materiais para dar subsídios ao sistema judicial • Realizar na presença de outro membro da equipe (de preferência do sexo feminino) ou alguém da família que esteja com a vítima
4. Exame laboratorial	• Conteúdo vaginal: exame bacterioscópico – clamídia e gonococo • Sangue: pesquisa de HIV • HBsAg e antiHbs, anti-HCV; sífilis e beta-hCG (para mulheres em idade fértil) • Coleta de *swabs* em roupas e objetos
5. Profilaxias	• Anticoncepção de emergência: levonorgestrel • Sífilis: penicilina benzatina 2,4 milhões UI/IM • Gonorreia: ceftriaxona 500 mg, 1 ampola, IM • Clamídia e cancro mole: azitromicina 500 mg, 2 comprimidos, VO • *Trichomonas*: metronidazol (obs.: segundo normas técnicas do Ministério da Saúde, de 2012, seu uso deve ser postergado) • Hepatite B • HIV: TDF + 3TC+ ATV/r
6. Seguimento	• Sorologias • Apoio psicológico • Após 7 dias: avaliação precoce e suporte à vítima • Após 2 a 4 semanas: acompanhamento da profilaxia para HIV • Após 4 semanas, havendo atraso menstrual, investigar gestação. Se constatada gestação após estupro, a mulher deve ser orientada sobre os direitos em relação ao aborto legal

IM: via intramuscular; VO: via oral.
Fonte: Adaptado de Fernandes e Sá, 2019.[2]

Pontos importantes

- No Brasil, menos de 10% das vítimas de violência sexual registram o crime na delegacia, de acordo com a Pesquisa Nacional de Vitimização (2013).[5]
- De acordo com os dados do Sistema de Informação de Agravos de Notificação (Sinan), 89% das vítimas são do sexo feminino e 70% dos estupros são cometidos por alguém próximo, como cônjuge, namorado, familiar ou amigo.[2]
- Atentar-se para a possibilidade de ausência de traumas vaginais e extravaginais em exame físico, situação comum em casos de violência sexual.[3]
- A anticoncepção de emergência (AE) é prescrita em casos de mulheres na menacme que não usam regularmente um método contraceptivo eficaz, que tenham tido contato vaginal com o sêmen do agressor, mesmo que sem certeza. É prescrita em qualquer período do ciclo menstrual que se encontre e caso a mulher não esteja com suspeita de gravidez.[5]
- O tempo máximo recomendado para anticoncepção de emergência é de até 5 dias, mas, se possível, realizar até 72 horas.[5]
- Há algumas exceções para a recomendação de profilaxia de IST não virais, como: casos de violência sexual contínua e com mesmo agressor, violência sexual intrafamiliar e nos casos em que a agressão ocorre com uso de preservativo durante todo o ato sexual.[5]
- A profilaxia antirretroviral está recomendada em casos de violência sexual com penetração vaginal/anal sem uso de preservativos, com ejaculação realizada há menos de 72 horas.[5]

- A vacinação contra hepatite B está indicada em casos de violência sexual em mulheres não imunizadas, que não se recordam/desconhecem essa imunização ou com esquema vacinal incompleto (neste último caso, deve-se completar o esquema).[5]
- A imunoglobulina humana anti-hepatite B (IGHAHB) (dose de 0,06 mL/kg, via intramuscular, em sítio de aplicação diferente da vacina) está indicada em casos nos quais a vítima tenha tido contato com o sêmen, sangue ou outros fluidos corporais do agressor, dando preferência para a aplicação nas primeiras 48 horas após a violência sexual, mas podendo ser realizada até o 14º dia. Deve-se realizar a pesquisa da condição sorológica da vítima para que, caso seja positiva para proteção ou o esquema vacinal esteja completo, não seja feita a sua aplicação.[5]
- O médico deve coletar material biológico durante o exame físico e não é obrigatório encaminhar para a delegacia, podendo apenas anexar no prontuário da paciente, devendo ser respeitada a autonomia e a decisão da vítima.[4]
- Para realizar aborto em caso de estupro, não é preciso o registro de boletim de ocorrência, uma vez que o Código Penal brasileiro não exige qualquer documento para a prática do aborto nesses casos, à exceção de que haja consentimento da mulher e que seja feito até a 20ª semana de gestação. Além disso, o mesmo código afirma que a palavra da mulher que afirma ter sofrido violência sexual deve ser recebida como presunção de veracidade. Caso, após realizado o aborto, seja descoberta a inverdade dos fatos relatados pela mulher, o Código Penal brasileiro dispõe que "é isento de pena quem, por erro plenamente justificado pelas circunstâncias, supõe situação de fato que, se existisse, tornaria a ação legítima". Nesse caso, apenas a mulher responderá criminalmente pelo crime de aborto.[6]
- O médico tem o direito de se recusar a realizar o aborto decorrente de violência sexual (objeção de consciência). No entanto, é dever do médico informar à mulher sobre seus direitos e, no caso de recusa, garantir a atenção ao abortamento por outro(a) profissional da instituição ou de outro serviço, além de prestar o atendimento inicial.[2]
- É importante ressaltar que existem as exceções para a objeção de consciência: risco de morte para a mulher; atendimento de complicações derivadas de abortamento inseguro (situação de urgência); abortamento judicialmente permitido na ausência de outro profissional que o faça e quando a mulher puder sofrer danos ou agravos à saúde em decorrência da omissão do profissional.[2]

Referências bibliográficas

1. Organização Mundial de Saúde. Violência contra as mulheres, folha informativa de um Grupo Científico da OMS, Brasil, novembro de 2017 (Informes Técnicos). Brasil: OMS; 2017.
2. Fernandes CE, Sá MFS. Tratado de ginecologia Febrasgo. Rio de Janeiro: Elsevier; 2019.
3. Drezett J. Violência sexual contra a mulher e impacto sobre a saúde sexual e reprodutiva. Revista de Psicologia da UNESP. 2003;2(1):36-50.
4. Ministério da Saúde; Ministério da Justiça; Secretaria de Política para as Mulheres. Norma Técnica: Atenção humanizada às pessoas em situação de violência sexual com registro de informações e coleta de vestígios. Brasília: O Ministério; 2015.
5. Manual de Ginecologia da Sociedade de Ginecologia e Obstetrícia de Brasília. 2. ed. Brasília: Luan Comunicação; 2017.
6. Ministério da Saúde. Secretaria de Atenção à Saúde. Departamento de Ações Pragmáticas Estratégicas. Aspectos jurídicos do atendimento às vítimas de violência sexual: perguntas e respostas para profissionais de saúde. Brasília: Ministério da Saúde; 2011.

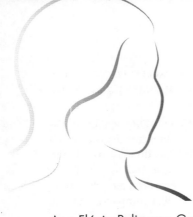

CASO 4

Doenças Benignas e Malignas dos Ovários

Ana Flávia Policarpo Gramosa
Maria Augusta Ramos Reis
Teresa Raquel Holanda Cipriano Saraiva

- **Orientadora:** Ana Gabriela Carvalho Bandeira Santos
- **Instituição:** Centro Universitário Uninovafapi

 Caso clínico

J.M.P., do sexo feminino, 42 anos, branca, casada, sedentária e professora. Comparece ao consultório de ginecologia referindo aumento do volume abdominal e constipação intestinal há 4 meses. História gineco-obstétrica: G3P2A1, faz uso de contraceptivo oral há 5 anos ininterruptos, menstruação regular e vida sexual ativa. História familiar: mãe já teve câncer de ovário, irmã está em tratamento de câncer de mama e pai falecido por conta de um acidente vascular cerebral (AVC). Relata ter sido fumante durante 8 anos. Nega alergias e cirurgias prévias. Afirma ser hipertensa em uso de losartana 50 mg, 1 vez/dia.

Ao exame físico, apresenta-se em regular estado geral, normocorada, hidratada, afebril. Exame físico: pressão arterial (PA) de 120/90 mmHg, frequência cardíaca (FC) de 90 bpm, ritmo cardíaco regular (RCR) em 2 tempos, sem sopros. Exame das mamas: ausência de nódulos palpáveis. Exame abdominal: abdome distendido e doloroso à palpação, apresentando massa pélvica palpável bilateralmente de cerca de 8 cm cada uma e contornos irregulares. Exame especular: ausência de alterações em vagina e colo do útero. Paciente refere dor durante exame ginecológico.

- **Hipóteses diagnósticas:** neoplasia maligna de ovário, neoplasia intestinal metastática (tumor de Krukenberg), leiomioma uterino.

- **Exames complementares:**
  - Ultrassonografia transvaginal: lesão de provável origem ovariana, bilateral, medindo cerca de 10 × 8 × 9 cm à direita e 8 × 5 × 6 cm à esquerda, com áreas sólidas em seu interior, contornos irregulares e septações internas.
  - Dopplerfluxometria: índice de resistência (IR) e índice de pulsatilidade (IP) apontando aumento de vascularização bilateralmente; CA 125:1.000.

Questões para orientar a discussão
- Quais são os fatores de risco associados ao câncer de ovário?
- Quais são os principais fatores de proteção contra o câncer de ovário?
- Quais os principais tipos de neoplasias ovarianas?
- Quais os principais diagnósticos diferenciais dos tumores de ovário?
- Quais os sintomas do tumor de Krukenberg (TK)?
- O que se espera encontrar no exame físico da paciente com leiomioma uterino?
- Como é o quadro clínico da neoplasia de ovário?
- Quais achados ultrassonográficos indicam maior suspeita de lesões ovarianas malignas?

Discussão

O câncer de ovário é uma patologia relativamente infrequente, entretanto representa a causa de significativo índice de mortalidade, podendo ocorrer em todas as idades, mas com incidência aumentada após os 40 anos. O diagnóstico geralmente ocorre em estádios avançados, em virtude da falta de sintomas específicos em fases iniciais. A detecção tardia, por causar poucos sintomas, contribui para as altas taxas de mortalidade por essa neoplasia.[1]

Acredita-se que a origem das neoplasias ovarianas esteja relacionada a um conjunto de fatores, como ambientais, reprodutivos, alimentares, infecciosos, exposição a agentes teratogênicos, endócrinos e questões genéticas (mutações nos genes *BRCA1* e *BRCA2*).[2]

Os critérios para definir a população de risco são: dois ou mais familiares com câncer de ovário e/ou mama; história pessoal de câncer de mama bilateral; história familiar ou pessoal de câncer de mama antes dos 40 anos; história familiar de câncer de mama em homem.[1]

Os principais fatores de proteção para câncer de ovário correspondem a contraceptivos orais, gravidez, amamentação e ligadura de trompas. Partos com idade materna inferior a 25 anos, uso de anticoncepcionais orais e amamentação estão associados à diminuição de 30% a 60% do risco para câncer de ovário.[2]

Cerca de 90% dos cânceres de ovário têm origem no epitélio que recobre o córtex externo ovariano e são denominados tipo epitelial. São classificadas conforme o tipo celular em: seroso (30% a 70% dos casos), mucinoso (5% a 20% dos casos), endometrioide (10% a 20% dos casos), de células claras (3% a 10% dos casos) e indiferenciadas (1% das mulheres).[2]

Outros tipos de cânceres de ovário são: neoplasias derivadas das células germinativas, ocorrendo entre 20% e 25% de todos os tumores ovarianos e tendo como representantes disgerminoma, tumor do seio endodérmico e teratoma imaturo; neoplasias derivadas do estroma gonadal especializado e cordão sexual, constituindo 7% dos tumores ovarianos e cujo principal representante é o tumor de células da granulosa; e as neoplasias metastáticas de ovário, que podem ter como sítio primário o trato gastrintestinal (Krukenberg), a mama, o endométrio e o linfoma.[2]

O TK caracteriza-se pelo acometimento ovariano metastático, em mulheres na pré-menopausa (média de 45 anos), advindo, na maioria dos casos, de um adenocarcinoma gástrico ou tumor em cólon. Os sintomas são inespecíficos, tardios e, geralmente, o tumor primário não é detectado, sendo o TK a sua primeira manifestação. Podem ocorrer dor e distensão abdominal, irregularidade menstrual, ascite ou sintomas gastrintestinais inespecíficos. Apesar do prognóstico sombrio, observa-se que a remoção dos ovários acometidos promove melhora da sintomatologia e da sobrevida da paciente, seguida de terapia paliativa.[3]

O leiomioma uterino é um tumor benigno, que acomete mulheres entre 35 e 50 anos, classificado de acordo com sua localização em: corporais (98% dos casos), subdivididos em subserosos, intramurais e submucosos, ou cervicais. Cerca de 50% dos casos são sintomáticos, apresentando queixas de sangramento uterino anormal, dor pélvica, sintomas compressivos, gastrintestinais e urinários, a depender do local. No exame físico, pode ser palpado um tumor em hipogástrio, bocelado e fibroelástico, cujo estudo específico se faz com a ultrassonografia, na maioria dos casos. O tratamento do leiomioma uterino deve ser individualizado e depende de inúmeros fatores, como idade, tamanho e localização, podendo ser clínico, expectante ou cirúrgico.[2]

A sintomatologia do câncer de ovário é frequentemente inespecífica e pode se confundir com outros transtornos comuns, incluindo dor pélvica, dor abdominal, síndrome do intestino irritável, menstruação e menopausa. As pacientes podem relatar sensação de plenitude gástrica, dispepsia, saciedade precoce ou distensão abdominal como resultado do aumento da pressão por ascite ou formação do bolo omental. Nos casos de doença avançada, pode-se identificar massa ovariana palpável associada à ascite, derrame pleural e tumor umbilical (nódulo de "irmã Maria José").[2]

Com relação aos critérios diagnósticos, a ultrassonografia transvaginal é uma grande aliada no diagnóstico diferencial entre tumores ovarianos benignos e malignos, com identificação de características que auxiliam na avaliação do risco de malignidade. Tumor com dimensão maior que 8 cm, presença de septos grosseiros, papilas ou vegetações, áreas sólidas, presença de ascite e bilateralidade são alguns aspectos que sugerem malignidade. A complementação com a Dopplerfluxometria e achados de baixos IR e IP são indicativos de neovascularização, fortalecendo a hipótese de malignidade.[4]

Conduta (Figura 1)

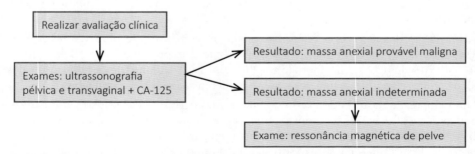

FIGURA 1. Conduta diagnóstica diante de suspeita de câncer de ovário.
Fonte: Baiocchi Neto, 2014.[4]

- Indicada abordagem cirúrgica: paciente tem uma lesão suspeita, grande, bilateral, dosagem de CA-125 elevada, com história familiar e fatores de riscos importantes.[5]
- Indicações para cirurgia: cistos simples > 7 cm sem regressão após 6 a 8 semanas, lesão ovariana suspeita, massa anexial palpável ou sintomática, suspeita de torção ou rotura.[5]
- Realização de laparotomia exploradora: avaliação da extensão da doença e biópsias de lesões suspeitas.[1]
- O tratamento primário consiste em citorredução seguida, na maioria das pacientes, de quimioterapia sistêmica.[1]
- Etapas da cirurgia:
  1. Incisão mediana longitudinal.
  2. Aspiração do líquido peritoneal para exame citológico.
  3. Avaliação das cúpulas diafragmáticas.
  4. Retirada do tumor para exame histológico.
  5. Avaliação de toda a superfície peritoneal: o carcinoma de ovário classicamente se dissemina por serosas.
  6. Biópsias em áreas suspeitas.
  7. Histerectomia total extrafascial com salpingo-ooforectomia bilateral: casos excepcionais podem indicar uma cirurgia conservadora.
  8. Retirada de toda a massa tumoral visível.
  9. Abertura do retroperitônio para linfadenectomia para-aórtica e pélvica bilateral.
  10. Omentectomia infracólica.[1]
- O estadiamento do câncer de ovário é cirúrgico e realizado de acordo com os sistemas de classificação da Federação Internacional de Ginecologia e Obstetrícia (FIGO):
  - I – tumor restrito aos ovários: IA – crescimento limitado a um ovário; IB – crescimento limitado a ambos os ovários; IC – tumor estádio IA ou IB, mas compromete a superfície de um ou ambos os ovários.
  - II – tumor envolve um ou ambos os ovários, com extensão pélvica: IIA – extensão e/ou metástases para útero e/ou trompas; IIB – extensão a outros tecidos pélvicos; IIC – tumor estádio IIA ou IIB, mas compromete a superfície de um ou ambos os ovários.
  - III – tumor acomete um ou ambos os ovários ou as tubas uterinas, ou o peritônio e presença de acometimento peritoneal extrapélvico e/ou linfonodal no retroperitônio: IIIA – tumor limitado à pelve verdadeira, com linfonodos negativos; IIIB – tumor envolvendo um ou ambos os ovários com implantes peritoneais, linfonodos negativos; IIIC – implantes abdominais > 2 cm de diâmetro e/ou linfonodos inguinais ou retroperitoneais positivos.
  - IV – crescimento envolvendo um ou ambos os ovários com metástases a distância, presença de derrame pleural com citologia positiva para células malignas, parênquima hepático envolvido.[1]

Pontos importantes
- Variáveis clínicas importantes na avaliação de suspeição de lesões malignas ovarianas: história pessoal e familiar de câncer de ovário, idade, dor e ascite.[2]

- Variáveis ultrassonográficas importantes na avaliação de suspeição de lesões malignas ovarianas: diâmetro da lesão, projeção papilar sólida, presença de fluxo sanguíneo indicativo de neovascularização ao Doppler, tumor sólido, paredes císticas irregulares, presença de sombra acústica.[2]
- Ressonância nuclear magnética (RNM): comparada à ultrassonografia e à tomografia computadorizada, tem maior acurácia para avaliação das lesões ovarianas e associação com diagnóstico de malignidade (91%).[5]
- Associação da ultrassonografia com RMN diminui os falso-positivos da ultrassonografia isolada.[5]
- Em mulheres com idade acima de 50 anos, o aumento do CA-125 está associado a tumores malignos em 80% casos.[5]
- Em virtude da falta de especificidade sintomatológica e de métodos para um diagnóstico precoce, muitos casos de câncer de ovário são diagnosticados em fases avançadas da doença.[4]

Referências bibliográficas

1. Freitas F, Menke CH, Rivoire WA, Passos EP. Rotinas em ginecologia. 6. ed. Porto Alegre: Artmed; 2011.
2. Fernandes CE, Sá MFS. Tratado de ginecologia Febrasgo. Rio de Janeiro: Elsevier; 2019.
3. Albergaria RMR, Alvim JP, Salles LO, Guerra MJC, Maia LMO, Queiroz AT. Tumor de Krukenberg metastático sem diagnóstico prévio de tumor primário: Relato de caso. Revista de Saúde. 2018;9(2):31-6.
4. Primo WQSP, Corrêa FJS, Brasileiro JPB. Manual de Ginecologia da Sociedade de Ginecologia e Obstetrícia de Brasília. 2. ed. Brasília: Luan Comunicação; 2017.
5. Baiocchi Neto G. Manual de condutas em ginecologia oncológica. 2. ed. São Paulo: Fap; 2014.

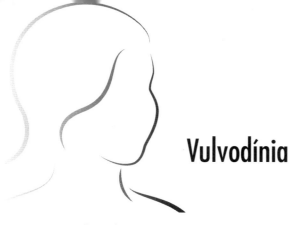

CASO 5

Vulvodínia

Greice Kelly Palmeira Campos
Lara Altoé Bizzi
Marcela Bicalho Toledo

- **Orientadora:** Renylena Schmidt Lopes
- **Instituição:** Centro Universitário do Espírito Santo (Unesc)

 ## Caso clínico

M.A.P., do sexo feminino, 43 anos, do lar, casada, G2P2 (cesarianas) A0, chega ao ambulatório de ginecologia queixando-se de dor vulvar moderada a intensa e constante, iniciada pouco tempo após sua última cirurgia, além de dispareunia superficial. A paciente atribui suas dores às suas cirurgias prévias. Nega dispareunia profunda, nega sinusorragia e leucorreia. Relata início do sintoma há cerca de 2 anos, refere piora da dor com o uso de roupas jeans e, após longos períodos na posição sentada, refere dificuldade em utilizar bicicletas ou motocicletas (meios de transporte com os quais se dirige ao trabalho) em decorrência da dor. Menarca aos 12 anos, coitarca aos 16 anos, parceiro sexual único. Histórico da paciente: hipertensão arterial em uso de atenolol. Nega outras comorbidades, nega alergia medicamentosa, nega transfusões sanguíneas, nega etilismo e tabagismo. Realizou as seguintes cirurgias: mamoplastia há 18 anos, duas cesarianas prévias, a primeira há 20 anos e a segunda há 14 anos. Histerectomia total há 2 anos por adenomiose não responsiva a tratamento clínico, realizada por via abdominal com pós-operatório sem intercorrências e sem queixas de dor vulvar (SIC). Realiza caminhada, 8 km dia, 5 vezes por semana. Histórico familiar: avó materna com câncer de mama, diagnosticada aos 48 anos, avô materno com hipertensão e câncer de orofaringe, mãe hipertensa, pai hipertenso.

Ao exame físico, pressão arterial (PA) 110/80 mmHg. Mamas: de grande volume, pendulares, simétricas, cicatriz cirúrgica bilateral com bom aspecto, sem alterações à inspeção dinâmica, ausência de linfonodos axilares e supraclaviculares palpáveis, sem nódulos, descarga papilar negativa bilateral. Abdome: em avental, flácido, dor leve à palpação profunda de fossa ilíaca bilateralmente, sem visceromegalias ou massas palpáveis. Vulva: eutrófica, pelos adequados ao sexo e idade, face interna dos grandes lábios e do vestíbulo, carúnculas himenais, pequenos lábios, clitóris, meato uretral, glândulas de Skene e fúrcula vaginal sem alterações dignas de nota à inspeção estática e dinâmica. Integridade perineal preservada. Exame especular: fluxo vaginal fisiológico, colo uterino ausente. Ao toque: vagina em fundo cego, anexos não palpáveis, regiões anexiais indolores.

- **Hipótese diagnóstica:** vulvodínia, dor iatrogênica.
- **Exames complementares:**
  - Exames laboratoriais: Hb 13,9 d/L; Ht 41,4%; leucócitos 8.000/mm; plaquetas 313.000; ferro sérico 63; ferritina 219,07; TSH 0,43; T4 0,93; zinco 89,06; VDRL não reagente; cobre 93,6; FAN não reagente.
  - Ultrassonografia transvaginal (USGTV): útero não caracterizado, ovários de textura mista. Ovários direito e esquerdo com volumes de 7,6 cm^3 e 4,9 cm^3, respectivamente. Vagina de aspecto ecográfico normal, sem sinais de massa ou coleção. Bexiga retropúbica, sonolucente, de histerectomia total, com preservação de anexos. Conclusão da ultrassonografia: ovários de dimensões normais com folículos periféricos. Vagina e bexiga ecograficamente normais. Ausência de massa ou coleção na cavidade pélvica no exame.
  - Última mamografia há cerca de 1 ano. US de mamas há 3 anos por cisto mamário (SIC).

Continuação do caso clínico

No retorno ao ambulatório de ginecologia, a paciente referiu dor vulvar de leve intensidade, porém, disse estar em melhora progressiva com o uso do tratamento proposto, baseado na prescrição de nortriptilina e bepantol. A paciente apresentou boa resposta ao tratamento clínico. Foi realizada ainda solicitação de mamografia e exames laboratoriais.

O intuito inicial da abordagem terapêutica não é o de obter a ausência de sintomas, e sim a melhoria do desconforto, da vida sexual e o regresso aos afazeres do dia a dia. Uma abordagem terapêutica isolada não é capaz de obter eficácia, e, atualmente, a abordagem terapêutica da vulvodínia se estabelece em cuidados locais, no autocuidado, em medicamentos tópicos, orais e/ou injetáveis, na orientação sexual, na psicoterapia e/ou nas condutas cirúrgicas.[3] O cuidado com a pele e a higienização da genitália são fundamentais para extinguir a possibilidade de importunos que favoreçam o aparecimento dos sintomas. Produtos na pele da vulva, como sabonetes, hidratantes, perfumes e tecido de roupas íntimas podem promover irritação, devendo ser evitados.[4] A higienização precisa ser realizada impreterivelmente com água morna e, para o coito, deve-se utilizar lubrificantes.[3,4] Os parceiros também precisam ser esclarecidos quanto ao uso de prováveis irritantes. Determinadas pacientes mencionam alívio dos sintomas com a utilização de compressas de gelo por 2 a 3 minutos sobre o local.[5] Exercícios do assoalho pélvico, eletroneuroestimulação transcutânea (TENS) vaginal, uso de dilatadores e treinamento vaginal podem ser alternativas terapêuticas; no entanto, não apresentam dados científicos suficientes para garantir sua eficácia.[5,6] Quanto às medicações tópicas utilizadas nos casos de vulvodínia, as pomadas merecem destaque, sendo mais utilizadas quando comparadas a outras medicações como em óleo, já que este tem uma quantidade maior de conservantes e estabilizadores, podendo provocar a irritação. Os cremes de estrogênio vaginais são empregados em casos de vaginite atrófica. A lidocaína, anestésico local, pode proporcionar alívio. A lidocaína gel a 2% deve ser aplicada 15 a 20 minutos antes do coito.[7] Medicações tópicas como a gabapentina a 2% e a 6%, amitriptilina a 2% e baclofeno a 2% também podem ser prescritas. Fármacos com ação central apresentam capacidade de aliviar a dor, sendo esta também central, modificando a condução de impulsos dolorosos. Inúmeras alternativas terapêuticas têm sido empregadas, como gabapentina, venlafaxina, amitriptilina, topiramato e duloxetina, com o objetivo de atuar sobre a dor neuropática. De todas, a amitriptilina mostrou resultados mais favoráveis, podendo ser associada ou não à triancinolona.[7,8] A vestibulectomia para os casos de dor localizada representa uma opção que precisa ser analisada em caso de falha de outras opções terapêuticas. Os fármacos para dor neuropática normalmente são sustentados após a cirurgia com o intuito de melhorar a qualidade de vida e contribuir no retorno à atividade sexual.

Questões para orientar a discussão

- Quais os diagnósticos mais prováveis considerando diagnóstico anatômico, diagnóstico sindrômico, diagnósticos diferenciais e diagnóstico clínico?
- Qual exame deveria ser solicitado tendo em vista a anamnese e o exame físico da paciente?
- Quais são as potenciais complicações e consequências dessas queixas?
- Qual a melhor forma de diagnóstico?
- Qual a conduta terapêutica mais apropriada?

Discussão

A vulvodínia (VD) é conceituada como uma dor na região vulvar por pelo menos 3 meses, sem etiologia clara identificável, podendo ter potenciais fatores coligados. Trata-se de uma patologia clínica complexa e com vários fatores associados, com dor importante que ocorre mesmo na ausência de processos inflamatórios, neoplásicos, infecciosos ou neurológicos perceptíveis. Pode se manifestar de forma localizada, como vestibulodínia, clitorodínia; generalizada; provocada por movimentos; espontânea; ou mista.[2] Quanto ao aparecimento, pode ser primária ou secundária. Já com relação à temporalidade, pode ser intermitente, persistente, constante etc.

Ainda não está bem esclarecida sua fisiopatologia, todavia diversos fatores causadores potenciais são mencionados como associados à VD:[2]

- Comorbidades e outras síndromes dolorosas (p. ex., fibromialgia, disfunção temporomandibular, síndrome da bexiga dolorosa, síndrome do intestino irritável).
- Genética: predisposição genética para manifestar a patologia.
- Fatores hormonais: uso de contraceptivos hormonais combinados favorecem o aparecimento da VD.
- Doenças musculoesqueléticas (p. ex., hiperatividade muscular pélvica, miofascial, biomecânica).
- Mecanismos neurológicos: causa central – mulheres com VD apresentam maior sensibilidade a várias formas de estimulação em áreas não genitais; causa periférica –

- neuroproliferação – aumento na densidade das terminações nervosas na endoderme vestibular tem sido caracterizado como nociceptores. A maior inervação local implicaria o aumento da sensibilidade local.
- Inflamações: maior número de mastócitos e mastócitos desgranulados, coligados com hiperinervação vestibular nas pacientes com VD.
- Fatores psicossociais: depressão, ansiedade e estresse pós-traumático aumentam o risco para desenvolvimento de VD.[2]

Conduta

O tratamento da queixa, conforme a principal hipótese diagnóstica, foi baseado na prescrição de nortriptilina e bepantol. A paciente apresentou boa resposta ao tratamento clínico. Foi realizada ainda solicitação de mamografia e exames laboratoriais.

O objetivo inicial da terapêutica não é anular os sintomas, e sim melhorar o desconforto, a vida sexual e o retorno aos afazeres do dia a dia. O tratamento de maneira isolada não alcança resultados positivos, devendo fundamentar-se em cuidados locais/autocuidado, aconselhamento sexual, psicoterapia e/ou intervenções cirúrgicas, medicamentos tópicos, orais e/ou injetáveis.[3] Deve-se manter o cuidado com a pele e a higiene da vulva a fim de eliminar a possibilidade de irritantes como responsáveis dos sintomas, como perfumes, sabonetes, hidratantes, roupas íntimas de tecido sintético ou xampu podem contribuir para irritação e devem ser evitados.[4] A higiene local deve ser feita excepcionalmente com água morna e, para as relações sexuais, recomenda-se o uso de lubrificantes.[3] Os parceiros também necessitam receber informações a respeito. Algumas mulheres relatam alívio ao utilizar compressas de gelo local por 2 a 3 minutos.[5] Diferente abordagem terapêutica são os exercícios do assoalho pélvico, a TENS vaginal, o uso de dilatadores, e o treinamento vaginal, todavia não apresentam comprovação científica suficiente de sua eficácia.[5,6] Com relação às medicações tópicas utilizadas no tratamento, as pomadas são mais usadas quando comparadas às medicações em óleo, já que o óleo apresenta maior proporção de conservantes e estabilizadores, capazes de contribuir para o surgimento da irritação. Cremes de estrogênio vaginais são recomendados em situações de vaginite atrófica. Os anestésicos locais como a lidocaína podem oferecer alívio. A lidocaína gel a 2% deve ser utilizada 15 a 20 minutos antes da relação sexual.[7] Antidepressivos tópicos como a gabapentina a 2% e a 6%, a amitriptilina a 2% e o baclofeno a 2% também podem ser prescritos. Medicamentos com ação central diminuem a dor quando esta também é de origem central, modificando a transmissão de impulsos álgicos. Muitas opções terapêuticas estão sendo indicadas, como gabapentina, amitriptilina, duloxetina, venlafaxina e topiramato, com o objetivo de tratar a dor neuropática. Entre essas, a amitriptilina apresentou maior eficácia, podendo ser associada ou não à triancinolona.[7,8]

Pontos importantes

- VD é uma dor na região vulvar por pelo menos 3 meses, sem etiologia clara identificável e com potenciais fatores coligados.[2]
- Manifesta-se de maneira localizada, como vestibulodínia, clitorodínia; generalizada; provocada por movimentos; espontânea ou mista.[2]
- Pode ser primária ou secundária quanto ao aparecimento e intermitente, persistente ou constante quanto à temporalidade.[2]

- A fisiopatologia ainda não está bem esclarecida, mas há diversos fatores causadores potenciais: comorbidades e outras síndromes dolorosas, genética, fatores hormonais, doenças musculoesqueléticas, mecanismos neurológicos, inflamações e fatores psicossociais.[2]
- O objetivo inicial da terapêutica não é anular os sintomas, e sim melhorar o desconforto, a vida sexual e o retorno aos afazeres do dia a dia.[3]
- O tratamento deve ser multidisciplinar (psiquiatra, psicólogo, fisioterapeuta etc.).[2]
- Para o tratamento, pode-se considerar: cuidados locais, orientação de dieta, anestésicos tópicos, cremes lubrificantes durante a relação sexual, estrogenioterapia tópica ou oral, sedativos tópicos, antidepressivos tricíclicos, fisioterapia local, toxina botulínica, cirurgia e/ou *laser* CO_2 fracionado.[2]

Referências bibliográficas

1. Andrews JC. Vulvodynia interventions: systematic review and evidence grading. Obstet Gynecol Surv. 2011;66(5):299-315.
2. Shah M, Hoffstetter S. Vulvodynia. Obstet Gynecol Clin North Am. 2014;41(3):453-64.
3. Bornstein J, Goldstein AT, Stockdale CK, Bergeron S, Pukall C, Zolnoun D et al.; Consensus Vulvar Pain Terminology Committee of the International Society for the Study of Vulvovaginal Disease (ISSVD), the International Society for the Study of Women's Sexual Health (ISSWSH), and the International Pelvic Pain Society (IPPS). 2016 Apr;20(2):126-30.
4. Corsini-Munt S, Rancourt KM, Dubé JP, Rossi MA, Rosen NO. Vulvodynia: a consideration of clinical and methodological research challenges and recommended solutions. J Pain Res. 2017 Oct9; 10:2425-36.
5. Goldstein AT, Pukall CF, Brown C, Bergeron S, Stein A, Kellogg-Spadt S. Vulvodynia: Assessment and Treatment. J Sex Med. 2016 Apr;13(4):572-90.
6. Lifits-Podorozhansky YM, Podorozhansky Y, Hoffstetter S, Gavard JA. Role of vulvar careguidelines in theinitial management of vulvar complaints. J Low Genit Tract Dis. 2012;16(2):88-91.
7. Havemann LM, Cool DR, Gagneux P, Markey MP, Yaklic JL, Maxwell RA et al. Vulvodynia: what we know and where we should be going. J Low Genit Tract Dis. 2017 Apr;21(2):150-6.
8. Kalfon L, Azran A, Farajun Y, Golan-Hamu O, Toben A, Abramov L et al. Localized provoked vulvodynia: association with nerve growth factor and transient receptor potential vanilloid type 1 genes polymorphisms. J Low Genit Tract Dis. 2019 Jan;23(1):58-64.
9. Petersen CD, Lundvall L, Kristensen E, Giraldi A. Vulvodynia. Definition, diagnosis and treatment. Acta Obstet Gynecol Scand. 2008;87(9):893-901.
10. Pukall CF, Goldstein AT, Bergeron S, Foster D, Stein A, Kellogg-Spadt S et al. Vulvodynia: definition, prevalence, impact, and pathophysiological factors. J Sex Med. 2016 Mar;13(3):291-304
11. Stenson AL. Vulvodynia: Diagnosis and management. Obstet Gynecol Clin North Am. 2017 Sep;44(3):493-508.
12. Ventolini G, Gygax SE, Adelson ME, Cool DR. Vulvodynia and fungal association: a preliminary report. Med Hypotheses. 2013 Aug;81(2):228-30.

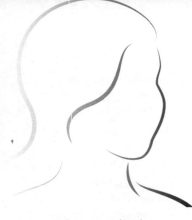

CASO 6

Doenças Malignas da Mama

Gilmara Mikaele Campos
Marina Paolillo Barboza
Narayana Fonseca Donadio Batiston

- **Orientadora:** Laís Milena Barros
- **Instituição:** Universidade Federal de Alfenas (Unifal)

 ## Caso clínico

M.M.L., do sexo feminino, negra, casada, 58 anos, procura atendimento médico por queixa de "mancha" na mama esquerda. Afirma ter percebido há 1 mês, época em que foi à unidade básica de saúde (UBS), onde realizou antibioticoterapia com cefalexina por 7 dias e foi solicitada ultrassonografia (USG) de mamas e mamografia, exames que trouxe à consulta. A paciente afirma ser portadora de hipertensão arterial sistêmica e dislipidemia, para as quais faz uso de losartana, hidroclorotiazida e atorvastatina. Nega alergia medicamentosa, cirurgia e internação prévias. G3P2(V2C0) A1, teve o primeiro filho aos 19 anos e a segunda filha aos 22, amamentando ambos por 1 ano. Afirma menarca aos 11 anos e menopausa aos 55. Não realizou terapia de reposição hormonal. Nega alterações ou tratamento em colo uterino e nega realizar mamografia anual. Afirma histórico familiar de irmã e mãe com câncer de mama aos 40 e 82 anos, respectivamente. A progenitora está em tratamento. Paciente nega etilismo, tabagismo e atividade física.

Ao exame físico, apresenta-se em bom estado geral, hidratada, corada, afebril. Peso de 90 kg; índice de massa corporal (IMC) 32 kg/m^2; pressão arterial (PA) 120/75 mmHg, frequência cardíaca (FC) de 82 bpm, eupneica, com bulhas normofonéticas rítmicas em 2 tempos. Abdome globoso, livre, sem massas palpáveis. Mama esquerda (E) com presença de área eritematosa em quadrante inferior lateral de aproximadamente 6 cm, com pele de aspecto casca de laranja, ausência de retrações e abaulamentos. Mama direita (D) sem alterações em formato, textura e pele, além de ausência de sinais flogísticos e lesões. Ambas as mamas se apresentam elásticas, sem nódulos palpáveis e áreas de condensação, além de ausência de secreção papilar. Presença de linfonodos palpáveis em axila E, pouco móvel e indolor. Ausência de linfonodos palpáveis em axila D.

- **Hipóteses diagnósticas:** ectasia ductal, linfoma, câncer inflamatório e dermatite.
- **Exames complementares:**
  - Mamografia: mama E: BI-RADS 0 – assimetria focal em quadrante inferior lateral. Microcalcificações agrupadas em junção de quadrante lateral. Mama D: BI-RADS 1.
  - USG de mamas: mama E: BI-RADS 4. Nódulo heterogêneo em mama E, contornos irregulares, medindo 1,4 × 1,2 × 0,8 cm. Linfonodos axilares esquerdos aumentados.
  - Diante do resultado de BI-RADS 4 foi solicitada a biópsia da lesão.

Questões para orientar a discussão
- O que investigar em caso de eritema em mama?
- A paciente apresenta fatores de risco para malignidade em mama?
- Quais as possíveis apresentações clínicas de câncer de mama?
- Quando pedir USG de mamas?
- Quando solicitar *core biopsy*?
- Como definir o estadiamento de câncer ductal da mama?
- Qual é o prognóstico provável da paciente?

Discussão

Eritema em mama é uma queixa comum, principalmente em lactantes e adolescentes, em decorrência de estímulos hormonais e da amamentação.[1] Entretanto, em mulheres pós-menopausadas, trata-se de uma condição possivelmente alarmante, podendo indicar ectasia ductal, linfoma, câncer de mama inflamatório e dermatite, entre outras condições sistêmicas.[2] A paciente em questão, que não é lactante, manifesta três fatores importantes: apresenta eritema mamário sugestivo de mastite, sem dor e febre, com adenopatia palpável e história familiar de neoplasia de mama.[2]

Assim, é imprescindível que se levante a hipótese de neoplasia de mama. Corrobora-se para tal o aspecto de casca de laranja, o acometimento de linfonodo axilar ipsilateral à lesão e a presença de fatores de risco: mulher; negra; idade avançada; histórico familiar materno de câncer de mama e exposição aumentada a estrogênio, uma vez que, embora tenha gestado três vezes, apresentou menarca precoce e menopausa tardia, dieta rica em lipídios saturados, sedentarismo e obesidade.

Outros possíveis sinais de malignidade mamária são lesões ulceradas (papilares ou areolares), retração de pele ou mamilo, descarga papilar unilateral, uniductal, espontânea e de coloração cristalina ou sanguinolenta,[3] além de alterações em linfonodos axilares, infra ou supraclaviculares, achados de coalescência, consistência endurecida, indolores e aderidos ao plano profundo também são sugestivos.[3]

Logo, com a antibioticoterapia ineficaz e os achados clínicos, deve-se pensar, embora raro, em câncer de mama inflamatório com acometimento cutâneo. O câncer de mama é a neoplasia mais frequente em mulheres no mundo, representando cerca de 30% dos casos em mulheres no Brasil.[4]

Os tipos mais comuns de câncer de mama são carcinoma lobular e carcinoma ductal, os quais podem ser classificados como infiltrativo ou *in situ*, caso a proliferação de células neoplásicas ultrapasse ou não, respectivamente, a membrana basal.[4] O tipo ductal pode se apresentar de forma inflamatória, responsável por menos de 5% dos casos, na qual há, também, acometimento de tecido cutâneo.[5] Manifesta-se como eritema associado a edema de pele e aumento volumétrico da mama, conhecido como casca de laranja ou *peau d'orange* e apresenta evolução mais rápida que outros cânceres primários sem tratamento.[5] Esse tipo de câncer inicia-se com um prolongamento na fase S do ciclo celular das células ductais e se caracteriza por aneuploidia, mutações do gene do citocromo p53, carência de receptores hormonais, superexpressão de HER-2 em alguns casos, e dos genes de E-caderina, proteína RhoC, além de fatores angiogênicos, sendo os últimos responsáveis pelo eritema.[2]

O diagnóstico de câncer de mama é realizado por meio da tríade composta por exame clínico, exame de imagem e biópsia. Entre os exames de imagem, podem ser solicitados para diagnóstico o USG de mama e a mamografia.[5] A mamografia, embora seja padrão-ouro no diagnóstico de neoplasias mamárias, não é muito efetiva no caso do câncer inflamatório, sendo frequentemente inconclusiva. Por sua vez, a USG de mama demonstra-se barata, rápida e mais eficaz em delimitar a área afetada e os linfonodos acometidos, sendo mais recomendada nesse tipo de câncer, além de efetiva no acompanhamento do tratamento de neoadjuvância.[2]

Para isso, utiliza-se o sistema BI-RADS, sistema de avaliação que objetiva padronizar os laudos de USG e mamografia, considerando a evolução diagnóstica e a recomendação da conduta, como também a história clínica e o exame físico das pacientes,[3] a partir dos critérios exibidos no Quadro 1.

Quadro 1. Classificação BI-RADS

BI-RADS	Interpretação	Recomendação de conduta
0	Exame inconclusivo	Avaliação adicional com incidências e manobras; correlação com outros métodos de imagem; comparação com mamografia anterior
1	Exame negativo	Rotina de rastreamento conforme a faixa etária ou prosseguimento da investigação, se o exame clínico das mamas for alterado
2	Achado tipicamente benigno	Rotina de rastreamento conforme a faixa etária
3	Achado provavelmente benigno	Controle radiológico*
4	Achado suspeito	Avaliação por exame cito ou histopatológico
5	Achado altamente suspeito	Avaliação por exame cito ou histopatológico
6	Achados cuja malignidade já está comprovada	Terapêutica específica em unidade de tratamento de câncer

*O estudo histopatológico está indicado nas lesões categoria 3 quando houver impossibilidade de realizar o controle; quando a lesão for encontrada em concomitância com lesão suspeita ou altamente suspeita ipsi ou contralateral; ou em mulheres com indicação precisa para terapia de reposição hormonal.
Fonte: Adaptado de Ministério da Saúde, 2013.[6]

Como a classificação da paciente foi BI-RADS 4, a biópsia é mandatória. Ela pode ser realizada por meio de agulha fina ou grossa. Porém, é preferível por agulha grossa, uma vez que, com agulha fina, não é possível diferenciar o carcinoma *in situ* de um carcinoma invasivo, apesar de ser menos oneroso.[5] Outra opção, com melhor aceitação se comparada às outras técnicas, é a *core biopsy*, a qual tem baixos índices de resultados falso-negativos, com sensibilidade que varia de 70 a 90% e especificidade próxima de 100%, além de dispensar análise anatomopatológica intraoperatória.[4] Com essa técnica, retira-se uma amostra de 2 a 8 mm de diâmetro da área mais acometida, a qual é enviada para análise imuno-histoquímica e patológica. Esses métodos diagnósticos permitem classificar o tumor de acordo com os receptores que este apresenta e avaliar se a terapia hormonal é aplicável, lembrando que a positividade para expressão de *HER-2* caracteriza pior prognóstico e maior chance de reincidência. Não é recomendada a biópsia de linfonodo sentinela.[2]

Já o estadiamento pode ser clínico, patológico e cirúrgico. O estadiamento clínico leva em consideração o exame físico e os achados radiográficos. O patológico considera as características histopatológicas do tumor, enquanto o cirúrgico baseia-se no sistema TNM, em que T faz referência ao tamanho do tumor, N ao comprometimento de linfonodos e M à presença de metástase.[5] A identificação das metástases ocorre por meio de tomografia de tórax, abdome, pelve e cintilografia óssea, já que o principal órgão-alvo metastático em câncer mamário são os ossos.[5]

Portanto, o principal fator prognóstico consiste na realização da terapia sistêmica multimodal associada a biologia tumoral, o que justifica a pesquisa do *status* hormonal por meio do perfil imuno-histoquímico. Além disso, o estadiamento correto da paciente, por meio de exame clínico e de imagem, contribui para o sucesso do tratamento.[3,7]

Conduta

Após realizada a biópsia da lesão por *core biopsy* guiada por USG, obteve-se como resultado carcinoma ductal invasivo da mama, associado a carcinoma ductal *in situ* do tipo micropapilar, grau histológico III. A pesquisa para estadiamento da lesão tumoral incluiu tomografia computadorizada de tórax, abdome e cintilografia óssea, mas metástases não foram encontradas. Como houve invasão tumoral da pele, caracteriza-se como carcinoma inflamatório e, por si só, caracterizado como T4d. Houve comprometimento de três linfonodos axilares esquerdos, o que o caracteriza como N1, e, como não há comprometimento de órgãos a distância, classifica-se como M0. Logo, o estádio para a neoplasia da paciente é IIIB. Além disso, o *status* hormonal pelo painel imuno-histoquímico foi negativo para receptores de estrogênio e de progesterona, com HER-2 +3.

Dessa maneira, o tratamento da neoplasia mamária se faz com a tríade: quimioterapia; mastectomia com dissecção linfática axilar completa; e radioterapia, caracterizando a terapia multimodal.[2] A recidiva ocorre principalmente na pele que recobre o tumor após cirurgias conservadoras;[3] logo, é preferível realizar quimioterapia neoadjuvante, com intervenção cirúrgica após 3 a 4 semanas do início do tratamento, com ressecção residual do câncer e buscando-se margens negativas e, se necessário, a radioterapia em seguida.[2]

No caso apresentado, o carcinoma inflamatório de mama foi tratado com quimioterapia neoadjuvante por meio de doxorrubicina, antineoplásico derivado das antraciclinas, bloqueando a síntese de RNA, 250 mg/semana por 3 semanas, seguido de mastectomia convencional com a necessidade de retirada da pele e reparação com enxerto além de esvaziamento axilar. A radioterapia não foi associada, e a terapia hormonal não foi indicada.

Pontos importantes

- Sempre considerar câncer inflamatório de mama como diagnóstico diferencial em queixas de mastite em pacientes pós-menopausadas.[2]
- Os fatores de risco para desenvolvimento da neoplasia mamária são: sexo feminino, idade avançada, história familiar positiva, menarca precoce, menopausa tardia, mama pós-lactação acima de 35 anos, alcoolismo e ausência de atividade física.[6]
- BI-RADS 4 e 5 são suspeitos de malignidade e devem ser biopsiados.[7]
- O estadiamento do câncer de mama é feito por meio do sistema TNM.[3,7]
- A classificação T do câncer de mama inflamatório independe do tamanho do tumor se apresenta acometimento cutâneo.[5]
- O tratamento da neoplasia mamária é realizado de modo multimodal, com mastectomia e esvaziamento linfonodal, quimioterapia e/ou radioterapia.[3]
- O prognóstico da doença maligna depende do estadiamento, do perfil imuno-histoquímico e da terapia sistêmica utilizada.[3,7]

Referências bibliográficas

1. Rossato NC, Morais EFM, Mattos G, Zerwes F. Processos inflamatórios da mama: caracterização e manejo terapêutico. Acta Médica (Porto Alegre). 2012;33:36-42.
2. Monge C, Durán G, Gamboa M, Herrera G. Cáncer de mama inflamatorio: un reto diagnóstico y terapéutico. Med Leg Costa Rica. 2013;30(1):99-109.
3. Barros ACSD, Pompei LdM, Silveira JBMd. Manual de orientação mastologia. Rio de Janeiro: Febrasgo; 2010.
4. Fernandes CE, Sá MFS. Abordagem clínica das lesões mamárias palpáveis e não palpáveis. Tratado de Ginecologia Febrasgo. Rio de Janeiro: Elsevier; 2019.
5. Hoffman BL, Schorge JO, Bradshaw KD, Halvorson LM, Schaffer JI, Corton MM. Doença mamária. Ginecologia de Williams. 2. ed. Porto Alegre: Artmed; 2014.
6. Ministério da Saúde. Cadernos de atenção básica: Controle dos cânceres do colo do útero e da mama. Disponível em: http://bvsms.saude.gov.br/bvs/publicacoes/controle_canceres_colo_utero_2013.pdf. Acesso em: 19 abr. 2021.
7. Febrasgo. Câncer de mama. Ginecologia e Obstetrícia Febrasgo para o médico residente. Rio de Janeiro; 2016.

CASO 7

Sangramento Uterino Anormal

Luísa Tonin Sartoretto
Mateus Dalla Costa
Natália Hoppen

- **Orientador:** Rafael Eugenio Lazarotto
- **Instituição:** Liga Acadêmica de Ginecologia e Obstetrícia de Pato Branco (LAGOPB), Centro Universitário de Pato Branco (Unidep)

 Caso clínico

M.C., 38 anos, casada, G3P1A2. Chega ao consultório queixando-se de dismenorreia há 2 anos e aumento do fluxo menstrual, com a utilização de até nove absorventes por dia, diz que seu fluxo sempre foi regular, de 4 dias, e hoje está menstruando por 10 dias. Relata desejo de engravidar do segundo filho, motivo pelo qual parou de tomar o anticoncepcional, etinilestradiol 2 mg + drospirenona 0,03 mg há 6 meses. A paciente relata também que utiliza o anticoncepcional há 4 anos e que começou a fazer uso do medicamento depois de sofrer dois abortos em um período de 3 anos. Refere fazer uso contínuo de levotiroxina 150 mcg/dia para tratamento de hipotireoidismo.

Ao exame físico, a paciente encontra-se em bom estado geral, lúcida, orientada em tempo e espaço, consciente, com atitude colaborativa. Normocorada, acianótica, anictérica e hidratada. Índice de massa corporal (IMC): 24,6 kg/m², pressão arterial (PA) de 110/60 mmHg, frequência cardíaca (FC) de 90 bpm, SaO$_2$ de 94%, saturação periférica levemente reduzida. Sistema tegumentar com turgor diminuído. Na avaliação abdominal, apresenta distensão abdominal sem visceromegalias.

Ao exame bimanual e bidigital, apresenta útero antevertido e aumentado de volume, e relatou dor e sensibilidade à palpação do corpo uterino. Ao exame especular, apresenta colo trófico e conteúdo vaginal fisiológico.

- **Hipóteses diagnósticas:** pólipos, adenomiose, leiomioma, malignidade, coagulopatias, causas ovulatórias, endometriais, iatrogênicas ou sem classificação.
- **Exames complementares:**
  - Ultrassonografia transvaginal: útero anteverso, endométrio de 8 mm, com perda de visualização endométrio-juncional. Aumento do volume uterino, formato globoso, assimetria entre paredes uterinas, estrias ecogênicas subendometriais.
  - Ressonância magnética: nota-se zona juncional com irregularidades e espessura de 15 mm. Ovário direito (OD): 6,8 cm^3; ovário esquerdo (OE): 7,5 cm^3, sugerindo adenomiose.
  - Hemograma: Hb 11 mg/dL (12 a 16 g/dL),[1] Ht 26% (3 a 47%),[1] VCM 70 fL (80 a 100 fL),[1] HCM 26 pg (28 a 32 pg),[1] CHCM 29 g/dL (32 a 36 g/dL),[1] RDW 16% (11,5 a 15%),[1] plaquetas 250.000/mm^3 (150.000 a 400.000/mm^3),[1] beta-hCG quantitativo 4,0 mUI/mL (não grávida até 5 mUI/mL),[1] ferritina sérica 28 ng/mL (30 a 200 ng/mL),[1] TSH 2,88 mUI/L (0,4 a 4,5 mUI/L),[1] FSH 5,3 mUI/L (2,4 a 9,3 mUI/L),[1] T4 livre 0,9 ng/dL (0,7-1,8 ng/dL)[1] e tempo de atividade da protrombina/TAP 11,5 segundos (11 a 13 segundos).[1]

Questões para orientar a discussão

- Quais fatores clínicos e de imagem são sugestivos de adenomiose?
- Qual a relação dos exames laboratoriais com o sangramento uterino anormal (SUA)?
- Quais os fatores de risco para adenomiose?
- Qual a relação entre a adenomiose e o estrogênio?

Discussão

A partir da queixa do sangramento uterino anormal, pode-se utilizar a ferramenta PALM COEIN a fim de facilitar o raciocínio e começar a investigação. As causas PALM são causas estruturais (pólipos, adenomiose, leiomioma, malignidade),[2] enquanto as COEIN compreendem as não estruturais (coagulopatias, ovulatórias, endometriais, iatrogênicas e não classificáveis).[2]

Esses diagnósticos diferenciais são descartados a partir da anamnese, do exame físico e dos exames laboratoriais e de imagens. Na paciente, são observados ciclos com fluxo menstrual intenso, SUA com alteração do padrão prévio que era de 4 dias (hoje sangra 10 dias com fluxo intenso), dificuldade para engravidar e o fato de ter sofrido dois abortos, o que corrobora para o desenvolvimento da adenomiose.[3] História prévia de hipotireoidismo. Uso de anticoncepcional com estrogênio.[4] Também, o fato de ser multípara favorece o risco do desenvolvimento dessa patologia.[3]

As alterações no exame físico remetem a alguma doença orgânica que cause compressão e aumento de volume do útero ou do intestino.[4,5] O aumento do fluxo menstrual indica um aumento na vascularização local. O diagnóstico sindrômico de SUA em associação ao exame físico e de imagem leva ao diagnóstico de adenomiose.[2]

Com os exames laboratoriais, pode-se notar que a hemoglobina e o hematócrito estão diminuídos, o que caracteriza anemia. O VCM, o HCM e o CHCM estão diminuídos, caracterizando uma anemia microcítica e hipocrômica.[1] O RDW está aumentado, e a ferritina sérica está um pouco abaixo do valor de referência, o que é comum na anemia ferropriva, pois as reservas de ferro se mantêm no início. Com os exames TSH e T4 livre, pode-se notar que o tratamento para hipotireoidismo está correto. Com relação ao TAP, o valor está dentro da normalidade, o que exclui causas decorrentes de coagulopatias. Visto que a paciente está em idade fértil, há sempre a possibilidade de uma gestação, e, por tal motivo, foi requisitado beta-hCG. Vale lembrar que, por haver suspeita de uma doença de causa orgânica, não se solicita exame laboratorial de estrogênio.[3,6-8]

Na adenomiose, existe a teoria de que ocorre uma rotura da zona juncional, causada pelo aumento das contrações uterinas, facilitando a entrada de glândulas endometriais no miométrio. Essa invasão endometrial causa uma hipertrofia e uma hiperplasia do tecido miometrial, fato que pode provocar sinais, como aumento uterino. Ainda, a invasão glandular dá origem a uma inflamação crônica no local, aumentando os implantes de adenomiose com receptores de estrogênio, podendo aumentar a produção desse hormônio.[2,7,8]

Em razão desse aumento de estrogênio, se a mulher tem predisposição genética e/ou foi exposta a esse hormônio por tempo prolongado, o tecido responde exageradamente a ele. Essa resposta exagerada faz com que ocorra um aumento da peristalse uterina, que decorre do ciclo menstrual irregular, o que também leva a um aumento da produção de estrogênio, fazendo com que ocorra, então, um autotraumatismo uterino, ativando um mecanismo chamado TIAR (*tissue injury and repair*). Esse mecanismo é fisiológico, estrogênio-dependente dos tecidos mesenquimatosos e uma resposta à lesão.[7]

Conduta

Considerando que a paciente tem o desejo de engravidar, a histerectomia e o uso de anticoncepcionais não seriam recomendados. Nesse caso, o fármaco ácido tranexâmico e anti-inflamatórios não esteroidais (AINE) seriam os medicamentos de escolha.[8] As opções de tratamento são descritas a seguir.

Ácido tranexâmico

Trata-se de um derivado sintético do aminoácido lisina que atua inibindo a fibrinólise ao ligar-se reversivelmente nos locais de ligação da lisina no plasminogênio, evitando, assim, a quebra da fibrina. O ácido tranexâmico ajuda a preservar a função das plaquetas, reduzindo a formação da plasmina.[9] É utilizado para o controle e, também, para a prevenção de sangramentos. Há a forma de comprimido e a solução injetável, caso seja necessário um efeito mais rápido. Essa medicação age nos coágulos sanguíneos evitando que eles se dissolvam e, consequentemente, reduz o sangramento.[8]

Anti-inflamatórios não esteroidais

Auxiliam na redução da dor, no controle sintomático e, também, na redução do sangramento.[8] Os AINE atuam inibindo a ciclo-oxigenase, que é a enzima catalizadora da transformação do ácido araquidônico em prostaglandina e tromboxano. Estudos que compararam o sangramento normal e aumentado demonstraram que o aumento da inflamação endometrial está associado a maior perda de sangue durante a menstruação. Desse modo, tem-se a base da motivação de indicar AINE no tratamento do SUA, uma vez que eles limitariam a produção de mediadores inflamatórios. Podem ser usados de forma isolada ou como terapia adjuvante de um tratamento hormonal.[8,10]

Anticoncepcional

Induz a atrofia endometrial e reduz a produção de prostaglandinas, o que diminui a dismenorreia e o SUA. Estudos indicam que os contraceptivos combinados de estrogênio e progesterona reduzem a perda sanguínea menstrual em até 72%, representando uma opção de tratamento, principalmente em casos de SUA sem causas estruturais. Além disso, o uso de anticoncepcionais reduz o número de episódios de menstruação.[11]

Sistema intrauterino liberador de levonorgestrel (SIU-LNG)

Tem atuação sobre os focos da adenomiose, assim como na diminuição dos receptores de estrogênio. Desse modo, há redução da contratilidade uterina, diminuição do sangramento e alívio da cólica. O efeito progestagênico endocavitário, em decorrência da alta concentração de levonorgestrel no endométrio, inibe os receptores endometriais de progesterona e estrogênio, tornando o endométrio insensível ao estradiol circulante e promovendo, assim, um intenso efeito antiproliferativo.[3,7]

Histerectomia total com retirada de útero, colo e trompas

Há três técnicas cirúrgicas para o tratamento da adenomiose. A técnica de excisão completa inclui a adenomiomectomia e a cistectomia, utilizadas em adenomiose focal ou cística focal. Na adenomiose difusa, pode-se realizar uma histerectomia ou uma adenomiomectomia parcial.[12] Como a histerectomia é um tratamento definitivo, torna-se importante que a paciente não tenha desejo de engravidar ou tenha a prole constituída. Já a última técnica inclui as não excisionais, sobre as quais ainda não há muitas informações.[13]

Pontos importantes

- Até 50% das mulheres podem ser portadoras assintomáticas da adenomiose.[7,8]
- Os principais sinais e sintomas dessa patologia são: dismenorreia, SUA, sangramento uterino intenso, dispareunia e distensão abdominal, infertilidade, hipotireoidismos e sintomas sistêmicos relacionados com processo inflamatório.[7,8]
- Pacientes na faixa dos 40 a 60 anos têm prevalência de 90% dos casos de desenvolvimento da doença.[3]
- Abortos, traumas uterinos durante o parto, endometriose e hiperestrogenismo são fatores de risco relacionados com a adenomiose.[3]

Referências bibliográficas

1. Padilla O. Exames de sangue: valores normais. Manual MSD [publicação online]; 2018. Disponível em: https://www.msdmanuals.com/pt-pt/profissional/ap%C3%AAndices/valores-laboratoriais-normais/exames-de-sangue-valores-normais. Acesso em: 4 jun. 2020.

2. Munro MG, Critchley HO, Broder MS, Fraser IS; FIGO Working Group on Menstrual Disorders. FIGO classification system (PALM-COEIN) for causes of abnormal uterine bleeding in nongravid women of reproductive age. International Journal of Gynecology & Obstetrics. 2011;113(1):3-13.
3. Toy EC, Baker III B, Ross PJ, Jennings JC. Casos clínicos em ginecologia e obstetrícia. 4. ed. Porto Alegre: AMGH; 2014.
4. Federação Brasileira das Associações de Ginecologia e Obstetrícia (Febrasgo). Adenomiose: Quadro clínico e diagnóstico. [publicação online]; 2018. Disponível em: https://www.febrasgo.org.br/pt/noticias/item/558-adenomiose-quadro-clinico-e-diagnostico. Acesso em: 4 jun. 2020.
5. Baracat EC, Melo RN, Salomão AJ, Júnior S, Maria J, Bozzini N. Ginecologia baseada em casos clínicos. Barueri: Manole; 2013.
6. Gordts S, Brosens JJ, Fusi L, Benagiano G, Brosens I. Uterine adenomyosis: a need for uniform terminology and consensus classification. Reprod Biomed Online. 2008 Aug;17(2):244-8.
7. Macedo CS, Barreiro M. Adenomiose e saúde reprodutiva. Acta Obstétrica e Ginecológica Portuguesa. 2017;11(3):198-207.
8. Federação Brasileira das Associações de Ginecologia e Obstetrícia (Febrasgo). Sangramento uterino anormal. Série Orientações e Recomendações Febrasgo. [publicação online]; 2017. Disponível em: https://www.febrasgo.org.br/media/k2/attachments/11-SANGRAMENTO_UTERINO_ANORMAL.pdf. Acesso em: 4 jun. 2020.
9. Earnshaw C, Poole M. Ácido Tranexâmico. [publicação online]; 2019. Disponível em: https://www.sbahq.org/resources/pdf/atotw/406.pdf. Acesso em: 18 out. 2020.
10. Sylvester J. Anti-inflamatórios não-esteroidais. [publicação online]; 2019. Disponível em: https://www.sbahq.org/resources/pdf/atotw/405.pdf. Acesso em: 18 out. 2020.
11. Fernandes CE, Sá MFS. Tratado de ginecologia Febrasgo. São Paulo: Elsevier; 2018.
12. Macedo CS, Barreiro M. Adenomiose e Saúde Reprodutiva. Acta Obstet Ginecol Port [Internet]. 2017 Set;11(3):198-207. Disponível em: http://www.scielo.mec.pt/scielo.php?script=sci_arttext&pid=S1646-58302017000300007&lng=pt. Acesso em: 21 out. 2020.
13. Lasmar RB. Tratado de ginecologia. Rio de Janeiro: Guanabara Koogan; 2017.

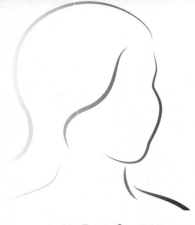

CASO 8

Papilomavírus Humano e Câncer de Colo Uterino

Luísa Tonin Sartoretto
Mateus Dalla Costa
Natália Hoppen

- **Orientadores:** Rafael Eugenio Lazarotto e Dayana Letícia Bauer dos Santos
- **Instituição:** Liga Acadêmica de Ginecologia e Obstetrícia de Pato Branco (LAGOPB), Centro Universitário de Pato Branco (Unidep)

 ## Caso clínico

G.M., 32 anos, dona de casa, casada. Busca atendimento em decorrência de dispareunia, sinusorragia e leucorreia de odor fétido e coloração acastanhada. Também, apresenta dois resultados de ASC-US (células escamosas atípicas de significado indeterminado) em citologias anteriores. Relata que não realizou tratamento prévio para a sintomatologia e que há piora dos sintomas depois das relações sexuais.

Paciente refere paridade G2C2A0 e que utiliza anticoncepcional oral (etinilestradiol 2 mg + drospirenona 0,03 mg) há 5 anos, quando teve o último filho. Afirma que o ciclo menstrual sempre fora regular e que não tem histórico de infecções sexualmente transmissíveis (IST). Relata menarca aos 13 anos e sexarca aos 15. Comunica que tem vida sexual ativa com parceiro único há 12 anos e não utiliza preservativo em suas relações sexuais. Relata, também, ter o calendário vacinal completo, exceto a do papilomavírus humano (HPV). Com relação aos hábitos de vida, a paciente afirma ser tabagista de um maço por dia há 10 anos, realizar caminhadas diariamente e afirma ter alimentação saudável com frutas diárias. Sobre o histórico familiar, relata ter pais hipertensos.

Ao exame físico, a paciente encontra-se em bom estado geral, lúcida, orientada em tempo e espaço, normocorada, acianótica e anictérica. Apresenta índice de massa corporal (IMC) de

24 kg/m²; pressão arterial (PA) de 110/70 mmHg; e frequência cardíaca (FC) de 90 bpm. Sistema tegumentar com turgor diminuído. Na avaliação abdominal, apresenta abdome plano, com cicatriz de Pfannenstiel e indolor à palpação.

Com relação ao exame físico ginecológico, mamas simétricas, volumosas, ausência de nodulações ou retrações. A genitália externa apresenta-se sem lesões ou outras particularidades. Vulva trófica com pequenos e grandes lábios anatômicos e pilificação sem alteração.

Com a palpação bimanual, notam-se colo posterior, fibroelástico, com útero em anteroversão e volume normal. Ao exame especular, apresenta parede vaginal rósea, íntegra e trófica, colo trófico com orifício externo em fenda. Foi realizada colposcopia, que foi adequada, evidenciando junção escamocolunar (JEC) visível, com zona de transição anormal (ZTA) tipo 2 (com componente endocervical completamente visível e presença de componente ectocervical de pequena extensão) com epitélio acetobranco tênue em topografia de 12 horas, de 5 mm próxima à JEC. Após instilação de lugol, observa-se demarcação de área iodo negativa (teste de Schiller positivo). Foi realizada biópsia, e o exame anatomopatológico revelou neoplasia intraepitelial cervical grau 1 (NIC I).

- **Hipóteses diagnósticas:** cervicite, lesão intraepitelial de alto ou baixo grau, vírus do HPV, câncer de colo uterino.

Questões para orientar a discussão
- Quais os fatores de risco para HPV?
- Quais os sinais clínicos da infecção por HPV?
- Quantos são os tipos de HPV?
- Como é feita a classificação dentro do NIC?
- Quais a conduta e a abordagem mais apropriadas para o quadro?
- Como são as medidas preventivas?

Discussão

A citologia da paciente com atipias de significado indeterminado possivelmente não neoplásico (ASC-US) normalmente expressa a infecção pelo HPV, e tanto a imagem colposcópica quanto a biópsia mostraram tratar-se de lesão intraepitelial de baixo grau (NIC I).[1,2]

Ao considerar uma infecção pelo vírus HPV, faz-se necessário relembrar que esse vírus é responsável por diversas patologias no ser humano. São vários os tipos de HPV existentes, como o HPV-6 e o HPV-11, caracterizados como de baixo risco oncogênico, associados às verrugas genitais. Além disso, os tipos HPV-16 e HPV-18, denominados de alto risco oncogênico, são responsáveis por, em média, 70% dos cânceres de colo uterino.[3-5] Todavia, o vírus pode permanecer latente por meses e até mesmo anos e, por tal razão, alguns pacientes podem não apresentar sintomatologia. Assim, o rastreio das patologias relacionadas ao HPV deve ser feito rotineiramente, especialmente em paciente sexualmente ativa e com múltiplos parceiros, pelo maior risco de contaminação e propagação do vírus. Além disso, o tabagismo, uso de contraceptivo hormonal oral, imunidade deprimida e histórico prévio de outras IST se enquadram entre os fatores de risco para a contaminação pelo HPV.[2]

O exame de triagem para essas afecções é o citopatológico do colo uterino, cuja realização, de acordo com o Ministério da Saúde, é recomendada em mulheres de 25 a 64 anos de idade; após dois exames anuais consecutivos negativos, pode ser feita a realização do exame a cada 3 anos.[6]

Diante de citologia de rastreamento alterada, encaminha-se para a realização de colposcopia com utilização de ácido acético e lugol, para identificar alterações epiteliais características e dirigir a biópsia, se necessário. Ao exame histológico, é utilizada, entre diversas classificações, a classificação de Richard, para neoplasias intraepiteliais cervicais (NIC), na qual NIC I é considerada lesão de baixo grau e se caracteriza pela alteração neoplásica de 1/3 do epitélio. O epitélio comprometido em 2/3 é classificado como NIC II e, quando atinge 3/3, NIC III, sendo as duas últimas consideradas lesões de alto grau e também classificadas como lesões intraepiteliais escamosas de alto grau (*high-grade squamous intraepithelial lesion* – HSIL). A lesão intraepitelial escamosa de baixo grau (*low-grade squamous intraepithelial lesion* – LSIL) se relaciona a NIC I, em que HSIL e LSIL se enquadram na terminologia de LAST, a qual é a mais utilizada atualmente.[3-5]

Com relação à prevenção primária da infecção do HPV, existem dois tipos de vacinas disponíveis no Brasil: a bivalente e a quadrivalente. A primeira previne infecção para HPV-16 e HPV-18, e a segunda, além dos tipos citados, a infecção por HPV-6 e HPV-11. A população-alvo são meninas de 9 a 14 anos e meninos de 11 a 14 anos. Além disso, o profissional de saúde deve orientar sobre comportamento sexual seguro com uso de preservativos e fatores de risco.[1,2]

Conduta

O aconselhamento quanto à importância do tratamento para a paciente e seus parceiros sexuais, bem como a utilização de preservativo, mesmo com parceiro fixo, e às vacinas existentes, é dever do profissional de saúde. Do mesmo modo, torna-se importante orientar a paciente quanto à cessação do tabagismo, visto que esse vício aumenta 4,6 vezes o risco de evoluir para câncer de colo uterino quando comparado a mulheres não tabagistas.[7,8]

O uso de anticoncepcional oral também está relacionado com o aumento de prevalência de HPV, ampliando essa relação conforme maior o tempo de uso.[9,10] Desse modo, apesar da baixa evidência científica, deve-se esclarecer a paciente quanto à escolha de um método anticoncepcional sem estrogênio, uma vez que existe a possibilidade de o dito hormônio exercer relação positiva com a persistência do HPV.[11]

As recomendações das *Diretrizes Brasileiras para o Rastreamento do Câncer de Colo do Útero* predizem que, ao obter um resultado ASC-US no exame citopatológico em pacientes acima de 30 anos, deve-se repetir a citologia em 6 meses.[12,13] Ao repetir o exame e o resultado citopatológico persistir que existe ASC-US ou houver piora no grau da lesão, a paciente deve ser encaminhada para a colposcopia. Se diante de alteração na colposcopia, torna-se necessária a realização da biópsia.[14]

O teste de Schiller positivo é uma das etapas do exame colposcópico que orienta o local exato para a realização da biópsia. Ao resultado de NIC I, o tratamento deverá ser conservador, a paciente terá um tempo de 2 anos, contados a partir do primeiro Papanicolaou alterado para eliminação espontânea do vírus. Se após esse tempo persistir o resultado de NIC I, a manutenção do seguimento ou o tratamento são aceitáveis, recomendando-se a individualização considerando a idade, a paridade e a preferência da paciente. Em relação ao resultado de NIC II ou III, a paciente deve ser encaminhada para a conização.[6]

Pontos importantes

- A faixa etária da cobertura vacinal do HPV disponibilizada pelo Sistema Único de Saúde (SUS) é para meninas de 9 a 14 anos e meninos de 11 a 14 anos, com intervalo de 6 meses entre as aplicações.[15]
- Pacientes que já obtiveram diagnóstico de HPV também podem ser vacinadas, pois estudos sugerem que a vacina previne a reinfecção da doença.[2]
- O HPV apresenta vários tipos e pode ser dividido naqueles com baixo e alto risco oncogênico. Os tipos 6 e 11 são relacionados às verrugas genitais e oferecem pouco risco de evoluir para malignidade. Já os tipos 16 e 18 causam a maioria dos cânceres de colo de útero.[3-5]
- Para rastreamento do câncer de colo de útero, o método utilizado, no Brasil, é o exame citopatológico. É recomendável que a coleta tenha início aos 25 anos de idade, devendo-se evitar o rastreamento antes dessa idade, visto que a incidência de câncer invasor do colo de útero antes de 24 anos é muito baixa e o rastreamento é menos eficiente para detectá-lo. Deve-se realizar o exame anual e, após dois resultados negativos, os próximos devem ser realizados a cada 3 anos.[6]
- É importante frisar as nomenclaturas dos diferentes graus de acometimento da camada epitelial: as lesões precursoras do câncer do colo uterino são as lesões intraepiteliais escamosas de alto grau (HSIL), que incluem as NIC graus II e III; e a lesão intraepitelial escamosa de baixo grau (LSIL) se relaciona à chamada NIC I.

Referências bibliográficas

1. Passos EP, Ramos JGL, Martins-Costa SH, Magalhães JA, Menke CH, Freitas F. Rotinas em ginecologia. 7. ed. Porto Alegre: Artmed; 2017.
2. Brasil. Ministério da Saúde. Guia prático sobre HPV – perguntas e respostas [publicação online]; Brasília: MS; Nov. 2017. Disponível em: https://www.saude.gov.br/images/pdf/2017/dezembro/07/Perguntas-e-respostas-HPV-.pdf. Acesso em: 05 set. 2020.
3. De Villiers EM, Fauquet C, Broker TR, Bernard HU, ZurHausen H. Classification of papillomaviruses. Virology. 2004;324(1):17-27.
4. Bzhalava D, Eklund C, Dillner J. International standardization and classification of human papillomavirus types. Virology. 2015;476:341-4.
5. Vieira SC, Lustosa AML, Barbosa CNB, Teixeira JMR, Brito LD, Soares LFM et al. Oncologia básica. Teresina: Fundação Quixote; 2012.
6. Instituto Nacional de Câncer. Diretrizes brasileiras para o rastreamento do câncer do colo do útero [publicação online]. Rio de Janeiro: Inca; 2016. Disponível em: https://www.inca.gov.br/sites/ufu.sti.inca.local/files//media/document//diretrizesparaorastreamentodocancerdocolodoutero_2016_corrigido.pdf. Acesso em: 5 set. 2020.
7. Garcia Dalbem Teles C, Costa Viegas Muniz M, Ferrari R. Tabagismo associado às lesões precursoras para o câncer de colo uterino. Journal of Nursing UFPE/Revista de Enfermagem UFPE. 2013;7(9).
8. Nunes RD, Siqueira IR, Traebert J. Associação entre contracepção oral com etinilestradiol e as lesões induzidas pelo HPV no colo uterino. Arquivos Catarinenses de Medicina. 2017; 46(4):128-39.
9. Baseman JG, Koutsky LA. The epidemiology of human papillomavirus infections. Journal of Clinical Virology. 2005;32:16-24.
10. Marks M, Gravitt PE, Gupta SB, Liaw KL, Kim E, Tadesse A et al. The association of hormonal contraceptive use and HPV prevalence. Int J Cancer. 2011;128:2962-70.

11. Ribeiro AA. Prevalência de infecção pelo Papilomavírus humano (HPV), anormalidades citológicas e fatores associados em adolescentes e adultas jovens [tese de doutorado em Medicina Tropical e Saúde Pública]. Goiânia: Universidade Federal de Goiás; 2014.
12. Instituto Nacional de Câncer. Diretrizes brasileiras para o rastreamento do câncer do colo do útero [publicação online]. Brasília: Inca; 2011. Disponível em: https://www.inca.gov.br/sites/ufu.sti.inca.local/files//media/document//diretrizes-para-rastreamento_cancer_colo_utero-2011.pdf. Acesso em: 05 set. 2020.
13. Instituto Nacional de Câncer. Parâmetros técnicos para o rastreamento do câncer do colo do útero [publicação online]. Rio de Janeiro: Inca; 2019. Disponível em: https://www.inca.gov.br/sites/ufu.sti.inca.local/files//media/document//parametros_tecnicos_colo_do_utero_2019.pdf. Acesso em: 05 set. 2020.
14. Centro Internacional de Pesquisas sobre o Câncer. Sellors JW, Sankaranarayanan R. Colposcopia e tratamento da neoplasia intra-epitelial cervical: manual para principiante [publicação online]. Disponível em: https://screening.iarc.fr/colpochap.php?lang=4&chap=7.php. Acesso em: 06 set. 2020.
15. Instituto Nacional de Câncer. Perguntas frequentes: HPV [publicação online]. Rio de Janeiro: INCA. Disponível em: https://www.inca.gov.br/perguntas-frequentes/hpv. Acesso em: 04 set. 2020.

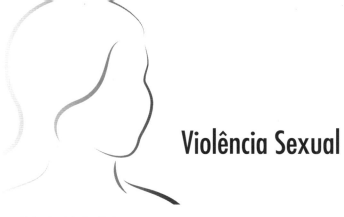

CASO 9

Violência Sexual

Cássia Maia Reis
Letícia Rezende Leal Semião
Maria Eduarda Melo Alves Freitas

- **Orientadora:** Polyana Monteiro Cardoso
- **Instituição:** Universidade Federal de Lavras (UFLA)

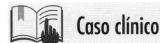 **Caso clínico**

C.L.M., do sexo feminino, 24 anos, solteira, mora sozinha. Paciente comparece ao pronto-socorro chorosa e assustada, acompanhada da sua irmã. De acordo com a acompanhante, a paciente ligou para sua casa há 1 hora pedindo por ajuda. Quando chegou até a casa da irmã, ela estava com as vestimentas rasgadas e com sinais de agressão no rosto e no corpo. C.L.M. relatou que seu ex-namorado invadiu seu apartamento naquele dia, onde discutiram, e, depois, a trancou no banheiro e a estuprou. A paciente nega uso de medicações contínuas, doenças de base ou gravidez prévia. Tem ciclos menstruais regulares sem uso de contraceptivos, com a última menstruação há 15 dias e abstinência sexual prévia há 3 meses. Não sabia informar sobre seu estado vacinal. Ao exame físico, apresentava-se em regular estado geral. Pressão arterial (PA): 140 × 90 mmHg; frequência cardíaca (FC): 96 bpm; frequência respiratória (FR): 22 irpm; escoriações leves em face e hematomas em ambos os braços e no pescoço; exame neurológico normal; abdome inocente. Ausência de alterações nas mamas; exame dos órgãos genitais externos revela discreta laceração superficial em fúrcula, sem sinais de sangramento ativo, e ânus íntegro. Ao exame especular, observam-se conteúdo vaginal fluido esbranquiçado e colo epitelizado com coloração normal. Toque vaginal doloroso, útero e anexos não palpáveis.

- **Hipótese diagnóstica:** abuso sexual.

Questões para orientar a discussão

- Como deve ser o atendimento inicial às vítimas de violência sexual?
- Qual deve ser a conduta nesses casos? Quais exames solicitar? Como realizar a profilaxia adequada?
- Como ocorre a coleta de material biológico do corpo da vítima?
- Quais orientações legais devem ser passadas às vítimas?

Discussão

Atendimento inicial

Estima-se que 10 a 35% das mulheres serão vítimas de violência sexual alguma vez em suas vidas.[1] No Brasil, cerca de 70% dos estupros são cometidos por pessoas próximas à vítima.[1]

No atendimento às vítimas, é importante haver um fluxograma estabelecido que permita prestar assistência da maneira mais eficaz possível, visando evitar que a paciente precise repetir o relato do ocorrido. O acolhimento deve ser realizado pelo profissional de saúde, em ambiente reservado, com escuta atenta e livre de julgamentos.[1] Inicialmente, é função do ginecologista avaliar se há lesões que demandem manejo com urgência, em caso de instabilidade e, posteriormente, realizar a anamnese, com ênfase na tipificação da violência.[2]

Na coleta da história clínica, devem ser registrados dia, local e hora aproximada em que ocorreu a violência; o tipo de relação sexual, número de agressores, se houve uso de preservativo e contato com secreções do agressor (sangue, esperma, urina, entre outros).[2] Na história da paciente, atentar-se para idade reprodutiva, se fazia uso de algum método contraceptivo e a data da sua última menstruação.

No exame físico, identificar lesões que precisam de tratamento e coletar provas materiais para respaldar a vítima em um processo judicial, caso seja de seu desejo realizar boletim de ocorrência.[1] O exame deve ser feito obrigatoriamente na presença de outro membro da equipe ou do acompanhante da vítima.[3] As lesões devem ser detalhadas e fotografadas, se possível, para serem anexadas ao prontuário; do contrário, os achados podem ser apontados em desenhos ou representações esquemáticas.[1]

Caso a paciente tenha sido avaliada previamente por outro profissional no Instituto Médico Legal (IML), o exame ginecológico completo poderá ser evitado. Caso contrário, o exame completo é indicado, e o ginecologista deve ser cauteloso na preservação das provas que possam identificar o autor da violência.[3]

Conduta

Exames complementares recomendados em caso de abuso sexual

Coleta de material biológico, realização de testes rápidos treponêmico, anti-HIV, HBsAg e anti-HCV e avaliação sérica de transaminases, creatinina, ureia e hemograma completo.

Coleta do material biológico

No exame especular, deve ser feita a coleta com *swab* do material presente em vagina e fundo de saco, que será colocado para secar em temperatura ambiente e guardado em papel-filtro ou envelope de papel, lacrado e armazenado em ambiente climatizado ou freezer. Recomenda-se realizar esfregaço do material biológico em duas lâminas de vidro, devidamente identificadas.[2]

Para identificação do agressor, ainda podem ser coletados cabelos, pelos, células da mucosa oral, secreção anal e vestígios subungueais, em caso de resistência física.[1] Nos casos em que ocorre abortamento, o ideal é preservar o material embrionário em um frasco e encaminhá-lo para congelamento o mais breve possível. Em ambas as situações, não é recomendado o uso de fixadores, visando à preservação do DNA do agressor.[3]

Preconiza-se a coleta de material biológico no menor prazo possível, já que cerca de 72 horas após a agressão ocorre perda significativa da amostragem. Além disso, é importante preservar as roupas que a vítima usava no momento da violência, como prova adicional.[3]

Anticoncepção de emergência

Deve ser administrada o quanto antes, após teste sérico de beta-hCG negativo, oferecendo proteção razoável até 5 dias após a exposição. O método de primeira escolha consiste em levonorgestrel, via oral (VO), dose única (1 comprimido de 1,5 mg), que tem taxa de falha inferior a 0,5% se administrado nas primeiras 24 horas. Contudo, a paciente deve ser orientada a retornar ao serviço de saúde em caso de atraso menstrual.[1]

Prevenção de infecções sexualmente transmissíveis

Em situações de violência envolvendo penetração vaginal e/ou anal sem uso de preservativos, doenças como gonorreia, sífilis, tricomoníase, cancro mole, infecção por clamídia e hepatite B podem ser prevenidas, na maioria dos casos, até 2 semanas após a violência, com exceção da infecção por HIV, que deve ser realizada em até 72 horas. Contudo, para infecções por hepatite C, herpes simples e papilomavírus humano (HPV) ainda não se dispõe de medidas profiláticas.[1]

É mandatória a realização de teste rápido visando conhecer o estado sorológico da paciente relacionado com as infecções por sífilis, HIV, e hepatites B e C.[4]

Em pacientes com teste reagente para sífilis, treponêmico ou não, está indicado o uso da penicilina G benzatina [via intramuscular (IM); 1,2 milhão UI em cada nádega; dose única]. Visando à profilaxia de demais infecções não virais, como gonorreia e clamídia, adiciona-se o uso de ceftriaxona (IM; 250 mg; dose única) + azitromicina [via oral (VO); 2 comprimidos de 500 mg; dose única], de forma rotineira.[4] Já a tricomoníase, por apresentar prevalência reduzida em relação às demais infecções sexualmente transmissíveis (IST), pode ter sua profilaxia postergada ou até mesmo evitada, considerando também as significativas reações adversas do metronidazol e possíveis interações medicamentosas.[1]

A imunoprofilaxia da hepatite B está recomendada a todas as mulheres não previamente vacinadas ou sem conhecimento do *status* vacinal, desde que HBsAg não reagente. Da mesma maneira, mulheres com esquema vacinal incompleto devem completá-lo (intervalos de 0, 1 e 6 meses).[1] Caso o agressor seja HBsAg reagente ou pertencente a um grupo de risco e a vítima suscetível, recomenda-se a administração de imunização passiva com IGHAHB (IM; 0,06 mL/kg; dose única) até, no máximo, 14 dias após a exposição.[4]

Com relação ao vírus da hepatite C, caso a paciente apresente resultado negativo para a pesquisa de anti-HCV, ela se encontrava suscetível no momento da violência, e deve ser acompanhada para nova testagem 12 semanas após a exposição. Caso a soroconversão seja detectada, o tratamento deve ser imediato. Se a paciente mostrar novo resultado negativo, considera-se ausência de infecção.[4]

O esquema antirretroviral de profilaxia pós-exposição (PEP) também está indicado para pacientes não reagentes ao teste rápido anti-HIV. O esquema de primeira escolha é composto por zidovudina (300 mg, VO, 1 comprimido de 12/12 horas) + lamivudina (150 mg, VO, 1 comprimido de 12/12 horas) + lopinavir/ritonavir (200 mg, VO, 2 comprimidos de 12/12 horas), devendo ser instituído nas primeiras 72 horas após a violência.[4]

Encaminhamentos

Em face do tipo de violência registrado, é importante garantir encaminhamentos, de natureza psicológica, jurídica e social.[1] No caso de gravidez decorrente de situação de violência sexual, a mulher deve receber assistência psicossocial adequada, seja na opção por interromper ou prosseguir com a gestação. Em caso de violência cometida por parceiro íntimo ou familiar, é preciso oferecer acompanhamento psicológico individual e ao casal/família. Caso a vítima decida por fazer o registro policial da agressão, é importante informá-la sobre o significado do Exame de Corpo de Delito e Conjunção Carnal e encaminhá-la aos órgãos competentes: Delegacia de Polícia ou Delegacia de Proteção à Mulher, responsáveis pela requisição de perícia pelo IML.[1]

Aspectos legais

Boletim de ocorrência

É importante salientar que a realização de um boletim de ocorrência não é obrigatória.[5] Após o atendimento médico, se a mulher tiver condições e vontade, poderá ir à delegacia para lavrar o Boletim de Ocorrência Policial, prestar depoimento ou submeter-se a exame pelos peritos do IML.[1] Se não for mais possível a realização dos exames, os peritos podem fazer o laudo de forma indireta, com base no prontuário médico. A vítima deve ser orientada quanto ao direito e à importância de guardar cópia do Boletim de Ocorrência.[5]

Notificação

A Lei n. 10.778, de 24 de novembro de 2003, estabelece a notificação compulsória, no território nacional,[1] dos casos de violência contra a mulher atendidos em serviços de saúde públicos ou privados. O instrumento usado para a notificação é a "Ficha de Notificação/Investigação de Violência Doméstica, Sexual e/ou outras Violências".[1] Os dados coletados são processados no Sistema de Informação de Agravos de Notificação (Sinan).[1] Segundo a lei trabalhista, nos casos em que a violência sexual ocorra durante o percurso ou dentro do ambiente de trabalho, a mulher deve ser orientada a realizar a Comunicação de Acidente de Trabalho (CAT).[5] Isso garante seus direitos e assegura que possa receber a atenção necessária à sua saúde.

Pontos importantes
- Fluxograma para atendimento das vítimas.
- Acolhimento biopsicossocial.
- Registro detalhado e imagem das lesões, se possível.
- Coleta adequada de material biológico e possíveis provas de identificação do agressor.
- Verificação de gravidez atual e, se negativa, prescrever anticoncepção de emergência.
- Realização de testes rápidos visando à profilaxia de IST.
- Orientações legais quanto à confecção do Boletim de Ocorrência e abortamento.
- Notificação compulsória dos casos de violência contra a mulher.

Referências bibliográficas
1. Brasil. Ministério da Saúde. Secretaria de Atenção à Saúde. Departamento de Ações Programáticas Estratégicas. Prevenção e tratamento dos agravos resultantes da violência sexual contra mulheres e adolescentes: norma técnica. 3. ed. Brasília: Ministério da Saúde; 2012.
2. Paraná. Secretaria de Estado da Saúde (PR). Protocolo para o atendimento às pessoas em situação de violência sexual. Departamento de Promoção da Saúde. 2. ed. Curitiba: SESA, 2017.
3. Maternidade Climério de Oliveira. Protocolos Assistenciais [Internet]. Salvador; 2017. Atendimento à mulher vítima de violência sexual. Disponível em: http://www2.ebserh.gov.br/web/mco-ufba/protocolos-assistenciais. Acesso em: 11 ago. 2020.
4. Brasil. Ministério da Saúde/Secretaria de Vigilância em Saúde. Departamento de Vigilância, Prevenção e Controle das Infecções Sexualmente Transmissíveis, do HIV/Aids e das Hepatites Virais. Protocolo clínico e diretrizes terapêuticas para profilaxia pós-exposição (PEP) de risco à infecção pelo HIV, IST e hepatites virais: norma técnica. Brasília: Ministério da Saúde; 2018.
5. Fernandes CE, Sá MFS (eds.). Tratado de ginecologia Febrasgo. Rio de Janeiro: Elsevier; 2019.

CASO 10

Endometriose

Ana Caroline Cardoso Rebeca
Bruna Natália Rausch
Islan da Rocha

- **Orientador:** Adalberto Cesário Pereira Júnior
- **Instituição:** Universidade do Vale do Itajaí (Univali)

 ## Caso clínico

X.A., 37 anos, G1PC1A0, empresária, casada, natural e procedente de Itajaí/SC. A paciente procura o pronto-socorro com queixa de dor pélvica importante, com início há 1 hora. Dor do tipo aperto, forte, sem irradiações e sem fatores de alívio. Nega alterações gastrintestinais ou urinárias associadas. Tem vida sexual ativa, faz uso de anticoncepcional oral (ACO) contínuo e está em amenorreia há 3 anos. Refere que, há 2 semanas, vem sentindo dores pélvicas leves, tipo cólicas, as quais, no momento, se intensificaram. Nega alergias, tabagismo, uso de álcool ou drogas. Tem histórico de gastrite e esofagite em tratamento com antiácidos e antieméticos. Foi submetida à amigdalectomia e tem uma cesariana anterior. Refere, também, enxaqueca com aura. Paciente relata menarca aos 12 anos e sexarca aos 16 anos. Último exame ginecológico há 8 meses, com citologia oncótica normal. Nega tratamentos ginecológicos anteriores. Ciclos ausentes, já que faz uso de ACO contínuo. Refere que o quadro de dismenorreia teve início aos 20 anos de idade, quando iniciou tratamento com ACO, tendo melhora clínica por anos e que, há 3 anos, as dores voltaram e passou a apresentar dispareunia. No momento da consulta, a paciente encontra-se em bom estado geral, corada, hidratada e eupneica. Abdome plano, ruídos hidroaéreos presentes, sem visceromegalias à palpação, timpânico e doloroso à palpação profunda em região hipogástrica. Exame de genitália externa e exame especular sem alterações. Ao toque bimanual: colo uterino móvel e fibroelástico, doloroso à mobilização, com volumosa massa palpável em fundo de saco posterior. Aparente espessamento da região retrocervical, mais à esquerda, álgico.

- **Hipóteses diagnósticas:** endometriose, miomatose uterina, adenomiose, doença inflamatória pélvica, massa pélvica.
- **Exames complementares:**
  - Ultrassonografia (USG) transvaginal: útero em anteversoflexão (AVF), com contornos regulares e textura homogênea, com volume de 75 cm^3. Colo uterino anatômico. Endométrio centrado, ecogênico e com espessura de 7,8 mm. Ovário direito medindo 8,20 × 10,20 × 5,02 cm, com volume de 100 cm^3, em região posterior ao útero. Ovário esquerdo medindo 8,10 × 9,20 × 4,02 cm, com volume de 312 cm^3, aparentemente fusionado ao ovário contralateral. Ausência de líquido livre patológico em fundo de saco.
  - Ressonância magnética (RM) de pelve: ovário direito com 6,2 cm de diâmetro; ovário esquerdo com 9 cm; sinal de *kissing-ovaries*; espessamento dos ligamentos uterossacros bilateralmente; foco de endometriose em fundo de saco posterior com 1,3 cm em topografia do reto, a 13 cm da borda anal, sem sinais de infiltração profunda e com 20% da circunferência da alça acometida.
  - Dosagem de CA-125 = 537.

Indicada e realizada videolaparoscopia.

Questões para orientar a discussão

- Quais os dados significativos, apresentados no caso clínico, para a suspeita de endometriose?
- Quais os exames mais indicados para topografar a doença?
- Quais as indicações de cirurgia para endometriose?

Discussão

A endometriose pode ser definida como a presença de tecido endometrial fora da cavidade uterina, normalmente na pelve.[2] A fisiopatologia envolve uma inflamação crônica responsável por causar uma das doenças ginecológicas benignas mais comuns, estrogênio-dependente, na qual um tecido histologicamente similar ao endométrio, com a presença de glândulas e estroma, cresce fora do útero.[2] A sintomatologia mais comum é de dor pélvica, dismenorreia e dispareunia, e a infertilidade aparece como importante complicação.[1] A prevalência é estimada entre 10 e 15% das mulheres em período reprodutivo, em cerca de 40% das mulheres com dor pélvica e em 50% daquelas com infertilidade.[4]

A doença pode ser classificada em três formas: superficial, ovariana e profunda.[1,4] A primeira não costuma ser identificada por métodos de imagem; a forma ovariana é representada, especialmente, pelos endometriomas e a endometriose profunda caracteriza-se pela invasão, a partir da superfície do peritônio, maior que 5 mm. Nessa apresentação, a doença pode ser vista pelos métodos de imagem, especialmente à USG e à RM.[4]

A apresentação clínica da endometriose é bastante variável, e a doença pode ser considerada um problema de saúde pública, pois seu impacto negativo é visto na saúde física e psicológica das pacientes.[1] Uma pequena parcela pode ser assintomática (3% a 22%), no entanto a maioria das pacientes cursa, principalmente, com quadro de dismenorreia (62,2%), o sintoma mais comum da doença. Além disso, é possível observar pacientes com dispareunia, dor pélvica crônica (DPC) ou acíclica, disúria, disquezia e infertilidade.[4]

O local mais comum de acometimento da endometriose se dá na pelve, podendo haver focos da doença em diversos locais, como ovários, peritônio, intestino, ureteres, ligamentos, cúpulas diafragmáticas, entre outros.[1] As causas da endometriose não são bem estabelecidas, no entanto sabe-se que envolvem componentes inflamatórios, hormonais, ambientais, bioquímicos, genéticos e imunológicos.[3] Os estudos genéticos na área provam uma maior incidência em parentes de primeiro grau de mulheres acometidas, de 4,3% a 6,9%, em relação a parentes de mulheres não doentes, na qual a prevalência é de 0,6% a 2,0%.[3,4] Ainda sobre os fatores genéticos, merecem destaque os polimorfismos de nucleotídeo único (SNP – *single nucleotide polymorphism*), os quais foram associados a diversas outras doenças humanas, como câncer, distúrbios cromossômicos e outras patologias ginecológicas.[3]

Conduta

A endometriose foi confirmada pelo quadro clínico e pela USG transvaginal e topografada pela RM, que mostrou o remodelamento de estruturas pélvicas, como o *kissing ovaries* (aproximação ou fusão dos ovários), os endometriomas e a presença de tecido endometrial em parede retal superficial assim como em ligamentos uterossacros.

Nesse caso, chamam atenção a dismenorreia secundária, que melhorou após o início do uso da pílula anticoncepcional contínua, a dispareunia e os achados da USG em exame de urgência. A familiarização com a doença e o treinamento do ginecologista e do radiologista, com certeza, facilitam o diagnóstico da endometriose.

De modo geral, nem todos os ginecologistas pensam em endometriose, alguns radiologistas estão treinados para topografar a doença e poucos cirurgiões têm *expertise* para operar com maestria.

Os exames mais relevantes para determinar a topografia da endometriose são a USG transvaginal com preparo intestinal e a RM pélvica, mas não se pode dispensar um bom exame ginecológico com toque vaginal bimanual e retal, se necessário. A cistoscopia e a tomografia são exames menos utilizados.[4]

Foi realizada a abordagem cirúrgica por via laparoscópica por equipe multidisciplinar, além de abordados todos os focos visíveis de endometriose, com realização da ooforoplastia bilateral com retirada da cápsula do grande endometrioma do ovário esquerdo e fenestração da cápsula do pequeno endometrioma do ovário direito, e ureterólise esquerda para preservação da estrutura e possibilidade de retirada dos focos locais com segurança e um *shaving* intestinal para retirada do foco superficial do reto. Todo o material foi encaminhado à anatomia patológica, a qual confirmou o diagnóstico de endometriose.[4]

A endometriose deve ser encarada como uma doença de caráter crônico e que necessita de acompanhamento durante toda a vida fértil da mulher, pois é nesse período que a patologia se manifesta mais intensamente.[1] Por isso, um acompanhamento clínico permanente faz-se necessário, visando à qualidade de vida da paciente, ao desejo e potencial reprodutivo e à identificação de possíveis complicações da doença.[1]

O tratamento da doença é eminentemente clínico, devendo ser individualizado e dependente do período da vida da mulher, especialmente do desejo reprodutivo.[1] Os tratamentos clínicos mais utilizados envolvem o uso de progestagênios orais, injetáveis, sistemas intrauterinos, implantes subdérmicos, contraceptivos orais combinados, danazol, antagonistas do

GnRH, inibidores da aromatase e anti-inflamatórios não hormonais (AINH).[1] O tratamento cirúrgico é indicado em casos específicos: falha do tratamento clínico, grandes endometriomas ovarianos (maiores que 5 a 6 cm), endometriose de apêndice cecal, sinais de obstrução intestinal ou ureteral e em alguns casos de infertilidade.[1,4] Pacientes inférteis e assintomáticas podem se beneficiar de estratégias de reprodução assistida sem que antes sejam operadas, enquanto as pacientes inférteis e sintomáticas podem ganhar qualidade de vida com a cirurgia.[3,4]

Na conduta da paciente, inicialmente, optou-se pelo contraceptivo combinado, uma vez que o uso de pílulas combinadas de estrogênios e progestagênios, assim como as de progestinas isoladas, é indicado como tratamento clínico de primeira linha por diversas diretrizes de sociedades.[1] O tratamento pode ser realizado vias oral, intramuscular, adesivos de absorção cutânea ou anel vaginal.[1]

Por se tratar de uma doença de difícil definição clínica, pelos mais variados quadros e apresentações, a endometriose requer atenção e acompanhamento por toda a vida da mulher, essencialmente na fase reprodutiva.[1,4] Assim, salienta-se a importância da abordagem multidisciplinar tanto no tratamento clínico quanto no cirúrgico.[1]

Pontos importantes

- A endometriose tem apresentação clínica bastante variável e pode ser considerada um problema de saúde pública, por seu impacto negativo na saúde física e psicológica das pacientes.[1]
- A forma mais comum de acometimento da endometriose é a multifocal, e os sítios principais compreendem o peritônio pélvico (principalmente as fossetas ovarianas e os ligamentos uterossacros) e os órgãos pélvicos.[1]
- A endometriose deve ser encarada como uma doença de caráter crônico e que exige acompanhamento durante toda a vida fértil da mulher.[1,5]
- O tratamento da doença é eminentemente clínico, deve ser individualizado e depende da fase reprodutiva da paciente no momento do diagnóstico.
- Indicação cirúrgica deve ser considerada em situações específicas, como para alívio da dor, por vezes, incapacitante.[1,4]

Referências bibliográficas

1. Febrasgo. Tratado de ginecologia. Rio de Janeiro: Elsevier; 2018.
2. Schenken RS. Endometriosis: pathogenesis, clinical features, and diagnosis. Disponível em: https://www.uptodate.com/contents/endometriosis-pathogenesis-clinical-features-and-diagnosis. Acesso em: 4 jul. 2020.
3. Porfírio GP, Marqui ABT. Caracterização da produção científica sobre polimorfismo genético e endometriose. Reprodução & Climatério. 2017;32:48-52. Disponível em: https://www.elsevier.es/es-revista-reproducao-climaterio-385-articulo-caracterizacao-da-producao-cientifica-sobre--S1413208716300589. Acesso em: 4 jul. 2020.
4. Febrasgo. Protocolo Febrasgo – Endometriose. Disponível em:http://www.as.saude.ms.gov.br/wp--content/uploads/2019/09/Protocolo-Endometriose. Acesso em: 8 jul. 2020.
5. Febrasgo. Manual de Endometriose; 2014. Disponível em:http://professor.pucgoias.edu.br/SiteDocente/admin/arquivosUpload/13162/material/Manual%20Endometriose%202015. Acesso em: 8 jul. 2020.

CASO 11

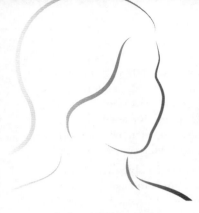

Infecções Sexualmente Transmissíveis e Úlceras Genitais

Arthur Nassin Duara
Bruna Carrara Lombardi
Juliana Carrara Lombardi

- **Orientadora:** Maria Carolina Saggioratto
- **Instituições:** Universidade do Planalto Catarinense (Uniplac), Pontifícia Universidade Católica do Paraná (PUC-PR) e Universidade do Vale do Itajaí (Univali)

 Caso clínico

A.B.J., 19 anos, nulípara, menarca aos 12 anos e sexarca aos 18 anos. Paciente comparece ao ambulatório com queixas de lesões vesiculares, que evoluíram para úlceras dolorosas em região vulvar e perineal há 5 dias. Inicialmente, relata prurido e ardor em região vulvar e nodulação dolorosa em região inguinal direita. Relata melhora parcial dos sintomas há 1 dia e aparecimento de úlceras e crostas sobre algumas lesões. Relata estar em uso de anticoncepcional combinado há 6 meses, vida sexual ativa e nega utilizar preservativo. Nega quadros pregressos semelhantes, alergia e tratamento com outras medicações. Ao exame físico: bom estado geral, mucosas úmidas e coradas, afebril, pressão arterial (PA): 120/80 mmHg, frequência cardíaca (FC): 90 bpm, bulhas rítmicas normofonéticas (BRNF) 2 tempos sem sopro, MV+ sem ruídos adventícios. Ao exame ginecológico, observaram-se vesículas em região vulvar, introito vaginal e perineal à direita, com cerca de nove lesões ao todo, dolorosas, com máculas eritematosas e ulcerações com adenopatia inguinal direita. Ao exame especular, não foram observadas lesões em região vaginal e de colo uterino.

- **Hipóteses diagnósticas:** herpes simples, sífilis, cancro mole, lifogranuloma venéreo, síndrome de Steven-Johnson (eritema multiforme major).

Questões para orientar a discussão
- Como realizar o diagnóstico diferencial entre úlceras genitais?
- Quando solicitar exames complementares e quais seriam?
- Qual a conduta para a hipótese diagnóstica principal?
- Quando se deve tratar o parceiro?

Discussão

Úlceras genitais são lesões, de variados tamanhos, em vulva, vagina ou colo uterino, consideradas meios facilitadores de contaminação por outras infecções sexualmente transmissíveis (IST), como o HIV. Quando de causa infecciosa, a úlcera mais comum é a pelo vírus da herpes simples.[1]

As úlceras genitais podem ser causadas por IST ou não. As relacionadas às IST têm como agentes etiológicos: herpes simples vírus (HSV), *Treponema pallidum* (sífilis), *Haemophilus ducreyi* (cancro mole), *Chlamydia trachomatis* (linfogranuloma venéreo) e *Klebsiella granulomatis* (granuloma inguinal ou donovanose). Já as não relacionadas às IST têm como principais causas: vasculites autoimune, traumática, vascular e neoplásica.[1]

Para investigar a causa da lesão, é preciso identificar seu tempo e forma de evolução; localização precisa; aspecto (tamanho, profundidade, grau de inflamação); adenomegalia presente regional e/ou a distância; outras lesões no corpo e na cavidade oral da paciente; possível fator desencadeante (trauma, medicamento, pessoas próximas com quadro semelhante); e presença de doenças sistêmicas.[1]

No caso clínico, o diagnóstico firmado foi o de infecção pelo HSV. Transmitido a partir de contato com mucosas ou escoriações entre indivíduos infectados e suscetíveis, o HSV é causa de lesões recorrentes em cerca de 1/3 da população mundial. Seu quadro genital muitas vezes é originado pelo HSV tipo 2, porém aproximadamente metade dos novos casos primários em adultos jovens são causados pelo HSV tipo 1.[2] O vírus também pode ser transmitido de forma vertical pelo contato do feto com as secreções maternas infectadas, no momento do parto.[1]

O diagnóstico da infecção por herpes é essencialmente clínico (anamnese e exame físico). A cultura e a biópsia são pouco utilizadas, pois vão apresentando baixa sensibilidade conforme a duração da lesão. A reação em cadeia da polimerase (PCR), ainda que útil, é desnecessária para fechar diagnóstico. Já a pesquisa de sorologia a partir dos testes rápidos se demonstra uma ferramenta importante na profilaxia da sua transmissão vertical e horizontal.[1] Um teste simples que pode ser utilizado para o diagnóstico da herpes simples é o citodiagnóstico de Tzanck, que consiste na raspagem da base de uma vesícula intacta e na transferência do material coletado para uma lâmina, onde são adicionadas colorações. A presença de células gigantes multinucleadas é sinal de infecção por herpes. Este teste só pode ser realizado na presença de vesículas intactas, e não é capaz de distinguir o herpes simples do herpes-zóster.[3]

O herpes genital se manifesta a partir de pequenas vesículas dolorosas agrupadas em pele e mucosa de órgãos genitais, as quais tendem a regredir espontaneamente em indivíduos imunocompetentes. As lesões podem estar presentes em meato uretral, região anal e perianal – por onde se disseminam quando há deficiência do sistema imunológico, causada por fatores como falta de sono, trabalho excessivo, uso de drogas, aids, corticoides e neoplasias. O quadro normalmente se inicia com regiões de hiperemia, que evoluem para vesículas agrupadas, que posteriormente se rompem e formam úlceras, seguidas de uma fase de cicatrização. Após esse processo, o vírus migra para gânglios neurais, onde permanece quiescente até o próximo evento.[1] Além das lesões perceptíveis à inspeção, os sinais e sintomas da infecção aparecem em forma de ardor, prurido, formigamento e adenopatia unilateral e/ou bilateral,[1] podendo haver disúria e retenção urinária como resultado de um comprometimento uretral e, na primeira infecção, associar-se a febre, mal-estar e anorexia.[2]

Na primoinfecção, a fase vesicular é mais longa, assim como o tempo de formação da nova lesão e sua cicatrização. O paciente que já teve exposição anterior ao HSV-2 terá um episódio inicial de menor gravidade, menos doloroso e de mais rápida cicatrização. Recorrências do quadro são comuns, com manifestações clínicas mais limitadas e sintomas de mais breve duração.[4]

Quanto às demais hipóteses diagnósticas levantadas: a lesão primária da sífilis se caracteriza como única e indolor (múltipla em raros casos), com bordos endurecidos – por vezes denominada "cancro duro" –, a qual involui espontaneamente em 30 dias, podendo ser acompanhada por adenopatia bilateral e indolor.[1]

Já o cancro mole se caracteriza por pequenas pápulas dolorosas que rapidamente se rompem para formar úlceras rasas de bordos irregulares. Costumam também surgir linfonodos inguinais dolorosos, que podem evoluir para abscesso com flutuação.[1]

O linfogranuloma venéreo é uma patologia rara, tem como estágio inicial uma lesão genital primária de curta duração, em forma de pápula ou úlcera, e que costuma passar despercebida por geralmente ser assintomática.[1] Pode avançar após 2 a 4 semanas para linfadenopatia inguinal eritematosa e dolorosa, com chance de supuração.[2]

A síndrome de Stevens-Johnson (ou eritema multiforme major) é uma doença imunológica caracterizada pelo surgimento de máculas e pápulas edematosas com centros vesiculosos que se tornam violeta-escuros. As lesões podem ser generalizadas (significativo fator para diferenciá-la das demais patologias) e incluir formação de crostas hemorrágicas em lábios, além de ulceração de mucosa ocular e genital. É comum a apresentação de um pródromo de 1 a 14 dias, incluindo febre, tosse, dor de garganta, vômitos e diarreia. É importante lembrar que o eritema multiforme pode estar etiologicamente associado às infecções, como as causadas pelo HSV.[2]

Conduta

Não há, até o momento, uma cura para o HSV. Desse modo, a conduta de tratamento objetiva diminuir as manifestações clínicas ou aumentar o intervalo entre as crises. As medicações utilizadas atuam inibindo a síntese de DNA e atuam na fase aguda, e não na latente[1] – motivo pelo qual, idealmente, o tratamento deve ser iniciado dentro de 72 horas após o aparecimento da lesão; porém, ainda deve ser realizado se surgirem novas lesões e/ou houver dor significativa após o período. Enquanto isso, o parceiro deve ser tratado apenas quando apresentar lesões.[5]

Os medicamentos usualmente utilizados são aciclovir (disponível pelo Sistema Único de Saúde – SUS, no Brasil),[6] valaciclovir e fanciclovir – os quais têm eficiência comparável e se diferenciam quanto ao preço e à posologia.[3] No Brasil, não há preferência de tratamento entre os três medicamentos além da disponibilidade do aciclovir pelo SUS e o alto custo dos demais. A terapia de escolha é realizada por via oral – sendo a parenteral reservada para pacientes com manifestações graves.[5]

Na primoinfecção, optar entre: aciclovir (400 mg, 3 vezes/dia, por 7 a 14 dias); valaciclovir (1.000 mg, 2 vezes/dia, por 7 a 14 dias) ou fanciclovir (250 mg, 3 vezes/dia, por 7 a 14 dias).[1] Qualquer um dos três medicamentos, com essas posologias, poderia ser utilizado para a paciente do caso clínico.

Já na recorrência, aciclovir (400 mg, 3 vezes/dia, por 5 dias); valaciclovir (500 mg, 2 vezes/dia, por 5 dias) ou fanciclovir (125 mg, 2 vezes/dia, por 5 dias).[1]

Para a supressão – sugerida para pacientes com quadros graves, recorrências frequentes (≥ 6 vezes no ano) ou imunocompetentes que desejam diminuir o risco de transmissão de HSV para um parceiro sexual não infectado[5] – aciclovir (400 mg, 1 vez/dia, por 6 meses); valaciclovir (500/1.000 mg, 1 vez/dia, por 6 meses) ou fanciclovir (250 mg, 2 vezes/ dia, por 6 meses).[1]

Em gestantes, o tratamento do episódio deve ser feito em qualquer trimestre da gestação, utilizando aciclovir no seguinte esquema: na primoinfecção, 400 mg, 3 vezes/dia, por 7 a 14 dias. Nas recorrentes, 400 mg, 3 vezes/dia ou 800 mg, 2 vezes/dia, por 5 dias. Para supressão, 400 mg, 3 vezes/dia, a partir de 36 semanas de gestação até o parto. Para infecções disseminadas, 5 a 10 mg/kg intravenoso, de 8/8 horas, por 2 a 7 dias e manter via oral 400 mg, 3 vezes/dia, por no mínimo 10 dias.[1] Não está definido um período seguro de rotura das membranas para a escolha da via de parto, porém acredita-se que a cesariana não reduziria a transmissão após 4 horas, pois a contaminação fetal já teria ocorrido.[1]

Pontos importantes

- Úlceras genitais causam, além de sofrimento à paciente, vulnerabilidade para aquisição de outras IST (Quadro 1).[1] Dessa maneira, são consideradas emergências ginecológicas.[3]
- É importante conhecer a prevalência e a incidência de doenças ulcerosas em sua região de atuação para melhor identificar o motivo causal.[1]
- É comum o desaparecimento espontâneo de úlceras genitais, porém isso não significa efetiva cura da doença.[7]
- As lesões causadas pelo HSV se caracterizam como múltiplas, vesiculares, dolorosas e associadas à linfadenomegalia.[1] Se eclodirem, as vesículas se apresentam como úlceras rasas, dolorosas, de fundo limpo e limites irregulares.[1,4,7]

		Quadro 1. Resumo das IST discutidas no caso clínico		
IST	Agente etiológico	Característica da lesão	Diagnóstico	Tratamento
Herpes simples	Herpes simplex vírus (HSV-1 e HSV-2)	Vesículas dolorosas Ruptura: lesões ulceradas, rasas, dolorosas, de fundo limpo e limites irregulares[1,4,7]	Clínico[1] Cultura e biópsia: pouco utilizadas[1] PCR: útil, porém desnecessária[1]	Primoinfecção **Aciclovir**: 400 mg, VO, 3 vezes/dia por 7 a 14 dias[1] ou **Fanciclovir**: 250 mg, VO, 3 vezes/dia, por 7 a 14 dias[1] ou **Valaciclovir**: 1 g, VO, 2 vezes/dia, por 7 a 14 dias[1]

(Continua)

Quadro 1. Resumo das IST tratadas neste caso clínico (*Continuação*)

IST	Agente etiológico	Característica da lesão	Diagnóstico	Tratamento
Sífilis primária "cancro duro"	*Treponema pallidum*	Úlcera única, indolor de fundo limpo e bordos endurecidos; linfadenomegalia satélite associada; rápida involução[4]	Teste não treponêmico (VDRL) Teste treponêmico (teste rápido)[1]	1ª opção **Penicilina G benzatina:** 1,2 milhão UI em cada glúteo, IM, dose única[1] 2ª opção **Doxaciclina:** 100 mg, VO, 2 vezes/dia, por 15 dias (exceto gestante) ou **Ceftriaxona:** 1 g, IV ou IM, 1 vez/dia por 8 a 10 dias (para gestantes ou não)[1]
Cancro mole Quando atinge linfonodo inguinocrural = bubão (Mais comum em imunocomprometidos)	*Haemophilus ducreyi*	Pápulas, pústulas e úlceras, múltiplas, intensamente dolorosas Base granular, bordos irregulares, autoinoculáveis, tecido necrótico, fétido Linfoadenopatia inguinal mole uni ou bilateral[4,7]	Exame bacterioscópico, coleta do exsudato purulento preferencialmente das bordas[1]	1ª opção **Azitromicina:** 500 mg, VO, dose única[1] ou **Ceftriaxona:** 500 mg, IM, dose única[1] 2ª opção **Ciprofloxacino:** 500 mg, VO, 2 vezes/dia por 3 dias[1]
Linfogranuloma venéreo	*Chlamydia trachomatis*	Pápula, pústula ou exulceração indolor Linfonodos grandes, dolorosos, endurecidos, podem supurar Obstrução linfática crônica → estiomene (elefantíase genital)[7]	Clínica + epidemiologia + exclusão de outras etiologias. Exames: sorológico; PCR e captura híbrida; ELISA; microimunofluorescência[1]	1ª opção **Doxiciclina:** 100 mg, VO, 2 vezes/dia por 21 dias[1] 2ª opção: **Azitromicina:** 500 mg, VO, 2 cp, 1 vez/semana por 21 dias[1]
Donovanose "Lesão em espelho"	*Klebsiella granulomatis*	Múltiplas, indolor, bem delimitadas, fundo granuloso, bordos planos ou hipertróficas; aspecto vermelho vivo, sangramento fácil Predileção por regiões de dobras e região perineal Ausência de acometimento linfonodal[7]	Presença de corpúsculos de Danovan no exame histológico ou citopatológico[1]	**Doxiciclina:** 100 mg, VO, 2 vezes/dia, por, no mínimo, por 21 dias ou até desaparecimento completo das lesões[1]

IM: via intramuscular; IST: infecção sexualmente transmissível; PCR: reação em cadeia da polimerase; VO: via oral.
Fonte: Elaborado pela autoria.

Referências bibliográficas

1. Fernandes CE, Sá MFS. Tratado de Ginecologia Febrasgo. Rio de Janeiro: Elsevier; 2019.
2. Goldman L, Schafer AI. Goldman-Cecil Medicina. 25. ed. Rio de Janeiro: Elsevier; 2018.
3. Page EH. Exames diagnósticos para doenças de pele [internet]. Manual MSD; 2016. Disponível em: https://www.msdmanuals.com/pt-pt/profissional/distúrbios-dermatológicos/abordagem-ao-paciente-dermatológico/exames-diagnósticos-para-doenças-de-pele. Acesso em: 5 out. 2020.
4. Hoffman BLl. Ginecologia de Williams. 2. ed. Porto Alegre: Artmed; 2014.
5. Albrecht MA, Hirsch MS, Mitty J. Treatment of genital herpes simplex virus infection [internet]. Uptodate; 2019. Disponível em: https://www.uptodate.com/contents/treatment-of-genital-herpes-simplex-virus-infection. Acesso em: 2 ago. 2020.
6. Brasil. Ministério da Saúde. Relação Nacional de Medicamentos Essenciais – Rename [internet]. Brasília: Ministério da Saúde; 2019. Disponível em: http://bvsms.saude.gov.br/bvs/publicacoes/relacao_medicamentos_rename_2020.pdf. Acesso em: 9 ago. 2020.
7. Brasil. Ministério da Saúde. Protocolo Clínico e Diretrizes Terapêuticas para Atenção Integral às Pessoas com Infecções Sexualmente Transmissíveis (IST) [internet]. Brasília: Ministério da Saúde; 2020. Disponível em: http://www.aids.gov.br/pt-br/pub/2015/protocolo-clinico-e-diretrizes-terapeuticas-para-atencao-integral-pessoas-com-infeccoes. Acesso em: 9 ago. 2020.

CASO 12

Síndrome dos Ovários Policísticos

Arthur Nassin Duara
Bruna Carrara Lombardi
Juliana Carrara Lombardi

- **Orientadora:** Maria Carolina Saggioratto
- **Instituições:** Universidade do Planalto Catarinense (Uniplac), Pontifícia Universidade Católica do Paraná (PUC-PR) e Universidade do Vale do Itajaí (Univali)

 Caso clínico

J.B.A., do sexo feminino, 19 anos, nulípara, comparece à primeira consulta ao ginecologista – encaminhada por dermatologista – em razão de ciclos menstruais irregulares, acnes e hirsutismo de difícil controle há mais de 2 anos. Refere menarca aos 13 anos, com ciclos menstruais irregulares desde os 15 – mais longos nos últimos 2 anos, chegando a períodos de amenorreia. Nega comorbidades e uso de medicamentos contínuos. Relata hábitos alimentares irregulares e não pratica exercícios. Nega demais queixas. Ao exame físico, apresenta-se em bom estado geral, normotensa, com índice de massa corporal (IMC) de 28,4 kg/m^2, acne em região de face e tórax, hirsutismo em região mentoniana, abdome e parte interna da coxa. Exame ginecológico sem particularidades.

- **Hipóteses diagnósticas:** hiperplasia adrenal congênita, síndrome do ovário policístico (SOP), disfunção tireoidiana, hiperprolactinemia, carcinoma de suprarrenal, tumor secretor de androgênio.
- **Exames complementares:**
    - Testosterona total: 89 ng/dL (referência: 10 a 75 ng/dL); prolactina 17 ng/mL (referência: até 25 ng/mL); TSH: 2,42 mUI/L (referência: 0,3 a 4 mUI/L); T4 livre: 0,8 mU/L (referên-

cia: 0,7 a 1,7 mU/L); 17-alfa hidroxiprogesterona: 47 ng/dL (referência: 10 a 130 ng/dL); sulfato de deidroepiandrosterona (SDHEA): 172 ng/mL (referência: 148 a 407 ng/mL); teste de tolerância à glicose de 75 g após 2 horas: 111 mg/dL (referência: inferior a 140 mg/dL). Relação LH/FSH: 3 (referência: < 2).
- Ultrassonografia pélvica: útero 45 cm³, endométrio 0,3 cm, ovário direito de 14,2 cm³ e ovário esquerdo 10,1 cm³, com aspecto policístico.

Questões para orientar a discussão
- É possível afirmar que a paciente tem SOP?
- Qual a primeira linha de tratamento?
- A presença de ovários policísticos à ultrassonografia é obrigatória para firmar diagnóstico?

Discussão

A paciente do caso foi diagnosticada com a SOP por apresentar não somente os sintomas característicos, mas também resultados laboratoriais que excluem demais hipóteses.

A SOP representa a causa mais comum de desenvolvimento puberal heterossexual, associada ao aparecimento de características sexuais secundárias na mulher, típicas do sexo masculino.[1] É uma síndrome que acompanha a mulher durante toda a sua fase reprodutiva,[2] que geralmente se inicia junto ou logo após o início da puberdade. Apresenta-se com hirsutismo,[1] distúrbio menstrual e hiperandrogenismo cutâneo, causando, em geral, a infertilidade na vida adulta.[2] A menarca pode ser retardada, levando mulheres jovens com SOP a apresentar amenorreia primária.[1] O hiperandrogenismo é um fator de grande importância encontrado na SOP. Sua interferência no eixo hipotálamo-hipófise-gônada (HHG), além de uma ação direta nos ovários, leva à disfunção do sistema de *feedbacks* que mantém o ciclo ovariano. O resultado é um ciclo irregular e uma inadequação endometrial.[2] A hiperandrogenemia, nesse caso, é explicada pela atresia folicular. O folículo atrésico apresenta apoptose das suas células da granulosa, que são substituídas por células da teca responsivas à grande quantidade de LH sérico. Com a hipersecreção de andrógenos pelas numerosas células da teca que compõem o folículo atrésico, em conjunto com a sua baixa atividade aromatase – que resulta em uma conversão deficiente de andrógenos em estrógenos –, estabelece-se um acúmulo de andrógenos associado à disfunção ovulatória.[3] Deve-se suspeitar da síndrome em pacientes com excesso de pilificação – que, por vezes, pode estar relacionada a uma pubarca precoce – e ciclos irregulares, geralmente com grandes períodos de amenorreia e alongados, pois ciclos fisiologicamente irregulares por imaturidade do eixo HHG costumam ser mais curtos do que aqueles vistos na SOP.[2] O diagnóstico é de exclusão; um trabalho difícil, principalmente pois essa condição pode se expressar de formas variadas e ocorrer em uma fase da vida na qual o eixo HHG está em maturação e ciclos irregulares e anovulatórios podem ser fisiológicos.[2] Como o hiperandrogenismo pode ser encontrado em outras disfunções endócrinas, para o diagnóstico da SOP é necessário afastar patologias como disfunção tireoidiana, hiperprolactinemia, tumor de ovário ou suprarrenal, defeitos da síntese da suprarrenal, síndrome de Cushing e uso de anabolizantes.

Na SOP, há o desenvolvimento de um fenótipo feminino, com o crescimento de mamas normais, em conjunto com uma masculinização, o que a diferença de outras patologias, como a hiperplasia adrenal congênita – caracterizada por pouco ou nenhum desenvolvimento feminino na puberdade.[1] São incomuns as causas suprarrenais de hiperandrogenismo –

como hiperplasia adrenal congênita, câncer adrenal e adenoma suprarrenal produtor de androgênio. Quando são o motivo dos sintomas, a paciente geralmente apresenta níveis séricos de DHEA, DHEA-S ou androstenediona elevados. Já a presença de excesso de testosterona é mais típica de fonte ovariana de sinais andrógenos.[1] Conforme o grau de elevação da prolactina, a hiperprolactinemia acomete o funcionamento do ciclo ovariano, podendo variar de uma irregularidade menstrual até a amenorreia e ciclos anovulatórios. É comum encontrar também a galactorreia, embora esta não seja exclusiva dessa patologia.[3] Os distúrbios tireoidianos podem acometer o ciclo ovariano, causando a oligomenorreia ou amenorreia, podendo ser diferenciados da SOP a partir da dosagem de TSH e T4 livre.[3]

Pelo Consenso de Rotterdam, de 2003, o diagnóstico de SOP é realizado a partir da presença de ao menos dois dos seguintes critérios:[4]

1. Alteração dos ciclos menstruais (9 ciclos ou menos em um período de 1 ano).[4]
2. Hiperandrogenismo clínico (presença de ao menos um dos subsequentes: acne, hirsutismo e alopecia de padrão androgênico ou hiperandrogenismo laboratorial – caracterizado pela elevação de um androgênio, como testosterona total, androstenediona e SDHEA).[4]
3. Presença de ovários policísticos via ultrassonografia (mais de 12 folículos antrais – entre 2 e 9 mm – em pelo menos um dos ovários ou volume ovariano ≥ 10 cm^3).[4]

Esse diagnóstico é confirmado após exclusão de outras causas de hiperandrogenismo; portanto, é recomendado realizar a dosagem sérica de testosterona total, 17-hidroxiprogesterona, TSH, prolactina, FSH, glicemia de jejum, glicemia após sobrecarga de 75 g de glicose, SDHEA, colesterol total, HDL e triglicerídeos. Se houver suspeita de síndrome de Cushing ou tumores secretores de androgênio, a paciente deve ser encaminhada para médico endocrinologista.[4] O perfil laboratorial da SOP aponta os níveis de testosterona total aumentados; a relação testosterona total/globulina ligadora de hormônios sexuais (SHBG) aumentada; SHBG isolada diminuída; andronestediona aumentado; FSH baixo ou normal; e LH aumentado.[5]

Conduta

A primeira linha de tratamento utilizada para a paciente do caso, assim como para as demais mulheres que apresentem SOP, é a mudança no estilo de vida – melhorar a alimentação, reduzir o peso e abandonar o sedentarismo.[2,6] Para adolescentes que apresentam disfunção menstrual sem hiperandrogenismo cutâneo, a primeira opção medicamentosa consiste no emprego dos progestagênios, de administração contínua ou intermitente,[2] para reduzir o risco de carcinoma de endométrio presente em mulheres com estrogênio sem oposição.[1] São prescritos progestagênios antiandrogênicos ou com baixa ação androgênica, como o desogestrel (75 mcg/dia).[2] Ainda, buscando proteger o endométrio de lesões proliferativas, pode-se empregar também o acetato de medroxiprogesterona (2,5 a 10 mg/dia), a progesterona micronizada (100 a 200 mg/dia) ou o uso de dispositivo intrauterino (DIU) liberador de levonorgestrel (o qual tem um custo mais elevado, porém é adequado para mulheres sexualmente ativas, hipertensas, diabéticas e/ou com risco aumentado de tromboembolismo).[2] O uso de progestina intermitente não inibe a ovulação e deve ser associado a outro método anticoncepcional, caso a paciente seja sexualmente ativa.[1] Se ainda assim não houver regularização do padrão menstrual, pode-se empregar anticoncepcionais hormonais combinados – no mesmo esquema utilizado para contracepção, embora estes não promovam melhora da resistência insulínica. Os contraceptivos não orais também são capazes de reduzir o hiperandrogenismo, mas em menor escala que os de via oral.[2] Para aquelas que apresentam anovulação e hirsutismo e não desejam engravidar, os contraceptivos orais são os medicamentos de primeira linha.[1] Para as que desejam engravidar, utiliza-se fármacos indutores da ovulação, como:[2]

- Citrato de clomifeno: 50 mg/dia, por 5 dias, a partir do 3º, 4º ou 5º dia do ciclo. A dose inicial deve ser aumentada em 50 mg até um máximo de 200 mg.[2]
- Citrato de tamoxifeno: 20 a 40 mg/dia, via oral, a partir do 3º, 4º ou 5º dia do ciclo.[2] Os efeitos adversos incluem fogachos, secura vaginal ou leucorreia e redução da libido. Por agir como agonista parcial do receptor de estrogênio no endométrio, aumenta-se o risco de câncer em até três vezes. Além disso, agrava o risco de tromboembolismo e previne osteoporose.[7]
- Inibidor da aromatase (letrozol): 2,5 mg/dia, a partir do 3º, 4º ou 5º dia do ciclo.[2] Seu uso está associado a perda óssea e fraturas. Dados, contraditórios, sugerem que esse medicamento influencia o aumento no risco de malformações congênitas ósseas e cardíacas em recém-nascidos.[7]

Quanto à síndrome metabólica, sua conduta inicial pode ser expectante, utilizando-se somente de mudanças no estilo de vida e suporte psicológico,[2] uma vez que em até 60% a 70% das mulheres afetadas pode-se restabelecer a ovulação dessa forma.[1] Se não surtir efeito, o tratamento da resistência insulínica representa o primeiro passo, com uso de metformina se a paciente apresentar funções hepática e renal normais. Esse medicamento, que repercute em melhora do padrão menstrual e redução dos níveis de androgênio,[1,2] deve ser administrado às refeições e com dose inicial de 250 a 500 mg/dia.[2] A pioglitazona pode ser associada à metformina em casos mais resistentes ao tratamento.[2] A cirurgia bariátrica é considerada última opção, caso não haja resposta aos demais tratamentos.[2]

Para tratar o hirsutismo em seus casos mais graves, os anticoncepcionais podem não ser suficientes, tornando-se necessária associação com antiandrogênicos. É preciso alertar a paciente quanto à necessidade de manter o uso do contraceptivo, uma vez que o antiandrogênico pode afetar fetos do sexo masculino e causar distúrbio do desenvolvimento sexual.[2] Outra substância utilizada por seu efeito antiandrogênico é a espironolactona, empregada, inicialmente, em doses maiores de 100 a 200 mg/dia por um período mínimo de 6 meses. Para manutenção, as doses são reduzidas a 25 a 50 mg/dia.[2] A eflornitina 13,9%, de uso tópico, pode ser associada ao tratamento sistêmico para agilizar os resultados estéticos, assim como cremes com ciproterona e espirolactona.[2]

Após 3 a 4 meses do início do tratamento medicamentoso sistêmico, a paciente pode realizar a eliminação definitiva dos pelos por eletrocoagulação galvânica, fotodepilação a *laser* usando alexandrite ou diodo, ou até mesmo luz intensa pulsada.[2]

Pontos importantes

- As maiores características da SOP são hiperandrogenismo e disfunção menstrual.[6]
- Nenhum sinal, sintoma ou teste é diagnóstico se sozinho.[6]
- Seu diagnóstico é de exclusão.[2]
- A presença de ovários policísticos não estabelece e não é obrigatória para o diagnóstico de SOP.[6]

Referências bibliográficas

1. Goldman L, Schafer AI. Goldman-Cecil Medicina. 25. ed. Rio de Janeiro: Elsevier; 2018.
2. Fernandes CE, Sá MFS. Tratado de Ginecologia Febrasgo. Rio de Janeiro: Elsevier; 2019.
3. Martins MA, Carrilho FJ, Alves VAF, Castilho EA, Cerri GG. Clínica Médica. Barueri: Manole; 2009.
4. Brasil. Ministério da Saúde. Protocolo Clínico e Diretrizes Terapêuticas da Síndrome de Ovários Policísticos [internet]. Brasília: Ministério da Saúde; 2019. Disponível em: http://conitec.gov.br/images/Consultas/2019/Relatorio_PCDT_SindromeOvariosPolicisticos_CP05_2019.pdf. Acesso em: 5 set. 2020.
5. Lavor C, Medeiros FC, Pinheiro RB, Bruno ZV. Protocolo Clínico: Síndrome dos Ovários Policísticos [internet]. Fortaleza: Maternidade Escola Assis Chateaubriand; 2018. Disponível em: http://www2.ebserh.gov.br/documents/214336/1106177/PRO.MED-GIN.042+-+SÍNDROME+DOS+OVÁRIOS+POLICÍSTICOS.pdf/2a131d64-16b2-40e4-9666-41e42efb825e. Acesso em: 5 set. 2020.
6. Taylor HS, Pal L, Seli E. Speroff's clinical gynecologic endocrinology and infertility. 9. ed. Philadelphia: Wolters Kluwer; 2020.
7. Hoffman BLl. Ginecologia de Williams. 2. ed. Porto Alegre: Artmed; 2014.

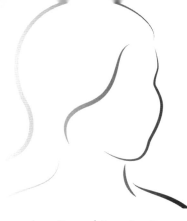

CASO 13

Incontinência Urinária

Ana Raquel Ferreira Borges
Marcella Pinheiro Brandão
Maria Luiza Oliveira

- **Orientador:** Hélio Humberto de Freitas Júnior
- **Instituição:** Instituto Master de Ensino Presidente Antônio Carlos – Centro Universitário Imepac

 Caso clínico

Paciente M.B.A., do sexo feminino, 51 anos, branca, do lar, casada, mãe de quatro filhos G4P4(C0N4)A0, chega à Unidade Básica de Saúde (UBS) de referência queixando-se de perda urinária ao esforço e urgência miccional desde o último parto há 8 anos. Ela conta que, no início, o escape urinário ocorria somente quando fazia grandes esforços e em situações de forte desejo miccional, porém veio apresentando piora progressiva, ficando comum durante médios esforços, além de apresentar sensação de urgência miccional mais constantemente (vontade de ir ao banheiro toda hora e acorda 2 vezes por noite para ir ao banheiro). A paciente relata que está usando absorvente diariamente para conter o escape urinário e precisa trocá-lo até 5 vezes ao dia. Refere que isso está afetando sua autoestima e que há 1 ano não pratica mais exercícios físicos em decorrência de perda involuntária de urina durante a atividade e por desejo de todo momento querer ir ao banheiro.

Ela nega cirurgias abdominais e pélvicas, infecções urinárias recorrentes, traumas e acidentes e intercorrências durante as gravidezes. Teve sua menarca aos 11 anos e menopausa aos 49 anos. Último exame citológico há 3 anos, sem alterações. Foi diagnosticada como hipertensa há 6 meses e está em uso de captopril 50 mg, 1 vez/dia. Paciente nega etilismo, tabagismo e prática de atividades físicas. Relata ingesta hídrica de 1,5 L por dia. Alimentação hipercalórica com grande consumo diário de cafeína. Nega histórico de câncer e doenças neurológicas. Alega casos de hipertensão e obesidade na família.

Ao exame físico, pressão arterial (PA) 135/85 mmHg; frequência cardíaca (FC): 77 bpm; frequência respiratória (FR): 17 irpm; temperatura: 36,5°C; peso: 85,5 kg; altura: 1,62 m; índice de massa corporal (IMC): 32,6 kg/m². Bom estado geral (BEG), anictérica, acianótica e afebril, mucosas coradas e hidratadas. Sem alterações nos aparelhos respiratório, cardiovascular e abdominal.

À avaliação ginecológica, apresenta mucosa vaginal fina e friável. Sem lesões visíveis e com discreta perda urinária em manobra de Valsalva.

- **Hipóteses diagnósticas:** incontinência urinária ao esforço, incontinência urinária de urgência, incontinência urinária mista, cistite ou pielonefrite, tumor vesical.
- **Exames complementares:**
  - Exame de urina (elementos anormais do sedimento – EAS): todos os dados dentro dos valores de referência apresentados pelo laboratório.
  - Urocultura: normal/negativa – nenhum crescimento de colônias de bactérias foi observado.
  - Estudo urodinâmico:
    - Perda urinária com VLPP (*valsalva leak point pressure*): 92 cmH$_2$O.
    - Cistometria: detrusor hiperativo com contrações involuntárias durante enchimento.
    - Urofluxometria: resíduo inicial desprezível.
    - Conclusão: incontinência urinária mista.

Questões para orientar a discussão

- Como determinar o tipo de incontinência urinária que vem acometendo a paciente? Quais as suas principais características?
- O diagnóstico é apenas clínico ou também depende de exames?
- Há alguma medicação de uso diário da paciente que possa agravar seu quadro clínico?
- Qual a conduta terapêutica mais apropriada?

Discussão

Segundo a Internacional Urogynecological Association (IUGA) e a International Continence Society (ICS), a incontinência urinária (IU) corresponde à perda involuntária de qualquer quantidade de urina.[1] Assim, suas consequências para a vida da mulher podem ser variáveis, mas, em geral, restringem atividades, passeios, relacionamentos íntimos e sua autoestima, promovendo exclusão social, interferências na saúde física e mental de modo a diminuir consideravelmente sua qualidade de vida,[2] como ocorreu com a paciente relatada no caso. Sua etiologia tem múltiplas causas, normalmente um somatório de fatores do processo natural que danifica e enfraquece o assoalho pélvico da mulher ao envelhecer, além de ser agravado por outras patologias que contribuem para esse diagnóstico.[1] Sabe-se que essa patologia é mais prevalente em mulheres, uma vez que estas apresentam um menor comprimento uretral e maior chance de dano músculo-fascial em razão da gestação e do parto,[2] como foi exibido no relato. Como mencionado, os fatores de risco são grandes influenciadores no quadro da IU: obesidade, multiparidade (especialmente partos normais), histórico familiar, tabagismo, atrofia genital, envelhecimento, menopausa, constipação, doenças respiratórias crônicas e cirurgias ginecológicas prévias.[1,2]

Os fatores transitórios e reversíveis são aqueles que podem interferir de forma temporária e mais facilmente suprimidos, como: infecção urinária, gestação, consumo de cafeína, vaginite atrófica, ação medicamentosa [benzodiazepínicos, medicações anticolinérgicas, agentes alfa-adrenérgicos, alfabloqueadores, bloqueadores de canal de cálcio, diuréticos e inibidores da enzima conversora de angiotensina (IECA)] e imobilidade.

Incontinência urinária de esforço

Ocorre quando há perda de urina decorrente de algum esforço físico, como pular, espirrar ou tossir. Nesse momento, há aumento da pressão intra-abdominal e a pressão intravesical supera a pressão que o mecanismo de fechamento uretral é capaz de suportar.[1] Trata-se do tipo mais comum em mulheres, principalmente entre as jovens. Com frequência, está relacionada à hipermobilidade da uretra ou à deficiência intrínseca do esfíncter e compromete de maneira importante a qualidade de vida, determinando limitações físicas, sociais e emocionais, inclusive com aumento significativo dos sintomas depressivos,[3] assim como foi apresentado no caso clínico. Tem-se conhecimento de que a incontinência urinária de esforço (IUE) é causada pela associação de fatores de risco, especialmente o número de gestações, a via de parto e o envelhecimento tecidual.[3]

Incontinência urinária de urgência

Tipo mais prevalente nas idosas, no qual ocorre a perda involuntária de urina, acompanhada ou precedida de urgência. A incontinência urinária de urgência (IUU) apresenta-se como desejo irresistível, impertinente, incômodo e persistente de urinar, que tira a atenção de outras atividades. Podem ocorrer sintomas associados, como noctúria e polaciúria.[1]

Incontinência urinária mista

Mulheres que apresentam concomitantemente IUE e IUU.[1,2]

Conduta

O diagnóstico é clínico e urodinâmico, sempre começando pela anamnese. É necessário perguntar o tipo de perda de urina, fatores que pioram e geram a perda, há quanto tempo começou, se já foi tratada, se houve resposta ao tratamento, bem como se é preciso o uso de absorventes.[3] É importante lembrar, também, de pesquisar doenças de cunho sistêmico, como afecções neurológicas e doenças crônicas, além do uso de medicações, uma vez que estas podem afetar o trato urinário. É imprescindível, ainda, saber o histórico de prolapsos genitais e incontinência de fezes e gases, já que é comum estarem relacionados com a IU.[2]

O exame físico tem como objetivo caracterizar a perda urinária e avaliar alterações neurológicas, massas abdominais, insuficiência de membros inferiores (MMII), marcha da paciente, integridade da musculatura do assoalho pélvico, prolapsos e atrofias pélvicas, função do esfíncter anal bem como o teste da mobilidade uretral.[1] Na inspeção dos órgãos genitais externos, é necessário avaliar sinais de hipoestrogenismo, de dermatite amoniacal, além de solicitar que a paciente tussa ou que realize a manobra de Valsalva na posição ginecológica e ortostática com a bexiga confortavelmente cheia, pois este é um importante teste para confirmar a IUE.[3]

É fundamental sempre solicitar urina tipo I e urinocultura para afastar infecções do trato urinário. Para avaliar a mobilidade do colo vesical, pode ser utilizado o teste do cotonete, o

Q-tip test, que consiste na inserção de um cotonete embebido com anestésico pela uretra até o nível do colo vesical, medindo-se a modificação angular com o esforço.[3] Quando ocorrem variações acima de 30°, sugere-se hipermobilidade uretral.[2]

Por fim, faz-se o estudo da avaliação urodinâmica, por meio de vários exames, que permitem determinar de maneira mais objetiva e precisa o distúrbio urinário real, por meio da aferição das pressões em vários pontos do trato urinário inferior, analisando as relações entre as pressões abdominal, vesical e uretral nas diversas fases de enchimento da bexiga.[3] Acredita-se que, entendendo a fisiologia das disfunções do trato urinário inferior, é possível melhorar a identificação da etiologia e a resposta ao tratamento.[3]

A terapêutica da IU se dá de forma cirúrgica e clínica, e o tratamento não cirúrgico ou conservador vem se destacando nos últimos anos por apresentar bons resultados e poucos efeitos colaterais. A primeira medida consiste na mudança de hábitos comportamentais, como perder peso, parar de fumar e diminuir a ingesta de cafeína.[3]

São tratamentos comportamentais: exercícios perineais (exercícios de Kegel), *biofeedback*, eletroestimulação e cones vaginais.[3]

Compreendem tratamentos farmacológicos:

- Estrogênios: a presença de receptores hormonais no trato urinário baixo e na musculatura pélvica, em especial na musculatura periuretral e bexiga, reforça a suscetibilidade urogenital aos hormônios sexuais.[3]
- Oxibutinina 10 mg/dia (anticolinérgico): indicada pelo fato de a paciente apresentar incontinência urinária mista com suposto predomínio de IUU; sua ação anticolinérgica com propriedades antimuscarínicas ocasionará melhoras nos sintomas.[3]

Avaliando o caso relatado, percebe-se que a paciente apresenta uma IUM que se iniciou após menopausa e foi se agravando progressivamente, quando somada a outros fatores de risco, como multiparidade (partos normais anteriores), obesidade e hipertensão arterial sistêmica (HAS). Além disso, é importante evidenciar a piora da IU com a tosse seca que se iniciou concomitantemente ao uso de um novo medicamento para a hipertensão, o IECA, efeito colateral comum desse composto. Desse modo, é imprescindível que, inicialmente, a paciente perca peso, um dos maiores fatores de risco e agravantes do quadro. Em um segundo momento, se possível, seria interessante a paciente trocar o IECA por outro medicamento para evitar a tosse seca e novos gatilhos para a IUE.[3]

Vale, também, salientar diante do caso descrito que a paciente apresenta sensação de urinar constantemente e episódios de noctúria, que falam a favor de IUU.[2]

Por fim, é essencial que a paciente seja orientada a iniciar tanto um tratamento comportamental, como fisioterapia e exercícios para o fortalecimento da musculatura pélvica, quanto um tratamento medicamentoso, como a reposição estrogênica e uso de anticolinérgicos.[2] Assim, será possível observar a melhora considerável da IU e da qualidade de vida.[2]

Pontos importantes

- Perda de urina associada a tosse, espirros e exercícios sugere claramente IUE.[2]
- A IUU está associada a sintomas de urgência.[2]
- Os sintomas de perda de urina aos esforços associados a sintomas de urgência ao urinar podem sugerir IUM.[2]

Referências bibliográficas

1. Berek JS, Novak E. Tratado de ginecologia. 15. ed. Rio de Janeiro: Guanabara Koogan; 2014.
2. Passos E, Ramos JGL, Martins-Costa S, Magalhães JA, Menke CH, Freitas F. Rotinas em ginecologia. 7. ed. Porto Alegre: Artmed; 2017.
3. Filho ALS, Pompei LM, Machado RB, Podgaec S. Tratado de ginecologia Febrasgo. Rio de Janeiro: Elsevier; 2019.

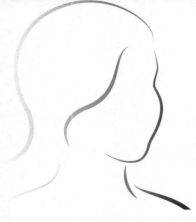

CASO 14

Sangramento Uterino Anormal

Ana Raquel Ferreira Borges
Marcella Pinheiro Brandão
Maria Luiza Oliveira

- **Orientador:** Hélio Humberto de Freitas Júnior
- **Instituição:** Instituto Master de Ensino Presidente Antônio Carlos – Centro Universitário Imepac

 Caso clínico

M.M.A., de 36 anos, do lar, solteira, G2P2 (PN1 C1) A0, chega à unidade básica de saúde (UBS) de referência queixando-se de um sangramento vaginal aumentado, com a presença de coágulos, de início há 8 meses. Refere intervalos intermenstruais irregulares, com períodos de sangramento de duração de 10 a 14 dias e de fluxo intenso, relatando o uso de seis absorventes noturnos por dia, com piora na última semana. Relata, ainda, que anteriormente ao início desse sangramento seus ciclos menstruais eram rigorosamente regulares, de 32 dias, com 6 dias de duração do fluxo menstrual e uso de quatro absorventes diurnos por dia. Afirma que fez o uso de um anticoncepcional oral (ACO) combinado, prescrito por uma médica da unidade, por 3 meses, mas que não houve melhora, tendo cessado o uso por conta própria. Além disso, associado aos sangramentos, a paciente conta que sente dores hipogástricas de intensidade 6 na escala de 0 a 10, bem como apresenta náuseas e vômitos nos períodos de sangramento.

A paciente tem vida sexual ativa, relata parceiro único há 1 ano. Último exame citológico há 5 anos, sem alterações. Sem doenças crônicas prévias. Não faz uso de medicações de uso contínuo. Nega etilismo e tabagismo. Nega histórico de endometriose e coagulopatias.

- **Ao exame físico:**
  - Pressão arterial (PA): 100/80 mmHg; frequência cardíaca (FC): 70 bpm; frequência respiratória (FR): 18 irpm; temperatura: 36,5°C; peso: 74,5 kg; altura: 1,63 m; índice da massa corporal (IMC): 28 kg/m^2; circunferência abdominal (CA): 94 cm.
  - Ectoscopia: bom estado geral, consciente e orientada em tempo e espaço, anictérica, acianótica, afebril e hidratada. Pulsos carotídeos, radiais e pediosos simétricos, cheios, rítmicos e amplos. Perfusão periférica normal. Levemente hipocorada (+/++++).
  - Avaliação torácica: tórax de conformação normal, sem retrações e uso de musculatura acessória. Boa expansibilidade. Frêmito toracovocal normal, som claro pulmonar à percussão.
  - Avaliação cardíaca: bulhas rítmicas e normofonéticas em 2 tempos, sem sopros.
  - Avaliação abdominal: abdome plano, com a cicatriz de Pfannenstiel. Ruídos hidroaéreos presentes; abdome flácido e indolor à palpação, ausência de massas ou visceromegalias.
  - Avaliação ginecológica: períneo íntegro. Ao exame especular, constatou-se parede vaginal íntegra. Colo uterino estava centralizado com sangramento ativo em pouca quantidade pelo orifício externo. Teste de Schiller negativo. Ao toque bimanual, notou-se colo na posição posterior, de formato cilíndrico, de consistência elástica e de superfície lisa e regular. Já o útero se apresentava com volume aumentado, consistência firme, superfície regular e lisa. Anexos não palpáveis.
- **Hipóteses diagnósticas:** sangramento uterino anormal, câncer de colo do útero.
- **Exames complementares:**
  - Exames laboratoriais: beta-hCG (BHCG) 4,5 mUI/mL; hemácias 5,2 milhões/mm^3; Hb 10,5 g/dL; Ht 34%; VCM 78 UI^3; HCM 20%; CHCM 27%; plaquetas 250.000/mm^3; leucograma normal; TAP 10 segundos; TTPA 9 segundos.
  - Ultrassonografia transvaginal (USGTV): útero em retroversão (RVF) e volume de 162 cm^3, com contornos regulares, textura homogênea. Ecotextura miometrial heterogênea, apresentando nódulo sólido hipoecoico em parede corporal esquerda, na altura do terço médio da cavidade uterina, medindo 4,0 cm de diâmetro. O nódulo apresenta componente predominantemente submucoso e sua base ocupa 2/3 da parede uterina. Eco endometrial de contornos regulares, medindo 3 mm.
  - Ovários de topografia e ecotextura habituais, com volumes dentro dos habituais.

Questões para orientar a discussão
- Quais os diagnósticos mais prováveis considerando diagnóstico estrutural, diagnóstico sindrômico, diagnósticos diferenciais e diagnóstico clínico?
- Qual o primeiro exame laboratorial deveria ser solicitado, considerando a anamnese e o exame físico da paciente?
- Qual exame de imagem você poderia sugerir para maior elucidação do caso?
- Qual a conduta terapêutica mais apropriada?

Discussão

Sabe-se que a perda sanguínea excessiva pode afetar negativamente aspectos físicos, emocionais, sexuais e profissionais, piorando a qualidade de vida das mulheres. Além disso, fatores culturais ligados à menstruação e a ausência de uma abordagem diagnóstica padronizada tornam o sangramento uterino anormal (SUA) uma condição desafiadora tanto para as mulheres afetadas quanto para os profissionais de saúde.[1]

Essa patologia consiste em alterações da menstruação decorrentes de aumento no volume, na duração ou na frequência, podendo apresentar origem estrutural (lesões anatômicas do útero) ou causas não estruturais (também conhecidas como disfuncionais).[1]

A mulher do caso apresenta um quadro de SUA pela presença de nódulo sólido hipoecoico de componente submucoso, localizado na parede esquerda medindo 4 cm de diâmetro, evidenciado pela USGTV. Além disso, a paciente encontra-se com quadro anêmico que representa provável repercussão da patologia ginecológica.

Os diagnósticos diferenciais de SUA propostos pela Federação Internacional de Ginecologia e Obstetrícia (FIGO) estão descritos no mnemônico PALM-COEIN, conforme Quadro 1.[1]

Quadro 1. Etiologias de PALM-COEIN	
Causas estruturais	**Causas não estruturais**
(P) Pólipo	(C) Coagulopatia
(A) Adenomiose	(O) Distúrbios da ovulação
(L) Leiomioma	(E) Disfunção endometrial
(M) Lesões malignas	(I) Iatrogênica
	(N) Não classificadas

Apesar de não existir um denominador comum quando se fala em padronização da avaliação clínica para realização do diagnóstico, sabe-se que algumas etiologias têm maior incidência de acordo com a faixa etária. No caso clínico estudado, deve-se seguir a linha de raciocínio para casos de SUA em mulher na menacme. Logo, é extremamente importante lembrar-se de fazer a exclusão da gestação, por meio da solicitação do BHCG.[2]

O fato de a paciente não apresentar dados relacionados à disfunção hormonal (ovulação anormal, coagulopatias, disfunção endometrial e uso de medicações), leva a investigar o grupo de causas estruturais. Para analisar a presença ou ausência dessa provável alteração, o caso clínico trouxe o resultado de uma USGTV, exame de imagem que possibilita a avaliação da espessura endometrial, bem como do miométrio, da forma e do volume do útero e dos anexos, sendo, inclusive, suficiente na definição de diagnósticos que dizem respeito a alterações estruturais, especificando em qual estrutura as nodulações se localizam. Além disso, trata-se de um método não invasivo e de baixo custo.

Conduta

A conduta terapêutica para o caso clínico apresentado consiste na prescrição de hormônios e de outros mediadores inflamatórios sobre o endométrio, além do controle hemostático do sangramento. Considerando a falha do tratamento com ACO combinado (mesmo sem ter os motivos da falha elucidados), outra proposta pode ser o tratamento somente com progesterona isolada sistêmica (oral ou injetável) e, se a terapia não apresentar sucesso, considerar condutas mais invasivas. O intuito é ser o menos invasivo possível, respeitando sempre os desejos reprodutivos da paciente. Caso a paciente evolua com manutenção do quadro de sangramento, o uso de análogo de GnRH deve ser considerado em situações nas quais a paciente não manifeste o desejo cirúrgico.[2] Eventualmente, se houver recusa da paciente pelo uso de mais uma medida farmacológica, é preciso ter em mente a indicação cirúrgica. A histeroscopia cirúrgica no intuito de realizar uma miomectomia histeroscópica poderia ser uma proposta, embora compreendesse um procedimento complexo, tendo em vista seu tamanho e sua penetração na parede uterina.[3] Caso a paciente não manifeste o desejo reprodutivo, deve considerar a histerectomia como uma boa opção no caso e, levando em consideração o tamanho do útero e o fato de apresentar parto vaginal anterior, pode-se optar por uma histerectomia pela via vaginal.[3]

A prescrição de medicação para a reposição de ferro, considerando o quadro de anemia microcítica, também deve ser realizada. Vale lembrar que, em caso de abordagens cirúrgicas, o hemograma deve ter seu valor de hemoglobina corrigido para maior que 10 g/dL.[2]

Pontos importantes

- Em casos de SUA, é imprescindível que as pacientes sejam consultadas a respeito da escolha terapêutica, levando em consideração a viabilidade, a aplicabilidade e a disponibilidade da opção terapêutica.[1]
- Vale ressaltar que as medidas farmacológicas, amplamente utilizadas nas causas não estruturais, são divididas em métodos hormonais (estrogênio e progestagênio combinados, progestágeno isolado, sistema uterino liberador de levonorgestrel e outros) e não hormonais, como anti-inflamatórios e antifibrinolíticos.[1]
- No caso de miomectomia histeroscópica de mioma grande, é recomendado o uso de análogo de GnRH por 3 meses e cirurgia antes do retorno da menstruação.[1,2]
- O uso de sistema intrauterino de levonorgestrel não foi considerado pelo fato de o mioma causar uma distorção da cavidade uterina, como consta no laudo do USGTV.[2,3]
- É imprescindível excluir gestação por meio da solicitação do BHCG antes de prosseguir com a investigação diagnóstica de SUA em mulheres que estão no menacme.[1]

Referências bibliográficas

1. Federação Brasileira das Associações de Ginecologia e Obstetrícia. Sangramento uterino anormal. Série Orientações e Recomendações Febrasgo. n. 7. São Paulo: Febrasgo; 2017.
2. Silva Filho AL, Rocha ALL, Ferreira MCF, Celana M, Lamaita R, Cândido EB et al. Sangramento uterino anormal: proposta de abordagem do Grupo Heavy Menstrual Bleeding: Evidence-Based Learning for Best Practice (HELP). Femina. 2015;43(4):161-6.
3. Lasmar RB, Barrozo PR, Dias R, Oliveira MA. Submucous fibroids: a new presurgical classification (STEP-w). J Minim Invasive Gynecol. 2005;12(4):308-11.

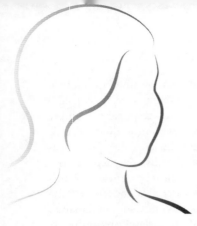

CASO 15

Infertilidade Conjugal

Amanda Orssato Horn
Anisio de Souza Neto
Larissa Furlani Bohora Gonçalves

- **Orientador:** Bruno Wensing Raimann
- **Instituição:** Universidade do Vale do Itajaí (Univali)

 Caso clínico

C.L., do sexo feminino, 36 anos, casada há 7 anos, branca, enfermeira, nuligesta, chega ao consultório ginecológico referindo dificuldade para engravidar. A paciente relata que há 5 anos abandonou o uso de anticoncepcional oral (ACO) na tentativa de engravidar e, após 6 meses sem sucesso, por motivos de carreira, desistiu do seu desejo de engravidar e voltou a tomar o anticoncepcional. Há 11 meses, abandonou o ACO novamente e, desde então, mantém relações sexuais desprotegidas com o marido ao menos duas vezes por semana. Seu ciclo menstrual é regular de 29 dias, com fluxo normal e duração de 5 dias em média; nega dismenorreia. Menarca aos 11 anos e sexarca aos 16. Paciente relata episódio de doença inflamatória pélvica (DIP) há 13 anos, necessitando de internação hospitalar. Paciente nega cirurgias prévias, uso de medicações e alergias. Último preventivo realizado há 6 meses sem anormalidades. Refere alimentação balanceada com acompanhamento nutricional e atividade física regular 4 vezes por semana, nega etilismo e tabagismo. Nega comorbidades e doenças crônicas na família. O assunto provoca bastante ansiedade para a paciente, que teme não ter tempo suficiente para engravidar antes da menopausa.

Marido tem 35 anos, é branco e assistente administrativo. Relata que não tem filhos de outros relacionamentos e não apresenta comorbidades ou histórico familiar delas. Nunca realizou investigação para infertilidade.

Ao exame físico, a paciente está em bom estado geral, normocorada e hidratada. Pressão arterial (PA) em pé 120/90 mmHg, PA deitada 110/80 mmHg. Índice de massa corporal (IMC) de 20 kg/m^2. Tireoide não palpável. Sem sinais clínicos de hiperandrogenismo (hirsutismo, acne, alopecia). Pulsos radiais presentes e simétricos, ausência de edema em membros inferiores (MMII). Sem alterações nos exames cardiorrespiratório, abdominal e neurológico.

Ao examinar a paciente em posição de litotomia, no exame dos órgãos genitais externos, observam-se períneo íntegro e pilificação ginecoide. Ao exame especular, parede vaginal íntegra, muco cervical discreto, transparente, inodoro e filante. Exame citopatológico com resultado negativo. Ao exame de toque vaginal, o colo uterino se encontra móvel, centralizado, em anteroversão e ausência de anormalidades visíveis. À palpação, o útero encontra-se em tamanho, consistência, regularidade e mobilidade dentro da normalidade. Nega dor à palpação do útero e dos anexos.

Solicitados exames para investigação laboratorial do casal: espermograma para o marido, histerossalpingografia, ultrassonografia transvaginal (USGTV) e sorologias para a paciente (clamídia IgG, anti-HIV, anti-HTLV, HBsAg, anti-HBc, VDRL, rubéola IgG).

- **Hipótese diagnóstica:** infertilidade conjugal primária.
- **Exames complementares:**
  - Espermograma: tempo de abstinência de 6 dias; volume de 2,4 mL; concentração de 22 milhões/mL; número total de espermatozoides de 52,8 milhões; motilidade progressiva (A + B) de 55%; morfologia estrita de Kruger de 8%.
  - USGTV: útero anterovertido (AVF), miométrio homogêneo, endométrio regular medindo 6 mm de espessura. Ovário direito com 7 cm^3, ovário esquerdo com 8,4 cm^3. FS livre.
  - Histerossalpingografia: cavidade uterina de forma e contornos dentro da normalidade. Canal cervical anatômico. Dilatação sacular na porção distal da tuba direita, tuba esquerda elevada e sem dispersão do contraste na cavidade. Prova de Cotte negativa. Achados compatíveis com hidrossalpinge direita e obstrução tubária bilateral.
  - Sorologias: clamídia IgG 1:16. Demais sorologias negativas.

Questões para orientar a discussão

- Em que momento se deve investigar um casal para infertilidade?
- Quais as etiologias possíveis para uma queixa de infertilidade?
- No caso em questão, há correlação entre a infertilidade e um episódio de DIP há 13 anos?
- Qual o papel da reserva ovariana na investigação e na conduta?

Discussão

Para iniciar o tema, deve-se resgatar o conceito de infertilidade conjugal. Trata-se da incapacidade de iniciar uma gestação após 12 meses de relações sexuais sem o uso de métodos anticoncepcionais. Em virtude da reserva ovariana da mulher, investiga-se infertilidade no casal cuja parceira tenha mais de 35 anos após 6 meses de tentativas e naquelas com mais de 40 anos, logo na primeira consulta.[1] Ainda cabe salientar que o diagnóstico pertence inicialmente ao casal,[1] pois é comum esquecer-se de investigar o homem, o que se daria por meio de um espermograma inicial.

Na anamnese do caso clínico apresentado, a paciente tem 36 anos e mantém relações sexuais há 11 meses, duas vezes por semana, sem uso de qualquer método anticoncepcional. Assim, o casal se enquadra no diagnóstico de infertilidade conjugal e necessita de avaliação logo na primeira consulta.

A correta avaliação do casal infértil se inicia pela anamnese e pelo exame clínico, que deve ser capaz de identificar possíveis etiologias, divididas em: fatores anatômicos femininos, nos quais estão presentes condições de permeabilidade tubária, fatores peritoneais, de morfologia ovariana, uterina e cervical;[1] fatores hormonais femininos, em que se deve investigar todas as patologias que alterem o eixo hormonal e impeçam ou dificultem a ovulação; e fatores masculinos, que envolvem patologias que interfiram na espermatogênese, na espermiogênese e na correta ejaculação, permitindo o transporte de volume adequado de sêmen.[2]

Os exames complementares utilizados na investigação devem ser individualizados para cada caso, de acordo com a hipótese diagnóstica etiológica.[3] Ao retomar o caso, uma análise do histórico menstrual foi realizada para avaliar a ovulação, com data da menarca, padrão e volume da menstruação e presença de dismenorreia. Nesse quesito, as informações de ciclos regulares de longa data pressupõem ciclos ovulatórios e não indicam avaliação hormonal.[1] Caso a anamnese indique irregularidade menstrual, deve-se investigar causas de anovulação ou oligoanovulação pela dosagem de: TSH, T4 livre, prolactina, FSH, LH estradiol e 17-alfa-hidroxiprogesterona.[2] É fundamental que esses hormônios sejam coletados entre o 2º e o 5º dia do ciclo menstrual.[2]

Para a investigação de fatores anatômicos no caso clínico, foram realizados exame especular e toque bimanual. Também há na história ginecológica da paciente uma internação há 13 anos por DIP, patologia infecciosa (geralmente causada por clamídia ou gonococo) potencialmente grave e capaz de deixar sequelas, como dor pélvica crônica, infertilidade e aumento de risco de gestação ectópica se não tratada adequadamente.[1] Toda paciente classificada como infértil deve ter sua permeabilidade tubária avaliada, principalmente nos casos envolvendo patologias ou cirurgias prévias que podem lesar as trompas. Para esse fim, pode-se utilizar a histerossalpingografia, a histerossonografia e a videolaparoscopia com cromotubagem.[2]

A histerossalpingografia costuma ser o exame inicial por sua acessibilidade e capacidade de reconhecimento inicial de patologias que envolvem tanto o útero quanto as tubas uterinas. Esse método tem pouca sensibilidade e valor preditivo positivo de 30% para o diagnóstico de pólipos ou miomas submucosos, mas a paciente não tem indicativos para essas condições.[4] A USGTV não é indicada para avaliação tubária, pois, embora possa detectar hidrossalpinge, não prediz sua permeabilidade. Mas sempre deve ser solicitada para avaliar o útero e a cavidade uterina, à procura de miomas, adenomiose e pólipos, principalmente nos casos de sangramento uterino aumentado.[2] A ressonância nuclear magnética (RNM) ou a USGTV 3D são indicadas como complementação à USGTV em suspeita de malformações müllerianas.[4]

A investigação de endometriose sempre deve ser realizada em pacientes com suspeita clínica ou infertilidade cujas causas ovulatórias e tubárias foram descartadas. Além disso, pode ser indicada antes de iniciar tratamentos em reprodução humana assistida a título de prognóstico, como no caso da paciente do caso clínico.[2] A videolaparoscopia é o exame padrão-ouro, mas hoje a RNM e USG em centros especializados em mapeamento de endometriose atingem sensibilidade e especificidades semelhantes às da videolaparoscopia sem serem exames invasivos.[4] Infelizmente, os três métodos são pouco disponíveis no Sistema Único de Saúde (SUS), assim como o serviço de reprodução humana assistida.

Também fazem parte da investigação as sorologias como suscetibilidade à rubéola, já que varia entre 2% e 12% de incidência na população fértil, assim como infecções sexualmente transmissíveis (IST) ou de possibilidade de transmissão vertical, como HIV, hepatites C e B e sífilis.[3]

Outra questão reside na reserva ovariana da mulher; embora a idade cronológica seja o principal indicador, outros testes podem ajudar a aconselhar a paciente quanto à celeridade com que as intervenções terapêuticas em infertilidade sejam tomadas, além de predizer uma boa ou má resposta ao protocolo de estímulo ovariano.[3] Pode ser estimada pela dosagem do FSH e da contagem dos folículos antrais (CFA) pela USGTV – ambas devem ser executadas entre o 2º e o 5º dia do ciclo e estão disponíveis no SUS. O hormônio antimülleriano (HAM) mostra superioridade com predição de reserva em relação ao FSH e ao CFA, no entanto não está disponível no SUS. É importante ressaltar que os três não devem ser dosados em uso de contracepção hormonal. Pacientes com potencial de diminuição da reserva ovariana também podem ser rastreadas com esses testes, que seriam: idade feminina > 35 anos, história familiar de menopausa precoce, presença de ovário único, cirurgia ovariana prévia, quimioterapia ou radioterapia pélvica prévia, infertilidade sem causa aparente e baixa resposta à estimulação com gonadotrofinas exógenas.[3]

Quando se trata da investigação dos fatores masculinos, o espermograma constitui o exame de escolha em primeira consulta.[1] Possibilita uma grande variedade de diagnósticos, avalia quantitativa e qualitativamente o sêmen e evita a exposição da mulher a exames invasivos e extensos até que se comprove a qualidade seminal. É importante lembrar que história anterior de paternidade não dispensa o exame. Perante uma análise "anormal", recomenda-se a repetição do exame em 60 a 90 dias; assim, com duas análises seminais alteradas, é necessária uma avaliação detalhada, que envolve: espermograma com morfologia estrita de Kruger, cariótipo, pesquisa de varicocele e dosagem de hormônios (FSH, LH, testosterona total e livre e prolactina).[1]

Conduta

Realizado diagnóstico de infertilidade feminina de causa tubária. Encaminhamento da paciente ao serviço de reprodução humana assistida com vistas a tratamento com fertilização *in vitro* (FIV). O tratamento cirúrgico em casos de obstrução tubária distal associada à hidrossalpinge é indicado somente na indisponibilidade de FIV, pois a salpingoplastia nesses casos tem taxas de gravidez inferiores a 20% e taxas de gravidez ectópica superiores a 10%. Além disso, a conduta cirúrgica deve ser oferecida idealmente a pacientes com menos de 35 anos, tendo em vista o tempo de recuperação e o tempo investido nas tentativas de gravidez natural *versus* a reserva ovariana, que decai mais rapidamente após os 35 anos.[2]

Pontos importantes

- O diagnóstico inicial de infertilidade sempre pressupõe causas masculinas e femininas.[1]
- A infertilidade primária se dá quando o casal não tem nenhuma gestação.[1]
- A investigação básica sempre envolve verificação da ovulação, ultrassonografia transvaginal, histerossalpingografia e espermograma.[1]
- História anterior de paternidade não dispensa a solicitação de espermograma.[1]
- O principal indicador da reserva ovariana é a idade da paciente.[3]

Referências bibliográficas

1. Passos EP, Ramos JGL, Martins-Costa SH, Magalhães JA, Menke CH, Freitas F. Rotinas em ginecologia. 7. ed. Brasil: Artmed; 2017.
2. Fritz MA, Speroff L. Endocrinologia ginecológica clínica e infertilidade. 8. ed. Brasil: Revinter; 2015.
3. Fernandes CE, Sá MFS. Tratado de ginecologia Febrasgo. Rio de Janeiro: Elsevier; 2019.
4. Dishuck CF, Perchik JD, Porter KK, Gunn DD. Advanced imaging in female infertility. Curr Urol Rep. 2019;20(77).

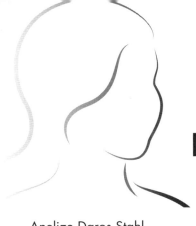

CASO 16

Doença Inflamatória Pélvica

Anelize Daros Stahl
Bruna Furlan
Jéssica da Silva Goulart

- **Orientador:** Fernando Vecchi Martins
- **Instituição:** Universidade do Planalto Catarinense (Uniplac)

 Caso clínico

J.R.M, de 17 anos de idade, G1P0A1, chega ao hospital com dor hipogástrica intensa, de início há 5 dias, acompanhada de febre aferida em domicílio de 38°C, náuseas e vômitos com restos alimentares. Relata saída de secreção vaginal amarelada, de odor fétido, associada à dispareunia. Data da última menstruação há 7 dias. Tem vida sexual ativa, sem parceiro fixo e nega uso de preservativos. Ao exame físico, estava em regular estado geral, com fácies de dor, mucosas hidratadas e coradas, pressão arterial de 90/60 mmHg, frequência cardíaca (FC): 110 bpm, taxonomia: 39,1°C, abdome difusamente doloroso à palpação superficial e profunda, principalmente em região hipogástrica. Foi realizado exame especular, que evidenciou secreção vaginal purulenta e fétida, colo uterino hiperemiado, fechado ao toque, com dor à sua mobilização e no fundo de saco de Douglas.

- **Hipóteses diagnósticas:** doença inflamatória pélvica (DIP) e gravidez ectópica.
- **Exames complementares:** ultrassonografia transvaginal: endométrio regular com 3,5 mm de espessura, volume uterino de 6,0 × 4,3 × 4,7 cm, com líquido livre em pelve; com imagem sólido-cística irregular, sugestiva de abscesso periovariano esquerdo com 42 cm^3.

Continuação do caso clínico

A paciente foi internada, com administração de antibióticos, sintomáticos, sendo descartada gestação após beta-hCG negativo e realizados testes rápidos. Testes rápido anti-HIV, VDRL, HBsAg, anti-HBc e anti-HCV estavam negativos. Ela evoluiu com melhora clínica progressiva, os sinais vitais estavam estáveis e não apresentava queixas.

Questões para orientar a discussão

- Qual a etiologia e fatores de risco para desenvolvimento da DIP?
- Qual o quadro clínico apresentado pela paciente?
- Como é realizado o diagnóstico da DIP?
- Qual conduta a ser tomada diante dessa patologia?

Discussão

DIP é a inflamação aguda do trato genital superior feminino, podendo acometer a cérvice (cervicite), a cavidade endometrial (endometrite), as trompas uterinas (salpingite), os ovários (ooforite), todos ao mesmo tempo – quando grave, atinge o peritônio (peritonite) e as estruturas pélvicas adjacentes.[1]

Institui-se um problema de saúde pública, comum em mulheres jovens com atividade sexual ativa e desprotegida, sendo associada a complicações das infecções sexualmente transmissíveis (IST) e, em longo prazo, a consequências reprodutivas, como infertilidade por fator tubário, gravidez ectópica e dor pélvica crônica, o que corresponde a 9% a 20%, aumentando conforme a frequência dos casos. Estima-se 1 caso de DIP para cada 8 a 10 casos de pacientes com cervicite por algum dos patógenos.[2]

A doença ocorre pela colonização da endocérvice e posterior ascensão de bactérias sexualmente transmissíveis ao trato genital feminino, representando cerca de 85%, especialmente *Chlamydia trachomatis* e *Neisseria gonorrhoeae*, além de bactérias aeróbias e anaeróbias provenientes da flora vaginal. Estudos recentes sugerem sintomatologia semelhante à clamídia, causada pelo *Mycoplasma genitalium*. Já *Haemophilus influenzae*, estreptococos do grupo A e pneumococos são infrequentes.[1,2] A inflamação vaginal e a vaginose bacteriana (VB) auxiliam na disseminação, por ocasionarem a modificação da flora vaginal e da barreira mucocervical, facilitando a propagação e posterior subida dessas bactérias.[1]

A maior parte dos fatores de risco corresponde a situações de vulnerabilidade social e comportamento sexual. Desse modo, incluem-se as condições socioeconômicas desfavoráveis, atividade sexual na adolescência, uso de tampões e duchas vaginais, vaginites e vaginoses recorrentes, e uso de método anticoncepcional. As usuárias de dispositivo intrauterino (DIU) apresentam risco ligeiramente aumentado de DIP em comparação a mulheres que não usam contraceptivos ou que utilizam outros métodos.[2] As características imunológicas também podem contribuir para a disseminação da infecção, bem como a utilização de pílulas combinadas, pela possibilidade de causar ectopia, o que facilita a infecção por bactérias patógenas. Outros fatores são os procedimentos com instrumentação do útero, interrupção da barreira cervical ou da gravidez, histerossalpingografia, histeroscopia, ultrassonografia de infusão de solução salina e fertilização *in vitro*.[3]

Embora o diagnóstico seja clínico, pode-se realizar alguns exames laboratoriais, de imagens e testes rápidos quando houver dificuldades para firmar a patologia, como a pesquisa por cultura ou reação em cadeia da polimerase (PCR) do endocérvice para detecção de gonorreia, clamídia, micoplasma, aplicação dos critérios de Amsel para pesquisa de VB no trato genital inferior, anti-HIV, VDRL, HBsAg, anti-HBc, anti-HCV, proteína C-reativa, velocidade de hemossedimentação (VHS), hemograma, parcial de urina e beta-hCG (para excluir uma gravidez ectópica).[1-3] A ultrassonografia transvaginal e pélvica pode ser útil para confirmar um abscesso pélvico e gravidez ectópica.[2,3] A tomografia computadorizada ou a ressonância magnética podem ajudar a descartar outras causas de peritonite. A laparoscopia pode apoiar, mas não é realizada rotineiramente com base na morbidade associada, no custo e na dificuldade na identificação da inflamação intratubária leve ou endometrite. A biópsia endometrial também pode ser útil, mas não há evidências suficientes para apoiar seu uso rotineiro.[3]

O quadro clínico baseia-se na apresentação de infecção e inflamação do sistema genital superior, sendo necessária para diagnóstico a presença de três critérios maiores mais um critério menor ou um critério elaborado. Os critérios maiores são: dor no hipogástrio, dor à palpação dos anexos e dor à mobilização de colo uterino. Os critérios menores são: temperatura axilar > 37,5°C ou temperatura retal > 38,3°C, conteúdo vaginal ou secreção endocervical anormal, massa pélvica, mais de cinco leucócitos por campo de imersão em material de endocérvice, leucocitose em sangue periférico, PCR ou VHS elevada, comprovação laboratorial de infecção cervical por gonococo, clamídia ou micoplasmas. E os critérios elaborados compreendem evidência histopatológica de endometrite, presença de abscesso tubo-ovariano ou de fundo de saco de Douglas em estudo de imagem e laparoscopia com evidência de DIP.[1,3] Porém, algumas pacientes podem apresentar sintomatologia leve, dificultando o diagnóstico e o subsequente tratamento,[1] o que pode ocasionar complicações, como abscessos tubo-ovarianos e peritonite pélvica, além de síndrome de Fitz-Hugh-Curtis.[3]

O tratamento ambulatorial se dá com ceftriaxona 500 mg, intramuscular (IM), dose única (DU) + doxiciclina 100 mg, 1 comprimido, via oral (VO), 2 vezes/dia, por 14 dias + metronidazol 250 mg, 2 comprimidos, VO, 2 vezes/dia, por 14 dias. A segunda opção consistiria no uso de cefotaxima 500 mg, IM, DU + doxiciclina 100 mg, 1 comprimido, VO, 2 vezes/dia, por 14 dias + metronidazol 250 mg, 2 comprimidos, VO, 2 vezes/dia, por 14 dias. Quando há necessidade de internação hospitalar, ou seja, caso a paciente apresente suspeita de abscesso tubo-ovariano, devem ser feitas 24 horas de observação, no mínimo, pois constitui evolução grave e requer intervenção cirúrgica.[4,5] Ainda, em situações de gravidez, ausência de resposta clínica ambulatorial após 72 horas do início do tratamento com antibioticoterapia VO ou intolerância a antibióticos orais ou dificuldade para seguimento, estado geral grave, com náuseas, vômitos e febre ou dificuldade em exclusão de emergência cirúrgica, como gravidez ectópica, a primeira opção é o uso de cefoxitina 2 g, intravenosa (IV), 4 vezes/dia, por 14 dias + doxiciclina 100 mg, 1 comprimido, VO, 2 vezes/dia, por 14 dias; a segunda opção é clindamicina 900 mg, IV, 3 vezes/dia, por 14 dias + gentamicina (IV ou IM): dose de ataque 2 mg/kg; dose de manutenção: 3 a 5 mg/kg/dia, por 14 dias; e a terceira opção, ampicilina/sulbactam 3 g, IV, 4 vezes/dia, por 14 dias + doxiciclina 100 mg, 1 comprimido, VO, 2 vezes/dia, por 14 dias.[2]

Conduta

Com relação ao caso descrito, como a paciente tinha um abscesso periovariano, foi necessária a internação hospitalar. Logo, o tratamento medicamentoso consiste em cefoxitina 2 g, IV, 4 vezes/dia, associado a doxiciclina 100 mg, 1 comprimido, 2 vezes/dia, por 14 dias. Como essa patologia pode ter relação com IST, é necessário solicitar os testes rápidos e dar orientações a respeito de métodos contraceptivos, reforçando a importância do uso de preservativos.

Pontos importantes

- É imprescindível abordar, durante uma consulta médica, as orientações a respeito de uma vida sexual protegida, fornecer informações acerca dos métodos contraceptivos disponíveis e, decidir junto à paciente, aquele a qual ela consiga se adequar melhor.[3-5]
- Quando o quadro sugere DIP, é necessário realizar uma anamnese adequada, que auxilie no raciocínio clínico, buscando no exame físico os sinais que caracterizam a patologia, além dos exames complementares. Com isso, fazem-se necessários prescrever o tratamento adequado e avaliar a necessidade de internação hospitalar.[3,4]

Referências bibliográficas

1. Berek JS. Tratado de Ginecologia I: Berek e Novak. Trad. Claudia Lúcia Caetano de Araújo, Tatiane da Costa Duarte. 15. ed. Rio de Janeiro: Guanabara Koogan; 2014.
2. Brasil. Ministério da Saúde. Secretaria de Vigilância em Saúde. Departamento de Doenças de Condições Crônicas e Infecções Sexualmente Transmissíveis. Protocolo Clínico e Diretrizes Terapêuticas para Atenção Integral às Pessoas com Infecções Sexualmente Transmissíveis (IST). Brasília: Ministério da Saúde; 2020.
3. Ross J, Guaschino S, Cusini M, Jensen J. 2017 European Guideline for the Management of Pelvic Inflammatory Disease. International Journal of STD & AIDS [revista em internet] 2018; 29(2):108-14.
4. Quinet B, Pereira C, Luz F, Silva G, Machado P, Salera R, et al. Doença inflamatória pélvica: atualização. Rev Med Minas Gerais [revista em Internet]. 2013 janeiro-março. 23(3). Disponível em: http://rmmg.org/exportar-pdf/687/v22s5a14.pdf. Acesso em: 28 ago. 2020.
5. Romanelli R, Lima S, Viotti L, Clemente W, Aguiar R, Filho A. Abordagem atual da doença inflamatória pélvica. Rev Med Minas Gerais. 2013; 23(3):347-55.

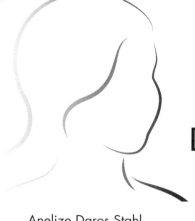

CASO 17

Doenças Malignas da Mama

Anelize Daros Stahl
Bruna Furlan
Jéssica da Silva Goulart

- **Orientador:** Fernando Vecchi Martins
- **Instituição:** Universidade do Planalto Catarinense (Uniplac)

 ## Caso clínico

T.M.C., do sexo feminino, branca, 30 anos, em união estável, G3PC1A1, sem comorbidades, com 15 semanas e 2 dias de gestação, procurou o mastologista após sentir um nódulo em mama esquerda. Relatou que a tia faleceu em decorrência do câncer de mama, motivo pelo qual procurou um especialista. É tabagista, 7,5 maços/ano, mas cessou ao descobrir a gestação. Nega alergias e medicações de uso contínuo.

Ao exame físico, a paciente apresentava mamas assimétricas, com a esquerda de maior volume, sem retrações, ausência de derrame papilar espontâneo, sem erupções cutâneas e descamação. Presença de um nódulo palpável em quadrante superior externo da mama esquerda, medindo cerca de 2,5 cm, forma irregular, consistência endurecida, bordas irregulares, aderido, imóvel e indolor.

Linfonodo palpável aumentado (com 4 cm), duro, indolor e móvel no prolongamento axilar direito, com características de infiltração secundária. Demais cadeias linfáticas regionais sem alterações.

- **Hipóteses diagnósticas:** câncer de mama, fibroadenoma, mastite.

- **Exames complementares:**
  - Ultrassonografia de mamas: nódulo sólido hipoecoico no quadrante superior externo da mama direita (BI-RADS 4).
  - *Core*-biópsia de lesão suspeita: o exame histopatológico confirmou o diagnóstico de carcinoma ductal invasor, padrão misto, grau III, com estadiamento IIB (T2 N1 M0). Imuno-histoquímica revelou um tumor triplo negativo (sem expressões para os receptores hormonais e HER-2, com Ki67 de 80%).

Questões para orientar a discussão

- Qual a prevalência do câncer de mama em mulheres gestantes?
- Há diferenças quanto aos fatores de riscos em mulheres grávidas e não grávidas?
- Em se tratando de uma gestante, qual conduta a ser tomada para o tratamento?
- Se a paciente gestar novamente, há algum cuidado especial?

Discussão

O câncer (CA) de mama é a patologia com maior incidência nas mulheres, totalizando 29,7% dos casos.[1] Considera-se CA de mama gestacional quando ocorre durante a gravidez ou até 1 ano após o parto.[2] Na gestante, trata-se de um evento relativamente incomum, atingindo cerca de 1 a 3,5 para cada 10 mil gestações,[2-4] apresentando-se como uma massa indolor ou espessamento na mama, ocasionalmente associado ao derrame papilar espontâneo.[3] Até 20% dos CA de mama em mulheres com menos de 30 anos estão associados à gravidez, mas esse valor parece estar aumentando à medida que mais mulheres atrasam a gestação.[4]

Em razão das restrições éticas na realização de ensaios clínicos randomizados em pacientes gestantes, os dados disponíveis daquelas com CA de mama provêm principalmente de relatos de casos ou estudos de caso-controle. Percebeu-se que elas têm maior probabilidade de apresentar tumores maiores, linfonodos positivos, metástases e invasão vascular. Em um estudo caso-controle retrospectivo, percebeu-se também maior probabilidade de diagnóstico em estágio avançado, já com metástase a distância.[3]

Durante o exame físico, é possível palpar a tumoração presente na glândula mamária, que pode ser cístico ou sólido, sendo necessário complementar com exame de imagem para visualizar seu conteúdo e as demais características. Os nódulos mamários fazem parte das queixas mais comuns nos consultórios dos mastologistas – geralmente benignos, correspondem a 80% das massas palpáveis. Quanto às principais causas, nas mulheres com menos de 35 anos, há os fibroadenomas, que são lesões benignas, com características nodulares firmes, elásticas, com bordas regulares e lisas, medindo cerca de 2 a 3 cm, sem alteração cutânea e linfadenomegalia reacional. Para neoplasias malignas, ao exame físico encontra-se nódulo endurecido, com limites indefinidos e aderido a estruturas adjacentes, associado a alteração cutânea, derrame papilar espontâneo, linfadenomegalia axilar e supraclavicular.[5,6]

Os fatores de risco para a doença são os mesmo do CA de mama em mulheres não gestantes, como obesidade, consumo de bebida alcoólica, menarca precoce, menopausa tardia, nuligesta, primeira gestação após a 3ª década, uso de contraceptivos hormonais combinados, fatores hereditários com familiares de 1º grau com histórico de CA de ovário e CA de mama e alteração genética nos genes *BRCA1* e *BRCA2*.[7]

Quando aparece um nódulo suspeito na mama, deve-se investigá-lo. Para isso, além do exame físico e da coleta da história clínica, institui-se a realização de exames de imagens da mama, como ultrassonografia, mamografia e ressonância magnética.[3]

Normalmente, o peso médio das mamas duplica-se na gravidez, resultando em aumento da firmeza e densidade, o que dificulta a interpretação do exame clínico e dos resultados da mamografia, o que os torna mais desafiadores em gestantes do que em não gestantes.[3]

Para a confirmação do diagnóstico, é realizada uma biópsia, guiada por ultrassom, de fragmentos por agulha grossa, a *core biopsy*, com retirada de tecido da lesão e encaminhamento ao patologista para análise.[8]

Certos medicamentos quimioterápicos podem afetar a fertilidade da mulher. No diagnóstico, quando com menos de 45 anos, apenas 3% dão à luz um bebê vivo; se a idade for inferior a 35 anos, 8% têm gravidez a termo. Abortos espontâneos ocorrem em quase 25% das gestações. A maioria dos estudos mostra que a gravidez não aumenta o risco de recorrência após um tratamento bem-sucedido. Como a ligação entre os níveis de estrogênio e o crescimento das células do CA está bem estabelecida, o conselho geral para sobreviventes do CA de mama é esperar pelo menos 2 anos antes de tentar engravidar.[3]

A estratégia terapêutica para essas pacientes deve levar em consideração o tipo de tumor, o estádio da doença, a idade gestacional no momento do diagnóstico e o desejo da paciente e dos familiares. O tratamento indicado deve se aproximar ao máximo do proposto às pacientes não grávidas com o mesmo estádio clínico, com o intuito de não postergar a terapêutica, ao mesmo tempo que se deve evitar a prematuridade iatrogênica.[9]

A mastectomia radical modificada foi considerada, por algum tempo, o tratamento padrão-ouro para o CA de mama associado à gestação. O tratamento conservador das mamas, com dissecção axilar ou do linfonodo sentinela, consiste em setorectomia e radioterapia adjuvante (proscrita durante a gravidez, realizada somente após o parto). Ambas as cirurgias podem ser seguramente realizadas em qualquer trimestre da gestação com risco mínimo fetal. Devido às alterações fisiológicas das mamas durante a gravidez, e com a possibilidade de quimioterapia neoadjuvante no 2º e no 3º trimestres, a cirurgia com reconstrução das mamas pode ser adiada para o pós-parto, respeitando um intervalo mínimo de 3 a 6 meses após o fim da lactação.[9]

O efeito da quimioterapia, com administração de medicações citotóxicas, na gestação depende da idade gestacional em que a exposição ocorre. Durante o 1º trimestre, o maior risco seria de malformações fetais e abortamento. Depois, relacionam-se com maturação e crescimento fetal. A decisão em utilizá-la deve seguir as mesmas diretrizes para pacientes não gestantes, levando em consideração a idade gestacional e o plano de tratamento da paciente. De maneira geral, quando o diagnóstico acontece no 1º trimestre da gestação, a mastectomia e a cirurgia conservadora podem ser opções. Já no 2º e no 3º trimestres, a quimioterapia e a cirurgia podem ser utilizadas. A hormonioterapia e a utilização de anticorpos monoclonais devem ser evitadas durante a gestação e, consequentemente, postergadas para depois do parto.[9]

Conduta

Trata-se de uma situação clínica desafiadora, uma vez que o binômio mãe-filho deve ser levado em consideração no planejamento terapêutico.[3] Assim, a paciente iniciou o tratamento com quimioterapia neoadjuvante, apresentando resposta clínica completa em mama e axila, sendo possível a realização de cirurgia conservadora com biópsia do linfonodo sentinela, por marcação pela técnica de medicina nuclear, uma vez que o azul patente tem seu uso contraindicado durante a gestação. Foram, então, identificados três linfonodos captantes, com ausência de células neoplásicas. Após o parto, a paciente foi submetida à radioterapia adjuvante, uma vez que esse procedimento pode causar danos fetais tornando-se contraindicada em um primeiro momento, conforme acordado com seus médicos (mastologista, oncologista clínico e radioterapeuta).[9,10]

Pontos importantes

- É importante que a mulher realize um pré-concepcional adequado, informando ao seu médico sobre o histórico familiar de algumas patologias.[3,4,9]
- Durante o pré-natal, deve-se verificar se há queixas mamárias, avaliando-se as mamas durante o exame físico.[3,5,6]
- Quando uma paciente, em idade reprodutiva, procurar atendimento médico com queixa em mamas, com necessidade de pedir exames de imagem, é importante excluir uma gestação, pois alguns podem trazer danos ao concepto.[3,9]

Referências bibliográficas

1. Instituto Brasileiro de Geografia e Estatística. Estatísticas de câncer. Disponível em: https://www.inca.gov.br/numeros-de-cancer. Acesso em: 9 ago. 2020.
2. Maia MDL, Nunes CL, Rodrigues NCP, Antunes CA, Almeida EM, et al. Fatores associados ao câncer de mama gestacional: estudo caso-controle. Ciênc Saúde Coletiva [internet]. 2019 Junho; 24(6):2361-9. Disponível em: http://www.scielo.br/scielo.php?script=sci_arttext&pid=S1413-81232019000602361&lng=en. Acesso em: 6 ago. 2020.
3. Durrani S, Akbar S, Heena H. Breast Cancer During Pregnancy. Cureus. 2018 Jul; 10(7):e2941. Disponível em https://www.ncbi.nlm.nih.gov/pmc/articles/PMC6128597/#__ffn_sectitle. Acesso em: 7 ago. 2020.
4. Litton J. Câncer de mama gestacional: Epidemiologia e diagnóstico [publicação on-line]; 2019. Disponível em https://www.uptodate.com/contents/gestational-breast-cancer-epidemiology-and--diagnosis. Acesso em: 6 ago. 2020.
5. Federação Brasileira das Associações de Ginecologia e Obstetrícia [homepage na internet]. Disponível em: https://www.febrasgo.org.br/pt/noticias/item/478-nodulo-de-mama. Acesso em: 7 ago. 2020.
6. Pinto NAC, Fernandes RM, Oliveira VM de. Nódulos benignos da mama: uma revisão dos diagnósticos diferenciais e conduta. Rev Bras Ginecol Obstet [Internet]. abril de 2007; 29(4):211-9. Disponível em: http://www.scielo.br/scielo.php?script=sci_arttext&pid=S0100-72032007000400008&lng=en. Acesso em: 11 ago. 2020.
7. Instituto Brasileiro de Geografia e Estatística. Tipos de Câncer. Disponível em: https://www.inca.gov.br/numeros-de-cancer. Acesso em: 6 ago. 2020.
8. Instituto Brasileiro de Geografia e Estatística. Câncer de mama – versão para Profissionais de Saúde. Disponível em: https://www.inca.gov.br/tipos-de-cancer/cancer-de-mama/profissional-de-saude. Acesso em: 6 ago. 2020.
9. Ferreira LR, Spautz CC. Câncer de mama associado à gestação. FEMINA. 2016 ago; 42(4). Disponível em: http://files.bvs.br/upload/S/0100-7254/2014/v42n4/a4593.pdf. Acesso em: 5 ago. 2020.
10. Shachar SS., Gallagher K, McGuire K, Zagar TM, Faso A, Muss HB, et al. Multidisciplinary management of breast cancer during pregnancy. The Oncologista. 2017; 22(3):324-34. Disponível em: https://doi.org/10.1634/theoncologist.2016-0208. Acesso em: 30 ago. 2020.

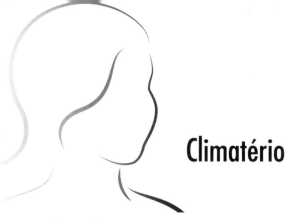

CASO 18

Climatério

Carolina Bubna
Jussara Raquel Mallmann
Luara Carneiro de Brito

- **Orientador:** Bruno Jagher Fogaça
- **Instituições:** Universidade Positivo (UP) e Faculdades Pequeno Príncipe (FPP)

 Caso clínico

M.A.F., sexo feminino, 49 anos, casada, G2P2A0. Comparece à consulta na unidade básica de saúde (UBS) devido à irregularidade no ciclo menstrual. Refere sudorese noturna, ondas de calor na face, no tórax superior e nos braços, irritabilidade e mudanças no estado de humor. Ao ser questionada, queixa-se de dispareunia e diminuição da libido. Nega doenças crônicas, é tabagista há 20 anos e nega etilismo, nega uso de medicamentos contínuos e alergias. Realiza caminhadas de 50 minutos 2 vezes por semana. Não faz uso de terapia de reposição hormonal. Menarca aos 11 anos com ciclos regulares e sexarca aos 16 anos. Data da última menstruação (DUM) há 4 meses. Vida sexual ativa, nega intercorrências nas gestações. Ao exame físico, encontra-se em regular estado geral, corada, hidratada, afebril, com pressão arterial (PA) de 120/80 mmHg, frequência cardíaca (FC) de 90 bpm, frequência respiratória (FR) 12 ipm, temperatura de 36,5°C, índice de massa corporal (IMC) de 18,4 kg/m². Ao exame cardiovascular, bulhas normofonéticas em 2 tempos sem presença de sopros. Exame do tórax e abdominal sem alterações. Exame de mamas sem alterações. Ao exame ginecológico: especular – presença de atrofia urogenital, com adelgaçamento da mucosa vaginal, perda da rugosidade, encurtamento da vagina, colo atrófico sem lesões visíveis; toque – colo posterior de consistência endurecida, superfície lisa e regular, sem dor à mobilização.

- **Hipóteses diagnósticas:** climatério, perimenopausa, hipertireoidismo, sangramento uterino anormal.

- **Exames complementares:**
  - Exames laboratoriais: FSH = 30 mUI/mL, estradiol = 25 pg/mL, TSH = 2,3 mUI/L. Triglicerídeos = 140, colesterol total = 150, HDL = 60, LDH = 90, glicemia de jejum = 90.
  - Mamografia: BI-RADS 1.
  - Colpocitologia oncológica: negativo para neoplasia.
  - Densitometria óssea: T-score de colo de fêmur e coluna lombar de 0,2.
  - Ultrassonografia transvaginal (USGTV): volume uterino com 135 cm³ e endométrio medindo 4 mm.

Questões para orientar a discussão

- Qual é o principal diagnóstico e os diagnósticos diferenciais possíveis no que se refere ao quadro da paciente?
- Quais as principais consequências para a saúde da mulher?
- Quais orientações comportamentais podem ser dadas?
- A paciente pode realizar terapia de reposição hormonal? Quais são as suas indicações e contraindicações?
- Qual a melhor conduta para o caso?

Discussão

O climatério corresponde ao período entre o final da vida reprodutiva da mulher e a senilidade, geralmente entre os 40 e os 65 anos.[2] É nessa fase que ocorre a menopausa, sendo seu diagnóstico definido por 12 meses consecutivos de amenorreia.[2] A falência ovariana reduz os níveis de estrogênio, progesterona e inibina, promovendo os sintomas clássicos dessa fase.[2] Pode-se observar que algumas das queixas da paciente, como as ondas de calor (fogachos), a redução da libido e a dispareunia condizem com o hipoestrogenismo característico do climatério. A diminuição dos níveis de estrogênio gera uma atrofia do epitélio urogenital, tornando a mucosa mais delgada, o que propicia os prolapsos genitais e as queixas de ressecamento vaginal e sintomas urinários como disúria e urgência miccional.[2,4]

Quando se analisa o caso de M.A.F., percebe-se que a idade e os sintomas são característicos do climatério, encaixando-se na principal hipótese diagnóstica: a perimenopausa. Porém, deve-se pensar também nos diagnósticos diferenciais para essa paciente. Em casos de dúvida, podem ser solicitados exames como FSH, estradiol e TSH para confirmação do diagnóstico e exclusão de patologias da tireoide, por exemplo. Na USGTV, é possível também fazer uma análise da medida do endométrio e, caso esta seja > 5 mm, deve-se prosseguir para investigação se a paciente já está há 1 ano sem menstruar (caracterizando a menopausa) por meio de histeroscopia, biópsia ou curetagem (quando em uso de terapia de reposição hormonal, medidas até 10 mm podem ser consideradas normais).[4] A paciente do caso clínico apresentou níveis normais de TSH e uma USGTV sem alterações, com endométrio < 5 mm, além de nível elevados de FSH e reduzido de estradiol, o que corrobora com o diagnóstico inicial (climatério, já que ainda não se pode caracterizar menopausa).

É interessante ressaltar que nessa fase há um importante aumento do risco cardiovascular na mulher, que passa a chamar muito a atenção; por isso, a dosagem dos lipídios séricos e da glicemia de jejum é imprescindível. Por esse risco, deve-se sempre pesquisar os hábitos de vida da paciente, como a frequência com que pratica atividades físicas, alimentação, consumo de álcool e tabaco.[4] No caso de M.A.F., é tabagista de longa data, fator que aumenta ainda mais o seu risco. Deve ser feita a orientação quanto aos malefícios do tabagismo, especialmente nessa fase da vida e oferecido todo o suporte e informação que possibilite à paciente parar de fumar.

O risco de neoplasias aumenta significativamente com o aumento da idade, motivo pelo qual é importante estar atento aos rastreios indicados em cada faixa etária. Dois exames indicados para essa paciente foram a mamografia e a colpocitologia oncótica. O primeiro é realizado a cada 2 anos entre 50 e 69 anos,[6] e o segundo é recomendado dos 25 aos 64 anos a cada 3 anos, depois de dois exames anuais negativos.[4]

Além desses rastreios, assim como foi realizado nessa paciente, a densitometria óssea é recomendada para mulheres no período de perimenopausa em locais nos quais o exame está disponível.[4] O ambiente hipoestrogênico contribui para a redução na atividade de osteoblastos e o aumento da atividade de osteoclastos, aumentando muito a incidência de osteoporose nessa faixa etária.[2] Valores de T-*Score* de 0 a −1 desvio-padrão são considerados normais, assim como aconteceu nesse caso clínico.

A terapia de reposição hormonal (TRH) é considerada um excelente tratamento para os sintomas típicos do climatério, porém não deve ser indicada sozinha, com recomendação adicional de mudanças no estilo de vida, atividade física e alimentação. As indicações para o uso da TRH na perimenopausa são: conservação do trofismo urogenital, redução dos sintomas vasomotores e prevenção da osteoporose em pacientes de risco. Contudo, é necessária a avaliação médica individual de cada paciente, levando em consideração todos os riscos e benefícios. Outro ponto fundamental consiste no tempo de início do tratamento, chamado de janela de oportunidade, com maior benefício cardiovascular se feito nos primeiros 5 anos pós-menopausa.[2,4] O risco de desenvolvimento de câncer de mama parece aumentar de modo significativo com o tempo de uso da TH, especialmente nos regimes combinados contínuos; a paciente deve sempre ser informada dos riscos.

São consideradas contraindicações absolutas para TRH: doença trombótica ou tromboembólica venosa atual, doença hepática descompensada e câncer de mama aguardando tratamento. Ainda, algumas contraindicações relativas: câncer de mama em parente de primeiro grau, câncer de endométrio, doença cardiovascular, calculose biliar, doença trombótica ou tromboembólica prévia ou fatores de risco elevado, lúpus e porfiria.[4]

Em razão dos efeitos do estrogênio, a via de administração deve ser avaliada em cada caso. O estrogênio via oral tem efeitos na cascata de coagulação, sendo consenso que essa via acarreta maior risco de doença tromboembólica venosa (DTEV). Por isso, em mulheres para as quais haja maior preocupação com o risco de DTEV, deve-se evitar a via oral e, caso indicada a TH, deve-se escolher a via transdérmica. A via oral também estimula a via renina-angiotensina-aldosterona, sendo a via indicada para mulheres hipertensas, melhorando o perfil do colesterol (aumenta HDL e diminui LDL), embora, em contrapartida, piore o nível de triglicerídeos. Doença hepática e diabetes melito são indicações de TH não oral. Desse modo, a melhor via de administração deve ser avaliada individualmente.[2,5]

Os esquemas de TH são separados em estrogênicos puros (indicados para mulheres histerectomizadas) e estroprogestagênicos, também conhecido como TH combinada (estrogênio + progesterona). Quando se escolhe um esquema de estrogênio puro, na maioria das vezes, o esteroide é administrado continuamente, sem intervalos, para evitar os sintomas climatéricos nos intervalos de pausa.[2]

Em contrapartida, o regime básico mensal da TH combinada (para pacientes com o útero preservado) consiste na administração de estrogênios isoladamente durante 3 semanas, com associação de um progestógeno durante a última semana (ou por 12 a 14 dias). Entretanto, muitos autores preferem a administração contínua do progestógeno para evitar a hemorragia cíclica. A adição da progesterona à terapia de reposição estrogênica tem por objetivo promover proteção endometrial.[2]

Conduta

Administrar etinilestradiol via oral (VO) na dose inicial de 0,02 g/dia, 3 semanas/mês + acetato de medroxiprogesterona, VO, contínuo, dose inicial de 2,5 mg/dia + medidas de tratamento não hormonal (exercício físico, dieta balanceada e cessar tabagismo).[2]

Pontos importantes

- Diagnóstico de climatério é essencialmente clínico.[3]
- Menopausa é definida por 12 meses consecutivos em amenorreia.[1]
- Lembrar-se de explorar muito bem os hábitos de vida da paciente e orientá-la quanto à redução do consumo de álcool e à cessação de tabagismo.[2]
- Atentar-se para os exames de rastreio indicados para cada paciente (no caso clínico descrito, foram realizadas mamografia, densitometria óssea e colpocitologia oncótica).[4]
- Os efeitos do hipoestrogenismo na atrofia das mucosas urogenitais provocam disúria, incontinência urinária, ressecamento vaginal e dispareunia.[2]
- O risco cardiovascular é mais alto nessa fase.[1]
- A decisão clínica de iniciar ou dar continuidade à TH deve levar sempre em consideração a peculiaridade de cada caso, em particular procurando-se individualizar o regime terapêutico a ser adotado.[2]
- Seguimento endometrial anual da paciente, por meio de biópsia endometrial ou USGTV por conta dos efeitos adversos da TH.[2]

Referências bibliográficas

1. Hoffman BL, Schorge JO, Schaffer JI, Halvorson LM, Bradshaw KD, Cunningham FG, et al. Ginecologia de Williams. 2. ed. Porto Alegre: Artmed; 2014.
2. Febrasgo. Manual de Orientação Climatério. 2010. Disponível em: https://www.febrasgo.org.br/images/arquivos/manuais/Manuais_Novos/Manual_Climaterio.pdf. Acesso em: 4 ago. 2020.
3. Bernardini MA, Petti MAN, Pistelli L, Massaguer AA, Motta ELA, Baracat EC. Introdução e Definições – Climatério, Perimenopausa e Menopausa. 2013. Disponível em: http://www.medicinanet.com.br/conteudos/artigos/1660/climaterio.htm. Acesso em: 3 ago. 2020.
4. Urbanetz AA. Ginecologia e obstetrícia: Febrasgo para o médico residente. Barueri: Manole; 2016.
5. Wender MCO, Pompei LM, Fernandes CE. Consenso Brasileiro de Terapêutica Hormonal da Menopausa. 2014. Disponível em: https://www.febrasgo.org.br/images/arquivos/manuais/Manuais_Novos/consenso_brasileiro_de_terapeutica_hormonal_da_menopausa_SOBRAC.pdf. Acesso em: 4 ago. 2020.
6. Instituto Nacional de Câncer. Ministério da Saúde. Recomendações para o rastreio do câncer de mama. Disponível em: https://www.inca.gov.br/noticias/confira-recomendacoes-do-ministerio-da-saude-para-o-rastreamento-do-cancer-de-mama#:~:text=A%20mamografia%20de%20rastreamento%20%E2%80%93%20exame,existe%20maior%20incerteza%20sobre%20benef%C3%ADcios. Acesso em: 25 set. 2020.

CASO 19

Distopia Genital

Aline Puzzi Romanini
Maria Carolina Marchioni da Silva
Solange Saguier Hildebrand

- **Orientadora:** Luiza Sviesk Sprung
- **Instituição:** Universidade Positivo (UP)

 Caso clínico

G.P.S, 70 anos, branca, casada (parceiro masculino). Queixa-se de sentir uma "bola na vagina" há 4 anos. Apresenta sensação de esvaziamento incompleto da bexiga, necessitando de redução manual para terminar a micção. Refere ressecamento vaginal e dispareunia superficial.

Relata menarca aos 12 anos de idade, sexarca aos 18 anos e menopausa aos 52 anos. Nega uso de terapia hormonal. Refere vida sexual ativa até 5 meses antes da consulta, interrompida pela piora do abaulamento e do ressecamento vaginal. Tem parceiro único (marido), refere prática vaginal e oral. G5PN5A0, sendo dois partos domiciliares, o último há 45 anos e no qual foi utilizado fórceps. Maior recém-nascido (RN) pesou 4.500 g.

Ao exame pélvico, vagina com sinais de hipotrofismo. À manobra de Valsalva, perceberam-se prolapso de parede vaginal anterior que ultrapassava o hímen em 1 cm, prolapso de parede posterior que atingia o hímen e prolapso uterino completo. Comprimento vaginal total de 9 cm. Os resultados da quantificação de prolapso de órgão pélvico (POP-Q) estão listados a seguir:

Aa +1	Ba +1	C +7
Gh 4	Pb 3	Tvl 9
Ap 0	Bp 0	D +9

Legenda: Aa: ponto A em parede vaginal anterior; Ba: ponto B em parede vaginal anterior; Ap: ponto A em parede vaginal posterior; Bp: ponto B em parede vaginal posterior; Tvl: Comprimento vaginal total; C: Colo uterino/cúpula vaginal; Pb: Corpo perineal; Gh: hiato vaginal; D: fórnice posterior.

- **Hipóteses diagnósticas:** distopia genital; síndrome geniturinária da menopausa; transtorno de dor genitopélvica/penetração.
- **Exames complementares:**
  - Ultrassonografia transvaginal (USGTV): útero em anteversoflexão, volume de 75 cm³; endométrio com espessura de 3 mm e homogêneo; ovários não visualizados. Ausência de líquido livre em fundo de saco posterior. Ausência de nodularidades, massas ou coleções.
  - Parcial de urina: sem alterações.
  - Urocultura: não houve desenvolvimento de colônias.

Questões para orientar a discussão

- Sobre as distopias genitais, quais são os sinais e sintomas que podem estar presentes?
- Quais os fatores de risco para distopias genitais?
- Quais os critérios diagnósticos para transtorno de dor genitopélvica/penetração?
- Quais condutas devem ser preconizadas diante desses diagnósticos?

Discussão

A distopia genital é definida como o descenso de órgãos pélvicos de sua posição anatômica, tendo como fatores de risco a multiparidade, partos vaginais, uso de fórceps, história de macrossomia fetal, história familiar, constipação crônica, levantamento de peso, idade avançada e obesidade.[1]

Quanto aos sinais e sintomas, podem estar presentes o abaulamento genital ou sensação de peso na região pélvica; sintomas urinários – incontinência urinária de esforço, intermitência, sensação de esvaziamento incompleto, retenção urinária e redução manual para iniciar ou terminar a micção –; sintomas intestinais – obstipação intestinal, sensação de esvaziamento incompleto, urgência e redução manual para auxiliar a defecação –; sintomas sexuais – dispareunia e secura vaginal. Podem ser citadas a dor pélvica e a dor na vagina, na bexiga e/ou no reto.[2,3]

O diagnóstico de prolapsos pélvicos é clínico, e a classificação mais utilizada refere-se à chamada POP-Q (*Pelvic-Organ Prolapse Quantification*). A partir disso, é classificado o estádio do prolapso. Considera-se estádio I quando o ponto mais distal do prolapso está a mais de 1 cm acima do hímen; estádio II quando este ponto está entre 1 cm acima e 1 cm abaixo; estádio III quando está a mais de 1 cm abaixo, contudo não há prolapso completo [comprimento vaginal total (CVT-2 cm)]; o estádio IV ocorre quando o prolapso completo está presente.[4]

Os prolapsos de órgãos pélvicos podem ser causas de transtornos sexuais dolorosos pertencentes ao grupo de disfunções sexuais. Esses transtornos compõem um diagnóstico de grande importância durante toda a vida sexual da mulher. Além dos prolapsos, condições que se estendem desde hiper-inervação local de origem genética e lubrificação inadequada até fatores psicológicos variados, podem ser etiologias de disfunções sexuais.[5]

A partir do Manual de Diagnóstico e Estatístico de Transtornos Mentais – 5ª edição (DSM-V), as disfunções sexuais dolorosas conhecidas por vaginismo e dispareunia passaram a compor a categoria diagnóstica do transtorno de dor genitopélvica/penetração. Nesse contexto, passam a ser critérios diagnósticos a presença de dificuldades persistentes ou recorrentes à penetração vaginal ou dor pélvica ou vulvovaginal intensa durante a relação sexual ou durante tentativas de penetração, seja por pênis, digital ou por objetos, estendendo-se, inclusive, para o exame pélvico especular. Além disso, há sentimentos intensos de medo e ansiedade acerca de dor pélvica ou vulvovaginal em antecipação, durante ou como resultado da penetração vaginal, assim como tensão da musculatura do assoalho pélvico durante a tentativa de penetração vaginal. Os sintomas devem estar presentes por, pelo menos, 6 meses.[6]

Para o estabelecimento do diagnóstico, deve-se considerar fatores relacionados à parceria sexual, à autoimagem corporal, a fatores culturais e religiosos. É fundamental, para a definição do quadro, descartar transtornos mentais, tal como estresse pós-traumático decorrente de violência sexual ou de outra ordem que possa resultar no quadro doloroso.[5]

A disfunção sexual pode trazer grandes consequências à esfera biopsicossocial da mulher. O medo de experienciar a dor durante a relação sexual pode levá-la ao evitamento dessa situação, adotando postura de defesa e ansiedade durante a penetração e o intercurso, contraindo, de forma involuntária, os músculos do assoalho pélvico, o que resulta em persistência da dor e exacerbação da hipertonia do assoalho pélvico.[5]

Conectada às disfunções sexuais, a síndrome geniturinária da menopausa (SGM) é um diagnóstico de grande impacto na qualidade de vida dessas pacientes.[7,8] A diminuição do trofismo e da lubrificação do trato genital feminino está diretamente relacionada aos baixos níveis de estradiol no organismo. O epitélio vaginal torna-se delgado, perde sua elasticidade e o tecido conjuntivo fica mais vulnerável à inflamação, proporcionando o surgimento de dispareunia ou hemorragia pós-coito.[9]

Sabe-se que a menopausa representa a principal causa de atrofia vaginal, mas qualquer mulher que apresente outra condição que reduza os níveis de estrógenos pode ter sinais e sintomas como os descritos, como em casos de insuficiência ovariana e exposição à radiação/quimioterapia.[9,10]

Conduta

Quanto às distopias genitais, para casos assintomáticos, adota-se uma conduta expectante, ao contrário de prolapsos sintomáticos ou significativos, em que se deve optar por uma conduta cirúrgica ou não cirúrgica. Quanto aos tratamentos não cirúrgicos, pode-se prescrever o uso de pessários e exercícios de assoalho pélvico. Já quanto aos cirúrgicos, é possível optar por uma abordagem obliterativa ou reconstrutiva.[3]

A paciente do caso apresenta distopias genitais sintomáticas: prolapso de parede anterior e posterior, ambos em estádio II e prolapso uterino em estádio IV. Diante disso, pode-se optar por uma abordagem cirúrgica. Por apresentar desejo de manter relações sexuais com penetração, opta-se por uma cirurgia reconstrutiva, como a histerectomia vaginal com encurtamento dos ligamentos uterossacros (culdoplastia à MacCall) e a correção das fáscias pubocervical e retovaginal, bem como a reconstrução do corpo perineal.[3]

A abordagem do transtorno de dor genitopélvica/penetração deve ser feita de forma multiprofissional, com foco no alívio da dor e no autoconhecimento da paciente sobre seu corpo. O tratamento medicamentoso pode ser realizado com analgésicos e, em alguns casos, antidepressivos, como tricíclicos ou inibidores seletivos da recaptação de serotonina.[5] Ainda, podem ser empregados cremes estrogênicos, hidratantes vaginais e tecnologias como *laser* e radiofrequência, assim como lubrificantes hidrossolúveis. Além disso, o tratamento fisioterapêutico tem grande papel no reestabelecimento da função dos músculos do assoalho pélvico, podendo-se incorporar a eletroterapia e o *biofeedback*.[5] A terapia cognitiva-comportamental também se associa a melhores resultados no tratamento, uma vez que ajuda na quebra do ciclo de dor-evasão, característica desse transtorno.

Quanto à SGM, a Organização Mundial da Saúde (OMS) recomenda, como primeira linha, os tratamentos não hormonais, como lubrificantes e hidratantes vaginais. Os lubrificantes devem ser usados antes da relação sexual para reduzir a fricção e a irritação local. Já os hidratantes devem ser aplicados semanalmente, proporcionando alívio em longo prazo. Para casos refratários, pode-se utilizar o estrogênio vaginal para melhorar o trofismo. A duração do tratamento deve ser individualizada, levando-se em consideração o grau da atrofia.[7]

Pontos importantes

- Os principais fatores de riscos para distopias genitais são os partos vaginais, a idade avançada e a obesidade. Podem manifestar-se como queixa de abaulamento vaginal, sintomas urinários, intestinais e/ou sexuais. Seu diagnóstico é clínico, sendo seu tratamento expectante ou cirúrgico.[1-3]
- O transtorno de dor genitopélvica/penetração, a partir do DSM-V, passa a englobar os conceitos de dispareunia e vaginismo como única entidade clínica. O tratamento deve ser feito por equipe multiprofissional, com foco em tratamentos medicamentosos e não medicamentosos, como fisioterapia pélvica e psicoterapia.[6]
- A SGM descreve sinais e sintomas genitais e sexuais decorrentes da diminuição do estrógeno e de outros esteroides sexuais após o período da menopausa. A primeira linha de tratamento para SGM é não hormonal. Casos refratários podem se beneficiar do uso de estrogênio vaginal.[7,8]

Referências bibliográficas

1. Vergeldt TFM, Weemhoff M, IntHout J, Kluivers KB. Risk factors for pelvic organ prolapse and its recurrence: a systematic review. Int Urogynecol J. 2015; 26(11):1559-73.
2. Petros P. Overview of pelvic floor function and dysfunction according to the integral theory. In: The female pelvic floor - function, dysfunction and manegement according to the integral theoryx. 2. ed. Berlin: Springer Medizin Verlag; 2007. p. 7-11.
3. Federação Brasileira das Associações de Ginecologia e Obstetrlcia (Febrasgo). Manual de Uroginecologia e Cirurgia Vaginal. Brasília/DF: Federação Brasileira das Associações de Ginecologia e Obstetrícia (Febrasgo); 2015.
4. Madhu C, Swift S, Moloney-Geany S, Drake MJ. How to use the Pelvic Organ Prolapse Quantification (POP-Q) system? Neurourol Urodynamics. 2018; 37:39-43.
5. Troncon JK, Pandochi HA da S, Lara LA. Abordagem da dor gênito-pélvica/penetração. Rev Bras Sex Humana. 2017; 28(2):69-74.
6. American Psychiatric Association. Manual Diagnóstico DSM-5. Porto Alegre: Artmed; 2014. p. 437-40.
7. Gandhi J, Chen A, Dagur G, Suh Y, Smith N, Cali B, et al. Genitourinary syndrome of menopause: an overview of clinical manifestations, pathophysiology, etiology, evaluation, and management. Am J Gynecol. 2016; 215(6):704-11.
8. Naumova I, Branco C. Current treatment opcional for postmenopausal vaginal atrophy. Int J Women's Heal. 2018; 10:387-95.
9. Castelo-Branco C, Cancelo MJ, Villero J, Nohales F, Juliá MD. Managementet os post-menopausal vaginal atrophy and atrophic vaginits. Maturitas. 2005; 52(1):46-52.
10. Federação Brasileira de Associações de Ginecologia e Obstetrícia (Febrasgo). Manual de Orientação Climatério. Brasília/DF: Federação Brasileira das Associações de Ginecologia e Obstetrícia (Febrasgo); 2010.

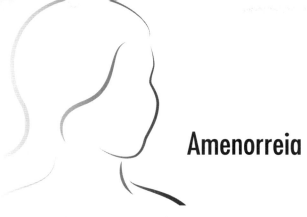

CASO 20

Amenorreia

Amanda Cristina Custodio Tavares
Gabriela Vidal Ribeiro
Luiza de Almeida Barbosa

- **Orientadora:** Camile Gomes Teles
- **Instituição:** Universidade Nove de Julho (Uninove)

 Caso clínico

F.Q.A., do sexo feminino, 15 anos, parda, solteira, estudante, residente de São Paulo e de nível socioeconômico baixo. A paciente comparece à consulta em Unidade Básica de Saúde, acompanhada pela mãe, referindo ausência de ciclos menstruais e ausência do desenvolvimento dos seios. A paciente também refere que não consegue sentir cheiro das coisas (relatado pela mãe) e desde os 5 anos utiliza próteses auditivas bilaterais. Afirma não ser portadora de outras doenças crônicas e nega uso de medicações diárias. Todas as vacinas atualizadas. Ainda não iniciou atividade sexual. Antecedentes familiares: mãe menarca aos 12 anos; avós paternos apresentam hipertensão arterial crônica.

- Exame físico:
  - Ectoscopia: bom estado geral (BEG), normocorada, acianótica, anictérica, afebril. Peso 58 kg p(50); altura: 1,58 cm p(50).
  - Avaliação cardiovascular: Ausculta cardíaca – bulhas normofonéticas (BNF), ritmos regulares, ausência de sopros. Pulsos radiais: ritmo regular, cheios, simétricos, 84 bpm.
  - Avaliação respiratória: murmúrios vesicular presente e difusamente distribuído; ausência de ruídos adversos. Frequência respiratória (FR): 18 irpm.
  - Avaliação gastrointestinal: abdome RHA presente, difusamente. Abdome plano e flácido, sendo ausente alteração de temperatura nos quadrantes. Ausência de dor (as palpações superficiais e profundas) e de massas palpáveis.

- Avaliação endócrina: palpação tireoidiana sem nódulos ou hiperplasia.
- Avaliação neurológica: Glasgow 15, pupilas isocóricas e fotorreagente. Anosmia ao teste olfatório realizado com café.
- Avaliação ginecológica: mamas com presença de brotos mamários Tanner M2. Presença de pelos escuros e espessos na sínfise púbica Tanner P3. Vulva sem alterações.

- **Hipóteses diagnósticas:** amenorreia primária (hipogonadismo hipogonadotrófico – HHI), surdez neurossensorial, atraso no desenvolvimento puberal e síndrome de Kallmann.
- **Exames complementares:**
  - Ultrassonografia pélvica: volume uterino 3,9 cm³ e ovário esquerdo 1,40 m³.
  - Ultrassonografia abdominal: rins em ferradura.
  - TSH: 1,19 mUI/L.
    - Valor de referência TSH: 0,4 a 4,5 mUI/L; T4 livre: 0,84 mUI/L.
    - Valor de referência T4 livre: 0,7 a 1,8 ng/dL; FSH: 0,84 mUI/L.
    - Valor de referência do FSH: 3 a 20 mUI/mL; estradiol: 18 pg/mL.
    - Valor de referência estradiol 40 a 400 pg/mL; prolactina: 3,27 ng/mL.
    - Valor de referência: 2,83 a 25 ng/mL; Cariótipo: 46, XX.
  - Idade óssea: 15 anos.

O médico solicita ressonância magnética cerebral, teste LHRH e o estudo genético.

No retorno, são avaliados os exames:
- Ressonância magnética (RNM): fóvea etmoidal hipoplásica, não sendo identificados os bulbos olfativos.
- Teste LHRH: negativo.
- Estudo genético: mutação do gene *KAL1*.

Questões para orientar a discussão
- Quais as justificativas para anosmia e atraso do desenvolvimento puberal?
- O que justifica a hipoplasia no bulbo olfatório?
- Existe algum padrão genético envolvido nesse caso clínico? Se houver, qual é ele?
- Qual o objetivo da conduta terapêutica nesse caso?

Discussão

A síndrome de Kallmann foi descrita em 1856 por Maestre de San Juan e, em 1944, descrita como condição hereditária por Franz Josef Kallmann. Caracteriza-se pela presença de amenorreia primária, atraso do desenvolvimento puberal, HHI e anosmia ou hiposmia.[3]

A prevalência da síndrome de Kallmann é estimada entre 1:10.000 e 1:80.000 nos homens e cerca de 1:50.000 nas mulheres.[1]

Para a suspeita de HHI, deve-se considerar critérios de atraso puberal sem patologia endócrina subjacente: em meninos, volume testicular menor que 4 mL aos 14 anos; e, em meninas, ausência de telarca até os 13 anos, amenorreia primária aos 15 anos.[2]

A principal queixa da paciente do caso clínico é o atraso puberal, confirmado pelo estadiamento de Tanner, o qual confere M2 e P3 e nos exames complementares foram encontrados níveis baixos de FSH, estradiol e LH. Encontrou-se também uma ausência de desenvolvimento (padrões pré-puberais) do útero e dos ovários na ultrassonografia púbica. Esse fato ocorre em decorrência de um defeito na produção ou na secreção hipotalâmica do hormônio liberador das gonadotrofinas (GnRH) ou pela resistência hipofisária à sua ação.[1]

Os portadores dessa síndrome também podem apresentar outras malformações, como fenda palatina, palato em ogiva, agenesia renal uni ou bilateral, sincinesia bimanual, perda auditiva neurossensorial, daltonismo, pé cavo, déficit de aprendizagem e rim em ferradura. A utilização de próteses auditivas bilaterais na paciente confirma um critério de perda auditiva neurossensorial que ocorre na síndrome.[3]

A origem embriológica das células produtoras de GnRH é da mesma derivação das células que dão origem ao bulbo olfatório, como elas estão ausentes, além da deficiência hormonal, as pacientes apresentarão anosmia. Por meio da RNM será constatado a ausência dos bulbos olfatórios, como apresentado pela paciente do caso.[2]

Essa síndrome pode apresentar-se em vários padrões: síndrome de Kallmann ligada ao X, autossômica dominante, autossômica recessiva, sendo as mutações mais frequentes encontradas nos genes *KAL-1* (também denominado *ANOS1*), *CHD7*, *FGF8*, *FGFR1*, *PROK2* ou *PROKR2*. Nessa paciente, a presença de mutação no gene *KAL1* confirma a hipótese diagnóstica principal.[3]

Posto isso, para o diagnóstico da síndrome é importante uma associação entre fenótipo e genótipo. Laboratorialmente, ocorrem baixos níveis de esteroides sexuais e gonadotrofinas normais ou baixas. Em mulheres, a dosagem do estradiol sérico pode ser normal ou baixa, motivo pelo qual a amenorreia é um dado mais confiável que essa dosagem no diagnóstico do HHI. Já a ausência ou redução da resposta das gonadotrofinas ao teste com GnRH confirma o diagnóstico.[3]

Conduta

Tendo em conta que a maioria dos indivíduos com síndrome de Kallmann não apresenta desenvolvimento pubertário adequado, a conduta terapêutica – a qual também foi aplicada na paciente do caso mostrado – é baseada na reposição de esteroides sexuais, visando inicialmente ao desenvolvimento puberal e ósseo com a utilização de estrogênios isolados por 6 meses, período no qual se observarão tanto o desenvolvimento mamário quanto das dimensões uterinas (sobretudo do corpo uterino). Depois de alcançado esse desenvolvimento, utiliza-se a associação intermitente de progestagênio para que seja estabelecida a mensuração, mensalmente.[2]

Pontos importantes

- A síndrome de Kallmann é caracterizada pela associação de HHI associado a alterações olfatórias, como hiposmia ou anosmia.[3]
- Alterações clínicas na infância, como criptorquidia e anosmia, assim como atraso puberal, são sinais de alerta para investigação e diagnóstico de hipogonadismo e síndrome de Kallmann.[1]

- A anosmia está relacionada à deficiência de GnRH, a qual é causada por um defeito na migração dos neurônios que produzem a GnRH e dos que formam os nervos olfativos.[2]
- Os portadores de síndrome de Kallmann podem ter outras malformações associadas.[2]
- As mutações mais frequentes ocorrem nos seguintes genes: *KAL-1* (também denominado *ANOS1*), *CHD7*, *FGF8*, *FGFR1*, *PROK2* ou *PROKR2*.[3]
- Laboratorialmente, ocorrem baixos níveis de esteroides sexuais e gonadotrofinas normais ou baixas.[3]
- A conduta terapêutica visa à reposição de esteroides sexuais para o desenvolvimento puberal.[2]

Referências bibliográficas

1. Navarro NF, Sukster E, Feijó RB. Síndrome de Kallmann: relato de caso na adolescência. Residência Pediátrica. 2019; 9(2):173-5.
2. Martins S, Ribeiro L, Cardoso H, Oliveira MJ, Borges T. Síndrome de Kallmann... será possível um diagnóstico mais precoce? Portugal: Revista Portuguesa de Endocrinologia, Diabetes e Metabolismo. 2012; 18-22.
3. Ribeiro RS, Abucham J. Síndrome de Kallmann: uma revisão histórica, clínica e molecular. Arq Bras Endrocrinol Metab. 2008; 52/1.
4. Urbanetz AA. Ginecologia e Obstetrícia: Febrasgo para o médico residente. Barueri: Manole; 2016.

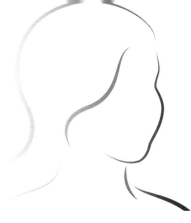

CASO 21

Incontinência Urinária

Augusto Cardoso da Costa de Souza
Luana Jaçanã Resende dos Santos Tavares
Rayllane Barbosa Gomes

- **Orientador:** Aljerry Dias do Rêgo
- **Instituição:** Universidade Federal do Amapá (Unifap)

 Caso clínico

M.R.L, 62 anos, viúva, doméstica, procurou ambulatório de ginecologia com queixa de perda eventual de urina durante a atividade física que pratica regularmente 3 vezes por semana. Informou que o sintoma iniciou há 3 anos e que é acompanhado de urgência miccional importante durante o dia e também que acorda 3 a 4 vezes por noite para urinar. Alegou que, como os sintomas passaram a acontecer com maior frequência nos últimos 6 meses, ela revolveu procurar ajuda médica. A perda urinária tornou-se frequente, tornando-se necessário o uso de absorvente durante a atividade física.

História pregressa: menopausa aos 48 anos, fez uso reposição hormonal por 2 anos. G3PN1C2A0. É hipertensa e faz controle com o uso de betabloqueador (atenolol) 50 mg/dia. Antecedentes cirúrgicos: duas cesarianas e laqueadura aos 35 anos de idade. Negou etilismo, tabagismo e o uso de outras drogas. Nega quedas e traumas, informou que estudou até a 4ª série e morava na casa da filha mais velha com os dois netos. Pressão arterial (PA): 140/110 mmHg; frequência cardíaca (FC): 60 bpm; frequência respiratória (FR): 20 mrpm. Peso: 64 kg; altura: 1,56 m, índice de massa corporal (IMC) de 26,3 kg/m². Bom estado geral (BEG) e nutricional, anictérica, acianótica, afebril, normocorada e eupneia. Ativa, lúcida e orientada no tempo e no espaço; pupilas isocóricas e fotorreagentes; miniexame do estado mental (MEEM): 20. Força muscular grau 3 distalmente em membros superiores (MMSS) e membros inferiores (MMII); reflexos tendíneos e reflexo clitoridiano-anal preservados. Sensibilidade, coordenação, equilíbrio e marcha sem alterações. Sensibilidade perineal preservada. Tórax de conformação normal sem lesões cutâneas, ausência de cicatrizes e retrações ou abaulamentos. Expansibilidade preservada. Frêmito toracovocal normal. Som claro pulmonar à percussão. Murmúrio vesicular presente e sem ruídos adventícios. Normocárdica. *Ictus cordis* não palpável. Bulhas normofonéticas em 2 tempos, ritmo cardíaco regular, ausência de sopros ou desdobramentos. Abdome flácido, sem manchas ou lesões evidentes; cicatriz umbilical sem protrusão; cicatriz de incisão de Pfannenstiel presente. Ausência de hérnias, abaulamentos, diástase e de circulação colateral visível. Realizada percussão em todos os quadrantes; sem alterações. Ruídos hidroaéreos presentes. Bexiga não palpável. Espaço de Traube livre; flácido, indolor a palpação; ausência de visceromegalias. Períneo integro, ausência de prolapso genital, de cicatrizes de episiotomia e malformações genitais. Função perineal débil à inspeção e presente à palpação (avaliação funcional do assoalho pélvico – AFA 2). Paciente encontrava-se com bexiga confortavelmente cheia e não foi observada perda de urina à manobra de Valsalva em litotomia e ortostase. Presença de moderada atrofia urogenital.

- **Hipóteses diagnósticas:** incontinência urinária mista; infecção urinária; bexiga neurogênica.
- **Exames complementares:**
    - Exames laboratoriais: hemograma: Hb 12 mg/dL; Ht 38%; VCM 85f L; HCM28 pg; CHCM 32 g/dL; RDW 14%. leucograma (/mm³): leucócitos 7.400; neutrófilos bastão 360; neutrófilos segmentados 4.500; linfócitos 2.500; monócitos 300; eosinófilos 200. Plaquetas: 280.000/mm³. Glicemia em jejum: 98 mg/dL. Exame de urina: reação (pH) 6,0; densidade de 1.020; cor amarelo-claro; odor *sui generis*; aspecto ligeiramente turvo; sedimento frequente. Exame químico: proteína, glicose, corpos cetônicos, hemoglobina, urobilinogênio, bilirrubina e esterase leucocitária ausentes; nitrito negativo. Sedimentoscopia: células epiteliais descamativas raras; piócito: 05/campo; hemácia, levedura, cilindro, cristal, microbiota bacteriana e filamento de muco ausentes. Urocultura: sem crescimento bacteriano.
    - **Resultado do teste urodinâmico:** incontinência urinária de esforço (VLPP = 78 cmH$_2$O) + contração não inibida do detrusor + exame interrompido por forte desejo miccional com infusão de 270 mL de soro fisiológico.

Questões para orientar a discussão

- Quais as principais formas de incontinência urinária?
- Quais os principais fatores de risco para a incontinência urinária?
- Qual a importância do exame físico e dos exames complementares no diagnóstico da doença?
- Qual a função do estudo urodinâmico na detecção da incontinência urinária?
- Com base no quadro clínico e no estudo urodinâmico, qual é o diagnóstico?

Discussão

Na população feminina, os três principais tipos de incontinência urinária (IU) – definida como a queixa de perda involuntária de urina – são:
- Incontinência urinária de esforço (IUE): quando a perda de urina é decorrente de algum esforço físico.

- Incontinência urinária de urgência (IUU): que corresponde à perda de urina associada à urgência miccional.
- Incontinência urinária mista (IUM): quando a perda de urina está associada à urgência e aos esforços,[1,2] sintomas esses que a paciente relatou durante a anamnese somados a noctúria.

Deve-se lembrar ainda que a IUE é a principal causa de IU feminina[2] e ocorre quando a pressão intravesical supera a pressão que o mecanismo de fechamento uretral é capaz de suportar.[3] E a síndrome da bexiga hiperativa (SBH) é a segunda maior causa de IU na mulher, sendo caracterizada pela presença de urgência miccional, que pode ser acompanhada por noctúria e aumento da frequência urinária, com ou sem IUU e ausência de infecção urinária ou outras patologias.[2]

Vale ressaltar que a paciente se encontra no grupo etário com a maior prevalência de IU, já que mais de 50% dos casos ocorrem em idosas,[3] que sofrem alterações no metabolismo do colágeno e do sistema musculoesquelético causadas pela deficiência de estrógeno e pelo envelhecimento, promovendo a redução da espessura do epitélio uretral, o endurecimento do tecido conjuntivo periuretral, a diminuição do plexo vascular submucoso e a redução do tônus da musculatura, fatores que prejudicam os mecanismos de continência.[2]

Somadas às alterações relacionadas com o envelhecimento natural do assoalho pélvico na pós-menopausa, outras condições clínicas, relatadas no caso, como sobrepeso, doença crônica, cirurgias ginecológicas prévias, número de gestações e partos, podem corroborar para a IU.[1]

É importante lembrar ainda que obesidade, tabagismo, atrofia genital, infecção urinária,[1] constipação intestinal, estresse ocupacional,[3] consumo de cafeína, vaginite atrófica, ação medicamentosa, imobilidade, entre outros, são outros fatores de risco, considerados transitórios e reversíveis.[1]

Somente após uma anamnese adequada, exame físico e neurológico detalhados, alterações neurológicas, infecções, corpo estranho, prolapso de órgãos pélvicos e tumores pélvicos podem ser descartados.

Os exames complementares [exame de urina (EAS), urocultura e glicemia de jejum] auxiliaram no diagnóstico, descartando infecções do trato urinário, diabetes melito e alterações neurológicas.

O estudo urodinâmico permite o registro das pressões vesical, abdominal e uretral durante o enchimento e o esvaziamento da bexiga, chegando ao esforço necessário para que ocorra a perda urinária.[2] O VLPP (*Valsalva leak point pressure*) corresponde à menor pressão abdominal que leva à perda urinária na ausência de contração do músculo detrusor. Com base nesses resultados, a IUE pode ser classificada em hipermobilidade do colo vesical e/ou deficiência esfincteriana intrínseca.[1]

A hipermobilidade do colo vesical ocorre por alterações no mecanismo uretral extrínseco, secundariamente à mudança de posição do colo vesical e da uretra proximal. O diagnóstico da hipermobilidade é presuntivo no exame clínico e na avaliação urodinâmica, quando os valores de pressão da perda de urina são superiores a 90 cmH$_2$O.[1,3]

A deficiência esfincteriana intrínseca refere-se à inabilidade ou falência dos mecanismos esfincterianos, os responsáveis pelos níveis pressóricos na bexiga e na uretra proximal serem semelhantes, podendo ainda coexistir alterações das estruturas anatômicas de suporte uretral. Clinicamente, caracteriza-se por perdas com mínimos esforços, e pode ser diagnosticada quando a pressão de perda for inferior a 60 cmH$_2$O no estudo urodinâmico.[1,3]

O valor do resultado do VLPP da paciente foi 78 cmH$_2$O e indicou envolvimento esfincteriano e hipermobilidade do colo vesical/hiperatividade do detrusor.[2] Esse resultado, aliado ao exame físico e à anamnese, contribuiu para classificar a IU da paciente como IUM.

Conduta

O tratamento da IU consistiu na melhora dos sintomas e da qualidade de vida da paciente. Dessa maneira, optou-se inicialmente pela modificação no seu estilo de vida e pela realização de exercícios pélvicos para a reabilitação do assoalho (exercícios de Kegel), conduta considerada de primeira linha.[4]

Os exercícios de Kegel consistem em contrações controladas e sustentadas dos músculos do assoalho pélvico.[4] O domínio das contrações voluntárias da musculatura do assoalho ajuda a reduzir a perda de urina e a inibir as contrações do detrusor.[2] Outras opções de manejo fisioterapêutico são a eletroestimulação perineal e os cones vaginais, cujo peso sob a musculatura perineal induz a sua contração a fim de retê-lo na vagina.[3] É essencial que a paciente realize os exercícios de maneira correta sob a orientação de profissional capacitado, regularmente e durante o tempo necessário.[2]

As estratégias indicadas para a mudança comportamental foram controlar a ingestão de líquidos e cruzar as pernas quando se sentar e durante os períodos de aumento da pressão intra-abdominal.[2,3] A paciente estava com sobrepeso e aconselhou-se a redução de peso, além de redução do consumo de bebidas carbonadas, cafeinadas, e de alimentos ácidos e condimentados.[4] Também se poderia sugerir o treinamento vesical, que se refere à micção programada, em que se deve solicitar à paciente o esvaziamento da bexiga ao acordar e em intervalos programados durante o dia.[4] Caso ela sinta urgência de urinar durante esse intervalo, ela pode fazer exercícios matemáticos de forma mental, respirar profundamente ou usar outros mecanismos de distração.[2,3]

A segunda linha de tratamento seria com medicações anticolinérgicas, que promovem redução da amplitude das contrações e consequente aumento da capacidade funcional e do volume vesical, desacelerando as contrações do detrusor, além de agonistas beta-3-adrenérgicos, que promovem o relaxamento da musculatura detrusora, reduzindo a frequência e os episódios de IU.

Por fim, a terceira linha de tratamento seria a aplicação de toxina botulínica, que bloqueia seletivamente a ação do sistema parassimpático nas áreas do detrusor nas quais foi aplicada, e a terapia da eletroestimulação, que inibe o detrusor por um estímulo elétrico vaginal ou retal com a grande vantagem de baixos efeitos colaterais.[5]

Pontos importantes

- A IU é definida como a perda involuntária de urina que afeta negativamente a qualidade de vida da população feminina.[1,3]
- A IUM ocorre quando a pressão intravesical supera a pressão que o mecanismo de fechamento uretral é capaz de suportar associada a uma hiperatividade do detrusor.[2,3]
- Exames complementares e estudo urodinâmico auxiliam no diagnóstico e na escolha do tratamento.[4]
- O tratamento da IU consiste na melhora dos sintomas e da qualidade de vida da paciente.[1,3,4]
- No tratamento da IUM, é importante reduzir a perda urinária e os sintomas de bexiga hiperativa.[2,4,5]

Referências bibliográficas

1. Ramos JGL, Oliveira FR de, Schmidt AP, Picoloto ASB. Propedêutica da incontinência urinária feminina. In: Rotinas em ginecologia. Porto Alegre: Artmed; 2017.
2. Menefee AS, Nygaard I. Distúrbios do sistema urinário inferior. In: Berek e Novak: tratado de ginecologia. 15. ed. Rio de Janeiro: Guanabara Koogan; 2014.
3. Gomes LP, Arazawa LRF, Haddad JM. Incontinência urinária feminina. In: Baraca EC, Zugalb M, Soares Júnior JM, Francisco RPV, Martins M de A, Carrilho FJ, et al. (eds.). Clínica médica. v. 1. 2. ed. Barueri: Manole; 2016.
4. Ramos JGL, Picoloto ASB, Schmidt AP. Tratamento da incontinência urinária feminina. In: Rotinas em ginecologia. 6. ed. Porto Alegre: Artmed; 2017.
5. Baracat EC, Tomaz G, Lima CP, Lopes GP, Arkader J, Benzecry RM. Uroginecologia e cirurgia vaginal [Internet]. Brasília: Febrasgo; 2012.

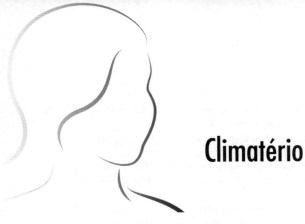

CASO 22

Climatério

João Pedro Botelho de Mont'Alverne
Lauana Gomes
Lysya Gabriela Andrade Nascimento

- **Orientador:** Aljerry Dias do Rêgo
- **Instituição:** Universidade Federal do Amapá (Unifap)

 Caso clínico

P.G.N., 48 anos, manicure, casada, chega ao ambulatório de ginecologia queixando-se de "menstruação atrasada". A paciente relata alterações dos ciclos menstruais iniciadas há 6 meses, com ciclos de 2 semanas de duração no início e ausência do fenômeno menstrual nos últimos 2 meses. Além disso, alega episódios de sudorese noturna há 1 ano, que impede a boa qualidade do sono, além de intensa irritabilidade. Mãe hipertensa, nega outras comorbidades familiares. Relata menarca aos 12 anos e sexarca aos 17, com único parceiro durante a vida. Faz uso regular de método de barreira (preservativo), realizou último exame preventivo do câncer de colo uterino (PCCU) há 5 anos e nunca realizou mamografia. G2P2(N2)A0, com gravidezes sem intercorrências e partos a termo. Paciente sedentária, nega tabagismo ou outras drogas ilícitas, mas faz uso social de álcool. No interrogatório sintomatológico, refere queda capilar, mastalgia e perda de libido. Ao exame, bom estado geral, anictérica, afebril, acianótica e hidratada. Pressão arterial (PA): 120/80 mmHg, frequência cardíaca (FC): 70 bpm, frequência respiratória (FR): 15 irpm, índice de massa corporal (IMC): 32,5 kg/m². Bulhas cardíacas normofonéticas (BCNF), ritmo cardíaco regular (RCR) em 2 tempos, sem sopros. Murmúrio vesicular (MV) positivo bilateralmente, sem ruídos adventícios (RA). Parênquima mamário sensível à palpação. Períneo íntegro. Ao exame especular, constatou-se parede vaginal trófica e íntegra. Colo uterino trófico, centralizado sem sangramento ativo. Teste de Schiller negativo. Solicitados exames laboratoriais, Papanicolaou, sangue oculto nas fezes, mamografia, ultrassonografia (USG) pélvica e beta-hCG.

- **Hipóteses diagnósticas:** climatério, gravidez e síndrome dos ovários policísticos.
- **Exames complementares:**
  - Papanicolaou: negativo para lesão intraepitelial ou malignidade. Inflamação.
  - Pesquisa de sangue oculto nas fezes: negativo.
  - Mamografia: BI-RADS 1.
  - Ultrassonografia pélvica: aspecto ecográfico normal.
  - Beta-hCG qualitativo: negativo.
  - Exames laboratoriais: Hb: 14 g/dL, Ht: 40%, leucograma: 7.200/mm^3, segmentados: 67%, linfócitos: 30%, plaquetas: 210.000/mm^3, TGO: 24 UI/L, TGP: 36 UI/L, colesterol total: 154 mg/dL, HDL: 73 mg/dL, glicemia de jejum: 145 mg/dL, TSH: 2,5 mUI/L, EAS: sem alterações, FSH: 30 UI/L, LH: 12,5 UI/L.

Questões para orientar a discussão

- O que é climatério e como ocorre seu processo fisiológico?
- Quais são os principais sinais e sintomas e como diagnosticar o climatério?
- Quais os possíveis diagnósticos diferenciais na pesquisa de climatério?
- Qual a conduta recomendada em uma primeira consulta climatérica?

Discussão

Segundo a Organização Mundial da Saúde (OMS), o climatério é definido como uma fase biológica da vida, e não um processo patológico, que compreende a transição entre o período reprodutivo e o não reprodutivo da vida da mulher.[1] O climatério abriga o período de perimenopausa, de menopausa e parte do período de pós-menopausa, concluindo na senilidade, aos 65 anos.[2]

O processo fisiológico do climatério se baseia na falha ovariana, o que resulta na ocorrência de alterações hormonais. Os folículos ovarianos sofrem um processo constante de atresia durante a vida da mulher, o que promove uma diminuição do volume dos ovários ao final da vida reprodutiva. A quantidade de receptores para gonadotrofinas nos folículos atrésicos é menor; assim, os níveis de FSH não conseguem estimular uma produção significativa de estrogênios, fazendo os níveis desse hormônio diminuírem e, por *feedback*, os níveis de FSH se tornam ainda maiores, considerado o primeiro fator detectável.[3]

Com a deficiência do nível de estradiol, em alguns meses não ocorre o pico ovulatório de LH. Assim, aumenta o número de ciclos irregulares e anovulatórios progressivamente. Além disso, devido ao menor número de folículos ovarianos, há diminuição progressiva dos níveis de inibina A e de inibina B, responsáveis pela regulação da secreção de gonadotrofinas.[3]

Em virtude das alterações hormonais, durante a perimenopausa, 90% das mulheres queixam-se de sangramentos uterinos irregulares, ciclos anovulatórios, ciclos com sangramentos frequentes seguidos de diminuição do fluxo, evoluindo para amenorreia, como na paciente em questão[3] – se perdurar por 12 meses, configura-se como menopausa.[1]

O hipoestrogenismo causa um desequilíbrio entre norepinefrina e dopamina, provocando sintomas vasomotores, como os fogachos. O hipoestrogenismo também resulta em atrofia da uretra e do trígono vesical, provocando queixas frequentes de incontinência urinária, urgência, disúria, noctúria e polaciúria. Somado a isso, ocorrem redução da lubrificação vaginal, irritação e prurido vulvar, e dispareunia.[3]

Outro ponto relevante refere-se à diminuição do ácido hialurônico e da produção de colágeno no climatério, causando o aparecimento de manchas de hiperpigmentação e de rugas pela menor hidratação do tecido.[4] As mulheres podem apresentar outros sintomas, como mastalgia, ganho de peso e cefaleias.[2]

As alterações de humor no climatério são resultado da influência da variação hormonal sobre o sistema nervoso central.[4] Fatores psicossociais podem contribuir para oscilações de humor e de cognição da mulher nesse período. É importante destacar também que alguns fatores podem acelerar o início do climatério, como o tabagismo, a longa jornada de trabalho e a rotina estressante, a nuliparidade e a nutrição deficiente.[3]

Para definir o diagnóstico, é importante avaliar a presença de endometriose, de miomas, de adenomiose, de síndrome dos ovários policísticos e/ou uso de contraceptivos hormonais. Além disso, pesquisar a possiblidade de gravidez. Já nas alterações urogenitais, deve ser investigada a possível presença de infecções sexualmente transmissíveis (IST), infecção urinária, de irritações causadas por tampões ou uso de dispositivos contraceptivos.[4] É muito importante também, durante a avaliação psiquiátrica, não confundir as alterações de humor com depressão e ansiedade.[3]

A propedêutica da primeira consulta climatérica deve iniciar com a investigação dos sintomas da síndrome climatérica (sintomas vasomotores, irregularidade menstrual, sintomas urogenitais, disfunção sexual e alterações de humor), seguida de um exame físico geral, porém acentuado na parte mamária e genital.[1]

Após a avaliação clínica, faz-se uso dos exames complementares. São quatro etapas essenciais nesse quesito: avaliação laboratorial, devendo conter hemograma, TSH, glicemia, colesterol total e HDL, TGO, TGP, sumário de urina (e urocultura) e pesquisa de sangue oculto nas fezes (PSO); mamografia, especificamente para pacientes acima de 50 anos, além de ser importante fator de decisão terapêutica, uma vez que câncer de mama é contraindicação para uso de progestágenos e estrógenos; exame preventivo do colo do útero (PCCU), respeitando-se as orientações de rastreamento de câncer de colo uterino; USG transvaginal, indicada principalmente para queixas de irregularidade menstrual (como do quadro em questão), auxiliando na investigação de câncer de endométrio e câncer de ovário. A dosagem das gonadotrofinas não é necessária para diagnóstico, mas pode ser solicitada com o intuito de afastar possibilidade futura de gravidez.[1]

Conduta

Na consulta clínica inicial, foram realizados anamnese e exame físico, além da solicitação de exames complementares. Após a verificação dos resultados e a exclusão de outras comorbidades, foi confirmado o diagnóstico de climatério na paciente. A abordagem terapêutica com os métodos que podem ser usados para a paciente em questão está detalhada no Quadro 1.

Quadro 1. Abordagem terapêutica do climatério

Método	Plano	Comentários
Não farmacológico	Abordagens quanto a alimentação, atividade física e qualidade do sono. Sobre as queixas, têm-se: fogachos – uso de roupas leves, não fumar e beber bastante água; sono – criação de uma rotina saudável e assegurar um ambiente confortável	
Fitoterápicos	Recomenda-se a isoflavona da soja (50 a 180 mg/dia, de 12 em 12 horas), pela função estrogênio-símile e melhora no perfil lipídico	A função estrogênio-símile se dá pela metabolização em equol por bactérias intestinais
Terapia não hormonal	As medicações de primeira escolha são os antidepressivos ISRS (paroxetina, escitalopram, citalopram e sertralina) ou IRSN (venlafaxina e desvenlafaxina)	Tiveram eficácia em estudos duplo-cego, mas não apresentam mecanismo de ação conhecido
Terapia hormonal (TH)	A principal indicação da TH é o tratamento de sintomas vasomotores, porém pode ser utilizada sobre outros sintomas, como os de sono ou de humor. A administração pode ser oral, parenteral, transdérmico, adesivo ou percutâneo, ou gel. Na relação nacional de medicamentos essenciais, encontram-se: estrogênio conjugado (0,3 mg); acetato de medroxiprogesterona (10 mg); nortisterona (0,35 mg); estrogênio conjugado tópico vaginal (0,625 mg/g); e estriol tópico vaginal (1 mg/g)	A dose dever ser a mínima eficaz. A dose, a via, a duração e o regime de administração da TH para o tratamento dos sintomas devem ser individualizados. TH oral aumenta o risco de tromboembolismo venoso. Já o estrogênio tópico é recomendado para queixas genitais
Tibolona	É um esteroide sintético que se comporta em nível uterino como uma TH combinada contínua	Sem efeito estimulante na mama (menor risco de câncer de mama)

ISRS: inibidores seletivos da recaptação da serotonina; IRSN: inibidores seletivos da recaptação da serotonina e da norepinefrina.
Fontes: Ministério da Saúde e Instituto Sírio Libanês de Ensino e Pesquisa;[5] Associação Brasileira de Climatério.[6]

Após discussão e orientação sobre os métodos terapêuticos com a paciente, por decisão individualizada, foi decidido pelo início de terapia não farmacológica.

Pontos importantes

- O climatério abriga o período da perimenopausa, a menopausa e parte do período de pós--menopausa. O início da perimenopausa geralmente ocorre após os 40 anos de idade com irregularidade menstrual, associada ou não a sintomas de hipoestrogenismo.[2]
- A falência ovariana é diagnosticada pela ausência menstrual associada a alto nível de FSH.[3]

- Para fazer o diagnóstico definitivo, é necessário diferenciar esse distúrbio das irregularidades que ocorrem na endometriose, na presença de miomas, na adenomiose, nos leiomiomas, no uso de contraceptivos hormonais e em outros tipos de alterações hormonais.[4]
- Aumento de FSH e diminuição dos níveis das inibinas e estrogênio têm por consequência sangramentos uterinos irregulares, ciclos anovulatórios e ciclos com sangramentos frequentes seguidos de diminuição do fluxo, os quais evoluem para amenorreia.[3]
- Os sintomas vasomotores são decorrentes do efeito desregulado que o hipoestrogenismo causa nos neurotransmissores, norepinefrina e dopamina.[3]
- Nas opções de terapias não hormonais, dispõe-se dos fitoterápicos e dos antidepressivos.[5]
- Na decisão de terapia hormonal, é muito importante ponderar a necessidade, as indicações, as contraindicações absolutas e relativas, além de se racionalizar o uso dos medicamentos.[5]

Referências bibliográficas

1. Ministério da Saúde. Manual de atenção à mulher no climatério/menopausa. Brasília: Ministério da Saúde; 2008.
2. Soules M, Sherman S, Parrott E, Rebar R, Santoro N, Utian W, Woods N. Stages of reproductive aging workshop (STRAW). Journal of Women's Health & Gender-Based Medicine. 2001; 10(9):843-8.
3. Federação Brasileira das Associações de Ginecologia e Obstetrícia. Climatério: manual de orientação. São Paulo: Febrasgo; 2010.
4. Associação Brasileira de Climatério. Guia da Menopausa. 7. ed. Cleveland, OH: North American Menopause Society; 2012.
5. Ministério da Saúde; Instituto Sírio Libanês de Ensino e Pesquisa. Protocolos da Atenção Básica: Saúde das Mulheres. Brasília: Ministério da Saúde; 2016.
6. Pompei LM, Machado RB, Wender COM, Fernandes CE. Consenso Brasileiro de Terapêutica Hormonal da Menopausa. São Paulo: Associação Brasileira de Climatério (Sobrac); 2018.

CASO 23

Síndrome dos Ovários Policísticos

Ana Beatriz Pires de Souza
Danilo Augusto Vidigal de Andrade
Jhon Andreo Almeida dos Santos

- **Orientadora:** Cynthia Dantas de Macedo Lins
- **Instituição:** Universidade Federal de Roraima (UFRR)

 ## Caso clínico

E.C.A., sexo feminino, 22 anos, parda, solteira, estudante, natural de Boa Vista (RR), ensino médio completo, busca atendimento em unidade gineco-obstétrica de rede particular queixando-se de ciclos menstruais irregulares, além de apresentar oligomenorreia (última menstruação ocorreu há 65 dias e de fluxo normal). Ainda, a paciente nota aumento de peso (4 kg) nos últimos meses, mastalgia, edema (+/4+) em membros inferiores simétricos e ascendente, aumento de pilificação e acne em região de face. Nega corrimento vaginal, queixas álgicas, sangramentos anormais, febre, fraqueza, náuseas, vômitos, vertigem, cefaleia, mudanças de apetite e perturbações miccionais. Não faz uso de medicação, e relata apenas uso de anticoncepcional oral (ACO) combinado. Não se recorda da idade de telarca, pubarca aos 11 anos, menarca aos 13, sexarca aos 18 anos. Refere ciclos menstruais irregulares desde aos 13, vida sexual ativa, nuligesta. Paciente sedentária, nega tabagismo e alcoolismo, afirma alimentação desbalanceada e desregulada e cartão vacinal em dia, nega comorbidades, alergias, cirurgias prévias e nega outras medicações. Paciente em bom estado geral, normocorada, eupneia, hidratada. Peso de 71 kg; altura: 1,60 m; índice de massa corporal (IMC): 27,8 kg/m^2; pressão arterial (PA): 130/80 mmHg. Sobrepeso, acne facial e pilificação moderada. Aparelho respiratório, cardíaco, mamas, abdome e genital sem alterações.

- **Hipóteses diagnósticas:** síndrome dos ovários policísticos (SOP), gestação, hirsutismo idiopático, síndrome de Cushing, prolactinoma, tumor suprarrenal e hipotireoidismo.
- **Exames complementares:**
  - Beta-hCG qualitativo: resultado negativo.
  - Glicemia em jejum: 100 mg/dL (referência: < 99 mg/dL).
  - Lipidograma: colesterol: 250 mg/dL (referência: < 190 mg/dL); triglicérides: 200 mg/dL (referência: < 150 mg/dL), HDL: 42 (referência: > 40).
  - TSH: 2,5 (referência: 0,5 a 5,5); T4 livre: 1,1 (referência: 0,8 a 2,2).
  - S-DHEA 252 (referência: 65 a 380).
  - Prolactina: 12,5 ng/mL (referência: 2,8 a 25 ng/mL).
  - Testosterona: 78 ng/dL (referência: 2 a 25 ng/dL).
  - Relação LH/FSH: 3 (referência: < 2).
  - Ultrassonografia transvaginal: útero em anteversoflexão, com dimensões, morfologia, contornos e ecotextura preservados. Ovários aumentados de tamanho e múltiplos cistos de diâmetro de 6 a 8 mm.

Questões para orientar a discussão

- Entre os achados na anamnese, qual você selecionaria para investigar mais a fundo?
- Tendo essa hipótese principal em questão, existe algum exame laboratorial que corrobora o diagnóstico?
- Tendo essa hipótese principal em questão, qual critério usaria para confirmar o diagnóstico?
- Tendo a hipótese confirmada, quais os principais sinais clássicos da doença que podem ser observados na paciente?
- Quais os aspectos-chave que devem ser levados em questão para a conduta terapêutica?

Discussão

SOP é uma das disfunções endócrinas mais comuns nas mulheres em idade reprodutiva, cuja clínica se baseia na manifestação da anovulação crônica e do hiperandrogenismo, chegando a acometer até 18,5% das mulheres.[1] O distúrbio do metabolismo dos andrógenos pode ter impacto no eixo hipotálamo-hipófise, resultando na perda da ciclicidade fisiológica, por meio de *feedback* negativo androgênico exacerbado, que promove liberação excessiva do hormônio luteinizante e redução parcial do hormônio folículo-estimulante (na proporção de 3:1). Esse padrão alterado das gonadotrofinas induz à formação dos cistos ovarianos com padrão histológico correspondente ao da SOP.[2]

O diagnóstico da SOP é de exclusão, o que significa que é necessária exclusão de outras causas de hiperandrogenismo, além de deficiência enzimática suprarrenal, hiperprolactinemia, distúrbios da tireoide e neoplasias ovarianas ou suprarrenais. Em adolescentes, o eixo hipotalâmico-hipofisário pode estar imaturo ainda, criando uma clínica semelhante à da SOP, porém, após 2 anos, os ciclos tendem a se regular,[2] e a SOP na adolescência pode ser bem mais comum do que se imagina, por conta de haver poucos estudos epidemiológicos.[1]

Classicamente, a SOP traz espaçamento menstrual anormal, de 2 a 3 meses, ou mesmo a amenorreia em si, em associação a acne e hirsutismo (hiperandrogenismo clínico) ou exames laboratoriais acusando hiperandrogenemia. Junto aos critérios maiores, há a presença marcante de fatores como obesidade, infertilidade e sinais periféricos e sistêmicos de resistência à insulina. Uma característica especial da síndrome reside no fato de que as alterações menstruais e o hirsutismo inicial na fase peripuberal são acompanhados de sobrepeso.[2]

A SOP é uma endocrinopatia que predispõe a paciente a acometimentos metabólicos, inclusive a síndrome metabólica, em 91,67% dos casos.[3] O sobrepeso desencadeado pela SOP tem papel fundamental na instalação da resistência insulínica e da elevação da pressão arterial. Entretanto, tratando-se do perfil lipídico aterogênico, apenas 22% das portadoras apresentam níveis séricos satisfatórios de HDL-c, independentemente do peso corporal, representando fator de risco cardiovascular oculto precoce.[3] É importante mencionar que o risco metabólico associado é geralmente identificável no momento do diagnóstico da SOP, e não uma complicação em longo prazo.[3]

Conduta

A decisão terapêutica não é única e baseia-se na intervenção de eixos-chave: a irregularidade menstrual, os sinais e sintomas do hiperandrogenismo, a infertilidade, as alterações metabólicas e a prevenção de complicações em longo prazo. Mudança do estilo de vida, redução do estresse, prática de atividade física e dieta adequada devem ser encaradas como partes importantes do tratamento. A perda de peso tem influência positiva na resistência insulínica periférica e nos ciclos menstruais e ovulatórios, contribuindo para o tratamento da SOP e a prevenção de eventos cardiovasculares.[1]

O tratamento medicamentoso das irregularidades menstruais pode se dar por meio do ACO combinado, indicado para pacientes sem desejo eminente de gestar, ou progestagênios, indicados para pacientes sem atividades sexuais ou que não possam usar ACO. Medicações de escolha para controle do hiperandrogenismo são o próprio ACO, o acetato de ciproterona e a espironolactona, além de medidas cosméticas, como epilação, para tratamento do hirsutismo. O tratamento que visa a restabelecer a fertilidade consiste em citrato de clomifeno, medicação indutora de ovulação, e, em casos refratários, uso de tecnologias mais complexas de reprodução humana assistida.[2]

O uso da metformina é eficaz na redução dos níveis dos andrógenos e parece ter efeito na ovulação, apesar de carecer de estudos randomizados que comprovem tal efeito, sendo prescrita especialmente pela influência na resistência insulínica e pelos benefícios em longo prazo para redução do risco cardiovascular e perda de peso.[2]

Diante do quadro de amenorreia secundária, foi realizado o teste de progesterona com acetato de medroxiprogesterona 10 mg/dia, por 5 dias, que resultou positivo. Desse modo, evidencia-se um quadro anovulatório. Associando os achados clínicos e ultrassonográfico, estabelece-se o diagnóstico de SOP.

Após a confirmação do diagnóstico, a fim de induzir a menstruação, foi prescrita didrogesterona 10 mg, 1 vez/dia, uso contínuo por 14 dias; assim como solicitada avaliação pela terapia nutricional, na qual recebeu orientação de mudança do estilo de vida para redução de peso e aumento da atividade física para melhorar a tolerância à glicose e induzir a menstruação. Para a acne, recomendou-se o uso de cosméticos.

Após 6 meses, a paciente foi reavaliada: apresenta-se sem queixas; ao exame físico, notou-se uma redução de peso de 8 kg, com diminuição do IMC para 24 kg/m²; nos exames laboratoriais, percebeu-se uma melhora da tolerância a glicose e do perfil lipídico. A menstruação ocorreu de forma cíclica após a retirada induzida pela didrogesterona.

Pontos importantes

- O protocolo de diagnóstico mais sensível é o de Rotterdam (ver Caso 12), permitindo o diagnóstico em pacientes que teriam resultado inconclusivo pelos outros métodos.[2]
- O diagnóstico da SOP é quase sempre clínico, principalmente levando-se em consideração que grande parte das portadoras de SOP apresentará irregularidade menstrual e hiperandrogenismo clínico.[1,2]
- Os critérios ultrassonográficos padronizados, segundo as novas recomendações da ASRM/ESHRE de 2018, são: a presença de 20 ou mais folículos com diâmetro médio de 2 a 9 mm e/ou volume ovariano total maior ou igual 10 cm³ em um ou ambos os ovários.[2]
- A SOP é um distúrbio endócrino-metabólico; logo, faz parte da propedêutica dessa síndrome a investigação metabólica e bioquímica, na busca de fatores de risco para doença cardiovascular, como avaliação do metabolismo glicídico e lipídico.[1]
- O diagnóstico da SOP é de exclusão. A presença de hiperandrogenismo e anovulação crônica e a exclusão de outras causas de hiperandrogenismo são essenciais ao diagnóstico.[1]
- O tratamento deve ser individualizado, de acordo com a apresentação clínica, o desejo reprodutivo da paciente e o risco de complicações em longo prazo.[2]

Referências bibliográficas

1. Federação Brasileira das Associações de Ginecologia e Obstetrícia. Síndrome dos ovários policísticos. São Paulo: Federação Brasileira das Associações de Ginecologia e Obstetrícia (Febrasgo); 2018. (Série, Orientações e Recomendações Febrasgo, n. 4/Comissão Nacional Especializada em Ginecologia Endócrina).
2. Júnior JM, et al. Síndrome dos ovários policísticos. Martins MA, Carrilho FJ, Castilho EA, Cerri GG, Wen CL. Clínica médica. v. 1. 2. ed. Barueri: Manole; 2016. P. 498-504.
3. Lana M, Demayo S, Giannone L, Nolting M, D'isa E, Servetti V, et al. Metabolic compromise in women with PCOS: earlier than expected. Rev Assoc Med Bras. 2020; 66(9):1225-8.

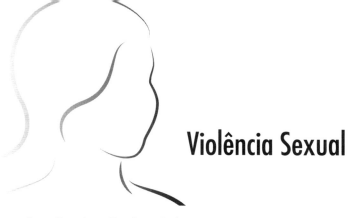

CASO 24

Violência Sexual

Ana Caroline Cardoso Rebeca
Bruna Natália Rausch
Islan da Rocha

- **Orientadora:** Francine Weinert da Silva
- **Instituição:** Universidade do Vale do Itajaí (Univali)

 Caso clínico

M.R.A., 22 anos, G0P0A0, data da última menstruação há 3 dias, método anticoncepcional: pílula anticoncepcional oral contínua há 4 anos. Paciente comparece à unidade de pronto atendimento com tremor de extremidades, hipocorada (+/4+), com dificuldade de deambulação, chorando copiosamente e com a roupa parcialmente rasgada e suja de terra. Relata ter sido "atacada" há cerca de 2 horas por dois homens. Fala estar sentindo muita dor anal e vaginal e na região da mama direita. Apresenta ferimento sanguinolento no mamilo direito por sugestivo de mordida humana. Refere estar retornando de um bloco de Carnaval quando dois rapazes se aproximaram – um deles tentou agarrá-la à força e os dois a arrastaram para um terreno abandonado próximo, onde mantiveram relação sexual não consensual, sem uso de preservativo, por via anal e vaginal por cerca de 30 minutos. A paciente não sabe dizer se houve ejaculação ou não. Relata ter arranhado e mordido os agressores ao tentar se proteger. Ao exame físico, apresenta bom estado geral e está hidratada, corada, taquipneica, ansiosa e chorosa. Pressão arterial (PA): 150/80 mmHg. Abdome inocente, indolor à palpação. Exame físico ginecológico evitado a pedido da paciente.

- **Hipótese diagnóstica:** violência sexual.
- **Exames complementares:** nenhuma alteração significativa em laboratoriais e sorologias.

Continuação do caso clínico

Quando a paciente se mostrou mais calma, foi orientada a procurar uma delegacia para fazer Boletim de Ocorrência do seu caso, se assim desejar. Perguntou como seria o exame clínico do Instituto Médico-Legal e a médica-assistente explicou, mas ressaltou que a paciente não precisava se preocupar com isso agora, e que tomaria a melhor decisão depois de mais calma. Exames realizados e testes rápidos todos negativos. Foram feitas as profilaxias para infecções sexualmente transmissíveis (hepatite B e HIV) e gestação indesejada.

Questões para orientar a discussão

- Qual o perfil do agressor das vítimas de violência sexual?
- Quem deve realizar o atendimento da vítima?
- Quais exames devem ser realizados?
- Quais medidas legais devem ser tomadas?
- Em qual situação e quais são as prioridades do médico na realização das profilaxias?

Discussão

A Organização Mundial da Saúde (OMS) define violência sexual como:

> Todo ato sexual, tentativa de consumar ato sexual ou insinuações sexuais indesejadas; ou ações para comercializar ou usar qualquer outro modo a sexualidade de uma pessoa por meio da coerção por outra pessoa, independentemente da relação desta com a vítima, em qualquer âmbito, incluindo o lar e o local de trabalho.[1]

Esse conceito oferece uma noção do caráter multidimensional que é o fenômeno da violência contra a mulher, que está presente em todas as classes sociais, raças, etnias, orientações sexuais e níveis de relação familiar.[1]

A violência sexual é considerada um problema de saúde pública pela OMS. O Brasil contabilizou mais de 66 mil casos de violência sexual em 2018, o que corresponde a mais de 180 estupros por dia.[2] O perfil das vítimas, infelizmente, é bem definido – segundo o documento liberado pelo Fórum Brasileiro de Segurança Pública, 82% das vítimas são do sexo feminino, 54% tinham no máximo 13 anos de idade e em 76% dos casos o autor é um conhecido da vítima.[2] Por mais assustadores que os números sejam, especialistas sugerem que o número real é ainda maior, uma vez que o crime de estupro é um crime historicamente subnotificado.[1,2] Apesar de o abuso sexual ser de notificação obrigatória imediata no Brasil, as causas da subnotificação são diversas: medo de retaliação do agressor, vergonha ou constrangimento, falta de confiança na justiça e de que a polícia acreditará na palavra dela e dará continuidade ao caso, entre outros.[2]

O risco de se contaminar com uma doença sexualmente transmissível ou engravidar durante um episódio desses é significativo e não pode ser ignorado pela equipe médica durante a abordagem da vítima.[1,3] O aborto em caso de violência sexual constitui uma das exceções permitidas na lei vigente no Brasil, não sendo considerado crime nem para a gestante nem para o médico, ou outra pessoa que participe, sendo dispensável a comunicação da violência para autoridade policial ou de qualquer intervenção jurídica para realizar o procedimento.[3,4] O médico que não concordar com o aborto pode se recusar a fazê-lo, salvo em situações que coloquem a mulher em risco de morte, cabendo ao diretor técnico do hospital achar um profissional apto a realizá-lo.[5]

Conduta

De acordo com a Federação Brasileira das Associações de Ginecologia e Obstetrícia (Febrasgo), o atendimento de casos de violência deve seguir os cinco passos, como descrito a seguir.[1]

Acolhimento

Equipes especializadas e treinadas, constituídas por assistentes sociais, psicólogos e médicos, que, desde o acolhimento, seguem os preceitos fundamentais de ética, privacidade e sigilo. Nessa etapa, cria-se um ambiente seguro para a vítima, no qual se busca um breve histórico dos fatos que caracterizam a violência sexual.[1]

Atendimento clínico

Deve priorizar o estado geral de saúde da vítima, a proteção contra infecções sexualmente transmissíveis (IST), a prevenção de gravidez e a coleta de materiais biológicos que permitam identificar o agressor.[1]

O Decreto Presidencial n. 7.958/2013 dispõe sobre os registros que devem constar no prontuário: local, dia e hora aproximados da violência sexual e do atendimento médico no hospital; história clínica detalhada, com dados sobre a violência sofrida; tipo(s) de violência sexual sofrido(s); forma(s) de constrangimento empregada(s); tipificação e número de agressores; exame físico completo, inclusive exame ginecológico; descrição minuciosa das lesões; descrição minuciosa dos vestígios e de outros achados no exame; identificação dos profissionais que atenderam a vítima; preenchimento da ficha de notificação compulsória de violência doméstica, sexual e outras violências.

Exame médico pericial

Realizado pelo médico perito, obrigatoriamente acompanhado de um auxiliar (em caso de menor de 14 anos, com a presença da mãe ou responsável). Nesse processo, descrevem-se as características de tamanho, número, forma e grau de comprometimento, diferenciando-as como recentes ou não (Quadro 1).[1] Em seguida, realiza-se o exame ginecológico, com a cuidadosa inspeção dos órgãos genitais externos, em especial do hímen.[1]

Quadro 1. Lesões corporais observadas em casos de violência sexual			
Região	**Possível lesão**	
Craniana	Couro cabeludo	Equimose, escoriação, edema traumático e ferida contusa
	Face	Fratura (malar, mentoniana e nasal), marcas de mordida, escoriações, equimose facial e edema traumático
	Olhos	Equimose periorbitária (olho roxo) e da esclerótica (hemorragia em esclera) e edema traumático
	Orelhas	Equimose, escoriação e edema traumático
	Boca	Equimose labial, equimose intraoral, escoriação, marca de mordida, fratura e trauma dentário

(Continua)

Quadro 1. Lesões corporais observadas em casos de violência sexual *(Continuação)*

Região		Possível lesão
Cervical	Externa	Marca de mordida, equimose por sucção, equimose e escoriação
	Interna	Trauma laríngeo, alteração de voz (rouquidão, disfonia) e dificuldade de deglutição
Torácica e abdominal		Equimose, equimose por sucção, escoriação, marca de mordida e corpos estranhos presentes na pele: terra, graveto etc.
Mamária		Marcas de mordida ou sucção, equimose, escoriações e laceração dos mamilos
Membros superiores		Equimose (especialmente nos antebraços e mãos); lesões de defesa, escoriação, edema traumático e fraturas
Mãos		Equimose, escoriação, edema traumático e fraturas
Membros Inferiores		Equimose (especialmente nas faces mediais das coxas); lesões de defesa, escoriação, marca de mordida e edema traumático
Genital		Equimose, escoriação, edema traumático e rotura himenal
Anal		Equimose, escoriação, edema traumático, laceração e dilatação

Fonte: Febrasgo, 2018.[1]

Exames laboratoriais protetivos

Em busca de proteção à vítima, são realizados dois tipos de exame, porém, independentemente da coleta do material, deve ser iniciada de imediato a profilaxia para IST e proteção para gravidez em pacientes sem métodos de anticoncepção efetivo.[1]

- Exame de sangue: pesquisa de HIV; hepatite B (HBsAg e anti-HBs); hepatite C (anti-HCV); sífilis e beta-hCG (para mulheres em idade fértil).
- Conteúdo vaginal: exame bacterioscópico, pesquisa de clamídia e gonococo.

Cuidados médicos posteriores e continuidade do cuidado

Com a paciente estabilizada e devidamente orientada quanto aos procedimentos submetidos, recomentam-se a anticoncepção de emergência e a prevenção de IST.[1]

A realização do Boletim de Ocorrência deve ser postergada para quando a paciente estiver psicologicamente apta. A vítima deve dar continuidade ao cuidado em uma unidade de atenção primária à saúde. Além disso, segundo a Portaria GM/MS n. 1.271, de 06 de junho de 2014, a notificação de violência é obrigatória e deve ser realizada em até 24 horas para a Vigilância Sanitária e Epidemiológica local, por meio de um formulário padronizado disponível no *site* do Ministério da Saúde, que pode ser realizado por qualquer profissional. Essa notificação não tem relação com o Boletim de Ocorrência e não tem valor criminal.[6]

Pontos importantes

- Preocupação com as consequências imediatas e em longo prazo às vítimas, tanto físicas quanto emocionais.[1]
- Prevenção da gravidez com anticoncepção de emergência, assim como a de IST, incluindo o HIV.[1,5]
- Em caso de gestação e desejo de abortamento da vítima, o procedimento deve ser realizado garantindo a segurança da paciente e o sigilo médico.[1,4,5]

Referências bibliográficas

1. Febrasgo. Tratado de ginecologia. Rio de Janeiro: Guanabara Koogan, 2018.
2. Fórum Brasileiro de Segurança Pública [base de dados online]. São Paulo; 2018. Disponível em: http://www.forumseguranca.org.br/wp-content/uploads/2019/03/Anuario-Brasileiro-de-Seguran%C3%A7a-P%C3%BAblica-2018.pdf. Acesso em: 20 ago. 2020.
3. Brasil. Constituição Federal. Código Penal, Artigo 128 do Decreto da Lei n. 2.848. Brasília: Diário Oficial da União; 7 dez. 1940.
4. Brasil. Portaria GM/MS n. 1.508 de 01 de setembro de 2005. Dispõe sobre o Procedimento de Justificação e Autorização da Interrupção da Gravidez nos casos previstos em lei, no âmbito do Sistema Único de Saúde-SUS. Brasília: Diário Oficial da União; 01 set. 2005.
5. Febrasgo. Ginecologia e obstetrícia: manual para o médico residente. 2. ed. Barueri: Manole; 2017.
6. Brasil. Portaria GM/MS n. 1.271 de 06 de junho de 2014. Define a Lista Nacional de Notificação Compulsória de doenças, agravos e eventos de saúde pública nos serviços de saúde públicos e privados em todo o território nacional, nos termos do anexo, e dá outras providências. Brasília: Diário Oficial da União; 06 jun. 1940.

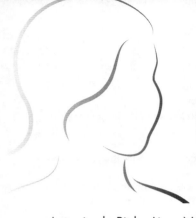

CASO 25

Infecções Sexualmente Transmissíveis e Úlceras Genitais

Antonio de Pinho Lima Neto
Huendel Batista de Figueiredo Nunes
Natalie Rebeca Costa

- **Orientadora:** Cynthia Dantas de Macedo Lins
- **Instituição:** Universidade Federal de Roraima (UFRR)

 Caso clínico

J.D.C., 22 anos, sexo feminino, G0P0, solteira, branca, estudante de ensino superior. Procurou o consultório médico com queixa de feridas dolorosas na vulva que surgiram há 8 dias associada à disúria, negando prurido vulvar e leucorreia no momento. O sintoma de prurido surgiu antes do aparecimento das lesões, associado a ardor na região dos pequenos lábios, febre (não aferida) e mal-estar, sintomas estes que cessaram em poucos dias. Nega episódios anteriores semelhantes. A paciente afirma ter vida sexual ativa, sem parceiro fixo e mantendo relações, em geral, desprotegidas. Tem ciclo menstrual regular de 28 dias (com fluxo de 5 dias), nega uso de anticoncepcional oral no momento e pratica coito interrompido como método contraceptivo; menarca aos 11 anos, sexarca aos 16 anos. Nega alergias, patologias prévias, internações e cirurgias. Não sabe afirmar se o cartão vacinal está em dia. Ao exame físico, apresenta bom estado geral, índice de massa corporal (IMC) de 22,4, afebril, normocorada, acianótica, anictérica, hidratada. Ao exame ginecológico, observam-se múltiplas lesões ulceradas rasas, disseminadas em lábios menores, bordos definidos e hiperemiados, fundo limpo, não friável; apresenta adenopatia inguinal bilateral, com linfonodos firmes e não flutuantes.

- **Hipóteses diagnósticas:** sífilis, herpes genital, cancro mole, donovanose e linfogranuloma venéreo.
- **Exames complementares:** sorologia para sífilis, hepatite B, hepatite C e HIV.

Continuação do caso clínico

Nos exames laboratoriais, VDRL, HBsAg, anti-HCV e anti-HIV apresentaram-se não reagentes. Com os achados clínicos obtidos a partir da avaliação da paciente, exame físico e testes adicionais, a conduta terapêutica foi dada para a hipótese diagnóstica mais adequada. Além disso, realizou-se a investigação laboratorial direcionada para úlceras vulvares a fim de identificar com melhor acurácia a provável causa.

Questões para orientar a discussão

- Quais principais etiologias infecciosas causadoras de úlceras genitais ginecológicas devem ser consideradas?
- Quais as características da lesão ulcerativa, associada a manifestações sistêmicas, que sustentam a hipótese diagnóstica principal?
- Como é o processo fisiopatológico para o desenvolvimento dessa lesão?
- Como se realiza o manejo clínico para lesões ulceradas genitais?
- Existem métodos diagnósticos laboratoriais que auxiliam na indicação do diagnóstico?
- A partir da hipótese diagnóstica mais apropriada, de que forma será realizada a conduta terapêutica?

Discussão

As úlceras genitais, definidas como a perda completa da cobertura epidérmica com invasão para a derme subjacente, causadas por agentes infecciosos sexualmente transmissíveis, têm como agentes etiológicos mais comuns: *Treponema pallidum* (sífilis primária e secundária); HSV-1 e HSV-2 (herpes-vírus perioral e genital, respectivamente); *Haemophilus ducreyi* (cancroide); *Chlamydia trachomatis*, sorotipos L1, L2 e L3 (LGV); e *Klebsiella granulomatis* (donovanose). As manifestações dessas lesões podem ser precedidas ou não por pústulas e/ou vesículas, acompanhadas ou não de dor, ardor, prurido, drenagem de material mucopurulento, sangramento e linfadenopatia regional dolorosa ou não, auxiliando no diagnóstico clínico dessas doenças.[1,2]

Atualmente, o herpes genital é considerado uma das infecções sexualmente transmissíveis (IST) mais prevalentes no mundo, com contaminação por meio de microtraumas em mucosas, trato respiratório e corrente sanguínea. Após inoculado, o vírus multiplica-se gerando a fusão de células presentes no local, que passam a apresentar multinucleação e inclusões intranucleares. O período de instalação dura cerca de 48 horas; posteriormente, o vírus tem a capacidade de migrar, por nervos aferentes, até os gânglios sacrais, onde permanece em período de latência até que um fator estimulante o reative (luz, menstruação, febre etc.).[3]

Na vigência de lesões com aspectos ulcerativos, o exame clínico constitui a principal ferramenta para a distinção entre as etiologias mais prováveis. É característico das infecções herpéticas o aparecimento de vesículas ou bolhas agrupadas, que, ao se romperem, promovem a formação de úlceras dolorosas – quadro que coincide com o da paciente –, seguidas de cicatrização crostosa, estando os dois primeiros estágios mais associados à disseminação do vírus. Sintomas prodrômicos como ardor, prurido e formigamento, assim como outros sinais de viremia (febre, mal-estar, cefaleia), costumam anteceder as lesões.[1,4]

O primeiro episódio de infecção é assintomático em 75% dos casos. Nos 25% restantes, sua sintomatologia é mais grave, durando em média 2 semanas, e o hospedeiro permanece infectante por 14 dias. A infecção cursa ainda com dor em queimação, eritema e disúria, podendo também cursar com sintomas sistêmicos como mialgia, febre e linfadenopatia inguinal em 50% dos casos. A reativação do processo (herpes recorrente) frequentemente apresenta sintomas mais brandos ou não tem nenhuma sintomatologia, já que os anticorpos pré-formados atenuam a gravidade da doença, além de ser uma fonte importante de contaminação para parceiros não infectados.[3]

Lesões decorrentes de sífilis primária se distinguem por se apresentarem como úlceras clássicas, isoladas (muito raramente múltiplas), firmes ao toque, podendo ser denominadas cancro duro ou de inoculação. No cancro mole, o aparecimento de pápula eritematosa com evolução para pústula precede a ulceração, que, em geral, se mostra dolorosa, com limites irregulares e de consistência amolecida. A presença comum de material purulento recobrindo a lesão e a ocorrência de linfadenopatia e/ou fistulização da úlcera auxiliam na distinção. Casos de linfogranuloma venéreo podem ser definidos por úlceras pequenas, indolores e sem endurecimento. Pacientes com granuloma inguinal (ou donovanose), em geral, apresentam úlceras de aspecto avermelhado, que sangram facilmente ao toque e cicatrizam formando marcas semelhantes às queloides.[1,4]

Nesse sentido, os aspectos evidentes ao exame clínico de uma infecção por herpes simples permitem fechar um diagnóstico para tratamento e rastreamento adicional de outras IST. Embora de utilização pouco comum, a confirmação diagnóstica pode se dar pela cultura tecidual, com alta especificidade, porém com tendência à redução da sensibilidade conforme as lesões cicatrizam, o que pode justificar a realização do teste em cadeia da polimerase (PCR), uma vez que dota de sensibilidade até quatro vezes maior, embora menos utilizado. Há, ainda, testes sorológicos específicos para a glicoproteína-G capazes de auxiliar no diagnóstico e na diferenciação etiológica.[1,4]

Conduta

Para a conduta do quadro de herpes genital, alguns aspectos são aplicados ao paciente. Primeiro, dispõe-se da terapia farmacológica, que tem por objetivos a prevenção do episódio primário, a redução da duração e de complicações, a prevenção da doença recorrente (caso a latência esteja estabelecida) e a redução da transmissão. A terapia antiviral atualmente disponível, embora possa acelerar a cicatrização e a redução dos sintomas, não erradica o vírus latente nem afeta a história futura de infecções recorrentes.[1,5]

No primeiro episódio clínico de herpes genital, como é o caso da paciente do caso clínico apresentado, recomendam-se: aciclovir 400 mg, 3 vezes/dia, por 7 a 10 dias; aciclovir 200 mg, 5 vezes/dia, por 7 a 10 dias ou valaciclovir 500 mg, 2 vezes/dia, por 7 a 10 dias, ou, ainda, fanciclovir 250 mg, 3 vezes/dia, por 7 a 10 dias.[6] É importante destacar que o uso desse fármaco pode ser iniciado o mais precocemente possível, para todos os episódios agudos sugestivos de infecção primária desde que se apresente durante o período de formação de novas lesões, geralmente em 10 dias. Os benefícios são verificados dentro de 48 horas após o início do tratamento, com alívio dos sintomas locais e constitucionais. Ademais, o Centers for Disease Control and Prevention (CDC) recomenda outros antivirais que podem ser usados em um quadro primário, como o valaciclovir 1 g, via oral, 2 vezes/dia, por 7 dias, e o fanciclovir 250 mg, via oral, 3 vezes/dia, por 7 dias, ambos com eficácia comparada à do aciclovir.[2,5]

É comum haver recorrência das úlceras herpéticas, podendo ser utilizado aciclovir 200 mg, 2 comprimidos, 3 vezes/dia, por 5 dias, ou aciclovir 200 mg, 1 comprimido, 5 vezes/dia, por 5 dias. A terapia episódica para doença recorrente deve ser iniciada, no máximo, no primeiro dia da eclosão das lesões ou durante a fase prodrômica. Se os episódios recorrerem em intervalos frequentes, a paciente poderá optar pela terapia diária supressiva por 6 meses a 2 anos, reduzindo as recorrências em 70 a 80% e a transmissão sexual do vírus em 50%.[1]

Há indicação nos episódios agudos de analgesia com fármacos anti-inflamatórios não esteroidais, como naproxeno ou paracetamol e/ou associados a outro narcótico leve, como a codeína. Além disso, anestésicos tópicos, como pomada de lidocaína, podem produzir alívio sintomático nas úlceras. Deve haver cuidado local para prevenir a infecção bacteriana secundária. É importante a educação da paciente com o histórico natural da doença quanto a métodos para reduzir a transmissão e as consequências obstétricas. Ressalta-se a importância de as mulheres absterem-se da atividade sexual com parceiros não infectados quando na fase dos sintomas prodrômicos ou com lesões aparentes. O uso de preservativos de látex reduz o risco de transmissão herpética.[1,5]

Pontos importantes

- A quebra da barreira cutaneomucosa, causada pelas ulcerações, é considerado um importante fator de risco para a aquisição de HIV.[3]
- O diagnóstico clínico é possível, principalmente na fase vesiculosa da doença, em que elas se apresentam hiperemiadas e agrupadas, em formato de "cacho de uva".[3]
- O tratamento dos casos de herpes genital não permite a cura da infecção, mas atenua a duração dos sintomas e possibilita a diminuição da frequência dos surtos.[2]
- Por tratar-se de uma IST, outras etiologias devem ser investigadas, notadamente sífilis, HIV, hepatites B e C por meio de exames sorológicos.[3]

Referências bibliográficas

1. Hoffman BL, Schorge JO, Schaffer JI, Halvorson LM, Bradshaw KD, Cunningham FG. Ginecologia de Williams. 2. ed. Porto Alegre: McGraw-Hill/Artmed; 2014.
2. Brasil. Ministério da Saúde. Secretaria de Vigilância em Saúde. Departamento de DST, Aids e Hepatites Virais. Protocolo Clínico e Diretrizes Terapêuticas para Atenção Integral às Pessoas com Infecções Sexualmente Transmissíveis. Brasília (DF): Ministério da Saúde; 2015.
3. Federação Brasileira das Associações de Ginecologia e Obstetrícia (Febrasgo). Manual de Orientação em Trato Genital Inferior e Colposcopia. São Paulo: Febrasgo; 2010.
4. Federação Brasileira das Associações de Ginecologia e Obstetrícia (Febrasgo). Manual de Orientação em Doenças Infectocontagiosas. São Paulo: Febrasgo; 2010.
5. Veronesi R, Focaccia RS. Tratado de infectologia. 5. ed. São Paulo: Atheneu; 2015.
6. Federação Brasileira das Associações de Ginecologia e Obstetrícia. Herpes simples. Disponível em: https://www.febrasgo.org.br/pt/noticias/item/328-herpes-simples. Acesso em: 19 out. 2020.

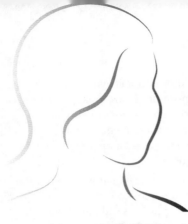

CASO 26

Vulvovaginites e Cervicite

Antonio de Pinho Lima Neto
Huendel Batista de Figueiredo Nunes
Natalie Rebeca Costa

- **Orientadora:** Cynthia Dantas de Macedo Lins
- **Instituição:** Universidade Federal de Roraima (UFRR)

 Caso clínico

M.C.S., sexo feminino, 56 anos, G2P2A0, casada, parda, autônoma, residente em área urbana, procura atendimento médico em unidade básica de saúde. Há 12 dias, iniciou um quadro de prurido intenso na vulva, leucorreia, irritação vulvar e disúria. Quadro semelhante já havia ocorrido duas outras vezes há 4 meses, porém somente com prurido leve e discreto corrimento esbranquiçado, fazendo uso de um creme vaginal que uma amiga recomendou por 5 dias, não lembrando o nome do medicamento.

É laqueada, com parceiro sexual fixo e começou a apresentar dispareunia há 10 dias. Além disso, relata diagnóstico de diabetes há 2 anos, realizando conduta medicamentosa e acompanhamento regular. Menarca aos 11 anos, sexarca aos 15 anos, partos realizados via vaginal. Nega alergia, internações e cirurgias prévias.

Ao exame físico, apresentava-se com bom estado geral, com índice de massa corporal (IMC) de 28,5, afebril, acianótica, anictérica, hidratada, normocorada. Pressão arterial (PA) de 130/80 mmHg, frequência cardíaca (FC) 90 bpm e frequência respiratória (FR) de 17 ipm. Ao exame físico ginecológico, a genitália externa apresentava hiperemia e edema vulvar e pequenos lábios com fissuras e escoriações. Ao exame especular, apresentava leucorreia esbranquiçada sem odor, pouco aderente na vagina e no colo uterino, com paredes vaginais hiperemiadas.

- **Hipóteses diagnósticas:** candidíase vulvovaginal, vaginose bacteriana, tricomoníase.
- **Exames complementares:** pH vaginal de 4,9, teste das aminas (*Whiff test*) negativo, glicemia de jejum de 99 mg/dL e hemoglobina glicada (HbA1c) 6,7%.

Continuação do caso clínico

Com os achados obtidos a partir da história clínica, do exame físico e dos exames laboratoriais para pesquisa de vulvovaginite, deu-se a conduta inicial adequada para a principal hipótese diagnóstica. Indicou-se continuar controle medicamentoso do diabetes e foram dadas informações para efetivar a higiene íntima, assim como orientações sobre fatores protetivos da flora vaginal. Após 1 mês, a paciente retornou à unidade básica de saúde relatando que houve melhora do quadro, mas há 1 semana houve retorno das mesmas manifestações clínicas apresentadas.

Questões para orientar a discussão

- Como são os mecanismos de proteção fisiológica da mucosa vulvovaginal?
- Quais são os fatores predisponentes à manifestação clínica de vulvovaginites e cervicites?
- Quais as principais diferenças nas apresentações clínicas das vulvovaginites mais recorrentes?
- Como realizar abordagem sindrômica de corrimentos vaginais?
- Qual a importância da análise do pH vaginal, da microscopia e do *Whiff test* para o diagnóstico e a classificação das principais vulvovaginites?
- Qual a conduta específica dada aos casos de corrimentos patológicos?

Discussão

O ambiente vaginal conta com a produção de substâncias que inibem microrganismos patogênicos, como o ácido lático e o peróxido de hidrogênio. Essa produção é derivada da presença de alguns microrganismos, como o *Lactobacillus acidophilus*, que metabolizam o glicogênio presente em células saudáveis da mucosa vaginal produzindo o ácido lático, que, por conseguinte, reduz o pH local mantendo-o entre 4 e 4,5, o qual contribui para os mecanismos de defesa contra infecções.[1,2]

A alteração de elementos que contribuem para a manutenção da flora vaginal pode agir como fator predisponente de infecções, como a redução dos níveis séricos do estrogênio, observado principalmente em mulheres no climatério, que tem relação inversamente proporcional com o pH vaginal, ficando entre 6 e 7,5, e o uso de antibióticos de amplo espectro, os quais são capazes de reduzir a população de bactérias que atuam como competitivas de outras espécies presentes no ambiente vaginal. Nos casos de candidíase vulvovaginal, há outros fatores que também atuam como predisponentes, como diabetes melito, higiene precária, relação sexual desprotegida, multiplicidade de parceiros e imunossupressão.[1,2]

Nos quadros de candidíase, a presença de corrimento vaginal aumentado – ou leucorreia –, assim como outros sintomas adjacentes (p. ex., prurido e ardor), constitui uma queixa clínica marcante, sendo, no entanto, apresentação comum a outras etiologias de vulvovaginites. Desse modo, é necessária a diferenciação do quadro por meio de completa anamnese e exame físico. Ao exame ginecológico, é possível observar, nos quadros infecciosos por espécies de *Candida*, corrimento branco, grumoso, sem odor, associado à visualização de eritema pela mucosa. Outras queixas comuns são prurido, ardor, disúria e dispareunia.[1]

As vaginites de origem protozoária, a exemplo da tricomoníase, causada pela infecção por *Trichomonas vaginalis*, compartilham sintomas equivalentes, com diferenciação clínica possível por meio do corrimento, caracteristicamente fino e amarelo ou verde e com mau odor associado. Outras entidades, como no caso das vaginoses bacterianas, caracterizam-se pela presença de descarga vaginal de coloração branco-acinzentada e, em geral, com forte mau cheiro – descrito informalmente como "odor de peixe" –, sem outros achados clínicos tão marcantes. Corrimentos de origem fisiológica, alérgica, entre outras, também são comuns na prática clínica e devem ser considerados.[1,3]

Haja vista as semelhanças clínicas e visando a diminuir eventuais erros de diagnósticos, mais prováveis quando baseados apenas nas queixas e nos achados clínicos, pode-se solicitar exames complementares. Com a mistura de soro fisiológico a uma lâmina contendo material coletado da vagina, é possível analisar, à microscopia óptica, a presença de leveduras e/ou hifas indicativas de candidíase, a presença de *Trichomonas vaginalis*, e visualizar *clue cells* indicativas de vaginose bacteriana, além da presença de leucócitos nos quadros associados às duas primeiras etiologias.[1,3]

A adição de hidróxido de potássio (KOH) a 10% sobre amostra de conteúdo vaginal (técnica usualmente chamada de *Whiff test*) possibilita a distinção entre vaginose bacteriana e outras etiologias pelo reconhecimento de odor fétido como resultado da mistura, caracterizando um *Whiff test* positivo. A mensuração do pH pode auxiliar no diagnóstico à medida que, na presença de infecções por *Candida*, são notáveis valores de pH em geral menores que 4,5, ao passo que valores maiores que 4,5 são, frequentemente, encontrados na vigência de vaginose bacteriana ou tricomoníase. A recorrência ou falha no tratamento demanda a realização de cultura para candidíase vulvovaginal.[1,4]

Ao exame físico ginecológico da paciente, mostram-se hiperemia vulvar e em parede vaginal, ligeiras fissuras e escoriações na vulva, presença de secreção esbranquiçada, sem odor. Realizou-se microscopia de conteúdo vaginal, não evidenciando *clue cells* (células patognomônicas de vaginose bacteriana), com discreto aumento de leucócitos, sem presença de *Trichomonas vaginalis*. Ao se realizar cultura da amostra, evidenciou-se presença de hifas de espécie *Candida* não *albicans*.

Conduta

A abordagem varia entre as vulvovaginites mais frequentes, e sempre se deve fazer um tratamento específico para evitar recorrências e agravantes, melhorando, assim, a qualidade de vida e o bem-estar da paciente. Para a candidíase vulvovaginal, a conduta terapêutica depende da presença ou não de complicações. A candidíase não complicada ocorre, esporadicamente, em mulheres sem patologias sistêmicas associadas, com sintomatologia leve a moderada, e, em geral, o agente causador é a *Candida albicans*. Recomenda-se, como primeira escolha, miconazol creme vaginal 2% à noite por 7 dias ou nistatina 100.000 UI creme vaginal à noite por 14 dias. Em regime de segunda escolha, usa-se o fluconazol 150 mg, via oral (VO), dose única ou itraconazol 100 mg, 2 comprimidos, VO, por 1 dia. Durante a gravidez, o tratamento deve ser realizado somente via vaginal, pois os agentes orais estão contraindicados na gestação e na lactação.[3,5]

O caso da paciente é enquadrado como candidíase complicada, pois se caracteriza pela recorrência de quatro ou mais episódios por ano em mulheres com diabetes ou condições que comprometam o sistema imune. Frequentemente, as manifestações sintomáticas são mais graves ou causadas por espécies não *albicans*. Para pacientes com culturas demonstrando *C. albicans*, faz-se uso do regime de supressão: fluconazol 150 mg, dias 1, 3, 7 ou azólico tópico de 7 a 14 dias, para alcançar remissão clínica e microbiológica antes de iniciar o regime de manutenção (por 6 meses) com fluconazol 150 mg, 1 vez/semana ou clotrimazol vaginal (óvulos) 500 mg, 1 vez/semana, ou 200 mg, 2 vezes/semana. Em casos de resistência ou em caso de candidíase não *albicans*, pode-se administrar ácido bórico 600 mg, diariamente, via vaginal, durante 2 semanas e, se necessário, fazer manutenção na mesma dose, 2 vezes/semana.[4,5]

O tratamento de escolha da vaginose bacteriana consiste no uso de metronidazol 500 mg, VO, de 12/12 horas, por 7 dias ou metronidazol gel vaginal 0,75% 5 g, aplicado via vaginal à noite por 5 dias. Alternativamente, pode ser utilizada a clindamicina 300 mg, VO, 12/12 horas, por 7 dias ou tinidazol 2 g, 1 vez/dia, por 2 dias (ou 1 g, 1 vez/dia, por 5 dias). Para as gestantes, utilizam-se clindamicina 300 mg, VO, 2 vezes/dia, por 7 dias (no 1º trimestre) e metronidazol 500 mg, 1 comprimido, VO, 2 vezes/dia, por 7 dias (após o 1º trimestre). Não existem recomendações para o tratamento de recidivas; na verdade, pode-se utilizar outro regime terapêutico.[4] A tricomoníase tem como conduta o uso do metronidazol 2 g, VO, em dose única ou tinidazol 2 g, VO, em dose única e, alternativamente, metronidazol 500 mg de 12/12 horas, por 7 dias.[1,4]

Pontos importantes

- Nem todo fluxo vaginal representa um quadro clínico de vulvovaginite. A mulher pode apresentar aumento de fluxo de origem fisiológica, denominado mucorreia, que pode ser mais comum na segunda fase do ciclo menstrual.[4]
- Os agentes infecciosos causadores de corrimentos patológicos predispõem a mucosa vaginal a diversos tipos de infecções sexualmente transmissíveis, além de afecções ginecológicas e obstétricas.[5]
- O diagnóstico deve se basear na anamnese e nos dados do exame clínico, permitindo a instituição do tratamento; casos complicados e/ou recorrentes podem ter o agente etiológico confirmado por meio de análise laboratorial.[5]
- Existem outros quadros patológicos não tão frequentes de vulvovaginites, como vaginite descamativa, vaginose citolítica e vulvovaginites inespecíficas.[5]
- As fissuras apresentadas na região vulvar das pacientes são derivadas do prurido causado pela infecção, e não pelo quadro patológico diretamente, por isso a utilização de corticosteroides em casos mais graves tende a amenizá-lo.[4]

Referências bibliográficas

1. Hoffman BL, Schorge JO, Schaffer JI, Halvorson LM, Bradshaw KD, Cunninghan FG. Ginecologia de Williams. 2. ed. Porto Alegre: McGraw-Hill Education/Artmed; 2014.
2. Gusso G, Lopes JMC, Dias LC. Tratado de medicina de família e comunidade: princípios, formação e prática. Porto Alegre: Artmed; 2019.
3. Ministério da Saúde (BR). Secretaria de Vigilância em Saúde. Departamento de DST, Aids e Hepatites Virais. Protocolo Clínico e Diretrizes Terapêuticas para Atenção Integral às Pessoas Com Infecções Sexualmente Transmissíveis. Brasília (DF): Ministério da Saúde; 2015.

4. Linhares IM, Amaral RL, Robial R, Eleutério Junior J. Vaginites e vaginoses. Protocolo Febrasgo – Ginecologia, n. 24/Comissão Nacional Especializada em Doenças Infectocontagiosas. São Paulo: Federação Brasileira das Associações de Ginecologia e Obstetrícia (Febrasgo), 2018.
5. Feuerschuette OHM, Silveira SK, Feuerschuette I, Corrêa T, Grando L, Trepani A. Candidíase vaginal recorrente: manejo clínico (revisão sistematizada). FEMINA. 2010 fev; 38(2):32-6.

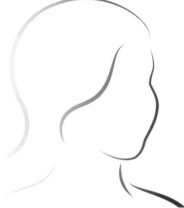

CASO 27

Doenças Benignas e Malignas dos Ovários

Letícia Caroline Pattini Gavioli
Marcela Schwam
Valentina Lacerda de Oliveira Gregolin

- **Orientadora:** Izaura Raquel Martins Cecílio de Lima
- **Instituição:** Faculdades de Dracena (Unifadra)

 Caso clínico

D.D.Q., do sexo feminino, 15 anos, solteira, natural e procedente de Presidente Epitácio-SP, católica, estudante. Paciente refere dor e peso em baixo ventre há 20 dias. Vem à consulta acompanhada pela mãe, com queixa de dor tipo cólica no hipogastro que piora aos esforços físicos e melhora com analgésico e repouso. Refere também uma sensação de peso e notou um aumento do volume do abdome há cerca de 20 dias. Nega náuseas ou vômitos. Nega alterações intestinais ou febre. Antecedentes ginecológicos: G0, menarca aos 13 anos, sem atividade sexual, ciclos menstruais irregulares, de 5 a 7 dias. Nega dismenorreia. Exame físico: pressão arterial de 120/70 mmHg, 98% de saturação, 77,8 kg. Pele acneica, com dermatite seborreica. Abdome: inspeção – globoso, presença de estrias; palpação – massa palpável em hipogastro. Exame ginecológico: vulva sem alterações, hímen íntegro. Toque vaginal não foi realizado. Toque retal: abaulamento de fundo de saco posterior (Douglas). Foram solicitados ultrassonografia (USG) Doppler pélvica-transabdominal, tomografia computadorizada (TC) de abdome total e exames bioquímicos. Não foi realizada USG transvaginal pelo fato de a paciente não ter tido sexarca.

- **Hipóteses diagnósticas:** síndrome dos ovários policísticos (SOP), massa abdominal a esclarecer; cistoadenoma seroso de ovário.
- **Exames complementares:**
  - USG Doppler pélvica-transabdominal: útero com volume de 32,2 cm³; ovário direito – 10,9 cm³ com padrão policístico; ovário esquerdo – cisto 123 × 108 × 58 mm e volume de 405 cm³.
  - TC do abdome: imagem cística inferior direita que se estende até o anexo esquerdo, sem calcificações, apresentando paredes lisas e delgadas e com reforço pós-contraste, com densidade de –35 HU, sugestiva de cistoadenoma seroso.
  - Bioquímicos: hemograma – hemoglobina 12,6 g/dL; hematócrito 35%; plaquetas 229.000; leucócitos 7.800; FSHL 4,67; LH 10,9; testosterona 50,1; insulina de jejum 33,6; glicemia 87; colesterol total 200; triglicérides 116.

Continuação do caso clínico

A paciente foi encaminhada para realização de cirurgia videolaparoscópica para retirada e análise anatomopatológica da tumoração cística paraovariana esquerda, a qual demonstrou cisto seroso benigno não neoplásico, com as seguintes características:

- Macroscopia: cápsula flácida, esbranquiçada, com superfície externa lisa opalescente e superfície oposta lisa, sem lesões sólidas murais.
- Microscopia: cisto simples revestido por epitélio colunar simples típico repousado em estroma fibrovascular sem particularidades, sem sinais de malignidade.
- Citopatológico oncótico de líquido: 15 mL de líquido incolor, com celularidade escassa/satisfatória, células epiteliais ausentes, fundo celular límpido constituído por secreção sero-hialina anfifílica e ausência de sinais de malignidade.

Paciente evoluiu bem, retornando para tratamento de SOP e resistência insulínica.

Questões para orientar a discussão

- Qual a classificação das neoplasias ovarianas?
- Sobre os tumores benignos do ovário, quais são sua epidemiologia, fisiopatologia e quadro clínico?
- O que diferencia o cistoadenoma seroso de ovário?
- Quais são os exames realizados no diagnóstico?

Discussão

Como as neoplasias de ovário englobam uma grande variedade histológica, utiliza-se uma classificação baseada na origem embrionária das células, que se divide em: tumores derivados do epitélio, de células germinativas, do estroma gonadal, carcinossarcomas, potenciais malignos ovarianos inferiores e metastático.[1]

Os tumores epiteliais são o tipo mais comum de neoplasia ovariana, correspondendo a cerca de 90% dos casos, com maior prevalência em mulheres adultas. Apresentam subdivisão entre malignos, denominados carcinomas, e benignos, adenomas, os quais podem ser: seroso, mucinoso ou endometrioide. O adenoma seroso caracteriza-se por uma massa ovariana de cistos uniloculares de parede fina, repletos de líquido seroso cujo epitélio é semelhante ao da tuba uterina, sendo, portanto, nomeado de cistoadenoma seroso.[1]

Os mecanismos que promovem a formação dos cistos não foram totalmente elucidados, porém acredita-se no envolvimento da angiogênese, que é um componente essencial, tanto da fase folicular quanto lútea do ciclo ovariano associada ao fator de crescimento endotelial vascular (VEGF), que participam também do desenvolvimento de processos ovarianos patológicos, incluindo a formação de neoplasias ovarianas benignas e malignas.[2]

A maioria dos cistos ovarianos é assintomática, mas podem apresentar-se com sintomas inespecíficos, como dor pélvica ou abdominal e sensação vaga de pressão ou dolorimento desagradável, provocados por estiramento da cápsula ovariana, sensação de plenitude gástrica, dispepsia, saciedade precoce ou distensão abdominal. Essa sintomatologia é facilmente confundida com outros quadros e, por isso, faz-se necessário atentar-se aos seguintes fatores de risco: histórico familiar de neoplasias mamárias ou de ovário, presença de mutações dos genes *BRCA1* e/ou *BRCA2*, endometriose, obesidade, tabagismo, idade e nuliparidade.[1,2]

Por sua apresentação usualmente assintomática, muitos tumores ovarianos são diagnosticados de modo incidental no exame pélvico de rotina ou em exames de imagem realizados por outra indicação. São de suma importância uma anamnese e um exame físico bem detalhados, identificando as características do tumor, como tamanho, superfície, consistência, mobilidade, localização e sinais relacionados (como dor à mobilização tumoral e ascite).[1]

Entre os exames de imagem, destacam-se a ultrassonografia transvaginal (USGTV) e a ultrassonografia transabdominal (USG-TA), sendo a última mais útil na avaliação de tumores grandes. São exames de escolha e indispensáveis na avaliação do ovário, colaborando para a avaliação morfológica da lesão e a sua diferenciação com outras patologias. Deve-se avaliar o tamanho do tumor, a espessura da parede, sua ecogenicidade (sólido, cístico, misto) e se há septos e outras lesões intracísticas. Importante atentar-se para sinais de malignidade, como espessamento da parede do tumor, septos grosseiros, papilas ou vegetações, áreas sólidas ou ecogenicidade no tumor, ascite ou bilateralidade.[1,2]

A ressonância magnética (RM) também pode ser útil na avaliação, sendo indicada nos casos de diagnóstico ultrassonográfico indeterminado por ter maior acurácia na diferenciação dos tecidos e na caracterização da neoplasia. Além disso, a TC ajuda na avaliação da extensão da doença e sua distribuição, podendo predizer a operabilidade do tumor por identificar o estado de áreas críticas para a cirurgia.[2,3]

Os marcadores tumorais são proteínas produzidas caracteristicamente pelo tumor ou como resposta do organismo perante ele. Vários são utilizados na identificação de neoplasias ovarianas, sendo os mais importantes: CA-125, produzido por tecidos derivados do epitélio celômico e frequentemente aumentado em cânceres epiteliais ovarianos; CA 19.9, específico para tumores mucinosos; gonadotrofina coriônica, para coriocarcinomas; lactatodesidrogenase, para disgerminomas; estradiol e inibinas, para tumores de células da granulosa. Porém, ainda não foi definido um marcador ideal com elevadas especificidade e sensibilidade.[1-3]

O estadiamento para neoplasia do ovário é dividido em quatro estágios:

- I: tumores confinados aos ovários ou tubas uterinas.
- II: envolve um ou ambos os ovários com extensão pélvica ou peritoneal primária.
- III: somente linfonodos retroperitoneais positivos.
- IV: metástases peritoneais macroscópicas além da pelve maiores que 2 cm, com ou sem metástases para linfonodos retroperitoneais.[3,4]

Conduta

O caso prosseguiu por meio do encaminhamento para realização de cirurgia videolaparoscópica para retirada e análise anatomopatológica da tumoração cística paraovariana esquerda, a qual demonstrou cisto seroso benigno não neoplásico.

As massas ovarianas são achados frequentes na ginecologia, sendo a maioria de caráter cístico. Existem muitas semelhanças morfológicas entre os tipos de cistos e entre cistos malignos e benignos, sendo a excisão cirúrgica do cisto a ferramenta diagnóstica definitiva nesses casos.[2]

A conduta no caso de massas pélvicas depende da suspeita diagnóstica e dos sintomas iniciais. Massas císticas uniloculares assintomáticas devem ser tratadas de maneira conservadora, porque a probabilidade de malignidade é baixa. Caso o tratamento cirúrgico seja necessário em razão dos sintomas ou da incerteza quanto ao diagnóstico, deve-se priorizar a redução ao mínimo do risco de infertilidade subsequente por aderências pélvicas. Além disso, deve-se fazer todos os esforços para a preservação do tecido ovariano.[5]

A escolha de uma técnica cirúrgica é influenciada pelo tamanho da lesão, pela idade da paciente e pelos achados intraoperatórios. Pode-se abordar cirurgicamente as neoplasias ovarianas benignas por meio das técnicas de cistectomia, ooforoplastia e ooforectomia. A laparoscopia (LP) constitui a cirurgia de escolha para a maioria dos tratamentos, pois apresenta menores taxas de complicações pós-operatórias.[2,6]

Pontos importantes

- Queixa de dor e peso em baixo ventre, com massa palpável em hipogastro.
- USG e TC mostraram lesão cística em ovário esquerdo, sendo encaminhada para cirurgia laparoscópica, com anatomopatológico identificando cisto seroso benigno não neoplásico.
- Existem diversos tipos histológicos de neoplasia ovariana, sendo o principal o tumor epitelial.[1]
- Patogênese das neoplasias ovarianas não é esclarecida, porém acredita-se que a angiogênese compreenda o principal fator envolvido.[2]
- Diversos fatores de risco estão envolvidos com a neoplasia, sendo os mais importantes: histórico familiar de câncer de mama e ovário e mutações nos genes *BRCA1* e *2*.[1,2]
- O exame de imagem mais utilizado na avaliação das neoplasias ovarianas é a USGTV, podendo ser solicitadas RM ou TC para auxílio diagnóstico.[1-3]
- A conduta em casos de massas ovarianas depende da suspeita diagnóstica e do sintoma inicial da paciente.[5]
- A escolha da técnica cirúrgica é influenciada pelo tamanho da lesão, pela idade da paciente e pelos achados intraoperatórios, sendo a laparoscopia a escolha para o a maioria dos tratamentos.[2,6]
- Em adolescentes e mulheres em idade fértil, priorizar a redução ao mínimo do risco de infertilidade subsequente por aderências pélvicas.[2,5,6]

Referências bibliográficas

1. Federação Brasileira das Associações de Ginecologia e Obstetrícia. Tratado de ginecologia. Rio de Janeiro: Elsevier; 2019.
2. Hoffman BL, Schorge JO, Halvorson LM, Bradshaw KD, Cunningham FG. Ginecologia de Williams. 2. ed. Porto Alegre: McGraw-Hill; 2013.
3. Federação Brasileira das Associações de Ginecologia e Obstetrícia. Manual de orientação ginecologia oncológica. Brasília: Febrasgo; 2010.
4. Passos EP, Ramos JGL, Costa SHM, Magalhães JA, Menke CH, Freitas F. Rotinas em ginecologia. 7. ed. Porto Alegre: Artmed; 2017.
5. Berek JS. Tratado de ginecologia Berek & Novak. 15. ed. Rio de Janeiro. Guanabara Koogan; 2014.
6. Lasmar RB, Bruno RV, Santos RLC, Lasmar BP. Tratado de ginecologia. Rio de Janeiro: Guanabara Koogan; 2017.

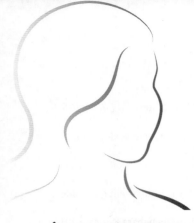

CASO 28

Doença Inflamatória Pélvica

Ângela Márcia Siqueira da Costa
Isadora Souza Ferraz de Melo
Maria Tereza Torres Passos

- **Orientador:** Mário Moreira Murta
- **Instituição:** Universidade Vale do Rio Doce (Univale)

 Caso clínico

M.I.A., do sexo feminino, 26 anos. Admitida no dia 29/07/2020, no pronto atendimento, com queixa de dor pélvica de início há 2 semanas, febre não termometrada há 2 dias, secreção vaginal esverdeada de odor fétido, prurido, dispareunia e disúria. Nega mudança no padrão da dor ou irradiação. Refere atendimento, no dia anterior (28/07), quando foi solicitado exame laboratorial e prescrito ciprofloxacino 400 mg, via intravenosa (IV), dose única, sem melhora do quadro clínico. Data da última menstruação (DUM): 13/07/2020, G2PC2A0 (partos cesarianas há 9 e 6 anos), sexualmente ativa, refere relações sexuais desprotegidas, última colpocitologia oncótica há 7 anos e nega perda de sangue vaginal. Nega uso de dispositivo intrauterino (DIU). Nega patologias pregressas e alergia medicamentosa. Relata tabagismo e drogadição (maconha). Ao exame: bom estado geral (BEG), eupneica, corada, hidratada e afebril. Abdome globoso, flácido, doloroso à palpação profunda em região da fossa ilíaca direita, sem sinais de peritonite e com sinal de Blumberg negativo. Exame ginecológico bimanual com colo fechado e doloroso à mobilização; exame especular com presença de secreção amarelada cervical. Solicitada ultrassonografia (USG) de abdome.

- **Hipóteses diagnósticas:** infecção do trato urinário (ITU), doença inflamatória pélvica (DIP), apendicite, cisto de ovário, torção ovariana.

- **Exames complementares:**
  - Exames: hemácias: 3,80 milhões; hemoglobina: 11,2 g/dL; hematócrito: 30,9%; leucócitos: 15.000/μL: segmentados: 74%; eosinófilo: 1%; linfócitos típicos: 19%; plaquetas: 266.000/mm^3; RNI: 1,07; PTT: tempo da paciente: 44,1 seg e relação paciente/controle: 1,32 seg; creatinina: 0,8 mg/dL; ureia: 21 mg/dL.
  - EAS: 15 piócitos p/c; flora moderada e células epiteliais escassas.
  - Ultrassonografia: presença de massa localizada na região anexial direita, heterogênea, multiloculada, margens lobuladas, contendo áreas líquidas com debris e com fluxo interno ao Doppler colorido, medindo 85 × 69,8 × 59,4 mm (volume: 185 cc). Edema do mesentério no hipogástrio adjacente à massa descrita.

Continuação do caso clínico

Diante do resultado da USG, paciente foi encaminhada para internação e solicitado beta-hCG quantitativo. Prescrita gentamicina 240 mg, IV, de 24/24 horas + clindamicina 900 mg, IV, de 8/8 horas e analgesia. Reavaliar após 24 horas de tratamento.

No segundo dia de internação, a paciente apresenta melhora clínica da dor abdominal, eupneica, corada, hidratada e em dieta oral. Abdome mantém-se flácido e com leve dor à palpação profunda em fossa ilíaca direita. Exames laboratoriais: leucócitos: 7.570/μL; bastonetes: 0% e segmentados: 43%, hemoglobina: 10,4 g/dL, hematócrito: 28,9% e plaquetas: 257.000/mm^3; proteína C-reativa: 110,8; beta-hCG: negativo.

Após reavaliação, a paciente foi submetida à laparotomia exploradora, na qual foi visualizado abscesso tubo-ovariano de cerca de 8 cm, realizando-se salpingectomia à direita sem ooforectomia e lavagem exaustiva da cavidade abdominal. Anexo contralateral não evidenciando alterações.

Evolução pós-operatória favorável nas 48 horas seguintes com paciente afebril, deambulando e ferida operatória íntegra, sem sinais de inflamação e/ou infecção. Encaminhada para acompanhamento ambulatorial, sendo prescritos doxiciclina 100 mg, 1 comprimido, de 12/12 horas, e metronidazol 250 mg, 1 comprimido, de 8/8 horas até completar 14 dias de tratamento.

Questões para orientar a discussão

- Quais hipóteses devem ser consideradas em caso de dor abdominal em quadrantes inferiores?
- Qual a etiopatogenia da DIP?
- Como a patologia da DIP se apresenta?
- Quais os critérios diagnósticos, a classificação da DIP e a relação com a propedêutica?

Discussão

Diante de queixa de dor abdominal aguda em mulheres, principalmente em quadrantes inferiores e pelve, é preciso pensar em patologias que cursem com a síndrome do abdome agudo ginecológico, tendo como diagnósticos possíveis o tumor ovariano, a torção ovariana, a gravidez ectópica, a DIP e o abortamento, além de pielonefrite, litíase, hérnia, apendicite, colite, gastrenterite, diverticulite e doença inflamatória intestinal.[1,2]

No Brasil, estima-se que cerca de 10% das mulheres em idade fértil tenham história de DIP. Trata-se de um processo inflamatório no trato reprodutivo decorrente da ascensão de microrganismos da vagina e do colo do útero para endométrio, tubas uterinas, ovários, peritônio e estruturas adjacentes.[3,4] Constitui uma complicação das infecções sexualmente transmissíveis (IST), relacionada, principalmente, à infecção por *Chlamydia trachomatis* e *Neisseria gonorrhoeae*, sendo a maioria dos casos por etiologia polimicrobiana. Contribuem para a infecção, a vida sexual ativa sem proteção, o número de parceiros e o uso de drogas.[5,6]

Para o diagnóstico, é preciso correlacionar a história clínica com o exame físico e ginecológico, atentando-se, principalmente, ao sintoma de dor pélvica; deve-se relacioná-la à menstruação, sendo comum durante ou logo depois dela. Atenção deve ser dada a fatores de risco para IST e, também, a febre, dispareunia, secreção vaginal e sangramento.[1,3] No caso clínico, a paciente apresenta quadro de febre, dor pélvica associada à secreção vaginal fétida e dor à mobilização do colo uterino, que reforçam o diagnóstico de abdome agudo ginecológico, especialmente DIP. Pelo fato de não haver mudança no padrão da dor, nem irradiação e Blumberg negativo, o diagnóstico de apendicite fica em segundo plano. A paciente também apresenta disúria, que remete à ITU.

A confirmação diagnóstica de DIP dá-se pela presença de três critérios maiores somados a um critério menor ou à positividade de um critério elaborado.

- Critérios maiores: dor em baixo ventre espontânea, dor à palpação anexial e dor à mobilização cervical.
- Critérios menores: temperatura axilar > 38,3°C, secreção vaginal/cervical anormal, velocidade de hemossedimentação (VHS) ou proteína C-reativa aumentadas e isolamento do gonococo ou clamídia endocervical.
- Critérios elaborados: USG endovaginal ou ressonância magnética ou outro método de imagem sugerindo a presença de abscesso tubo-ovariano ou complexo tubo-ovariano, biópsia endometrial demonstrando a presença de endometrite e laparoscopia demonstrando sinais sugestivos de infecção tubária ou tubo peritoneal. Exames como hemograma, exame de urina (EAS), urocultura, proteína C-reativa, beta-hCG e USG auxiliam no diagnóstico e afastam diagnósticos diferenciais.[3,5]

Os resultados dos exames da paciente mostraram um quadro inflamatório com leucocitose e proteína C-reativa aumentados, EAS com piócitos e USG sugestivo de abscesso tubo-ovariano, critério que indica o diagnóstico de DIP concomitante à ITU.

A DIP é classificada de acordo sua localização em estágio:

- 1a: endometrite.
- 1b: salpingite sem peritonite.
- 2: salpingite com peritonite;
- 3: piossalpinge/abscesso tubo-ovariano.
- 4a: abscesso tubo-ovariano roto.
- 4b: hidrossalpinge/hidro-oforossalpinge.

Essa divisão direciona a propedêutica.[1,3]

Conduta

A propedêutica perante o diagnóstico de DIP depende da condição clínica da paciente, de sua aceitação, da disponibilidade do tratamento e das complicações.[3] A paciente do caso descrito foi tratada, inicialmente, para a suspeita clínica de infecção do trato urinário, contudo manteve quadro de dor abdominal que alavancou a suspeita de DIP. Foi confirmada e classificada em DIP no estágio 3, com abscesso tubo-ovariano evidenciado à USG, para o qual se iniciou antibioticoterapia por via parental com analgesia, além de recomendado repouso. O abscesso do tubo-ovariano volumoso (> 8 cm) associado ao quadro estendido da paciente resultou na decisão pela salpingectomia à direita por via laparotômica exploratória (disponível no serviço).

A presença de sinais e sintomas que preencham os critérios clínicos para a DIP justificam a necessidade de se iniciar a antibioticoterapia o mais brevemente possível. O tratamento pode se dar no âmbito ambulatorial ou hospitalar. Pacientes com quadros leves e sem sinais de pelviperitonite são indicadas ao tratamento ambulatorial, sendo recomendada, pelo Ministério da Saúde, como primeira opção, a administração de ceftriaxona 500 mg, via intramuscular (IM), dose única associada à doxiciclina 100 mg, via oral (VO), 1 comprimido de 12/12 horas, por 14 dias, e metronidazol 250 mg, 2 comprimidos, VO, 12/12 horas, por 14 dias.[1] A escolha pelo tratamento hospitalar se dá na presença de abscesso tubo-ovariano, gravidez, doença grave, associação de sinais e sintomas (como náuseas, vômitos ou febre alta), além de incapacidade de seguir ou tolerar um regime oral ambulatorial ou nenhuma resposta clínica à terapia antimicrobiana oral (em 72 horas). Para tal, recomenda-se, pelo protocolo clínico do Ministério da Saúde, a ceftriaxona 1g, IV, 1 vez/dia por 14 dias, mais doxiciclina 100 mg, 1 comprimido, VO, 12/12 horas, por 14 dias, em associação a metronidazol 400 mg, IV, 12/12 horas. Em casos de melhora clínica após 24 horas do tratamento por via parenteral, orienta-se a transição para a via oral até completar 14 dias.[1] Contudo, diante de abscessos volumosos (> 8 cm), massa que aumente ou persista, suspeita ou evidência de rotura ou sangramento e a não melhora clínica em 2 a 3 dias, a intervenção cirúrgica é indicada.[6]

O tratamento medicamentoso dura, no mínimo, 14 dias e a paciente deve ser orientada quanto à abstenção de relações sexuais durante o processo e à importância do tratamento do parceiro (azitromicina 1 g, VO, dose única, e ofloxacino 400 mg, VO, dose única).[6]

Pontos importantes

- Identificar, adequadamente, a dor, com sua localização e correlação com outros órgãos, é fundamental para definir a etiologia.[2]
- Atentar-se a indicadores diferenciais, como anorexia no caso de apendicite e irregularidade menstrual em caso de gestação ectópica e abortamento, é fundamental para a diferenciação das etiologias.[2]
- O seguimento dos critérios diagnósticos promove uma melhor suspeição da patologia, devendo ser avaliados, principalmente, quando se está diante de pacientes sexualmente ativas.[3]
- O diagnóstico e o tratamento correto da DIP evitam sequelas como infertilidade e dor pélvica crônica.[3]
- É fundamental o tratamento precoce e correto de acordo com o quadro da paciente. Além disso, o tratamento do parceiro aumenta as chances de sucesso do tratamento.[1]

Referências bibliográficas

1. Brasil. Ministério da Saúde. Protocolo Clínico e Diretrizes Terapêuticas para Atenção Integral às Pessoas com Infecções Sexualmente Transmissíveis (IST). Brasília: Ministério da Saúde; 2020.
2. Cândido EB, Santiago AE, Filho ALS. Abdome agudo em ginecologia. Rev Femina. 2019; 47(12):902-8.
3. Carvalho NS, Carvalho BF, Linsingen RV, Takimura M. Doença inflamatória pélvica. Protocolo Febrasgo – Ginecologia. São Paulo: Febrasgo; 2018. n. 25.
4. Hoffman BL, Schorge JO, Schaffer JI, Halvorson LM, Bradshaw KD, Cunningham FG. Ginecologia de Williams. 2. ed. Porto Alegre: McGraw-Hill/Artmed; 2014.
5. Llata E, Bernstein KT, Kerani RP, Pathela P, Schwebke JR, Schumacher C, et al. Management of pelvic inflammatory disease in selected us sexually transmitted disease clinics: sexually transmitted disease surveillance network, january 2010–december 2011. Journal of the Sex Transm Dis. 2015 jun 4; 429-43.
6. Passos EP. Rotinas em ginecologia. 7. ed. Porto Alegre: Artmed; 2017.

CASO 29

Papilomavírus Humano e Câncer de Colo Uterino

Dayane Ketlyn da Cunha Santos
Juliana Lima de Santana
Karoline Alves de Almeida

- **Orientadora:** Márcia Neves de Carvalho
- **Instituição:** Universidade Federal de Sergipe (UFS) – Campus Universitário Professor Antônio Garcia Filho – Liga Acadêmica de Ginecologia e Obstetrícia de Lagarto (LAGOL)

 Caso clínico

M.P.L., 39 anos, solteira, G3P2A1, 2º grau incompleto, tabagista, sem comorbidades, chega ao ambulatório de ginecologia encaminhada para realização da colposcopia devido a resultado de lesão intraepitelial (LIE) de alto grau em colpocitologia oncótica realizada há 15 dias durante seus exames de rotina; afirma que não realiza consultas ginecológicas regularmente e não lembra a última vez que havia feito o Papanicolaou. Informou ter iniciado a vida sexual aos 16 anos, já teve vários parceiros e não tomou a vacina contra o HPV. Na anamnese, a paciente ainda relata que apresenta atraso menstrual e não fazia uso de método contraceptivo. Ao exame físico, apresenta bom estado geral, estando consciente e orientada em tempo e espaço, normocorada, anictérica, acianótica, afebril e hidratada. Pressão arterial (PA) de 110/80 mmHg, frequência cardíaca (FC) de 76 bpm, frequência respiratória (FR) de 19 irpm; temperatura: 36,7°C; peso: 67 kg; altura: 1,65 cm; índice de massa corporal (IMC) 24,61 kg/m². Apresenta abdome plano, flácido e indolor à palpação, ruídos hidroaéreos presentes, ausência de massas ou visceromegalias. Ao exame ginecológico: mamas de volume aumentado, simétricas, presença de aréola secundária (sinal de Hunter) e tubérculos de Montgomery; ausência de nódulos palpáveis e descarga papilar; na genitália externa, foi observada vulva tricotomizada, entreaberta, com grandes lábios, pequenos lábios e vestíbulo com coloração arroxeada (sinal de Jacquemier/Chadwick); ao exame especular, foi observada vagina de coloração arroxeada (sinal de Kluge) e com rugosidade preservada, colo de volume médio, centralizado, com orifício externo em fenda, área de hiperemia periorificial e aumento do muco cervical; ao toque vaginal, observada vagina com elasticidade preservada, colo amolecido, móvel e fundos de saco livres; ao toque bimanual, útero em anteversoflexão (AVF), de consistência amolecida, aumento do volume uterino compatível com uma gestação de 10 semanas e anexos não palpáveis.

- **Hipóteses diagnósticas:** lesão intraepitelial de alto grau, gestação de primeiro trimestre.
- **Exames complementares:**
    - Citologia oncótica: amostra satisfatória. Células escamosas, endocervicais e metaplásicas. Lactobacilos, cocos, lesão intraepitelial de alto grau.
    - Colposcopia: colposcopia adequada, junção escamocolunar (JEC) completamente visível, zona de transformação (ZT) tipo 1; achados colposcópicos anormais grau 2 (epitélio acetobranco denso). Conclusão: zona de transformação atípica (ZTA).

Continuação do caso clínico

Paciente retorna ao atendimento, trazendo o exame positivo do beta-hCG, o que, somado aos achados anormais da colposcopia, levou a se optar pela não realização da biópsia, pois não existiam sinais de lesão invasora. Então, no período puerperal, ela retorna com novo exame colpocitológico realizado 90 dias após o parto que ainda evidencia lesão de alto grau, sendo realizada uma nova colposcopia com manutenção dos achados anormais (epitélio acetobranco denso). Foi feita biópsia cujo resultado mostrou neoplasia intraepitelial cervical grau II (NIC II), sendo a paciente submetida à excisão da zona de transformação (EZT) tipo 1 por eletrocirurgia.

Questões para orientar a discussão

- Qual relação entre o papilomavírus humano (HPV) e o câncer de colo de útero?
- Como deve ser o rastreamento do câncer de colo de útero em gestantes?
- Qual a conduta adequada para achados anormais na colpocitologia oncótica em gestantes?
- Qual o impacto da biópsia durante a gestação?

Discussão

Apesar de a incidência de câncer em gestantes ser baixa, uma vez que a procriação nas últimas décadas vem ocorrendo em idades mais avançadas, observou-se um aumento das neoplasias ginecológicas diagnosticadas durante a gravidez, sendo o câncer de colo de útero um dos mais frequentes.[1] O fator de risco principal para o desencadeamento desse tipo de câncer é o HPV, já que seu DNA é encontrado em mais de 97% dos tumores de colo uterino. Porém, ele isoladamente não é suficiente, tornando-se importantes outros fatores na hora da avaliação, como imunossupressão, início precoce da atividade sexual, inúmeros parceiros sexuais, tabagismo, infecções sexualmente transmissíveis (IST), baixo nível socioeconômico. Quanto aos tipos de HPV, os que mais estão relacionados com neoplasias são: 16, 18, 31, 35, 39, 45, 51, 52, 56, 58.[2] O rastreamento do câncer de colo de útero segue as mesmas recomendações das mulheres não grávidas em método, população-alvo e periodicidade; entretanto, deve-se levar em conta que, em virtude das alterações fisiológicas da gestação, principalmente a partir do 2º semestre, a interpretação do exame colpocitológico pode apresentar dificuldades, pois o aumento da cérvice, o muco cervical espesso e o prolapso das paredes vaginais dificultam a visualização do colo.[3] Durante a gestação, a biópsia pode ser realizada, porém a recomendação do Ministério da Saúde/Instituto Nacional do Câncer (INCA) (2016) é de realizar o procedimento apenas se o achado da colposcopia for sugestivo de invasão.[4] Nesse contexto, tomando como exemplo o caso clínico descrito, a alteração citopatológica encontrada foi lesão intraepitelial escamosa de alto grau (HSIL) e a conduta recomendada é o encaminhamento para colposcopia, o exame que indicará a necessidade ou não de biópsia.

Conduta

No caso clínico, como não havia sinais de lesão invasora, a conduta adotada foi uma reavaliação da paciente 90 dias após o parto com colpocitologia oncótica, conforme recomendação das *Diretrizes Brasileiras para o Rastreamento do Câncer do Colo do Útero*. E, como houve persistência da LIE de alto grau na citologia pós-parto, foram realizadas colposcopia e biópsia.[4] Entretanto, boa parte das lesões pode sofrer regressão no período pós-parto, o que justifica a conduta expectante na gestação.[5] Além disso, procedimentos excisionais realizados nesse período aumentam as chances de abortamento, parto prematuro, além de complicações como sangramentos excessivos.[4] Após confirmação colposcópica ou histológica, é recomendado o tratamento excisional das lesões intraepiteliais escamosas de alto grau por meio da eletrocirurgia, visando à exérese da zona de transformação.[4] Ainda de acordo com as *Diretrizes Brasileiras para o Rastreamento do Câncer do Colo do Útero*, algumas recomendações devem ser seguidas:

- Nos casos em que o exame histopatológico da peça cirúrgica mostrar margens livres de doença, a mulher deverá ser submetida à citologia 6 e 12 meses após o procedimento. A colposcopia poderá ser realizada a critério do serviço. Após o primeiro ano, o seguimento deverá ser realizado com citologia anual até completar 5 anos do tratamento na unidade básica de saúde (UBS).[4]
- Nos casos em que o exame histopatológico da peça cirúrgica mostrar qualquer uma das margens comprometidas por NIC II/III, o seguimento deverá ser feito com exame citopatológico e colposcopia semestrais nos primeiros 2 anos. Após os dois primeiros anos, o seguimento deverá ser feito com a citologia anual até completar 5 anos do tratamento na UBS.[4]
- Em ambos os casos, após os primeiros 5 anos do tratamento, a mulher deverá retornar para o rastreamento citopatológico trienal. A história de doença intraepitelial tratada deverá ser informada no pedido do exame citopatológico. Um novo procedimento excisional estará indicado quando houver comprometimento das margens cirúrgicas por NIC II/III, seja ecto ou endocervical, e não for possível o seguimento por questões técnicas ou da mulher.[4]

Pontos importantes

- A falta de rastreamento prévio acaba promovendo maiores chances de resultados colpocitológicos de lesões invasoras avançadas e graves.[1,4]
- A repetição de citologia em mulheres com laudo HSIL é inaceitável, devendo-se encaminhá-la diretamente para colposcopia.[4]

- Casos de atraso menstrual e achados ginecológicos sugestivos de gestação sempre precisam ser investigados, pois a gestação constitui uma condição especial com conduta diferenciada nos casos de câncer de colo uterino e a confirmação gestacional pode alterar a conduta de biópsia, por exemplo.[4]
- Lesões de alto grau na gestação têm certo potencial de regressão, então, quando não há achado colposcópico de lesão invasora, pode-se postergar a investigação para o período pós-parto.[4,5]
- A continuação da investigação do achado da paciente por biópsia no pós-parto deverá ser realizada após a nova citologia.[4]

Referências bibliográficas

1. Silva AP, Venâncio TT, Figueiredo-Alves RR. Câncer ginecológico e gravidez: uma revisão sistematizada direcionada para obstetras. FEMINA. 2015 Maio/Junho; 43:111-8.
2. Federação Brasileira das Associações de Ginecologia e Obstetrícia (Febrasgo). Rastreio, diagnóstico e tratamento do câncer de colo de útero. São Paulo: Febrasgo; 2016.
3. Federação Brasileira das Associações de Ginecologia e Obstetrícia (Febrasgo); Quintana S. A infecção HPV na gestação. São Paulo: Febrasgo; 2018. Disponível em: https://www.febrasgo.org.br/pt/noticias/item/325-a-infeccao-hpv-na-gestacao. Acesso em: 27 jul. 2020.
4. Instituto Nacional de Câncer José Alencar Gomes da Silva. Diretrizes brasileiras para o rastreamento do câncer do colo do útero. Rio de Janeiro: INCA; 2016. Disponível em: https://www.inca.gov.br/publicacoes/livros/diretrizes-brasileiras-para-o-rastreamento-do-cancer-do-colo-do-utero. Acesso em: 27 jul. 2020.
5. Monteiro AJC, Moura JE, Pogorelsky LM. Manejo das lesões de colo uterino durante a gestação. Acta Médica. 2018; 39(2):190-201.

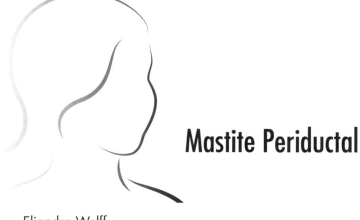

CASO 30

Mastite Periductal

Eliandra Wolff
Luana Limas de Souza
Talita Granemann Mello

- **Orientador:** Fernando Vecchi Martins
- **Instituição:** Universidade do Planalto Catarinense (Uniplac)

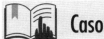 **Caso clínico**

L.A.S.G., 36 anos, sexo feminino, casada, menarca aos 13 anos, sexarca aos 16 anos, nega uso de anticoncepcional oral, G3P1A2. A paciente é encaminhada ao mastologista pela Unidade Básica de Saúde (UBS) em decorrência de lesão ulcerada em mama direita, medial ao mamilo direito, há cerca de 8 meses. Teve quadro semelhante na mesma mama há 7 anos, tratado com antibioticoterapia e drenagem. Tabagista há 11 anos (carga tabágica de 33 maços/ano), fistulectomia em mama esquerda há 4 anos, nega doenças da infância, doenças crônicas ou alergias. Ao exame físico (inspeção estática e dinâmica + palpação), apresenta: mama esquerda – cicatriz horizontal periareolar, sem alterações palpáveis; mama direita – úlcera subareolar, fístula periareolar com secreção purulenta, mamilo invertido e sinais flogísticos; linfonodos supraclaviculares, infraclaviculares e axilares sem alterações palpáveis.

- **Hipóteses diagnósticas:** câncer (CA) de mama inflamatório, ectasia ductal, abscesso subareolar crônico recidivante (ASCR), eczema areolopapilar, cisto sebáceo supurado subareolar, infecção crônica do tubérculo de Montgomery.
- **Exames complementares:**
  - Ultrassonografia: impressão do abscesso na região retroareolar da mama direita com orifício de drenagem na região periareolar medial, BI-RADS 3 (lesão provavelmente benigna) com orientações de correlação clínica para melhor elucidação diagnóstica.

- Punção aspirativa com agulha fina (PAAF): citologia negativa para malignidade.
- Cultura: *Staphylococcus aureus*.
- Leucócitos: 20.000/mm³.

Continuação do caso clínico

Após o resultado dos exames complementares, os achados foram correlacionados com o quadro clínico, sendo confirmado o diagnóstico de ASCR ou mastite periductal. Desse modo, foram instituídas as medidas terapêuticas adequadas, com orientação à paciente para cessar o tabagismo.

Questões para orientar a discussão

- Como é classificada a mastite ductal?
- Quais são seus fatores de risco, sua fisiopatologia, agentes etiológicos e diagnóstico?
- Como diferenciar mastite periductal do CA de mama inflamatório?

Discussão

Define-se mastite como um processo inflamatório da glândula mamária, sendo possível sua classificação em lactacionais e não lactacionais. O ASCR/mastite periductal pode ser classificada como uma mastite não lactacional de caráter crônico e recidivante.[1]

Citam-se como fatores de risco mais significativos a cor não branca, o antecedente de abscesso e cirurgias mamárias prévias e o tabagismo, sendo este o principal fator de risco com seu papel atribuído a múltiplos fatores: à ação isquêmica direta da nicotina, à hipóxia tecidual causada pela ação do monóxido de carbono na dissociação do oxigênio da hemoglobina ou, de forma indireta, à interferência no metabolismo de estrogênio e prolactina. Ainda, é possível citar anomalias congênitas dos ductos lactíferos, retração papilar e deficiência de vitamina A como condições que parecem favorecer a existência de ASCR.[2] A epidemiologia informa que ela ocorre mais frequentemente em mulheres entre 35 e 50 anos.[2,3]

O processo fisiopatológico sob o qual se desenvolve o ASCR não está bem estabelecido, mas tem-se o conhecimento de que a estase de secreção ductal promove a dilatação dos ductos lactíferos e a ulceração do epitélio desses ductos, compreendendo a causa da formação do abscesso subareolar. Desse modo, o abscesso formado permite que a pele justa-areolar se rompa, dando origem a um trajeto fistuloso a partir de seu seio de drenagem.[6] Na maioria dos casos, a flora bacteriana encontrada é anaeróbica, podendo ser isoladas também bactérias Gram-positivas, principalmente o *Staphylococcus aureus*.[3,4]

A apresentação clínica varia de acordo com a idade da paciente, as mais jovens tendem a ter mais dor na mama, possivelmente por inflamação periductal aguda, secreções mais finas, e, quando estão presentes, as massas palpáveis são associadas ao eritema. Nas pacientes com mais idade, geralmente há menos dor associada a massas mamilares palpáveis (possivelmente isso acontece porque há menos inflamação aguda e maior quantidade de fibrose), secreção mais viscosa e palpação com massas que podem ser mal definidas e fixadas ao tecido adjacente (devido à fibrose), o que pode resultar em retração do mamilo, promovendo preocupação quanto à malignidade. O diagnóstico é clínico e estabelecido na vigência dos clássicos sinais inflamatórios, não sendo os exames de imagem parte da rotina de investigação. Pode-se ter auxílio da ultrassonografia na localização da coleção, assim como punção para citologia.[5]

É possível diferenciar a mastite periductal do CA de mama inflamatório pensando em alguns parâmetros: a idade média das mulheres com CA de mama inflamatório é cerca de 10 anos a mais do que as que têm ASCR; ao exame físico, elas também se apresentam de forma diferente – enquanto no CA de mama inflamatório a lesão se apresenta com alterações cutâneas (casca de laranja e eritema) e massa palpável, normalmente no quadrante externo superior, na mastite se dá como espessamento, edema de pele e massa retroareolar. Os achados na mamografia normalmente são semelhantes, não sendo raro encontrar achados normais.[5]

No caso apresentado, a paciente expressa importantes fatores de risco para ASCR: tem 36 anos e é tabagista de longa data com alta carga tabágica, além de ter história patológica pregressa de lesão ulcerada em mama direita. Ao exame físico, o mastologista observa sinais clássicos de ASCR: úlcera subareolar, fístula periareolar com secreção purulenta, mamilo invertido e sinais flogísticos. A hipótese diagnóstica é ainda endossada pela PAAF, que demonstra crescimento de *Staphylococcus aureus* na amostra.

Conduta

Após o diagnóstico, deve-se iniciar a antibioticoterapia na fase aguda. Além disso, é de extrema importância orientar a paciente acerca da necessidade de cessar o tabagismo, principal fator de risco.[2] É possível ainda a abordagem cirúrgica.[6]

Pontos importantes

- Reconhecer os fatores de risco para ASCR – cor não branca, antecedente de abscesso e cirurgias mamárias prévias e, principalmente, tabagismo –, bem como os fatores possivelmente associados à sua existência: anomalias congênitas dos ductos lactíferos, retração papilar e deficiência de vitamina A e faixa etária mais frequentemente acometida (35 a 50 anos).[2]
- Reconhecer a apresentação clínica do ASCR e diferenciá-lo de acordo com as diferentes faixas etárias: em mulheres mais jovens, mais dor associada a massa palpável, eritema e secreções mais finas, enquanto nas mulheres de mais idade se apresenta com menos dor e secreções mais espessas.[7]
- Diagnosticar clinicamente o ASCR na vigência dos sinais clássicos de inflamação.
- Diferenciar o ASCR do CA de mama inflamatório, por meio dos parâmetros epidemiológicos, semiológicos e de imagem.[7]
- Orientação à paciente sobre a necessidade do abandono ao tabagismo, considerado fundamental no sucesso da terapêutica.[2]

Referências bibliográficas

1. Rossato NC, Morais EFM, Mattos G, Zerwes F. Processos inflamatórios da mama: caracterização e manejo terapêutico. Acta Méd [Internet]. 2012 Dezembro; 33(1). Disponível em: http://docs.bvsalud.org/biblioref/2018/04/882369/processos-inflamatorios-da-mama-caracterizacao-e-manejo-terapeutico.pdf. Acesso em: 18 ago. 2020.
2. Cairo AAA. Avaliação dos fatores de risco para o abcesso mamário subareolar recorrente com fístula. Dissertação (Mestrado). Campinas: Faculdade de Ciências Médicas da Unicamp; 1995. Disponível em: http://www.repositorio.unicamp.br/handle/REPOSIP/310188. Acesso em: 18 ago. 2020.

3. Sousa RM, Freitas Júnior R, Almeida Neto JC. Mastite periductal: uma entidade controversa. Femina [Internet]. 2003 Julho; 31(6):543-9. Disponível em: http://bases.bireme.br/cgi-bin/wxislind.exe/iah/online/?IsisScript=iah/iah.xis&src=google&base=LILACS&lang=p&nextAction=lnk&exprSearch=350655&indexSearch=ID. Acesso em: 18 ago. 2020.
4. Garcia ALS. Abscesso periareolarrecidivante: um relato de caso [internet]. Disponível em: http://semanadoconhecimento.upf.br/download/anais-2017/ciencias-biologicas-e-da-saude/ana-luiza-da-silva-garcia-abscesso.pdf. Acesso em: 26 ago. 2020.
5. Kasales CJ, HanB, Smith JJS, Chetlen AL, Kaneda HJ, Shereef S. Nonpuerperal Mastitis and Subareolar Abscess of the Breast. AJR 2014 Fev; 202(2):133-9.
6. Basegio DL, Spinato G, Basegio N. Abscesso subareolar recidivante. Médica. 1989 Julho; 2(1):2-4. Disponível em: https://www.hsvp.com.br/painel/admin/upload/publicacoes/93_revista_medica_02_06-1989.pdf. Acesso em: 18 ago. 2020.
7. Kemp C, Elias S, Borrelli K, Garcia y Narvaiza D, Kemp CGM, Schor AP. Punção aspirativa por agulha fina orientada por ultrassonografia em lesões não-palpáveis. Rev Bras Ginecol Obstet [Internet]. 2001 June; 23(5):321-7. Disponível em: http://www.scielo.br/scielo.php?script=sci_arttext&pid=S0100-72032001000500008&lng=en. Acesso em: 19 ago. 2020.

CASO 31

Infecções Sexualmente Transmissíveis e Úlceras Genitais

Dayane Ketlyn da Cunha Santos
Juliana Lima de Santana
Karoline Alves de Almeida

- **Orientadora:** Milla Jansen M. de Oliveira
- **Instituição:** Universidade Federal de Sergipe (UFS) – Campus Universitário Professor Antônio Garcia Filho – Liga Acadêmica de Ginecologia e Obstetrícia de Lagarto (LAGOL)

 Caso clínico

P.L.S., 26 anos, com parceiro fixo há 1 mês, G0P0A0, ensino superior completo, sem comorbidades, chega à consulta, pela primeira vez, para planejamento familiar. Refere ter vida sexual ativa desde os 18 anos e teve um relacionamento anterior há 2 meses. Na anamnese, relata que, há 7 semanas, notou uma lesão única na vulva com formato arredondado e indolor ao toque, porém não procurou ajuda médica e não aplicou nenhuma medicação. Quando questionada sobre o uso de preservativo nas relações sexuais, refere usar na maioria delas, além do desejo de adotar outro método contraceptivo que não o de barreira. Nega ter feito quaisquer exames diagnósticos ou tratamentos para infecções sexualmente transmissíveis (IST). Ao exame físico, apresenta bom estado geral, consciente e orientada em tempo e espaço, anictérica, acianótica, afebril e hidratada. Pressão arterial (PA) – 110/70 mmHg; frequência cardíaca (FC) – 79 bpm; frequência respiratória (FR) – 18 irpm; temperatura de 36,7°C, peso de 72 kg, altura de 1,70 m, índice de massa corporal (IMC) 24,30 kg/m². Ao exame de cabeça e pescoço, foi encontrada uma linfadenopatia única na região epitroclear, com consistência fibroelástica, móvel e sem sinais flogísticos. O tórax encontra-se com conformação normal, murmúrio vesicular presente e sem ruídos adventícios, bulhas cardíacas rítmicas e normofonéticas em 2 tempos, sem sopros. Apresenta abdome plano, flácido e indolor à palpação, ruídos hidroaéreos presentes e ausência de massas ou visceromegalias. Pulsos carotídeos, radiais e pediosos simétricos, cheios, rítmicos e amplos. Perfusão periférica normal e normocorada. Durante o exame ginecológico, observam-se distribuição pilosa adequada na região vulvar, grandes e pequenos lábios tróficos e normocorados, sem lesões visíveis e vulva entreaberta. Ao exame especular, encontra-se conteúdo vaginal fisiológico e canal vaginal com rugosidade adequada. Na região anal, não são encontradas lesões e quaisquer outras alterações.

- **Hipóteses diagnósticas:** sífilis, infecção pelo HIV (SIDA), herpes genital.
- **Exames complementares:**
  - Anti-HCV – NR; anti-HBS – NR; AgHBS – NR; HIV 1 e 2 – NR.
  - VDRL – 1/32; VDRL (parceiro atual) – NR; VDRL (parceiro anterior) – 1/64.

Questões para orientar a discussão
- Qual a situação epidemiológica da sífilis no Brasil?
- Qual a importância da prevenção e do tratamento precoce visando evitar o aumento no número de casos de sífilis adquirida, gestacional e congênita?
- Qual a classificação dessa doença?
- Quais as formas de transmissão da sífilis?
- Quais as formas de diagnóstico e tratamento da doença?

Discussão

A sífilis é uma infecção crônica sistêmica causada pela bactéria *Treponema pallidum*, que pode ser transmitida por contato sexual, sanguíneo e vertical.[1] No período de 2010 até junho de 2019, foi registrado um total de 650.258 casos de sífilis adquirida no Brasil, sendo que 53,5% ocorreram na região Sudeste, 22,1% na região Sul, 12,9% na região Nordeste, 6,5% na região Centro-Oeste e 4,9% na região Norte.[2] Nos últimos 5 anos, foi observado um aumento constante no número de casos de sífilis adquirida, gestacional e congênita, o que pode resultar da elevação do número de testagens, da redução da administração da penicilina na atenção básica, do desabastecimento mundial da penicilina e da diminuição do uso de preservativos.[3] Referente a este último, o estudo de Reis *et al.*[4] apontou que a não compreensão da própria vulnerabilidade diante da exposição às IST pode induzir à naturalização do sexo desprotegido, bem como fatores sociais e econômicos.

A sífilis primária é marcada, em geral, pelo aparecimento de uma única úlcera rica em treponemas, indolor, com borda bem definida e regular, base endurecida e fundo limpo, denominada "cancro duro". Pode ser acompanhada por uma linfadenopatia regional e desaparece em 3 a 8 semanas.[1]

Já a sífilis secundária é marcada pela disseminação dos treponemas pelo organismo, tendo, como sintomatologia mais frequente, as pápulas palmoplantares, as placas e os condilomas planos, durando, em média, 4 a 12 semanas. Após essa fase, entra na fase de latência, na qual não há quaisquer sintomas ou sinais, dividida em latente recente, quando há menos de 1 ano de infecção, e tardia, quando há mais de 1 ano.[1,3]

Por fim, a sífilis pode evoluir para a fase terciária, que pode surgir entre 1 e 40 anos após a infecção, na qual é comum o acometimento dos sistemas nervoso e cardiovascular, além da formação de gomas sifilíticas em pele, mucosas, ossos ou quaisquer tecidos, podendo provocar desfiguração, incapacidade ou até mesmo morte.[1] Quanto à sua transmissibilidade, é importante compreender que é maior nos estágios iniciais e diminui, gradualmente, com o tempo de evolução da doença. Além disso, em gestantes, a taxa de transmissão vertical de sífilis para o feto é de até 80% no ambiente intrauterino e pode, também, ocorrer durante o parto vaginal.[3]

O diagnóstico fidedigno da sífilis adquirida deve ser feito por meio da análise e da correlação dos dados clínicos, dos testes diagnósticos, do histórico de infecções passadas e de exposição recente.[3] Entre os testes diagnósticos, estão:

- Exame direto: feito por meio da pesquisa de *T. pallidum*, microscopicamente, nas lesões primárias e secundárias da sífilis, podendo ser feito a fresco (campo escuro) ou corado.[1]
- Testes imunológicos: dividem-se em teste não treponêmico e teste treponêmico. O primeiro detecta anticorpos imunoglobulinas M e G (IgM e IgG) produzidos contra as substâncias liberadas pelo patógeno ou por células infectadas por ele, por exemplo, o VDRL e o RPR. Já o segundo detecta anticorpos específicos produzidos contra os antígenos do *T. pallidum*, como FTA-Abs, ELISA e MHA-TP.[1] Na prática clínica, recomenda-se que se inicie a investigação por meio de um teste treponêmico – como o teste rápido –, pois é o primeiro a positivar no caso de uma infecção. No entanto, para acompanhamento de resposta terapêutica, o mais adequado é o teste não treponêmico, como o VDRL, pois fornece um resultado quantitativo, permitindo um acompanhamento nos níveis de titulação.[3]

Conduta

Após o levantamento do caso clínico, verifica-se que a paciente se enquadra em uma das cinco situações previstas pelo Ministério da Saúde para receber tratamento imediato se testado positivo em apenas um teste para sífilis (treponêmico ou não treponêmico). Sua situação, de uma paciente sem diagnóstico prévio para sífilis e com o VDLR positivo, é suficiente para a instituição do tratamento. Para isso, a benzilpenicilina representa a medicação mais utilizada, sendo na gestação, inclusive, a única opção segura e eficaz.[3]

Nas seguintes situações o tratamento deve ser iniciado imediatamente, com apenas um teste reagente: gestantes, vítimas de violência sexual, pessoas com chance de perda de seguimento, pessoas com sinais/sintomas de sífilis primária ou secundária e pessoas sem diagnóstico prévio de sífilis.[3] Na Figura 1, é descrito o esquema terapêutico a ser adotado de imediato no caso clínico descrito.

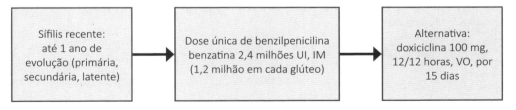

FIGURA 1. Esquema terapêutico a ser adotado de forma imediata no caso clínico apresentado (sífilis recente).
IM: via intramuscular; VO: via oral.
Fonte: Ministério da Saúde, 2020.[3]

Seguimento

Deve ser realizado o teste não treponêmico trimestral, além do tratamento do parceiro anterior e do atual. Após 1 ano de seguimento pós-tratamento adequado, o paciente pode ser liberado de novas coletas.[3] Deve-se, ainda, orientar quanto ao risco de reinfecção da sífilis e de outras IST.

Pontos importantes

- No caso de uma infecção, o teste treponêmico é o que primeiro positiva, sendo indicado para investigação; o teste não treponêmico deve ser feito para confirmação e para acompanhamento do tratamento.[3]
- É de suma importância a implementação de medidas de prevenção para diminuição do número de casos de sífilis em gestantes e sífilis congênita,[1] como educação sexual, distribuição de preservativos e testagem rápida.
- A prevenção, o diagnóstico e o tratamento precoce da sífilis adquirida em mulheres são de suma importância, pois são maneiras de prevenir a sífilis na gestante e a sífilis congênita. A última pode promover diversas complicações, como morte fetal, prematuridade, malformações, comprometimento auditivo, oftalmológico e neurológico.[5]
- O tratamento para sífilis na gestação somente é seguro e eficaz se realizado com benzilpenicilina benzatina.[3]

Referências bibliográficas

1. Brasil. Secretaria de Vigilância em Saúde, compiler. Guia de Vigilância em Saúde: volume único [bibliography on the Internet]. 3. ed. Brasília: Ministério da Saúde; 2019. Disponível em: http://bvsms.saude.gov.br/bvs/publicacoes/guia_vigilancia_saude_3ed.pdf. Acesso em: 13 ago. 2020.
2. Brasil. Secretária de Vigilância em Saúde. Boletim epidemiológico. Brasília: Ministério da Saúde; 2019. Disponível em: http://www.aids.gov.br/pt-br/pub/2019/boletim-epidemiologico-sifilis-2019. Acesso em: 15 ago. 2020.
3. Brasil. Secretaria de Vigilância em Saúde, compiler. Protocolo Clínico e Diretrizes Terapêuticas para Atenção Integral às Pessoas com Infecções Sexualmente Transmissíveis (IST). Brasília: Ministério da Saúde; 2020. Disponível em: http://portalarquivos2.saude.gov.br/images/pdf/2019/junho/25/guia-vigilancia-saude-volume-unico-3ed.pdf. Acesso em: 13 ago. 2020.
4. Reis RK, Melo ES, Gir E. Fatores associados ao uso inconsistente do preservativo entre pessoas vivendo com HIV/Aids. Rev Bras Enferm [Internet]. 2016 jan-fev; 69(1):47-53.
5. Berman SM. Maternal syphilis: pathophysiology and treatment. Bull World Health Organ. Jun 2004; 82(6):433-8. Disponível em: https://www.ncbi.nlm.nih.gov/pmc/articles/PMC2622860/. Acesso em: 13 ago. 2020.

CASO 32

Incontinência Urinária

Milena Seleto de Souza
Gabriela Schoba Ferreira Lima
Nicolle Carvalho Pires Martins

- **Orientador:** Alessandro Neves
- **Instituição:** Universidade Municipal de São Caetano do Sul (USCS) – Campus São Paulo

 Caso clínico

V.D.S., do sexo feminino, 53 anos, casada, chega à unidade de saúde com queixa de perda de controle da urina quando dá risada, tosse ou espirra e vê, nos últimos 3 anos, um pouco de urina em sua calcinha. A paciente não se queixa de dor ou prurido. Nega disúria, polaciúria e noctúria. Refere certa urgência miccional, mas nega urgeincontinência. É casada há 30 anos e diz ter relações sexuais apenas com seu marido desde então. Já passou por quatro gestações, sendo três partos normais e um aborto espontâneo, e precisou realizar episiotomia no parto de seu filho mais velho. Menopausa aos 47 anos. Nunca fez terapia de reposição hormonal. Paciente nega tabagismo. Ao exame físico:
- Altura: 1,56 m, peso: 82 kg, índice de massa corporal (IMC): 33,7 kg/m^2, pressão arterial (PA): 150/100 mmHg, frequência cardíaca (FC): 70 bpm.
- Pele corada, anictérica, acianótica. Mucosas coradas. Unhas e mãos em bom estado. Pele com bom turgor e pelos uniformes.
- Exame abdominal: abdome globoso, sem presença de cicatrizes.
- Exame da genitália externa: monte púbis, lábios maiores e menores sem alterações. Exame especular: vagina flácida e pouca força muscular, sem lesões; colo uterino com orifício puntiforme e presença de muco fisiológico, sem odor e sem lesões; toque bimanual: vagina flácida e com pouca força muscular, anexos uterinos não palpáveis.
- Teste de esforço: perda urinária à manobra de Valsalva.

- **Hipóteses diagnósticas:** bexiga hiperativa, infecção urinária, incontinência urinária de esforço, incontinência urinária mista.
- **Exames complementares:**
  - Teste do absorvente: paciente utilizou o absorvente por 3 horas e realizou atividades diárias, constatando aumento de 20 g no peso do absorvente, o que indica uma perda urinária moderada.
  - Ultrassonografia transvaginal: houve mobilidade do colo vesical à manobra de Valsalva. Útero em anteversoflexão, medindo 6,5 × 3,7 × 5,3 cm em seus diâmetros longitudinal, anteroposterior e transversal, respectivamente. Volume estimado em 66,7 cm³. Apresenta contornos regulares e ecotextura miometrial homogênea. Linha endometrial regular e homogênea, medindo 0,2 cm de espessura. Ovário direito não caracterizado. Região anexial direita sem evidências de massas ou coleções. Ovário esquerdo tópico, com contornos regulares. Mede 2,3 × 0,9 × 1,3 cm, com volume estimado em 1,4 cm³.
  - Urocultura: negativa.
  - Estudo urodinâmico: bexiga com complacência e sensibilidade normais. Durante a fase de enchimento, houve contrações do músculo detrusor sem perda urinária e sem alteração da pressão abdominal. Durante as manobras de esforço, houve perda urinária com VLPP (pressão de perda) de 60 cm de H_2O.

Questões para orientar a discussão

- Quais os tipos de incontinência urinária?
- Existem fatores de risco para incontinência urinária?
- Qual a relação da perda da força da musculatura pélvica com a gestação?
- Como prevenir a incontinência urinária?

Discussão

A incontinência urinária pode ser definida como uma condição na qual a paciente apresenta perda de urina involuntária, podendo ser de origem multifatorial. A continência consiste na interação entre suporte anatômico, integridade muscular, suporte neural e função esfincteriana.

Os fatores de risco para incontinência incluem idade avançada, número de gestações, tipo de parto, peso do recém-nascido, tabagismo, consumo elevado de cafeína, uso de drogas, constipação intestinal, doenças crônicas, cirurgias ginecológicas, exercício físico, fatores hereditários e obesidade.[1-3]

A incontinência urinária pode ser dividida em:[2]

- Incontinência urinária de urgência e bexiga hiperativa: perda involuntária de urina precedida de urgência miccional, sendo mais comum em idosas.[2]
- Incontinência urinária de esforço: perda de urina involuntária quando ocorre algum esforço que aumente a pressão intra-abdominal, como tosse, espirros ou exercícios, estando relacionada com hipermobilidade uretral e/ou deficiência esfincteriana.[2]
- Incontinência mista: pacientes que apresentam incontinência urinária de esforço e de urgência.[2]

- Incontinência transitória: está ligada a distúrbios reversíveis (uretrite, vaginite atrófica, infecção do trato urinário, excessiva produção de urina e causas farmacológicas e psicológicas).[2]

O número de gestações interfere, diretamente, na musculatura do assoalho pélvico, assim como o parto normal, quando podem ocorrer lesões e traumas no assoalho e nos tecidos componentes da uretra.

Para prevenir a incontinência urinária, é importante um estilo de vida saudável, com alimentação balanceada e prática de exercícios físicos, além de não fumar, reduzir a ingesta de cafeína, manter-se no peso ideal, praticar fisioterapia pélvica e treinamento vesical.[1]

Conduta

É importante começar com uma melhora da alimentação, prática regular de exercícios físicos, cessação do tabagismo e redução da ingesta de álcool e cafeína.[1,3] Pode ser indicada terapia estrogênica tópica para melhorar a resistência uretral, mas essa conduta deve ser individualizada.[4]

A fisioterapia é indicada mesmo sendo considerada um método conservador e pode ser feita de diversas maneiras, como:

- Exercícios de Kegel: exercícios para fortalecer a musculatura do assoalho pélvico, os quais podem ser usados para prevenir a incontinência urinária.[1,2]
- *Biofeedback*: ferramenta que tem por objetivo avaliar a musculatura pélvica da paciente, auxiliando-a nos exercícios.[1,2]

Existem vários procedimentos cirúrgicos descritos, mas, atualmente, as técnicas mais utilizadas são as de *sling* de uretra média, principalmente os retropúbicos e os transobturatórios, *mini-slings* e *sling* de incisão única, técnica mais nova e ainda menos invasiva. Os tratamentos cirúrgicos são indicados, exclusivamente, para a incontinência urinária de esforço.[1,2]

O tratamento farmacológico consiste em:

- Antimuscarínicos: de liberação rápida ou lenta, com revisão de eficácia e efeitos colaterais em menos de 30 dias, utilizados para a bexiga hiperativa.[4]
- Duloxetina: para pacientes que procuram melhora temporária dos sintomas da incontinência.[4]

Pontos importantes

- Abordar o lado psicológico, deixando claro que há maneiras de contornar a incontinência.[1,2]
- O uso de duloxetina não curará a incontinência, e sim apenas melhorará, temporariamente, os sintomas.[4]
- As cirurgias não melhoram a bexiga hiperativa.[1,2]
- A bexiga hiperativa apresenta tratamento clínico, fisioterápico e medicamentoso.[1,2]

Referências bibliográficas

1. Lasmar RB. Doenças sexualmente transmissíveis. In: Lasmar RB, Bruno RV, Santos RLC dos, Lasmar BP. Tratado de Ginecologia. Rio de Janeiro: Guanabara Koogan; 2017.
2. Berek JS. Infecções geniturinárias e doenças sexualmente transmissíveis. Tratado de Ginecologia. 15. ed. Rio de Janeiro: Guanabara Koogan; 2014.

3. Higa R, Lopes MH, Reis MJ. Fatores de risco para incontinência urinária na mulher. Revista de Enfermagem USP. 2006.
4. Lucas MG, Bosch RJ, Burkhard FC, Cruz F, Madden TB, Nambiar AK et al.; European Association of Urology. EAU guidelines on assessment and nonsurgical management of urinary incontinence. Eur Urol. 2012 Dec;62(6):1130-42.

CASO 33

Sangramento Uterino Anormal

Maria Gabriela Thomazini
Letycia Santos Rodrigues
Liana Carrias Bruno

- **Orientadora:** Maria Virginia Thomazini de Figueiredo
- **Instituições:** Instituto Master de Ensino Presidente Antônio Carlos – Centro Universitário Imepac, Universidade Federal do Sergipe (UFS) e Centro Universitário Uninovafapi

 ## Caso clínico

J.R.S., do sexo feminino, parda, 48 anos, casada, procedente de Ribeirão Preto, G2PN2A0, comparece ao pronto atendimento queixando-se de sangramento vaginal intenso e com saída de coágulos há 16 dias, acompanhado de dor em baixo ventre. Refere que a última menstruação havia sido há 4 meses e vem apresentando oligomenorreia e hipermenorreia nos últimos 12 meses. Nega comorbidades, bem como o uso de terapia hormonal e de outros medicamentos. Não tabagista e não etilista, sedentária. História familiar: pai hipertenso, mãe falecida por câncer de endométrio aos 62 anos, 1 irmão e 2 filhos saudáveis. Apresenta bom estado geral, hipocorada (+/4+), hidratada, afebril, pressão arterial (PA) 130/90 mmHg, frequência cardíaca (FC) 99 bpm, peso de 84 kg, estatura de 1,62 m. Ao exame ginecológico, vulva e vagina sem alterações, difícil visualização do colo uterino ao exame especular por sangramento volumoso exteriorizando-se pelo orifício externo do colo, não sendo visualizadas quaisquer lesões; ao toque vaginal bimanual, ausência de dor à mobilização do colo uterino, corpo uterino de volume compatível com a faixa etária, ausência de massas palpáveis; dor à palpação profunda do abdome em região do hipogástrio. Solicitados exames laboratoriais e ultrassonografia transvaginal (USGTV).

- **Hipóteses diagnósticas:** sangramento uterino anormal – sangramento uterino disfuncional, pólipo endometrial, leiomioma uterino submucoso, adenomiose, hiperplasia endometrial, carcinoma de endométrio, coagulopatia.
- **Exames complementares:**
  - Hemograma completo: Hb 11,8 g/dL; Ht 41%; VCM 80 fL.; HMC 30 pg; CHCM 33 g/dL; RDW 11%, LT 8 × 10^3/mm³; basófilos 6%; eosinófilos 4%, segmentados 58%, linfócitos 38%, monócitos 7%. Contagem de plaquetas: 320 × 10^3/mm³.
  - USGTV: útero em anteversoflexão com volume de 40 cm³, endométrio homogêneo com espessura de 16,5 mm; ovário direito com volume de 4,4 cm³ e ovário esquerdo com volume de 3,8 cm³.

Continuação do caso clínico

Após os resultados dos exames solicitados, a paciente foi orientada e esclarecida sobre as principais possibilidades diagnósticas. Foi prescrito, como tratamento inicial do sangramento agudo, anticoncepcional oral combinado (com 30 mcg de etinilestradiol), 1 comprimido de 6/6 horas até cessar o sangramento, e a paciente foi encaminhada para atendimento ambulatorial para acompanhamento e avaliação de propedêutica adicional. Duas semanas após o atendimento no pronto-socorro, relatou que o sangramento vaginal cessou após o uso da medicação prescrita. Nessa ocasião, foi realizada coleta de colpocitologia oncótica, cujo resultado mostrou-se sem alterações e negativo para malignidade. Iniciou-se, então, tratamento de manutenção com acetato de medroxiprogesterona 5 mg por dia por 14 dias no mês. Três meses depois da instituição da terapêutica proposta, a paciente repetiu a USGTV após a última menstruação, com achado de ecoendometrial homogêneo com espessura de 5 mm.

Questões para orientar a discussão

- Quais hipóteses diagnósticas podemos fazer para o caso clínico em questão considerando-se anamnese e exame físico?
- Quais são as principais abordagens para a investigação do sangramento uterino anormal?
- A nível ambulatorial, quais exames poderiam ser solicitados para complementar sua propedêutica diagnóstica? A histeroscopia com biópsia é obrigatória em todos os casos?
- Qual seria o enfoque principal do tratamento dessa paciente?

Discussão

O sangramento uterino anormal (SUA) é uma afecção comum que atinge até 40% da população mundial feminina, caracterizada como um distúrbio em que há, ao menos, uma alteração dos parâmetros do SUA: quantidade, duração ou frequência. Ainda, define-se por perda menstrual excessiva, que pode trazer impactos físicos, emocionais e sociais e alterar, consideravelmente, a qualidade de vida das mulheres.[1]

O SUA por causa disfuncional é definido pela perda sanguínea de origem uterina que ocorre na ausência de doenças orgânicas, causas anatômicas e coagulopatias, além de gravidez e causas iatrogênicas. Esse distúrbio tem, como origem, um estímulo hormonal inadequado sobre o endométrio e pode acometer mulheres de todas as faixas etárias em período reprodutivo, sendo mais comum em seus extremos, menarca ou menopausa. Ele pode ser classificado em ovulatório, quando coincide com períodos em que ocorre a ovulação ou anovulatório, muito frequente nos extremos da vida reprodutiva e em outras situações, como na síndrome dos ovários policísticos, principal causa de anovulação em mulheres no menacme.[2,3]

No período climatérico, a anovulação deve-se à falência funcional dos ovários, quando ainda produzem estrogênio, porém sem conseguir o estímulo adequado do pico de LH e a consequente ovulação, não havendo, assim, síntese de progesterona. A hemorragia uterina disfuncional (HUD) anovulatória, tratada no caso em questão, é caracterizada pela estimulação mantida do estrogênio sem o antagonismo e a manutenção da progesterona, o que resulta em um supercrescimento com fragilidade endometrial, acarretando sangramentos irregulares em diversos pontos da cavidade de modo que, enquanto algumas áreas estão se reepitelizando, outras estão sangrando. Isso produz um padrão de sangramento típico, com períodos de sangramento alternados com amenorreia.[4]

Conduta

O SUA é um distúrbio frequente nos consultórios ginecológicos e pode decorrer de diferentes causas, motivo pelo qual a conduta terapêutica é baseada nos achados clínicos de cada condição.[3] Na presença de um quadro de sangramento uterino, é necessário que se faça, inicialmente, uma anamnese detalhada, já que o diagnóstico do sangramento disfuncional é de exclusão, exigindo caracterizar o padrão menstrual em ciclicidade, duração e volume do fluxo. Além disso, é fundamental fazer exame físico ginecológico e pélvico minucioso para conseguir excluir causas orgânicas do SUA.[4]

O SUA disfuncional anovulatório é uma das manifestações clínicas da anovulação crônica, independentemente de sua etiologia, e representa 80% dos casos de hemorragias disfuncionais. O sangramento pode ser leve ou intenso, constante ou intermitente, geralmente não associado a sintomas de tensão pré-menstrual, retenção hídrica ou dismenorreia, embora, algumas vezes, a paciente relate cólicas pela passagem de coágulos pelo canal cervical.[3]

Além da anamnese detalhada e do exame físico ginecológico, exames complementares podem contribuir para o diagnóstico de hemorragia uterina disfuncional (HUD), sendo os principais: hemograma completo e coagulograma, a fim de avaliar repercussões da perda sanguínea e detectar eventuais distúrbios de coagulação; dosagem de gonadotrofina coriônica em mulheres em idade reprodutiva para excluir gravidez e doença trofoblástica gestacional; avaliações gerais de acordo com o diagnóstico clínico, por exemplo, função tireoidiana, função hepática, função renal e colagenases; e USGTV, o exame de eleição para iniciar a propedêutica, visando, resumidamente, medir a espessura do endométrio e detectar anormalidades estruturais da cavidade uterina, incluindo leiomiomas, pólipos e lesões sugestivas de câncer endometrial.[4]

Na HUD no climatério, o endométrio quase sempre estará proliferado ou hiperplásico pela ação do estrogênio sem oposição da progesterona. Nesse cenário, é importante afastar a possibilidade do carcinoma endometrial, apesar de raro nessa faixa etária. A medida do ecoendometrial à ultrassonografia varia conforme a fase do ciclo menstrual da mulher. Na fase descamativa, a espessura do endométrio varia de 0,5 a 7 mm; na proliferativa, alcança valores de até 15 mm, mantendo-se estável na segunda fase do ciclo. Na pós-menopausa, encontra-se menor que 5 mm ou até 8 mm nas pacientes em vigência de terapia hormonal.[1] Endométrio fora dessas medidas de espessura exige prosseguimento na investigação.[5]

A partir da anamnese e de exames físico e complementares, será possível diagnosticar o SUA, que, segundo a Federação Internacional de Ginecologia e Obstetrícia (FIGO), pode ser classificado em um mnemônico de nove categorias, PALM-COEIN: Pólipo, Adenomiose, Leiomioma, Malignidade e hiperplasia do endométrio, Coagulopatia, disfunção Ovulatória, Endometrial, Iatrogênica e causas Não classificadas.[6]

Caso esteja presente, no diagnóstico de HUD anovulatória, algum distúrbio específico, é necessário tratá-lo, por exemplo, hipo/hipertireoidismo e hiperprolactinemia. Em mulheres com baixo risco para câncer de endométrio, com ultrassonografia normal, excluídas as causas estruturais como pólipo, mioma, espessamento endometrial ou outras causas malignas, o primeiro tratamento instituído será o farmacológico. O objetivo é a redução do fluxo menstrual, diminuindo morbidade e melhorando a qualidade de vida. O tratamento consiste na administração de anticoncepcional hormonal, caso não exista desejo de concepção, ou progesterona na segunda fase do ciclo menstrual, uso de antifibrinolíticos ou anti-inflamatórios não hormonais.[7]

Havendo falha no tratamento farmacológico para a HUD, deve-se rever a propedêutica inicial e considerar métodos invasivos de investigação da cavidade endometrial, como histerossonografia e histeroscopia. A histeroscopia com biópsia é o padrão-ouro para investigar a cavidade uterina, já que permite a visualização de toda a cavidade uterina, possibilitando, assim, uma biópsia dirigida da lesão. Entretanto, mulheres de alto risco para carcinoma do endométrio poderiam se beneficiar de procedimentos mais simples, efetivos e de baixo custo, que podem estar disponíveis na falta de acesso à histeroscopia ou quando esta não for viável em tempo adequado. Pode-se destacar, entre esses dispositivos, o Pipelle, o aspirador de Vabra e o AMIU (dispositivo de aspiração manual intrauterina), ficando a histeroscopia reservada para os casos de resultados inconclusivos.[8,9]

Pontos importantes

- É preconizado que a classificação das etiologias do SUA baseie-se no "sistema" PALM-COEIN, que engloba causas de origem estruturais e não estruturais de sangramento uterino, excluídas causas gestacionais.[6]
- A anamnese e o exame físico são de fundamental importância para o diagnóstico e o tratamento adequado do SUA.[6]
- Informar sobre os métodos terapêuticos, benefícios, riscos e orientações quanto ao uso das medicações prescritas, é importante para adesão ao tratamento.[3]
- As medidas terapêuticas devem ser adequadas ao quadro clínico apresentado pela paciente, dando-se prioridade ao tratamento farmacológico e utilizando os procedimentos cirúrgicos para situações específicas.[6]
- Na presença de sangramento agudo com comprometimento do estado geral da paciente, deve-se priorizar a estabilização hemodinâmica, seguida do início imediato do tratamento, seja clínico ou cirúrgico, ainda que a causa do sangramento não esteja completamente estabelecida, descartando-se lesões vaginais, de colo uterino e gestação.[6]

Referências bibliográficas

1. Yela DA. Benetti-Pinto CL. Sangramento uterino anormal. São Paulo: Federação Brasileira das Associações de Ginecologia e Obstetrícia (Febrasgo); 2018.
2. Conceição JCJ, Silva JGA. Ginecologia fundamental. 5. ed. São Paulo: Atheneu; 2005.

3. Machado LV. Sangramento uterino disfuncional. Arq Bras de Endocrinol Metabol. 2001; 45:375-82.
4. Freitas F, Menke CH, Rivoire WA, Passos EP. Rotinas em ginecologia. 6. ed. Porto Alegre: Artmed; 2011.
5. Barboza IC, Depes DB, Vianna JI, Patriarca MT, Arruda RM, Martins JA, et al . Análise da medida da espessura endometrial pela ultrassonografia transvaginal em pacientes obesas. Einstein São Paulo. 2014.
6. Federação Brasileira das Associações de Ginecologia e Obstetrícia. Sangramento uterino anormal. Série Orientações e Recomendações Febrasgo. n. 7, São Paulo: Febrasgo; 2017.
7. Baracat EC. Manual de Ginecologia Endócrina. São Paulo: Federação Brasileira das Associações de Ginecologia e Obstetrícia (Febrasgo); 2015.
8. Gerber B, Krause A, Müller H, Reimer T, Külz T, Kundt G, Friese K. Ultrasonographic detection of asymptomatic endometrial cancer in postmenopausal patients offers no prognostic advantage over symptomatic disease discovered by uterine bleeding. Eur J Cancer. 2001; 37:64-71.
9. Du J, Li Y, Lv S, Wang Q, Sun C, Dong X, et al. Endometrial sampling devices for early diagnosis of endometrial lesions. J Cancer Res Clin Oncol. 2016; 142:2515-22.

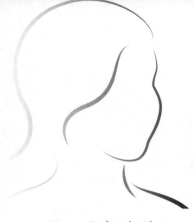

CASO 34

Papilomavírus Humano e Câncer de Colo Uterino

Maria Gabriela Thomazini
Letycia Santos Rodrigues
Liana Carrias Bruno

- **Orientadora:** Maria Virginia Thomazini de Figueiredo
- **Instituições:** Instituto Master de Ensino Presidente Antônio Carlos – Centro Universitário Imepac, Universidade Federal do Sergipe (UFS) e Centro Universitário Uninovafapi

 Caso clínico

J.R.C., mulher, 34 anos, branca, solteira, comparece à unidade básica de saúde queixando-se de sinusiorragia e dispareunia há 1 mês. Relata que nunca realizou exame preventivo de colpocitologia oncótica. Primeira menstruação aos 11 anos, sexarca aos 15 anos, múltiplos parceiros e multípara, G4P4A0. Relata uso de método contraceptivo oral desde os 15 anos, nega comorbidades e uso de outras medicações. Tabagista há 14 anos, etilista e sedentária. História familiar: pai diabético, mãe falecida por câncer de colo uterino aos 48 anos, um irmão e quatro filhos sadios. Ao exame físico, a paciente encontrava-se em bom estado geral, consciente, fácies atípica, anictérica, eupneica, apirética, normocorada. Pressão arterial (PA) de 120/80 mmHg, frequência cardíaca (FC) de 98 bpm, peso 71 kg, estatura de 1,64 m. Ao exame ginecológico, foi realizada a inspeção da vagina e do colo uterino por meio de exame especular observando-se a presença de lesão vegetante, superfície cerebroide, com 4 cm, acometendo todo o colo e o terço superior da vagina. Ao toque vaginal, foi detectado endurecimento do colo uterino associado à tumoração palpável de 4 cm. Toque retal sem alterações, paramétrios livres. Colpocitologia oncótica (Papanicolaou) mostrou lesão epitelial cervical de alto grau. A paciente foi encaminhada para unidade de referência para biópsia da lesão e propedêutica complementar.

- **Hipóteses diagnósticas:** carcinoma epidermoide de colo de útero, adenocarcinoma invasor de colo uterino, carcinoma adenoescamoso de colo de útero.
- **Exames complementares:**
  - Hemograma completo: sem alterações significativas.
  - Sorologia: negativa para HIV, sífilis, hepatites B e C.
  - Colposcopia: lesão vegetante (4 cm), friável, vasos atípicos e epitélio acetobranco denso.
  - Biópsia: carcinoma espinocelular (de células escamosas – CEC) invasor de colo de útero, moderadamente diferenciado.
  - Ressonância magnética de pelve: lesão expansiva no colo medindo 4,0 × 3,8 × 3,0 cm, acometendo o terço superior da vagina. Estadiamento FIGO IIA1 (T2a1).

Questões para orientar a discussão

- Quais são a hipótese diagnóstica e as principais etiologias para o caso clínico em questão?
- Como é feito o rastreamento de câncer de colo de útero no Brasil?
- Quais são os fatores de risco para o câncer de colo de útero?
- Quais exames você solicitaria para confirmar sua hipótese?
- Qual seria o enfoque principal do tratamento dessa paciente?

Discussão

O papilomavírus humano (HPV) é uma infecção sexualmente transmissível (IST) que frequentemente acomete homens e mulheres, na maioria das vezes é transitória, regredindo de forma espontânea. No entanto, quando causada pelo tipo viral oncogênico, torna-se persistente, podendo desencadear lesões precursoras que podem evoluir para câncer de vagina, vulva, ânus, pênis, orofaringe, boca e, principalmente, colo uterino. Esse vírus tem como alvo principal células basais de epitélios escamosos, principalmente da área genital, por isso sua grande associação ao carcinoma de cérvice uterino.[1] É o quarto tumor maligno mais frequente em mulheres e a terceira causa de morte por câncer na população feminina do Brasil.[2]

Existem pelo menos 150 tipos diferentes e reconhecidos de HPV, e cerca de 15 são considerados de alto risco para malignidade.[3] Desse modo, uma média de 57% dos casos de câncer invasivo de colo uterino é atribuída ao genótipo 16 do HPV, tipo mais relacionado ao carcinoma de células escamosas de colo uterino; já o genótipo 8 foi associado a 16% das doenças invasivas e é um dos principais fatores de risco para adenocarcinoma de colo uterino.[4]

A infecção pode se manifestar nas formas clínica, subclínica e latente, sendo predominantes as formas subclínica e assintomática entre os homens. Assim, eles são considerados propagadores do vírus, o que não exclui a possibilidade de desenvolverem a doença. A forma mais prevalente da infecção entre as mulheres é subclínica e clínica, e mais de 90% das infecções regridem espontaneamente.[3]

O câncer de colo de útero (CCU) caracteriza-se pela desregulada replicação do epitélio de revestimento uterino, comprometendo o tecido subjacente (estroma) e podendo invadir estruturas adjacentes ou a distância. Há duas principais categorias de carcinomas invasores do colo do útero: o carcinoma epidermoide, tipo mais incidente e que acomete o epitélio escamoso (representa cerca de 90% dos casos); e o adenocarcinoma, tipo mais raro e que acomete o epitélio glandular (cerca de 10% dos casos). Ambos são causados por uma infecção persistente por tipos oncogênicos do HPV.[5]

Os fatores que aumentam o risco de desenvolver neoplasias de colo uterino são início precoce da atividade sexual, múltiplos parceiros, tabagismo e uso prolongado de pílulas anticoncepcionais.[3]

O CCU desenvolve-se em uma população mais jovem, sendo o rastreamento dessa neoplasia realizado pelo exame de colpocitologia oncótica, recomendado a partir dos 25 anos. Trata-se de uma doença de desenvolvimento lento, que pode cursar sem sintomas na fase percursora ou invasora inicial e evoluir para sangramento, corrimento líquido e sinais relacionados com compressão venosa, linfática, neural e ureteral. O diagnóstico de CCU, em geral, ocorre após avaliação histológica de biópsias do colo uterino obtidas durante colposcopia, ou de biópsia de colo uterino evidentemente alterado.[4]

O estadiamento do CCU é clínico-radiológico-histopatológico e leva em consideração a presença ou não de invasão, o tamanho da lesão, a invasão de estruturas adjacentes, o comprometimento de linfonodos e a presença ou não de metástases a distância.[6] Exames auxiliares para o estadiamento são cistoscopia, retossigmoidoscopia e urografia excretora. Outros exames poderão ser utilizados para o planejamento terapêutico, como ultrassonografia transvaginal ou transretal e ressonância magnética.[7]

Conduta

O diagnóstico inicia-se com a avaliação clínica da paciente. Uma queixa bastante frequente é o sangramento espontâneo ou o provocado pela atividade sexual (sinusiorragia). Para pacientes que tenham suspeita de câncer de colo uterino, deve-se realizar inspeção da genitália externa e exame vaginal completo a fim de identificar lesões. Ao exame especular, o colo uterino pode parecer macroscopicamente normal se o tumor for microinvasor. Quando visível, a doença tem aparência variada, podendo se apresentar como tumor de crescimento exofítico ou endofítico.[4] Outro passo importante no exame físico é o toque vaginal bimanual: pode-se palpar o colo aumentado de volume e endurecido em decorrência da invasão e do crescimento do tumor. Os casos de câncer de colo uterino em estádio avançado podem se apresentar com acometimento vaginal e a extensão da doença ser determinada pelo toque retal.[4]

Diagnosticado o carcinoma invasivo do colo do útero, é importante estabelecer o estadiamento do tumor para definir o tipo de tratamento a ser executado e prever o prognóstico da paciente, além de levar em consideração a idade da paciente, o desejo reprodutivo, a concomitância com outras patologias e se há gestação em curso. Informações obtidas no exame físico e nos exames de imagem estabelecerão o estágio da doença.[6]

Em geral, o tratamento abrange ressecção cirúrgica para doença em estágio inicial ou radioterapia e quimioterapia para doença localmente avançada. Se o câncer estiver vastamente metastatizado, é comum a quimioterapia ser utilizada isoladamente.[6]

Para a paciente do caso em questão que apresenta CCU no estágio IIA1, o tratamento pode ser cirúrgico ou radioquimioterápico.[6] A estratégia de tratamento deve ter como objetivo evitar a combinação de cirurgia radical e radioterapia pela maior morbidade após o tratamento combinado. A cirurgia radical por um oncologista ginecológico é a modalidade de tratamento preferida.[8] A cirurgia deve ser radical, podendo ser realizada via abdominal (cirurgia de Wertheim-Meigs) ou via vaginal (cirurgia de Schauta-Amreich). Na utilização da via vaginal, a linfadenectomia poderá ser realizada por videolaparoscopia.[6]

O procedimento-padrão de estadiamento linfonodal é a linfadenectomia pélvica sistemática, e a biópsia do linfonodo sentinela antes da linfadenectomia pélvica é fortemente recomendada. Se for detectado envolvimento linfonodal no intraoperatório, a dissecção de linfonodos pélvicos e a histerectomia radical devem ser evitadas e as pacientes encaminhadas para quimiorradioterapia definitiva. A dissecção de linfonodos retroperitoneais, pelo menos até a artéria mesentérica inferior, pode ser considerada para fins de estadiamento.[8] A preservação ovariana deve ser oferecida às pacientes na pré-menopausa com carcinoma espinocelular e adenocarcinoma (relacionado com HPV) e a salpingectomia bilateral deve ser considerada.[8]

Se for conhecida uma combinação de fatores de risco no momento do diagnóstico que exijam tratamento adjuvante, quimiorradioterapia definitiva e braquiterapia podem ser consideradas sem cirurgia pélvica radical prévia. A dissecção dos linfonodos pélvicos deve ser evitada.[8]

Pontos importantes

- Quando possível, as biópsias devem ser coletadas da periferia do tumor, incluindo o estroma subjacente, para que, se houver invasão, seja possível diagnosticá-la.[4]
- As lesões pré-invasivas podem regredir espontaneamente para condição normal, permanecer estáveis por longos períodos ou evoluir para grau superior de displasia. Embora poucas lesões de neoplasia intraepitelial cervical (NIC) tenham potencial para progredir para câncer francamente invasivo, o potencial neoplásico aumenta com o grau da NIC.[4]
- Pacientes com diagnóstico de câncer de colo uterino devem ser estadiadas de acordo com a classificação TNM, a qual deve ser baseada na correlação de várias modalidades (integrando exame físico, exames de imagem e histopatologia) após discussão multidisciplinar.[8]
- Avaliação inicial para definir a extensão pélvica do tumor por meio de ressonância magnética é mandatória, com o intuito de guiar as opções de tratamento adequado.[8]
- No manejo do tumor localmente avançado, a quimiorradioterapia (radioterapia + braquiterapia e quimioterapia com cisplatina) são os tratamentos indicados. A estratégia de tratamento deve ter como objetivo evitar a combinação de cirurgia radical e radioterapia externa pós-operatória, pelo aumento significativo da morbidade sem impacto evidente na sobrevida.[8]

Referências bibliográficas

1. Ferraro C, Canedo N, Oliveira S, Carvalho M, Dias E. Infecção oral pelo HPV e lesões epiteliais proliferativas associadas. Jornal Bras de Patol Med Lab. 2011; 47(4):451-9.
2. Instituto Nacional de Câncer José Alencar Gomes da Silva. Estimativa 2020: Incidência de Câncer no Brasil. Brasília/Rio de Janeiro: Ministério da Saúde/INCA; 2019.
3. Costa LA, Goldenberg P. Papilomavírus humano (HPV) entre jovens: um sinal de alerta. Saúde Soc. 2013; 22(1):249-61.
4. Hoffman BL, Schorge JO, Schaffer JI, Halvorson LM, Bradshaw KD, Cunningham FG. Ginecologia de Williams. 2. ed. Porto Alegre: Artmed; 2014.
5. Instituto Nacional do Câncer. Câncer do Colo do Útero [internet]. INCA, 2020; Disponível em: https://www.inca.gov.br/controle-do-cancer-do-colo-do-utero/conceito-e-magnitude. Acesso em: 18 ago. 2020.

6. Febrasgo. Manual de Orientação em Trato Genital Inferior e Colposcopia. São Paulo: Febrasgo; 2010. Disponível em: https://www.febrasgo.org.br/images/arquivos/manuais/Manual_de_Patologia_do_Trato_Genital_Inferior/Manual-PTGI-Cap-01-Colposcopia.pdf.
7. Instituto Nacional de Câncer José Alencar Gomes da Silva. Diretrizes brasileiras para o rastreamento do câncer do colo do útero. Coordenação de Prevenção e Vigilância. Divisão de Detecção Precoce e Apoio à Organização de Rede. Rio de Janeiro: INCA; 2016.
8. Cibula D. The European Society of Gynaecological Oncology/European Society for Radiotherapy and Oncology/European Society of Pathology Guidelines for the Management of Patients with Cervical Cancer. Int J Gyn Cancer. 2018; 28(4):641-55.

CASO 35

Doenças Malignas da Mama

Letícia Caroline Pattini Gavioli
Marcela Schwam
Valentina Lacerda de Oliveira Gregolin

- **Orientador:** Manoel Carlos Melillo Felzener
- **Instituição:** Faculdades de Dracena (Unifadra)

 Caso clínico

E.B., sexo feminino, 50 anos, solteira, branca, evangélica, natural e procedente de São Paulo (SP), bancária. Paciente refere nódulo de crescimento rápido e doloroso em mama E há 1 mês e traz biópsia percutânea de outro serviço. Antecedente ginecológico e obstétrico: telarca aos 11 anos, menarca aos 13 anos, ciclos regulares, nuligesta e data da última menstruação (DUM) com 49 anos. Nega uso de anticoncepcional oral (ACO) e terapia hormonal (TH). Nega patologias de base ou cirurgias. Nega histórico familiar de câncer. Nega alergias e uso de medicações. Bom estado geral (BEG), corada, hidratada, afebril. Pressão arterial (PA) de 120/80 mmHg, frequência cardíaca (FC) de 100 bpm, ritmo cardíaco regular (RCR) em 2 tempos, sem sopros, ausência de edema e empastamento de panturrilhas. Realizado exame físico de mamas: mama direita – inspeção: nada digno de nota (ndn); palpação: ndn; axila: ndn; mama esquerda – inspeção: abaulamento em quadrante superolateral direito (QSL); palpação: nódulo de cerca de 8 cm, endurecido, aderido, localizado em QSL; axila: presença de linfonodo de 1 cm, endurecido; presença de linfonodo palpável, supraclavicular, ipsilateral.

- **Hipótese diagnóstica:** neoplasia maligna de mama.

- **Exames complementares:**
  - Mamografia: BI-RADS 4 – presença de nódulo com contornos regulares de 1,3 cm em QSL direito; presença de nódulo com contornos irregulares, de 4,5 cm em quadrante inferomedial (QIM) esquerdo; calcificações esparsas bilateralmente; linfonodos axilares palpáveis bilateralmente.
  - *Core biopsy* da mama esquerda: carcinoma ductal infiltrativo (CDI), G2 nuclear.

Continuação do caso clínico

Após análise de exames trazidos na primeira consulta, foram pedidos exames de estadiamento e revisão de lâmina. Paciente retorna após 1 mês com resultados, sendo eles, radiografia de tórax: osteófitos em coluna; ultrassonografia abdominal: normal; revisão de lâmina: CDI, G2, infiltrado linfocitário, vascular e necrose não detectado, intensa desmoplasia; cintilografia óssea: reação osteogênica em primeiro arco costal anterior à direita, articulação esternoclavicular direita e região sacroilíaca esquerda.

Como conduta, a paciente é encaminhada à oncologia clínica para avaliação de quimioterapia (QT) neoadjuvante, com estadiamento: T3N3M1 (EC IV).

A paciente retorna, após 4 meses, com realização de ciclos de adriamicina e ciclofosfamida associados a taxanos, para avaliação. Foi submetida à colocação de clipe tumoral. Resultado de imuno-histoquímica: receptores de estrógeno (RE)/progesterona (RP)/Cerb-2: triplo negativo. Em exame físico, apresentou somente espessamento em QSL E. Dando sequência, foi solicitado pré-operatório para setorectomia esquerda e biópsia de linfonodo sentinela, mamografia (MMG) do serviço atual e ultrassonografia de mamas.

Paciente retorna à consulta após 1 mês com resultados dos exames – MMG: BI-RADS 4, nódulo em mama D, oval, de média densidade, em QSL, medindo 1,5 × 1,2 cm e BI-RADS 6 em mama E, com regressão total do nódulo após QT neoadjuvante. Ultrassonografia de mamas: nódulo de mama D: regular, medindo 1,35 × 0,95 cm, às 10h, com sombra acústica posterior e mama E difusamente heterogênea sem caracterizar nódulos. Foi solicitado *core biopsy* do nódulo em mama D, com resultado anatomopatológico de fibroadenoma (FA) hialinizado. Desse modo, é agendada setorectomia E e biópsia de linfonodo sentinela e setorectomia D (ambas as cirurgias por agulhamento).

Questões para orientar a discussão

- Sobre o carcinoma de mama, quais são sua epidemiologia, fisiopatologia, classificação, diagnóstico e conduta?
- Quais exames são realizados no rastreamento e no diagnóstico de neoplasias mamárias?
- Como é realizada e interpretada a classificação de BI-RADS?
- Qual o papel da cintilografia óssea e de outros exames de acompanhamento?

Discussão

O carcinoma de mama é a neoplasia maligna mais prevalente em mulheres, estando, na população geral, atrás apenas do câncer de pele não melanoma. Trata-se da segunda maior causa de morte por câncer em mulheres. No Brasil, a estimativa de novos casos em 2020, pelo Instituto Nacional do Câncer (INCA), foi de 66.280 e o número de mortes estimado em 17.763, sendo 17.572 mulheres.[1,2]

Os fatores de risco para o seu desenvolvimento podem ser divididos em pessoais e familiares.

- Histórico pessoal: sexo feminino, raça branca não hispânica, idade, idade da menarca inferior aos 11 anos ou tardia, exposição estrogênica, densidade mamária elevada, exposição à radiação torácica, carcinoma da mama contralateral ou de endométrio, consumo de álcool e tóxicos ambientais.
- Histórico familiar: mutações hereditárias, parente em primeiro grau com câncer de mama ou ovário antes dos 50 anos, câncer de mama masculino e dois parentes de primeiro grau com câncer de mama ou ovário após os 50 anos.

Exercício físico, amamentação e gravidez a termo antes dos 20 anos podem exercer efeito protetor.[2]

No que tange à sua fisiopatologia, assim como em outras neoplasias, trata-se de uma proliferação clonal a partir de células com mutações genéticas adquiridas esporadicamente ou herdadas. Os principais genes relacionados aos cânceres de mama hereditários são *BRCA1* e *BRCA2*, responsáveis por 80% a 90% dos casos. Outros genes incluem *TP53*, *CHEK2*, *PTEN*, *STK11* e *ATM*, que, juntos, são responsáveis por 10% dos casos.[2]

Os carcinomas mamários são, majoritariamente, adenocarcinomas (95%), sendo uma proliferação epitelial originada, geralmente, a partir do sistema ducto lobular terminal. Com base na expressão de receptores de estrogênio (RE), progesterona (RP), HER2, do fator de crescimento epitelial (EGFR), citoqueratinas 5 e 6 e KI 67, podem ser divididos em subgrupos biológicos: luminal A, luminal B, HER2, basal-símile e triplo-negativo.[2,3]

Os carcinomas de mama podem ser classificados em *in situ*, quando restritos à membrana basal, ou invasivos, quando infiltra a membrana basal e desenvolve-se em meio ao estroma, podendo invadir vasos sanguíneos e linfonodos e metastatizar. No caso apresentado, trata-se de um carcinoma ductal invasivo, termo usualmente utilizado para denominar adenocarcinomas que não podem ser classificados em um tipo histológico específico, correspondendo a cerca de dois terços da totalidade de carcinomas de mama invasivos.[2]

O rastreamento na população de baixo risco é realizado por meio da mamografia, dos 50 aos 69 anos, bianualmente, recomendado pelo Inca e pelo Ministério da Saúde (MS).[4] Por sua vez, a Sociedade Brasileira de Mastologia (SBM) e a Federação Brasileira das Associações de Ginecologia e Obstetrícia (Febrasgo) recomendam que seja realizada anualmente, dos 40 aos 74 anos.[5] Além da mamografia, o rastreamento pode ser feito pelo autoexame das mamas (AEM), em que a mulher observa e palpa as próprias mamas e estruturas acessórias em busca de anormalidades e do exame clínico das mamas, realizado pelo médico nos serviços de saúde.[4]

Quando identificado nódulo mamário, a mamografia e/ou a ultrassonografia são realizadas para avaliá-lo, podendo ser associadas à ressonância nuclear magnética. O sistema BI-RADS fornece linguagem padronizada, estrutura de laudo e abordagem (conduta) orientadas nas imagens de diagnóstico mamário e é mostrado no Quadro 1.[4,6]

Atualmente, os métodos mais utilizados pelos patologistas para o diagnóstico inicial do câncer de mama são a biópsia por agulha grossa (*core biopsy* ou mamotomia) e a punção aspirativa por agulha fina (PAAF). A *core biopsy* e a mamotomia vêm sendo cada vez mais adotadas, pois, além de serem procedimentos relativamente pouco agressivos, possibilitam análise histopatológica do tumor, ao contrário da PAAF, que possibilita apenas a análise citopatológica do material obtido.[7]

Quadro 1. Sistema BI-RADS de classificação		
Categoria	Laudo	Conduta
0	Incompleto	Avaliação por imagem adicional e/ou imagens anteriores para comparação
1	Negativo/normal	Seguimento de rotina, com mamografia anual a partir dos 40 anos
2	Achado benigno	Seguimento de rotina
3	Achado provavelmente benigno	Seguimento em curto prazo, com controle semestral em 6, 12, 24 e 36 meses
4	Achado suspeito	Biópsia
5	Achado altamente sugestivo de malignidade	Biópsia
6	Malignidade comprovada por biópsia	Tratamento adequado. Exame realizado para acompanhar câncer conhecido

Fonte: IFF/Fiocruz, 2018.[6]

Com relação aos exames de estadiamento e acompanhamento, geralmente são solicitadas cintilografia óssea, radiografia ou tomografia computadorizada de tórax e ultrassonografia de abdome. A cintilografia óssea é um método não invasivo utilizado como recurso adicional na oncologia no período pré e pós-tratamento, permitindo a visualização de metástases ósseas. Os exames de imagem do tórax visam principalmente à pesquisa de metástases em pleura e pulmão, enquanto os de abdome focam nas metástases abdominais, principalmente de fígado.[8]

Conduta

O seguimento do caso constituiu-se no encaminhamento à oncologia clínica para tratamento com quimioterapia neoadjuvante, para posterior colocação de clipe tumoral e realização de setorectomia sob agulhamento de ambas as mamas em associação a esquemas de radioterapia adjuvante com o intuito de diminuir a taxa de recidiva local.

A quimioterapia (QT) neoadjuvante tem, como um de seus objetivos, reduzir o volume tumoral, facilitando e/ou possibilitando a ressecção cirúrgica. O esquema normalmente se baseia em regimes com antracíclicos associados a taxanes ou ciclofosfamida e fluorouracil, administrando-se de 3 a 4 ciclos de acordo com a resposta. A indicação de poli-QT inclui tumores > 1 cm, independentemente do *status* linfonodal, dos receptores hormonais e da idade.[9]

Existem dois tipos de cirurgia para esse caso, as conservadoras, que são as preconizadas, e as não conservadoras. A cirurgia conservadora consiste na retirada do tumor circundado por margem de tecido sadio com aceitável resultado estético; as contraindicações incluem tumores multicêntricos e dependem da localização do tumor, da relação tamanho do tumor/volume da mama ou da dificuldade/impossibilidade de se efetuar a radioterapia.[9,10]

É necessária a realização de congelamento intraoperatório para avaliar as margens e o linfonodo sentinela. O pós-cirúrgico deve ser cauteloso e compõe-se por sessões de radioterapia (RT) adjuvante e exame clínico trimestral nos dois primeiros anos, semestral do terceiro ao quinto ano e anual após o quinto ano.[10,11]

A irradiação de toda a mama é considerada padrão-ouro no tratamento pós-cirurgia conservadora, exercendo importante papel em reduzir a chance de recorrência local e a ocorrência de metástases a distância, obtendo resultados diretos sobre a sobrevida da paciente. A RT adjuvante mais comumente utilizada é a externa, que visa irradiar todo o órgão com doses fracionadas e diárias com o intuito de prevenir/diminuir recidivas. Outra alternativa seria a utilização de RT hipofracionada que proporcionaria doses mais altas diariamente, diminuindo o tempo de tratamento e mantendo a eficácia do anterior.[12]

O plano terapêutico proposto para a paciente em questão foi a setorectomia somada a biópsia do linfonodo sentinela (SBLS) e a sessões de RT adjuvante, indispensáveis para o controle do câncer – essas técnicas estão associadas a menores riscos de morbidade, melhor percepção da imagem corporal e menor risco de recidivas locais.[10,13]

Pontos importantes

- Queixa de aparecimento de nódulo doloroso e de crescimento rápido em mama E.
- Resultados dos exames de MMG: BI-RADS 4 e *core biopsy*: carcinoma ductal infiltrativo.
- O carcinoma de mama deriva de mutações genéticas adquiridas esporadicamente ou herdadas, sendo majoritariamente adenocarcinomas.[2,3]
- O rastreamento é realizado com a MMG, bianualmente, a partir dos 50 anos, autoexame de mamas e exame clínico mamário.[4,5]
- O diagnóstico é confirmado pelo exame anatomopatológico da neoplasia, sendo a *core biopsy* o meio mais comumente utilizado, de grande sensibilidade e especificidade.[7]
- Cintilografia óssea, radiografia ou tomografia computadorizada de tórax e de abdome são utilizadas no estadiamento.[8]
- O plano terapêutico baseia-se em QT neoadjuvante, setorectomia combinada à biópsia de linfonodo sentinela e à RT adjuvante, essenciais para eliminação e tratamento do câncer.[9,10,12]

Referências bibliográficas

1. Instituto Nacional de Câncer José Alencar Gomes da Silva. Câncer de Mama. Disponível em: https://www.inca.gov.br/tipos-de-cancer/cancer-de-mama. Acesso em: 21 de agosto de 2020.
2. Kumar V, Abbas A, Fausto N. Robbins e Cotran – Patologia. Bases patológicas das doenças. 8. ed. Rio de Janeiro: Elsevier; 2010.
3. Instituto Nacional de Câncer José Alencar Gomes da Silva. Diretrizes para a detecção precoce do câncer de mama no Brasil. Rio de Janeiro: Inca; 2015.
4. Cintra JRD, Teixeira MTB, Diniz RW, Gonçalves Junior H, Florentino TM, Freitas GF de, et al. Perfil imuno-histoquímico e variáveis clínico-patológicas no câncer de mama. Rev Assoc Med Bras. 2012; 58(2).
5. Urban LABD, Chala LF, Bauab SP, Schaefer MB, Santos RP, Maranhão NMA, et al. Recomendações do Colégio Brasileiro de Radiologia e Diagnóstico por Imagem, da Sociedade Brasileira de Mastologia e da Federação Brasileira das Associações de Ginecologia e Obstetrícia para o rastreamento do câncer de mama. Radiol Bras. 2017 Jul./Ago.; 50(4):244-9.
6. Instituto Nacional de Saúde da Mulher, da Criança e do Adolescente (IFF/Fiocruz). Sistema BI-RADS: Condutas. Disponível em: https://portaldeboaspraticas.iff.fiocruz.br/atencao-mulher/sistema-bi-rads-condutas/. Acesso em: 6 set. 2018.
7. Ribeiro-Silva A. Core biopsy: uma técnica confiável para o diagnóstico histopatológico do câncer de mama? J Bras Patol Med Lab. 2012; 48.

8. Togni PHA. Cintilografia com MDP-99mTc na detecção conjunta do câncer de mama e lesões ósseas metastáticas. São Paulo: Universidade Federal de São Paulo (Unifesp); 2000.
9. Barros ACS, Barbosa EM, Gebrim LH. Diagnóstico e tratamento do câncer de mama – Projeto Diretrizes Associação Médica Brasileira e Conselho Federal de Medicina, 2001. Disponível em: https://diretrizes.amb.org.br/_BibliotecaAntiga/cancer-de-mama-diagnostico-e-tratamento.pdf.
10. Gembrim LH, Shida JY, Mattar A, Madeira M. Indicações da cirurgia conservadora no câncer de mama. Revista Brasileira de Mastologia. 2010. Disponível em: http://files.bvs.br/upload/S/0100-7254/2010/v38n11/a593-597.pdf. Acesso em: 21 de agosto de 2020.
11. Tiezzi, Daniel Guimarães. Cirurgia conservadora no câncer de mama. Revista Brasileira de Ginecologia e Obstetrícia. 2007; 29(8):428-34.
12. Haddad CF. Radioterapia adjuvante no câncer de mama operável. Revista Femina da Federação Brasileira de Ginecologia e Obstetrícia. 2011. Disponível em: http://files.bvs.br/upload/S/0100-7254/2011/v39n6/a2685.pdf. Acesso em: 21 de agosto de 2020.
13. Moreno M, Schmitt RLS, Colombo T, Daga SR, Meurer F, Pauletto MM. O impacto da biópsia do linfonodo sentinela na qualidade de vida de mulheres submetidas à cirurgia conservadora de mama. Revista Brasileira de Mastologia. 2015. Disponível em: https://www.mastology.org/wp-content/uploads/2015/08/MAS_v25n2_51-57.pdf. Acesso em: 21 de agosto de 2020.

CASO 36

Vulvovaginites e Cervicite

Dora Pedroso Kowacs
Larissa Fabiane de Jesus Rocha
Lorena Egashira Vanzela

- **Orientadora:** Elisa Chicareli Pinhat
- **Instituições:** Universidade Positivo (UP), Centro Universitário Uninovafapi

 Caso clínico

G.F.S., do sexo feminino, 30 anos, G1P1A0, solteira, empresária. Procura atendimento particular queixando-se de leucorreia refratária a tratamentos orais e tópicos há cerca de 9 meses. O quadro iniciou após períodos de estresse em virtude do aumento da carga horária do trabalho. Ela refere que já foi a inúmeros ginecologistas e realizou vários tratamentos que promovem melhora, porém, em seguida, há retorno da queixa. Percebe que a secreção é esbranquiçada de quantidade variável com saída de grumos, prurido e irritação vulvar importantes, chegando inclusive ao aparecimento de fissuras extremamente dolorosas. Queixa-se também de disúria e dispareunia. Há tendência ao aparecimento das alterações sempre no período pré-menstrual. Ao exame, apresenta genitália externa com hiperemia discreta em introito vaginal e pequenos lábios e fissuras em região perineal. Ao exame especular, nota-se secreção abundante aderida em paredes vaginais, amarelada e com odor fétido. Teste de KOH positivo, pH vaginal igual a 5,2, sendo coletada secreção para exame a fresco e análise microscópica.

- **Hipóteses diagnósticas:** coinfecção por cândida e vaginose bacteriana, dermatite, vaginose bacteriana.

- **Exames complementares:** exame a fresco com visualização de *clue cells* e pseudo-hifas. Papanicolaou negativo para malignidade, com vaginite inespecífica.

Conduta realizada nesse momento

- Metronidazol, via oral (VO), 2 comprimidos de 250 mg, de 12/12 horas por 7 dias, aplicação vaginal de fentizol óvulos por 7 noites e banho de assento com bicarbonato de sódio.
- Após 1 mês, paciente retorna com as mesmas queixas, depois de um período de melhora dos sintomas por cerca de 20 dias, novamente relacionada ao período pré-menstrual. Ao exame, presença de secreção abundante amarelada, grumosa, sem odor, teste de KOH negativo, pH vaginal igual a 3,0.

- **Hipóteses diagnósticas:** cândida recorrente; vaginose citolítica.
- **Exames complementares:** exame a fresco demonstra pseudo-hifas. Cultura de secreção vaginal positiva para *Candida albicans*.

Conduta realizada nesse momento

Considerado bloqueio menstrual com anticoncepcional hormonal oral, tratamento para cândida de repetição com fluconazol VO, 150 mg, 1 vez/semana por 6 meses e administração de óvulos vaginais de bicarbonato de sódio. Orientação sobre possíveis desencadeadores do processo infeccioso – higiene, alimentação, estresse, baixa imunidade.

Paciente retorna para reavaliação após 3 meses referindo melhora das queixas com o tratamento proposto.

Questões para orientar a discussão

- Quais são as principais vulvovaginites?
- Quais vulvovaginites são sexualmente transmissíveis? Quando tratar a parceria sexual?
- Quais são a clínica clássica e os principais fatores predisponentes da candidíase?
- Quando se considera a candidíase como recorrente? É necessário mudar o tratamento? Quais doenças sistêmicas fazem parte da investigação?
- Quais são os principais diagnósticos diferenciais da candidíase?

Discussão

A vulvovaginite é um processo inflamatório e/ou infeccioso que acomete o trato genital feminino.[1] A flora vaginal é composta majoritariamente por lactobacilos, bactérias que mantêm o pH vaginal entre 3,8 e 4,5, pela conversão de glicogênio em ácido lático.[2] Desequilíbrios dessa flora, assim como infecções sexualmente transmissíveis (IST), podem resultar em vulvovaginites.[1] As vulvovaginites representam 40% das queixas gineco-obstétricas, sendo as mais frequentes a vaginose bacteriana, a candidíase e a tricomoníase[1] – enquanto as duas primeiras são secundárias a alterações da microbiota, a terceira é uma IST.[3]

A candidíase representa 20% a 25% das leucorreias, sendo a segunda vulvovaginite mais frequente.[4] Cerca de 75% das mulheres apresentarão ao menos um episódio de candidíase na vida, cuja incidência é maior após a menarca, principalmente entre os 30 e 40 anos.[3] Essa vulvovaginite é uma infecção endógena por fungos comensais, principalmente pela *Candida albicans*, responsável por cerca de 80 a 90% dos casos, ou por fungos de espécies não *albicans* como a *C. glabrata*.[1,5] A candidíase pode ser classificada em não complicada e complicada.[3]

A candidíase não complicada é aquela cuja apresentação clínica é leve ou moderada, que ocorre em pacientes imunocompetentes, esporádica e geralmente causada por *C. albicans*. Já a complicada apresenta uma clínica grave, ocorre em pacientes imunossuprimidos ou diabéticos, é recorrente (quatro ou mais episódios sintomáticos em um ano) e causada por fungos de espécie não *albicans*.[3]

Algumas condições clínicas e alguns hábitos de vida podem predispor a mulher à candidíase. São condições clínicas: período pré-menstrual, gestação, imunossupressão, HIV/Aids, diabetes melito, hiperestrogenismo, obesidade e uso de medicamentos – contraceptivos orais, antibióticos, imunossupressores e corticosteroide sistêmico. Hábitos de higiene, como ducha íntima, vestuário que aumente a umidade e calor vulvar são comportamentos que predispõem à doença, assim como o contato com substâncias alergênicas e/ou irritantes.[1] Uma vez identificado o fator de risco, faz-se necessária intervenção para corrigi-lo (p. ex., bloquear a menstruação com anticoncepcional oral contínuo, caso a paciente identifique o período pré-menstrual como predisponente ao quadro de candidíase).

Diante de uma paciente com queixa de corrimento vaginal, a anamnese não deve se limitar à descrição da leucorreia. Outras informações são imprescindíveis para elencar hipóteses diagnósticas e realizar o tratamento correto. Deve-se indagar sobre vida sexual, data da última menstruação, higiene da região genital e uso de produtos ou medicamentos tópicos ou sistêmicos.[5]

Suspeita-se do diagnóstico de candidíase vulvovaginal (CVV) quando a paciente refere sintomas de prurido vulvovaginal e corrimento, que ocorrem principalmente no período pré-menstrual. Outros sintomas incluem ardência, dispareunia e disúria externa.[1] Os sintomas podem se apresentar de forma isolada ou associada e variam de intensidade. Ainda na anamnese, a presença de fatores predisponentes, citados anteriormente, corrobora com a hipótese diagnóstica.[5] No caso de recidivas, 35% das pacientes conseguem se autodiagnosticar.[6]

Ao exame ginecológico, a inspeção da vulva pode mostrar hiperemia, edema, fissuras e escoriações. O exame especular mostra conteúdo vaginal branco ou amarelado, de aparência fluida, espessa ou grumosa (aspecto de "leite coalhado"), inodoro, geralmente aderido às paredes vaginais.[1] Tanto a introdução do espéculo quanto o toque vaginal podem ser dificultados, uma vez que a região se encontra bastante sensível. A concomitância com outras infecções ou patologias pode dar origem a um corrimento de aspecto inespecífico.[5]

A visualização de pseudo-hifas no exame a fresco confirma o diagnóstico e dispensa outros exames, tendo uma especificidade em torno de 50% a 60%. Quando há clínica compatível, mas o exame é negativo, recomenda-se a realização de bacterioscopia pelo Gram.[1] Na ausência de microscopia, a fita de pH vaginal abaixo de 4,5 e o teste de aminas negativo são altamente sugestivos de CVV.[5] A cultura da secreção vaginal é reservada aos casos de CVV complicada, sem necessidade de teste de sensibilidade a antifúngicos.[6]

Os principais diagnósticos diferenciais da CVV são vaginose citolítica, dermatites, reações alérgicas, líquen escleroatrófico e corrimento fisiológico.[6] A vaginose citolítica tem clínica e leucorreia muito semelhantes às da candidíase, diferenciando-se desta pela proliferação demasiada de *Lactobacillus* na bacterioscopia, além de não haver elementos fúngicos na microscopia.[1] Já o líquen escleroso é uma doença dermatológica de provável origem autoimune que se apresenta com prurido intenso e lesões brancas na região genital, estando ausente o corrimento característico da candidíase. A confirmação da doença é feita por biópsia.[6]

Outra ferramenta importante para o diagnóstico diferencial das vulvovaginites é o escore de Nugent, que se baseia na pontuação quantitativa dos lactobacilos e de outras bactérias. Quanto maior o escore, menor a quantidade de lactobacilos. Valores entre 0 e 3 representam uma flora normal; 4 e 6, flora intermediária; maior ou igual a 7, flora sugestiva de vaginose bacteriana.[6]

Conduta

A candidíase não é uma IST, portanto não há recomendação de tratar a parceria sexual.[3] O esquema terapêutico da forma não complicada pode ser via vaginal ou sistêmica, com eficácia semelhante. Podem ser utilizados por via local: fenticonazol [creme vaginal durante 7 dias ou óvulo 600 mg em dose única (DU)]; miconazol (creme vaginal por 14 dias); butaconazol (DU). Para uso sistêmico: fluconazol (comprimido de 150 mg, DU); cetoconazol (comprimido de 200 mg, 2 comprimidos/dia durante 5 dias).[1]

A paciente do caso clínico apresenta candidíase recorrente, uma forma complicada de candidíase. Nesse caso, os episódios isolados podem responder aos esquemas mencionados anteriormente, mas alguns especialistas recomendam terapia tópica prolongada (7 a 14 dias) ou via oral com fluconazol 150 mg (3 doses com intervalo de 3 dias). O bicarbonato de sódio ajuda na restauração do pH vaginal, bem como da flora vaginal normal.[1]

Após a remissão dos episódios agudos, é recomendado utilizar esquemas de supressão com fluconazol 150 mg, VO, 1 vez/semana durante 6 meses ou medicamentos via local de maneira intermitente.[1] Além da terapia medicamentosa, deve-se buscar por fatores predisponentes.[4] O período pré-menstrual foi identificado, sendo indicado o bloqueio com anticoncepcional hormonal.

A vaginose bacteriana identificada na primeira consulta pode ser tratada com metronidazol, VO, 250 mg, 2 comprimidos/dia por 7 dias.[5]

Pontos importantes

- A candidíase é a segunda vulvovaginite mais comum, ficando atrás da vaginose bacteriana.[5]
- A clínica clássica é o prurido vulvar associado a corrimento branco grumoso aderido às paredes vaginais que surge no período pré-menstrual. Em caso de concomitância de vulvovaginites, pode provocar um corrimento inespecífico.[1,5]
- Quando a paciente apresenta quatro ou mais episódios sintomáticos em 1 ano, é classificada como candidíase recorrente, devendo atentar-se a doenças sistêmicas que a predispõe.[1,4,5]
- Não é considerada IST e não há necessidade de tratar a parceria sexual.[1,3,5]
- Para a candidíase não complicada, os esquemas via vaginal e via oral apresentam eficácias semelhantes; na complicada, utiliza-se a via oral ou a via tópica prolongada (7 a 14 dias). Em caso de recorrência, esquemas de supressão podem ser utilizados.[1]

Referências bibliográficas

1. Linhares IM, Amaral RL, Robial R, Eleutério Junior J. Vaginites e vaginoses. São Paulo: Federação Brasileira das Associações de Ginecologia e Obstetrícia (Febrasgo); 2018. (Protocolo Febrasgo – Ginecologia, n. 24/Comissão Nacional Especializada em Doenças Infectocontagiosas).
2. Soares R, Baptista PV, Tavares S. Cytolytic vaginosis: an underdiagnosed pathology that mimics vulvovaginal candidiasis. Acta Obstet Ginecol Port. 2017; 11(2):106-12.
3. Primo WQSP, Corrêa FJS, Brasileiro JPB. Manual de ginecologia da Sociedade de Ginecologia e Obstetrícia de Brasília. Brasília: Luan Comunicação; 2017.
4. Álvares CA, Svidzinski TIE, Consolaro MEL. Candidíase vulvovaginal: fatores predisponentes do hospedeiro e virulência das leveduras. J Bras Patol Med Lab. 2007; 43(5):319-27.
5. Ministério da Saúde. Secretaria de Vigilância em Saúde. Departamento de DST, Aids e Hepatites Virais. Protocolo Clínico e Diretrizes Terapêuticas para Atenção Integral às Pessoas com Infecções Sexualmente Transmissíveis. 2015; 55-61.
6. Federação Brasileira das Associações de Ginecologia e Obstetrícia (Febrasgo). Dermatoses vulvares. Manual de Orientação em Trato Genital Inferior. São Paulo: Febrasgo; 2010. p. 51-6.

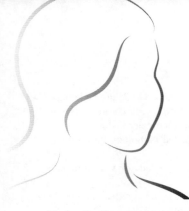

CASO 37

Doenças Malignas da Mama

Jadyelle dos Santos Teixeira
Laura Teresa Reis dos Santos
Lúcio Flávio Fernandes de Oliveira Júnior

- **Orientadora:** Paula Cristina Saab
- **Instituição:** Universidade Federal de Sergipe (UFS)

 Caso clínico

T.M.W., do sexo feminino, 36 anos, parda, casada, natural de Salvador, G2P2A0. Procura atendimento médico especializado em razão de um nódulo de contornos irregulares na mama direita, descoberto em ultrassonografia de rotina há 15 dias. Refere ter começado a sentir o nódulo após o exame de imagem e nega dor, hipersensibilidade, fluxo papilar, alterações da pele ou qualquer outro sintoma. Há 3 anos, tem um nódulo benigno na mama esquerda em acompanhamento, sem outras comorbidades. Apresenta história familiar de câncer de mama na pós-menopausa da mãe e da bisavó. Menarca aos 13 anos, dois partos cirúrgicos. Em uso de anticoncepção hormonal oral há 4 anos (pílula combinada). Nega alergias, etilismo e tabagismo. Pratica atividades aeróbicas de moderada intensidade em uma frequência de 3 vezes por semana e afirma ter alimentação equilibrada. Ao exame físico das mamas: mamas simétricas, de médio volume, sem lesões, retrações ou abaulamentos aparentes à inspeção estática e dinâmica e sem secreção mamilar. Massa única palpável em mama direita, móvel e fibroelástica em quadrante superomedial (QSM), não aderente a planos profundos e medindo cerca de 2 cm em seu maior diâmetro; presença de dois nódulos palpáveis na mama esquerda em QSM e quadrante superolateral (QSL) de, aproximadamente, 1 e 1,5 cm de diâmetro, respectivamente. Sem descarga ao estímulo. Fossas supraclaviculares e axilas sem linfonodos palpáveis. Realizada biópsia mamária por agulha grossa (*core biopsy*) na mama direita e solicitada a análise anatomopatológica e, em seguida, a imuno-histoquímica.

- **Hipótese diagnóstica:** nódulo mamário.
- **Exames complementares:** ultrassonografia das mamas: mamas com pele íntegra, tecido adiposo subcutâneo e retromamário sem anormalidades. Tecido fibroglandular aumentado, o que pode dificultar o diagnóstico de nódulos. Tecido glandular com ecogenicidade própria. Presença de imagem hipoecoica de contornos irregulares em QSM de mama direita medindo 2,06 × 1,34 cm. Presença de imagem hipoecoica de contornos regulares em QSM de mama esquerda medindo 1,35 × 0,74 cm. Presença de imagem hipoecoica de contornos regulares em QSL de mama esquerda medindo 0,77 × 0,37 cm. Complexos areolomamilares e músculos regionais sem alterações. Axilas sem linfonodomegalias ou linfonodos atípicos. Conclusão: mamas de predomínio fibroglandular; presença de imagens nodulares em ambas as mamas a esclarecer. BI-RADS categoria 3.

Continuação do caso clínico

Após 30 dias, a paciente retorna trazendo consigo o resultado da biópsia por agulha grossa que revelou um carcinoma mamário ductal invasivo sem tipo especial, necessitando de análise imuno-histoquímica.

Laudo imuno-histoquímico

Carcinoma invasivo de tipo não especial, negativo para receptores de estrógeno e progesterona e escore 0 (negativo) para *HER2* (carcinoma triplo negativo).

A partir da confirmação do diagnóstico de carcinoma mamário ductal invasivo triplo negativo e da história familiar, é solicitado o painel genético de câncer hereditário da paciente. O exame em questão conclui que a paciente é portadora de uma variante patogênica do gene *BRCA1*.

Questões para orientar a discussão

- Como diferenciar nódulos benignos de nódulos malignos?
- Como interpretar a classificação BI-RADS 3 nos laudos dos exames de imagem?
- Quais as características dos tumores triplo negativos?
- Quando realizar uma investigação oncogenética?
- Quais as implicações e recomendações de uma mutação nos genes *BRCA1* e *BRCA2*?

Discussão

Os nódulos com características benignas à ultrassonografia, na maioria dos casos, correspondem a fibroadenomas. Os preditores de benignidade consistem em margem circunscrita, forma oval, ecotextura homogênea e hipoecogênica e orientação paralela à pele. As características dos nódulos suspeitos de malignidade são margens espiculadas, forma irregular, ecotextura hipoecogênica, forte sombra acústica posterior e orientação não paralela à pele.[1]

A conduta diante de lesões mamárias é realizada de acordo com a categoria BI-RADS, um protocolo normativo reconhecido pelo American College of Radiology (ACR) e pelo Department of Health and Human Services, que tem o objetivo de padronizar a terminologia a ser usada. A ultrassonografia da mama direita da paciente foi categorizada como BI-RADS 3, que corresponde a achados provavelmente benignos, com indicação de seguimento semestral da lesão, considerando o risco de malignidade menor que 2%. A depender do caso, pode ser realizada a verificação histológica da lesão.[2] Como houve a descrição de margens irregulares e a paciente realizaria uma viagem próxima para mudança de país, foi solicitada a biópsia, que confirmou o diagnóstico de carcinoma mamário ductal invasivo triplo negativo.

No Brasil, os tumores triplo negativos representam cerca de 17% dos casos. Essa denominação foi adotada para o câncer de mama que tem ausência de receptores de estrógeno, progesterona e de superexpressão do *HER2*, que é o receptor para o fator de crescimento humano tipo 2, cuja identificação é desenvolvida por meio da imuno-histoquímica.[1] São tumores mais agressivos e mais difíceis de tratar, geralmente acometendo mulheres com idade inferior a 50 anos.[3] Esse tipo de tumor apresenta uma sobrevida 1,5 vez menor quando comparado ao grupo não triplo negativo.[4]

Os tumores triplo negativos são mais prevalentes na população afro-americana, particularmente em mulheres pré-menopáusicas. O uso de contraceptivos hormonais por mais de 1 ano é relacionado a risco 2,5 vezes maior, porém mais estudos precisam ser desenvolvidos para comprovar esse efeito de causalidade.[5] As mulheres na pré-menopausa apresentam risco relativo de 1,43 para o desenvolvimento de câncer de mama em comparação a mulheres da mesma idade já menopausadas e essa relação é predominante nos tumores sensíveis aos hormônios.[1,3]

O diagnóstico de um carcinoma invasivo triplo negativo associado ao *status* pré-menopausal da paciente é indicação de pesquisa de mutações em painéis genéticos.[6] Nessa análise, uma alteração deletéria do gene *BRCA1* da paciente foi confirmada. A mutação dos genes *BRCA1* e *BRCA2* está inserida na síndrome da predisposição hereditária ao câncer de mama e ovário. Essa condição é um dos mais preocupantes fatores de risco para o desenvolvimento de tumores malignos mamários. Nela, o risco acumulado para o desenvolvimento de câncer de mama durante a vida é de 60% a 80%.[1]

Estima-se que cerca de 1 em cada 400 a 800 indivíduos carregue essas variantes patogênicas em seu genoma, contudo apenas 2% dos cânceres de mama diagnosticados são causados por essa síndrome. Essa porcentagem torna-se maior quando se refere a tumores malignos em mulheres com idade inferior a 40 anos ou com carcinomas triplo negativos nos quais, aproximadamente, 20% são causados por uma mutação de *BRCA1* ou *BRCA2*, como é o caso da paciente apresentada.[1]

Devido a esses números significativos, as portadoras da síndrome têm preconizada uma rotina de rastreio de câncer de mama distinta das pacientes de risco habitual. É recomendado que elas se submetam a uma ressonância magnética (RM) anual a partir dos 25 anos e associem essa rotina a uma mamografia anual após o 30º aniversário, preferencialmente, 6 meses antes ou após a RM.[7]

Nessas pacientes, pode-se avaliar o benefício de uma quimioprevenção ou da realização de uma mastectomia redutora de risco e/ou uma salpingo-ooforectomia bilateral redutora de risco. A realização da mastectomia redutora de risco pode vir a reduzir em até 90% as chances de desenvolvimento de câncer de mama e em 81% as chances de morte pela mesma patologia nas portadoras de mutações de *BRCA1* e *BRCA2*. Já a salpingo-ooforectomia, caracterizada pela retirada de ambos ovários e tubas uterinas, reduz em até 50% o risco de câncer de mama, além de reduzir em até 80% as chances do surgimento de um câncer de ovário. Essas cirurgias não são isentas de risco. Por isso, a conduta deve partir de uma ampla análise clínica.[1]

Conduta

A quimioterapia neoadjuvante é utilizada no tratamento visando à diminuição das dimensões do tumor para tentativa de abordagem cirúrgica conservadora da mama e análise *in vivo* da resposta à quimioterapia.[1] Estudos mostram que mais da metade das pacientes com tumores triplo negativos submetidas à quimioterapia neoadjuvante apresentaram desfechos melhores.[8]

Tumores triplos negativos beneficiam-se de quimioterapia e tumores entre 0,6 e 1 cm necessitam de individualização quanto à realização ou não desse tratamento. No entanto, as pacientes com tumores maiores que 1 cm e/ou com acometimento linfonodal devem ser submetidas a tratamento quimioterápico. A terapia quimioterápica neoadjuvante deve ser analisada, especialmente no grupo de pacientes com mutação *BRCA1* ou *BRCA2*.[1]

Pacientes que evoluem com progressão de doença na vigência de quimioterapia neoadjuvante são encaminhadas para realização do procedimento cirúrgico. Sempre que possível, opta-se pela realização de cirurgias conservadoras da mama que, associadas à radioterapia, trazem resultados semelhantes aos da mastectomia em termos de sobrevida global, com melhor qualidade de vida.[1] No caso da paciente relatada, diante de uma mutação patogênica do gene *BRCA1*, optou-se pela realização de uma mastectomia bilateral associada à reconstrução mamária, a fim de reduzir o risco de surgimento de novos tumores na região e alcançar resultados estéticos satisfatórios, com segurança oncológica. Há benefício em relação à radioterapia pós-mastectomia em pacientes com estágio III ou mais e/ou linfonodos positivos e na presença de fatores de risco.[1]

Pontos importantes

- Uma ultrassonografia com achados classificados como BI-RADS 3, exclusivamente, não indicaria, em um primeiro momento, a realização de uma biópsia da lesão. Contudo, como havia a descrição de margens irregulares, foi questionada a correta classificação do exame, tendo-se optado pelo prosseguimento com biópsia.[2]
- Os tumores triplo negativos são mais agressivos, cursam mais frequentemente com metástase e apresentam uma mortalidade maior.[3]
- Tumores triplos negativos e câncer de mama na pré-menopausa, entre outros fatores, sugerem a necessidade de avaliação do painel oncogenético da paciente.[6]
- Pacientes com mutações de *BRCA1* ou *BRCA2* devem ter acompanhamento regular com um especialista para rastreio adequado de doença maligna da mama e ovários.[7]
- A mastectomia redutora de risco pode vir a minimizar o risco de câncer de mama em até 90%.[1]

Referências bibliográficas

1. Pessoa EC, Uemura G, Filho BSA. Ultrassonografia mamária. In: Bagnoli F, Brenelli FB, Pedrini JL, Júnior RF, Oliveira VM. Mastologia: do diagnóstico ao tratamento [online]. Goiânia: Conexão; 2017.
2. Ricci MD, Giribela AHG, Borges SZ. Ultrassonografia In: Federação Brasileira das Associações de Ginecologia e Obstetrícia. Manual de Orientação – Mastologia [on line]. São Paulo (SP): Febrasgo; 2010.

3. Stival RA, Martins LRA, Paganini J, Caixeta GN, Manoel WJ, Paula EC, et al. Impacto do fenótipo triplo-negativo no prognóstico de pacientes com câncer de mama de uma unidade de referência no Brasil central. Rev Bras Mastologia. 2012; 22(1):6-12.
4. Martins LC, Rezende RMD, Cordeiro JABL, Paula HSC, Bastos DR, Vilanova-Costa CAST, et al. Padrão de metástase no câncer de mama triplo negativo. Rev Bras Mastologia. 2017; 27(1):8-14.
5. Boyle P. Triple-negative breast cancer: epidemiological considerations and recommendations. Annals of Oncology. 2012; 23(supl. 6):7-12.
6. Elias S, Facina G, De Araújo Neto JT. Mastologia: condutas atuais [online]. Barueri: Manole; 2016.
7. Urban LABD, Chala LF, Bauab SDP, Schaefer MB, dos Santos RP, Maranhão NMDA, et al. Recomendações do Colégio Brasileiro de Radiologia e Diagnóstico por Imagem, da Sociedade Brasileira de Mastologia e da Federação Brasileira das Associações de Ginecologia e Obstetrícia para o rastreamento do câncer de mama. Radiol Bras. 2017 Jul/Ago;50(4):244-49.
8. Bergin ART, Loi S. Triple-negative breast cancer: recent treatment advances. F1000Research. 2019; 8.

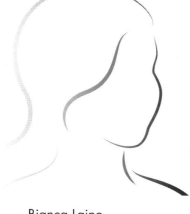

CASO 38

Papilomavírus Humano e Câncer de Colo Uterino

Bianca Laino
Mayara Ferreira Nunes
Thaís Soares Kosteff

- **Orientador:** Sérgio Makabe
- **Instituição:** Universidade Municipal de São Caetano do Sul (USCS) – Campus São Paulo

 Caso clínico

G.L.A., de 23 anos, do sexo feminino, tabagista e diagnosticada com lúpus desde os 7 anos de idade. Paciente compareceu ao serviço de saúde referindo ter percebido, ao tomar banho, algumas bolinhas na região vulvar, mas relatou não ter notado, exatamente, quando elas surgiram. Disse que sua primeira relação sexual foi aos 13 anos e, que apesar de ter tido muitos parceiros, utilizou preservativo na maioria das relações sexuais. A paciente faz uso de corticosteroide para controle da doença lúpica, entretanto afirmou não fazer acompanhamento com o reumatologista há alguns anos. Ao exame físico, foi observado um corrimento de coloração esbranquiçada, em grumos, acompanhado de prurido. O colo do útero apresentava-se hiperemiado, com endocérvice exteriorizada e junção escamocolunar (JEC) projetada para fora do óstio cervical externo (OCE). Na vulva, foram notadas algumas lesões de aspecto condilomatoso. Questionada pelo médico, a paciente relatou nunca ter realizado Papanicolaou na Unidade Básica de Saúde, sendo dito a ela que não era necessário em virtude da sua idade. Mesmo assim, o médico resolveu solicitar o exame citológico, sendo realizada a citologia com método de base líquida. No resultado do exame, foi descrita presença de células escamosas atípicas de significado indeterminado, não sendo possível excluir lesão intraepitelial de alto grau (ASC-H).

- **Hipóteses diagnósticas:** papilomavírus humano (HPV), condiloma acuminado, candidíase, câncer de colo de útero, vaginose bacteriana.

- **Exames complementares:** colposcopia com biópsia: colo médio, OCE em fenda, conteúdo mucoso e JEC visível além do orifício externo; zona de transformação (ZT) tipo 2. Achado colposcópico anormal representado por epitélio acetobranco com superfície lisa e borda externa bem marcada em região de lábio anterior. Teste de Schiller positivo (iodo negativo) e conteúdo biopsiado compatível com NIC II.

Questões para orientar a discussão

- Quais são os principais fatores de risco para câncer de colo de útero?
- Qual é a conduta em caso de ASC-H?
- A imunidade representa um fator importante quanto ao aparecimento de lesões clínicas e subclínicas?
- Como são chamadas as lesões verrucosas causadas pelo HPV e qual o seu tratamento?
- Qual é a conduta em caso de biópsia com resultado NIC II?

Discussão

A infecção pelo HPV é considerada uma infecção sexualmente transmissível (IST), que pode ser transmitida tanto por homens quanto por mulheres. Os HPV mucosos são subdivididos em aqueles com potencial oncogênico de baixo e de alto risco. Os tipos 6, 11, 40, 42 e 44 são responsáveis pelos condilomas e lesões de baixo risco e, normalmente, não estão relacionados ao câncer de colo de útero. Os tipos 6 e 11 estão relacionados a 90% dos casos. E os tipos 16, 18, 31, 33, 35, 39, 45, 51, 52, 56, 58, 59, 68, 73 e 82 são considerados de alto risco por estarem associados a lesões pré-cancerígenas, sendo os tipos 16 e 18 responsáveis por cerca de 70% dos casos de cânceres de colo de útero no mundo todo.[1,2]

Os fatores de risco para o câncer de colo de útero envolvem elementos relacionados com as próprias características da infecção, como a carga viral, o subtipo do HPV e se a infecção é única ou múltipla, assim como condições de imunidade, estilo de vida, genética, comportamento sexual e histórico obstétrico. Sabe-se que o tabagismo, a iniciação sexual precoce, a multiplicidade de parceiros sexuais, a idade, a multiparidade e o uso de contraceptivos hormonais orais são considerados fatores de risco para o desenvolvimento de câncer de colo de útero.[1]

As manifestações clínicas visíveis a olho nu, geralmente, caracterizam-se por lesões verrucosas, denominadas condiloma acuminado. O condiloma acuminado é mais frequente na região vulvar e aparece entre 3 semanas e 8 meses após a infecção inicial. O tamanho pode variar de menos de 1 mm a áreas extensas, acometendo toda a vulva. Já as manifestações subclínicas não são visíveis a olho nu, são lesões microscópicas, normalmente identificadas por colposcopia ou citologia.[1]

A flora bacteriana vaginal associada aos componentes da imunidade inata e adquirida realizam um importante trabalho de defesa às infecções vaginais. O corrimento de odor fétido (semelhante a peixe podre), de coloração acinzentada e, em alguns casos, podendo se apresentar bolhoso, é característico de vaginose bacteriana, sendo a bactéria mais frequentemente envolvida a *Gardnerella vaginalis*. O corrimento da candidíase vaginal (causado, principalmente, pela espécie *Candida albicans*) apresenta um aspecto esbranquiçado, em grumos (parecido com "leite coalhado"), geralmente sem odor fétido e que pode ser acompanhado por sintomas de prurido, ardência e eritema na região.[1]

Em virtude da identificação de células atípicas em relação às quais não se pode excluir lesão epitelial de alto grau (ASC-H) no exame citológico, a paciente foi encaminhada para colposcopia, sendo realizada a biópsia e identificada uma lesão. O resultado da biópsia foi neoplasia intraepitelial cervical grau II (NIC II). As lesões intraepiteliais escamosas de alto grau (HSIL) são consideradas as alterações celulares observadas em NIC II e NIC III, incluindo-se o carcinoma de células escamosas *in situ* e o adenocarcinoma endocervical *in situ*. São denominadas de alto grau por serem lesões precursoras do câncer cervicouterino, tendo uma maior probabilidade de evoluírem para o câncer.[1,3]

Conduta

Orientação quanto aos hábitos de vida

O tabagismo na mulher está relacionado ao aumento do risco para câncer de colo uterino, pois induz ao aumento da atividade mitótica do epitélio cervicovaginal, além de promover efeito depressor no sistema imunológico.[4] Sabe-se que o consumo adequado de frutas, verduras e legumes nas cores verde-escuro, amarelo, laranja e vermelho,[5] além da prática regular de exercícios físicos, ajuda no fortalecimento do sistema imunológico e, por consequência, em maior possibilidade de cura da infecção.[1]

Orientação quanto ao uso de preservativos

O uso de preservativos proporciona proteção relativa contra o HPV, pois não protege todas as áreas da genitália. As áreas não cobertas estão desprotegidas, além de ocorrer contaminação por digitais, pele e mucosas. Seu uso deve ser sempre recomendado, também, para prevenção de outras IST.[1]

Encaminhamento ao médico reumatologista

A paciente deve ser encaminhada para o acompanhamento adequado com um reumatologista em decorrência da doença lúpica. O tratamento inadequado ou o uso indevido de medicamentos pode trazer repercussões ao sistema imunológico, além de prejudicar o controle da doença.[3]

Conduta expectante para NIC II em pacientes com menos de 25 anos

Segundo as orientações do Ministério da Saúde, o rastreamento de câncer de colo de útero deve ser realizado em mulheres a partir de 25 anos de idade devido às evidências de maior probabilidade de regressão das lesões pré-invasivas antes dessa idade. Entretanto, apesar de essas mulheres com menos de 25 anos não pertencerem ao grupo recomendado, os achados anormais nos exames citológicos devem ser encaminhados para a colposcopia. A partir da realização desse exame, diante de lesões maiores, a biópsia deve ser realizada para análise histológica.[3]

No caso da paciente, o resultado da biópsia foi compatível com NIC II, e, nessa faixa etária (menor de 25 anos), a conduta deve ser expectante por um período de 24 meses. Nesse período, a paciente deve ser acompanhada com exame citopatológico e colposcópico a cada 6 meses. Com a persistência da lesão após esse período, pode-se fazer o tratamento de forma excisional ou destrutiva. Evitam-se retiradas profundas desnecessárias ou tratamento destrutivo, sendo o tratamento destrutivo indicado quando a lesão é restrita à ectocérvice e JEC visível (ZT tipo 1). Se, após esse período de 24 meses, houver regressão da lesão, a paciente deve realizar exame citológico a cada 12 meses até que sejam obtidos dois resultados normais consecutivos e, depois, a cada 3 anos, na unidade básica de saúde.[3]

Tratamento do condiloma acuminado

O tratamento deve ser destrutivo e feito com agentes químicos ou físicos. Os agentes químicos atualmente usados são o ácido tricloroacético a 70% ou a 80%, a podofilotoxina, o 5-fluorouracil ou o imiquimode a 5%. Já os agentes físicos compreendem a criocauterização, eletrocauterização ou a vaporização a *laser* de CO_2. Nos métodos excisionais, são utilizadas a cirurgia convencional a bisturi, a eletroexcisão com cirurgia por ondas de alta frequência ou a excisão com raio focalizado de *laser* de CO_2. A exérese com bisturi está reservada para lesões volumosas e precisa ser feita em centro cirúrgico com bloqueio anestésico.[1]

Tratamento da candidíase

O tratamento pode ser feito por via vaginal, com utilização do miconazol creme a 2% – um aplicador (5 g) à noite por 7 dias – ou nistatina 100.000 UI – um aplicador à noite, por 14 dias. Outras alternativas são o clotrimazol e o tioconazol.[1]

No tratamento oral, pode ser usada dose única ou terapia curta atingindo resposta superior a 90%, com azóis ou poliênicos: fluconazol 150 mg dose única ou itraconazol 200 mg 12/12 horas por 1 dia ou cetoconazol 200 mg 12/12 horas por 5 dias.[1]

Pontos importantes

- Os tipos de HPV com potencial oncogênico baixo (6, 11, 40, 42 e 44) são responsáveis pelos condilomas e pelas lesões de baixo risco. Os tipos 6 e 11 são os mais comuns. O tratamento das lesões pode se dar de maneira destrutiva (agentes químicos e físicos) ou por métodos excisionais (cirurgia com bisturi, eletrocautério ou *laser* de CO_2).[1]
- Os tipos 16, 18, 31, 33, 35, 39, 45, 51, 52, 56, 58, 59, 68, 73, 82 estão associados às lesões pré-cancerígenas (16 e 18 correspondem a 70% dos casos).[1,2]
- O tabagismo, a iniciação sexual precoce, a multiplicidade de parceiros sexuais, a multiparidade, o uso de contraceptivos hormonais orais e a idade maior que 30 anos são os principais fatores de risco associados ao desenvolvimento de câncer do colo do útero.[1]
- O aparecimento dos condilomas acuminados é mais frequente na região vulvar, entre 3 semanas e 8 meses após a infecção inicial.[1]
- O vírus HPV pode ficar latente por meses até anos, sem causar sinais clínicos ou apresentar manifestações subclínicas.[1]
- As HSIL são consideradas as alterações celulares observadas em NIC II e NIC III, incluindo-se o carcinoma de células escamosas *in situ* e o adenocarcinoma endocervical *in situ*.[1,3]
- O rastreamento de câncer de colo de útero deve ser realizado em mulheres a partir de 25 anos de idade, em virtude das evidências de maior probabilidade de regressão das lesões pré-invasivas antes dessa faixa etária.[3]
- Em caso de NIC II em pacientes com menos de 25 anos de idade, a conduta deve ser expectante por um período de 24 meses. Durante esse período, a paciente deve ser acompanhada com exame citopatológico e colposcópico a cada 6 meses.[3]

Referências bibliográficas

1. Comissões Nacionais Especializadas Ginecologia e Obstetrícia. Infecções. Tratado de ginecologia – Febrasgo. Rio de Janeiro: Elsevier; 2019.
2. Federação Brasileira das Associações de Ginecologia e Obstetrícia (Febrasgo). HPV. Rio de Janeiro: Febrasgo; 2017. Disponível em: https://www.febrasgo.org.br/pt/noticias/item/120-hpv. Acesso em: 28 jul. 2020.
3. Brasil. Ministério da Saúde. Instituto Nacional de Câncer José Alencar Gomes da Silva (Inca). Diretrizes brasileiras para rastreamento do câncer do colo do útero. 2. rev. ed. atual. e aum. Rio de Janeiro: Inca; 2016. Disponível em: http://www.citologiaclinica.org.br/site/pdf/documentos/diretrizes-para-o-rastreamento-do-cancer-do-colo-do-utero_2016.pdf. Acesso em: 28 jul. 2020.
4. Mendonça M, Camargo RC, Ferreira RC, Silva RE. Tabagismo e sua inter-relação com doenças ginecológicas. J Bras Med. 2004.
5. Garófolo A, Avesani CM, Camargo KG, Barros ME, Silva SRJ, Taddel JAAC, et al. Dieta e câncer: um enfoque epidemiológico. Rev Nutr. 2004.

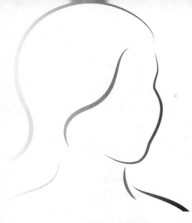

CASO 39

Doença Inflamatória Pélvica

Ana Luiza Moreira Franco Luiz
Geisielle Gomes dos Santos
Luan Kaue Pereira Mariola

- **Orientador:** Cássio Furtini Haddad
- **Instituição:** Universidade Federal de Lavras (UFLA)

 Caso clínico

J.C.S., do sexo feminino, 24 anos, branca, solteira, nuligesta. Busca atendimento na unidade de pronto atendimento (UPA) de sua cidade com queixa de dor abdominal e prostração há 3 dias. Nega disúria, diarreia ou vômitos. Regular estado geral, hipocorada +/++++, hidratada, temperatura: 38,1°C, pressão arterial (PA) de 110/70 mmHg, frequência cardíaca (FC) de 99 bpm, ritmo cardíaco regular em 2 tempos, tempo de reperfusão capilar de 2 segundos, murmúrio vesicular presente, sem ruídos adventícios. Durante o exame abdominal, apresentou dor à palpação da região hipogástrica e de fossa ilíaca direita, com Blumberg positivo e Rovsing negativo. Ao exame especular, observa-se presença de secreção purulenta no canal vaginal, além de dor intensa mediante mobilização do colo uterino. Realizada internação, com solicitação de exames complementares.

- **Hipóteses diagnósticas:** doença inflamatória pélvica, gravidez ectópica rota, apendicite.
- **Exames complementares:**
    - Exames laboratoriais: Hb: 12,1 g/dL; Ht: 42,4%; leucócitos totais: 13.600/mm^3, bastonetes: 9%, segmentados: 71%; EAS: nitrito negativo; PCR: 138 mg/L; beta-hCG: negativo.
    - Exame bacterioscópico da secreção: presença de diplococos Gram-negativos intracelulares.

- Ultrassonografia transvaginal (USGTV): Presença de formação nodular hipoecoica com conteúdo central heterogêneo medindo 64 mm × 37 mm, em território de tuba uterina direita. Espessura endometrial de 7 mm.

Continuação do caso clínico

Com os resultados dos exames em mãos, identificou-se imagem sugestiva de abscesso tubo-ovariano não roto, com instituição do tratamento clínico, além da propedêutica para outras infecções sexualmente transmissíveis (IST). A antibioticoterapia de escolha foi ceftriaxona 1 g, via intravenosa (IV), 24/24 horas + doxiciclina via oral (VO) 100 mg, 12/12 horas + metronidazol 400 mg, IV, de 12/12 horas.

Após 72 horas de tratamento e sorologias para IST negativas, a paciente foi reavaliada clínica, laboratorial e ultrassonograficamente, demonstrando não só melhora do quadro álgico mediante exame físico geral e ginecológico, mas também dos marcadores inflamatórios e discreta redução do abscesso à ultrassonografia, recebendo alta. A antibioticoterapia parenteral foi substituída pela oral, com doxiciclina 100 mg, VO, 12/12 horas por 14 dias, e metronidazol 250 mg, dois comprimidos, VO, 12/12 horas, por 14 dias.

Questões para orientar a discussão

- Quais etiologias devem ser consideradas em um caso de queixa de dor abdominal aguda?
- O que o achado de secreção vaginal purulenta pode indicar?
- Qual a importância de uma USGTV nesse caso?

Discussão

A doença inflamatória pélvica (DIP) é um conjunto de processos inflamatórios decorrentes da colonização e proliferação de microrganismos ao longo do trato genital feminino. Esses microrganismos iniciam a ascensão na vagina e no colo do útero, atingindo endométrio, tubas uterinas e estruturas adjacentes. A colonização inicia-se, muitas vezes, a partir da contração de IST. Seu principal agente, atualmente descrito, é a *Chlamydia trachomatis*. Entretanto, a *Neisseria gonorrhoeae* também é um importante patógeno associado à DIP, além de outras bactérias, especialmente a *Mycoplasma genitalium*, cuja frequência tem sido crescente.[1] A DIP é comum em mulheres jovens, com vida sexual ativa e sem parceiro fixo, como a paciente do caso, sendo estes importantes fatores de risco, assim como o sexo desprotegido.[2]

As formas clínicas de DIP são muito variáveis, podendo ser sintomáticas, oligossintomáticas ou até mesmo assintomáticas.[2] Entre os casos sintomáticos, dor abdominal constitui um sintoma prevalente, cuja intensidade pode variar. Em certos casos, como o da paciente em questão, pode se apresentar como uma emergência, devido ao desenvolvimento de pelviperitonite ou quando há ruptura de abscesso tubo-ovariano. Além disso, em longo prazo, pode gerar infertilidade, aumento de risco de gravidez ectópica e dor pélvica crônica.[3] A DIP pode ser classificada em quatro estágios clínicos que definem a conduta:

- Estágio I: endometrite e salpingite aguda sem peritonite, passível de tratamento clínico ambulatorial.
- Estágio II: salpingite aguda com peritonite, no qual já se faz necessário tratamento clínico hospitalar.

- Estágio III: salpingite aguda com oclusão tubária ou abscesso tubo-ovariano, em que o tratamento é exclusivamente hospitalar e pode evoluir para tratamento cirúrgico.
- Estágio IV: abscesso tubo-ovariano roto em que o tratamento é, exclusivamente, cirúrgico.

Diante do quadro clínico de dor pélvica aguda e secreção vaginal purulenta, a hipótese diagnóstica de DIP tornou-se a principal, enquanto a suspeita de gravidez ectópica pôde ser afastada pela dosagem negativa de beta-hCG. Apesar da menor precisão, são levados em consideração alguns critérios clínicos para fazer o diagnóstico de DIP. Os critérios estabelecidos são classificados em maiores, menores e elaborados. Para a confirmação clínica de DIP, é necessária a presença de três critérios maiores mais um critério menor ou apenas um critério elaborado.[2]

Os critérios maiores são dor abdominal infraumbilical ou dor pélvica, dor à palpação dos anexos e dor à mobilização cervical. A paciente do caso clínico em questão cumpria os três critérios maiores, indicando forte possibilidade de DIP. Os critérios menores caracterizam-se por temperatura axilar maior que 37,5°C, secreção vaginal/cervical anormal, massa pélvica, presença de leucócitos em secreção de endocérvice, leucocitose, aumento de proteína C-reativa ou da velocidade de hemossedimentação (VHS) ou comprovação laboratorial de infecção cervical por gonococo, clamídia ou micoplasma. No caso, a paciente contava com cinco desses critérios menores. Além disso, existem os critérios elaborados, dos quais é necessária a presença de apenas um para conclusão do diagnóstico de DIP. Esses critérios são constituídos por evidência histopatológica de endometrite, presença de abscesso tubo-ovariano ou de fundo de saco em exame de imagem ou laparoscopia com evidências de DIP.[2]

A USGTV pode auxiliar no diagnóstico e representa o método de escolha para avaliação inicial de dor pélvica. Embora haja limitações, é muito útil nos casos em que exibe imagens típicas, como abscesso tubo-ovariano.[2] Nos acometimentos tubários e peritoneais da DIP, a videolaparoscopia é o padrão-ouro para o diagnóstico, embora seja um procedimento de alto custo e que não está, frequentemente, disponível, não sendo, portanto, empregada rotineiramente nas avaliações.[2]

A paciente em questão apresentava secreção vaginal purulenta, fazia parte da faixa etária de risco para DIP e apresentou, entre outros critérios citados, a presença de diplococos Gram-negativos intracelulares ao exame bacterioscópico, além dos achados de imagem característicos. Tudo isso culminou na confirmação do diagnóstico de DIP e na concomitante exclusão da hipótese de apendicite.[4]

Conduta

Segundo o Protocolo Clínico e Diretrizes Terapêuticas para Atenção Integral às Pessoas com Infecções Sexualmente Transmissíveis do Ministério da Saúde, o tratamento hospitalar da DIP grau III (caracterizada pela presença de abscesso tubo-ovariano não roto ou oclusão tubária em adição ao quadro de salpingite e peritonite) consiste na antibioticoterapia parenteral em três combinações possíveis:

- Primeira opção: ceftriaxona 1 g, via intravenosa (IV), de 24/24 horas por 14 dias em associação à doxiciclina, VO, 100 mg, de 12/12 horas por 14 dias, e metronidazol 400 mg, IV, de 12/12 horas.
- Segunda opção: clindamicina 900 mg, IV, de 8/8 horas por 14 dias, associada à gentamicina (IV ou IM), 3 a 5 mg/kg/dia, por 14 dias.
- Terceira opção: ampicilina/sulbactam 3 g, IV, de 6/6 horas por 14 dias, associada à doxiciclina, VO, 100 mg, de 12/12 horas por 14 dias.

Após as primeiras 48 a 72 horas de internação e tratamento, a paciente deverá ser reavaliada clínica e laboratorialmente, além da realização de novas ultrassonografias para controle da regressão do abscesso. Caso a paciente não apresente melhora clínica ou o abscesso não regrida mediante tratamento clínico, novos exames de imagem devem ser solicitados (como a ressonância magnética de pelve e a tomografia computadorizada axial), momento em que se começa a contemplar o tratamento cirúrgico do quadro.[3]

Além da diagnose, do estadiamento e do tratamento corretos, o rastreamento de outras IST faz-se importante nesses casos devido à forte associação entre estas, a DIP e comportamentos de risco, como múltiplos parceiros e sexo desprotegido. Os rastreios mais importantes são as sorologias para HIV, sífilis e hepatites e a citologia para HPV.[3]

Pontos importantes

- Atentar-se à possibilidade do diagnóstico de DIP, uma vez que é complexo pela variedade de sintomas, exigindo detecção e tratamento precoces.[2]
- Apesar de ser mais comum em mulheres jovens, o diagnóstico não pode ser descartado em mulheres de meia-idade ou no período pós-menopausa.[2]
- Ter em mente os possíveis diagnósticos diferenciais na abordagem ao abdome agudo, em especial as emergências cirúrgicas, como gravidez ectópica rota e apendicite.[2]
- Sempre rastrear outras IST mediante diagnóstico de DIP (sorologias para HIV, sífilis e hepatites, além da citologia oncótica de colo uterino).[2]
- Tratar os parceiros para clamídia e gonococo e, se possível, examiná-los antes.[2]

Referências bibliográficas

1. Levinson W. Microbiologia Médica e Imunologia. 13. ed. Porto Alegre: AMGH; 2016. p. 127-32.
2. Fernandes CE, Sá MFS. Tratado de Ginecologia – Febrasgo. Rio de Janeiro: Elsevier; 2019. p. 441-77.
3. Brasil. Ministério da Saúde. Protocolo Clínico e Diretrizes Terapêuticas para Atenção Integral às Pessoas com Infecções Sexualmente Transmissíveis (IST). Brasília: Ministério da Saúde; 2020. p. 154-61.
4. Kasper DL, Hauser SL, Jameson JL, Fauci AS, Longo DL, Loscalzo J. Medicina interna de Harrison. 19. ed. Porto Alegre: AMGH; 2017. p. 2788-91.

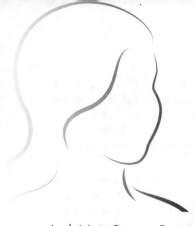

CASO 40

Endometriose

André Luiz Barzan Demétrio
Debora Weiss
Isabella Cruz Cesário Pereira

- **Orientador:** Adalberto Cesário Pereira Júnior
- **Instituição:** Universidade do Vale do Itajaí (Univali)

 Caso clínico

S.R., sexo feminino, 35 anos, pedagoga, em relacionamento estável há 4 anos, G0P0A0, comparece à consulta trazendo resultado de exame ecográfico de rotina, o qual evidencia grande cisto ovariano no ovário esquerdo, medindo 5 cm de diâmetro e crescimento em intervalo de tempo de 2 meses. Apresenta-se assintomática e em uso de pílula anticoncepcional oral combinada, sem alterações menstruais no momento. Refere histórico de ciclos menstruais irregulares e fluxos intensos na adolescência, os quais apresentaram melhora com uso do anticoncepcional. Relata, ainda, história familiar de câncer de mama por parte da tia materna (diagnóstico aos 38 anos). Ao exame físico, apresenta-se em bom estado geral, normocorada, hidratada, pressão arterial (PA) de 120/80 mmHg, frequência cardíaca (FC) de 90 bpm. O exame especular não evidencia alterações, contudo, ao toque vaginal, é detectada massa palpável em fossa ilíaca direita, indolor à mobilização. Realizadas a avaliação e solicitação de videolaparoscopia.

- **Hipóteses diagnósticas:** cisto dermoide, endometrioma, câncer de ovário.
- **Exames complementares:**
  - Ultrassonografia transvaginal (USGTV): útero em anteversoflexão (AVF), volume 65 cc, de aspecto homogêneo. Presença de cisto ovariano esquerdo, com 5 cm de diâmetro, com características de cisto dermoide, com crescimento no intervalo de tempo de 2 meses. Ovário direito com característica normal.

- Videolaparoscopia: presença de cisto ovariano esquerdo com 5 cm, livre e móvel, sugestivo de teratoma. Moderada quantidade de sangue em fundo de saco posterior, compatível com período pós-menstrual. Múltiplos focos de endometriose peritoneal em compartimentos anterior e posterior da pelve, flancos e alguns em cúpula diafragmática. Presença de lesões vermelhas, em pólvora, vesículas e lesões brancas. Ovário contralateral livre e normal. Útero em AVF com volume normal e múltiplos focos (lesões vermelhas) superficiais de endometriose. Paramétrios acometidos e formação de pequenos nódulos em inserções de ligamentos uterossacros bilateralmente. Cromotubagem positiva bilateralmente.

Questões para orientar a discussão

- O que é endometriose? Quais são a fisiopatologia e a epidemiologia da doença?
- Como ela é classificada?
- O que é a endometriose superficial e como pode ser tratada?
- Quando a intervenção cirúrgica se faz necessária?

Discussão

A endometriose é definida como a presença de glândulas endometriais e estroma (tecido conjuntivo de suporte endometrial) fora da cavidade uterina. As lesões são tipicamente localizadas na pelve, porém podem atingir múltiplos sítios, como bexiga, diafragma e cavidade pleural. Apesar de a endometriose ser um processo comum e não maligno, o tecido endometrial ectópico e a inflamação resultante são capazes de causar dismenorreia, dispareunia, dor crônica e até mesmo infertilidade, e os sintomas podem variar de ausentes a gravemente debilitantes. Portanto, trata-se de uma doença inflamatória benigna, estrogênio-dependente, que afeta mulheres em diferentes estágios hormonais, mas principalmente na menacme.[1]

Enquanto ainda não há uma etiologia definitiva, existem várias hipóteses sobre como as lesões endometriais se desenvolvem. Entre elas, a mais aceita é o mecanismo de menstruação retrógrada, que diz que a endometriose deriva do refluxo de fragmentos endometriais regurgitados pelas tubas uterinas durante a menstruação, com subsequente implantação no peritônio e no ovário.[2]

Em nível mundial, cerca de 10% das mulheres em idade reprodutiva e 5% daquelas em fase pós-menopausa têm endometriose, embora esse número possa variar de acordo com a população estudada.[1,3] Pelo fato de ser uma patologia estrogênio-dependente, o risco de desenvolver endometriose é maior em condições que aumentem a exposição desse hormônio, por exemplo, menarca precoce, gestações tardias e maior diferença de tempo entre menarca e primigestação. Nos dois últimos casos, o estrogênio está mais exposto, pois essas pacientes não apresentam a proteção da progesterona da gestação.[4]

Entretanto, a obesidade, condição em que também há maior exposição ao estrogênio, é um fator de proteção, pois as pacientes com essa comorbidade apresentam maiores índices de anovulação crônica e irregularidade menstrual.[4] Em um estudo com mais de 400 mulheres portadoras de endometriose, não houve associação entre o hábito de fumar e a doença.[5]

A dismenorreia é o sintoma mais relatado da patologia e caracteriza-se por ser progressiva, refratária ao tratamento medicamentoso habitual e interferir na qualidade de vida da mulher.

A cólica menstrual deve-se à secreção de várias citocinas na cavidade pélvica, principalmente as prostaglandinas. Esse ambiente extremamente inflamatório aumenta o peristaltismo uterino, além de irritar nociceptores peritoneais.[6] Outros sintomas referidos dependendo da progressão da condição são dor pélvica crônica, dispareunia de profundidade e infertilidade. Quando acomete outros tratos, disfunções urinárias (menúria, sinais irritativos da bexiga) ou intestinais (disquezia, sangramento intestinal cíclico) podem ser relatadas.[6]

Uma das classificações da endometriose divide a patologia em: endometriose peritoneal, que pode se manifestar de forma superficial ou profunda; endometrioma de ovário, quando há crescimento de tecido endometrial ectópico dentro do ovário; e endometriose infiltrativa profunda, caracterizada pela infiltração superior a 5 mm abaixo da superfície peritoneal.[6]

A endometriose peritoneal é o tipo mais frequente e pode se manifestar de maneira profunda ou superficial. A doença profunda é caracterizada pela invasão por mais de 5 mm abaixo da superfície peritoneal ou quando há acometimento de algum ligamento ou órgão (intestino, bexiga ou ureteres).[7] A história clínica guiará a suspeita diagnóstica, porém é por meio da visão dos implantes na cavidade pélvica durante a laparoscopia que se pode confirmar a doença.[6]

O Quadro 1 mostra os principais diagnósticos diferenciais da endometriose peritoneal e os tipos de lesões peritoneais que podem ser encontrados na endometriose.

Quadro 1. Diagnósticos diferenciais da endometriose peritoneal e respectivos tipos de lesões peritoneais

Diagnósticos diferenciais da endometriose peritoneal	Tipos de lesões peritoneais
• Adenomiose • Pólipos endometriais • Miomatose uterina • Doença inflamatória pélvica • Síndrome do intestino irritável • Cistite intersticial • Alterações osteomusculares	• Lesões negras típicas (chamuscado de pólvora) • Lesões vermelhas em chama de vela • Excrescências glandulares • Petéquias peritoneais • Áreas de hipervascularização • Opacificações brancas • Aderências subovarianas • Falhas peritoneais amarelo-amarronzadas • Defeitos peritoneais

Fonte: Crispi *et al.*, 2012.[6]

O tratamento para a doença peritoneal pode ser clínico ou cirúrgico. A laparoscopia se dá quando há persistência dos sintomas com o tratamento clínico – com base no bloqueio da menstruação –, guiado por suspeita clínica, visto que o diagnóstico definitivo ocorre apenas por meio do anatomopatológico.[6] O principal objetivo do tratamento clínico consiste no alívio dos sintomas álgicos e na melhora da qualidade de vida, não se esperando diminuição das lesões ou cura da doença, mas sim o controle do quadro clínico.[8] O Quadro 2 mostra as opções para tratamento clínico da dor crônica causada pela endometriose, segundo o Protocolo da Federação Brasileira das Associações de Ginecologia e Obstetrícia (Febrasgo) de 2018.[9]

Quadro 2. Tratamento clínico da endometriose segundo o protocolo da Febrasgo

Tratamento	Medicamento	Comentários
Progestagênios (forma contínua)	Oral: acetato de noretindrona, desogestrel e dienogeste	Quando usados de forma contínua, resultam em bloqueio ovulatório e têm efetividade no tratamento da dor pélvica causada pela endometriose. Os efeitos colaterais dos progestagênios são ganho de peso, alteração de humor, perda de massa óssea, este último associado, principalmente, ao acetato de medroxiprogesterona de depósito
	Intramuscular: acetato de medroxiprogesterona de depósito (150 mg a cada 3 meses)	
	Dispositivo intrauterino (DIU): DIU liberador de levonorgestrel e implante de etonogestrel	
Pílulas combinadas	Estrogênios + progestagênios	O mecanismo de ação é similar ao dos progestagênios. Nenhuma combinação mostrou-se superior no tratamento clínico. Não há consenso se a administração deve ser contínua ou cíclica nem sobre a forma de apresentação
Medicações adjuvantes para controle de dor	Danazol. Agonistas do GnRH. Inibidores da aromatase	Apesar de terem bons resultados em estudos clínicos, não são amplamente utilizados na prática clínica em função dos efeitos colaterais
Anti-inflamatórios não hormonais	Não existe evidência científica para o uso terapêutico específico, apenas para alívio temporário da dor	
Terapias complementares	Acupuntura. Fisioterapia do assoalho pélvico. Psicoterapia. Analgésicos (p. ex., gabapentina e amitriptilina)	Terapias complementares podem ser indicadas no seguimento das pacientes com endometriose sintomática

Fonte: Adaptada de Febrasgo, 2018.[9]

O tratamento cirúrgico da endometriose peritoneal deve ser oferecido às pacientes em que o tratamento clínico for ineficaz ou contraindicado por alguma razão.[9] O objetivo da cirurgia reside na remoção completa de todos os focos de endometriose, restaurando a anatomia e preservando a função reprodutiva; preferencialmente, deve ser realizada por videolaparoscopia.[10]

Conduta

Após avaliação laparoscópica, confirmou-se a presença do tumor ovariano compatível com teratoma cístico maduro, além de endometriose peritoneal superficial.

Com relação ao teratoma, o tratamento cirúrgico dos tumores de ovário benignos presumidos deve garantir a remoção completa do cisto, reduzir o risco de recorrência, evitar qualquer risco de disseminação do tumor e tentar preservar o tecido de ovário saudável. Não há consenso definido sobre a abordagem cirúrgica a ser realizada (ooforoplastia ou ooforectomia), especialmente porque diversos outros fatores prognósticos interferem nessa decisão, como: o tamanho, a velocidade do crescimento, se há ou não critérios de malignidade e a repercussão clínica do tumor, a idade da paciente e se esta é nuligesta, história positiva pessoal ou familiar de outros tumores.[11] Desse modo, considerando-se a paciente em questão, optou-se pela ooforoplastia esquerda com retirada do teratoma.

Quanto à endometriose peritoneal superficial, a indicação de tratamento cirúrgico é dada quando os sintomas são graves, incapacitantes, quando não houve melhora com tratamento empírico com contraceptivos orais ou progestágenos, em casos de endometriomas, de distorção da anatomia das estruturas pélvicas, de aderências, de obstrução do trato intestinal ou urinário e em pacientes com infertilidade associada à endometriose. A cirurgia pode ser classificada como conservadora (envolve destruição dos focos de endometriose e remoção de aderências com consequente restauração da anatomia pélvica) ou definitiva (histerectomia com ou sem ooforectomia).[12] No caso da paciente, optou-se pela abordagem conservadora, realizando-se a exérese e a cauterização dos focos de endometriose pélvicos.

Pontos importantes

- Endometriose é a presença de tecido endometrial fora da cavidade uterina.[1]
- Os principais sintomas são dismenorreia, dispareunia, dor pélvica crônica e infertilidade, podendo variar de mínimos/ausentes a gravemente debilitantes.[1]
- É uma doença inflamatória benigna, estrogênio-dependente, que afeta mulheres, principalmente na menacme.[1] Cerca de 10% das mulheres em idade reprodutiva e 5% daquelas em fase pós-menopausa têm endometriose.[1,3]
- Pode ser classificada em endometriose peritoneal, endometrioma de ovário e endometriose infiltrativa profunda.[6]
- A endometriose peritoneal é o tipo mais frequente e pode se manifestar profunda ou superficialmente. A doença profunda é caracterizada pela invasão por mais de 5 mm abaixo da superfície peritoneal ou quando acomete algum ligamento ou órgão.[7]
- O tratamento para a doença peritoneal pode ser clínico ou cirúrgico. A laparoscopia é reservada para casos em que há persistência dos sintomas com o tratamento clínico.[6]
- Principais métodos de tratamento clínico – progestágenios, pílulas combinadas, medicações adjuvantes (danazol, agonistas do GnRH e inibidores da aromatase), anti-inflamatórios não hormonais –, podendo-se associar a terapias complementares (acupuntura, fisioterapia do assoalho pélvico, psicoterapia e analgésicos).[9]

Referências bibliográficas

1. Schenken RS. Endometriosis: Pathogenesis, clinical features, and diagnosis. UpToDate [Internet]. 2020 Jun 01. Disponível em: https://www.uptodate.com/contents/endometriosis-pathogenesis-clinical-features-and-diagnosis?search=endometriose&source=search_result&selectedTitle=1~150&usage_type=default&display_rank=1. Acesso em: 24 ago. 2020.

2. Vercellini P, Viganò P, Somigliana E, Fedele L. Endometriosis: pathogenesis and treatment. Nat Rev Endocrinol. 2014;10(5):261-75.
3. Viganò P, Parazzini F, Somigliana E, Vercellini P. Endometriosis: epidemiology and aetiological factors. Best Pract Res Clin Obstet Gynecol. 2004 Apr; 18(2):177-200.
4. Bellelis P, Dias Jr JA, Podgaec S, Gonzales M, Baracat EC, Abrão MS. Aspectos epidemiológicos e clínicos da endometriose pélvica: uma série de casos. Revista da Associação Médica Brasileira. 2010; 56(4):467-71.
5. Chapron C, Souza C, de Ziegler D, Lafay-Pillet M-C, Ngô C, Bijaoui G, et al. Smoking habits of 411 women with histologically proven endometriosis and 567 unaffected women. Fertil Steril. 2010; 94(6):2353-55.
6. Crispi CP, Oliveira FMM de, Damian Jr JC, Oliveira MAP de, Ribeiro PAG. Tratado de Endoscopia Ginecológica: Cirurgia Minimamente Invasiva. 3. ed. Rio de Janeiro: Revinter; 2012.
7. Kennedy S, Bergqvist A, Chapron C, D'Hooghe T, Dunselman G, Greb R, et al.; ESHRE Special Interest Group for Endometriosis and Endometrium Guideline Development Group. ESHRE guideline for the diagnosis and treatment of endometriosis. Hum Reprod. 2005; 20(10):2698-704.
8. Podgaec S. Endometriose. São Paulo: Federação Brasileira das Associações de Ginecologia e Obstetrícia (Febrasgo); 2014.
9. Podgaec S, Caraça DB, Lobel A, Bellelis P, Lasmar BP, Lino CA, et al. São Paulo: Federação Brasileira das Associações de Ginecologia e Obstetrícia (Febrasgo); 2018. (Protocolo Febrasgo – Ginecologia, n. 32/Comissão Nacional Especializada em Endometriose.)
10. Barnhart K, Dunsmoor-Su R, Coutifaris C. Effect of endometriosis on in vitro fertilization. Fertil Steril. 2002; 77(6):1148-55.
11. Vieira LC, Sfeir SN, Vieira CEF, Bertelli LJ, Vieira PAF. Cistectomia via laparoscópica com preservação do tecido ovariano em teratoma maduro de ovário: relato de caso. Arquivos Catarinenses de Medicina. 2014 jul.-set.; 43(3):73-5.
12. Brasil. Ministério da Saúde. Portaria n. 144, de 31 de março de 2010 [internet]. Diário Oficial da União; 2010. Disponível em: http://bvsms.saude.gov.br/bvs/saudelegis/sas/2010/prt0144_31_03_2010.html. Acesso em: 27 ago. 2020.

CASO 41

Vulvovaginites e Cervicite

Ana Luiza Moreira Franco Luiz
Geisielle Gomes dos Santos
Luan Kaue Pereira Mariola

- **Orientador:** Cássio Furtini Haddad
- **Instituição:** Universidade Federal de Lavras (UFLA)

 ## Caso clínico

S.C.S., sexo feminino, 22 anos, branca, com parceiro fixo há 30 dias, nuligesta. Buscou atendimento na Unidade de Saúde da Família (USF) de seu bairro com queixa de corrimento vaginal anormal há 10 dias. Queixa-se, também, de atraso menstrual de 6 dias e dispareunia superficial mediante relações sexuais mais longas. Relata uso de anticoncepcional oral combinado como método contraceptivo, mas que nem sempre toma ao mesmo horário e que é comum o esquecimento. Não faz uso de preservativo. Ao exame, apresentou-se em bom estado geral, corada, hidratada, com temperatura de 36,5°C, pressão arterial (PA) de 100/60 mmHg, frequência cardíaca (FC) de 66 bpm, ritmo cardíaco regular em 2 tempos, tempo de reperfusão capilar de 2 segundos, murmúrio vesicular presente, sem ruídos adventícios. Abdome livre, indolor e sem massas palpáveis. Ao exame especular, observa-se hiperemia moderada das paredes vaginais, além da presença de secreção amarelo-esverdeada fétida e levemente espumosa. Colo com focos de hiperemia, sem dor à mobilização, com teste de Schiller positivo em padrão "onçoide". Para melhor esclarecimento do quadro, foram solicitados exames complementares.

- **Hipóteses diagnósticas:** vaginose bacteriana, tricomoníase e candidíase vulvovaginal.

Exames complementares:
- Exames laboratoriais: beta-hCG qualitativo: negativo.
- Microscopia a fresco da secreção: presença de microrganismos nucleados multiflagelados e múltiplas células de defesa.
- Colposcopia: lesões eritêmato-hemorrágicas puntiformes difusas em todo o território do colo.

Questões para orientar a discussão
- Quais etiologias devem ser consideradas no caso de corrimento vaginal anormal?
- O que o achado de secreção amarelo-esverdeada fétida pode indicar?
- Qual a importância da microscopia a fresco da secreção nesse caso?
- A colposcopia do caso revela um resultado que contribui na distinção das hipóteses diagnósticas?
- Qual a relevância e o que representa, para o caso, o teste de Schiller positivo?

Discussão

Após a realização dos exames, confirmou-se o diagnóstico de tricomoníase, tendo sido prescrita a terapia medicamentosa ambulatorial para a paciente e para o parceiro. A tricomoníase é a infecção sexualmente transmissível (IST) não viral mais prevalente no mundo todo. É causada pelo protozoário flagelado *Trichomonas vaginalis*, tendo, como reservatório, o colo uterino, a vagina e a uretra. O principal fator de risco dessa infecção é a atividade sexual desprotegida. Além disso, assim como a maior parte das demais IST, sua ocorrência está relacionada à idade, a alguns outros aspectos associados aos hábitos sexuais (como ausência de parceiro fixo e número de parceiros), à infecção por outras IST e às condições socioeconômicas. É válido ressaltar, ainda, que os homens podem comportar-se como vetor assintomático da doença, sendo comum o fato de não apresentarem sintomas característicos.[1]

O quadro clínico característico da tricomoníase é marcado pela presença de corrimento abundante, amarelado ou amarelo-esverdeado, bolhoso, com odor fétido e, frequentemente, acompanhado de prurido e/ou irritação vulvar ou dispareunia. Pode haver, também, sensação de queimação e disúria. Nota-se aumento dos sintomas no período pós-menstrual, por conta da elevação do pH vaginal e da aquisição de ferro da hemoglobina do sangue pelo parasita, o que aumenta sua virulência. A paciente em questão exibia alguns desses sintomas.[1]

Ao exame ginecológico, pode-se observar hiperemia das paredes vaginais e presença de corrimento espesso, purulento, que se exterioriza pela fenda vulvar. Ao exame especular, percebe-se a presença aumentada do conteúdo vaginal característico. Junto à hiperemia das paredes vaginais e da ectocérvice, ocasionalmente, pode-se observar o chamado "colo uterino em aspecto de morango", especialmente à colposcopia. Essa alteração ocorre em decorrência da dilatação capilar e de hemorragias puntiformes. Pode-se observar, também, teste de Schiller positivo, representando intensa colpite focal ou difusa, conforme apresentado pela paciente do caso em questão. Entretanto, é importante lembrar-se de que parte das mulheres infectadas pode apresentar sintomas discretos ou, até mesmo, ausentes.[1]

O diagnóstico se dá pela coleta do conteúdo vaginal e pela realização de bacterioscopia a fresco, na qual poderá ser observado, em lâmina, o parasita movimentando-se de modo pendular. Também pode ser realizada a bacterioscopia com coloração pelo Gram, em que não se consegue observar a movimentação do parasita, o que pode dificultar o reconhecimento. Caso o exame a fresco seja negativo e a paciente exiba os sintomas, recomenda-se a realização da cultura em meio específico.[1]

A vaginose bacteriana, uma das hipóteses diagnósticas levantadas, caracteriza-se por corrimento vaginal branco acinzentado, fino e homogêneo, com odor de peixe pela liberação de aminas voláteis. Entretanto, a paciente do presente caso tinha uma secreção amarelo-esverdeada fétida e levemente espumosa. Além disso, a vaginose bacteriana isolada não costuma causar dispareunia. A candidíase vulvovaginal, por sua vez, é caracterizada por elevado prurido vulvar e queimação/irritação vulvar pelo quadro inflamatório, além de causar um corrimento, geralmente branco e espesso com grumos (leite coalhado), quadro clínico que não é compatível com o da paciente apresentada no caso.[2]

Portanto, levando-se em conta a sintomatologia apresentada pela paciente do caso, caracterizada por corrimento vaginal anormal e dispareunia, somada aos achados no exame ginecológico e nos exames complementares (microscopia a fresco apresentando microrganismos multiflagelados e células de defesa e colposcopia exibindo o característico "colo em morango ou framboesa"), e excluindo-se as demais hipóteses diagnósticas, confirma-se o diagnóstico de tricomoníase.[1]

Conduta

A medicação de escolha para o casal é o metronidazol, visto que a paciente apresenta beta-hCG negativo. Além da terapia medicamentosa, há orientação de suspensão absoluta das relações sexuais até o fim do tratamento.[1]

Segundo o Protocolo Clínico e Diretrizes Terapêuticas para Atenção Integral às Pessoas com Infecções Sexualmente Transmissíveis do Ministério da Saúde, o metronidazol constitui a medicação de escolha para o tratamento da tricomoníase. Pode ser usado ao longo de 7 dias ou em dose única, com eficácia semelhante.[2] O primeiro desses consiste em metronidazol 250 mg, 2 comprimidos, via oral (VO), 2 vezes/dia, por 7 dias e o segundo em metronidazol 250 mg, 8 comprimidos, VO, dose única. No entanto, segundo o Centers for Disease Control and Prevention (CDC), em casos recidivantes, a recomendação é somente do esquema de 7 dias.[3]

Vale ressaltar, também, que em caso de suspeita de gravidez e diagnóstico de tricomoníase, é preciso descartar a possibilidade dessa condição antes de se prescrever a terapêutica medicamentosa. Em gestantes, a medicação recomendada pelo Ministério da Saúde no primeiro trimestre é clindamicina 300 mg, VO, 2 vezes/dia, por 7 dias.[2] Mediante remissão dos sintomas, o seguimento não é necessário.[1]

Pontos importantes

- Métodos contraceptivos de barreira são a única medida de prevenção eficaz.[1]
- Homens têm, majoritariamente, comportamento de vetor e são, quase sempre, assintomáticos.[1]
- Piora dos sintomas no período menstrual é um sinal sugestivo de tricomoníase.[1]
- Colo normal mediante exame especular não exclui o diagnóstico.[1]
- Sempre tratar todos os parceiros mediante diagnóstico de tricomoníase.[1]
- Em caso de suspeita de gravidez, solicitar beta-hCG para nortear a terapêutica.[1]

Referências bibliográficas

1. Fernandes CE, Sá MFS. Tratado de Ginecologia Febrasgo. Rio de Janeiro: Elsevier; 2019. p. 441-77.
2. Brasil. Ministério da Saúde. Protocolo Clínico e Diretrizes Terapêuticas para Atenção Integral às Pessoas com Infecções Sexualmente Transmissíveis (IST). Brasília: Ministério da Saúde; 2020. p. 154-61.
3. Centers for Disease Control and Prevention (CDC). Sexually Transmitted Diseases, Treatment Guidelines, 2015. Atlanta: CDC; 2015.

CASO 42

Mastopatia Diabética

Eliandra Wolff
Luana Limas de Souza
Talita Granemann Mello

- **Orientador:** Fernando Vecchi Martins
- **Instituição:** Universidade do Planalto Catarinense (Uniplac)

 Caso clínico

M.J.S.L., 34 anos, sexo feminino, solteira, G0P0A0. A paciente é encaminhada ao serviço pela unidade básica de saúde (UBS) em decorrência de nódulo mamário percebido durante o autoexame. Antecedentes de diabetes melito desde os 13 anos e de retinopatia diabética, diagnosticada aos 29 anos. Teve múltiplas internações por descompensação metabólica, nega cirurgias, alergias e está em acompanhamento irregular com endocrinologista e na UBS. Faz uso de insulina – 60 UI ao dia, sendo 40 UI pela manhã (14 UI regular e 26 NPH) e 20 UI à noite (10 UI regular e 10 UI NPH). Ao exame físico, apresenta inspeção estática e dinâmica sem alterações; fossas supra e infraclaviculares e regiões axilares sem alterações palpáveis; mama esquerda: sem alterações palpáveis; mama direita: presença de nódulo endurecido, mal delimitado, fixo e irregular, sem achados associados, localizado no quadrante superior externo da mama esquerda, periareolar, medindo 2 cm em seu maior diâmetro.

- **Hipóteses diagnósticas:** câncer de mama, mastopatia diabética (MD).
- **Exames complementares:**
    - Mamografia: área de assimetria focal com tecido glandular denso em mama direita, com BI-RADS 0 (lesão necessitando de avaliação adicional de imagem).

- Ecografia: nódulo hipoecoico, irregular, com acentuada sombra acústica posterior, em mama direita, BI-RADS 4 (lesão necessitando de biópsia).
- Glicemia sérica: 342 mg/dL.
- Hemoglobina glicosilada: 9,7%.

Continuação do caso clínico

Após o resultado de exames complementares, a paciente foi submetida à biópsia percutânea (*core biopsy*), sendo evidenciados lobulite, ductite linfocítica e microabscessos mamários. Correlacionado com o quadro clínico, confirmou-se o diagnóstico de MD, e a paciente encaminhada para avaliação interdisciplinar e instituição de medidas terapêuticas.

Questões para orientar a discussão

- Como e por meio de quais exames é possível diferenciar MD e carcinoma mamário?
- Qual é o achado histopatológico característico de MD?
- Há uma relação entre a MD e o surgimento de câncer de mama?

Discussão

A MD descreve lesões caracterizadas por fibrose e infiltrados linfocitários[1] e está intimamente associada ao diabetes melito tipo 1 de muitos anos, com deficiente controle e inúmeras complicações, sugerindo, assim, o envolvimento da hiperglicemia com o desenvolvimento da patologia.[2-4]

A sua principal hipótese etiopatogênica se deve ao processo inflamatório proliferativo crônico,[5] que pode ocorrer pela deposição de produtos finais glicosilados que atuam como neoantígenos, pela reatividade cruzada de anticorpos da insulina exógena, pelos contaminantes de insulina e/ou pela alteração da degradação tecidual decorrente de desequilíbrios de citocinas.[1,4] Essa inflamação desencadeia a deposição de colágeno, a expansão da matriz extracelular e o comprometimento da senescência celular, ao mesmo tempo que favorece a infiltração de linfócitos que dirigem a resposta imune, com deposição de substâncias inflamatórias.[1,3] Assim, o resultado final é um nódulo firme, irregular e com parênquima mamário difusamente espessado.[1]

Ao exame físico, encontra-se massa palpável, irregular, rígida, móvel, não dolorosa, única ou múltipla, uni ou bilateral e espessamento da pele, mimetizando uma lesão neoplásica.[5] As lesões costumam se posicionar subareolarmente e são bilaterais em até metade dos casos.[4,5]

Com relação ao diagnóstico, a ecografia mamária constitui um exame complementar que marca a presença de uma sombra acústica associada a massa heterogênea hipoecogênica e mal definida.[3,5] Na mamografia, é comum a presença difusa ou focal de tecido glandular denso, sem distorção da arquitetura ou microcalcificações.[5] Uma vez que ambos os exames não diferenciam a lesão de um carcinoma mamário, o diagnóstico decisivo é histológico, sendo a biópsia de fragmentos (*core biopsy*) a investigação de escolha, já que apresenta melhor rendimento diagnóstico em relação à aspiração por agulha fina, ao evitar biópsias abertas.[1] O exame histológico evidenciará achados como fibroblastos epitelioides em um estroma fibroso denso, fibrose queloidal e ductite/lobulite linfocítica.[1,2,5]

No caso apresentado, são visualizados lobulite, ductite linfocítica e microabscessos mamários em exame histopatológico, confirmando a hipótese de MD, uma vez que esses achados são característicos. A doença é considerada benigna e não há registros de transformação maligna, embora possa coexistir carcinoma no mesmo seio, o que reforça a necessidade de avaliação clinicopatológica.[1]

Conduta

Em virtude da escassez de casos relatados, não existem recomendações absolutas, atualmente, para seguimento desses pacientes.[5] O acompanhamento clínico anual com exames de imagem adicionais de acordo com a faixa etária da paciente pode ser útil na identificação da progressão da MD e na detecção precoce de outras anomalias.[5]

Pontos importantes

- Histórico de hiperglicemia mal controlada com presença de complicações alerta para o aparecimento de nódulos linfocitários.[2]
- A mamografia e o exame físico das mamas não elucidam a diferenciação entre carcinoma mamário e MD, sendo necessário exame histopatológico.[1]
- O método de escolha para diagnóstico é a biópsia de fragmentos (*core biopsy*).[5]
- A MD não necessita de tratamento específico, e sim apenas do controle sistêmico da doença de base.[1,2]
- Pacientes com MD não têm risco aumentado para câncer de mama.[1,5]

Referências bibliográficas

1. Kirby RX, Mitchell DI, Williams NP, Cornwall DA, Cawich SO. Diabetic mastopathy: an uncommon complication of diabetes mellitus [internet]. Disponível em: https://doi.org/10.1155/2013/198502. Acesso em: 12 ago. 2020.
2. Campos GCP, Castro MVK, Mattos VFE, Pinto LZF, Boechat MCB, Santos AASMD. Mastopatia linfocítica simulando neoplasia de mama: relato de caso. Radiol Bras. 2014 Jul./Ago.; 47(4):256-8.
3. Elias S, Francisco MC, Kemp C, Verenhitach BD, Francisco FC, Wolgien MCM. Mastopatia diabética: um inusitado diagnóstico diferencial: relato de caso. Radiol Bras. [Internet]. 2008 Ago; 41(4):275-6. Disponível em: http://www.scielo.br/scielo.php?script=sci_arttext&pid=S0100-39842008000400015&lng=pt. Acesso em: 12 ago. 2020.
4. Mottola Jr J, Mazzoccato FM, Laginha C, Berretini Jr A, Assunção MC. Mastopatia diabética: causa incomum de doença inflamatória da mama. Rev Bras Ginecol Obstet [Internet]. 2002 Sep; 24(8):535-9. Disponível em: http://www.scielo.br/scielo.php?script=sci_arttext&pid=S0100-72032002000800006&lng=en. Acesso em: 12 ago. 2020.
5. Reis F, Silva P, Gouveia P, Capelinha A, Freitas R. Mastopatia diabética: quando equacionar este diagnóstico? Acta Obstet Ginecol Port [Internet]. 2016 Jun; 10(2):156-9. Disponível em: http://www.scielo.mec.pt/scielo.php?script=sci_arttext&pid=S1646-58302016000200011&lng=pt. Acesso em: 13 ago. 2020.

CASO 43

Papilomavírus Humano e Câncer de Colo Uterino

Luiza Preza Rodrigues
Mariana Quintela Rodrigues Pereira
Renata Cavalcanti Parpinelli

- **Orientadora:** Yara Lucia Mendes Furtado de Melo
- **Instituição:** Universidade Federal do Estado do Rio de Janeiro (Unirio)

 Caso clínico

R.O.S., mulher, 52 anos, solteira, refere incontáveis parceiros ao longo da vida, G5P4A1, menopausa há 2 anos, tabagista (32 maços/ano), foi encaminhada com história de sangramento transvaginal intenso, com presença de coágulos, sem investigação prévia, há 8 meses, e dor pélvica crônica (duração de mais de 6 meses), acompanhada de dores lombares intensas e limitantes.

Há 8 meses, foi ao clínico, que suspeitou de "algum problema renal", devido a um exame apontando ureia 120 mg/dL e creatinina 5 mg/dL. Foi indicada hemodiálise, 3 vezes/semana. No entanto, a paciente referiu piora do sangramento durante as sessões por se utilizar heparina, um anticoagulante, no processo. Após 6 meses, foi encaminhada para consulta em ambulatório de patologia cervical pela clínica da família a fim de investigar o sangramento.

Refere última citologia há 8 anos, com resultado normal. Paciente obesa [índice de massa corporal (IMC): 39], diabética tipo 2 com diagnóstico há 15 anos e hipertensa com diagnóstico há 10 anos. Nega história de cirurgias anteriores. Em uso regular de losartana potássica, metformina e glibenclamida.

Paciente lúcida e orientada no tempo e no espaço, ansiosa, hipocorada (3+/4+), pressão arterial: 150/100 mmHg, taquicárdica [frequência cardíaca (FC): 100 bpm] e eupneica em ar ambiente. Apresentava vulva atrófica, sem outras alterações. Ao exame colposcópico, visualizava-se colo com lesão vegetante extensa, friável, necrosada e com vasos atípicos. Ao toque vaginal, colo volumoso, com lesão vegetante com mais de 4 cm, infiltrando até o terço médio da vagina. Ao toque retal, os paramétrios direito e esquerdo estavam infiltrados até a parede pélvica. Foi realizada biópsia da lesão guiada por colposcopia. Além disso, foram solicitados hemograma completo, hemoglobina glicada, ureia e creatinina e ressonância magnética (RM) abdominopélvica.

- **Hipóteses diagnósticas:** adenocarcinoma de endométrio com invasão de colo uterino e carcinoma de colo de útero.
- **Exames complementares:**
  - Hemograma: anemia grave (hemoglobina 6 g/dL e hematócrito 26%). Hemoglobina glicada: 6,9%. Ureia: 102 mg/dL e creatinina 3 mg/dL.
  - RM: demonstrou presença de lesão tumoral no colo uterino, invasão do paramétrio, aumento de linfonodos pélvicos e para-aórticos, sugerindo metástase linfonodal, além de hidronefrose bilateral. Laudo da biópsia: carcinoma escamoso de colo uterino. Estadiamento, segundo critérios da Federação Internacional de Ginecologia e Obstetrícia (Figo) 2018, IIIC2r.

Questões para orientar a discussão

- O sangramento referido pela paciente nesse caso poderia ser classificado como sangramento uterino anormal (SUA)?
- A paciente tinha o rastreamento adequado segundo recomendações das *Diretrizes Brasileiras para o Rastreamento do Câncer do Colo do Útero* (2016)?
- Como a lesão encontrada no exame físico ginecológico e os achados da RM poderiam estar relacionados com o quadro de insuficiência renal?
- Como se conclui o estadiamento do câncer de colo uterino segundo a Figo 2018?
- A cirurgia seria uma opção de tratamento nesse caso?

Discussão

Todo sangramento transvaginal deve ser investigado nas mulheres, sendo ainda mais importante a investigação na pós-menopausa, lembrando sempre os fatores de risco para adenocarcinoma de endométrio – IMC alto, diabetes melito tipo 2 (DM2) e idade, presentes na paciente do caso. No ambulatório de patologia cervical, para o qual foi encaminhada, foi observada a lesão vegetante de colo uterino, identificada como a fonte do sangramento. Portanto, apesar de o acrônimo PALM-COEIN ter a letra "M" significando malignidade, este se refere a sangramentos de origem no corpo uterino, não incluindo o colo do útero.[1] Assim, essa paciente não apresentava SUA, afastando a hipótese de adenocarcinoma de endométrio.

O câncer de colo do útero é a quarta causa de morte por câncer em mulheres no Brasil, excluindo o câncer de pele não melanoma.[2] Nesse contexto, tendo em vista sua história natural de desenvolvimento lento e sua associação à infecção pelo papilomavírus humano (HPV) de alto risco oncogênico (com maior prevalência dos tipos 16 e 18), o carcinoma de colo de útero é um câncer passível de prevenção. São preconizados pelo Ministério da

Saúde a vacinação contra o HPV e o rastreamento de lesões precursoras do câncer de colo uterino, por meio do exame de Papanicolaou, como medidas de prevenção primária e secundária, respectivamente.[3] No entanto, no Brasil, tanto a vacinação contra o HPV quanto o rastreamento, que é oportunístico, apresentam baixa cobertura, o que explica elevadas taxas de incidência e mortalidade da doença.[4,5]

Segundo as *Diretrizes Brasileiras para o Rastreamento do Câncer do Colo do Útero* (2016), o rastreamento deve ser realizado por meio do exame citopatológico a partir dos 25 anos de idade em todas as mulheres que já tiveram atividade sexual. Os dois primeiros exames devem ser realizados com intervalo anual e, se ambos forem negativos, os seguintes devem ser repetidos a cada 3 anos. Os exames periódicos devem seguir até os 64 anos de idade e ser interrompidos após dois resultados negativos em um intervalo de 5 anos. As mulheres imunossuprimidas, por sua vez, iniciam o rastreio concomitante ao início da atividade sexual, sendo semestral no primeiro ano e anual a partir do segundo ano.[6] Portanto, a paciente do caso não estava adequadamente rastreada, pois sua última citologia havia sido há 8 anos.

O carcinoma de colo de útero avançado tem como complicação a insuficiência renal.[7] Isso ocorre por meio da compressão dos ureteres até sua total obstrução, provocando um quadro de lesão pós-renal, chamado de nefropatia obstrutiva.[8,9] Esta deve ser abordada precocemente por meio de drenagem das vias urinárias com cateter duplo-J ou nefrostomia percutânea.[7] Após 8 semanas de obstrução ureteral, a recuperação renal é improvável.[8]

Todas as pacientes com quadro de insuficiência renal aguda devem ter etiologia investigada. Nesse caso, algumas que poderiam ter sido pensadas são nefropatia diabética, nefroesclerose hipertensiva e nefropatia obstrutiva. As duas primeiras são as principais causas de lesão renal crônica, e deveriam ser consideradas, uma vez que a paciente era portadora de hipertensão e de diabetes tipo 2.[8] No entanto, à RM, observou-se dilatação pielocalicial, indicando hidronefrose, e expansão tumoral que provocou obstrução ureteral bilateral, sendo essa a causa da insuficiência renal da paciente.

Após o diagnóstico de câncer do colo do útero, é necessário realizar o estadiamento, a fim de definir a conduta e os fatores prognósticos.[3,10] Segundo o estadiamento da Figo (2018), quando disponíveis, a análise histopatológica de linfonodos e os exames de imagem podem ser associados à avaliação clínica para definir o estádio do tumor.[10] Assim, a paciente foi submetida à RM que, além de demonstrar a hidronefrose bilateral já mencionada, apresentou aumento de linfonodos pélvicos e para-aórticos.

Vale ressaltar que, pelo toque retal realizado na primeira consulta na ginecologista, já havia sido possível verificar a invasão de paramétrios, o que destaca a importância dessa manobra semiológica para o estadiamento, principalmente na ausência de métodos de imagem disponíveis para realizar essa avaliação. Considerando os dados clínicos e de imagem da paciente, foi possível estadear sua doença como um carcinoma escamoso de colo uterino IIIC2r, conforme o Quadro 1.

A quimiorradiação é considerada o tratamento-padrão a partir dos estádios IB3, que corresponde a pacientes com tumores localmente avançados. Isso porque as taxas de recidivas ou persistência de doença, após o tratamento cirúrgico desses estádios, estão em torno de 30% e o procedimento não tem caráter curativo.[11] Ademais, a cirurgia deve ser evitada em pacientes que, posteriormente, precisarão de radioterapia, uma vez que essa associação aumenta a morbidade.[10]

\multicolumn{2}{c}{Quadro 1. Estadiamento de câncer de colo de útero – FIGO (2018)}
Estádio	**Descrição**
I	O carcinoma está restrito ao colo (extensão para o corpo uterino não deve ser considerada)
IA	Carcinoma invasor que só pode ser diagnosticado por meio de microscopia, com profundidade máxima de invasão < 5 mm
IA1	Invasão de estroma < 3 mm de profundidade
IA2	Invasão de estroma > 3 mm e < 5 mm de profundidade
IB	Carcinoma com invasão mais profunda, medindo 5 mm ou mais (maior que o estádio IA), com lesão restrita ao colo do útero
IB1	Carcinoma invasor com profundidade de invasão estromal ≥ 5 mm, e < 2 cm em sua maior dimensão
IB2	Carcinoma invasor ≥ 2 cm e < 4 cm em sua maior dimensão
IB3	Carcinoma invasor ≥ 4 cm em sua maior dimensão
II	O carcinoma invade além do útero, mas não se estende até o terço inferior da vagina ou a parede pélvica
IIA	Envolvimento limitado aos dois terços superiores da vagina, sem envolver paramétrios
IIA1	Carcinoma invasor < 4 cm em sua maior dimensão
IIA2	Carcinoma invasor ≥ 4 cm em sua maior dimensão
IIB	Envolvimento de paramétrios, mas sem alcançar a parede pélvica
III	O carcinoma envolve o terço inferior da vagina e/ou se estende até a parede pélvica e/ou causa hidronefrose ou insuficiência renal e/ou envolve linfonodos pélvicos e/ou para-aórticos
IIIA	O carcinoma envolve o terço inferior da vagina, sem extensão para parede pélvica
IIIB	Extensão até a parede pélvica e/ou hidronefrose ou insuficiência renal (exceto se for secundária a outra causa conhecida)
IIIC	Envolvimento de linfonodos pélvicos e/ou para-aórticos, independentemente do tamanho e da extensão do tumor (com referência r ou p)
IIIC1	Metástase para linfonodos pélvicos apenas
IIIC2	Metástase para linfonodos para-aórticos
IV	O carcinoma se estende além da pelve menor ou envolve (comprovado por biópsia) a mucosa da bexiga ou do reto
IVA	Disseminação para órgãos pélvicos adjacentes
IVB	Disseminação para órgãos distantes

Fonte: Adaptado de Bhatla et al., 2018.[10]

Conduta

Foram indicadas radioterapia e quimioterapia como tratamento primário. Entretanto, não foi possível iniciar a quimioterapia pela obstrução ureteral. Foi realizada cintilografia renal, que indicou não haver mais parênquima funcionante. Iniciou radioterapia para tentar diminuir o sangramento, mas a paciente foi a óbito na 3ª semana do tratamento.

Pontos importantes

- O rastreio do câncer do colo de útero deve ser realizado periodicamente, em mulheres entre 25 anos e 64 anos que já tiveram atividade sexual. Os dois primeiros exames devem ser realizados com intervalo anual e, se ambos forem negativos, devem ser repetidos a cada 3 anos. Após os 64 anos, o rastreio é interrompido, se a mulher apresentar dois resultados negativos no intervalo dos últimos 5 anos.[6]
- O carcinoma de colo de útero, em estádios avançados, apresenta, como uma de suas complicações, a insuficiência renal por compressão dos ureteres.[7-9]
- Após o diagnóstico de câncer de colo de útero, é necessário estadiar de acordo com o estadiamento da FIGO (2018) para definir a conduta e analisar o prognóstico da paciente.[3,10]

Referências bibliográficas

1. Munro MG. Practical aspects of the two FIGO systems for management of abnormal uterine bleeding in the reproductive years. Best Practice & Research Clinical Obstetrics and Gynaecology. 2017; 40:3-22.
2. Instituto Nacional de Câncer José Alencar Gomes da Silva (INCA). Estimativa 2020: Incidência do câncer no Brasil. Rio de Janeiro: INCA; 2020.
3. Fernandes CE, Sá MFS, Silva Filho AL, et al. Tratado de Ginecologia Febrasgo. Rio de Janeiro: Elsevier; 2019.
4. Brasil. Ministério da Saúde. Banco de dados do Sistema Único de Saúde – DATASUS [Internet]. Disponível em: http://pni.datasus.gov.br/consulta_hpv_15_selecao.php. Acesso em: 27 jun. 2020.
5. Zeferino LC. O desafio de reduzir a mortalidade por câncer do colo do útero. Rev Bras Ginecol Obstet. 2008;30(5):213-5.
6. Brasil. Ministério da Saúde. Diretrizes brasileiras para o rastreamento do câncer do colo do útero. 2. rev. ed. e atual. Rio de Janeiro: INCA; 2016.
7. Maguire PJ, Sobota A, Mulholland D, Ryan JM, Gleeson N. Incidence, management, and sequelae of ureteric obstruction in women with cervical cancer. Support Care Cancer. 2020;28(2):725-30.
8. Kasper DL, Fauci AS, Hauser SL, Longo DL, Jameson JL, Loscalzo J. Medicina interna de Harrison. 19. ed. Porto Alegre: AMGH; 2017.
9. Patel K, Foster NR, Kumar A, Grudem M, Longenbach S, Bakkum-Gamez J, et al. Hydronephrosis in patients with cervical cancer: an assessment of morbidity and survival. Support Care Cancer. 2015; 23(5):1303-9.
10. Bhatla N, Aoki D, Sharma DN, Sankaranarayanan R. Cancer of the cervix uteri. Int J Gynecol Obstet. 2018.
11. Straughn MJ, Yashar C. Management of locally advanced cervical cancer. UpToDate, 2020. Disponível em: https://www.uptodate.com/contents/management=-of-locally-advanced-cervical-cancer?search-cancer%20de%20colo%20de%20%C3%BAtero&topicRef=3179&source=see_link#H1. Acesso em: 6 ago. 2020.

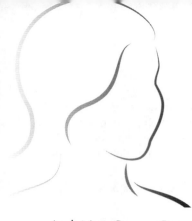

CASO 44

Endometriose

André Luiz Barzan Demétrio
Debora Weiss
Isabella Cruz Cesário Pereira

- **Orientador:** Adalberto Cesário Pereira Júnior
- **Instituição:** Universidade do Vale do Itajaí (Univali)

 ## Caso clínico

B.N., do sexo feminino, 36 anos, casada e professora. Chega ao consultório ginecológico com queixa de dismenorreia com piora nos últimos 6 meses. Há 1 ano e meio, por suspeita clínica de endometriose e ecografia transvaginal sugerindo endometrioma em ovário esquerdo, inseriu-se endoceptivo com levonorgestrel, o qual provocou amenorreia com melhora significativa dos sintomas por cerca de 1 ano. Atualmente, queixa-se de dismenorreia associada a episódios de diarreias, disquezias, hematoquezias e eliminação de fezes filariformes. Nega queixas urinárias ou outras gastrintestinais. Antecedente obstétrico de G1Pc1A0, com cesariana há 16 anos, faz uso de Mirena e tem desejo reprodutivo. Exames preventivos em dia. Nega outras morbidades, uso de medicações, alergias, tabagismo ou drogas. Histórico familiar sem relevância. Ao exame físico, a paciente encontra-se em bom estado geral, sinais vitais estáveis, abdome com dor à palpação profunda em baixo ventre. Exame especular sem alterações e toque vaginal com nodulação álgica em fundo de saco posterior. Solicitados mapeamento ecográfico de endometriose e colonoscopia.

- **Hipóteses diagnósticas:** endometriose, adenomiose, doença inflamatória pélvica, patologias intestinais.

- **Exames complementares:**
  - Mapeamento de endometriose por ultrassonografia: útero normal em anteroverso-flexão com 110cc. Ovário direito sem alterações e ovário esquerdo com endometrioma medindo 2,5 cm aderido em parede posterior uterina e retossigmoide. Lesão endometriótica profunda com 4 cm em compartimento posterior infiltrando o retossigmoide até a camada muscular, a 12 cm da borda anal, com acometimento de 40% da sua circunferência.
  - Colonoscopia: preparo intestinal adequado, distensibilidade parietal preservada, válvula ileocecal anatômica e pérvia, íleo terminal normal até 10 cm distais, mucosa apresentando cor, brilho, transparência, relevo e vascularização preservados.

Questões para orientar a discussão

- O que é endometriose e quais seus tipos e subtipos?
- Quais os principais sintomas e sítios acometidos na endometriose infiltrativa profunda?
- Quais exames são apropriados para o diagnóstico?

Discussão

A endometriose é uma doença caracterizada pelo crescimento de tecido endometrial em áreas fora da cavidade uterina. As lesões são tipicamente localizadas na pelve, porém podem atingir outros sítios extrapélvicos, como o diafragma e a cavidade pleural.[1] A forma infiltrativa profunda da doença corresponde à lesão que infiltra a superfície peritoneal em mais de 5 mm de profundidade, podendo atingir órgãos adjacentes, como ligamentos uterinos, intestino, bexiga e ureteres.[2] A Figura 1 mostra a classificação da endometriose e os principais locais acometidos dos subtipos de endometriose infiltrativa profunda (EIP).[3]

A EIP afeta cerca de 20% a 35% das pacientes com endometriose. Os locais mais acometidos pela infiltração são os ligamentos uterossacros, seguidos do reto, do sigmoide, da vagina e da bexiga.[4] A queixa mais frequente das pacientes com EIP é a dor, geralmente cíclica ou permanente, que piora no período menstrual. Alguns sintomas são importantes para a suspeição de endometriose profunda, como dor no baixo ventre, dismenorreia, dispareunia e disquesia, capazes de indicar o sítio acometido.[5] Além disso, a endometriose está ligada à infertilidade, o que se deve tanto ao processo inflamatório exacerbado, que torna a pelve um ambiente "hostil", quanto às aderências pélvicas e endometriomas.[6]

Indubitavelmente, a anamnese detalhada e o exame físico ginecológico são essenciais para o diagnóstico precoce de endometriose. Além dos sintomas, deve-se considerar outros aspectos, como a associação com a infertilidade, o histórico familiar de endometriose e o diagnóstico prévio de malformações uterinas.[7] Por muito tempo, o padrão-ouro para diagnóstico de endometriose profunda era a videolaparoscopia, porém, diferentemente desse conceito, atualmente, vários métodos de imagem são úteis na avaliação da EIP, incluindo a ultrassonografia (transvaginal e transabdominal), a ressonância magnética e a ultrassonografia transretal/endoscópica (USTR).[8] Destas, as mais utilizadas por sua fidedignidade para o estadiamento da doença são a ultrassonografia transvaginal com preparo intestinal e a ressonância magnética.

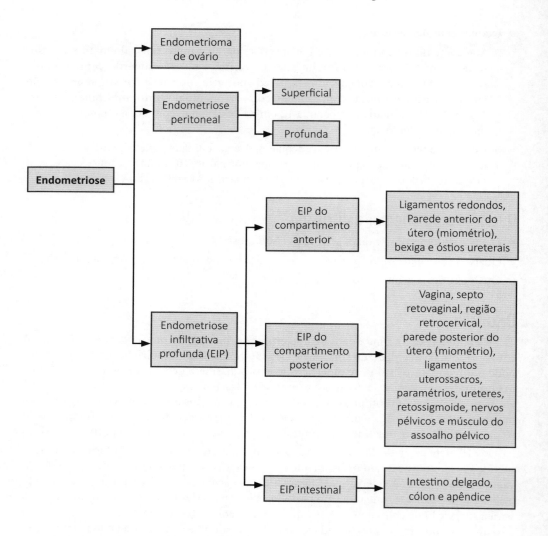

FIGURA 1. Classificação da endometriose e os principais locais acometidos dos subtipos de endometriose infiltrativa profunda.
Fonte: Crispi et al., 2012.[3]

Além do exame físico e de imagem, há dois marcadores séricos que podem auxiliar no diagnóstico da doença: IgM para anticardiolipina (aCL IgM) para doença leve e CA-125 para doença em estágio avançado. O CA-125 em níveis normais não afasta o diagnóstico de endometriose. Assim, é mais empregado no controle pós-tratamento cirúrgico, como marcador de possível recidiva.[3] No Quadro 1, observam-se os exames mais utilizados para diagnóstico de endometriose.[3]

Quadro 1. Exames para diagnóstico de endometriose		
Exame físico ginecológico	**Exame laboratorial**	**Exames de imagem**
Exame especular ou vaginoscopia, palpação abdominal, toque bimanual (vagina e colo uterino), toque retal	IgM para anticardiolipina (aCL IgM) para doença leve; CA-125 sérico para doença em estágio avançado	Ultrassonografia transvaginal; ressonância magnética; ecoendoscopia baixa; suspeita de comprometimento intestinal: clister opaco, retossigmoidoscopia e colonoscopia. Suspeita de comprometimento do aparelho urinário: cistoscopia, urografia excretora e urorressonância

Fonte: Crispi et al., 2012.[3]

Conduta

Após o mapeamento de endometriose, confirmou-se a presença de endometriose profunda com acometimento intestinal. A abordagem clínica ou cirúrgica depende do quadro clínico, bem como do desejo reprodutivo, da idade da paciente e do estadiamento da doença.[9]

As informações necessárias para o planejamento cirúrgico são: tamanho, número de lesões, camadas da parede intestinal comprometidas, circunferência da alça envolvida e distância da borda anal. A ultrassonografia transvaginal associada ao preparo intestinal é um exame adequado para realização no pré-operatório, tanto para avaliação do comprometimento do retossigmoide quanto para determinação da profundidade da lesão.[9]

As opções de tratamento cirúrgico são a ressecção discoide ou a ressecção segmentar do reto e/ou sigmoide acometido, e, apesar de não existirem estudos controlados que as comparem, há evidências de que a ressecção segmentar compreende a forma mais efetiva para remoção completa da doença.[10]

Em geral, a ressecção intestinal segmentar é realizada nos seguintes cenários: caso de lesão única maior que 3 cm de diâmetro, lesão única infiltrando mais de 50% da parede intestinal ou na presença de duas ou mais lesões infiltrando a camada muscular da alça. Além disso, trata-se da mesma técnica utilizada há décadas para as ressecções de sigmoide e reto por neoplasia.[10] Já a recomendação de apendicectomia ocorre quando há imagem sugestiva de endometriose no apêndice, pela possibilidade de tumor carcinoide entre os diagnósticos diferenciais, o qual necessitará de complementação terapêutica.[9]

Desse modo, submeteu-se a paciente a videolaparoscopia para tratamento de endometriose profunda, com ressecção do ligamento uterossacro esquerdo, ooforoplastia esquerda, apendicectomia, ressecção segmentar de retossigmoide, com preservação uterina e inserção de endoceptivo de levonorgestrel no transoperatório para segmento e controle da doença. A paciente se manteve bem clinicamente por 2 anos e meio, em uso de endoceptivo e ciclando mensalmente com discreto fluxo menstrual. Após esse período, reiniciou com dores pélvicas, sem outros sintomas e com prole definida, sendo submetida ao tratamento definitivo com exérese da endometriose pélvica superficial e histerectomia total.

Pontos importantes

- A endometriose é uma doença caracterizada pelo crescimento de tecido endometrial em áreas fora da cavidade uterina.[1]
- A EIP corresponde à lesão que infiltra a superfície peritoneal em mais que 5 mm de profundidade e os locais mais acometidos pela infiltração são ligamentos uterossacros, reto, sigmoide, vagina e bexiga.[2,4]
- A especificidade e a sensibilidade dos exames dependem do sítio acometido.[8]
- O exame físico ginecológico é fundamental na propedêutica da EIP e inclui o exame especular, a palpação abdominal, o toque bimanual e o toque retal.[3]
- Os exames de imagem mais usados são mapeamento ecográfico e ressonância magnética.[8]
- O planejamento cirúrgico depende do mapeamento das lesões.[9]
- Técnicas operatórias para abordagem intestinal: ressecção discoide ou segmentar.[10]

Referências bibliográficas

1. Patel BG, Lenk EE, Lebovic DI, Shu Y, Yu J, Taylor RN. Pathogenesis of endometriosis: interaction between endocrine and inflammatory pathways. Best Pract Res Clin Obstet Gynecol. 2018; 50:50-60.
2. Cornillie FJ, Oosterlynck D, Lauweryns JM, Koninckx PR. Deeply infiltrating pelvic endometriosis: histology and clinical significance. Fertil Steril. 1990;53(6):978-83.
3. Crispi CP, Oliveira FMM de, Damian Junior JC, Oliveira MAP de, Ribeiro PAG. Tratado de endoscopia ginecológica: cirurgia minimamente invasiva. 3. ed. Rio de Janeiro: Revinter; 2012.
4. Darai E, Bazot M, Rouzier R, Detchev R, Cortez A, Houry S, et al. Outcome of laparoscopic colorectal resection for endometriosis. Curr Opin Obtet Gynecol. 2007 Aug.; 19(4):308-13.
5. Fauconnier A, Chapron C, Dubuisson JB, Vieira M, Dousset B, Bréart G, et al. Relation between pain symptoms and the anatomic location off deep infiltrating endometriosis. Fertil Steril. 2002; 78:719.
6. Bulun SE. Endometriosis. N Eng J Med. 2009 Jan. 15; 360(3):268-79.
7. Ballard KD, Seaman HE, de Vries CS, Wright JT. Can symptomatology help in the diagnosis of endometriosis? Findings from a national case-control study – Part 1. BJOG. 2008; 115:1382.
8. Peloggia A, Petta CA. Endometriose profunda: como abordar? Femina. 2011; 39(9):451-57.
9. Febrasgo. Endometriose Intestinal [internet]. 2011. Disponível em: https://diretrizes.amb.org.br/_BibliotecaAntiga/endometriose_intestinal.pdf. Acesso em: 10 ago. 2020.
10. Febrasgo. Tratamento Cirúrgico da Endometriose Intestinal [internet]. 2018. Disponível em: https://www.febrasgo.org.br/pt/noticias/item/434-tratamento-cirurgico-da-endometriose-intestinal. Acesso em: 10 ago. 2020.

CASO 45

Vulvovaginites e Cervicite

Mariana Neves Pimentel
Mariana Raquel Alves Sobreira
Chayandra Sabino Custódio

- **Orientador:** Luiz Alberto Martins de Castro
- **Instituições:** Universidade Iguaçu (Unig) – Campus V – Itaperuna, Centro Universitário Inta (Uninta)

 Caso clínico

H.X.V., do sexo feminino, 25 anos, branca, solteira, comerciante, natural e procedente de Tocantins-PI, comparece ao ambulatório de ginecologia com queixa de intenso prurido e corrimento abundante de odor fétido e coloração esverdeada, de aparecimento há cerca de 2 semanas. Ao ser questionada, nega quadros semelhantes anteriores e refere que mantém a higiene íntima, embora esteja durante todo o dia imersa em trajes quentes, devido à sua ocupação profissional, observando que o corrimento é ainda mais intenso ao final do expediente. Relata parceiro fixo, mas com relações sexuais desprotegidas e que o companheiro não apresenta quaisquer sinais ou sintomas dignos de nota. Nega infecções sexualmente transmissíveis (IST) prévias, sabidamente conhecidas no casal. Refere que, após o início dos sintomas, fez uso irregular de metronidazol via oral por conta própria, mas não houve remissão do quadro. Quando interrogada sobre sintomas associados, a paciente refere disúria, poliúria e relata, ainda, dispareunia em suas duas últimas relações sexuais. Nega uso de outras medicações, mas menciona o uso esporádico de lubrificantes vaginais. Antecedentes gineco-obstétricos: menarca aos 13 anos, ciclos menstruais regulares e sem alterações dignas de nota; sexarca aos 17 anos, 3 parceiros sexuais anteriores; G0P0A0. Ao exame físico, paciente apresenta-se em bom estado geral, orientada em tempo e espaço, acianótica, anictérica, afebril, normocorada e hidratada; frequência cardíaca (FC): 89 bpm; frequência respiratória

(FR): 18 ipm; pressão arterial (PA): 110/60 mmHg; Tax.: 36,5°C. Tórax atípico com expansibilidade simétrica e preservada; murmúrio universal vesicular presente e simétrico, sem ruídos adventícios; ritmo cardíaco regular, em 2 tempos, com presença de bulhas normofonéticas, sem sopros ou extrassístoles, pulsos arteriais periféricos simétricos, sincrônicos e com amplitude preservada; abdome plano, sem cicatrizes, circulação colateral ou herniações à inspeção. Peristalse normal nos quatro quadrantes, sem sopros em focos arteriais abdominais. Ausência de massas, visceromegalias ou dor à palpação superficial e profunda. Ao exame ginecológico, observam-se hiperemia vulvar associada a edema e presença de corrimento espesso de aspecto purulento exteriorizado. Ao exame especular, foi possível observar aumento do conteúdo vaginal de coloração amarelo-esverdeada associado à presença de bolhas. A cérvice apresenta-se com aspecto de morango (*colpitis macularis*), em virtude de pequenos pontos hemorrágicos em sua parede.

- **Hipóteses diagnósticas:** vulvovaginite (candidíase vulvovaginal, tricomoníase ou vaginose bacteriana); cervicite; outras IST.
- **Exames complementares:**
  - Teste das aminas positivo.
  - Bacterioscopia com coloração pelo método de Gram: observa-se o parasita Gram-negativo, de morfologia característica.
  - Esfregaço cervicovaginal, pelo método de Papanicolaou, apresentando presença significativa de polimorfonucleares e numerosas células epiteliais inflamatórias.

Questões para orientar a discussão

- Qual a principal hipótese diagnóstica?
- Qual o agente etiológico responsável pela patologia?
- Quais os dados epidemiológicos significativos?
- Qual a etiopatogenia dessa patologia?
- Quais os fatores de risco da paciente para IST?
- Quais as manifestações clínicas relacionadas com essa patologia?
- Como é realizado o diagnóstico?
- Quais as possíveis complicações da ausência de tratamento ou do tratamento incorreto da patologia?

Discussão

O caso clínico relatado está relacionado com uma vulvovaginite, sendo a principal hipótese diagnóstica a tricomoníase vaginal. Essa patologia é sexualmente transmissível e tem como agente etiológico o protozoário *Trichomonas vaginalis*.

Epidemiologicamente, pode-se destacar a tropia maior desse protozoário pela genitália feminina em relação à masculina, sendo ainda mais prevalente em mulheres na idade de 20 a 49 anos.[1] Além disso, é válido ressaltar que, atualmente, a tricomoníase é a de menor frequência entre as principais vaginites existentes, embora se destaque como IST não viral.[2]

A etiopatogenia dessa vulvovaginite dá-se pela presença do *T. vaginalis* na vagina em um pH maior que o normal, em torno de 6,0 a 8,0, ocasionando uma redução de *Lactobacillus acidophilus* e um aumento de bactérias anaeróbias patogênicas, contribuindo para a instalação de vaginose bacteriana associada.[3,4] O protozoário adere-se às células hospedeiras de acordo com alguns fatores, como adesinas, integrinas e *cell-detaching factor* (CDF), exercendo, assim, seus efeitos patogênicos.[5]

Entre os fatores de risco, destacam-se aqueles relacionados com IST, como idade (menor que 30 anos), novos/múltiplos parceiros, uso irregular de preservativos, história prévia de tricomoníase ou outras IST e baixa imunidade.[3,6]

Essa patologia pode ser assintomática, principalmente em mulheres, ou apresentar sinais e sintomas após um período relevante.[5] Quando a paciente é sintomática, pode-se observar corrimento vaginal branco, cinza ou amarelo-esverdeado de odor fétido, hiperemia genital e vulvar e intenso prurido na região. Ainda, é possível verificar presença de dispareunia, disúria e dor abdominal (menos frequente).[2,7] É comum que a paciente relate o agravamento dos sintomas pela menstruação.[1] Já no sexo masculino, os sintomas são ainda menos frequentes, ainda que possam se apresentar por irritação peniana interna, corrimento discreto, disúria e ardor ao ejacular.[2,5] Vale ressaltar que a tricomoníase pode estar associada a outras IST e facilita a transmissão do HIV.[1]

Uma característica clínica muito sugestiva é a cérvice em aspecto de morango ou "colo em framboesa", entretanto o diagnóstico necessita de complementação laboratorial, uma vez que a tricomoníase é muito semelhante a outras IST em aspecto clínico, como a herpes genital.[4,5] A microscopia de secreção vaginal pode ser utilizada. Tem baixo custo, mas pouca sensibilidade pelo fato de que o protozoário perde mobilidade quando fora do corpo, embora possa ser realizada com cultura.[2] A técnica de reação em cadeia de polimerase (PCR) é utilizada com frequência e apresenta maiores sensibilidade e especificidade, valendo salientar que tem alto custo e a conduta não deve ser postergada, uma vez que seu resultado pode ser demorado.[5]

Comumente, não evolui com complicações, exceto quando o tratamento não é realizado ou quando é feito de maneira incorreta.[4,5] Entre as possíveis complicações relacionadas com a tricomoníase, pode-se citar a infertilidade, o parto prematuro e a predisposição à infecção pelo HIV.[2] Nos homens, é possível verificar a ocorrência de prostatites ou até mesmo câncer de próstata.[2]

Conduta

A conduta a ser tomada, de acordo com o Ministério da Saúde, consiste na prescrição de metronidazol 500 mg, via oral (VO), de 12 em 12 horas durante 7 dias para a paciente e para o parceiro.[4] Pode-se optar pela alternativa terapêutica de 2 g, VO, 5 comprimidos de 400 mg, em dose única, entretanto não se mostra tão eficaz quando utilizada no sexo masculino.[4]

Devem ser solicitados, ainda, exames para avaliar a possibilidade de outras IST (HIV, sífilis, hepatite).[4]

Pontos importantes

- É extremamente importante e necessária a prática da prevenção da tricomoníase pelo uso de preservativos.[4]
- Como a anamnese e o exame físico podem sugerir outras IST, devem ser complementados com exames laboratoriais.[3,4]

- Casos diagnosticados devem ter orientação e incentivo terapêutico, visto que tratamento anterior irregular pode sugerir a não erradicação da tricomoníase, justificando a permanência do caso.[4,6]
- Parceiro que não recebe o tratamento continua com a infecção, retransmitindo para a mulher.[4,6,7]
- Tricomoníase em gestantes pode resultar em parto prematuro, baixo peso ao nascer e transmissão ao bebê pelo parto vaginal.[6]
- É necessária validação da medicação prescrita também para gestantes e seu uso correto, inclusive para prevenção de infecção respiratória fetal.[2]

Referências bibliográficas

1. Feittosa CF, Consolaro MEL. Tricomoníase: aspectos gerais e diagnóstico pela colpocitologia de Papanicolau. Arquivos de Ciências da Saúde da UNIPAR [Internet]. 2005; 9:199-205. Disponível em: https://revistas.unipar.br/index.php/saude/article/view/196/170. Acesso em: 3 ago. 2020.
2. Lima MCL, Albuquerque TV, Barreto Neto AC, Rehn VNC. Prevalência e fatores de risco independentes à tricomoníase em mulheres assistidas na atenção básica. Acta Paulista de Enfermagem. 2013 Ago 22; 26(4):331-7.
3. Maciel GP, De Carli GA, Tasca T. Aspectos clínicos, patogênese e diagnóstico de Trichomonas vaginalis. Jornal Brasileiro de Patologia e Medicina Laboratorial. 2004 jun 20; 40(3):152-60.
4. Passos MRL. Tricomoníase: uma epidemia negligenciada. Jornal Brasileiro de Doenças Sexualmente Transmissíveis. 2015; 27:159-60.
5. Protocolo Clínico e Diretrizes Terapêuticas para Atenção Integral às Pessoas com Infecções Sexualmente Transmissíveis (IST)/Ministério da Saúde, Secretaria de Vigilância em Saúde, Departamento de Vigilância, Prevenção e Controle das Infecções Sexualmente Transmissíveis, do HIV/Aids e das Hepatites Virais. Brasília: Ministério da Saúde; 2018.
6. Raugust TM, Duarte ACR. Aspectos clínicos, epidemiológico e diagnóstico citológico de Candida sp, Gardenerella vaginalis e Trichomonas vaginalis. Atas de Ciências da Saúde. 2013; 1:1-13.
7. Bravo RS, Giraldo PC, Carvalho NS, Gabiatti JRE, Val IC, Giraldo HPD, Passos MD. Tricomoníase vaginal: o que se passa? DST-J Doenças Sex Transm. 2010 jul 24; 22(2):73-80.

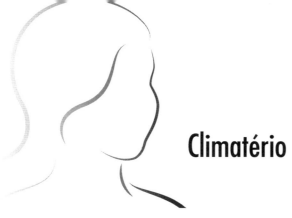

Climatério

Lara Pikelhaizen Rodrigues Velloso
Luciana de Paiva Amaral
Nathália Maria Monteiro Dantas

- **Orientador:** Mario Vicente Giordano
- **Instituição:** Universidade Federal do Estado do Rio de Janeiro (Unirio)

 Caso clínico

M.S.F., do sexo feminino, 53 anos, G1P1A0 (cesariana aos 28 anos) é atendida com queixa de "fogachos" há 18 meses, com piora progressiva, principalmente durante a noite, levando-a a despertar. Refere, ainda, irritabilidade, desânimo, diminuição da libido e dispareunia, prejudicando sua vida sexual. Menopausa aos 51 anos. Hipertensa em uso de losartana 50 mg/dia e nega outras comorbidades. Tabagista há 20 anos (1 maço a cada 2 dias). História familiar de hipertensão materna. Exame físico: mamas e abdome sem alterações; vulva hipotrófica e vagina com rugosidade diminuída, com conteúdo vaginal escasso, sem odor. Toque vaginal normal. Peso 76 kg. Altura 1,69 m. Pressão arterial (PA): 120/85 mmHg. Circunferência abdominal (CA): 83 cm; circunferência do quadril (CQ): 103 cm. Índice menopausal de Blatt e Kupperman (IMK): 26 (ondas de calor 12; parestesia 2; insônia 6; nervosismo 2; depressão 1; fadiga 3; artralgia/mialgia 0; cefaleia 0; palpitação 0; zumbido no ouvido 0). Último preventivo há 4 anos (normal), assim como demais exames laboratoriais e de imagem. Após 2 semanas, retorna à consulta com os exames solicitados.

- **Exames complementares:**
  - Colpocitologia oncótica: amostra satisfatória, negativo para neoplasia, alterações benignas, padrão cito-hormonal atrófico.

- Mamografia: BI-RADS 2.
- Exames laboratoriais: hemograma: hemácias 4.150.000 céls./mm³; hemoglobina: 13,3 g/dL; hematócrito: 35%; leucócitos: 5.600 céls./mm³; plaquetas: 213.000/mm³; glicose: 93 mg/dL; colesterol total: 198 mg/dL; LDL-c: 111 mg/dL; HDL-c: 49 mg/dL; triglicerídeos: 112 mg/dL; creatinina: 0,7 mg/dL; TSH: 2,5 mUI/L.

■ **Hipóteses diagnósticas:** climatério, hipotireoidismo, depressão.

Questões para orientar a discussão
■ Qual a fisiopatologia dos sintomas do climatério?
■ Quais exames complementares são fundamentais nessa faixa etária?
■ O que poderia ser sugerido para o tratamento desses sintomas?
■ Quais as vantagens e desvantagens desse tratamento?

Discussão

O climatério corresponde ao período de vida da mulher compreendido entre o final da fase reprodutiva e a senilidade, variando, em geral, dos 40 aos 65 anos. Nesse período, ocorre a menopausa, definida como a interrupção permanente da menstruação e reconhecida após 12 meses consecutivos de amenorreia.[1,2]

A etiopatogenia do climatério é complexa e, embora envolva o eixo hipotálamo-hipófise-ovariano, a estrutura mais relevante nesse processo é o ovário. Nele, ocorre, progressivamente, a diminuição dos folículos, e os remanescentes tornam-se refratários às gonadotrofinas.[1,2]

A diminuição dos folículos ovarianos promove o declínio progressivo dos estrógenos e da inibina B, proteína produzida pelas células da granulosa com função de controlar a síntese e a liberação das gonadotrofinas hipofisárias. Por mecanismo de retroação, observa-se elevação progressiva das gonadotrofinas FSH e LH, na tentativa de manter a foliculogênese. Na pós-menopausa, há *status* permanente de hipogonadismo (redução dos níveis estrogênicos) hipergonadotrófico (elevação do FSH e LH, pela ausência do estrógeno e da inibina ovarianos).

Na pós-menopausa, o hipoestrogenismo determina sintomas vasomotores (fogachos), atrofia mamária e urogenital, alterações da deposição de gordura, predominante no abdome, diminuição da massa óssea e efeitos cardiovasculares, com elevação do colesterol total e redução HDL-c.[1,2]

Os fogachos são sensações transitórias e súbitas de calor que se iniciam na parte superior do tronco ou pescoço e irradiam-se em direção à face e à cabeça. Podem durar de alguns segundos a vários minutos. Quando ocorrem durante o sono, são denominados suores noturnos. Embora o mecanismo dos fogachos não seja completamente elucidado, é consenso que resulte do declínio nos níveis de estrogênio. O déficit estrogênico resulta em um desequilíbrio no balanço entre a norepinefrina e a dopamina, causando instabilidade vasomotora.[1-3]

A síndrome geniturinária da menopausa (SGM) refere-se ao conjunto de sinais e sintomas vulvovaginais decorrentes do hipoestrogenismo, envolvendo alterações tróficas nos lábios maiores/menores, no clitóris, no vestíbulo/introito, na vagina, na uretra e na bexiga. Os sintomas associados à SGM são falta de lubrificação, prurido, ressecamento e dispareunia.[1-4]

No caso clínico descrito, exclui-se o diagnóstico de depressão, pois o quadro apresentado pela paciente envolve sintomas típicos do climatério – além das queixas de disfunção do humor –, como fogachos, amenorreia por mais de 12 meses e vulva hipotrófica. Para o diagnóstico de depressão, a análise de um psiquiatra é indicada, visto que, em muitas vezes, essa condição pode estar associada aos sintomas climatéricos.

As disfunções tireoidianas acarretam aumento de peso, sedentarismo, adinamia e insônia, além da necessidade de dosagem dos hormônios tireoidianos. Por isso, nesse caso, esse diagnóstico é descartado, inicialmente, pelo valor normal de TSH.

Conduta

A terapêutica hormonal (TH) no climatério está indicada em mulheres que apresentem sintomas vasomotores e SGM, na prevenção de perda da densidade mineral óssea (DMO) e na insuficiência ovariana prematura (menopausa antes dos 40 anos).[2] Não é recomendado iniciar a TH após 10 anos da menopausa.

O regime terapêutico recomendado para mulheres com útero consiste na associação de estrogênio e progestágeno, este último adicionado com o objetivo de proteção endometrial a fim de reduzir os riscos de hiperplasia e câncer, por antagonizar os efeitos proliferativos do estrogênio. Mulheres histerectomizadas podem fazer o uso do estrogênio isolado.[3,4]

Antes do início do tratamento, é mandatória a realização de anamnese e exame físico completos e que a paciente apresente mamografia de rastreamento realizada há, no máximo, 1 ano. É preconizada, ainda, a realização de hemograma completo, glicemia de jejum, lipidograma completo e TSH. A presença de sangramento vaginal de causa desconhecida, história de neoplasia hormônio-dependente, doença coronariana, cerebrovascular ou tromboembolismo, lesões precursoras de câncer de mama, doença hepática descompensada, porfiria, lúpus eritematoso sistêmico com elevado risco tromboembólico e meningioma configuram contraindicações ao uso de TH.[1]

O estrogênio administrado via oral pode elevar o risco tromboembólico, devido ao metabolismo de primeira passagem hepática, ao passo que a via transdérmica oferece menor risco. Assim, é fundamental avaliar o risco cardiovascular da paciente antes do início da terapia. São utilizadas as variáveis de pressão arterial, histórico de tabagismo e diabetes, colesterol total e HDL-colesterol. Para mulheres com risco calculado inferior a 5%, é permitida a TH, e, naquelas com risco entre 5% e 10%, recomenda-se a TH por via transdérmica. Já para as pacientes com risco superior a 10%, são indicadas as terapias alternativas para alívio sintomático. Pode-se calcular o risco cardiovascular pelo escore de risco de Framingham. Em pacientes com triglicerídeos acima de 400 mg/dL, recomenda-se a TH por via transdérmica.[2-5]

A terapia com estrogênio associado a progestágeno parece elevar o risco de câncer de mama, sendo, então, recomendada a manutenção da mamografia de rastreio anual. O estrogênio administrado via oral eleva, ainda, os níveis de HDL-colesterol e triglicerídeos, características que devem ser levadas em consideração no momento da prescrição da TH.[3,4]

O uso de estrógeno intravaginal promove maturação celular vaginal e recolonização por lactobacilos, aumenta o fluxo sanguíneo para a região, reduz o pH vaginal e, consequentemente, aumenta a elasticidade, além de exercer efeito proliferativo no epitélio uretral e na bexiga. Em mulheres que apresentam apenas sintomas da SGM, o tratamento com estrogênio tópico local representa a via de escolha e deve ser aplicado de 2 a 3 vezes por semana até atingir a dose mínima capaz de manter a integridade vaginal, durante 1 a 3 meses. No entanto, sangramento vaginal sem causa estabelecida e história de tumores estrogênio-dependentes contraindicam seu uso.[1-4]

Pontos importantes

- O principal evento fisiopatológico do climatério ocorre pela redução da função ovariana, resultando em queda nos níveis de estradiol (hipogonadismo) e inibina B e aumento dos níveis dos hormônios hipofisários LH e FSH (hipergonadotrófico), com predomínio de estrona sobre outros estrógenos.[1,2]
- Os principais sintomas da menopausa decorrentes do desequilíbrio hormonal são: fogachos; SGM; perda de massa óssea; alterações de humor, sono e no padrão de depósito de gordura (torna-se, preferencialmente, abdominal).[1,2]
- A fisiopatologia dos fogachos envolve disfunções vasomotoras que provocam curtas e intensas sensações de calor, podendo determinar suor noturno e distúrbios de sono. Portanto, o alívio desses sintomas pode melhorar também a qualidade do sono das pacientes.[1-3]
- A SGM está relacionada aos efeitos do hipoestrogenismo sobre o epitélio geniturinário capazes de resultar em atrofia, ressecamento vaginal, dispareunia e maior propensão a infecções do trato urinário e incontinência urinária.[1-4]
- A TH é o principal tratamento para os sintomas climatéricos, mas são necessários detalhada anamnese, exame físico e exames complementares para descartar possíveis contraindicações e definir a via de administração.[2]
- A prescrição da TH deve seguir a "janela de oportunidade" de idade e o tempo pós-menopausa, de modo que os benefícios superem os riscos.[2]
- É importante que a TH estrogênica seja combinada com progestágenos em todas as mulheres com útero, de modo a proteger o endométrio de seu efeito proliferativo e, consequentemente, do risco elevado para neoplasias. Atualmente, há uma discussão sobre qual o melhor progestágeno para se utilizar pela segurança mamária. Alguns admitem a prescrição de progesterona natural micronizada ou didrogesterona como mais seguras.[3,4]
- A TH oral pode ser um fator de risco para trombose venosa profunda e tromboembolismo pulmonar. A via transdérmica parece reduzir esses riscos.[2]
- A TH tópica (vaginal) é efetiva para aliviar os sintomas de SGM.[2]
- Não é necessário combinar a TH tópica com progestágenos, já que essa via não possui absorção sistêmica ou efeitos sobre o endométrio. No entanto, mais estudos são necessários para avaliar a segurança endometrial, quando utilizada por mais de 5 anos.[2-5]

Referências bibliográficas

1. Pompei LM, Machado RB, Wender MCO, Fernandes CE. Consenso Brasileiro de Terapêutica Hormonal da Menopausa – Associação Brasileira de Climatério (SOBRAC). São Paulo: Leitura Médica; 2018.
2. Nahas EA, Nahas Neto J. Terapêutica hormonal: benefícios, riscos e regimes terapêuticos. São Paulo: Federação Brasileira das Associações de Ginecologia e Obstetrícia (Febrasgo); 2018. (Protocolo Febrasgo – Ginecologia, n. 54/Comissão Nacional Especializada em Climatério).
3. North American Menopause Society: Position Statement. The 2017 hormonetherapy position statement of The North American Menopause Society. Menopause. 2017; 24(7):1-26.
4. Baber RJ, Panay N, Fenton A. The IMS Writing Group: 2016 IMS Recommendations on women's mid life health and menopause hormone therapy, Climacteric. 2016.
5. Stuenkel CA, Davis SR, Gompel A, Lumsden MA, Murad MH, Pinkerton JV et al. Treatment of symptoms of the menopause: an Endocrine Society Clinical Practice Guideline. J Clin Endocrinol Metab. 2015; 100(11): 3975-4011.

CASO 47

Síndrome dos Ovários Policísticos

Ariadne Decarli
Flávia Centenaro Oliveira
Patrícia Arenas Rocha

- **Orientador:** Jan Pawel Andrade Pachnicki
- **Instituição:** Pontifícia Universidade Católica do Paraná (PUC-PR)

 Caso clínico

T.M., 22 anos, hígida, G0P0A0. Comparece ao consultório com queixa de acne, queda de cabelo e hirsutismo. Menarca aos 13 anos e sexarca aos 17. Nuligesta, não usa métodos contraceptivos hormonais. Nos últimos meses, tem apresentado intervalos menstruais cada vez mais longos, e não menstrua há 3 meses. Relata ganho de peso progressivo, 20 kg nos últimos 8 anos. Nega desejo gestacional.

Ao exame físico: pressão arterial (PA) de 110/70 mmHg, peso de 85 kg, altura de 1,65 m, índice de massa corporal (IMC) de 31 kg/m², circunferência abdominal (CA) de 90 cm. Escore de Ferriman-Gallwey: 11. À ectoscopia, apresenta acantose *nigricans* em região axilar e cervical. Exame segmentar ginecológico sem particularidades.

A ecografia pélvica (transvaginal) demonstra ovário direito medindo 2,0 × 2,0 × 4,0 cm – volume 16 cm³ – e ovário esquerdo medindo 3,0 × 2,0 × 3,0 cm – volume 18 cm³ –, com presença de 21 microcistos na periferia do ovário direito e 25 no ovário esquerdo.

Foram solicitados exames laboratoriais complementares, com resultados sem alterações significativas. Orientou-se quanto à mudança de estilo de vida (reeducação alimentar e atividade física) associada a tratamento medicamentoso com espironolactona 100 mg/dia, anticoncepção hormonal oral combinada (etinilestradiol 0,030 mg + drospirenona 3 mg) e tratamento farmacológico para a obesidade (liraglutida, com titulação de doses até 3 mg/dia).

- **Hipóteses diagnósticas:** síndrome dos ovários policísticos (SOP), hiperplasia adrenal congênita (HAC), síndrome de Cushing, hiperprolactinemia, disfunção tireoidiana.

Questões para orientar a discussão
- Quais são as causas de hiperandrogenismo na mulher?
- Quais são os diagnósticos diferenciais de anovulação crônica?
- Quais os critérios diagnósticos para SOP?
- Como abordar SOP em pacientes sem plano gestacional?
- Como abordar SOP em pacientes com plano gestacional?

Discussão

A SOP ou anovulação crônica hiperandrogênica é a endocrinopatia mais comum nas mulheres em idade reprodutiva (6% a 20%).[1,2] Caracteriza-se, clinicamente, por hiperandrogenismo e disfunção ovulatória. Para confirmação diagnóstica, é necessária a presença de pelo menos dois dos três critérios de Rotterdam: anovulação crônica (ciclos oligo ou amenorreicos), hiperandrogenemia/hiperandrogenismo e presença de ovários policísticos ao exame ultrassonográfico.[1,3]

Vários fatores fazem parte da fisiopatologia da SOP, incluindo aspectos genéticos, metabólicos, endócrinos e ambientais. Além disso, a própria patologia apresenta-se como fator de risco para doenças cardiovasculares e metabólicas. Essa síndrome ocorre por alterações em diferentes pontos no ciclo celular, resultando em excesso de androgênios ovarianos.[1-3] Em mulheres hígidas, o hipotálamo está, constantemente, realizando a síntese do hormônio liberador de gonadotrofina (GnRH), que, por sua vez, estimula a produção de gonadotrofinas hipofisárias; já nas portadoras de SOP, pode-se notar alteração nesse sistema, havendo maior frequência pulsátil de GnRH, provocando um aumento do hormônio luteinizante (LH). Ocorre uma diminuição concomitante do hormônio folículo-estimulante (FSH) por conta do mecanismo de retroalimentação negativa do estrogênio e, também, pelo aumento da secreção de inibina B. Consequentemente, pode haver um aumento da relação LH/FSH (as concentrações de LH podem chegar a três vezes o valor daquelas do FSH). Isso promove efeitos na maturação e na fertilização dos ovócitos, na taxa de implantação e na frequência de abortos.[1,4]

No ovário, existem receptores de LH nas células da teca, onde o colesterol é convertido em androgênios (androstenediona e testosterona). Com o aumento do LH circulante, haverá aumentos dos níveis desses hormônios, sem a conversão proporcional dos androgênios em estradiol, o que explica o hiperandrogenismo característico da doença. Os níveis de FSH diminuídos dificultam a maturação dos folículos até o estágio final, explicando a morfologia policística dos ovários em algumas pacientes.[1]

Ainda, com relação à foliculogênese, é importante ressaltar que ela não depende apenas da sincronia entre gonadotrofinas (FSH e LH), mas também de outros fatores, como insulina, fator de crescimento insulina-símile 1 (IGF-1), hormônio antimülleriano (AMH), enzimas ligadas à esteroidogênese e outros fatores de crescimento. Assim, casos de anovulação crônica, de distúrbios menstruais e de infertilidade podem ser explicados, por exemplo, por distúrbios insulino-dependentes.[2,3]

O aumento da insulina circulante tem efeito direto na produção de androgênios ovarianos, uma vez que esta tem ação sinérgica ao LH nas células da teca, estimulando a produção de androgênios.[4] Além disso, a insulina está envolvida na redução da produção da proteína carreadora de hormônios sexuais (SHBG) pelo fígado. Esses dois efeitos somados aumentam a concentração de testosterona livre, ou seja, da fração ativa do hormônio. O IGF-1, assim como a insulina, tem papel na produção de androgênios ovarianos, sendo um de seus mecanismos a estimulação da proliferação de células da teca. A resistência insulínica presente nessas mulheres pode resultar em desenvolvimento de síndrome metabólica, que, por sua vez, pode acarretar doença hepática gordurosa não alcoólica (DHGNA), sendo válido o rastreamento dessa patologia nas pacientes portadoras da SOP.[1,5]

Considerando suas amplas repercussões hormonais, uma vez feito o diagnóstico de SOP, é importante realizar a avaliação de risco cardiometabólico (doença coronariana, intolerância a glicose e DHGNA), bem como rastreamento de transtornos de humor e apneia obstrutiva do sono. A investigação de fatores, como obesidade, resistência à insulina e dislipidemia é fundamental, considerando a alta prevalência dessas comorbidades nas pacientes com SOP. Atualmente, a obesidade é uma importante causa de anovulação, assim como a amenorreia de causa hipotalâmica por estresse de origem emocional, física ou nutricional.[5]

As principais manifestações clínicas nas mulheres com SOP são as de hiperandrogenismo e de anovulação crônica.[1-3] A paciente em questão, como descrito, apresenta clínica de hirsutismo (escore de Ferriman-Gallwey = 11), acne e queda capilar. Ela também apresenta histórico de irregularidade menstrual nos últimos meses, caracterizando provável distúrbio ovulatório. Essa associação de sintomas apresenta-se, caracteristicamente, como SOP. De qualquer modo, as hipóteses diagnósticas diferenciais devem ser direcionadas também a esses sintomas apresentados, sendo algumas das possíveis: HAC, hiperprolactinemia, doença de Cushing e doenças tireoidianas. Cabe ressaltar, ainda, que, mesmo quando o fenótipo não é, evidentemente, hiperandrogênico, deve-se realizar o diagnóstico diferencial com outras causas de anovulação crônica.[2,5]

Uma patologia a se pensar é a HAC, uma condição na qual há deficiência da enzima 21-hidroxilase, necessária para a produção de cortisol e aldosterona. Portanto, há maior produção de androgênios e, com isso, o hiperandrogenismo é frequente nessas mulheres.[1,2,6]

A hiperprolactinemia nas mulheres em idade reprodutiva constitui uma causa de hipogonadismo, com sintomas que incluem infertilidade, oligomenorreia ou amenorreia e, menos frequentemente, galactorreia. Já na SOP, a maioria das pacientes apresenta valores normais de prolactina, porém, em torno de 10% dos casos, há aumento leve a moderado da concentração de prolactina sérica.[1,2,6]

Em adultos, os sinais e sintomas mais sugestivos da presença de hipercortisolismo na síndrome de Cushing podem ser categorizados como reprodutivos, dermatológicos, metabólicos, cardiovasculares, musculoesqueléticos, neuropsiquiátricos e infecciosos. Nas mulheres, ocorrem, com frequência, quadros de obesidade, doença cardiovascular, apneia obstrutiva do sono, amenorreia e hiperandrogenismo, sendo os dois últimos o motivo pelo qual esse diagnóstico entraria como diferencial no caso dessa paciente.[1,2,6]

Outra situação que cursa com quadro de amenorreia, ganho de peso e queda capilar (queixas presentes no caso) é o hipotireoidismo primário – por tireoidite autoimune de Hashimoto, pós-tireoidectomia, entre outros. A diminuição de T3 e T4 estimula a liberação hipotalâmica de hormônio liberador de tireotrofina (TRH), que pode ocupar os receptores de prolactina na hipófise (semelhança estrutural) e estimular os lactotrofos, resultando em hiperprolactinemia e cursando com amenorreia.[2,5]

Conduta

No caso da paciente em questão, o diagnóstico de SOP é feito por sua clínica de hiperandrogenismo e ciclos menstruais irregulares. De qualquer maneira, as demais causas de hiperandrogenismo e oligomenorreia devem ser descartadas. Além disso, seu exame ultrassonográfico traz critério diagnóstico da síndrome, com volume ovariano aumentado (> 12 cm^3) e mais de 20 folículos na periferia de cada ovário. Ela também apresenta sinais clínicos de resistência insulínica, patologia comumente associada à anovulação crônica hiperandrogênica.[1-4,6]

Uma vez fechado o diagnóstico dessa paciente e considerando que ela não tem desejo gestacional no momento, o tratamento escolhido contemplou mudanças no estilo de vida, anticoncepcional hormonal oral combinado, antagonista da aldosterona e análogo do GLP1.[1,6] A perda de peso é orientada para a paciente por seu estado de resistência insulínica, pois uma perda inicial de 5% do peso total nas mulheres com SOP, regula os ciclos menstruais em 89% das vezes. Além disso, foi associada a liraglutida, tratamento farmacológico para obesidade, que auxiliará na diminuição da insulina e da relação glicose/insulina, contribuindo, indiretamente, para a diminuição do LH e de androgênios, o aumento da globulina ligadora de hormônios sexuais (SHBG) e a melhora da acne e do hirsutismo.[1,2,5] Para o quadro de hirsutismo e acne, foi escolhida a espironolactona, que atua como antagonista do receptor androgênico e inibe a enzima 5 alfa-redutase, ajudando no hiperandrogenismo. Concomitantemente, o anticoncepcional oral combinado de etinilestradiol e drospirenona atua bloqueando o eixo hipotálamo-hipófise-ovariano e, também, exerce função antiandrogênica pelo mecanismo de ação da progestina (sem ação corticosteroide como observada em outras progestinas antiandrogênicas, como a ciproterona). O etinilestradiol, por sua vez, também atua auxiliando no aumento da SHBG.[5,6]

Caso haja desejo de gravidez em uma paciente com SOP, além da modificação do estilo de vida (com alimentação balanceada e atividade física), a primeira linha de tratamento medicamentoso é o inibidor da aromatase, como o letrozol, porém, por seu alto custo, é pouco utilizado no Brasil. O citrato de clomifeno é a segunda linha de tratamento, sendo a medicação mais prescrita para induzir a ovulação nas pacientes com SOP. Ele ocupa os receptores estrogênicos hipotalâmicos e induz a liberação do GnRH, estimulando a secreção de FSH e, consequentemente, aumentando a esteroidogênese ovariana e o crescimento folicular. Com o uso do citrato de clomifeno, 50% das mulheres com SOP engravidam em até seis ciclos menstruais – porém, pacientes de idade mais avançada e oligomenorreicas podem demorar mais para engravidar.[5,6]

Pontos importantes

- Saber identificar os critérios para o diagnóstico da SOP, principalmente os critérios de Rotterdam: ciclos anovulatórios, hiperandrogenismo laboratorial ou clínico e ovários policísticos à ultrassonografia.[2-4]
- Identificar as doenças mais comuns associadas à síndrome, como obesidade, hipertensão arterial sistêmica e infertilidade.[1,2,4]
- Para considerar SOP, é necessário conhecer o quadro clínico da doença, bem como sua complexidade fisiopatológica e os diagnósticos diferenciais.[2-4]
- Considerar os pilares do tratamento da SOP e as medicações que podem ser associadas de acordo com o quadro clínico.[4,5]
- O tratamento deve ser individualizado, focando-se nas principais queixas da paciente e levando em consideração a presença ou não de desejo gestacional, para o adequado manejo.[4,6]

Referências bibliográficas

1. Júnior JMS, Baracat MCP, Baracat EC. Repercussões metabólicas: quais, como e porque investigar? In: Síndrome dos ovários policísticos. São Paulo: Federação Brasileira das Associações de Ginecologia e Obstetrícia (Febrasgo); 2018. (Série, Orientações e Recomendações Febrasgo, n. 4/Comissão Nacional Especializada em Ginecologia Endócrina.)
2. Azziz R, Carmina E, Dewailly D, Diamanti-Kandarakis E, Escobar-Morreale HF, Futterweit W, et al. Position statement: Criteria for defining polycystic ovary syndrome as a predominantly hyperandrogenic syndrome: An androgen excess society guideline. J Clin Endocrinol Metab. 2006; 91(11):4237-45.
3. Fauser BCJM. Revised 2003 consensus on diagnostic criteria and long-term health risks related to polycystic ovary syndrome. Fertil Steril. 2004; 81(1):19-25.
4. Febrasgo. Síndrome dos ovários policísticos: Abordagem holística e multiprofissional. Feminina. 2019; 47(9):518-45.
5. Teede HJ, Misso ML, Costello MF, Dokras A, Laven J, Moran L, et al. Recommendations from the international evidence-based guideline for the assessment and management of polycystic ovary syndrome. Hum Reprod. 2018; 33(9):1602-18.
6. Laven JSE, Imani B, Eijkemans MJC, Fauser BCJM. New approach to polycystic ovary syndrome and other forms of anovulatory infertility. Obstet Gynecol Surv. 2002; 57(11):755-67.

CASO 48

Doenças Malignas da Mama

Julia Terra Molisani
Karine Bisinoto Fernandes
Maíra Lopes Sarmento

- **Orientadores:** Leda do Socorro Gonçalves Farias Rego e Marcelo de Figueiredo Murta
- **Instituições:** Universidade Federal do Amapá (Unifap), Universidade Vale do Rio Doce (Univale) e Instituto Master de Ensino Presidente Antônio Carlos – Centro Universitário Imepac

 Caso clínico

M.J.I., do sexo feminino, 38 anos, branca, solteira. Procura atendimento em Unidade Básica de Saúde ao se assustar com "líquido esquisito que saiu de seu mamilo" esta manhã. História clínica: paciente relata nódulo em mama percebido há 4 semanas, com aumento progressivo. Nega dor associada. Relata descarga papilar em água de rocha no dia de hoje. Nega trauma na mama. História patológica pregressa: nega cirurgia, outras comorbidades e uso de medicamentos. Tratado linfoma de Hodgkin, sendo realizadas químio e radioterapia torácicas, com término do tratamento há 5 anos. História ginecológica obstétrica: G0P0A0; sexualmente ativa; menarca aos 9 anos e ciclos menstruais regulares. Data da última menstruação (DUM): há 15 dias. Nega uso de anticoncepcional oral. História familiar: nega história de câncer na família; mãe diabética. História social: reside sozinha em bairro nobre, classe social A. Trabalha na área de *marketing*. Etilista, refere tomar três taças de vinho à noite. Sedentária e tem mau hábito alimentar. Nega tabagismo.

Ao exame físico: bom estado geral, hidratada, normocorada, eupneica. Pressão arterial (PA): 112/80 mmHg; frequência cardíaca (FC): 59 bpm; índice de massa corporal (IMC): 24,2 kg/m². Exame da mama: inspeção estática – ausência de abaulamentos ou retrações; inspeção dinâmica – presença de retração de pele em mama direita. Avaliação dos linfonodos: fossa supra e infraclavicular livres. Axila direita: presença de linfonodos de tamanho aumentado pouco móveis. Axila esquerda: livre. Palpação da mama: mama direita – presença de nódulo em quadrante superolateral (QSL) medindo 3 cm de diâmetro, a 5 cm do mamilo de consistência endurecida, pouco móvel, com contornos irregulares e margens indefinidas. Descarga papilar em água de rocha uniductal. Mama esquerda sem alterações palpáveis, com descarga papilar negativa.

- **Hipóteses diagnósticas:** câncer de mama, doença de Paget, tumores benignos da mama.
- **Exames complementares:**
  - Mamografia diagnóstica: verifica-se nódulo espiculado no QSL, medindo 1,5 cm de diâmetro com margens indefinidas. Presença de microcalcificações com pleomorfismo incipiente. Classificação BI-RADS: categoria 4C.
  - Ultrassonografia (USG) das mamas: encontrou-se nódulo com hipoecogenicidade, textura heterogênea e diâmetro craniocaudal (anteroposterior) maior que o diâmetro laterolateral. Classificação BI-RADS dos achados ultrassonográficos: categoria 4C.

Questões para orientar a discussão

- As características clínicas encontradas ao exame físico e as alterações encontradas nos exames complementares confirmam uma hipótese diagnóstica e a diferenciam das outras hipóteses?
- Quais foram os achados encontrados que sugerem malignidade?
- Quanto ao câncer de mama, quais são sua epidemiologia, fatores de risco e métodos diagnósticos mais usados?
- Quais os fatores de risco apresentados pela paciente podem estar relacionados com o desenvolvimento da doença?

Discussão

A história da paciente já pode sugerir doença maligna da mama ao apresentar, como queixa principal, a descarga papilar do tipo água de rocha, uniductal, em mama direita. Apresenta achado clássico de lesão tumoral, que é o nódulo endurecido no QSL da mama direita, pouco móvel, contornos irregulares e margens indefinidas. Além disso, apresenta linfonodos de tamanho aumentado e pouco móveis em axila direita.[1,2,4]

Os achados clínicos contribuem para exclusão da hipótese diagnóstica da doença de Paget, pois esta apresenta células malignas no epitélio glandular, provocando tipicamente o surgimento de lesão de bordas irregulares, eritematosa, escamosa e ulcerada, que se inicia no mamilo e espalha-se pela aréola. Desse modo, há características diferentes entre a lesão apresentada pela paciente e a lesão característica da doença de Paget.[1,2,4]

Os achados imaginológicos não são indicativos de tumores benignos da mama, uma vez que são altamente sugestivos de lesões malignas. A dissociação encontrada entre o tamanho do nódulo na imagem e no exame físico demonstra prognóstico desfavorável. Por meio da realização da ultrassonografia mamária, foi encontrado nódulo hipoecogênico, com textura heterogênea e diâmetro craniocaudal (anteroposterior) maior que o diâmetro laterolateral, sendo classificado como BI-RADS categoria 4C, ou seja, foi encontrada uma lesão com alta suspeita de malignidade.[1,2,4]

Ao exame de mamografia, foi possível observar presença de nódulo medindo 1,5 cm de diâmetro, espiculado, sem margens definidas e microcalcificações com pleomorfismo incipiente – achados clássicos de doenças malignas da mama –, sendo o nódulo espiculado a característica mais específica. Considerando os achados sugestivos de malignidade encontrados nos exames de imagem, é mandatória a realização da biópsia para confirmação do câncer de mama e para identificação histológica.[1,2,4]

O câncer de mama representa o tumor maligno que mais mata mulheres, com altas taxas de morbimortalidade se não tratado de forma correta e precoce. Os fatores de risco frequentemente associados são sexo feminino, idade, história familiar, antecedente pessoal de câncer, fatores reprodutivos e hormonais, alimentação, obesidade e álcool. É possível observar que a história da paciente contém importantes fatores de risco que devem ser considerados: sexo feminino, raça branca, menarca precoce, nuliparidade, antecedente pessoal de radioterapia para linfoma de Hodgkin, sedentarismo, dieta rica em gordura e uso crônico de bebidas alcoólicas.[1,2,4]

Os tumores são diagnosticados com maior frequência por meio dos métodos clássicos de rastreamento, a mamografia e o exame físico. Apesar disso, outros exames são úteis no diagnóstico, sendo eles a USG mamária, a ressonância nuclear magnética e a biópsia. Exames como cintilografia, tomografia computadorizada e radiografia simples podem ser empregados objetivando o rastreamento e o diagnóstico de metástases.[1-4]

Conduta

A propedêutica diante de um nódulo mamário baseia-se no exame clínico, radiológico e histológico, ou seja, é preciso ter em mente que o diagnóstico do câncer de mama necessita da interação do mastologista, do radiologista e do patologista. É necessária avaliação histopatológica da lesão para confirmação de malignidade. O seguimento propedêutico para essa paciente consiste na realização da *core biopsy* (biópsia com agulha grossa). Após o diagnóstico definitivo de câncer de mama, é necessária a realização do estadiamento da doença que, atualmente, é baseado no sistema TNM (sistema tamanho tumoral-linfonodo-metástase), que possibilita o estadiamento clínico pré-operatório e o histopatológico pós-operatório, além de auxiliar na definição do prognóstico e orientar a melhor conduta.[1-4]

O tratamento sofre variação conforme o tipo histológico, a extensão da doença, o estadiamento, a presença de metástase locorregional ou a distância. Pelo fato de se tratar de um câncer de mama em uma mulher jovem (< 40 anos), existem peculiaridades nessa faixa etária que interferem na abordagem terapêutica e devem ser consideradas, visto que a doença tende a ser mais agressiva. Quanto mais nova a mulher, pior tende a ser o prognóstico, maiores taxas de multicentricidade, multifocalidade e maior o impacto sofrido na qualidade de vida devido à hormonioterapia.[1-4]

São opções terapêuticas disponíveis para o câncer de mama o tratamento com cirurgias conservadoras (setorectomia, quadrantectomia), cirurgias radicais (mastectomia simples, mastectomias radicais), esvaziamento axilar, radioterapia, quimioterapia, hormonioterapia e terapia-alvo dirigida. Além da reconstrução da mama, o apoio psicossocial é de suma importância e deve sempre ser considerado. Para uma detalhada investigação, portanto, essa paciente foi encaminhada ao mastologista, o qual definirá a estratégia terapêutica mais adequada ao caso.[1-4]

Os fatores prognósticos e de recidiva mais frequentes que podem estar relacionados com a doença são idade, hereditariedade, linfonodos axilares, invasão de vasos linfáticos e vasos sanguíneos, tamanho do tumor, multicentricidade, componente intraductal extenso, tipo histológico, grau histológico e receptores hormonais.[1-4]

Pontos importantes

- Atenta-se que, na história pregressa da paciente, verificou-se que ela realizou quimiorradioterapia anterior, em ocasião do tratamento de linfoma de Hodgkin. Embora não tenha especificada a localização, pelo acometimento mais comum do linfoma (áreas cervical, axilar e mediastinal), infere-se que ela passou por radioterapia mediastinal – o que aumenta a probabilidade de um câncer de mama subsequente.[1-4]

- A história ginecológica obstétrica do caso oferece importantes fatores de risco para o câncer de mama. É consolidado que a gravidez e o tempo de aleitamento atuam como fatores protetores. A paciente, por ser nulípara aos 38 anos e ter a menarca precoce (aos 9 anos), vê aumentadas as suas chances de desenvolver o câncer. O motivo dá-se pela fisiopatologia da doença que, embora ainda obscura, relaciona-se com o aumento do número de ciclos, que seria capaz de predispor as mulheres a uma maior lesão do DNA no tecido ductal da mama com proliferação e aumento do risco de mutações que resultam diretamente no câncer.[1-4]

- É imprescindível, ao profissional, entender a paciente como um todo, em seu aspecto biopsicossocial. Assim, evidenciam-se os hábitos de vida da paciente que constituem fatores de risco para doença maligna da mama: ingestão crônica de bebida alcoólica, sedentarismo e dieta rica em gorduras.[1-4]

Referências bibliográficas

1. Berek J. Berek e Novak: tratado de ginecologia. 15. ed. Rio de Janeiro: Guanabara Koogan; 2014.
2. Frasson AL, Novita G, Millen E, Zerwes F, Brenelli F, Urban C, et al. (eds.). Doenças da mama: guia de bolso baseado em evidências. 2. ed. Rio de Janeiro: Atheneu; 2018.
3. Goldman L, Ausiello D (ed.). Cecil medicina. 23. ed. Rio de Janeiro: Elsevier; 2011.
4. Hoffman B, Schorge JO, Schaffer JI, Halvorson LM, Bradshaw KD, Cunningham FG, et al. Ginecologia de Williams. 2. ed. Porto Alegre: AMGH; 2014.

SEÇÃO 2   Casos Clínicos – Obstetrícia

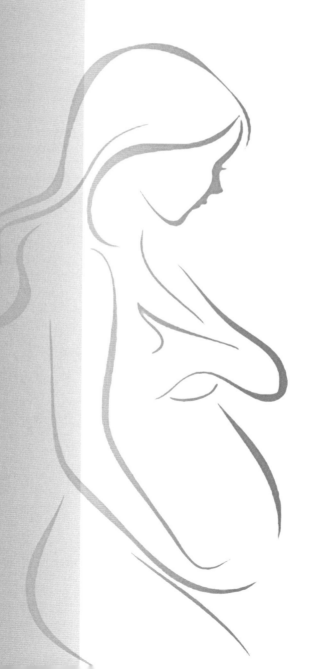

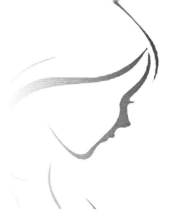

CASO 1

Síndromes Hipertensivas na Gestação

Laís Gomes Ferreira
Matheus Alves Monteiro de Paula
Bruna Silveira Layber

- **Orientador:** Luiz Alberto Martins de Castro
- **Instituição:** Universidade Iguaçu (Unig) – Campus-V, Itaperuna/RJ

 Caso clínico

N.M.S., do sexo feminino, 26 anos, parda, buscou atendimento no pronto-socorro em 10 de fevereiro de 2020. Paciente G2P1cA0, com idade gestacional (IG) de 40 semanas + 3 dias de acordo com a primeira ultrassonografia (USG), que constava IG de 10 semanas + 4 dias.

Em sua história obstétrica pregressa, teve sua primeira gestação há 8 anos com parto a termo por via cesariana, em decorrência de um quadro de pré-eclâmpsia. Após a resolução da gestação, a paciente evoluiu com níveis pressóricos normais.

Durante a gestação em curso, a paciente afirma realização completa de pré-natal, o qual, no início, evidenciou pelo cartão de pré-natal uma história clínica e todos os exames complementares compatíveis com normalidade. Na 22ª semana de gravidez, relatou aumento de pressão arterial (PA: 150/110 mmHg) e quadros de edema. Após a investigação, foi constatada alteração com uma proteinúria de 24 horas no valor de 370 mg. O diagnóstico da paciente foi de pré-eclâmpsia, conduzido com metildopa 500 mg, de 12/12 horas, dieta hipossódica e acompanhamento rigoroso a fim de evitar complicações. No seguimento clínico, houve estabilização de PA em normotensão.

No momento da consulta, N.M.S. queixava-se de aumento pressórico com início há 1 dia, associado a cefaleia occipital, nucalgia, escotomas cintilantes e turvação visual. A paciente negou perdas vaginais, alergias e outras comorbidades.

Ao exame: regular estado geral, PA de 180/120 mmHg, normocorada, hidratada, afebril, orientada em tempo e espaço, com edemas de membros inferiores (MMII) em +++/4+. Apresentava-se com abdome gravídico, distendido, peristalse aumentada e doloroso à palpação.

Ao toque vaginal: colo uterino posterior, fechado, grosso e ausência de perdas vaginais. Dinâmica uterina ausente, tônus abdominal normal, fundo uterino (FU) 40 cm, batimentos cardíacos fetais (BCF) de 130 bpm.

- **Hipóteses diagnósticas:** pré-eclâmpsia grave, síndrome de HELLP, hipertensão essencial da gravidez.
- **Exames complementares:** laboratório – hem. 4,2 milhões; Hb 12,6 g/dL; Hto 37%; VCM 88; HCM 30; CHCM 34 g/dL; leucócitos 11.300/mm³; bastonetes 9%; segm. 67%; linf. 17%; mon. 7%; plaquetas 152.000/mm³; VDRL NR; HIV NR; proteinúria em amostra única 3+; ácido úrico 4,6 mg/dL; ureia 15,2 mg/dL; creatinina 1,2 mg/dL; bilirrubina total 0,4 mg/dL; bilirrubina direta 0,2 mg/dL; bilirrubina indireta 0,2 mg/dL; AST/TGO 10 U/L; ALT/TGP 7 U/L; DHL 234,2 U/L; TS 1s; TC 6s; retração do coágulo: completa; prova do laço: negativa.

Questões para orientar a discussão

- Quais são a principal hipótese diagnóstica e os diagnósticos diferenciais?
- O pré-natal feito adequadamente pode interferir no prognóstico da paciente? Como?
- Qual a conduta diante dessa patologia na urgência?
- Qual a conduta após a estabilização da paciente?
- Quais as complicações possíveis de acometerem as pessoas com esse diagnóstico? Como conduzir caso isso aconteça?

Discussão

O caso clínico chama a atenção por se tratar de um aumento pressórico associado a alterações de sensório em paciente com diagnóstico prévio de pré-eclâmpsia e história obstétrica prévia de interrupção de gestação por complicações da mesma patologia.[9]

O diagnóstico clínico presuntivo foi de pré-eclâmpsia grave e os exames laboratoriais não evidenciaram possíveis complicações, como a síndrome de HELLP.[7] Contudo, deveria haver uma atitude com caráter urgente para evitar progressão de pior prognóstico.[9]

O acompanhamento pré-natal é de extrema importância para diagnosticar quadros que têm a capacidade de interferir no prognóstico materno-fetal.[7,3] O monitoramento de PA deve ser constante, e, em caso de elevação maior que 140/90 mmHg, a urinálise se dá como obrigatória, bem como acompanhamento laboratorial de hemograma/função hepática e renal e vigilância fetal por USG com Dopplerfluxometria em cada trimestre da gestação, repetindo conforme alterações evidenciadas no exame.[7,10] Uma vez com PA elevada e proteinúria presente a partir da 20ª semana de gravidez, diagnostica-se doença hipertensiva essencial da gravidez (DHEG).[3,7,10] O manejo deve ser realizado com anti-hipertensivos, como a alfametildopa e a nifedipina, a fim de obter normalização pressórica e evitar complicações gestacionais.[3,10] Os exames citados feitos de maneira seriada devem ser utilizados para acompanhar o desenvolvimento gestacional.[1,7,10]

Além do acompanhamento pós-diagnóstico, o manejo profilático para a DHEG é de grande importância. Mulheres com fator de risco positivo para a doença devem ser orientadas no início do pré-natal para medidas como: dieta hipossódica, baixo ganho de peso durante o período gestacional, ácido acetilsalicílico em baixas doses a partir da 12ª semana de gestação até em torno da 36ª e suplementação de cálcio. Fatores de risco importantes são: hipertensão arterial sistêmica (HAS) crônica, lúpus eritematoso sistêmico, obesidade, gestação múltipla, e história prévia de pré-eclâmpsia. Segundo evidências, essas medidas poderiam reduzir índices de progressão para a pré-eclâmpsia e suas complicações.[1,7]

Conduta

A conduta imediata consistiu em internação hospitalar e início de protocolo de tratamento para estabilização hemodinâmica da gestante.[1] Inicialmente, foram introduzidos sonda vesical de demora e oxigênio por cateter nasal, e a paciente permaneceu em decúbito lateral esquerdo. Depois, o esquema medicamentoso se deu por via endovenosa em dose de ataque 5 mg hidralazina (1 mL de hidralazina 20 mg diluído em 19 mL de água destilada = fazer 5 mL da solução) e 4,0 g (8 mL) de sulfato de magnésio 50% diluído em 10 mL de água destilada. Além disso, prepararam-se 10 mL de gluconato de cálcio 100 mg/mL para ser administrado se houvesse intoxicação pelo sulfato de magnésio.[1] Após estabilização da paciente, foi indicado o parto via cesariana, por indicação materna associada.[1,7,9]

Uma hora após o diagnóstico, foi finalizada a cesariana com nascimento de recém-nascido único, vivo, assistido pelo pediatra. O procedimento ocorreu sem intercorrências e a paciente foi encaminhada para o centro de terapia intensiva (CTI) para administração medicamentosa e monitoramento especificamente do sulfato de magnésio.[1,9] A prescrição contava com hidralazina 20 mg/mL, sulfato de magnésio 50% diluído em 460 mL de soro glicosado em bomba de infusão contínua a 51 mL/h (1 g/hora) e 10 mL de gluconato de cálcio 100 mg/mL (em caso de intoxicação por sulfato de magnésio).

Após a sua chegada ao leito do CTI, encontrava-se acordada, sem cefaleia, hipertensa (158/105 mmHg), frequência cardíaca (FC) de 95 bpm, pulmões limpos e com dor abdominal. Ferida cirúrgica em bom aspecto e presença de edema nos membros inferiores. Foram verificados os exames laboratoriais realizados na admissão da paciente, tendo-se constatado como negativas as provas para síndrome de HELLP. Foram solicitados magnésio sérico (3,2 mg/dL), cálcio sérico (1,13 mEq/L) e eletrocardiograma, que identificou uma taquicardia sinusal.

Depois de 24 horas da admissão no CTI, a avaliação da paciente evidenciava taquidispneia em ar ambiente, hipertensa (150/95 mmHg), hidratada, hipocorada, afebril, acianótica, anictérica, perfusão periférica insatisfatória, com cefaleia, acuidade visual normal, sinal de Homans negativo, oligúria (22 mL/h), dor em quadrante superior direito do abdome, hipotonia uterina. Em uso de magnésio em bomba de infusão contínua. Novos exames foram solicitados. Novo laboratório: Hem: 4,06 milhões; Hb: 12,3 g/dL; Hto: 56%; VCM: 89; HCM: 30; CHCM: 34 g/dL; leuco: 13.900/mm³; bastonetes: 12%; segm.: 69%; linf.: 15%; mon.: 4%; plaq.: 118.000/mm³; Mg: 4,5 mg/dL; Na: 130 mEq/L; K: 5,0 mEq/L; Ca: 1,07 mEq/L; Ur: 15,4 mg/dL; Cr: 1,2 mg/dL; BT: 1,3 mg/dL; BD: 0,2 mg/dL; BI: 0,2 mg/dL; AST/TGO: 44 UI/L; ALT/TGP: 44 UI/L; DHL: 614,2 UI/L.

O atual cenário clínico da paciente sugeriu uma progressão do pós-parto para síndrome de HELLP, sendo evidenciado pelo laboratório como classe 3.[2,4-6] A característica desse quadro apresenta hemólise, elevação de enzimas hepáticas e plaquetopenia. De 15% a 30% dos casos de pacientes com pré-eclâmpsia tendem a manifestar HELLP no pós-parto.[6,8]

A paciente foi mantida em âmbito de terapia intensiva para acompanhamento do quadro, continuação do sulfato de magnésio por mais 24 horas e acréscimo de hidralazina e ocitocina.

Após 48 horas, há evidência de melhora clínica e laboratorial da paciente. Foi orientado cessar sulfato de magnésio, com alta do CTI e encaminhamento à maternidade. Lá, a paciente se submeteu a uma nova avaliação clínica, evidenciando bom estado geral, hidratada, afebril, anictérica, acianótica, com PA de 125/80 mmHg. Mamas túrgidas e lactantes, com saída de colostro bilateral, abdome flácido, peristáltico e fundo de útero abaixo da cicatriz umbilical. A ferida operatória se manteve em bom estado, sem sinais flogísticos e membros inferiores sem edema ou empastamento de panturrilha.

No terceiro dia de pós-operatório, havia ausência de alterações no exame físico e estado clínico favorável. A paciente evoluiu com alta médica melhorada com prescrição de pós-operatório de cesariana: cefalexina 500 mg, 1 comprimido de 6/6 horas por 7 dias; paracetamol 750 mg, 1 comprimido de 6/6 horas, em caso de dor; simeticona 1 comprimido de 8/8 horas, se gases; sulfato ferroso 1 comprimido por dia antes do almoço por 60 dias; millar pomada, 1 aplicação nas aréolas após cada mamada. Além disso, a paciente foi orientada quanto ao curativo e à retirada de pontos. Devido à estabilização de PA, não houve indicação de anti-hipertensivos e foi orientado retorno em caso de elevação pressórica para manejo medicamentoso.

O seguimento da paciente após a alta apresentou índices pressóricos com retorno à normalidade, confirmando que o quadro hipertensivo decorreu do período gestacional e excluiu a presença de patologia crônica preexistente na paciente.[3]

Pontos importantes

- É imprescindível que pacientes em período gravídico passem por pré-natal adequado.[3,7]
- Mulheres com história prévia de pré-eclâmpsia têm alta chance de recorrência na próxima gestação. Esse índice é aumentado em multíparas e/ou negras.[7,10]
- A suplementação de cálcio e uso de ácido acetilsalicílico mostram efetividade quando empregados como prevenção em pacientes de grupo de risco.[1,7]
- Após diagnóstico, o ideal é manter níveis pressóricos em valor ≤ 135/85 mmHg.[1,3,9]
- No acompanhamento pré-natal, deve-se avaliar hemograma e funções hepática e renal semanalmente. A ausculta cardíaca fetal deve ser realizada em todas as consultas.[7,10]
- Sinais como distúrbios visuais, epigastralgia e cefaleia são caracterizados como iminência de eclâmpsia e devem ser tratados com uma gravidade maior.[3,9]
- A via de parto em casos de pré-eclâmpsia pode ser a indução do parto vaginal ou cesariana, variando com: IG, história obstétrica e estado clínico atual materno-fetal.[1,7]
- A anestesia para uma cesariana sem complicações pode ser realizada com bloqueio peridural. É importante que nesses casos haja hidratação prévia com Ringer lactato ou soro fisiológico a 0,9%, evitando hipotensão e diminuição de perfusão tecidual em órgãos vitais.[7,9]
- Em casos de DHEG complicada (eclâmpsia, síndrome de HELLP, coagulação intravascular disseminada), a cesariana deve ser realizada com anestesia geral e alerta ao anestesista sobre o uso de sulfato de magnésio, o qual pode interferir na ação da succinilcolina.[2,4,8]
- A conduta no pós-parto é crítica. Nesse período, há intenso consumo plaquetário e de fatores de coagulação, principalmente quando o nascimento ocorre por cesariana. O cuidado em âmbito intensivista tende a reduzir os índices de mortalidade materna.[6,8]

- Síndrome de HELLP é uma complicação da DHEG que afeta o prognóstico materno e fetal, exigindo condutas ativas de urgência a fim de diminuir os níveis pressóricos e as probabilidades de convulsões com anti-hipertensivos e sulfato de magnésio.[6,7]
- As mulheres devem ser orientadas no pós-parto de que o uso de anti-hipertensivos não é contraindicação para amamentação. Porém, os medicamentos podem passar para o leite materno mesmo que em níveis baixos. Deve-se orientar o monitoramento da pressão arterial dos recém-nascidos, especialmente os nascidos prematuros.[3]

Referências bibliográficas

1. American College of Obstetricians and Gynecologists. ACOG practice bulletin no.202: gestational hypertension and preeclampsia. Obstet Gynecol. 2019 Jan; 133(1):e1-25.
2. Brewer JM, Martin JN Jr, Canizaro A, Blake P, Darby M, Morris R, et al. HELLP syndrome(s) and severe preeclampsia differentiation according to maternal outcomes: class 1 HELLP syndrome trumps all others. Abstract 773: 2012 SMFM meeting, Dallas, Texas, February 2012. Amer J Obstet Gynecol. 2012; 206:S341.
3. Federação Brasileira das Associações de Ginecologia e Obstetrícia. Pré-eclâmpsia e seus diversos aspectos. São Paulo: Febrasgo; 2017.
4. Martin JN Jr, Brewer JM, Wallace K, Sunesara I, Canizaro A, Blake PG, et al. Hellp syndrome and composite major maternal morbidity: importance of Mississippi classification system. J Matern Fetal Neonatal Med. 2013; 26:1201-6.
5. Martin JN Jr, Owens MY, Keiser SD, Parrish MR, Tam Tam KB, Brewer JM, et al. Standardized Mississippi Protocol treatment of 190 patients with HELLP syndrome: slowing disease progression and preventing new major maternal morbidity. Hypertens Pregnancy. 2012; 31:79-90.
6. Martin JN Jr, Rinehart BK, May WL, Magann EF, Terrone DA, Blake PG. The spectrum of severe preeclampsia: comparative analysis by HELLP (hemolysis, elevated liver enzyme levels, and low platelet count) syndrome classification. Am J Obstet Gynecol. 1999; 180:1373-84.
7. National Institute for Health and Care Excellence. NICE guideline [NG133]: Hypertension in pregnancy: diagnosis and management. United Kingdom: National Institute for Health; 2019.
8. Sibai BM, Ramadan MK, Usta I, Salama M, Mercer BM, Friedman SA. Maternal morbidity and mortality in 442 pregnancies with hemolysis, elevated liver enzymes and low platelets (HELLP syndrome). Am J Obstet Gynecol. 1993; 169:1000-1006.
9. Vidaeff AC, Carroll MA, Ramin SM. Acute hypertensive emergencies in pregnancies. Crit Care Med. 2005 Oct; 33(suppl. 10):S307-12.
10. Walker JJ. Pre-eclampsia. Lancet. 2000 Oct 7; 356(9237):1260-5.

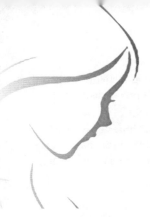

CASO 2

Abdome Agudo na Gestação

Laís Gomes Ferreira
Matheus Alves Monteiro de Paula
Bruna Silveira Layber

- **Orientador:** Luiz Alberto Martins de Castro
- **Instituição:** Universidade Iguaçu (Unig) – Campus-V, Itaperuna/RJ

 ## Caso clínico

L.N.P.C., do sexo feminino, 31 anos, com gestação em curso de 30 semanas + 3 dias, buscou atendimento no pronto atendimento relatando quadro de dor em baixo ventre de forte intensidade há 3 dias. Ela refere associação a quadro de constipação intestinal iniciado há 1 semana e com tentativa de tratamento com analgesia, Luftal®, Tamarine®, bisacodil e supositório de glicerina, não obtendo melhora. Há 24 horas, o quadro se associa com náuseas, vômitos, eructações e distribuição difusa da dor abdominal.

Ao exame, paciente apresenta-se em bom estado geral, normotensa, normocorada, hidratada, afebril, com abdome gravídico, distendido, peristalse aumentada e doloroso à palpação.

Ao toque vaginal, apresenta colo uterino posterior, fechado, grosso e ausência de perdas vaginais. Dinâmica uterina ausente, fundo uterino (FU) de 32 cm, batimentos cardíacos fetais (BCF) de 160 bpm.

De acordo com a história obstétrica, paciente G2Pc1A0 com última gestação há 6 anos com resolução por cesariana. Paciente nega cirurgias prévias e comorbidades.

Houve indicação de internação com administração de soro glicosado com NaCl e KCl, dieta zero e sondagem nasogástrica. Além disso, solicitou-se parecer da cirurgia geral para avaliação clínica, juntamente com exames complementares para condução do caso.

- **Hipóteses diagnósticas:** volvo de sigmoide, brida, íleo paralítico.
- **Exames complementares:**
  - Ultrassonografia de abdome total: distensão de alças abdominais.
  - Exames laboratoriais: Hb 11,1 g/dL; Hto 33%; leucócitos 14.700/mm^3; meta 2%; bastões 15%; segmentados 76%; plaquetas 217.000/mm^3; sódio 144; potássio 2,9; ureia 21,2; creatinina 0,9.
  - Exame de urina (EAS): cetonúria (2+); proteinúria (2+); piócitos 23.040; hemácias 15.360.

Continuação do caso clínico

Após realização de exames, paciente evoluiu com vômitos fecaloides e piora do estado geral, letárgica, taquicárdica e com palidez cutânea.

Questões para orientar a discussão

- Quais as etiologias mais comuns que podem promover obstrução intestinal na gestante?
- Quais exames complementares têm valor diagnóstico para obstrução intestinal na paciente gestante?
- O que se pode observar na história clínica da paciente que corrobora para a principal hipótese diagnóstica?
- Como decidir a via de intervenção após falha no tratamento clínico da obstrução intestinal?

Discussão

O abdome agudo é uma condição clínica caracterizada por dor abdominal súbita ou progressiva, de intensidade variável e com gravidade importante, podendo ser resultado de distúrbios gastrintestinais, ginecológicos, urológicos ou obstétricos.[2,4] Diante de uma paciente gestante, a prevalência desse quadro é de uma a cada 600 gestações, podendo ter etiologia obstétrica ou não obstétrica, sendo esta última a mais comum e mais difícil de diagnosticar.[6]

Durante a gravidez, a mulher sofre modificações anatômicas e fisiológicas no organismo que dificultam a avaliação da queixa álgica quanto à sua localização, caráter, podendo mascarar ou retardar sinais de acometimento peritoneal.[1,6]

O abdome agudo não obstétrico decorrente de causas obstrutivas ocorre em 1:2.500 a 3.500 partos.[8] A principal causa desses quadros são as bridas, constituindo 60% a 70% dos casos e sugerindo aderências abdominais, cada vez mais pela realização frequente de cirurgias abdominais prévias à gestação.[6] O volvo de sigmoide é a segunda causa mais comum, com 25% de incidência. Causas como hérnia, intussuscepção e câncer são raras.[8]

De acordo com a sintomatologia estabelecida pelas obstruções intestinais, é típico notar presença de dor abdominal em cólica, constipação e vômitos.[7,8] Além disso, a localização da obstrução pode refletir em clínicas específicas, como vômitos intensos, precoces e de natureza biliar em obstruções altas e vômitos com início mais demorado e de aspecto fecaloide em obstruções distais.[7] Ao exame físico, é observado um abdome distendido e doloroso e, mesmo ao palpar uma paciente durante uma contração uterina, não se deve afastar a possibilidade de obstrução intestinal, pois o útero pode estar contraído em decorrência de um estímulo reflexo.[7]

Essas situações requerem frequentemente uma intervenção cirúrgica, e o manejo precoce tende a reduzir consideravelmente o impacto na morbimortalidade materno-fetal. Se não conduzido adequadamente, a mortalidade materna pode atingir 20% e a fetal 26%.[2,6]

Para que a hipótese diagnóstica seja confirmada, é necessária complementação diagnóstica com exame de imagem.[2,3,6] A orientação é a realização de uma radiografia de abdome, tendo como achados radiológicos significativos: distensão gasosa, níveis hidroaéreos e formação de degraus em alças (sinal de pilhas de moedas).[3,5,6] Porém, em pacientes gestantes, a presença do feto torna a realização da radiografia delicada, já que se deve evitar a exposição da gestante à radiação.[1,5,6] A ultrassonografia de abdome também é capaz de visualizar distensão de alças intestinais e pode ser utilizada para diagnóstico de obstrução intestinal.[2,3] Vale ressaltar que alguns achados laboratoriais e clínicos podem corroborar para um encontro eventual de um estrangulamento intestinal, sendo eles a febre, a leucocitose e as anormalidades eletrolíticas.[2,4]

De acordo com o caso relatado, a paciente apresentou sintomatologia típica de obstrução gastrintestinal: dores abdominais em cólica, constipação e vômitos, com abdome distendido e doloroso à palpação.[7,8] À ultrassonografia de abdome, evidenciou-se presença de distensão das alças intestinais, necessitando de complementação com ressonância magnética de abdome e pelve.[3] Contudo, antes da realização do exame, a paciente cursou com piora grave do estado geral e necessidade cirúrgica de urgência. Pelo fato de os vômitos evoluírem de maneira lenta e de aspecto fecaloide, considera-se uma obstrução intestinal distal.

Conduta

O seguimento da obstrução intestinal consiste em reposição hidreletrolítica e na descompressão intestinal com sonda nasogástrica, levando em consideração as perdas de fluidos pelos vômitos, pela sonda nasogástrica, a perda intraluminal, o edema da parte abdominal e o líquido peritoneal.[7] Em casos de leucocitose progressiva, taquicardia, distensão abdominal e febre persistente, deve-se considerar laparotomia imediata.[2,6] Apesar de feito o tratamento clínico para a paciente em questão, não se obteve melhora e, nesses casos, a cirurgia deve ser considerada em até 48 horas.[7]

Para a resolução do quadro obstrutivo cirurgicamente, a via de escolha é a laparotomia exploradora com incisão mediana longitudinal, devido a melhores resultados.[2] A laparoscopia pode ser um método de escolha para casos selecionados, quando não há grande distensão abdominal, sendo realizada por uma equipe experiente.[2,5] Todo o intestino deve ser revisado, pela possibilidade de mais de um ponto de obstrução intestinal, e a viabilidade da alça cabe à avaliação minuciosa do cirurgião, atentando-se à isquemia intestinal – se comprometida por áreas de necrose, pode ser realizada ressecção segmentar com ou sem anastomose intestinal.[7,8]

É de suma importância lembrar que, antes da cirurgia, devem ser realizadas impreterivelmente a correção do desequilíbrio hidreletrolítico e a manutenção do débito urinário adequadamente, bem como administrar sangue e derivados, e fazer o monitoramento fetal constante.[2,5,7,8] A antibioticoterapia profilática pode ser indicada nesses casos e, se houver viabilidade fetal, dependendo da idade gestacional, a cesariana deve constituir uma opção em razão do risco de morte fetal.[8]

Pontos importantes

- Lembrar-se sempre das etiologias mais comuns em casos de obstrução intestinal em gestantes, sendo elas a brida e o volvo.[6,8]
- Apesar de as alterações fisiológicas da gestação atrapalharem no diagnóstico clínico da obstrução intestinal, atentar-se a sintomas como vômitos, distensão abdominal e não eliminação de gases e fezes.[7,8]
- É necessário realizar exames de imagem para fechar o diagnóstico dos casos de obstrução intestinal, sempre evitando métodos de imagem com radiação ionizante, como radiografia de abdome e tomografia computadorizada.[1,2,5,6]
- Em casos de obstrução intestinal, é indispensável realizar reposição hidreletrolítica devido às intensas perdas de fluidos pelos vômitos para o espaço intraluminal e para sonda nasogástrica.[7]
- Apenas após tentativa de descompressão intestinal por sonda nasogástrica se torna indicada a cirurgia, sendo o método de escolha a laparotomia exploradora por incisão mediana longitudinal.[2,7]
- A laparoscopia pode ser escolhida em casos de presença de equipe cirúrgica experiente e de paciente com ausência de infecção e grandes distensões abdominais.[2,5]

Referências bibliográficas

1. Augustin G, Majerovic M. Non-obstetrical acute abdomen during pregnancy. European Journal of Obstetrics & Gynecology and Reproductive Biology. 2007; 131:4-12.
2. Cordeiro KF, Silva NN, Rabello e Silva LF. Obstrução intestinal por brida em gestante: relato de caso. Revista Científica da Faculdade de Medicina de Campos. 2012; 7(2):16-9.
3. Duarte CV, Da Cruz TH, Lino HA. Desafios no diagnóstico por imagem do abdome agudo na gestação. e-Scientia. 2020; 12(2):22-6.
4. Edelmuth RCLE, Ribeiro Junior MAF. Abdome agudo não traumático. Revista de Emergência Clínica. 2011; 6(28):27-32.
5. Gadelha PS, Costa AG da, Câmara Filha E de L, Buriti FM da S, Fernandes AK de S. Abdome agudo não-obstétrico durante a gravidez: aspectos diagnósticos e manejo. Femina. 2009; 123-9.
6. Lima AB, Dutra FAR, Pena GN, Arantes JH, Silva JMH, Moura LCR, Passos LG, et al. Abdômen agudo na gestação. Revista Médica de Minas Gerais, 2009; 19(3- S7):5-8.
7. Freitas F, Martins-Costa SH, Magalhães JA, Ramos JG. Rotinas em obstetrícia. 6. ed. Porto Alegre: Artmed; 2011. p. 637-49.
8. Zugaib M, Vieira RP. Obstetrícia. 3. ed. Barueri: Manole; 2016.

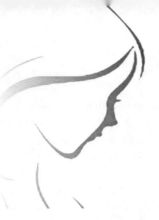

CASO 3

Toxoplasmose e Gestação

Jaline Gomes Sobreira
Letícia de Lourdes Linhares de Melo
Lorrana Pezzin Fardin

- **Orientador:** Luiz Alberto Martins de Castro
- **Instituição:** Universidade Iguaçu (Unig) – Campus-V, Itaperuna/RJ

 Caso clínico

C.D.V., do sexo feminino, 23 anos, branca, solteira, estudante, natural de Itaperuna/RJ, compareceu ao serviço de Ginecologia e Obstetrícia do hospital para a primeira consulta de pré-natal. Primigesta (G1P0A0), idade gestacional (IG) de 11 semanas confirmada pela primeira ultrassonografia (USG), com ausência de quaisquer sintomas; nega outras comorbidades, uso de medicação contínua e história familiar positiva para outras patologias. Paciente relata alergia a penicilina. Ao exame físico, apresenta-se em bom estado geral, normocorada, afebril, acianótica, anictérica, orientada em tempo e espaço, com ausência de edema em membros inferiores (MMII); pressão arterial (PA) de 120/80 mmHg, frequência cardíaca (FC) de 80 pbm, ritmo cardíaco regular (RCR) em 2 tempos, com ausência de sopro; fundo de útero medindo 11 cm, ao toque colo fechado, alto, sem perdas vaginais; demais exames complementares normais, apresentando hemograma sem alterações, glicemia capilar de 86 dL/mL, funções renais e hepáticas preservadas. Nos resultados dos testes sorológicos, apresentou imunoglobulinas M e G (IgM e IgG) positivas para *Toxoplasma gondii*, VDRL e HIV não reatores. Foi solicitado um teste de avidez para IgG. Foi iniciado um esquema de tratamento para toxoplasmose.

- **Hipóteses diagnósticas:** infecção aguda por toxoplasmose, imunidade para toxoplasmose, infecção subaguda por toxoplasmose.

Continuação do caso clínico

Paciente retorna ao serviço, 15 dias após ter realizado o exame de avidez de IgG, sendo seu resultado de 10%, caracterizando um resultado baixo.

Questões para orientar a discussão

- Nesse caso, com a avidez baixa, quais são o diagnóstico e o tratamento?
- Qual a probabilidade de gestante com IgM+ ao fim do 1º trimestre de infecção tê-la adquirido após a concepção?
- Quando solicitar IgA e IgE? Como interpretar o resultado?
- Na possibilidade de realização da amniocentese e provando a infecção fetal, qual seria o tratamento?
- Quais os exames de controle para avaliar o comprometimento fetal?

Discussão

A toxoplasmose é uma zoonose, causada pelo protozoário *T. gondii*, que infecta seres humanos pela ingestão de oocisto ou cistos, geralmente encontrados em fezes de gatos, água, frutas e verduras contaminadas, além de carne crua ou malcozida, e em solos contaminados. Essa patologia adquire uma atenção especial quando acomete gestantes, visto que apresenta um elevado risco de acometimento fetal, deixando sequelas.[3] A prevalência na população geral é muito variável, porém, no Brasil, estima-se que o acometimento varie de 40% a 80% das gestantes, dependendo da região.[2] Na maioria das vezes, a paciente se apresenta assintomática, e, quando há sintomas, eles são inespecíficos, podendo variar entre febre, mialgia, mal-estar, linfadenopatia cervical, hepatoesplenomegalia e exantema maculopapular difuso.[2]

Devido ao elevado risco de acometimento fetal, é de extrema importância que as gestantes realizem o rastreio dessa patologia no pré-natal, visando identificar as suscetíveis ou confirmar uma possível infecção aguda, para que as suscetíveis possam ser orientadas quanto à prevenção da doença, e as positivas, tratadas imediatamente, diminuindo a transmissão vertical.[2] Visto isso, é necessário que toda gestante realize um teste sorológico de IgM e IgG para a toxoplasmose, solicitados na primeira consulta de pré-natal, visando à classificação e posterior tratamento.[1]

A paciente que se apresenta com IgM e IgG negativas, é considerada suscetível e deve ser orientada quanto às formas de prevenção da doença, e o teste deve ser repetido a cada trimestre, visando descartar a conversão sorológica.[3]

As gestantes com IgM negativa e IgG positiva apresentam-se imunes, com infecção adquirida antes da gestação, motivo pelo qual não necessitam de tratamento.[1]

Se a paciente apresenta IgM e IgG positivas, deve ser realizado um teste de avidez de IgG, que tem como objetivo avaliar a força de interação entre o antígeno e esse anticorpo, uma vez que a infecção aguda deve ser diagnosticada para se dar início ao tratamento.[1] O teste de avidez de IgG é importante para determinar a época da infecção pelo toxoplasma na gestante, visto que alta avidez indica que os anticorpos foram produzidos há mais de 12 a 16 semanas. Portanto, quando se verifica alta avidez em gestantes que apresentam IgG e IgM positivas já na primeira amostra coletada no 1º trimestre de gestação, conclui-se que a toxoplasmose foi adquirida há mais de 4 meses, consequentemente antes da concepção.[4] Já a presença de baixa avidez de IgG associada ao resultado positivo de IgM e IgG indica uma infecção recente, adquirida durante a gestação ou antes dela, pois baixos índices de avidez podem durar até 1 ano. Nesses casos, a repetição da sorologia após 2 a 3 semanas pode mostrar elevação dos títulos dos anticorpos IgM e IgG, evidenciando uma infecção aguda, ou mostrar títulos estáveis de IgG e persistentemente baixos de IgM, mostrando que a infecção ocorreu há alguns meses e se está diante de IgM residual.[4] É importante destacar que, na gestante, a associação entre baixa avidez de IgG e títulos elevados de IgM e IgG é fortemente sugestiva de infecção aguda adquirida na gestação.[4]

Com relação às IgA e IgE, devem ser solicitadas em caso de IgM reagente, uma vez que, quando detectadas, podem estar relacionadas com a infecção aguda da toxoplasmose, evidenciando uma infecção recente.[1]

Nesse caso, deve ser iniciado, imediatamente, o tratamento da paciente, visando reduzir a transmissão materno-fetal, uma vez que as infecções no 1º trimestre de gravidez aumentam a gravidade do comprometimento no embrião ou feto. O tratamento deve ser mantido até o fim da gestação, caso o concepto não apresente infecção ou até a 18ª semana de gestação, quando é possível realizar exames que confirmem a presença de infecção fetal.[1]

A amniocentese pode ser indicada quando a idade gestacional atingir 18 semanas e tem, como objetivo, identificar a presença de *T. gondii* no líquido amniótico, por meio do exame de reação em cadeia da polimerase (PCR).[2] Diante de um resultado positivo, o tratamento da gestante é modificado. A amniocentese deve ser indicada nos casos de infecção aguda confirmada durante a gravidez, como soroconversão durante o pré-natal, quadro clínico com confirmação sorológica, infecção provável com IgG e IgM reagentes e baixa avidez de IgG com outro teste confirmando a suspeita de doença aguda e quando há alterações ultrassonográficas que sugerem toxoplasmose congênita,[2] visto que o acompanhamento fetal é imprescindível, devido ao fato de a patogenicidade da doença ser maior no 1º trimestre.[1,2]

Para o acompanhamento fetal em caso de infecção materna, pode-se realizar USG.[2] O acompanhamento deve ser feito a cada 15 dias, quando confirmada a infecção fetal, visando buscar alterações típicas da infecção congênita: calcificações ou densidades intracranianas, hidrocefalia, intestino ecogênico, hepatoesplenomegalia, calcificações/densidades intra-hepáticas, restrição de crescimento fetal, ascites, derrame pericárdico e pleural, hidropsia fetal, óbito fetal e espessamento placentário, sendo os mais comuns as calcificações intracranianas e as dilatações dos ventrículos cerebrais. A toxoplasmose congênita está associada a óbito fetal, abortamento, prematuridade, baixo peso ao nascer e doença fetal disseminada. A maioria dos recém-nascidos é assintomática ao nascimento, podendo manifestar as sequelas em algum momento da vida, principalmente as oculares e neurológicas.[2]

Conduta

A conduta, como anteriormente discutido, variará de acordo com o resultado sorológico da paciente. Nos casos em que ambas as imunoglobulinas se apresentem positivas (IgM+ e IgG+), deve ser iniciada a espiramicina [3 g/dia, via oral (VO)] imediatamente, além do teste sorológico de avidez de IgG. Essa conduta deve ser mantida até o fim da gestação, caso não haja infecção fetal, visando reduzir a transmissão vertical e suas possíveis sequelas.[2] Após o resultado da avidez, caso tenha um resultado baixo, sugestivo de infecção recente, o esquema deve ser mantido até a 18ª semana de gestação, e o teste sorológico deve ser repetido após 2 a 3 semanas, com o intuito de rastrear uma possível elevação do título dos anticorpos.[4] Caso o feto se apresente com infecção evidenciada na amniocentese após a 18ª semana de gestação, o tratamento passa a ser um esquema tríplice, no qual se usam a pirimetamina (50 mg/dia, 2 comprimidos de 25 mg, 12/12 horas, VO), a sulfadiazina (3 g/dia, 2 comprimidos de 500 mg, 8/8 horas, VO), e o ácido folínico (15 mg/dia, 1 comprimido de 15 mg, VO), que durará até o fim da gestação, com o objetivo de reduzir a infecção placentária, diminuindo as chances de uma doença congênita no concepto.[1,2]

Caso a gestante se apresente com ambas as imunoglobulinas negativas, sendo suscetível à doença, a conduta realizada consiste na repetição trimestral do teste e orientações de profilaxia.[1]

E, por fim, se a gestante que se apresenta com o IgG positiva, característica da doença crônica, o acompanhamento fetal com a USG deve ser feito constantemente.[1]

Pontos importantes

- Atentar-se sempre para a região em que você se encontra atendendo, em virtude da variação da incidência da doença.[2]
- Sempre solicitar os testes sorológicos na primeira consulta de pré-natal, visando ao diagnóstico e ao acompanhamento precoce da patologia.[2]
- Se IgM positiva, solicitar IgA e IgE, uma vez que se ambas se apresentem positivas, é indicativo de infecção recente.[2]
- Caso a paciente se encontre suscetível (IgM e IgG negativas), orientá-la para a prevenção da doença e repetir o teste trimestralmente, atentando-se para a soroconversão.[3]
- Caso a paciente apresente a infecção aguda, iniciar o tratamento imediatamente com a espiramicina 3 mg/dia, VO, visando diminuir a transmissão vertical, e solicitar a avidez de IgG.[1]
- Repetir a sorologia em 2 a 3 semanas, caso o teste de avidez se encontre baixo e ambas as imunoglobulinas estejam positivas, com o intuito de investigar a elevação dos títulos dos anticorpos.[4]
- Monitorar o feto a partir da 18ª semana gestacional, atentando-se para uma possível infecção fetal e alterações morfológicas na USG.[2]
- No caso de infecção fetal evidenciada após 18ª de gestação, iniciar o esquema tríplice pirimetamina (50 mg/dia, 2 comprimidos de 25 mg, 12/12 horas, VO), sulfadiazina (3 g/dia, 2 comprimidos de 500 mg, 8/8 horas, VO), e o ácido folínico (15 mg/dia, 1 comprimido de 15 mg, VO), até o final da gestação.[2]
- Monitorar o feto com USG em caso de infecção crônica (IgG positiva com avidez alta).[2]

Referências bibliográficas

1. Martins-Costa SH, Ramos JGL, Magalhães JA, Passos EP, Freitas F. Rotinas em obstetrícia. 7. ed. Porto Alegre: Artmed; 2017.
2. Fernandes CE, Sá MFS. Tratado de ginecologia Febrasgo. Rio de Janeiro: Elsevier; 2019.
3. Brasil. Ministério da Saúde. Gestação de alto risco: manual técnico. 5. ed. Brasília: Ministério da Saúde; 2010.
4. Brasil. Ministério da Saúde. Protocolo de notificação e investigação: toxoplasmose gestacional. Brasília: Ministério da Saúde; 2018.

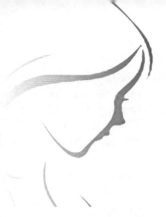

CASO 4

Síndromes Hipertensivas na Gestação

Isys Holanda Albuquerque de Vasconcelos
Maria Carolina Quinderé de Almeida Frota
Victória de Maria Pereira Rocha Santos

- **Orientadora:** Isolina Brito Dias
- **Instituição:** Centro Universitário Inta (Uninta)

 Caso clínico

V.T.S., gestante, 18 anos, G1P0A0, IG 34S [ultrassonografia (USG) 27 semanas e 4 dias]. Apresentou quadro de pico pressórico (170/130 mmHg) associado a dor em baixo ventre e na região epigástrica, quando procurou hospital de origem. Foram administradas quatro doses de hidralazina + sulfato de magnésio (ataque + manutenção) + dexametasona. Em seguida, foi encaminhada à maternidade de referência da região, dando entrada na emergência. Referiu cefaleia frontal de moderada intensidade e boa movimentação fetal, afirmando presença de epigastralgia de leve intensidade e negando perdas vaginais e/ou sintomas gripais. Apresentava pressão arterial (PA) de 160/120 mmHg. Foi internada para investigação e realização de exames, cujos resultados são descritos adiante.

- **Hipóteses diagnósticas:** pré-eclâmpsia, iminência de eclâmpsia, síndrome de HELLP.
- **Exames complementares:**
    - Ultrassonografia transvaginal (USGTV): feto único e cefálico, com dorso à esquerda, líquido normal com MBV (maior bolsão vertical) 3,55 cm, peso estimado 2.025 g (P 29,1) IP ar umbilical 0,90; placenta corporal posterior grau 1.

- Exames laboratoriais: Hb: 11,8 g/dL; Ht: 33,83%; LT: 13.110/mm^3; bastões: 8%; segmentados: 69%; proteinúria de fita: 3+/4+; plaquetas: 99.000/mm^3; TGO: 98 UI/L; TGP: 85 UI/L; bilirrubinas: 1,1 mg/dL; LDH: 85 UI/L; ureia sérica: 27 mg/dL; creatinina sérica: 0,9 mg/dL.
- Esfregaço de sangue periférico: múltiplos esquizócitos e células fragmentadas.

Continuação do caso clínico

Após os resultados de exames, foi evidenciada a presença de anemia hemolítica de significativa intensidade. Na evolução do segundo dia, a paciente apresentou melhora clínica com PA estabilizada, mas ainda relatando epigastralgia e cefaleia de leve intensidade.

Questões para orientar a discussão

- Qual a relevância clínica das síndromes hipertensivas específicas da gestação (SHEG) no Brasil?
- Quais os fatores de risco para desenvolvimento da SHEG?
- Qual a fisiopatologia mais aceita para as SHEG?
- Qual a tríade que fecha diagnóstico para síndrome de HELLP?
- Quais as repercussões maternas e fetais evidenciadas?
- Qual a conduta fundamental na terapia da síndrome de HELLP?
- Quais considerações devem ser feitas em paciente com síndrome de HELLP?

Discussão

As SHEG são uma das complicações mais frequentes na gestação.[1] Trata-se de um termo amplo, que engloba condições distintas, mas que, de forma genérica, se refere à hipertensão que se desenvolve durante a segunda metade da gestação.[2] Segundo dados de 2018, as SHEG são a maior causa de mortalidade materna no Brasil, principalmente em mulheres negras,[3] responsáveis pelo aumento de complicações obstétricas e pelo índice de cesarianas, variando de 55% a 85%, de acordo com o tipo e a gravidade da SHEG.[4]

É fato que não se sabe a real etiologia envolvida no desenvolvimento das SHEG, acredita-se que há várias alterações placentárias que, unidas, favorecem o surgimento das síndromes. A teoria mais aceita e falada tem como base a implantação anormal da placenta no leito uterino devido à ausência da segunda onda de invasão trofoblástica,[5] o que promove alterações vasculares no leito placentário, possibilitando espasmos arteriolar e sistêmicos que favorecem o surgimento de distúrbios hipertensivos. Embora não haja meios de prevenção adequados, os fatores de risco são conhecidos, como: primiparidade, gravidez múltipla, extremos de idade, trombofilias, obesidade, doenças do colágeno, doença renal crônica, raça negra, história familiar ou anterior de SHEG, troca de parceiro e nova gravidez.[5]

As apresentações clínicas mais relevantes são:
- Pré-eclâmpsia: refere-se ao aparecimento de hipertensão após 20 semanas de gestação em gestantes previamente normotensas, podendo cursar com edema e proteinúria associada.[2]

- Eclâmpsia: considerada uma forma grave, instalando-se pela irritabilidade do sistema nervoso, as crises convulsivas, geralmente, tônico-clônicas generalizadas, seguidas ou não de coma, em uma paciente com pré-eclâmpsia.[6]
- Síndrome de HELLP: a maior responsável pela morbimortalidade materna, uma vez que é a forma mais grave dos distúrbios hipertensivos.[3]

A síndrome de HELLP significa, de maneira geral, hemólise, elevação de enzimas hepáticas e plaquetopenia.[6] A hemólise é definida pela presença de anemia hemolítica microangiopática, sendo a alteração mais importante da tríade e podendo ser observada ao esfregaço de sangue periférico com presença de esquizócitos (evidenciando fragmentação eritrocitária) e outras células fragmentadas. A presença de elevação de enzimas hepáticas é percebida a partir dos exames laboratoriais gerais com aumento de bilirrubina (< 1,2 mg/dL, às custas de indireta), LDH (> 600 UI/L) e TGO (> 70 UI/L). A plaquetopenia é evidenciada a partir do hemograma completo com níveis menores que 100.000/mm^3.[5] As pacientes que não apresentam todos os critérios da tríade são diagnosticadas como síndrome de HELLP parcial, sendo efetivada a mesma conduta inicial. O quadro clínico pode ser evidenciado com sintomas presentes nas outras formas clínicas de síndromes hipertensivas, no entanto com a alterações significativas aos exames laboratoriais. Os sintomas são epigastralgia ou dor no quadrante superior direito, edema, hipertensão, proteinúria, náuseas e vômitos, cefaleia, alterações visuais e icterícia.[5]

A gestante pode apresentar coagulação intravascular disseminada (CIVD), edema pulmonar, trombose de carótida e acidente vascular encefálico. As complicações perinatais podem ser evidenciadas por prematuridade, crescimento intrauterino restrito ou descolamento prematuro de placenta.[2,3,5] Por isso, a conduta deve ser imediata, tendo como ação fundamental a interrupção da gestação.[5]

De maneira geral, deve haver a estabilização clínica materna e a interrupção gestacional, principalmente se maior que 34 semanas de idade gestacional.[5] A administração do sulfato de magnésio, em caso de síndrome de HELLP, deve ser evitada por via intramuscular, uma vez que há risco aumentado de hematoma. Ademais, pode-se fazer uso de glicocorticoide para atuar na maturação pulmonar fetal pensando na resolução gestacional iminente,[3] recomendando-se o uso de dexametasona na dose de 6 mg a cada 12 horas por 2 dias, ou betametasona 12 mg/dia por 2 dias para fetos até 34 semanas.[5]

Conduta

Como já citado, recomenda-se que haja estabilização clínica materna seguida da resolução gestacional.[3] Para pacientes com idade gestacional maior que 34 semanas, a resolução é imediata; já para gestantes com idade gestacional menor que 34 semanas, indica-se a tentativa de estabilização clínica com sulfato de magnésio, anti-hipertensivo (hidralazina, nifedipina) e internação em centro terciário.[5]

A estabilização clínica dá-se a partir da administração de anti-hipertensivo para tratamento agudo, sendo comumente utilizado (sempre que a pressão sistólica > 160 e/ou a diastólica > 110) a hidralazina [5 mg via intravenosa (IV), repetida em 15 a 20 minutos, até estabilização da PA], e o sulfato de magnésio para prevenir ou controlar convulsões, sendo administrados 4 g, IV, em 20 minutos, seguida de 1 a 2 g/hora, IV, até 24 horas após o parto,[3] devendo-se realizar seguimento com avaliação dos reflexos tendinosos profundos, da diurese e da respiração.[5]

A ação fundamental para evitar complicações e tratar a síndrome de HELLP consiste na interrupção da gestação.[3] Para pacientes com feto viável entre 26 e 34 semanas, como já citado, indica-se inicialmente a administração de glicocorticoide para atuar na maturação pulmonar fetal.[5] A interrupção gestacional pode ocorrer por parto vaginal ou cesariana. O parto vaginal é preferível, sobretudo, independentemente da idade gestacional, com feto viável e cefálico e em gestantes em trabalho de parto ou com presença de amniorrexe.[3] A cesariana é indicada em fetos menores que 30 semanas com colo desfavorável, na presença de restrição de crescimento intrauterino e/ou oligodrâmnio.[5]

A transfusão de plaquetas é indicada durante o parto vaginal, quando seus níveis forem inferiores a 10.000/mm^3 e durante a indução anestésica, em caso de cesariana, visando à sua elevação para 50.000/mm^3.[5]

Pontos importantes

- As SHEG representam uma das complicações mais frequentes da gestação, sendo a maior causa de mortalidade materna no Brasil.[1,3]
- A teoria mais aceita para a fisiopatologia tem como base a implantação anormal da placenta no leito uterino pela ausência da segunda onda de invasão trofoblástica.[5]
- Os fatores de risco são conhecidos, entre eles primiparidade, gravidez múltipla, extremos de idade, trombofilias, obesidade, doenças do colágeno, doença renal crônica, raça negra, história familiar ou anterior de SHEG, troca de parceiro e nova gravidez.[5]
- A síndrome de HELLP tem uma tríade conhecida: anemia hemolítica, elevação das enzimas hepáticas e plaquetopenia. Se as pacientes não apresentarem todos os critérios da tríade, são diagnosticadas como com síndrome de HELLP parcial, sendo efetivada a mesma conduta inicial.[5,6]
- O quadro clínico é composto por sintomas gerais, como epigastralgia ou dor no quadrante superior direito, edema, hipertensão, proteinúria, náuseas e vômitos, cefaleia, alterações visuais e icterícia.[5]
- A gestante pode apresentar coagulação intravascular disseminada (CIVD), edema pulmonar, trombose de carótida e acidente vascular encefálico.[2,3,5]
- As complicações perinatais podem ser evidenciadas por prematuridade, crescimento intrauterino restrito ou descolamento prematuro de placenta.[2,3,5]
- Para pacientes com idade gestacional maior que 34 semanas, a resolução é imediata, enquanto, para gestantes com idade gestacional menor que 34 semanas, indica-se a tentativa de estabilização clínica com sulfato de magnésio, anti-hipertensivo (hidralazina, nifedipina) e internação em centro terciário.[5]

Referências bibliográficas

1. Kahhale S, Francisco RPV, Zugaib M. Pré-eclâmpsia. Revista de Medicina (São Paulo). 2018; 97(2):226-34.
2. Silva JMP, Fonseca SC, Dias MAB, Izzo AS, Teixeira GP, Belfort PP, et al. Concepts, prevalence and characteristics of severe maternal morbidity and near miss in Brazil: a systematic review. Revista Brasileira de Saúde Materno Infantil. 2018; 18(1):7-35.
3. Montenegro CAB, Rezende Filho J. Rezende obstetrícia. 13. ed. Rio de Janeiro: Guanabara Koogan; 2017.
4. Brito KK, Moura JRP, Sousa MJ, Brito JV, Oliveira SHS, Soares MJGO. The prevalence of hypertensive syndromes particular of pregnancy (GHS). Revista de Pesquisa Cuidad Fundam Care [online]. 2015. jul./set.; 7(3):2717-25.

5. Zugaib M. Zugaib obstetrícia. 3. ed. Barueri: Manole; 2016.
6. Caires TLG, Souza MM, Ramos SF, Leite LBV, Matos SCN, Santos MHRS. Integrative review on gestacional hypertensive syndrome: Theoretical tool as a guide for practical activity of nurising students. Revista Expressa Extensão. 2020; 25(1):91-106.

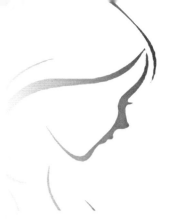

CASO 5

Rotura Prematura das Membranas Ovulares

Isys Holanda Albuquerque de Vasconcelos
Maria Carolina Quinderé de Almeida Frota
Victória de Maria Pereira Rocha Santos

- **Orientadora:** Eveline Valeriano Moura Linhares
- **Instituição:** Centro Universitário Inta (Uninta)

 Caso clínico

P.J.I., sexo feminino, 15 anos, casada, G1P0A0, em situação de vulnerabilidade social, mãe usuária de droga e pai alcoólatra. Dá entrada na emergência obstétrica, no curso de 32 semanas pela ultrassonografia (USG) obstétrica de 1º trimestre, apresentando queixa de disúria e corrimento genital de odor fétido que piora durante relação sexual. Ao exame físico, evidenciou-se pressão arterial 80/40 mmHg, frequência cardíaca (FC) de 125 bpm, temperatura axilar de 38,5°C, batimentos cardíacos fetais (BCF) de 168 bpm. Foi realizada expansão volêmica na primeira hora e, após estabilização, exame especular, sendo observado corrimento purulento em abundância, colo uterino hiperemiado e friável à manipulação. Pelos achados mencionados, optou-se por internação, sendo solicitados exames laboratoriais e USG obstétrica.

- **Hipóteses diagnósticas:** infecção do trato urinário (ITU), amniorrexe, corioamnionite.
- **Exames complementares:**
  - Exames laboratoriais: Hb 14 g/dL; Ht 34,2%; leucócitos 16..230 mm³; bastões 1%; segmentados 67%; PCR 300 mg/L; ureia sérica 27 mg/dL; creatinina sérica 0,6 mg/dL; sumário de urina: ausentes (glicose, bilirrubina, cetona); hemoglobina: +; proteínas: +; urobilinogênio: normal; nitrito: presente; pH: 6,0; densidade: 1,015. Sedimentoscopia:

células epiteliais escamosas: 5/µL; bactérias: 500/µL; hemácias: 0/µL; leucócitos: 9/µL; leveduras: ausente; tricomonas: ausente; muco: presente; cristais: ausente.
- USG obstétrica: feto vivo, único, longitudinal, pélvico, dorso à esquerda, genitália feminina, placenta corporal anterior de implantação normal grau 1, sem áreas de descolamento; índice de líquido amniótico (ILA) normal; maior bolsão vertical de 4,6 cm; índice de pulsatilidade da artéria umbilical 1,85 (percentil 0,96); idade gestacional (IG) 32s4d ± 0,5 semanas; peso 1.843,81 g.

Continuação do caso clínico

No dia seguinte, apresentou estado geral regular, levemente desorientada no tempo e espaço, Glasgow 13, com resposta verbal confusa e abertura ocular à voz. Estava normocorada, acianótica, anictérica, febril (38,6°C), taquicárdica (FC = 103 bpm). Na avaliação dos exames laboratoriais, foi evidenciada a presença de infecção urinária e leucocitose (leucócitos totais = 16.230 mm^3), sendo prescrita ceftriaxona 2 g, 24/24 horas, via endovenosa (EV). Evoluiu com perda de líquido amniótico, em moderada quantidade, de odor característico e associado a dor pélvica do tipo cólica, com contrações esparsas ao longo do dia e redução da movimentação fetal. Foi realizada cardiotocografia, evidenciando padrão de taquicardia fetal.

Optou-se por conduta ativa apesar da prematuridade, e, após o nascimento, o recém-nascido foi encaminhando para cuidados intensivos.

Foi ampliado o esquema de antibioticoterapia com ampicilina (2 g a cada 6 horas) + gentamicina (1,5 mg/kg a cada 8 horas) + metronidazol (500 mg a cada 8 horas), após o clampeamento do cordão umbilical. A antibioticoterapia foi mantida até 48 horas após o último episódio de febre.

A paciente recebeu alta após 7 dias de internamento, e o recém-nascido evoluiu satisfatoriamente.

Questões para orientar a discussão

- Quais etiologias devem ser consideradas em casos de rotura prematura de membranas ovulares (RPMO)?
- Qual a abordagem de gestantes diagnosticadas com RPMO?
- Como evidenciar corioamnionite e qual a importância da sua pesquisa?
- Prescrição de tocólise e corticoterapia para maturação pulmonar são pertinentes em casos de RPMO?
- Há contraindicações para a via de parto vaginal? Há uma via de parto mais indicada?
- Qual o plano de cuidados após a escolha de conduta ativa?

Discussão

A amniorrexe ou RPMO é definida como a rotura espontânea das membranas amnióticas, comprovadamente antes do início do trabalho de parto, independentemente da idade gestacional, ocorrendo na gestação a termo (> 37 semanas) ou pré-termo (< 37 semanas).[1] A etiologia pode ser dividida em espontânea ou iatrogênica.[1]

No Brasil, devido à baixa prevalência dos procedimentos invasivos, a RPMO espontânea é mais frequente, ocorrendo em cerca de 8% de todas as gestações e sendo associada a um terço de todos os partos prematuros.[2] A etiologia espontânea é causada por fatores complexos e multifatoriais,[3] como: presença de fatores mecânicos, alteração da integridade cervical, alteração da oxigenação tecidual em decorrência do tabagismo e diminuição da atividade imunológica bactericida do líquido amniótico.[2]

Evidencia-se que, independentemente da causa, esses fatores estão relacionados principalmente à infecção ascendente vaginal,[1] tendo como principais agentes o *Streptococcus* do grupo B, *Gardnerella vaginalis*, *Neisseria gonorrhoeae*, *Escherichia coli*, *Bacteroides* spp., *Peptoestreptococcus* spp. e *Enterococcus* spp. A presença desses agentes determinaria a produção de colagenases e proteases, provocando alterações na estrutura da membrana, favorecendo, assim, sua rotura.[4]

Embora a principal causa seja a presença de agentes infecciosos no trato geniturinário, a via de parto preconizada é a vaginal, em razão da menor morbidade materna associada.[2] A via abdominal (cesariana) representa uma escolha apenas quando há RPMO com contraindicação materna ou fetal à indução.[4]

A presença de RPMO pode contribuir para complicações maternas ou fetais. Entre as complicações maternas, a corioamnionite (70% dos casos), endometrite e bacteremia são as mais frequentes.[2] A sepse materna é considerada rara pela pronta intervenção obstétrica.[4] Entre as complicações fetais/neonatais, a principal é a prematuridade.[3]

Diante de suspeita de perda de líquido amniótico, a avaliação da gestante deve iniciar pela determinação da idade gestacional (calculada pela data da última menstruação e USG obstétrica mais precoce); exame físico (buscando flagrar a saída de líquido pelo orifício externo do colo do útero e afastar sinais de corioamnionite); avaliação da vitalidade fetal (realizada por meio da cardiotocografia e USG obstétrica); e hospitalização – a internação é feita independentemente da viabilidade fetal, no entanto, em alguns lugares, considera-se a medida expectante em ambiente domiciliar a depender de alguns critérios, como: paciente confiável e intelectualmente capaz de seguir as orientações, facilidade de transporte, residência próxima ao hospital, permanência hospitalar por pelo menos 72 horas a partir do diagnóstico, monitoramento dos movimentos fetais três vezes ao dia, possibilidade de realizar ambulatorialmente avaliação da vitalidade fetal e hemograma entre 2 e 3 vezes por semana, realização de USG semanal, apresentação cefálica, ausência de suspeita de corioamnionite, índice de líquido amniótico > 8,0 cm.[4]

A avaliação da presença de corioamnionite é de fundamental importância para casos de RPMO, pois, após o diagnóstico de infecção, a conduta é resolutiva, independentemente da IG.[1] Afastando outros focos de infecção, o diagnóstico de corioamnionite se baseia na presença de um critério maior (febre ≥ 37,8°C) ou, pelo menos, dois critérios menores, como taquicardia materna (FC > 100 bpm), taquicardia fetal (FC > 160 bpm), útero irritável com presença de contrações irregulares, saída de secreção purulenta, leucocitose, diminuição abrupta da quantidade de líquido amniótico, diminuição ou ausência de movimentos fetais e aumento maior que 20% da proteína C-reativa.[4]

Existem alguns fatores de risco que aumentam a chance de corioamnionite e devem ser considerados na avaliação inicial da paciente:[3] número de exames vaginais durante o trabalho de parto (sendo fator de risco quando há relato de seis ou mais), duração maior que 12 horas do trabalho de parto, RPMO há mais de 24 horas, colonização materna por *Streptococcus* do grupo B e presença de líquido amniótico meconial.[3,4]

Diante do diagnóstico de RPMO, deve-se internar a gestante,[1] preconizando-se as condutas citadas. A corticoterapia é uma conduta bem-aceita e quase universal, considerada somente na prematuridade e devendo ser bem indicada, com o intuito de evitar maiores riscos materno e fetal, podendo mascarar um quadro inicial de corioamnionite.[1]

Conduta

A abordagem da amniorrexe anteparto baseia-se na confirmação da IG, na investigação da presença de corioamnionite e na avaliação da vitalidade fetal.[1] Diante da normalidade dos dois últimos, adota-se a conduta expectante associada à antibioticoprofilaxia com prevenção para estreptococo do grupo B para IG abaixo de 36 semanas com penicilina G cristalina em dose de ataque de 5 milhões de UI por via intravenosa (IV) e, depois, 2,5 milhões de UI (IV) a cada 4 horas, mantida por 48 h ou podendo ser interrompida antes se a cultura for negativa; no caso de alergia a penicilina, pode-se usar a clindamicina 900 mg de 8 em 8 horas, IV. Entre 24 e 36 semanas, preconiza-se a conduta conservadora com realização de antibioticoterapia por 7 dias e corticoterapia por 48 horas. E, em qualquer alteração de vitalidade ou sinais de infecção, seguir conduta ativa com neuroproteção (sulfato de magnésio), se necessário. Além disso, conduta ativa após as 36 semanas, sendo nesse caso necessária antibioticoprofilaxia apenas se rotura anteparto de membranas superior a 18 horas.[4] No entanto, alguns serviços preconizam o seguimento seguro da gestação até as 37 semanas, para, então, resolvê-la.[1]

Como já citado, em casos de corioamnionite, a conduta é iminentemente ativa independentemente da IG.[1] Há dois esquemas para antibioticoterapia, dependendo da disponibilidade do serviço. O primeiro esquema é iniciado com ampicilina (2 g a cada 6 horas) associada à gentamicina (1,5 mg/kg a cada 8 horas), IV, a partir do momento do diagnóstico, adicionando o metronidazol (500 mg a cada 8 horas, IV) para cobertura de agentes anaeróbios, após o clampeamento do cordão umbilical. No segundo esquema, associa-se clindamicina (900 mg a cada 8 horas) e gentamicina (dose habitual relatada), IV.[4] Faz-se necessário manter a terapia até 48 horas do último episódio de febre.[3] Na conduta ativa, dá-se preferência à via vaginal.[4]

Pontos importantes

- A RPMO é definida como rotura espontânea anteparto de membrana coriônica e amniótica antes do início do trabalho de parto, independentemente da IG.[1]
- A RPMO espontânea é a principal etiologia do Brasil, sendo a infecção do trato genital e urinário importante fator associado.[2]
- A principal complicação materna é a corioamnionite, enquanto a neonatal é a prematuridade e suas consequências.[2]
- A abordagem obstétrica deve contemplar a confirmação do diagnóstico, a determinação da IG, internação hospitalar, pesquisa de corioamnionite e avaliação da vitalidade fetal.[4]
- A presença de corioamnionite dá-se a partir de um critério maior, como a febre, ou dois critérios menores, como taquicardia materna ou fetal, útero irritável, saída de secreção purulenta, leucocitose, diminuição abrupta da quantidade de líquido, diminuição ou ausência dos batimentos fetais e aumento maior que 20% da proteína C-reativa.[4]
- A hospitalização deve ocorrer em todos os casos, independentemente da viabilidade fetal. Pode ser feita uma medida expectante em ambiente domiciliar a depender de alguns critérios, como: paciente confiável e intelectualmente capaz de seguir as orientações, facilidade

de transporte, residência próxima ao hospital, permanência hospitalar por pelo menos 72 horas a partir do diagnóstico, monitoramento dos movimentos fetais três vezes ao dia, possibilidade de realizar ambulatorialmente avaliação da vitalidade fetal e hemograma entre 2 e 3 vezes por semana, realização de USG semanal, apresentação cefálica, ausência de suspeita de corioamnionite, índice de líquido amniótico > 8,0 cm.[4]

- A corticoterapia deve ser realizada apenas em IG menor que 32 semanas e somente quando afastada a presença de corioamnionite.[1]
- A conduta é expectante em gestações menores que 36 semanas. Conduta ativa em pacientes com mais de 36 semanas e/ou corioamnionite.[4]
- Antibioticoterapia deve ser aplicada em casos de corioamnionite.[4]
- Antibioticoprofilaxia deve ser aplicada em RPMO com período de latência maior que 18 horas.[4]
- A via obstétrica preferencial para conduta ativa é a via vaginal.[2]

Referências bibliográficas

1. Linhares E. Diretrizes clínicas em obstetrícia. Sobral: Sobral; 2020.
2. Silva SMM da, Mattos LCG, Macedo LF, Araújo TS, Silva SMM, Mattos LCG, et al. Morbidade e mortalidade perinatal em gestações que cursaram com amniorrexe prematura em maternidade pública do Norte do Brasil. Revista Brasileira de Ginecologia e Obstetrícia. 2014; 36(10):442-8.
3. Montenegro CAB, Rezende Filho J. Rezende Obstetrícia. 13. ed. Rio de Janeiro: Guanabara Koogan; 2017.
4. Zugaib Marcelo. Obstetrícia. 3. ed. Barueri: Manole; 2016.

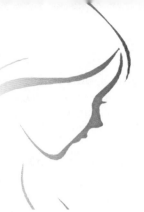

CASO 6

Intercorrências no Parto

Inara Araújo Leandro
Laura Denise Barros Coutinho
Beatriz Rocha Alves do Nascimento

- **Orientadora:** Liana Gonçalves Aragão Rocha
- **Instituição:** Centro Universitário Inta (Uninta)

 ## Caso clínico

Paciente do sexo feminino, 25 anos, casada, G1P0A0, idade gestacional (IG): 39 semanas, procura atendimento médico relatando dor em baixo ventre associada a perda de líquido claro há cerca de 1 hora. Nega disúria, sangramento e outros sintomas. Relata diagnóstico de diabetes gestacional; quando da observação da caderneta da gestante, evidenciado: TS/fator Rh A positivo, VDRL não reagente, HIV não reagente, toxoplasmose IgG e IgM negativas, glicemia de jejum 112 mg/dL. Nega outras comorbidades e intercorrências na gestação. Em uso de sulfato ferroso. Ao exame físico: bom estado geral, hidratada, normocorada, acianótica, afebril, anictérica, orientada no tempo e espaço. Pressão arterial sistêmica 120/70 mmHg. Frequência respiratória: 20 irpm. Frequência cardíaca: 90 bpm. Peso atual: 79 kg (peso no início da gestação: 59 kg). Movimentos fetais presentes e batimentos cardíacos fetais de 139 bpm. Manobra de Leopold: posição longitudinal, dorso à direita, apresentação cefálica. Toque vaginal: dilatação do colo uterino 5 cm e esvaecimento 50% (colo intermediário, pérvio 5 cm, cefálico, BI, esvaecido 50%, plano de DeLee −2), dinâmica uterina presente e efetiva. Iniciou-se o acompanhamento do parto por via vaginal e (foi aberto o partograma, sendo identificada uma dilatação lenta por volta de 8 cm com necessidade de condução do parto com verticalização e ocitocina. Bem-estar materno e fetal estavam preservados). No período expulsivo, após o desprendimento do polo cefálico, observou-se a sua retração contra o períneo, não havendo progressão para a liberação do corpo fetal em um tempo maior que 60 segundos.

- **Hipótese diagnóstica:** distocia de ombro.

Questões para orientar a discussão

- O que ocorreu durante o trabalho de parto da paciente?
- Há fatores de riscos associados a essa emergência obstétrica?
- Quais as condutas que devem ser realizadas? Há um tempo máximo indicado para a resolução dessa intercorrência?
- Quais são as possíveis sequelas maternas e neonatais?
- Quando se torna necessária a alteração da via de parto?

Discussão

Considerada uma emergência obstétrica, a distocia de ombro (DO) ganhou destaque devido à sua imprevisibilidade, exigindo protocolos de atuação a fim de estabelecer uma sequência-padrão de manejo para diminuir a morbimortalidade materno-fetal e agilizar a extração do concepto, mantendo o bem-estar do binômio mãe-filho. Define-se, de acordo com os Colégios Americano e Britânico de Obstetrícia e Ginecologia, como o parto que necessita de manobras obstétricas adicionais, quando não há a liberação dos ombros após a tração da cabeça fetal. Alguns autores, por sua vez, descrevem como a ocorrência da impactação óssea do diâmetro biacromial fetal entre o púbis e o promontório sacral materno. Trata-se de uma das emergências obstétricas mais temidas e inesperadas do parto.[1-3]

Por ter mais de um critério em sua definição, além de ser um evento aleatório, a sua incidência é amplamente variável. Algumas condições também são responsáveis por essa variação, como em partos em que foram usados fórceps. Há também uma associação com o peso fetal, variando entre 0,6% e 1,4% em bebês pesando menos de 2.500 g e entre 5% e 9% em bebês com mais de 4.000 g.[1,3,5]

Segundo a Febrasgo (2017), cerca de 50% dos casos ocorrem em recém-nascidos com peso normal para a idade gestacional, e em 70% a 90% dos demais casos não há fator de risco identificável. Porém, são fatores de risco para sua ocorrência a macrossomia fetal (ocorre quando a estimativa do peso fetal ≥ 4.000 kg), diabetes materno descompensado (prévio ou gestacional, o descontrole glicêmico proporciona hipertrofia e hiperplasia muscular fetal, aumentando o índice biacromial/biparietal devido à resposta desigual dos tecidos do feto à insulina), primeiro e/ou segundo períodos do trabalho de parto prolongados, parto induzido ou instrumentalizado (seja com fórceps ou vácuo extrator, incidência de 39% a 58%), gestação prolongada (permite um maior crescimento biacromial), multiparidade, trabalho de parto precipitado, distocia de ombro em parto anterior, além de obesidade materna e ganho de peso excessivo durante o pré-natal. O risco de recorrência tem grande variação, de 1,1% a 16,7%, podendo ser subestimado, já que, em alguns casos de pacientes com histórico prévio de DO, os obstetras em decisão conjunta com as mães optam por cesarianas eletivas. Obesidade materna e ganho de peso excessivo durante o pré-natal, apesar de estar associado a um aumento da incidência de DO, não se configura como risco isolado. Observa-se que o parto instrumental, o uso de ocitocina e a restrição da mulher ao leito na fase ativa do trabalho de parto parecem associar-se a dificuldades de acomodação de partes fetais na pelve materna, levando à possibilidade de DO.[7]

O diagnóstico da DO é dado quando o desprendimento cefálico ocorreu sem a progressão para desprendimento do diâmetro biacromial, após 60 segundos, podendo ser observado o sinal da tartaruga (visualização da retração da cabeça fetal contra o períneo materno durante contrações).[4-6] Mesmo após a correta realização das manobras, podem ocorrer complicações maternas e fetais. Entre as alterações maternas mais comuns, cita-se a hemorragia pós-parto decorrente da atonia/hipotonia uterina ou de rotura uterina e até mesmo das próprias lesões no trajeto do parto, com destaque para os traumas e as lacerações perineais,[1-3] a diástase da sínfise púbica e a neuropatia femoral transitória, que podem ser consequência da realização da manobra de McRoberts.[4] Já nos neonatos, as lesões mais frequentes são lesão de plexo braquial (a mais comum), fratura de clavícula e fratura de úmero.[1] Entretanto, uma complicação extremamente temida e que deve ser recordada é a hipoxia fetal, secundária à compressão do pescoço fetal, congestão venosa central ou compressão do cordão umbilical, que, se não resolvida, pode resultar em encefalopatia hipóxico-isquêmica ou até mesmo em óbito neonatal.[1-3]

Conduta

Na ocorrência de DO, é muito importante manter a calma e informar adequadamente a ocorrência para a gestante. Primeiro, deve-se solicitar a assistência de uma equipe qualificada com obstetra experiente, anestesista e neonatologista, realizando-se a episiotomia com o objetivo de facilitar certas manobras, feitas o mais rapidamente possível para evitar complicações e o óbito fetal. O registro detalhado e adequado dos eventos não deve ser esquecido, sendo extremamente importante.[3,7]

Logo, a correção da distocia se baseia no aumento do diâmetro anteroposterior da pelve materna, diminuição do diâmetro biacromial do feto e alteração das relações entre a pelve materna e o biacromial fetal. Devem ser feitas a rotação externa da apresentação fetal e a tração do polo cefálico com cuidado e firmeza, mantendo os parietais sob as palmas das mãos. Realizar a manobra de McRoberts, seja com o aumento do agachamento, seja com a hiperextensão das coxas sobre o abdome, juntamente com a pressão suprapúbica (manobra de Rubin I) por 30 segundos de forma contínua na diagonal, na tentativa de aduzir o ombro anterior. Sem sucesso, manter a manobra por mais 30 segundos em pulsos. Colocar a parturiente em quatro apoios (manobra de Gaskin) e repetir a manobra de tração do polo cefálico para desprendimento, dessa vez pelo ombro posterior. Caso não se resolva, com a parturiente ainda em quatro apoios, pode-se solicitar que ela eleve e dobre o joelho do lado do dorso fetal, em posição de início de corrida.[4,6,7]

Manobras internas devem ser feitas sempre das menos invasivas para as mais invasivas. Inicia-se com a colocação dos dedos indicador e médio sobre a escápula posterior fetal, empurrando-o com o biacromial no diâmetro anteroposterior para um diâmetro oblíquo, com leve tração da cabeça para desprendimento (Rubin II). Se permanecer, os dedos sobre a escápula devem ser mantidos, e os dedos indicador e médio do assistente devem posicionar-se sobre a clavícula anteriormente, repetindo a tentativa de rotação para o mesmo ângulo (Woods). Ainda sem sucesso, os dedos colocados sobre a escápula fetal precisam mover-se anteriormente para a clavícula ipsilateral, e os dedos sobre a clavícula posterior deslizar para a escápula também posterior, realizando a rotação no sentido contrário, para o próximo oblíquo (parafuso). A retirada do ombro posterior (manobra de Jacquemier) pode ser realizada com a parturiente em Gaskin ou em posição de litotomia. A mão fetal deve ser tracionada delicadamente passando pelo ventre e pela face fetal. Para essa manobra, um *sling* axilar pode ser necessário, com auxílio de uma sonda vesical.[7]

Em raros casos, nenhuma dessas medidas será suficiente para o desprendimento fetal, exigindo-se a realização de medidas de resgate, como a fratura de uma ou de ambas as clavículas fetais, a cesariana para resolução da distocia e a manobra de Zavanelli, na qual é recolocada a cabeça fetal dentro do útero com seguinte encaminhamento para a cesariana.[7]

Pontos importantes

- Define-se DO quando o intervalo de tempo entre a exteriorização da cabeça e dos ombros fetais é superior a 60 segundos e/ou quando há necessidade de recorrer a manobras obstétricas auxiliares para liberação dos ombros.[1]
- A incidência é variável, estando relacionada, principalmente, ao peso fetal e a períodos prolongados do trabalho de parto.[1]
- Alguns fatores de risco antes do trabalho de parto e/ou intraparto influenciam na ocorrência de DO, ressaltando-se a macrossomia fetal e os partos vaginais instrumentados.[2]
- A complicação materna mais comumente relacionada com DO é a hemorragia pós-parto. A complicação neonatal, por sua vez, decorre da lesão de plexo braquial.[1-3]
- Cerca de 10% dos casos de DO resultam em lesão permanente do plexo braquial.[1]
- A DO constitui uma emergência obstétrica, com realização imediata das manobras.[4]

Referências bibliográficas

1. Marques J, Reynalds A. Distocia de ombros: uma emergência obstétrica. Acta Med Port. 2011; 24(4):613-20.
2. Texeira A, Gontijo D, Tinano F, Zille G, Correa J, Caixeta L, et al. Distocia de ombro. Rev Med Minas Gerais. 2012; 22(5):35-9.
3. Dahlke J, Bhalwal A, Chauhan S. Obstetric emergencie: shoulder dystocia and postpartum hemorrhage. Obstet Gynecol North Am. 2017; 44(2):231-43.
4. Febrasgo. Tratado de obstetrícia. Rio de Janeiro: Elsevier; 2019.
5. Montenegro C. Rezende Obstetrícia. 13. ed. Rio de Janeiro: Guanabara Koogan; 2017.
6. Zugaib M. Obstetrícia. 3. ed. Barueri: Manole; 2016.
7. Nunes RD, Knobel R, Magalhães C, Polido C, Kat L. Distocia de ombro [publicação online]. Febrasgo – dezembro de 2017. Disponível em: https://www.febrasgo.org.br/pt/noticias/item/259-distocia-de-ombro. Acesso em: 31 ago. 2020.

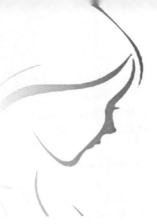

CASO 7

HIV e Gestação

Inara Araújo Leandro
Laura Denise Barros Coutinho
Beatriz Rocha Alves do Nascimento

- **Orientadora:** Renata Nogueira Andrade
- **Instituição:** Centro Universitário Inta (Uninta)

 Caso clínico

Casal heterossexual sorodiscordante comparece ao consultório ginecológico com o objetivo de planejar gestação. A mulher, 33 anos, é nuligesta e soropositiva para HIV há 3 anos. Está em uso regular de terapia antirretroviral (TARV), com o esquema: lamivudina + tenofovir + dolutegravir. Nega doenças oportunistas, comorbidades e internações prévias. No momento, sem queixas. Traz calendário vacinal do adulto atualizado. Ao exame: estado geral bom, eupneica, afebril, anictérica, acianótica, normocorada e hidratada. Pressão arterial 120/70 mmHg e frequência cardíaca de 75 bpm. Ausculta cardíaca com ritmo cardíaco regular em dois tempos, bulhas normofonéticas, sem sopros. Ausculta pulmonar sem estertores pulmonares ou creptações. À inspeção da cavidade oral, não foi observada nenhuma alteração e não apresenta linfonodos palpáveis. Ao exame ginecológico, não foram evidenciadas lesões ou úlceras genitais. Presença de rugosidades nas paredes vaginais e ausência de lesões exofíticas. Colo uterino sem ectopias e presença de secreção vaginal fisiológica.

- **Hipótese diagnóstica:** conduta gestacional de paciente diagnosticada com HIV.
- **Exames complementares:** hemoglobina: 12,4 g/dL; hematócrito 36,7%; leucócitos 5.300/mm^3; plaquetas: 200.000/mm^3; CD4 900 células/mm^3; carga viral (CV) indetectável.

Questões para orientar a discussão

- Diante do caso, quais são as opções de reprodução humana para esse casal?
- Quais critérios devem ser respeitados para que o casal sorodiscordante possa planejar uma concepção natural? E quais orientações devem ser dadas ao casal?
- Qual a conduta com relação ao esquema retroviral da paciente durante o período pré-concepcional e durante a gestação?
- Qual a via de parto mais adequada para o caso?

Discussão

O vírus da imunodeficiência humana é um vírus com genoma RNA, da família *Retroviridae* e da subfamília *Lentivirus*, que tem como principal via de transmissão a sexual.[1] Desse modo, o planejamento reprodutivo para concepção em pessoas que vivem com HIV (PVHIV) é de extrema importância para a redução do risco de contaminação dos parceiros sexuais negativos e da transmissão vertical. Uma boa adesão à TARV, com manutenção da carga viral (CV) indetectável, associada à ausência de infecções sexualmente transmissíveis (IST), praticamente elimina a possibilidade de transmissão sexual do vírus HIV. Em concepções planejadas, com o correto seguimento durante o pré-natal, o parto e o período do pós-parto, o risco de transmissão vertical e neonatal do HIV é menor que 2%.[2,3]

Casais sorodiscordantes, independentemente de qual parceiro seja HIV positivo, podem se reproduzir pela concepção natural durante o período fértil, desde que sejam respeitados os seguintes requisitos:[2] PVHIV em uso de TARV adequadamente; CV indetectável (abaixo de 50 cópias/mL) documentada nos últimos 6 meses; CD4 estável e maior que 350 células/mm³; ausência de coinfecções e doenças oportunistas ativas; ausência de doenças sexualmente transmissíveis em ambos os parceiros; ausência de práticas sexuais de risco; ausência de práticas sexuais com terceiros.[2,3]

Para casais sorodiscordantes que desejam gestar, é preciso considerar diferentes cenários para a indicação do método de reprodução humana:

- Cenário 1 – mulher HIV positiva e parceiro sexual HIV negativo: nessa situação, o grande objetivo na escolha do método de reprodução consiste em reduzir o risco de contaminação do parceiro soronegativo. A autoinseminação vaginal programada é uma excelente opção para esse tipo de casal, compreendendo em um procedimento barato, eficaz e que pode ser realizado pela própria mulher. Esse método deve ser realizado durante o período fértil, após relação sexual com uso de preservativo em todo o coito, sem espermicida. O sêmen ejaculado deve ser imediatamente coletado com uma seringa sem agulha diretamente do preservativo e, em seguida, introduzido no fundo vaginal. É recomendado que, após o procedimento, a mulher se mantenha deitada por cerca de 30 minutos. Para maiores chances de fecundação, a autoinseminação deve ser repetida a cada 2 dias durante o período fértil e mantida por até 36 meses em casais em que não foi identificada infertilidade.[2] A taxa de sucesso para a autoinseminação em 36 meses é de cerca de 55%.[5] Para casais que desejam gestar mais rapidamente e com melhores taxas de sucesso, os métodos de reprodução humana assistida representa uma opção, considerando sempre as condições econômicas do casal, visto que são de alto custo.[6]

- Cenário 2 – mulher HIV negativa e parceiro sexual HIV positivo: nessa situação, o objetivo na escolha do método de reprodução consiste em reduzir o risco de contaminação da mulher. Para casais sorodiferentes em que a mulher é negativa para o HIV, há recomendação com alta evidência científica para uso da profilaxia pré-exposição (PrEP), que deve ser iniciada pelo menos 20 dias antes da relação vaginal ou iniciada em conjunto com o primeiro dia da menstruação. Sua indicação deve se basear na carga viral e no perfil do parceiro soropositivo em relação a sua adesão à TARV, na ausência de outras IST e na realização de práticas sexuais de risco. Ademais, durante o planejamento, deve sempre ser destacada a autonomia do parceiro soronegativo quanto à sua prática sexual.[2]

Com relação à escolha da TARV adequada, o esquema inicial preferencial nas gestantes em início de tratamento deve ser a associação de dois inibidores da transcriptase reversa nucleotídico (ITRN) associados a um inibidor da integrase (INI), ficando, portanto, tenofovir (TDF)/lamivudina (3TC) + raltegravir (RAL). A combinação de TDF/3TC representa a escolha inicial nas gestantes infectadas pelo HIV, pois tem uma posologia mais fácil, o que facilita a adesão, além de bons parâmetros de toxicidade hematológica.[1,2] Já o RAL é o antirretroviral da classe dos INI mais estudado na população de mulheres grávidas, sendo o INI de escolha para gestantes em início de TARV por ter menos interações medicamentosas, boa barreira genética, bem como eficácia em reduzir rapidamente a carga viral.[1,2]

Aquelas gestantes em uso prévio de TARV, mas com carga viral detectável, deverão ser avaliadas sobre a adesão à terapêutica adotada e a respeito de possíveis interações medicamentosas. Além disso, deve-se solicitar exame de genotipagem para que se possa ajustar os antirretrovirais de acordo com o padrão de sensibilidade do vírus. Em gestantes, a carga viral acima de 500 cópias/mL já é critério para solicitação de genotipagem.[1,2]

Conduta

Alguns pontos importantes devem ser abordados com o casal, como esclarecer os riscos de transmissão vertical e horizontal do HIV, avaliar a fertilidade do casal, a idade e o período fértil da mulher, além de orientar sobre as técnicas de concepção adequadas.[2]

Nos casos em que os parceiros são sorodiscordantes e a mulher é HIV-positiva, a autoinseminação vaginal programada representa a opção de escolha, como foi abordado na discussão. Após o sucesso da concepção, a gestante deve seguir em acompanhamento pré-natal de alto risco. A quantidade mínima de consultas para um adequado acompanhamento pré-natal deve ser de seis, sendo a primeira realizada no primeiro trimestre.[2,4]

Nessas situações, os exames a serem realizados devem ser os mesmos do pré-natal habitual, somados a: contagem de LT-CD4 na primeira consulta e na 34ª semana; CV-HIV na primeira consulta, após 2 a 4 semanas da modificação da TARV e na 34ª semana; prova de função hepática na primeira consulta e manter rotineiramente; prova de função renal inicialmente e no 2º trimestre; genotipagem; prova tuberculínica ou PPD (derivado proteico purificado) na primeira consulta – em caso de gestante sem história prévia e assintomática para tuberculose; citopatológico do colo do útero na primeira consulta; *swab* vaginal e anal para detecção de estreptococo do grupo B entre a 35ª e a 37ª semana; sorologia para doença de Chagas na primeira consulta – a depender do caso.[2]

Nos casos em que a paciente já tem diagnóstico prévio de HIV, em que apresentam CV indetectável e têm o desejo de engravidar, recomenda-se manter o mesmo esquema de antirretrovirais utilizado, desde que a TARV não contenha dolutegravir (DTG), por não haver dados de segurança para seu uso durante a gestação. Portanto, esse medicamento deverá ser substituído por RAL e, ao término da gestação, está indicada a troca do RAL para o DTG até 90 dias após o parto, desde que haja boa adesão à TARV, CV indetectável e sem contraindicação ao DTG.[1,2]

Para a indicação da via de parto em gestantes vivendo com HIV, deve-se avaliar a carga viral. Em mulheres com CV desconhecida ou maior que 1.000 cópias/mL após 34 semanas de gestação, a cesariana eletiva a partir da 38ª semana de gestação diminui o risco de transmissão vertical do HIV. Já naquelas em uso de TARV e com supressão da CV sustentada, sem indicação de cesariana, a via de parto vaginal é a recomendada. Da mesma maneira, mulheres com CV detectável, porém menor que 1.000 cópias/mL, também poderão realizar parto vaginal, caso não haja contraindicação obstétrica. O uso da zidovudina (AZT) injetável constitui outro mecanismo importante associado à prevenção da transmissão vertical do vírus durante o parto, devendo ser administrado durante o início do trabalho de parto ou até 3 horas antes da cesariana eletiva, até o clampeamento do cordão umbilical.[1,2,4]

Pontos importantes

- O teste de genotipagem do HIV deve ser ofertado para todas as gestantes.[2]
- A profilaxia pré-exposição (PrEP) pode ser ofertada como uma medida adicional para a prevenção da infecção.[2]
- Em casais sorodiscordantes em que a mulher é HIV-positiva e que iniciarão um planejamento reprodutivo, o objetivo principal consiste em reduzir o risco de infecção do homem, sendo a autoinseminação vaginal programada uma excelente opção.[2]
- Pessoas vivendo com HIV em uso regular de TARV, CV-HIV indetectável e sem outras IST têm mínimas chances de transmitir o vírus HIV em relações sexuais.[2]
- A prevenção da transmissão vertical se dá por meio da adesão à TARV, uso de AZT durante o trabalho de parto, administração de AZT xarope no recém-nascido e suspensão/inibição da lactação.[1]
- O DTG não deve ser utilizado durante a gestação e quando há intenção de engravidar. Nesses casos, deve ser substituído por raltegravir (RAL).[2]
- A partir da avaliação da CV e da adesão da paciente à TARV, a via de parto poderá ser escolhida.[2]

Referências bibliográficas

1. Febrasgo. Tratado de obstetrícia. Rio de Janeiro: Elsevier; 2019.
2. Brasil. Ministério da Saúde. Secretaria de Vigilância em Saúde. Departamento de DST, Aids e Hepatites Virais. Protocolo clínico e diretrizes terapêuticas para prevenção da transmissão vertical de HIV, sífilis e hepatites virais. Brasília: Ministério da Saúde; 2019. p. 45-50; 59-63.
3. Saleem HT, Narasimhan M, Denison JA, Kennedy CE. Achieving pregnancy safely for HIV-serodiscordant couples: a social ecological approach. Journal of the Internacional AIDS Society. 2017; 20:18-23.
4. Zugaib M. Zugaib obstetrícia. 3. ed. Barueri: Manole; 2016. p. 1085-92.

5. Akande VA, Hunt LP, Cahill DJ, Jenkins JM. Differences in time to natural conception between women with unexplained infertility and infertile women with minor endometriosis. Human Reproduction. 2004; 19(1):96-103.
6. Queiroz P, Tanil CT, Madaschi C, Lopes DR, Iaconelli Junior A, Pasqualotto FF, et al . Obtenção de gametas seguros por meio de associação de técnicas de processamento seminal para casais sorodiscordantes para HIV. Rev Bras Ginecol Obstet. [Internet]. 2008 Apr; 30(4): 171-6. Disponível em: http://www.scielo.br/scielo.php?script=sci_arttext&pid=S0100720320080004000003&lng=en. Acesso em: 12 ago. 2020.

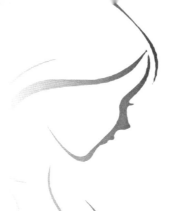

CASO 8

Infecção Urinária na Gravidez

Caroline de Fátima Moura Albuquerque
Cleane Fernandes Pontes
Danielle Sotero Fortes Carvalho

- **Orientadora:** Ana Gabriela Carvalho Bandeira Santos
- **Instituição:** Centro Universitário Uninovafapi

 Caso clínico

M.F.S.S., do sexo feminino, 26 anos, em união estável. G1P0A0. Idade gestacional (IG): 30 semanas e 4 dias [data da última menstruação (DUM)]/31 semanas e 1 dia (ultrassonografia de 1º trimestre). Comparece ao médico da família para as consultas de pré-natal de baixo risco. Apresenta como queixas "lombalgia e dificuldade para dormir", o que atribui ao "peso da barriga" [sic]. Trouxe os exames complementares solicitados na consulta anterior. Nega patologias prévias. Medicações em uso: ferro e ácido fólico.

Ectoscopia: bom estado geral, consciente e orientada, normocorada, anictérica, acianótica, afebril, eupneica, hidratada, normoperfundida, presença de edema em membros inferiores (MMII) (+/+4). Pressão arterial (PA): 110/80 mmHg; $SatO_2$ 99% em ar ambiente; glicemia capilar (GC) 84 mg/dL (após lanche); frequência cardíaca (FC) de 77 bpm; frequência respiratória (FR) de 16 irpm.

Exame obstétrico: presença de estrias gravídicas. Boa movimentação fetal. Ausculta cardíaca fetal: 132 bpm; altura de fundo uterino: 29,5 cm; peso: 71 kg; altura: 1,60 m; índice de massa corporal (IMC) atual: 27,7 kg/m^2 (peso anterior: 63 kg, IMC pré-gestacional: 24,6 kg/m^2).

- **Hipótese diagnóstica:** infecção do trato urinário (ITU).

- **Exames complementares:**
  - Hemograma – Hb: 12,1; Ht: 33,0; leucócitos: 8.600; plaquetas: 230.000.
  - Glicemia de jejum: 71 mg/dL; anti-HIV: não reagente; VDRL: não reagente; HBsAg: não reagente; toxoplasmose IgM negativa e IgG positiva.
  - EAS: caracteres gerais e elementos anormais – sem alterações; sedimentoscopia: flora bacteriana – abundante.
  - Urocultura qualitativa e quantitativa com antibiograma: crescimento bacteriano > 10^5 UFC/mL; agentes isolados – *Escherichia coli*; sensível a: amoxicilina, cefalexina, cefuroxima, cefadroxila, nitrofurantoína, fosfomicina trometamol. Ausência de resistência bacteriana.

Continuação do caso clínico

Interrogada sobre disúria, polaciúria, urgência miccional, desconforto suprapúbico, odor desagradável na urina. A paciente nega queixas urinárias e febre.

Questões para orientar a discussão

- Qual o manejo de uma gestante com presença de bacteriúria?
- Como diferenciar bacteriúria assintomática, cistite e pielonefrite?
- Quais consequências a ausência de tratamento no caso descrito poderia trazer para o binômio mãe-feto?
- Qual a conduta diante do caso descrito?

Discussão

O trato urinário e os rins sofrem diversas modificações fisiológicas, funcionais e anatômicas durante a gestação: a estase urinária resultante da ação miorrelaxante da progesterona e da compressão mecânica do útero sobre os ureteres, as alterações urinárias, como o aumento da glicose, dos aminoácidos e de vitaminas na urina propiciam um meio favorável ao crescimento de bactérias, e a imunidade celular diminuída durante a gestação são fatores que tornam a gestante mais propensa às infecções do trato urinário.[1] As infecções bacterianas do trato urinário são comuns na gravidez. Essas infecções são classificadas em: bacteriúria assintomática, cistite, pielonefrite e urosepse, sendo a bacteriúria assintomática definida como a presença de bacteriúria significativa ($\geq 10^5$ UFC/mL) na ausência de qualquer sintomatologia.[2] A ITU sintomática inclui o acometimento do aparelho urinário inferior (cistite aguda) e/ou superior (pielonefrite aguda), podendo provocar sinais e sintomas como: disúria, hematúria, urgência miccional, nictúria, dor suprapúbica, dor lombar, febre, entre outros.[2] Tanto na infecção sintomática quanto assintomática em gestantes, o agente etiológico mais comum é a *Escherichia coli* (80% a 90%).[2] Outras bactérias também são citadas como uropatógenos comuns em gestantes, como *Proteus mirabilis*, *Klebsiella pneumoniae*, *Enterococcus* spp., *Staphylococcus saprophyticus* e *Streptococcus agalactiae*.[2,8]

Se não tratada, a bacteriúria assintomática pode evoluir para infecção sintomática em cerca de 25% das grávidas acometidas, estando associada a diversos desfechos obstétricos desfavoráveis, como prematuridade e aborto.[3,4] Ainda, é válido destacar que os mecanismos de defesa, responsáveis por combater a infecção por meio de respostas inflamatórias, podem causar danos às células e aos tecidos e, como consequência, promover fibrose renal. Esse quadro facilita o aparecimento de doenças como hipertensão, pré-eclâmpsia e insuficiência dos rins durante a gestação.[3,4,6] Assim, a erradicação da bacteriúria com agentes antimicrobianos previne a maioria das infecções e complicações obstétricas e neonatais.[3,4] Nos casos de ITU sintomática, o diagnóstico é feito clinicamente, mediante a presença de sintomas urinários.[2] Em casos típicos de cistite, não são necessários exames para confirmar o diagnóstico, uma vez que pacientes com disúria sem descarga vaginal ou irritação apresentam mais de 90% de chances de apresentar ITU.[2] Ainda, a investigação e o tratamento da bacteriúria assintomática constituem um dos pilares dos cuidados obstétricos, devendo ser rastreada pelo menos duas vezes durante a gestação – na primeira consulta pré-natal e no início do 3º trimestre.[2,3,5] A urocultura é tida como padrão-ouro para o diagnóstico de ITU, principalmente nos casos de bacteriúria assintomática, uma vez que a ausência de sintomas dificulta o diagnóstico clínico.[2,5,8] Além disso, a urocultura possibilita o isolamento e a identificação do agente etiológico, além de apontar o perfil de sensibilidade dos microrganismos causadores da infecção aos antimicrobianos, conduzindo à terapêutica mais indicada.[2,4] O exame de urina I com sedimento urinário indicará, em associação ao quadro clínico, dados que apontam ao provável diagnóstico de ITU: existência de piúria (leucocitúria), de bacteriúria e de hematúria. Os valores encontrados são, em geral, proporcionais à intensidade da infecção.[4]

Tendo isso em vista, entre as complicações maternas relacionadas com a ITU na gestação, destacam-se: anemia, bacteremia, choque séptico, complicações locais, como abcesso renal ou perianal, obstrução renal, insuficiência respiratória aguda e insuficiência renal. As principais complicações perinatais incluem restrição de crescimento intraútero, baixo peso do recém-nascido ao nascimento, rotura prematura de membranas amnióticas, paralisia cerebral, trabalho de parto prematuro e parto pré-termo, óbito perinatal e mortalidade fetal.[4] A escolha do antibiótico deve se basear no perfil de sensibilidade ao antimicrobiano e em sua segurança durante a gravidez. As opções de tratamento recomendadas para bacteriúria assintomática na gestação são amoxicilina, cefalexina, cefuroxima, fosfomicina trometamol e nitrofurantoína.[2]

Conduta

No caso em questão, deve-se iniciar o tratamento com base na análise do exame de urocultura, que revelou quantidade acima de 10^5 UFC/mL. É importante salientar que o tratamento será fundamentado nos critérios anteriormente citados, assim como na análise do antibiograma, que norteará a escolha do antibiótico. Outro fator a ser avaliado no que se refere à escolha do antibiótico é em relação à sua segurança em período gestacional. O tratamento da bacteriúria assintomática é fundamental para evitar desfechos desfavoráveis no binômio mãe-feto.

O tratamento pode ser feito com nitrofurantoína 100 mg, via oral, de 6/6 horas por 5 a 7 dias ou fosfomicina trometamol 3 g, via oral em dose única.[2] Para avaliação de cura, deve-se solicitar urocultura 7 a 10 dias após o término do tratamento. Por mais que a urocultura se apresente negativa após o devido tratamento, recomenda-se acompanhar a paciente por meio de solicitação de urocultura a cada 2 meses até o parto.[1]

Pontos importantes

- O aumento da frequência de ITU na gestação se deve às modificações próprias da adaptação fisiológica do organismo materno.[1,3]
- O agente etiológico mais comum é a *Escherichia coli* (80% a 90%).[2]

- A pielonefrite (ITU alta) atinge os rins e as estruturas adjacentes, podendo provocar alterações estruturais renais, resultantes de um processo inflamatório agudo.[1,3]
- A cistite é a ITU baixa, podendo ser assintomática ou apresentar sintomas como disúria, urgência miccional, nictúria, dor suprapúbica, entre outros.[1,3,7]
- Na bacteriúria assintomática, há a infecção detectada em exames complementares, porém sem a presença de manifestações clínicas.[1,3,4]
- A ITU é a forma mais comum de infecção bacteriana durante a gestação.[3-5]
- A ocorrência de ITU na gravidez pode implicar complicações para o binômio mãe-filho, estando associada à morbimortalidade materna e perinatal.[5-7]
- É importante que, durante o acompanhamento pré-natal, seja realizada a investigação acerca da ocorrência de ITU por meio de dados clínicos e exames laboratoriais.[3,4,6]
- A urocultura é considerada o exame padrão-ouro para o diagnóstico e deve ser feita antes do uso dos antibióticos.[2]
- A escolha do antibiótico deve se basear no perfil de sensibilidade ao antibiótico e em sua segurança durante a gravidez.[2]
- As opções recomendadas para tratamento da bacteriúria assintomática em gestantes são amoxicilina, cefalexina, cefuroxima, fosfomicina, trometamol e nitrofurantoína.[2]

Referências bibliográficas

1. Freitas F, Costa SHM, Ramos JGL, Magalhães JA. Rotinas em obstetrícia. 7. ed. Porto Alegre: Artmed; 2017.
2. De Rossi P, Cimerman S, Truzzi JC, Cunha CA da, Mattar R, Martins, MDV, et al. Joint report of SBI (Brazilian Society of Infectious Diseases), Febrasgo (Brazilian Federation of Gynecology and Obstetrics Associations), SBU (Brazilian Society of Urology) and SBPC/ML (Brazilian Society of Clinical Pathology/Laboratory Medicine): recommendations for the clinical management of lower urinary tract infections in pregnant and non-pregnant women. Braz J Infect Dis. 2020.
3. Cunningham FG, Leveno KJ, Bloom SL, Spong CY, Dashe JS, Hoffman BL, et al. Obstetrícia de Williams. 24. ed. Porto Alegre: AMGH; 2016.
4. Silva RA, Sousa TA, Vitorino KA. Infecção do trato urinário na gestação: diagnóstico e tratamento. Rev Cient Fac Educ e Meio Ambiente. 2019; 10(1):71-80.
5. Santos Filho OO, Telini AH. Infecções do trato urinário durante a gravidez. São Paulo: Federação Brasileira das Associações de Ginecologia e Obstetrícia (Febrasgo); 2018. (Protocolo Febrasgo – Obstetrícia, n. 87/Comissão Nacional Especializada em Gestação de Alto Risco)
6. Bulka LC, Furlani MCRL. As complicações da infecção urinária em gestantes. Faculdade de Ciências Sociais e Agrárias de Itapeva. 2015. Disponível em: http://fait.revista.inf.br/imagens_ arquivos/arquivos_ destaque/ Ty0lcaKZ6aBlZPG_2015-2-3-14-30-55.pdf. Acesso em: 29 ago. 2020.
7. Santos JND, Silva RPD. Prado LOM. Infecção do trato urinário na gravidez: complicações e intervenções de enfermagem. Aracaju: Universidade Tiradentes; 2017. Disponível em: https://eventos.set.edu.br/index.php/cie/article/download/5720/2297#:~:text=Durante%20a%20gesta%-C3%A7%C3%A3o%20ocorre%20aumento,et%20al.%2C%202011. Acesso em: 30 ago. 2020.
8. Gomes I, Metello J, Freitas B, Diogo J. Infeções urinárias na gravidez. Acta Obstet Ginecol Port. 2017 out; 11(4):248-54.

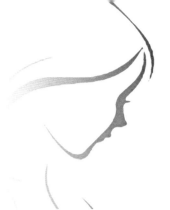

CASO 9

Doença Hemolítica Perinatal

Danielle Ramos Vasconcelos
Maressa Melo Oliveira
Taynara Oliveira Sena

- **Orientadora:** Renylena Schmidt Lopes
- **Instituição:** Centro Universitário do Espírito Santo (Unesc)

 Caso clínico

Paciente de 33 anos, casada, G1P0A0, idade gestacional (IG) [ultrassonografia (USG: 8 semanas e 4 dias e data da última menstruação (DUM): 9 semanas e 5 dias], tipo sanguíneo A negativo. História ginecológica com menarca aos 15 anos, coitarca aos 19 anos, parceiro único. Método contraceptivo suspenso há 3 anos. História médica pregressa de endometriose, ooforoplastia esquerda por videolaparoscopia além de retirada de mama supranumerária à direita. Apresentou quadro de sangramento vaginal intenso com 9 semanas e 5 dias, sendo administrada imunoglobulina anti-Rh 300 mcg na ocasião. No decorrer do pré-natal, após 3 meses e 12 dias da profilaxia com a imunoglobulina, houve positivação do Coombs indireto; porém, a paciente apresentou demora na coleta do exame quantitativo (não oferecido pelo Sistema Único de Saúde em sua cidade), sendo realizado com IG de 28 semanas e 1 dia, obtendo-se um resultado de Coombs indireto positivo na titulação de 1/2.048. Foi imediatamente solicitada USG com Doppler para avaliação fetal, a qual evidenciou anemia grave (PVS-ACM 2,08 MoM) e ascite fetal leve.

A paciente foi encaminhada à maternidade de referência para alto risco, onde foi internada. Ao exame físico, apresentava-se em bom estado geral, anictérica, afebril. Frequência respiratória (FR) 18 irpm, eupneica, sem esforço respiratório. Aparelho cardiovascular com ritmo cardíaco regular (RCR) em 2 tempos, frequência cardíaca (FC) 70 bpm, pressão arterial (PA) 120/70, ausência de sopros ou extrassístoles. Altura de fundo uterino (AFU): 27 cm e batimentos cardíacos fetais (BCF): 142 bpm. Ausência de edema, lesões de pele, sinais de insuficiência venosa ou arterial. Panturrilhas livres. Pulsos periféricos palpáveis simétricos e amplos. Foi administrado corticosteroide para maturação pulmonar e procedido o parto cesariana com IG de 29 semanas. O parto ocorreu sem intercorrências, o recém-nascido (RN) foi admitido em unidade de terapia intensiva neonatal (UTIN), onde recebeu a devida assistência.

- **Hipóteses diagnósticas:** incompatibilidade de Rh, outros tipos de incompatibilidade sanguínea, icterícia neonatal fisiológica.
- **Exames complementares:**
  - Exames laboratoriais: hemácias 4,52 milhões/mm^3; hemoglobina 13,1 g/dL; hematócrito 40,6%; leucócitos 9.750 mm^3; plaquetas 287.000 mm^3; glicemia de jejum 68 mg/dL; TOTG (1h) 124 mg/dL; TOTG (2h) 98 mg/dL; Coombs indireto reagente; EAS normal; urocultura sem crescimento; toxo imune; VDRL NR; anti-HIV NR; HCV NR; TSH 2,041 mcUI/mL; vit. D 27,4 UI.
  - USG obstétrica com Doppler: gestação única com IG de 28 semanas e 5 dias. Biometria fetal atual compatível com 31 semanas e 1 dia. Peso fetal acima do percentil 90. Doppler fetal (feto-placentário) apresentando índice de pulsatilidade (IP) na artéria cerebral média (ACM) e na artéria umbilical dentro da normalidade. Doppler materno (uteroplacentário) dentro da normalidade, apresentando IP médio das artérias uterinas abaixo do percentil 95. PVS-ACM apresentando 2,08 MoM – anemia grave. Ascite fetal leve.

Questões para orientar a discussão

- Diante do caso apresentado, qual a principal hipótese diagnóstica?
- Quais os fatores de risco se associam a essa patologia?
- Qual exame laboratorial pode auxiliar no diagnóstico?
- Quais consequências fetais podem se desenvolver em razão dessa doença?
- Qual exame de imagem pode auxiliar no seguimento do caso?
- Como é feita a profilaxia dessa patologia e como ela interfere no prognóstico da gestante?

Discussão

O provável diagnóstico é a doença hemolítica perinatal (DHPN), cuja etiologia na incompatibilidade sanguínea materno-fetal é atribuída principalmente ao sistema Rh D. A doença se manifesta quando a gestante, sendo Rh–, é sensibilizada por antígenos Rh. Essa sensibilização ocorre por diferentes mecanismos, motivo pelo qual é importante coletar uma boa anamnese da paciente no pré-natal.[1] Há fatores de risco para essa sensibilização, como hemorragias feto-maternas, traumas, abortamento, procedimentos invasivos durante a gestação, transfusão sanguínea prévia e parto anterior de feto Rh positivo sem profilaxia.[2]

A incompatibilidade Rh também pode acontecer com os antígenos Rh C, c e E, os quais geralmente provocam uma resposta imune mais branda, mas que podem provocar hemólise fetal. Já a incompatibilidade do grupo sanguíneo ABO decorre principalmente nos grupos de antígenos sanguíneos A e B, que são a causa mais comum da doença, mas não provoca hemólise grave e é mais atribuída ao primeiro filho, diferentemente da incompatibilidade Rh. Por sua vez, a icterícia fisiológica é o principal diagnóstico diferencial da DHPN, um sinal clínico encontrado em RN causado pelo acúmulo de bilirrubina na esclera e na pele, tendo início tardio (2º ou 3º dia de vida) e resolução espontânea.[4]

De acordo com o Ministério da Saúde, uma vez que a sensibilização acontece, a mãe forma anticorpos que atacam as hemácias do feto, que contêm o antígeno, resultando, com isso, em hemólise e consequente anemia fetal. Por isso, a DHPN representa uma importante causa de morbidade e mortalidade fetal e neonatal. Para o rastreio dessa patologia, é essencial que o pré-natalista faça requisição do Coombs indireto, o exame laboratorial que identifica anticorpos no plasma materno, esse teste é usado como um marcador de risco para a doença e não define sua gravidade. O Coombs indireto menor ou igual a 1:8 não é um indicativo para a investigação fetal.[3]

As consequências fetais em uma gestação com DHPN são variadas. Por vezes, o feto pode apresentar anemia e icterícia leve, em outras ocasiões evolui com hepatoesplenomegalia, anemia moderada e icterícia precoce, e, em quadros graves, há hidropsia fetal, insuficiência cardíaca e óbito do concepto. Para avaliação e rastreio dessas gravidades, existem alguns métodos invasivos e não invasivos, sendo o principal deles a Dopplervelocimetria da artéria cerebral média, altamente sensível para detectar quadros de hipoxemia cerebral decorrente da anemia fetal.[1]

Quando há riscos de DHPN, a profilaxia é imprescindível. A imunoglobulina anti-D deve ser administrada entre a 28ª e a 34ª semana de gestação nas seguintes situações:

- Gestantes com Coombs indireto negativo e com parceiros Rh positivos.
- Gestantes Rh negativas que ainda não foram sensibilizadas após 72 horas do parto.
- Gestantes que tiveram hemorragias durante a gestação.
- Gestantes que foram submetidas a procedimentos invasivos durante a gravidez.
- Em caso de abortos.

Caso não haja profilaxia, há chances de que em uma próxima gestação o feto seja de alguma forma afetado.[1] A profilaxia com a imunoglobulina anti-Rh costuma ser altamente eficaz e apresentou resultados positivos na diminuição da DHPN. No entanto, existem duas situações em que pode apresentar falhas, como quando a dose é insuficiente ou quando a aplicação é feita tardiamente. No caso apresentando, acredita-se que a dose tenha sido insatisfatória para a quantidade de sangramento materno-fetal. Para prevenção adequada, são aconselhados 20 mcg de imunoglobulina anti-D Rh por mL de hemácias RhD positivo.[5]

Conduta

O manejo da DHPN consiste no acompanhamento do Coombs indireto com titulação, no qual se aconselha que a gestante seja assistida por um centro de referência. Após a suspeita ou confirmação do diagnóstico, deve-se optar pela investigação por meio da Dopplervelocimetria da ACM. Nos centros onde não há disponibilidade de acesso à Dopplervelocimetria com ultrassonografista experiente, pode-se utilizar a amniocentese seriada com espectrofotometria de líquido amniótico.[2]

A antecipação do parto ocorre em casos de fetos a termo ou próximos da maturidade. É feita a transfusão intrauterina em casos de doença grave (hematócrito < 30% ou hemoglobina < 10 g/dL, ou hidrópicos) em fetos muito prematuros (≤ 34 semanas). Para tanto, são necessárias cordocentese e bolsa de sangue específica para esse procedimento, que deve se realizado em centro de medicina fetal. A escolha da via de parto deve sempre ser avaliada pelo obstetra.[1]

É preconizada a solicitação no pós-parto imediato, juntamente com o teste de Coombs direto e fator Rh do recém-nascido.[2] Na Figura 1, há um resumo da investigação para anemia fetal.

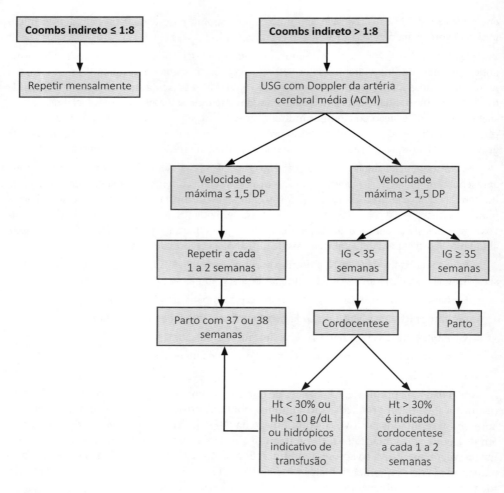

FIGURA 1. Investigação para anemia fetal.
Fonte: Ministério da Saúde, 2012.[3]

Pontos importantes

- Sua importância clínica deve-se à facilidade com que a mãe Rh negativo pode ser estimulada a produzir anticorpos anti-Rh, basicamente após transfusão incompatível ou gestação de feto Rh positivo.[1]
- O contato do sangue fetal com o sangue materno e a consequente sensibilização da gestante ocorrem a partir de hemorragias fetomaternas, como os sangramentos de 1º trimestre, e principalmente durante o parto, em especial cesarianas.[1]
- Em exposições subsequentes, o processo tende a ser ainda mais acentuado, isto é, a cada nova gestação o acometimento fetal costuma se agravar.[4]
- A incompatibilidade pelo sistema Rh não afeta com frequência o primeiro filho (5%).

- O acompanhamento por meio da Dopplerfluxometria deve ser iniciado a partir de 20 a 24 semana em gestantes com teste de Coombs indireto ≥ 1:16.[2]
- Se o Coombs indireto for negativo, este deve ser repetido mensalmente a partir da 20ª semana para diagnóstico de possível sensibilização no curso da gravidez.[3]
- Quando há anemia fetal, ocorre diminuição da viscosidade sanguínea, pela menor concentração de hemácias na circulação, consequente à hemólise, podendo gerar hidropsia fetal. Ademais, pode haver desenvolvimento do quadro de *kernicterus* no RN.[1]

Referências bibliográficas

1. Cunningham FG, Leveno KJ, Bloom SL, Spong CY, Dashe JS, Hoffman BL, et al. Obstetrícia de Williams. 24. ed. São Paulo: McGraw-Hill; 2016.
2. Brasil. Ministério da Saúde. Manual de Orientação Gestação de Alto Risco. Comissões Nacionais Especializadas Ginecologia e Obstetrícia. São Paulo: Casa Leitura Médica; 2011.
3. Brasil. Ministério da Saúde. Secretaria de Atenção à Saúde. Departamento de Ações Programáticas Estratégicas. Gestação de alto risco: manual técnico. Brasília: Ministério da Saúde; 2012.
4. Montenegro CAB, Rezende FJ. Rezende Obstetrícia. 13. ed. Rio de Janeiro: Guanabara Koogan; 2014.
5. Schmidt LC, Corrêa Júnior MD, Loures LF. Atualizações na profilaxia da isoimunização Rh. FEMINA. 2010 Jul; 38(7):345-352.

CASO 10

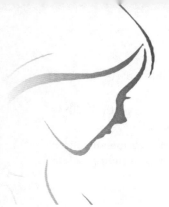

Toxoplasmose e Gestação

Danielle Ramos Vasconcelos
Maressa Melo Oliveira
Taynara Oliveira Sena

- **Orientadora:** Guadalupe Gomes Carneiro Machado
- **Instituição:** Centro Universitário do Espírito Santo (Unesc)

 ## Caso clínico

S.O.M.Z., 28 anos, casada, G2P1A0, encaminhada ao pré-natal de alto risco com idade gestacional (IG) de 30 semanas por alteração fetal em ultrassonografia obstétrica morfológica de 2º trimestre, evidenciando ventriculomegalia acentuada, com dilatação de ventrículo lateral de 18,3 mm, perímetro cefálico acima do percentil 90. Paciente nega internações ou quadros infecciosos atuais. Em uso de sulfato ferroso e ácido fólico. Informa desconhecer malformações ou síndromes (em ambas as famílias, sua e de seu cônjuge). Ao exame físico, encontrava-se em bom estado geral, assintomática; nega queixas de alergias ou demais sinais ou sintomas. Hidratada, normocorada, anictérica, eucardica, eupneica e afebril. Pressão arterial (PA) 120/80 mmHg, frequência cardíaca (FC) 80 bpm. Ausência de edema, lesões de pele, sinais de insuficiência venosa ou arterial. Panturrilhas livres. Pulsos periféricos palpáveis simétricos e amplos. Avaliação obstétrica: altura de fundo uterino (AFU): 29 cm, batimentos cardíacos fetais (BCF) 140 bpm, movimento fetal (MF) presente. Ao toque vaginal: colo fechado, grosso, posterior, sem perdas.

- **Hipóteses diagnósticas:** toxoplasmose, citomegalovírus, sífilis, rubéola, herpes-vírus, malformação fetal.

- **Exames complementares:**
  - Exames laboratoriais: hemácias 4,52 milhões/mm³; hemoglobina 11,2 g/dL; hematócrito 34,6%; leucócitos 8.645 mm³; plaquetas 175.000 mm³; glicemia de jejum 68 mg/dL; TOTG (1h) 124 mg/dL; TOTG (2h) 98 mg/dL; EAS normal; urocultura negativa; toxoplasmose IgG e IgM: reagentes; rubéola: imune; VDRL NR; anti-HIV NR; HBSAG NR; TSH 1,73 mcUI/mL; anti-HBS: reator; grupo sanguíneo: O+.
  - Exame sorológico: toxo IgM regente; toxo IgG reagente, teste de avidez: baixa avidez (sugestivo de infecção aguda).
  - Ultrassonografia obstétrica com Doppler: feto único, em situação longitudinal, apresentação cefálica com dorso à direita. Líquido amniótico: maior bolsão medindo 3,8 cm. Índice de líquido amniótico (ILA): 11,2 cm. Placenta corporal anterior, grau I de Grannum.
  - Doppler feto-placentário e materno dentro da normalidade. Perfil biofísico fetal (PBF) 8/8 (parâmetros ecográficos). Notam-se ventriculomegalia acentuada/grave bilateral (ventrículo lateral medindo 22,2 mm) e dilatação do terceiro ventrículo (provável obstrução do aqueduto de Sylvius).

Questões para orientar a discussão
- Quando tratar toxoplasmose na gravidez?
- Quando iniciar e/ou suspender o esquema tríplice?
- Quanto deve ser realizada a profilaxia com espiramicina?
- Quando solicitar o teste de avidez?
- Qual o diagnóstico diferencial das alterações fetais na toxoplasmose?

Discussão

A toxoplasmose congênita é definida pela infecção vertical causada pelo *Toxoplasma gondii*. Trata-se de uma doença de notificação compulsória na gestação devido às repercussões fetais.[2]

O risco de transmissão placentária varia de acordo com a IG; desse modo, existe menor chance de acontecer no 1º trimestre de gestação, embora as manifestações clínicas sejam mais graves nesse período.[2] Já no 3º trimestre existe maior taxa de transmissão, mas com pouca repercussão clínica fetal.[3]

Para que ocorra a transmissão vertical, a mãe precisa ter ingerido oocistos, presentes em água e alimentos contaminados por fezes de gatos infectados, ou cistos teciduais encontrados em carne crua ou malpassada de animais contaminados, como porco ou carneiros. E a infecção deve estar aguda durante a gestação.[2]

A maioria dos adultos infectados é assintomática, e uma pequena porcentagem pode apresentar uma síndrome mononucleose-*like*, com presença de febre baixa, mal-estar e adenomegalias.[2] Já nas gestantes, as manifestações clínicas têm repercussões fetais, como crescimento intrauterino restrito e prematuridade. Nos recém-nascidos, até 90% dos acometidos não apresentam sintomas, no entanto os outros 10% manifestam sintomas graves.[4]

Entre as principais manifestações, estão o óbito fetal ou grave comprometimento neurológico e ocular.[3] O recém-nascido pode apresentar a tríade de Sabin, classicamente descrita como o quadro clínico mais típico da toxoplasmose congênita e cursa com calcificações intracranianas difusas, retinocoroidite (ou coriorretinite) e hidrocefalia.[6]

Para fazer o rastreio da gestante infectada, durante o pré-natal, solicita-se a sorologia para toxoplasmose, sendo avaliados anticorpos IgG, IgM e avidez de IgG. Sendo o teste de avidez necessário para avaliação de doença aguda ou crônica. O resultado de baixa avidez (< 30%) indica infecção aguda, e o de alta avidez (> 60%) refere que a infecção ocorreu há mais de 3 a 4 meses.[5]

O diagnóstico da toxoplasmose é feito quando há soroconversão gestacional ou quando é confirmada a presença do DNA do parasita (reação em cadeia da polimerase – PCR) no líquido amniótico, exame realizado pela amniocentese a partir da 18ª semana de gravidez.[3]

O diagnóstico diferencial mais importante na toxoplasmose congênita são as infecções perinatais, como as infecções do grupo TORCHS (toxoplasmose, outras infecções, rubéola, citomegalovírus e herpes simples).[1] Essas patologias têm em comum algumas anormalidades fetais, como hidrocefalia, calcificação cerebral e hepática, hepatoesplenomegalia, ascite, cardiomegalia, entre outras alterações; logo, também é importante fazer o rastreio para essas infecções.[2]

Quando uma gestante suscetível é suspeita do diagnóstico de toxoplasmose, a espiramicina pode ser utilizada até que seja descartada a infecção aguda, como forma de profilaxia.[2] Uma vez feito o diagnóstico durante a gestação, o tratamento prescrito deve ser substituído pelo esquema tríplice, visto que essa medicação diminui a transmissão materno-fetal e as repercussões fetais.[1]

Quando a soroconversão materna acontece a partir de 32ª semanas, não é recomendada a amniocentese para confirmação da infecção fetal.[2] Nesses casos, é sugerido o tratamento com o esquema tríplice, mesmo sem confirmação, uma vez que existem grandes chances da transmissão vertical.[1]

Conduta

A conduta para as pacientes com soroconversão documentada baseia-se na utilização de pirimetamina, sulfadiazina e ácido folínico até o final da gestação.[1]

O tratamento é contraindicado durante o 1º trimestre da gestação, sendo utilizada a espiramicina. Nos casos com o resultado da pesquisa do toxoplasma no líquido amniótico negativo (PCR realizado a partir de 18ª semana), mantém-se a espiramicina até o final da gestação. Caso a PCR seja positiva, troca-se a espiramicina pelo esquema tríplice.[1] Na Tabela 1, é apresentado o esquema medicamentoso para pacientes com soroconversão documentada.

Nos fetos infectados e em casos suspeitos de acometimento, é importante realizar acompanhamento ultrassonográfico quinzenal, na tentativa de detectar alterações tardias, as quais podem modificar a condução dos casos.[2]

Hemograma quinzenal deve ser realizado em razão do risco de efeito adverso do uso de pirimetamina, pois é um antagonista do ácido fólico, capaz de provocar supressão medular com anemia, leucopenia e trombocitopenia; quando esse efeito ocorre, o esquema tríplice deve ser substituído pelo uso de espiramicina na dose de 3 g/dia.[2]

Tabela 1. Esquema medicamentoso para gestantes com soroconversão documentada

Idade gestacional	Medicamento	Posologia
1º trimestre	Espiramicina	3 g/dia (2 comprimidos de 500 mg) via oral de 8/8 horas
2º trimestre	Sulfadiazina	Dose de ataque: 75 mg/kg; doses sequentes: 50 mg/kg, 12/12 horas, dose máxima 4 g/dia
	Primetamina	Dose de ataque: 50 mg/kg, 12/12 horas por 2 dias; doses sequentes: 50 mg/kg/dia
	Ácido folínico	10 a 20 mg/dia, manter uso até 1 semana após uso da pirimetamina

Fonte: Ministério da Saúde, 2011.[7]

Pontos importantes

- Em razão das graves consequências fetais de uma infecção congênita pelo *Toxoplasma gondii*, é imperioso orientar as gestantes quanto às estratégias de precaução da doença por meio de prevenção primária, com informações sobre as fontes de infecções.[2]
- Ressalta-se a importância da investigação feita no pré-natal a fim de diagnosticar e tratar o mais precocemente as gestantes infectadas, evitando, dessa forma, a transmissão vertical do concepto.[3]
- Em consequência da toxoplasmose congênita, o feto pode apresentar alterações como: microcefalia, ventriculomegalia, calcificações intracranianas, hepatoesplenomegalia ascite, catarata e intestino ecogênico.[3]
- É importante ressaltar que a ausência de alterações morfológicas na ultrassonografia não exclui a toxoplasmose congênita.[3]

Referências bibliográficas

1. Ministério da Saúde. Nota Técnica n. 14/2020-COSMU/CGCIVI/DAPES/SAPS/MS. Brasília/DF; 2020.
2. Cunningham FG, Leveno KJ, Bloom SL. Obstetrícia de Williams. 23. ed. Porto Alegre: McGraw-Hill; 2010.
3. Fernandes CE, Sá MFS. Guia prático: infecções no ciclo grávido-puerperal. São Paulo: Federação Brasileira das Associações de Ginecologia e Obstetrícia (Febrasgo); 2016.
4. Brasil. Ministério da Saúde. Manual de Orientação Gestação de Alto Risco. Comissões Nacionais Especializadas Ginecologia e Obstetrícia. São Paulo: Casa Leitura Médica; 2011.
5. Brasil. Ministério da Saúde. Secretaria de Atenção à Saúde. Departamento de Ações Programáticas Estratégicas. Gestação de alto risco: manual técnico. Brasília: Ministério da Saúde; 2012.
6. Montenegro CAB, Rezende FJ. Rezende Obstetrícia. 13. ed. Rio de Janeiro: Guanabara Koogan; 2014.
7. Brasil. Ministério da Saúde. Manual de Orientação Gestação de Alto Risco. Comissões Nacionais Especializadas Ginecologia e Obstetrícia. São Paulo: Casa Leitura Médica; 2011.

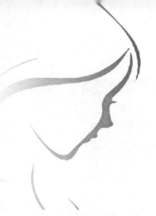

CASO 11

Prematuridade

Gilmara Mikaele Campos
Maria Elisa Zanin
Mariana Melo Almeida

- **Orientadora:** Laís Milena Barros
- **Instituição:** Universidade Federal de Alfenas (Unifal)

 Caso clínico

L.A.D., 28 anos, parda, G2PN1A0, idade gestacional (IG) de 33 semanas e 3 dias verificada pela ultrassonografia (USG) de 1º trimestre. Comparece ao hospital com queixa de dor em baixo ventre tipo cólica de moderada intensidade. Afirma movimentos fetais presentes. Nega sangramento vaginal ou demais sintomas associados. Afirma infecção urinária no 1º e no 2º trimestre da gestação, tendo realizado tratamento com nitrofurantoína, com resolução da infecção. Iniciou profilaxia com nitrofurantoína com 24 semanas e nega repetição do quadro durante a gestação. Alega que outros exames durante o pré-natal não demonstraram alterações. Afirma menarca aos 11 anos, sexarca aos 15 anos, menstruação regular, uso irregular de anticoncepcional oral. Afirma gestação anterior com 24 anos, parto normal com 32 semanas por rotura prematura de membranas ovulares associada a trabalho de parto prematuro. Peso ao nascer de 1.890 g, necessitou de cuidados intensivos neonatais. Apresentou puerpério fisiológico. Não faz uso de medicações diárias, nega doenças crônicas e alergias. Pais hígidos. Nega tabagismo, etilismo, uso de drogas ilícitas e atividade física.

Ao exame físico, a paciente estava em bom estado geral, corada, hidratada, acianótica e afebril. Pressão arterial (PA): 100/60 mmHg, frequência cardíaca (FC): 105 bpm. Aparelhos cardiovascular e respiratório sem alterações. Abdome gravídico, altura uterina de 32 cm, feto longitudinal, cefálico direito. Batimentos cardíacos fetais medindo 148 bpm e dinâmica uterina de 3 contrações de 20 segundos em 10 minutos. Toque vaginal: colo grosso, posterior, pérvio para 2 cm, bolsa integra.

Caso 11 – Prematuridade

Paciente foi internada para seguimento do quadro. Solicitados rastreio infeccioso e ultrassonografia obstétrica com Doppler para avaliação de vitalidade fetal.

- **Hipóteses diagnósticas:** falso trabalho de parto e trabalho de parto prematuro.
- **Exames complementares:**
  - Exames pré-natal: exame de urina (EAS) com piúria e urocultura com 100.000 UFC/mL de *E. coli* realizado no 1º trimestre. Presença de *Staphylococcus* sp. na urocultura de 2º trimestre. Demais exames da rotina de pré-natal sem alterações.
  - Exames da internação: hemoglobina: 13,2 g/dL; leucócitos: 8.000/mcL; plaquetas: 250.000; PCR: 3 mg/dL; EAS: sem alterações; urocultura: negativa; bacterioscopia: negativa.
  - USG: feto único com IG de 33 semanas e 3 dias; peso: 2.162 g (percentil 50); placenta posterior grau 1 e índice de líquido amniótico (ILA): 8,0. Doppler dentro da normalidade. Cardiotocografia: feto ativo e reativo e linha de base em 140 bpm. Doppler: achado de normalidade hemodinâmica fetal.

Questões para orientar discussão

- O que é prematuridade e qual a sua classificação?
- Quais as causas de prematuridade? E os fatores de risco?
- Como diagnosticar um trabalho de parto prematuro?
- Quais os cuidados com a gestante em parto prematuro?
- Quais são as indicações do uso de corticosteroide? E as indicações da neuroproteção fetal?
- Quais as indicações do uso de uterolíticos?

Discussão

A prematuridade é definida pela Organização Mundial da Saúde como partos que ocorrem com fetos em IG abaixo de 37 semanas completas ou 259 dias, independentemente do peso. Essa condição pode ser classificada de acordo com a evolução clínica em espontânea ou eletiva. Além disso, outra classificação faz referência à IG como prematuridade precoce, antes de 33 semanas e 6 dias, ou tardia, referente a nascimentos de 34 a 36 semanas e 6 dias.[1] A rotura prematura de membranas ovulares, caso da paciente, é associada a 25% de prematuridade espontânea, sendo esta responsável por 70% dos partos pré-termo.[3] O parto pré-termo é a principal causa de mortalidade e morbidade perinatal.[2]

A etiologia da prematuridade é multifatorial e pode ser correlacionada com condições obstétricas ou ginecológicas.[3] Os fatores de risco a considerar são: a existência de partos pré-termo anteriores, rotura prematura de membranas, hemorragias, infecções (como as infecções de trato urinário e cervicovaginais), hábitos de vida, síndromes hipertensivas maternas, assistência pré-natal ineficaz,[2] baixo peso pré-gravídico e ganho de peso inadequado na gestação.[3]

O trabalho de parto ocorre a partir do momento em que a gestante apresenta duas ou três contrações coordenadas e frequentes a cada 10 minutos com dilatação e apagamento progressivo do orifício externo do colo uterino.[2] Quando isso ocorre antes de 37 semanas completas, tem-se, então, um trabalho de parto prematuro e a assistência deve ser feita de maneira especializada em centro de referência e com equipe qualificada.[1]

O parto em casos de prematuridade não tem uma via específica indicada, podendo ser por via alta ou baixa de acordo com a causa da prematuridade e com a IG. Deve ocorrer monitoramento cardíaco fetal e das contrações para avaliar o bem-estar fetal e a possibilidade de hipoxemia fetal. A episiotomia, durante a expulsão, em casos seletivos, também é recomendada. Após o parto, o recém-nascido deve ser encaminhado à unidade de terapia intensiva neonatal de acordo com o seu estado e com a IG.[1]

Os riscos para o feto se mostram a partir da imaturidade dos sistemas, como a falta de maturação pulmonar. O uso de corticosteroide, indicado entre 24 e 34 semanas na gestação, tem a finalidade de maturação pulmonar, benefícios na estabilização circulatória, redução na ocorrência de hemorragia cerebral e enterocolite necrotizante.[1] Seu efeito ideal ocorre 24 horas após a conclusão do esquema e mantém sua ação durante 7 dias. O corticosteroide utilizado pode ser a betametasona 12 mg, intramuscular (IM), 1 vez/dia, com intervalo de 24 horas, totalizando duas aplicações, ou a dexametasona 6 mg, IM, a cada 12 horas, total de 4 doses.[1,4] Para a proteção neural, é utilizado sulfato de magnésio [dose de ataque: 4 g, intravenoso (IV), por 20 minutos; dose de manutenção: 1 g/hora em bomba de infusão contínua (BIC) até o parto ou no máximo por 24 horas][4], que reduz as chances de paralisia cerebral a partir de 23 semanas até 31 semanas e 6 dias.[3]

Os uterolíticos utilizados têm como finalidade retardar o parto prematuro atuando na contração miometrial. São indicados até 34 semanas, podendo ser utilizados entre 34 e 36 semanas em alguns casos.[1] Geralmente, seu emprego é destinado a retardar o parto por 24 a 48 horas, até que seja administrado corticosteroide ou, ainda, para que haja tempo suficiente de deslocamento até um centro de referência.[2] É importante esclarecer que são contraindicados em casos de corioamnionite e descolamento prematuro de placenta, além de ser necessário conhecer seus efeitos colaterais.[1] Um dos medicamentos mais comuns é o nifedipino, um bloqueador de canal de cálcio [dose de ataque: 1 cápsula de 10 mg, via oral (VO), a cada 20 minutos por 1 hora; dose de manutenção: 1 comprimido de 20 mg a cada 8 horas por 48 horas].[4] Outros, muito utilizados há algum tempo, são os betamiméticos (como a terbutalina), porém, pelos efeitos adversos (taquicardia, dor torácica, dispneia, cefaleia, tremores, náuseas, vômitos, obstrução nasal e taquicardia fetal), tendem a diminuir a sua utilização.[1] Os antagonistas de receptores de ocitocina, como o atosibana, também têm preferência para utilização por sua eficácia e menor possibilidade de efeitos colaterais; apesar disso, seu custo elevado inviabiliza o seu uso em alguns locais.[2]

A paciente apresenta parto anterior com prematuridade, proporcionando um aumento de 25% das chances de novo parto pré-termo,[1] rotura prematura de membranas ovulares na atual gestação e histórico de infecção de trato urinário, as quais se apresentam como fatores de risco para a prematuridade. Assim, diagnosticou-se parto prematuro com gestação inferior a 34 semanas por rotura prematura de membranas verificada pela saída de líquido vaginal ao exame físico, presença de 3 contrações a cada 10 minutos com dilatação cervical de 3 cm ao exame obstétrico, ILA adequado e feto com peso adequado para a IG à USG.

Conduta

A paciente foi encaminhada para hospital de referência e internada para investigação de vitalidade materno-fetal. Foi realizado rastreio infeccioso laboratorial com hemograma, EAS, urocultura, exame bacterioscópico, apresentando-se sem alterações, e coletada de cultura de conteúdo vaginal e anal para estreptococo do grupo B. Foi solicitada USG para avaliação de vitalidade fetal, permitindo, assim, ter conduta conservadora. Foram realizadas cardiotocografia fetal para verificar a vitalidade fetal e monitoramento das contrações. Realizou-se a administração da primeira dose de corticoide e iniciada antibioticoprofilaxia com penicilina G cristalina (dose inicial de 5 milhões de UI, IV, em seguida 2,5 milhões de UI, IV, a cada 4 horas, mantida até o parto) com a finalidade de prevenção de doença estreptocócica neonatal e sepse neonatal. Após análises de exames, optou-se pela realização de tocólise, com utilização de nifedipino (dose de ataque de 10 mg, VO, a cada 20 minutos na primeira hora e manutenção com 20 mg a cada 8 horas por 24 horas) até o emprego da segunda dose de corticosteroide, 24 horas após a primeira dose, com a finalidade de completar um ciclo único de corticoterapia.

O trabalho de parto foi inibido com sucesso por 24 horas, a corticoterapia foi concluída e, após esses eventos, com o feto em apresentação cefálica, sem alteração de vitalidade materno-fetal, a gestante evoluiu para trabalho de parto e realizou parto vaginal sem intercorrências. O recém-nascido obteve Apgar 8 no primeiro minuto e 10 no quinto minuto, peso ao nascimento de 1.900 g e foi encaminhado à unidade de terapia intensiva neonatal para acompanhamento. A puérpera seguiu para cuidados.

Pontos importantes

- A prematuridade é definida como partos em fetos com IG menor que 37 semanas completas.[1]
- O parto pré-termo pode ser classificado de acordo com a evolução clínica, como espontâneo ou eletivo, ou, de acordo com a IG, em precoce ou tardio.[1]
- A assistência à gestante em trabalho de parto prematuro deve ser especializada com equipe médica específica e em centro de referência.[1]
- O uso de corticosteroide é preconizado entre 24 e 34 semanas para maturação pulmonar, estabilização circulatória, evitar hemorragia cerebral e enterocolite necrosante.[1]
- O sulfato de magnésio para neuroproteção deve ser usado até 31 semanas e 6 dias.[3]
- Os uterolíticos atuam na contração miometrial, retardando o trabalho de parto.
- A via de parto em casos de prematuridade depende da IG, geralmente recomendando-se parto vaginal[2] na prematuridade tardia.

Referências bibliográficas

1. Febrasgo. Tratado de Obstetrícia. Rio de Janeiro: Elsevier; 2019.
2. Zugaib M. Obstetrícia. 3. ed. Barueri: Manole; 2016.
3. Montenegro CAB, Rezende Filho J. Rezende obstetrícia. 13. ed. Rio de Janeiro: Guanabara Koogan; 2017.
4. Cedro MM, Ribeiro CPO, Santos GBRD (orgs.). Yellowbook fluxos e condutas: ginecologia e obstetrícia. 1. ed. Salvador: Sanar; 2019.

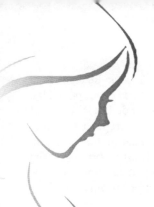

CASO 12

Sífilis e Gestação

Ândrea Franz Todescato
Lara Gandolfo
Maria Laura Rolim de Moura

- **Orientadores:** Rafael Eugenio Lazarotto e Raquel Caleffi
- **Instituição:** Liga Acadêmica de Ginecologia e Obstetrícia de Pato Branco (LAGOPB), Centro Universitário de Pato Branco (Unidep)

 Caso clínico

A.L.M., do sexo feminino, 21 anos, branca, casada, G1P0A0. Paciente procurou atendimento na Unidade Básica de Saúde do bairro, e, durante a triagem com a enfermeira, informa gestação de 21 semanas, confirmada com o cartão da gestante. A enfermeira verificou que o cartão não apresentava alterações gestacionais, e os exames pré-natais estavam em dia e normais. Informa que o motivo da consulta é o surgimento de "manchas vermelhas nas mãos". A paciente relatou que há 6 semanas surgiu uma "ferida" em região vulvar, mas que desapareceu sem ter feito nada. A lesão em vulva foi descrita por ela como indolor, lisa e dura; ainda, não procurou atendimento, pois não a incomodava. Relata que as lesões nas mãos não têm prurido, porém há inapetência e episódios de mal-estar, com febre aferida de 38°C. Nega alergias e comorbidades prévias.

Ao exame físico, encontra-se em bom estado geral, hidratada, acianótica, anictérica, lúcida em tempo e espaço, consciente, apreensiva e atitude colaborativa. Pressão arterial (PA): 110/60 mmHg; frequência cardíaca (FC): 70 bpm; saturação periférica de oxigênio 95%; temperatura axilar 37,9°C; peso 65 kg; altura 1,54 m; índice de massa corporal (IMC) de 27,64 kg/m^2; ritmo cardíaco regular (RCR) em 2 tempos, sem sopros, ausência de edema e empastamento de panturrilha. Perfusão periférica (ou capilar) normal. Mucosas coradas, pescoço sem alterações em cadeias linfáticas. Mamas simétricas, volumosas e sem abaulamentos e retrações. Abdome globoso a custa de útero gravídico. Em região volar de mãos, presença de máculas eritematosas em alvo bilateralmente. Ao exame da genitália externa: pele típica, sem lesões ou outros achados, tricotomizada, grandes e pequenos lábios eutróficos, uretra tópica e perda de urina negativa ao esforço, prolapso negativo à manobra de Valsalva e glândulas de Bartholin não palpáveis. Ao exame especular: colo médio, epitelizado, orifício cervical externo puntiforme e ausência de secreções grumosas e bolhosas.

- **Hipóteses diagnósticas:** herpes genital, sífilis, cancro mole e hanseníase.

Questões para orientar a discussão

- Diante do quadro clínico, qual é o possível diagnóstico?
- Qual a fase da doença?
- Quais as implicações para o feto e a parturiente?
- Quais as fases da doença e possíveis consequências para o feto e a parturiente?
- Qual a conduta propedêutica?
- Qual a conduta terapêutica para o caso?

Discussão

De acordo com os sintomas apresentados pela paciente, entre eles o aparecimento de "verruga" genital há 6 semanas de características indolor, lisa e dura, e atualmente sintomas de "manchas vermelhas nas mãos", o possível diagnóstico é sífilis na gestação.

A sífilis é uma doença infecciosa sistêmica de evolução crônica, que tem como agente etiológico o *Treponema pallidum*, uma bactéria Gram-negativa de alta patogenicidade.[1]

O *Treponema pallidum*, se presente na corrente sanguínea da gestante, pode atravessar a barreira placentária, conhecida como transmissão vertical e, via hematogênica, penetrar na corrente sanguínea do feto. A transmissão para o concepto pode ocorrer em qualquer fase da gestação, entretanto, quanto mais recente a infecção, maior o número de bactérias circulantes e, assim, mais gravemente o concepto será atingido.[2]

A manifestação da sífilis congênita divide-se em precoce (antes do 2º ano de vida) ou tardia (a partir do 2º ano de vida), sendo a última a que acarreta maiores prejuízos à sua saúde. Ademais, sabe-se que a sífilis congênita pode afetar todos os órgãos do corpo humano. O espectro de desfechos varia de acordo com o estágio gestacional e da infecção, que pode ter um terceiro determinante no desenvolvimento do sistema imunológico fetal.[3]

A sífilis primária se caracteriza por lesão geralmente única, indolor, ulcerada com bordas endurecidas e fundo limpo eritematoso, que surge cerca de 21 a 30 dias após a contaminação. Cerca de 30 a 90 dias depois da ocorrência da lesão primária, ela pode desaparecer sem deixar cicatriz. Em raros casos, não aparece o cancro, nos casos em que a pessoa esteja usando antibióticos na época da contaminação.[5]

Na sífilis secundária, nota-se a presença de lesões generalizadas infectantes (genital, anal e bucal), revelando a disseminação hematogênica das bactérias pelo corpo. De 50 a 180 dias do contágio, o *Treponema* entra no sistema circulatório e se multiplica, provocando lesões exantemáticas generalizadas, não pruriginosas e simétricas, resultando na roséola sifilítica, que pode regredir em 45 dias, ou, ainda, podem surgir novas lesões maculares e papulosas (sifílides). Tais lesões, quando localizadas em áreas úmidas e de atrito, formam pápulas ou placas erosadas imensamente contagiosas: os condilomas planos, usualmente confundidos com o papilomavírus humano (HPV). Na mucosa genital e/ou oral, podem ser observadas lesões erosadas, com bordas arredondadas ou ovais e sem sintomas, as chamadas placas mucosas. Ademais, observa-se a madarose, que consiste em áreas de alopecia alastrada no couro cabeludo ou a alopecia em clareira. As unhas têm paroníquia ou anoníquia. Essas lesões regridem com ou sem tratamento, sem sequelas aparentes.[5]

A sífilis latente é chamada de "silêncio clínico", pois não são evidenciadas manifestações clínicas nessa condição. Pode ser classificada como precoce, caso seja feito o diagnóstico em até 2 anos após contaminação, ou tardia, caso o prazo da infecção seja maior.[5] Se ainda houver dúvida quanto ao tempo de evolução, deve-se considerá-la tardia.[6] A sífilis terciária ocorre após a fase de latência, cerca de 3 a 12 anos, e pode cursar com sintomas neurológicos, como *tabes dorsalis* e demência, além de manifestações cardiovasculares e cutâneas.[6]

Para o diagnóstico da sífilis na gestação, é imprescindível a correlação entre dados clínicos, resultados de testes laboratoriais e histórico de infecções passadas. Os testes utilizados para o diagnóstico da sífilis são divididos em exames diretos, aqueles em que, por meio da observação direta em material retirado das lesões primárias ou secundárias ativas, visualiza-se a presença das espiroquetas, e imunológicos, os mais utilizados na prática clínica, que ainda se dividem em treponêmicos (detectam anticorpos específicos produzidos contra os antígenos do *Treponema pallidum*) e não treponêmicos (detectam anticorpos não específicos anticardiolipina, material lipídico liberado pelas células danificadas em decorrência da sífilis).[1]

A testagem para sífilis está preconizada na gestação na primeira consulta de pré-natal, idealmente no 1º trimestre, no início do 3º trimestre (a partir da 28ª semana), no momento do parto ou em caso de aborto, exposição de risco e violência sexual. Em todos os casos de gestantes, o tratamento deve ser iniciado com apenas um teste reagente, treponêmico ou não treponêmico, sem aguardar o resultado do segundo teste.[4]

Com relação às consequências para o feto, a sífilis, quando não tratada, pode resultar em abortamento espontâneo, prematuridade, óbito fetal e/ou neonatal, ou até mesmo sinais e sintomas que repercutirão em fases posteriores da vida.[3]

Conduta

Por meio da análise do caso, levando em conta os sintomas altamente sugestivos de sífilis secundária, foi solicitado o teste não treponêmico VDRL com resultado reagente, com titulação 1:64. O teste não treponêmico VDRL é quantificável e usado para o diagnóstico e monitoramento da resposta ao tratamento. O uso de apenas um tipo de teste é insuficiente para o diagnóstico, pois há a possibilidade de resultados falso-positivos em pessoas sem sífilis e falso-negativos em pessoas com sífilis. Nesse viés, quando o teste VDRL for positivo, deve-se solicitar o teste treponêmico ELISA; no entanto, o tratamento com antibiótico já deve ser iniciado na paciente e no respectivo parceiro, antes mesmo do resultado do segundo exame solicitado. No caso clínico, o teste ELISA deu reagente, confirmando a suspeita diagnóstica inicial.[4]

Toda gestante diagnosticada com sífilis deverá iniciar seu tratamento o mais precocemente possível. A penicilina benzatina é a única opção segura e eficaz para o tratamento adequado das gestantes. A paciente em questão, com sintomas de sífilis secundária, foi tratada com o seguinte esquema terapêutico: penicilina G benzatina, 1 ampola de 1.200.000 UI, aplicada via intramuscular (IM), em cada glúteo, dose única. O parceiro sexual recebeu o mesmo esquema terapêutico.[4]

Orienta-se a paciente para que, em casos de sinais, como febre, calafrios, mialgia, dor de cabeça, hipotensão, taquicardia e acentuação de lesões cutâneas, procure atendimento médico, pois existe a rara possibilidade de desenvolvimento da reação de Jarisch-Herxheimer, mais comum na sífilis secundária. Essa reação inicia, em geral, entre 2 e 4 horas após o tratamento com penicilina, podendo durar de 24 a 38 horas, além de apresentar risco potencial de abortamento.

O acompanhamento se deu por meio de teste VDRL mensal até o momento do parto, que teve uma queda de titulação de 1:64 para 1:16 em 3 meses, ou seja, uma queda de titulação em duas diluições dos testes não treponêmicos, demonstrando eficácia do tratamento.[4]

Pontos importantes

- A sífilis gestacional pode ocasionar graves efeitos adversos para o concepto, desde abortos e óbitos fetais até recém-nascidos vivos com sequelas da doença.[8]
- As formas sintomáticas da doença não são comuns, e a maioria das gestantes é assintomática (doença latente). Desse modo, a identificação da sífilis será possível mediante triagem sorológica adequada.[7]
- Sífilis com duração menor que 1 ano pode ser tratada com um único curso de penicilina G, enquanto infecções com mais de 1 ano de duração são tratadas com três cursos de penicilina G em intervalos de 1 semana.[7]
- O melhor tratamento para sífilis na gravidez é penicilina.[1]
- A gestante com sífilis e alergia a penicilina deve ser submetida à dessensibilização e, então, receber penicilina.[7]

Referências bibliográficas

1. Brasil. Ministério da Saúde. Secretaria de Ciência, Tecnologia e Insumos Estratégicos. Penicilina benzatina para prevenção da sífilis congênita durante a gravidez. Relatório de Recomendação n. 150 [publicação online]; 2015. Disponível em: http://www.aids.gov.br/system/tdf/pub/2016/59220/_p_relatorio_penicilina_sifilis_congenita_secreta_38035.pdf?file=1&type=node&id=59220&force=1. Acesso em: 19 jul. 2020.
2. WHO. Guidelines for the treatment of Treponema pallidum (syphilis) [publicação online]; 2016. Disponível em: https://www.who.int/reproductivehealth/publications/rtis/syphilis-treatment-guidelines/en/. Acesso em: 19 jul. 2020.
3. Souza B, Santana L. As consequências da sífilis congênita no binômio materno-fetal: um estudo de revisão. Interfaces científicas – saúde e ambiente. 2013; 2316-3798.
4. Brasil. Ministério da Saúde. Protocolo clínico e diretrizes terapêuticas da transmissão vertical do HIV, sífilis e hepatite B. Brasília: Ministério da Saúde; 2019. Disponível em: http://www.aids.gov.br/system/tdf/pub/2016/57801/miolo_pcdt_tv_08_2019.pdf?file=1&type=node&id=57801&force=1. Acesso em: 19 jul. 2020.
5. Oliveira HC, Lemgruber I, Costa OT. Tratado de ginecologia: Febrasgo. Rio de Janeiro: GEN; 2000.
6. Salomão R. Infectologia: Bases clínicas e tratamento. Rio de Janeiro: Guanabara Koogan; 2017.
7. Fernandes CE, Silva de Sá MF. Guia Prático: Infecções no Ciclo Grávido-Puerperal. São Paulo: Federação Brasileira das Associações de Ginecologia e Obstetrícia (Febrasgo); 2016. Disponível em: https://www.febrasgo.org.br/media/k2/attachments/02-INFECCOyES_NO_CICLO_GRAVIDO_PUERPERAL.pdf.
8. Toy E, Baker III B, Ross P, Jennings J. Casos clínicos em ginecologia e obstetrícia (Lange). Porto Alegre: AMGH; 2014.

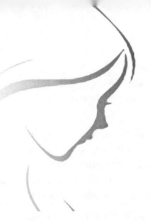

CASO 13

HIV e Gestação

Ândrea Franz Todescato
Lara Gandolfo
Maria Laura Rolim de Moura

- **Orientador:** Rafael Eugenio Lazarotto
- **Instituição:** Liga Acadêmica de Ginecologia e Obstetrícia de Pato Branco (LAGOPB), Centro Universitário de Pato Branco (Unidep)

 Caso clínico

M.P., do sexo feminino, 21 anos, casada, nulípara, diagnosticada com HIV há 2 anos. Procura atendimento com enfermeira na Estratégia de Saúde Familiar de seu bairro para tirar dúvidas e receber orientações sobre planejamento familiar. Paciente relata que gostaria de engravidar, mas está com medo de transmitir o vírus ao feto e ao marido. Atualmente, faz uso de tenofovir com lamivudina e dolutegravir.

Ao exame físico: paciente normocorada, eupneica, hidratada, anictérica e afebril. Pressão arterial (PA): 120/80 mmHg; frequência cardíaca (FC) de 85 bpm; frequência respiratória (FR) de 18 irpm; temperatura axilar 36,5°C; peso de 62 kg; altura de 1,65 m. Tórax atípico, sem sinais de esforço respiratório, expansibilidade preservada bilateralmente e frêmito toracovocal palpável bilateral. Precórdio normodinâmico; bulhas normofonéticas em 2 tempos, sem sopros. Abdome plano, sem lesões, retrações ou abaulamentos. Ausência de visceromegalias.

Paciente trouxe exames realizados há 1 semana: HIV PCR quantitativo em tempo real – valor de referência: indetectável; resultado: inferior a 20 cópias/mL de RNA do HIV-1.

- **Hipótese diagnóstica:** planejamento familiar para mulher com infecção pelo HIV.

Questões para orientar a discussão
- Qual é a atenção pré-concepcional adequada para o caso?
- Como ocorre a transmissão vertical?
- Como é feito o diagnóstico?

Discussão

Para a paciente do caso em questão, portadora de HIV e desejando engravidar, torna-se essencial o aconselhamento reprodutivo, que tem como função orientar e explanar informações, objetivando um espaço de acolhimento à tomada de decisões. É preciso que exista uma conversa com acolhimento e escuta ativa e de forma multiprofissional, para que as pessoas infectadas saibam as medidas de prevenção e os riscos de transmissão vertical durante a gestação. Deve-se lembrar que as crenças pessoais dos profissionais de saúde não podem interferir na conduta e na orientação, visando sempre à adesão ao tratamento por parte da mulher e de seu parceiro.[1]

Os profissionais devem respeitar as decisões tomadas pelo casal e identificar os fatores sociais de risco (álcool, drogas, rede de apoio, pressão social), além de promover discussões e pensamentos acerca das expectativas do casal e o investimento emocional e econômico que terão que fazer. Na abordagem para concepção, é necessário avaliar a fertilidade do casal. Nessa fase, é obrigatória a realização de três exames: espermograma, ultrassonografia transvaginal e histerossalpingografia. Depois disso, serão considerados alguns aspectos: idade materna (acima de 35 anos há aumento no risco de malformação congênita), avaliação do ciclo menstrual (ciclo regular indica ciclo ovulatório), presença de infecções sexualmente transmissíveis (aumenta o risco de transmissão de HIV) e infecções pélvicas, orientações específicas para cada caso (soroconcordantes ou sorodiscordantes) e importância do seguimento da mulher na gestação e no puerpério. Após a atenção à pré-concepção, deve-se iniciar o processo de atenção ao pré-natal e ao parto.[1]

No atendimento pré-natal de uma gestante portadora de HIV, para obter os melhores resultados para a saúde da gestante e redução da transmissão vertical, são necessários: equipe multiprofissional treinada (obstetra, infectologista, enfermeira, psicóloga, assistente social); serviço de pré-natal integrado à maternidade que realizará o parto; atenções clínica e obstétrica não compartimentalizadas; grande atenção ao processo educativo e ao aconselhamento referente à infecção pelo HIV e não realização de procedimentos invasivos, como amniocentese, cordocentese e outros.[1]

O perfil laboratorial deve ser dirigido às complicações clínicas e obstétricas e incluir: tipagem sanguínea; urina tipo 1; urocultura; protoparasitológico; hemograma completo (mensal); enzimas hepáticas, aspartato aminotransferase (AST) e alanina aminotransferase (ALT) (mensal); perfil lipídico com colesterol e triglicérides (mensal); amilase (mensal); glicemia (mensal); teste de tolerância à glicose nas usuárias de inibidores de protease; sorologia para sífilis (no início da gravidez, no 3º trimestre e na admissão para o parto); sorologia para toxoplasmose (mensal); sorologia para citomegalovírus; sorologia para hepatites B e C; cultura endocervical para gonococo; pesquisa de clamídia endocervical; bacterioscopia de conteúdo vaginal (inicial e no terceiro trimestre); pesquisa do estreptococo do grupo B em regiões vaginal e perianal; contagem de linfócitos T CD4 e CD8 (inicial, pré-tratamento, após 2 meses de início da TARV e novamente na 35ª semana, para definição da via de parto); carga viral para HIV (inicial, em 12 semanas e 34 semanas); teste de Mantoux ou proteína purificada (PPD); teste de Whiff e pH vaginal (inicial e no 3º trimestre); colpocitologia oncológica; colposcopia alargada.[1]

Além disso, o tratamento antirretroviral deve ser definido pela clínica, em concordância com a gestante, sendo importante a orientação pré-natal sobre seu prognóstico e do feto/recém-nascido (RN), com reforço ao não aleitamento natural. Deve haver estímulo ao uso de preservativo nas relações sexuais durante o pré-natal e instruções para redução da transmissão vertical no parto, incluindo uso de AZT intravenoso para a parturiente (caso a carga viral seja positiva após 34 semanas de gestação ou se houver o uso incorreto da TARV) e solução oral para o RN, além das orientações para suspensão de TARV profilática ou manutenção de TARV terapêutica no puerpério a depender de cada caso.[2]

Transmissão vertical

Estima-se que, no Brasil, mais de 200 mil mulheres sejam portadoras do HIV, com uma prevalência de 0,4% em gestantes. A maior parte dos casos de transmissão vertical (65%) ocorre durante o trabalho de parto e os 35% restantes surgem intraútero, além do risco adicional de transmissão pós-parto por meio do aleitamento materno, que aumenta a cada exposição da criança ao peito e situa-se entre 7% e 22%.[1]

A patogênese da transmissão vertical está ligada a múltiplos fatores: virais (carga viral, genótipo e fenótipo virais); maternos [estado clínico e imunológico, presença de infecção sexualmente transmissível (IST) e outras coinfecções, estado nutricional e tempo de uso de antirretrovirais na gestação]; comportamentais (uso de drogas e prática sexual desprotegida); obstétricos (duração da rotura das membranas amnióticas, via de parto e presença de hemorragia intraparto); inerentes ao RN (prematuridade e baixo peso ao nascer); e fatores relacionados ao aleitamento materno. A carga viral elevada e a rotura prolongada das membranas amnióticas são os principais fatores associados à transmissão vertical do HIV.[1]

A taxa de transmissão vertical do HIV, sem qualquer intervenção, situa-se em torno de 25,5%, porém estudos demonstram a redução da transmissão vertical para níveis entre 1% e 2% por meio de ações preventivas, como o uso de antirretrovirais combinados (promovendo a queda da carga viral materna para menos que 1.000 cópias/mL ao final da gestação), o uso de quimioprofilaxia com a AZT na parturiente (caso a carga viral seja positiva após 34 semanas ou houver o uso incorreto da TARV) e, no RN, com a não amamentação e o uso de solução oral de AZT.[1]

Diagnóstico

É recomendada a realização de teste anti-HIV com aconselhamento e consentimento a todas as gestantes na primeira consulta pré-natal e, ainda, a repetição da sorologia para HIV no início do 3º trimestre, utilizando testes rápidos, se necessário. Às mulheres que, apesar de testadas, chegarem ao momento do trabalho de parto sem o resultado da sorologia realizada, deve-se aconselhar a realizar o teste diagnóstico na maternidade, por meio de testes rápidos anti-HIV.[2]

O principal teste utilizado no diagnóstico sorológico do HIV é o ensaio imunoenzimático (EIA ou ELISA). A confirmação do diagnóstico sorológico da infecção pelo HIV pode ser realizada pelas técnicas de imunofluorescência indireta (IFI), *immunoblot* (IB) e *western blot* (WB).[3]

A gestação constitui uma condição que frequentemente se associa a dificuldades laboratoriais no diagnóstico de infecções. Sabe-se que a gravidez impõe uma série de modificações imunológicas ao organismo materno, que levam ao aparecimento de fatores de imunomodulação, podendo falsear as provas sorológicas. A maior preocupação durante a gestação se dá com resultados indeterminados por soroconversão recente, com alta viremia e maior risco de transmissão vertical. Nesse caso, o diagnóstico laboratorial deve se basear na detecção do vírus, já que a produção de anticorpos é pequena na infecção recém-adquirida.[3]

Conduta

Conforme o caso apresentado, na conduta da paciente HIV-positivo, é imprescindível uma equipe multiprofissional composta, principalmente, por obstetra, infectologista, enfermeira, psicóloga e assistente social. É imperioso estabelecer um vínculo com a paciente de modo a garantir o seguimento adequado da conduta. Além do acompanhamento por meio dos exames já citados, serão recomendadas a vacina para pneumococo, a dose de reforço para tétano e difteria (dT), já que a última dose foi há mais de 5 anos, e, por fim, a vacina *influenza*. O objetivo de reduzir a transmissão vertical faz com que toda gestante infectada pelo HIV seja medicada com terapia antirretroviral potente, independentemente de seu estado imunológico ou virológico. A paciente em questão faz, atualmente, uso de tenofovir com lamivudina (3TC) e dolutegravir. Portanto, será mantido o tenofovir + 3TC e substituído o dolutegravir por lopinavir/ritonavir. Na ocorrência de intolerância ao lopinavir, o atazanavir apresenta-se como alternativa segura e eficaz, sempre associado ao ritonavir. Será orientada ainda a utilização de preservativo nas relações sexuais durante o pré-natal.[1]

A definição da via de parto baseia-se no resultado da carga viral da paciente a partir da 34ª semana, juntamente com a avaliação obstétrica. Em mulheres com carga viral menor que 1.000 cópias/mL, essa definição poderá ser discutida entre a gestante e seu obstetra, em razão da observação de que o tipo de parto, nessas condições, normal ou operatório, não aumenta o risco de transmissão vertical do HIV, levando em conta as recomendações quanto ao manejo do parto. Toda mãe soropositiva para HIV deverá ser orientada a não amamentar. Ao mesmo tempo, deverá estar ciente de que, no Brasil, terá direito a receber fórmula láctea infantil pelo menos até o seu filho completar 6 meses de idade.[1]

A paciente receberá AZT intravenoso (IV) – nas situações já citadas – desde o início do trabalho de parto ou pelo menos 3 horas antes da cesariana eletiva, a ser mantido até o clampeamento do cordão umbilical. Serão mantidos os medicamentos antirretrovirais (ARV) orais utilizados pela gestante nos seus horários habituais, independentemente do jejum, ingeridos com uma pequena quantidade de água, inclusive durante o período de infusão venosa da zidovudina (AZT).[1]

Pontos importantes

- No atendimento pré-natal à gestante portadora de HIV, uma equipe multiprofissional treinada é essencial para a promoção da saúde da paciente, visando à redução da transmissão vertical, bem como um serviço preparado para fornecer as corretas orientações e educação em saúde em relação à reinfecção do HIV.[1]
- O aleitamento materno apresenta risco adicional de transmissão do HIV ao bebê, o qual aumenta a cada exposição da criança ao peito – nesses casos, o aleitamento é contraindicado.[2]

- O objetivo de reduzir a transmissão vertical faz com que toda gestante portadora de HIV use terapia antirretroviral potente, independentemente de seu estado imunológico ou virológico.[1]
- A carga viral é um fator importante e está relacionada ao aumento da chance de ocorrência da transmissão vertical, sendo a definição da via de parto baseada no resultado da carga viral da paciente a partir da 34ª semana, juntamente com a avaliação obstétrica.[1]
- Em casos de carga viral menor que 1.000 cópias/mL, a ocorrência do parto via vaginal deve ser discutida entre a gestante e seu obstetra, em razão do tipo de parto, nessas situações, não aumentar o risco de transmissão vertical do HIV.[1]

Referências bibliográficas

1. Ministério da Saúde. Protocolo clínico e diretrizes terapêuticas da transmissão vertical do HIV, sífilis e hepatite B. Brasília: Ministério da Saúde; 2019. Disponível em: http://www.aids.gov.br/system/tdf/pub/2016/57801/miolo_pcdt_tv_08_2019.pdf?file=1&type=node&id=57801&force=1. Acesso em: 24 ago. 2020.
2. Federação Brasileira das Associações de Ginecologia e Obstetrícia (Febrasgo). Manual de Orientação Gestação de Alto Risco [publicação online]; 2011. Disponível em: https://www.febrasgo.org.br/images/arquivos/manuais/Manuais_Novos/gestacao_alto-risco_30-08.pdf. Acesso em: 24 ago. 2020.
3. Ministério da Saúde. Gestação de alto risco. Manual técnico. 5. ed. Brasília: Ministério da Saúde; 2012. Disponível em: http://bvsms.saude.gov.br/bvs/publicacoes/manual_tecnico_gestacao_alto_risco.pdf. Acesso em: 24 ago. 2020.

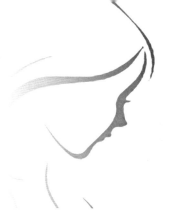

CASO 14

Hemorragias da Primeira Metade da Gestação

Laís Helena do Amaral Matos
Vitória Carvalho Paixão
Vitória Novaes

- **Orientador:** Lucas Giarolla Gonçalves de Matos
- **Instituição:** Universidade Federal de Lavras (UFLA)

 Caso clínico

Paciente A.S.B. se apresenta ao pronto atendimento (PA) com queixa de sangramento vaginal e cólica. Relatou beta-hCG positivo (qualitativo), tendo realizado a primeira consulta do pré-natal, até então, sem ultrassonografia (USG). Ao exame, notou-se colo uterino entreaberto com sangramento leve. A critério do plantonista, foi feita uma USG transvaginal (USGTV) de emergência, demonstrando endométrio heterogêneo, espessado (25 mm) e cisto em região anexial esquerda com características de corpo lúteo. A principal hipótese diagnóstica elencada foi a ocorrência de abortamento completo. A paciente permaneceu em observação, e, como estava pouco sintomática, sem sinais de infecções, optou-se por seguir conduta expectante. Recebeu alta hospitalar no dia seguinte, sendo orientada a manter seguimento clínico. Após 1 dia, retorna com dor abdominal intensa de início súbito, sem sangramento. Ao exame, observaram-se colo uterino fechado e útero doloroso à mobilização.

- **Hipóteses diagnósticas:** abortamento tubário, gravidez ectópica rota.
- **Exames complementares:**
  - Hemograma: sem evidência de anemia, leucocitose ou outras alterações.
  - Tomografia (TC) abdominal: líquido livre em cavidade e anexo esquerdo com borramento.
  - Beta-hCG quantitativo: 3.325 mUI/mL.

Continuação do caso clínico

Feitas a analgesia e a observação da paciente, foi solicitada nova USGTV, que evidenciou anexo esquerdo borrado, massa anexial de 3,7 cm de diâmetro e presença de líquido livre no fundo de saco. Realizada laparoscopia, cujos comemorativos constaram sangue em cavidade e distorção anatômica da tuba uterina esquerda, decidiu-se por realizar anexectomia.

Questões para orientar a discussão

- Considerando sangramento uterino no 1º trimestre gestacional, qual etiologia é necessária ter em mente?
- Qual a abordagem diagnóstica do caso e qual valor discriminatório de beta-hCG favorece a suspeita clínica?
- Qual a localização mais comum da gravidez ectópica, suas complicações e prevalência?
- Os achados da USGTV favorecem o diagnóstico? Pode haver confusão com outra entidade?
- Há necessidade de repetir a dosagem sérica dos níveis de beta-hCG? Qual seria o benefício?
- Qual a conduta ideal para o quadro clínico? Como escolher entre a conduta clínica ou a cirúrgica? Existem critérios?

Discussão

Ao se pensar nas entidades que cursam com hemorragia no 1º trimestre de gestação, deve-se ter em mente quadros como abortamento, neoplasia trofoblástica gestacional, descolamento corioamniótico e, sobretudo, gravidez ectópica (GE),[1] principal causa de morte materna nesse período e o diagnóstico do referido caso. Assim, por definição, a GE corresponde a implantação e desenvolvimento do blastocisto/ovo fora do corpo uterino. No caso em questão, a laparoscopia evidenciou gestação tubária esquerda, sendo essa a localização mais comum (90% a 95%). No entanto, a GE também pode ocorrer em porção intersticial da tuba, ovário, cérvice, cicatriz da cesariana e cavidade abdominal.[2]

A crescente incidência é sustentada pelo aumento da prevalência de fatores de risco, a constar: doença inflamatória pélvica (DIP), principalmente infecções por *Chlamydia*; antecedentes de GE; cirurgia tubária prévia; procedimentos relacionados com reprodução assistida; infertilidade; uso de dispositivo intrauterino (DIU); endometriose; anticoncepção de emergência e tabagismo. Entretanto, os fatores de risco atribuíveis nem sempre estão presentes, como é o caso da paciente.[3]

Aqui, será enfatizada, pela gravidade, a gravidez tubária complicada (aborto ou rotura). Nesta, a dor é o sintoma principal, de caráter sincopal e lancinante na rotura tubária e em cólicas no aborto. O hemoperitônio que se estabelece acentua a dor e a torna difusa em abdome, com ocorrência de náuseas e vômitos, podendo cursar também com dor escapular decorrente da irritação diafragmática. No exame físico, destacam-se sinais que caracterizam estado hipovolêmico (palidez cutaneomucosa sem perda sanguínea visível, taquicardia e hipotensão arterial), bem como reação peritoneal por descompressão dolorosa, diminuição de ruídos hidroaéreos, sinal de Proust, aumento sutil do útero e seu amolecimento. Contudo, a tumoração palpável em anexos somente é detectada em metade dos casos.[4]

Com a finalidade de evitar evolução para um quadro grave de abdome agudo hemorrágico devido à rotura tubária, é preciso atentar-se para a realização do diagnóstico precoce, ou seja, de gestação tubária íntegra. Nesse âmbito, a história clínica e o exame físico muitas vezes não são elucidativos, sendo indiciada a realização de exames subsidiários. Em alguns casos, pode cursar com a tríade clássica de dor abdominal, atraso menstrual e sangramento genital, na qual a dor é o sintoma mais comum. Enquanto isso, o sangramento vaginal, decorrente da produção irregular de hCG, é, geralmente, discreto.[4] Pode-se perceber, portanto, que a clínica apresentada pela paciente abrangeu as manifestações mais comuns da GE, iniciando-se com a tríade clássica e, posteriormente, com aumento da intensidade da dor abdominal.

Em vista disso, a abordagem diagnóstica conta, inicialmente, com a dosagem sérica da fração beta-hCG, visando a confirmar a gravidez. Elenca-se a hipótese diagnóstica de GE quando os níveis séricos de beta-hCG são superiores ao valor discriminatório de 2.000 mUI/mL, porém não há evidências de gestação intrauterina à USGTV ou é possível visualizar massa anexial extraovariana,[4] como é possível observar na Figura 1. É frequente o achado de líquido livre na cavidade peritoneal, como exposto pela TC.[4]

Destaca-se, pois, que, na maioria dos casos, a USGTV consegue distinguir a GE de um abortamento, mas pode haver confundimento.[2] Nesse sentido, a hipótese diagnóstica inicial do caso – abortamento completo – atrasou o diagnóstico da GE. Nesse âmbito, a dosagem seriada de beta-hCG poderia ser útil, pois um aumento inferior a 35% em 48 horas indica GE.[5]

Assim, pontua-se a essencialidade dos exames complementares bem conduzidos na abordagem de sangramento e dor em cólica no 1º trimestre da gestação, visto que a USGTV realizada de emergência dificultou a identificação correta do quadro, tornando necessária a repetição do exame. Posto isso, como a paciente apresentou valor de beta-hCG superior a 2.000 mUI/mL na análise, associado aos achados da USGTV, confirmou-se o diagnóstico de GE, com localização esclarecida pela laparoscopia.

Conduta

O seguimento dispõe de opções terapêuticas que abrangem abordagem cirúrgica, dita padrão, ou clínica, a considerar conduta expectante ou medicamentosa com uso do metotrexato (MTX). Entre outros critérios, para que sejam eleitas as respectivas condutas clínicas, os valores iniciais de beta-hCG devem ser < 2.000 mUI/mL e demonstrarem declínio em 48 horas, ou ter beta-hCG inicial ≤ 5.000 mUI/mL, massa anexial ≤ 3,5 cm e ausência de dor abdominal (Figura 1).[4] Assim, ambas as opções foram descartadas para a paciente.

A laparoscopia constitui a abordagem cirúrgica padrão-ouro para GE, posto suas vantagens quanto a permanência hospitalar, incidência de infecções, tempo de recuperação e custo.[4] Nos casos de rotura tubária associada a instabilidade, pode optar-se pela laparotomia.[6] Outrossim, optou-se pela salpingectomia em detrimento da salpingostomia, em função do tamanho do saco gestacional (> 3 cm) e por apresentar distorção anatômica da tuba uterina esquerda.[6]

Pontos importantes

- A tríade clássica é composta por atraso menstrual, sangramento genital e/ou dor abdominal.[4]
- A localização mais frequente é a tubária, com maior gravidade quando complicada. Assim, o diagnóstico deve preceder sua rotura, combinando USGTV e beta-hCG.[2]
- Há critérios a serem considerados na escolha da conduta clínica ou cirúrgica.[5]
- A escolha do tratamento depende da experiência do serviço e do desejo reprodutivo da mulher.[4]

Seção 2 – Casos Clínicos – Obstetrícia

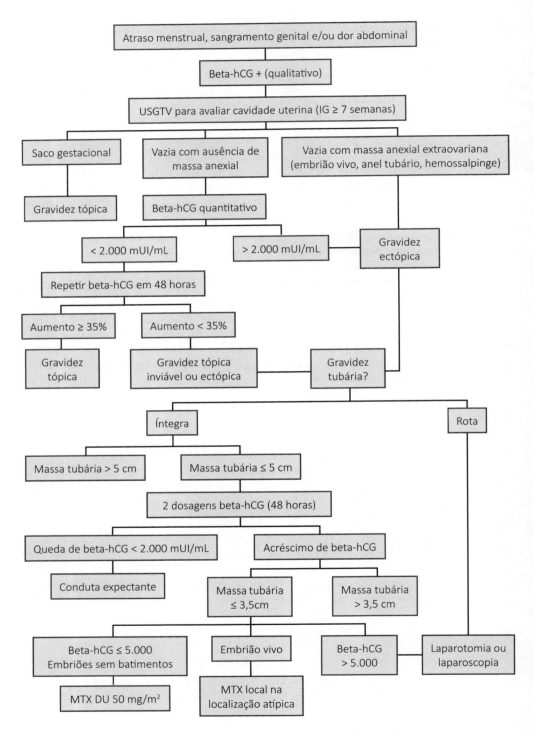

FIGURA 1. Fluxograma para abordagem e seguimento da gravidez ectópica.
DU: dose única; MTX: metotrexato; USGTV: ultrassonografia transvaginal.
Fonte: Adaptada de Febrasgo, 2019.[4]

- Está indicado o MTX quando massa anexial ≤ 3,5 cm, beta-hCG ≤ 5.000 mUI/mL e ausência de embrião vivo. Preferir dose única 50 mg/m² intramuscular.[4]
- A conduta expectante está indicada em declínio dos títulos da beta-hCG nas 48 horas antes do tratamento e quando os títulos iniciais são < 2.000 mUI/mL.[4]
- Na abordagem cirúrgica, a laparoscopia é a conduta padrão-ouro.[6] Reserva-se a laparotomia para quadros instáveis, a critério da equipe.[4]
- Indica-se salpingostomia para preservar a fertilidade quando os títulos da beta-hCG são inferiores a 5.000 mUI/mL. Contudo, se prole constituída, opta-se por salpingectomia.[4]

Referências bibliográficas

1. Brasil. Ministério da Saúde. Gestação de Alto Risco: Manual Técnico. 4. ed. Brasília: [s.n.]; 2000. p. 33-42.
2. Bernardes LS, Lara GBO, D'Avila AMFC, Afonso A. Gravidez ectópica tubária gemelar unilateral: Relato de caso. [Patos de Minas]: [s.n.]; 2018.
3. Elito Júnior J, Ferreira DF, Araújo Júnior E, Stavale JN, Camano L. Values of betahuman chorionic gonadotrofin as a risk factor for tubal pregnancy rupture evaluated by histopathology. J Matern Fetal Neonatal Med. 2014; 27(6):637-9.
4. Elito Júnior J. Gravidez ectópica. In: Federação Brasileira das Associações de Ginecologia e Obstetrícia. Tratado de Obstetrícia. Rio de Janeiro: Elsevier; 2019. p. 676-723.
5. Barnhart KT, Guo W, Cary MS, Morse CB, Chung K, Takacs P, et al. Differences in serum human chorionic gonadotropin rise in early pregnancy by race and value at presentation. Obstet Gynecol. 2016; 128:504-11.
6. Silva JAL, Dumont JSF. Gravidez ectópica. In: Associação de Ginecologistas e Obstetras de Minas Gerais. Manual SOGIMIG de Ginecologia e Obstetrícia. Rio de Janeiro: Medbook, 2017. p. 725-32.

CASO 15

Rotura Prematura das Membranas Ovulares

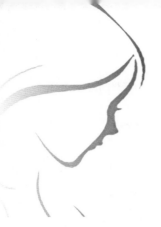

Isabela Maia de Carvalho
Juliana Moreira de Queiroz
Luiza Coimbra Castilho

- **Orientadora:** Luciana de Barros Cavalcanti Michelutti
- **Instituições:** Universidade Federal de Alfenas (Unifal), Universidade Vale do Rio Doce (Univale), Universidade Federal de Roraima (UFRR)

 ## Caso clínico

M.P.A., sexo feminino, 37 anos, gestante, G2P0A1, idade gestacional (IG) 25 semanas e 2 dias. Compareceu dia 09/02/2020 no pronto-socorro (PS) relatando dor abdominal do tipo cólica há cerca de 24 horas e perda vaginal de líquido com aspecto leitoso há 1 semana. Nega sangramentos. Relata histórico de infecção do trato urinário (ITU) sendo indicado tratamento com nitrofurantoína, porém suspendeu seu uso por iniciativa própria após a primeira dose. Usa Puran® 25 mg e fluoxetina 20 mg. Nega tabagismo, etilismo e alergia medicamentosa. Realizou quatro consultas de pré-natal e apresenta sorologias para HIV, HBsAg, *venereal disease research laboratory* (VDRL) e toxoplasmose com resultados não reagentes. Tipagem sanguínea A positivo. Já realizou curetagem há 1 ano e meio devido ao aborto sofrido. Não soube relatar história familiar. Ao exame físico: bom estado geral (BEG), lúcida, orientada no tempo e no espaço (LOTE), corada, hidratada. Temperatura axilar de 36°C, pressão arterial (PA) de 100/60 mmHg, edema ausente. Movimentos fetais presentes, batimentos cardíacos fetais de 135 bpm, tônus uterino aumentado e irregular. Ao toque, apresentou colo grosso, impérvio e presença de secreção amarelada em grande quantidade sem odor. Teste de cristalização negativo. A paciente foi internada, tendo-se iniciado medicação com gentamicina + clindamicina, por suspeita de bolsa rota há 1 semana e solicitado exames laboratoriais e ultrassonografia (USG).

- **Hipóteses diagnósticas:** rotura prematura de membranas (RPMO), corioamnionite por contaminação ascendente, ITU, vaginose.
- **Exames complementares:**
  - USG obstétrica com Doppler: feto único em apresentação cefálica, longitudinal com dorso à direita da linha mediana. Circunferência cefálica medindo 23,1 cm; circunferência abdominal medindo 20,9 cm; diâmetro biparietal medindo 62,2 mm; comprimento femoral medindo 46,9 mm; peso fetal calculado em 816 g (± 10 g). Batimentos cardiofetais rítmicos e normais. Placenta inserindo-se na parede corporal posterior do útero e apresentando aspecto textural normal compatível com grau 0 de Grannum. Espessura placentária média normal. Quantidade de líquido amniótico normal. Índice de pulsatilidade (IP) da artéria umbilical normal de 0,86. Gestação tópica com IG ecográfica estimada em aproximadamente 25 semanas e 3 dias (DP +/– 10 dias).
  - USG transvaginal: bexiga em semirrepleção. Útero em anteversoflexão medindo 14,1 × 8,1 × 10,0 cm em seus maiores eixos longitudinal, laterolateral e anteroposterior, respectivamente. Volume uterino aumentado: 601,0 cm^3. Forma globosa, contornos normais e ecotextura difusamente heterogênea. Cavidade endometrial aumentada com espessura de até 1,8 cm. Ovários não visibilizados. Não se observa líquido livre na cavidade.
  - Hemocultura: não houve crescimento de unidades formadoras de colônias em amostras de membro superior direito (MSD) arterial e venoso nos sistemas Bactec e Hemoprov 1.
  - Radiografia de tórax posteroanterior: foi realizado em quatro datas diferentes, observando-se a seguinte evolução – no dia 10/02: infiltrado interstício no campo médio do pulmão esquerdo sugestivo de pneumonia e elevação da cúpula frênica direita, acima do habitual; no dia 13/02: infiltrado intersticial na base dos pulmões, derrame pleural de pequeno volume à direita e paquipleuris e/ou derrame pleural no seio costofrênico esquerdo; no dia 16/02: infiltrado intersticial na base e no campo médio dos pulmões, índice cardiotorácico discretamente aumentado, derrame pleural de pequeno volume à esquerda; no dia 28/02: hipertensão pulmonar, velamento mal definido no pulmão direito, índice cardiotorácico normal, derrame pleural de pequeno volume à direita, sonda traqueal com extremidade em posição baixa (carina), cateter umbilical em projeção em átrio direito, pequena quantidade de gases intestinais. Os demais parâmetros apresentavam-se normais.
  - Hemograma: foram realizados hemogramas periodicamente do dia 10/02 ao dia 15/02, a fim de avaliar o estado da paciente e observar evoluções. No dia 09/02, a paciente apresentava os seguintes dados: Hb 10,5, Ht 33, leucócitos 10.990, neutrófilos segmentados 8.682, plaquetas 151.000. A paciente evoluiu com diminuição de Hb a partir do dia 10/02; diminuição do Ht a partir do dia 12/02; leucocitose a partir do dia 10/02; apresentação de bastonetes a partir do dia 14/02; plaquetopenia a partir do dia 12/02.
  - Demais exames: reação em cadeia da polimerase (PCR), cálcio iônico e tempo de tromboplastina acima do valor de normalidade; e razão normalizada internacional (INR), tempo de protrombina (TP) e albumina abaixo do valor de referência.

Continuação do caso clínico

No dia 10/02, a paciente refere aumento da perda vaginal e da dor abdominal. Ao exame físico, mantém-se afebril e com movimentos fetais presentes. No toque, percebem-se colo amolecido, tônus discretamente aumentado, secreção com mudança de forma adquirindo odor fétido. Continuou-se o tratamento com antibiótico, com solicitação de rotina infecciosa e indicação quanto à interrupção da gestação. Na cesariana, foi identificada grande quantidade de pus intraútero com odor fétido, motivo pelo qual foram realizadas lavagem uterina e abdominal, curetagem e histerorrafia com revisão da hemostasia e adequada contratilidade uterina. Posteriormente, a paciente evoluiu com hemorragia puerperal e choque séptico. Foram administrados 4 comprimidos de 200 mcg de misoprostol via retal, ergotrate, esquema de oito ampolas de ocitocina em bomba de infusão contínua, e transamin quatro ampolas. Realizados hemograma e coagulograma, que identificaram alterações; então, foram instalados hemoconcentrados (3 bolsas de concentrados de hemácias e 4 de plasma), além de massagem uterina, infusão de norepinefrina venosa e esquema tríplice de antibiótico (gentamicina + clindamicina + metronidazol). A paciente foi encaminhada posteriormente para unidade de terapia intensiva (UTI).

No dia 11/02, a paciente estava na UTI consciente e sem sangramentos ativos. USG não evidenciava conteúdo intrauterino ou intraperitoneal, optando-se por conduta conservadora. Durante o dia, foi mantida a medicação, porém retiraram-se as drogas vasoativas.

No dia seguinte, a paciente recebeu alta da UTI e foi encaminhada à maternidade devido à melhora clínica. Estava em uso de ceftriaxona e clindamicina. A conduta incluiu suporte clínico, prescrição de Noripurum® e manutenção da antibioticoterapia. Após 3 dias, a paciente apresentava-se estável e em boas condições clínicas e laboratoriais recebendo alta hospitalar dia 15/02, sendo orientada sobre o puerpério e retorno à maternidade se houvesse febre ou se necessário.

Questões para orientar a discussão

- Quais etiologias devem ser consideradas?
- Qual o principal método de diagnóstico e outros auxiliares para o caso em questão?
- O que é importante investigar após determinar o diagnóstico?

Discussão

A RPMO é a amniorrexe espontânea que ocorre antes do início do parto, sendo considerada pré-termo quando ocorre antes de 37 semanas de gestação, e representa 3% de todas as gestações, responsável por cerca de 30% dos partos pré-termo. A etiologia é complexa e multifatorial, sendo muito atribuída a estresse físico, que produz estiramento das membranas, como o polidrâmnio e a gravidez gemelar. No entanto, a causa de 50% das RPMO são as infecções intrauterinas (corioamnionite), devido à infecção ascendente por patógenos da flora vaginal. Não há associação entre relação sexual, exame especular, exercício materno e paridade. Outros fatores de risco que se associam são, por exemplo, tabagismo, uso de drogas ilícitas, baixo nível socioeconômico, cerclagem cervical, colo curto e amniocentese. O principal risco para o feto é infecção pela corioamnionite, no entanto a complicação mais importante consiste em prematuridade, englobando síndrome da angústia respiratória (SAR), enterocolite necrotizante, hemorragia intraventricular e paralisia cerebral.[1-3]

O diagnóstico é feito principalmente com base na história clínica e no exame físico, sendo relatado escoamento abundante de líquido pela vagina e, no exame com espéculo, é possível visualizar líquido escorrendo pelo orifício cervical. Para confirmação diagnóstica, podem ser realizados exames complementares, sendo eles papel de nitrazina (para determinação do pH) e cristalização pelo exame do líquido. Na rotura, o papel de nitrazina assume a coloração azul (pH > 6,5) e, ao microscópio, pode-se visualizar arborização (cristalização), que representa amniorrexe. É importante realizar USG, pois, apesar de não ser diagnóstico de RPM, é útil para confirmar a oligodramnia.[1,2]

Quando determinado o diagnóstico, é importante investigar a existência de complicações, como infecção, descolamento prematuro da placenta, sofrimento fetal e início do parto – em vigência de qualquer uma dessas complicações, é indicada a interrupção da gestação de imediato, como no caso da paciente relatada, que apresentou infecção intrauterina.[1]

Conduta

Gestantes com diagnóstico de RPMO devem permanecer em regime de internação hospitalar até o parto e mantidas em repouso com monitoramento dos sinais clínicos e da vitalidade fetal, além de realizar exames complementares. Ainda, deve-se determinar a IG necessária para decidir procedimentos subsequentes e avaliar a vitalidade fetal, sendo a cardiotocografia e o perfil biofísico fetal os métodos mais indicados, visto que podem indicar sinais de infecção ou sofrimento fetal, sendo a presença de movimentos respiratórios um parâmetro importante para a análise. Outra indicação reside na realização de hemograma e outros exames de sangue, no mínimo a cada 3 dias, para a contagem de leucócitos e dosagem da proteína C-reativa, que, apesar de inespecíficos, são capazes de indicar um processo de infecção.[4,5]

Na internação de gestantes com IG inferior a 36 semanas, realiza-se o exame especular, para coleta de material para pesquisa de gonococo, *Chlamydia trachomatis*, *Escherichia coli* e, principalmente, para estreptococos do grupo B, sendo a última caracterizada como um fator de risco para desenvolvimento da corioamnionite. Caso a gestante seja diagnosticada com corioamnionite (febre > 38°C, leucocitose com desvio à esquerda, taquicardia materna e/ou fetal, aumento da sensibilidade uterina etc.), a conduta é resolutiva, independentemente da IG. A via de parto preferencial é a vaginal, devendo-se iniciar a antibioticoterapia. Se a gestante apresentar comorbidades que impossibilitem essa via, e for necessário realizar uma cesariana, deve-se proteger a cavidade peritoneal.[4,5]

Para a antibioticoterapia, utiliza-se, então, um dos dois tipos de esquemas terapêuticos, cuja escolha deve ser de acordo com as condições da paciente. Primeiro esquema: ampicilina (2 g), via endovenosa (EV), a cada 6 horas + gentamicina (1,5 mg/kg), EV, a cada 8 horas + metronidazol (500 mg), EV, a cada 8 horas. Segundo esquema: clindamicina (900 mg), EV, a cada 8 horas + gentamicina (1,5 mg/kg), EV, a cada 8 horas. A antibioticoterapia deve ser mantida até 48 horas após o último episódio de febre.[4,5]

O misoprostol administrado atua na indução de partos no 2º e no 3º trimestre; a ocitocina e a ergometrina exercem papel na contração uterina e, assim, diminuem o sangramento e o risco de perfuração uterina; ácido tranexâmico também é utilizado para evitar perdas de sangue. Já a prescrição de Noripurum® teve como objetivo a reposição de ferro sérico. A realização de tocólise em gestantes com RPMO não é recomendada.[4]

Pontos importantes

- A RPMO antes de 37 semanas tem como principais causas três grupos: aumento da pressão intrauterina, fraqueza do colo e das membranas, e processo infeccioso e/ou inflamatório.[3]
- O diagnóstico é essencialmente clínico, sendo firmado com anamnese e exame físico. É obrigatório o exame especular, e não se deve fazer o toque vaginal. Em caso de dúvidas, poderão ser feitos testes como pH ou cristalização.[3]
- Algumas das possíveis complicações de RPMO são corioamnionite, sepse materno-fetal, prematuridade e anormalidades fetais.[3]

- A conduta deverá ser particularizada de acordo com a IG, presença ou não de infecção e trabalho de parto e vitalidade fetal preservada ou não.[3]
- Em IG entre 24 e 34 semanas, a hospitalização deverá ser realizada com corticoterapia, rastreio infeccioso e cardiotocografia.[3]
- A resolução do caso deverá ser feita na vigência de corioamnionite.[3]

Referências bibliográficas

1. Febrasgo. Manual de Gestação de alto risco. Manual de orientação. São Paulo: Federação Brasileira das Associações de Ginecologia e Obstetrícia; 2011.
2. Montenegro CAB, Rezende Filho J. Rezende obstetrícia fundamental. 13. ed. Rio de Janeiro: Guanabara Koogan; 2014.
3. Fernandes CE, Sá MFS. Tratado de Obstetrícia Febrasgo. Rio de Janeiro: Elsevier; 2019.
4. Zugaib M. Obstetrícia. 3. ed. Barueri: Manole; 2016.
5. Secretaria de Saúde do Governo do Estado do Ceará, Hospital Geral Dr. César Cals. Protocolo RPMO. Fortaleza: Secretaria de Saúde do Governo do Estado do Ceará; 2017.

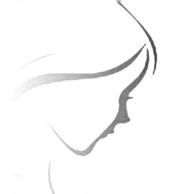

CASO 16

Diabetes e Gestação

Isabela Maia de Carvalho
Juliana Moreira de Queiroz
Luiza Coimbra Castilho

- **Orientadora:** Luciana de Barros Cavalcanti Michelutti
- **Instituições:** Universidade Federal de Alfenas (Unifal), Universidade Vale do Rio Doce (Univale) e Universidade Federal de Roraima (UFRR)

 Caso clínico

C.A.D., do sexo feminino, 42 anos, G3 PN1 PC0 A1, data da última menstruação (DUM) 10/01/2020, idade gestacional (IG) de 28 semanas, procurou o pronto-socorro (PS) em 23/07/2020 com última ultrassonografia (USG) (02/07/2020) evidenciando oligodrâmnio. Tem diabetes melito tipo 2 (DM2) e está em uso de insulina NPH na dosagem de 25 UI pela manhã e 15 UI à noite. Relata, também, diagnóstico de doença hipertensiva específica da gravidez (DHEG) desde 24 semanas e que está em uso de metildopa 250 mg, 2 comprimidos de 12/12 horas. Nega cefaleia, epigastralgia e outras doenças prévias. Tabagista, nega etilismo e alergias medicamentosas. As medicações em uso na gestação incluem, além das citadas, sulfato ferroso, ácido fólico, ácido acetilsalicílico (100 mg) e cálcio (que foi aconselhada a suspender). Realizou primeira dose de corticoterapia com Betatrinta® (dipropionato de betametasona + fosfato dissódico de betametasona), intramuscular (IM) com 2 ampolas, dose única (DU), em 22/7/2020. Relata cinco consultas de pré-natal e nega hospitalização na gestação. Relata bolsa rota com perda franca de líquido vaginal desde 22 a 23 semanas de gestação, acompanhada com USG obstétrica. Nega perda de sangue. Os exames de pré-natal revelam tipo sanguíneo O positivo, sorologias para toxoplasmose, VDRL, HIV e HBSAg não reagentes. Exame de urina (EAS) e urocultura negativos. História familiar positiva para hipertensão arterial sistólica (HAS) e DM.

Ao exame físico: bom estado geral, lúcida e orientada no tempo e espaço, corada, hidratada e anictérica. Temperatura axilar de 36,5°C, pressão arterial (PA) de 140/80 mmHg, edema ausente. Batimento cardíaco fetal: 138 bpm e dinâmica uterina ausente. A paciente foi internada, tendo sido solicitados exames laboratoriais, ecocardiografia fetal, cardiotocografia, USG obstétrica com Doppler + índice de líquido amniótico (ILA) e administrada mais uma dose de corticosteroide (IM).

- **Hipóteses diagnósticas:** gravidez tópica única de 28 semanas, DM insulinodependente, doença hipertensiva específica da gravidez (DHEG) em uso de metildopa, rotura prematura de membranas, corticoterapia incompleta.
- **Exames complementares:**
  - Exames laboratoriais: Hb 13,3g/dL; Htc 40%; LT 15.200/mm^3; bastões 2%; segmentados 90%; eosinófilos 1%; linfócitos 6%; monócitos 1%; plaquetas 176.000/mm^3. Ureia sérica 14 mg/dL; creatinina sérica 0,5 mg/dL; TGO 40 UI/L; TGP 10,65 UI/L; ácido úrico 4,70 mg/dL; DHL 389,82 UI/L. Bilirrubinas total e fração: T 0,42 mg/dL; D 0,03 mg/dL; I 0,39 mg/dL. TAP 12 s; TTPA 32,40 s; AP 100%; INR 0,90. EAS: proteína +; corpos cetônicos +; glicose ++; LT 20 p/c; razão proteína/creatinina: 1,02.
  - Ecocardiografia fetal: batimentos cardíacos fetais (BCF) 155 bpm; concordância atrioventricular e ventrículo-atrial; septo interatrial com forame oval normofuncionante; septo interventricular aparentemente íntegro; valvas com aberturas conservadas; cavidades cardíacas com dimensões normais; contratilidade biventricular conservada; Doppler colorido registrou fluxos com velocidades normais; arco aórtico e *ductus arteriosus* aparentemente normais.
  - US obstétrica com Doppler: feto único em apresentação pélvica. Circunferência cefálica medindo 23,3 cm; circunferência abdominal medindo 20,5 cm; diâmetro biparietal medindo 64,9 mm; comprimento femoral medindo 46,5 mm; peso fetal calculado em 797 g (± 19 g). BCF rítmicos e normais. Placenta inserindo-se na parede fúndica do útero e apresentando aspecto e textural normais, compatível com grau 0 de Grannum. Espessura placentária média normal. Quantidade de líquido amniótico acentuadamente reduzido (ILA 3,0). Índice de resistência (IR) da artéria umbilical de 0,66 e índice de pulsatilidade (IP) de 1,06. IR da artéria cerebral de 0,7 e IP de 1,35. Ducto venoso apresentando onda A negativa.
  - Cardiotocografia: padrão comprimido.

Continuação do caso clínico

No dia 24/07/2020, a paciente encontrava-se assintomática, com movimentos fetais presentes. Negava epigastralgia, alterações urinárias, alterações visuais, cefaleia e sangramento vaginal. Referia perda de líquido intermitente. Ao exame físico, encontrava-se em bom estado geral, hipocorada (+/4+), hidratada, PA: 130/70 mmHg, frequência cardíaca (FC) de 64 bpm, SatO$_2$: 98%, temperatura axilar de 36°C. Apresentou média de PA sistólica (PAS) nas últimas 24 horas de 130 a 140 mmHg e de PA diastólica (PAD) de 70 a 90 mmHg. Glicemia: 1 hora após café de 253 e 1 hora após almoço de 292. BCF: 138 bpm e DU ausente. Às 13:30h, foi administrado sulfato de magnésio, 1 ampola de 8 mL diluída em 12 mL como dose de ataque, com 5 ampolas em 450 mL de soro fisiológico a 0,9% em bomba de infusão contínua, a 24 mL/h, por 12 horas, para neuroproteção fetal. No dia 25/07/2020, foi realizada cesariana às 10h (resolução indicada devido à USG com Doppler demonstrando onda A negativa em ducto venoso). Administrada insulina NPH pós-parto na dosagem 13-5-3. Após 24 horas do parto, a paciente estava sem queixas, deambulando e apresentava PA: 140/80, glicemia pós-jantar de 233 e de jejum de 117. Ao exame físico, apresentava útero contraído próximo à cicatriz umbilical. A alta foi realizada no dia 27/07/2020 e orientado tratamento sintomático, com retirada de pontos em 20 dias e consulta puerperal em 30 dias. Foi encaminhada para o Programa Saúde da Família (PSF) para controle da PA e glicemia. Prescrita losartana 50 mg, 2 vezes ao dia, além da ocorrência de reajuste de dose na insulina NPH.

Questões para orientar a discussão

- Qual o principal diagnóstico e o seu método para o caso em questão?
- Qual a conduta terapêutica e a abordagem mais apropriadas para estabilização do quadro?
- Quais as suas principais consequências para a saúde materna?

Discussão

A DM2 pré-gestacional é caracterizada pela deficiência da secreção de insulina associada à resistência da ação desta. Constitui o tipo mais comum de diabetes (90% dos casos) e sua prevalência está associada, principalmente, a fator hereditário e, frequentemente, à obesidade.[1] O diagnóstico é clínico e laboratorial, com glicemia de jejum ≥ 126 mg/dL em duas ocasiões ou sintomas de hiperglicemia e glicemia plasmática casual a qualquer horário ≥ 200 mg/dL ou glicemia à prova de tolerância à glicose oral (TOTG) de 2 horas com sobrecarga oral de 75 g de glicose ≥ 200 mg/dL. Quando o diagnóstico está estabelecido, a conduta a ser implantada consiste no controle metabólico.[2] O DM2 pode promover várias complicações na gestação, como: elevada incidência de malformações fetais, que constituem a causa mais importante de mortalidade perinatal; retardo na maturidade fetal, acarretando maior possibilidade de ocorrência de síndrome de angústia respiratória; parto pré-termo; e DHEG.[2] A DHEG diagnosticada resultou, possivelmente, em uma insuficiência placentária, tornando-se responsável pela menor produção de líquido amniótico, que foi confirmada por USG e ILA e tem um péssimo prognóstico, principalmente se acentuado e precoce, incluindo morte intraútero ou neonatal por hipoplasia pulmonar e outras complicações.[2] Apesar de não ter sido realizado teste específico para confirmação de bolsa rota durante a presente internação, visualizou-se saída de líquido pelo orifício cervical externo com 22 a 23 semanas; porém, com o teste rápido para diagnóstico de bolsa rota, a determinação de pH e a cristalização, não foi confirmada a presença de líquido amniótico em nenhum momento durante a internação.

Conduta

Diabetes melito tipo 2 pré-gestacional

Na conduta clínica, a educação dietética, muitas vezes, é terapêutica suficiente para atingir o controle glicêmico em pacientes com DM2. Os objetivos dessa terapêutica são atingir a normoglicemia, evitar a cetoacidose, promover ganho adequado de peso e contribuir para o desenvolvimento e o bem-estar fetal.[3] Ademais, os exercícios físicos podem promover melhor controle glicêmico pela diminuição da intolerância à glicose, podendo reduzir a necessidade diária de insulina.[3]

- Com relação ao monitoramento glicêmico, destaca-se que, em DM pré-gestacional, utiliza-se dosagem da HbA1c no início da gestação para avaliar o controle metabólico periconcepcional. Após a avaliação inicial, a HbA1c assume importância secundária, sendo substituída pela avaliação do monitoramento glicêmico capilar.[1] A meta do controle glicêmico consiste em atingir o mínimo de 70% dos valores dentro da normalidade: de jejum ≤ 95 mg/dL, pós-prandiais após 1 hora ≤ 140 mg/dL e pré-prandiais e madrugada ≤ 100 mg/dL.[3]
- Quanto à insulinoterapia, no DM2, em geral, é recomendada a substituição das medicações orais por essa terapêutica, com exceção da metformina, cuja indicação difere entre diferentes grupos e sociedades de especialidades internacionais. A associação entre insulina humana de ação lenta (NPH) e insulina de ação rápida (regular) ou ultrarrápida é, frequentemente, utilizada.[2]
- Na conduta obstétrica, após avaliação inicial, no primeiro trimestre, que inclui USG morfológica com a medida da translucência nucal, devem ser realizados USG morfológica entre 18 e 22 semanas e a eletrocardiograma (ECG) fetal entre 24 e 28 semanas. A avaliação do crescimento fetal deve ocorrer em intervalos de 4 semanas no segundo e terceiro trimestres.[3] Mesmo em situações consideradas especiais, raramente há necessidade de término da gestação antes de 37 semanas. A via do parto será determinada pelas condições obstétricas, sendo a via vaginal a preferencial, exceto quando existirem contraindicações, como peso fetal superior a 4.000 g.[3]
- Durante o trabalho de parto, não se pode negligenciar o controle glicêmico e da vitalidade fetal. Assim, realiza-se avaliação da glicemia capilar em intervalos de 2 horas, sendo os valores esperados entre 70 e 140 mg/dL, e infusão intravenosa de solução de glicose a 5% (60 mL/h ou 20 gotas/min) nas pacientes mantidas em jejum. Caso a paciente receba o desjejum, deverá também receber, além de um terço da dose de insulina NPH, a dose total de insulina rápida ou ultrarrápida prévia.[1]

Doença hipertensiva específica da gravidez (pré-eclâmpsia leve)

A conduta clínica baseia-se na prevenção da morbimortalidade materna e fetal por meio do tratamento da emergência hipertensiva, da prevenção da crise convulsiva ou de sua recorrência (eclâmpsia) e da avaliação do bem-estar materno-fetal. Desse modo, deve-se realizar o acompanhamento clínico, laboratorial e a vigilância do bem-estar do binômio mãe-feto.[3]

Com relação à conduta obstétrica, em casos de DHEG com sinais de gravidade em IG entre 24 e 34 semanas, deve-se tentar prolongar a gestação até 34 semanas por meio da internação da paciente e vigilância constante do bem-estar materno-fetal, administração de corticosteroide para maturação pulmonar fetal e de sulfato de magnésio para neuroproteção fetal. A resolução da gestação está indicada em situações, como iminência de eclâmpsia e outras complicações e com via de parto cesariana.[3]

Oligodrâmnio

Primeiro, deve-se determinar a causa primária do quadro e, também, a IG, a partir de anamnese e exame físico. Em casos de IG < 37 semanas, analisa-se o valor do ILA ou o maior bolsão vertical de líquido amniótico, que tem ponto de corte, geralmente, de 2 cm, e vem sendo recomendado por muitas sociedades médicas em substituição ao ILA. Em caso de oligoâmnio grave, caracterizado por ILA < 3,0 cm, é indicada a resolução da gestação.

Quando o ILA apresentar valor entre 3,0 e 5,0 cm, o caso deve ser analisado com base na condição clínica materna e fetal. Nesses casos, os exames de vitalidade fetal (cardiotocografia) poderão estabelecer a conduta, caso haja evidências de sofrimento fetal. Na ausência de maturidade, recomenda-se a internação da gestante para repouso, além de hidratação por via oral e vigilância materno-fetal intensiva.[3]

Pontos importantes

- É recomendado, na primeira consulta pré-natal, solicitar um exame de glicemia em jejum. O diagnóstico de DM2 é clínico e laboratorial.[3]
- Quando se realiza o diagnóstico de DM2, deve-se informar a paciente sobre os possíveis riscos na gestação e na evolução do diabetes, além de maior possibilidade de apresentar bacteriúria assintomática.[3]
- Além do controle metabólico, pelo uso de insulina, deve-se recomendar mudanças comportamentais, como a adoção de uma dieta ideal, a prática de atividades físicas e o monitoramento por meio da glicemia sanguínea capilar.[3]
- Devido aos riscos de complicações na gestação, deve-se realizar dosagem da HbA1c no início da gestação e avaliação fetal durante todo o período gestacional.[3]
- A paciente deve realizar aferição periódica da PA, visto que a DHEG está associada a muitos casos de diabetes e pode trazer consequências, como insuficiência placentária e oligodrâmnio.[3]
- Pacientes com controle metabólico podem esperar as 40 semanas para o parto, contudo, em casos com maiores riscos, como no caso apresentado, é indicada a antecipação, a depender do protocolo seguido pela instituição.[3]
- Os níveis glicêmicos e a vitalidade fetal devem ser avaliados durante o trabalho de parto.[3]

Referências bibliográficas

1. Fernandes CE, Sá MFS. Tratado de Obstetrícia Febrasgo. Rio de Janeiro: Elsevier; 2019.
2. Montenegro CAB, Rezende Filho Jd. Rezende obstetrícia fundamental. 13. ed. Rio de Janeiro: Guanabara Koogan; 2014.
3. Zugaib M. Obstetrícia. 3. ed. Barueri: Manole; 2016.

CASO 17

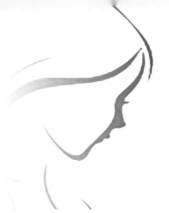

Prematuridade

Ana Carolina Carvalho Silveira
Livia de Aragon Arias
Vitor Fernando dos Santos Oliveira

- **Orientadora:** Mylene Martins Lavado
- **Instituições:** Universidade Municipal de São Caetano do Sul (USCS), Universidade do Vale do Itajaí (Univali) e Universidade Federal do Amapá (Unifap)

 ## Caso clínico

R.A.A, 38 anos, G3P2A0, foi à sua primeira consulta pré-natal com exame beta-hCG+, referindo ter tido sangramentos intermitentes nos últimos meses, não desconfiando da gestação, por isso atrasou o início de pré-natal. História ginecológica e obstétrica: teve sua primeira gestação aos 20 anos de idade de parceiro desconhecido, com parto pré-termo extremo (peso aproximado de 800 g) e óbito neonatal precoce por comorbidades da prematuridade. Sua segunda gestação foi há 8 anos, do parceiro atual, sem intercorrências, com parto normal espontâneo na 36ª semana de gestação, com peso do recém-nascido (RN) de 2.800 g, saudável. Exame físico: vitalidade fetal dentro da normalidade, paciente em bom estado geral, corada 4/4+, hidratada, afebril. Frequência cardíaca (FC) de 88 bpm em 2 tempos, sem sopros, pressão arterial (PA) de 110/70 mmHg, frequência respiratória (FR) de 15 irpm, $SatO_2$ 98% em ar ambiente, temperatura axilar 36,8°C, peso de 65 kg, ausência de edema em membros inferiores. Abdome gravídico, com altura uterina de 16 cm, presença de ruídos hidroaéreos nos quatro quadrantes, sem rigidez à palpação. Toque vaginal não realizado. Nega dor abdominal, cólicas e contrações. Assim, foram solicitados exames de sangue e ultrassonografia (USG) obstétrica para definir a idade gestacional da paciente.

- **Hipóteses diagnósticas:** risco aumentado para parto prematuro na gestação atual (devido à prematuridade em parto anterior), idade materna avançada.
- **Exames complementares:**
  - Hemograma, sorologias: sem particularidades.
  - USG obstétrica: gestação tópica, feto único, vivo, em apresentação cefálica com dorso à esquerda. Idade gestacional estimada em 19 semanas e 1 dia. Colo uterino com 1,5 cm de comprimento.

Continuação do caso clínico

Mediante o resultado da USG, foi iniciada medicação profilática para parto prematuro – progesterona 200 mg à noite, até 36 semanas de gestação – e recomendados repouso e abstinência sexual.

Semanas depois, a paciente se apresenta ao pronto-socorro obstétrico com 28 semanas + 2 dias de gestação. Na avaliação do colo uterino por exame especular, observou-se colo fino e central com 2 cm de dilatação, visualizando-se as membranas amnióticas no orifício cervical externo e iniciada imediatamente indometacina 50 mg via oral (VO) em dose de ataque, e 25 mg (VO) a cada 6 horas por 48 horas, para inibição do trabalho de parto prematuro e corticoterapia por 2 dias e mantida de repouso no leito. Após 3 dias da internação, a paciente voltou a ter contrações uterinas efetivas, agora com 7 cm de dilatação, feto cefálico, dando-se assistência ao trabalho de parto e conduta expectante.

Questões para orientar a discussão

- Quais fatores de risco a paciente apresenta para a prematuridade?
- Qual é a melhor opção para inibição do trabalho de parto prematuro com 28 semanas de gestação?
- Qual a melhor via de parto indicada para esse caso?
- Qual a indicação do uso da corticoterapia?
- O que norteia a assistência ao trabalho de parto em uma prematuridade extrema?

Discussão

Parto prematuro é aquele que ocorre com menos de 37 semanas completas de gestação, ou 259 dias, independentemente do peso. A prematuridade pode ser espontânea ou eletiva. No parto eletivo (ou terapêutico), a gestação é interrompida visando a resguardar a saúde materna e/ou fetal, na presença de complicações clínicas ou obstétricas, com destaque para os estados hipertensivos maternos. No parto espontâneo, o evento é precedido por trabalho de parto prematuro.[1,2]

A prematuridade pode ser classificada ainda segundo a idade gestacional ao nascer: considera-se prematuridade extrema de 20 a 27 semanas, prematuridade moderada de 28 a 31 semanas, e prematuridade leve de 32 a 36 semanas e 6 dias.[3,4]

Em até 50% dos casos, a etiologia do parto prematuro é desconhecida. Além disso, os fatores de riscos maternos e fetais podem ocorrer de forma associada, sendo, ainda, classificados em epidemiológicos, obstétricos, ginecológicos, clínico-cirúrgicos, genéticos e iatrogênicos.[1,3] Cabe destacar o antecedente obstétrico, pois a história pregressa de parto prematuro constitui o principal fator de risco, em especial o que ocorre antes da 30ª semana de gestação, e considerar fatores presentes na gestação atual: modo de concepção, sangramento vaginal, gestações múltiplas e infecções.[4]

Assim, a prevenção para o parto prematuro é difícil e complexa, pois envolve inúmeras causas e fatores, preconizando-se, então, a adoção de estratégias em níveis: primária, secundária e terciária. A prevenção primária engloba a avaliação pré-gestacional e o pré-natal, para mudanças do estilo de vida, com a adoção de hábitos saudáveis, prevenção do fumo e uso de drogas ilícitas. A secundária consiste em identificar e tratar as gestantes com fatores de risco para trabalho de parto prematuro. E a terciária engloba tocólise, o uso de corticosteroide e a neuroproteção por uso de sulfato de magnésio.[3,4]

Existem diversos mecanismos fisiopatológicos envolvidos no início do trabalho de parto, que é complexo e multifatorial ou idiopático. O determinismo do início das contrações uterinas segue os seguintes mecanismos: inflamação, estresse, modificações físicas do colo uterino, isquemia uteroplacentária e hemorragia. Esses múltiplos fatores atuam nas membranas e na decídua, estimulando a produção de proteases ou prostaglandinas, o que desencadeia o aumento da contratilidade uterina.[3,5]

O diagnóstico de trabalho de parto pré-termo (TPP) é principalmente clínico, caracterizado por contrações uterina rítmicas em intervalos de até 5 minutos, apresentando dilação cervical de 2 cm e esvaecimento do colo.[6] Ainda, existem marcadores preditivos de TPP, indicados quando há história pregressa de parto prematuro: vaginose bacteriana, USG do colo e fibronectina fetal.[7]

Para o tratamento de TPP, é indicado o uso de substâncias tocolíticas que inibem a contração do miométrio e visam postergar a gestação por 48 horas a fim de se obter os efeitos benéficos do corticosteroide e a transferência da gestante para um centro de referência. Seu emprego é indicado preferencialmente até 34 semanas, devendo ser individualizado após esse período. Os principais agentes são os betamiméticos, os bloqueadores de canal de cálcio e os inibidores da síntese de prostaglandinas.[2]

O uso de corticosteroide é recomendado para reduzir a morbidade e a mortalidade fetal, já que a corticoterapia atua no amadurecimento pulmonar fetal, reduzindo a ocorrência de complicações, como síndrome de desconforto respiratório, hemorragia intracraniana e enterite necrosante. Sua indicação se dá entre 24 e 34 semanas de gestação, o efeito máximo é atingido com no mínimo 24 horas e persiste até 7 dias. As opções recomendadas são o betametasona (12 mg intramuscular por dia, em 2 dias consecutivos) ou com dexametasona (6 mg intramuscular a cada 12 horas, por 2 dias).[2,8]

Na assistência ao parto prematuro, a escolha da via de parto é controversa, sendo decidida por critérios obstétricos, como: vitalidade, peso fetal, apresentação fetal, passado obstétrico, condições do colo e integridade das membranas ovulares. Toques vaginais repetitivos devem ser evitados.[1,6] Quando o feto for considerado inviável, ou seja, com idade gestacional abaixo de 25 semanas, a via vaginal é a preferencial.[1,2]

A via vaginal é indicada para fetos com apresentação cefálica, independentemente do peso fetal estimado, desde que as condições materno-fetais sejam viáveis, atentando-se evitar traumatismos obstétricos, sendo o uso de fórceps contraindicado para fetos com menos de 1.500 g. O monitoramento fetal deve ser contínuo, com o objetivo de evitar asfixia.[1,6]

Na apresentação pélvica, a via vaginal é a de maior risco para o feto; portanto, a cesariana é mais indicada, e a anestesia deve ser, preferencialmente, por bloqueio raquidiano, com atenção especial ao tipo de incisão para evitar traumas fetais.[1,6]

Conduta

Para a paciente, foi feita a suplementação com progesterona, como prevenção do parto prematuro, uma vez que esta é indicada quando há: passado de prematuridade ou presença de malformações uterinas, colo curto (menor que 25 mm), mesmo sem passado de prematuridade; interrupção do tabagismo, do consumo de álcool e de outras drogas; redução da atividade física; tratamento das infecções genitais sintomáticas; tratamento da bacteriúria assintomática; cerclagem indicada em algumas situações.[7]

- Em gestações com menos de 24 semanas, o feto ainda é pré-viável e o prognóstico é ruim; com isso, a situação deve ser discutida com a paciente, procedendo-se à indução do parto, ao esvaziamento e à curetagem.
- Em gestações com mais de 24 e menores que 34 semanas – o caso da paciente do caso clínico –, o feto já se encontra com boa viabilidade, porém não tem maturação pulmonar suficiente. Com isso, o parto foi retardado por meio da tocólise, enquanto se adicionou um tratamento com corticosteroides, que auxiliam nessa maturação pulmonar e na profilaxia de enterocolite necrosante. Em situações com idade gestacional maior ou igual a 34 semanas, realizar a condução do parto, além de antibioticoterapia profilática para estreptococos do grupo B.[3]

A profilaxia com antibióticos para estreptococo do grupo B está indicada para todas as gestantes que não apresentarem cultura vaginal e retal negativa nas últimas 5 semanas que antecedem o trabalho de parto prematuro.[3,7]

Exames complementares necessários, além da profilaxia do estreptococos do grupo B, consistem na solicitação de hemograma, sumário de urina e urocultura.[3]

O uso de corticosteroide antenatal reduz a mortalidade fetal, pois diminui a ocorrência de diversas complicações, sendo realizado em ciclo único.[7]

- Indometacina: atenção à disfunção renal ou hepática materna, úlcera péptica ativa, oligodrâmnia, idade gestacional maior que 32 semanas ou uso maior que 42 horas.[3]
- Nifedipina: bloqueadores dos canais de cálcio e seu efeito tocolítico por meio da redução citoplasmática de cálcio nas células miometriais, diminuindo a quantidade e a força das contrações uterinas.[3]
- Antagonista do receptor de ocitocina (atosiban): impede que a ocitocina consiga estimular as células miometriais, diminuindo significativamente as contrações uterinas. Deve ser utilizado quando se pretende adiar o parto por pelo menos 48 horas, com o intuito de administrar o corticosteroide antenatal ou quando é necessária a transferência da parturiente para outro serviço.[3]
- Sulfato de magnésio a 50%: utilizado para neuroproteção, como profilaxia da paralisia cerebral do feto prematuro, tendo um efeito melhor em fetos com idade gestacional menores. Critérios: em idade gestacional menor que 34 semanas e risco de parto iminente em 24 horas (TPP com dilatação ≥ 4 cm com ou sem rompimentos de membranas ovulares), só deve ser administrado com a suspensão dos tocolíticos.[3]

Pontos importantes

- O uso de corticosteroide não é recomendado abaixo de 24 semanas.[7]
- Prevenção do parto prematuro: suplementação com progesterona é indicada quando há passado de prematuridade ou presença de malformações uterinas, colo curto (menor que 25 mm), mesmo sem passado de prematuridade; interrupção do tabagismo, do consumo de álcool e outras drogas; redução da atividade física; tratamento das infecções genitais sintomáticas, tratamento da bacteriúria assintomática; cerclagem indicada em algumas situações;[7] pessário.[3]
- Atenção aos fatores de risco: miomatose ou malformações uterinas, colo curto, gestação múltipla, polidrâmnia, estresse, ansiedade, drogas, infecções sistêmicas e doenças sexualmente transmissíveis e história prévia de prematuridade.[7]
- Vácuo extrator está contraindicado para fetos com menos de 34 semanas de gestação.[7]
- O fórceps não deve ser feito de rotina, principalmente em fetos com peso muito baixo (menos que 1.500 g).[7]

Referências bibliográficas

1. Fonseca ESVB, coordenador. Manual de perinatologia. São Paulo: Federação Brasileira das Associações de Ginecologia e Obstetrícia; 2013.
2. Fernandes CE, Sá MF (eds.); Neto CM (coord.). Tratado de obstetrícia Febrasgo. Rio de Janeiro: Elsevier; 2019.
3. Zugaib M. Zugaib obstetrícia. 2. ed. Barueri: Manole; 2012.
4. Urbanetz AA, Luz SH (orgs.). PROAGO Programa de Atualização em Ginecologia e Obstetrícia. Porto Alegre: Artmed; 2015.
5. Freitas F, Passos EP, Magalhães JA, Ramos JGL, Martins-Costa SH. Rotinas em obstetrícia. 7. ed. Porto Alegre: Artmed; 2017.
6. Federação Brasileira das Associações de Ginecologia e Obstetrícia. Manual de Orientação Gestação de Alto Risco. Disponível em: http://febrasgo.luancomunicacao.net/wp-content/uploads/2013/05/gestacao_alto-risco_30-08.pdf. Acesso em: 20 jul. 2020.
7. Montenegro CAB, Rezende Filho J. Rezende obstetrícia. 13. ed. Rio de Janeiro: Guanabara Koogan; 2017.
8. Ministério da Saúde. Secretaria de Atenção à Saúde. Departamento de Ações Programáticas Estratégicas. Gestação de alto risco: manual técnico. 5. ed. Brasília: Editora do Ministério da Saúde; 2010.

CASO 18

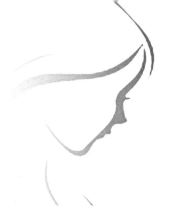

Síndromes Hipertensivas na Gestação

Allana Tonini Fernandes
Ana Clara Gomes Ribeiro
Felipe de Oliveira Vitorino

- **Orientadora:** Patrícia Dias Neto Guimarães
- **Instituição:** Centro Universitário Instituto Master de Ensino Presidente Antônio Carlos (Imepac)

 ## Caso clínico

Gestante, 36 anos, negra, vendedora, natural e procedente de Uberlândia-MG, G1P0A0, com idade gestacional de 28 semanas e 3 dias, previamente normotensa, comparece à quarta consulta de pré-natal com resultados de exames solicitados em consultas anteriores. Relata fazer os acompanhamentos adequados do pré-natal preconizado pelo Ministério da Saúde.

Dos exames trazidos, apenas um se apresentou alterado, o de urina I, com proteinúria 1+; já a urocultura estava dentro dos padrões da normalidade.

- História pregressa: nega hipertensão arterial e outras doenças. Nega etilismo e tabagismo. Relata vida sexual ativa e faz uso de preservativo mesmo após a gestação.
- História familiar: mãe teve pré-eclâmpsia na gestação de uma irmã, há 22 anos.
- Interrogatório sintomatológico: nega cefaleia, turvação visual, fotofobia, escotomas, dor retro-orbitária, hiper-reflexia, epigastralgia, náuseas, vômitos, dor abdominal, convulsões ou febre.
- Ao exame físico, pressão arterial (PA) de 150/100 mmHg e segunda aferição de 155/100 mmHg (aferições feitas de maneira adequada, em repouso, com intervalo de 15 minutos e com manguito adequado); frequência cardíaca (FC): 87 bpm; frequência respiratória (FR): 20 irpm; Tax.: 35,8°C; SatO$_2$: 98%; batimento cardíacos

fetais (BCF): 160 bpm. Bom estado geral, anictérica, acianótica, afebril, lúcida e orientada no tempo e no espaço, eupneica, mucosas hidratadas e normocoradas. Apresenta edema em membros inferiores (MMII) ++/4. Índice de massa corporal (IMC) 32 (obesidade grau I). Sem demais alterações nos aparelhos respiratório, cardiovascular, abdominal e ginecológico.

- **Hipóteses diagnósticas:** pré-eclâmpsia, hipertensão arterial sistêmica (HAS) crônica, pré-eclâmpsia sobreposta à hipertensão crônica, síndrome de HELLP.
- **Exames complementares:**
  - Hemoglobina: 12 g/dL, plaquetas: 120.000.
  - Creatinina sérica: 0,6 mg, ácido úrico: 5,0 mg/dL.
  - ALT: 59 UI/L, AST: 60 UI/L.
  - Fosfatase alcalina: 260 UI/L, DHL: 450 mg/dL.
  - Bilirrubina indireta: 0,9 mg/dL, proteinúria > 2 g/24h, EAS: proteinúria 1+.

Questões para orientar a discussão

- Qual a definição de pré-eclâmpsia?
- No caso de pré-eclâmpsia, quais são as principais complicações fetais?
- No quadro de pré-eclâmpsia, quais são os principais fatores de risco?
- Qual o diagnóstico de pré-eclâmpsia e seu diagnóstico diferencial?

Discussão

A pré-eclâmpsia é uma patologia que envolve variados fatores e sistemas corporais, sendo uma condição própria da gestação, diagnosticada pela determinação do quadro de hipertensão arterial mais proteinúria, que se apresenta em gestante previamente normotensa, posteriormente à 20ª semana de gestação. Na atualidade, também se considera pré-eclâmpsia quando, na ausência de proteinúria, ocorrem alterações de órgãos-alvo.[2]

As complicações fetais e neonatais da pré-eclâmpsia decorrem da baixa perfusão placentária e da recorrente necessidade de parto prematuro. Nesse viés, a pré-eclâmpsia pode ocasionar para o feto desde restrição do crescimento e oligoâmnio até parto prematuro espontâneo ou induzido, acarretando elevação dos índices de morbimortalidade perinatal.[1]

Cerca de 12% a 25% dos casos de restrição do crescimento fetal e recém-nascidos considerados pequenos para a idade gestacional são decorrentes da pré-eclâmpsia. Também, afirma-se que entre 15% e 20% dos partos prematuros têm como provável causa a pré-eclâmpsia. Desse modo, os danos associados à prematuridade são relevantes, abrangendo mortes neonatais e morbidade grave neonatal.[1]

A etiologia da pré-eclâmpsia ainda não está totalmente elucidada. Nesse contexto, é essencial reconhecer os fatores de risco, que permitam atuação no sentido de impossibilitar a manifestação clínica da doença.[1]

Assim, destacam-se como fatores de risco para a pré-eclâmpsia: história prévia de pré-eclâmpsia, gestante primigesta, história familiar de pré-eclâmpsia em parente de primeiro grau, condições clínicas preexistentes (diabetes clínico, hipertensão arterial crônica, lúpus eritematoso sistêmico, síndrome antifosfolípide, IMC > 25, doença renal crônica, gestação múltipla e idade materna > 35 anos).[1]

Com relação ao diagnóstico de pré-eclâmpsia, é válido ressaltar que se tem a manifestação de hipertensão arterial com proteinúria. Ainda, pode apresentar hipertensão arterial com alteração de órgão-alvo, por exemplo, trombocitopenia, disfunção hepática, insuficiência renal, edema agudo de pulmão, iminência de eclâmpsia ou eclâmpsia, mesmo sem proteinúria, em gestante que, inicialmente, estava com índices de pressão arterial normal. Assim, essa condição acontece posteriormente à 20ª semana de gestação.[1]

Com relação ao diagnóstico diferencial de pré-eclâmpsia, entre as causas de sintomas neurológicos que se apresentam de modo súbito, deve-se salientar o acidente vascular encefálico, a lesão cerebral expansiva, as encefalopatias tóxicas e metabólicas. Além disso, têm-se a síndrome da vasoconstrição cerebral reversível, a púrpura trombocitopênica trombótica e a infecção do sistema nervoso central.[2] No caso da crise convulsiva sem prejuízo neurológico, esta pode ser provocada por alterações no metabolismo, como hipocalcemia, hiponatremia e hipoglicemia. Ademais, é essencial salientar a ação de toxinas, por exemplo abstinência a drogas, além de infecção, como sepse ou trauma cefálico recente.[1]

Ademais, a gestação pode corroborar para o surgimento de distúrbios relacionados com a atividade convulsiva, por exemplo a púrpura trombocitopênica trombótica ou síndrome hemolítica urêmica. Nesse contexto, cerca de 10% a 20% das gestantes com pré-eclâmpsia/eclâmpsia têm disfunções laboratoriais semelhantes às do quadro de síndrome de HELLP.[1]

Outro ponto a ser ressaltado reside no fato que, para diminuir os altos índices de morbimortalidade materna e perinatal na pré-eclâmpsia, é primordial compreender se determinada gestante tem possibilidade de desenvolver essa patologia. Dessa maneira, a avaliação de elementos, como o fator de crescimento placentário (PIGF), aspectos da gestante, PA média e índice de pulsatilidade da artéria uterina, medidos no período da 11ª a 14ª semana de gestação, é válida para detectar a pré-eclâmpsia antes de 32 semanas de gestação, com taxa de 10% de falso-positivos. Além disso, é essencial verificar os marcadores clínicos, por exemplo a história clínica, obstétrica e familiar da paciente.[1]

Além disso, há indícios de que a administração de ácido acetilsalicílico até a 16ª semana de gestação diminui a chance de desenvolver um quadro de pré-eclâmpsia pré-termo em gestante com elevado risco. Então, deve-se começar, preferencialmente, antes da 16ª semana de gestação e interromper entre a 34ª e a 36ª semana.[1]

Conduta

O caso clínico é de um quadro de pré-eclâmpsia sem sinais de gravidade. Assim, o ideal é manter a gestação até o termo e, desse modo, não exceder a 40ª semana de gestação com o intuito de diminuir as taxas de cesariana, avaliando parâmetros clínicos, como pressão arterial, sintomas de iminência de eclâmpsia, controle laboratorial semanal pela solicitação do hemograma, função renal e hepática. Além disso, é essencial a vigilância do bem-estar e do crescimento fetais. Caso não se disponham dessas condições descritas, deve-se resolver a gestação com 37 semanas.[1]

Com relação aos agentes liberados para o tratamento da hipertensão arterial da gestante, nesse caso, pode-se utilizar a metildopa (750 a 2.000 mg/dia, 2 a 4 vezes/dia), a clonidina (0,1 a 0,2 mg/dia, máximo de 0,6 mg/dia, 2 a 3 vezes/dia), a prazosina (20 mg,

2 a 3 vezes/dia), o metoprolol (50 a 200 mg/dia, 1 a 2 vezes/dia), o nifedipino retard (20 a 60 mg/dia, 2 a 3 vezes/dia), o nifedipino oros (30 a 60 mg/dia, dose única) e o anlodipino (2,5 a 10 mg/dia, dose única).[1]

Pontos importantes

- A pré-eclâmpsia é uma patologia que envolve vários fatores e sistemas corporais, compreendendo uma condição própria da gestação.[2]
- A pré-eclâmpsia pode ocasionar para o feto desde restrição do crescimento e oligoâmnio, consequentemente parto prematuro espontâneo ou induzido e aumento do risco de morte perinatal.[1]
- É essencial reconhecer os fatores de risco que permitam atuação no sentido de impossibilitar a manifestação clínica da doença.[1]
- Destacam-se como fatores de risco para a pré-eclâmpsia: história prévia de pré-eclâmpsia, gestante primigesta, história familiar de pré-eclâmpsia em parente de primeiro grau e condições clínicas preexistentes.[1]
- Se a opção for manejar o tratamento farmacológico, por intermédio da introdução do anti-hipertensivo, deve-se avaliar os prós e contras para o feto e a gestante, analisando-se o valor da pressão arterial.[1]
- A prevenção de pré-eclâmpsia é feita com ácido acetilsalicílico, introduzido até 16 semanas, e avaliação de fatores como a pulsatilidade de artérias uterinas. Também é importante verificar história clínica e a própria aferição da PA média.[1]

Referências bibliográficas

1. Peraçoli JC, Borges VTM, Ramos JGL. Pré-eclâmpsia/Eclâmpsia. In: Fernandes CE, Sá MFS, Neto CM. Tratado de Obstetrícia Febrasgo. Rio de Janeiro: Elsevier; 2019. p. 942-92.
2. Peraçoli JC, Borges VT, Ramos JG, Cavalli RC, Costa SH, Oliveira LG, et al. Pré-eclâmpsia/eclâmpsia. Protocolo Febrasgo – Obstetrícia, n. 8/Comissão Nacional Especializada em Hipertensão na Gestação. São Paulo: Federação Brasileira das Associações de Ginecologia e Obstetrícia (Febrasgo); 2018.

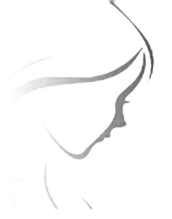

CASO 19

Hemorragias da Segunda Metade da Gestação

Allana Tonini Fernandes
Ana Clara Gomes Ribeiro
Felipe de Oliveira Vitorino

- **Orientadora:** Patrícia Dias Neto Guimarães
- **Instituição:** Centro Universitário Instituto Master de Ensino Presidente Antônio Carlos (Imepac)

 Caso clínico

R.R.Q., gestante, 35 anos, branca, bancária, natural e procedente de Araguari/MG, G3P2A0C2N0, com idade gestacional de 38 semanas e 2 dias, apresenta-se na maternidade local com queixa de contrações subentrantes e fortes dores abdominais na região hipogástrica de intensidade 9 na escala de 0 a 10, de início súbito, há 1 hora, com piora nos últimos 20 minutos, tornando-se lancinante e sendo seguida por acalmia dolorosa transitória.

A paciente conta que há 2 anos passou por uma miomectomia para a retirada de sete miomas uterinos e optou por não fazer a histerectomia pelo desejo reprodutivo.

- Ao exame físico: pressão arterial (PA): 135/90 mmHg; frequência cardíaca (FC): 105 bpm; frequência respiratória (FR): 22 irpm, saturação de O_2: 98%. Regular estado geral (REG), consciente e orientada em tempo e espaço, extremamente agitada, acianótica, anictérica e afebril, com mucosas hidratadas e levemente hipocoradas (+1).
- Ao exame abdominal: nota-se útero de difícil delimitação, além de palpação de massas abdominais anormais, sinal de Bandl e sinal de Frommel presentes. À ausculta fetal com sonar, observam-se batimentos cardíacos fetais (BCF) de 90 bpm.
- Ao toque: colo grosso, dilatado em 3 cm, saída de sangue em pequena quantidade em dedo de luva; não se tocam partes fetais.

Diante dos achados de dor abdominal de forte intensidade, taquicardia materna e bradicardia fetal, a fim de solucionar um possível sofrimento fetal agudo, optou-se por cesariana de urgência.

- **Hipóteses diagnósticas:** rotura uterina, placenta prévia, descolamento prematuro de placenta normalmente inserida, ruptura de hematoma hepático, sofrimento fetal agudo.

Questões para orientar a discussão

- Quais são os fatores de risco para rotura uterina?
- Quais são a fisiopatologia e as possíveis etiologias da rotura uterina?
- Quais são o principal diagnóstico e os prováveis diagnósticos diferenciais para o caso apresentado?

Discussão

A rotura uterina é uma solução de continuidade da parede do útero, que envolve todas as suas camadas. Esse quadro pode ocasionar tanto complicações maternas, como choque hemorrágico e laceração de bexiga, quanto fetais, podendo levar o bebê a óbito.[1] A incidência da rotura uterina está relacionada com as condições da assistência pré-natal, e, em países subdesenvolvidos, sua principal causa é o parto obstruído, associado à falta de acesso aos serviços de emergência para proceder com parto cirúrgico ou instrumental.[1,2] Uma variante clínica da rotura uterina é a rotura subclínica, também chamada de incompleta, na qual o peritônio visceral é mantido íntegro e, consequentemente, sem apresentações clínicas, sendo descoberto, por vezes, de forma acidental.[1]

Como fatores de risco, têm-se roturas uterinas em gestações anteriores ou incisão cirúrgica para retirada de mioma. Além disso, outro fator de risco relevante consiste na indução do trabalho de parto, seja com prostaglandina ou ocitocina, que, em associação à ocorrência de cesariana prévia, tem um risco ainda maior.[1,3] A incidência de rotura em pacientes que realizaram cesarianas prévias foi de 3%, enquanto em pacientes que não tiveram cesarianas foi de 0,5%. Tal fato tem extrema importância, dada a alta taxa de cesarianas realizadas no Brasil.[4]

A fisiopatologia da rotura uterina envolve a divisão do útero em regiões (fundo, corpo e segmento inferior) e a distribuição diferente de fibras musculares lisas entre essas regiões, sendo a parte inferior a mais delgada. Existem condições que tornam o segmento inferior do útero mais frágil, como cicatrizes cirúrgicas ou malformações, que, quando associadas a determinadas características fetais, acarretam a distensão dessa região e o aumento da pressão sobre a parede do útero, que vem a se romper. Entre as características fetais, têm-se gestação múltipla, macrossomia fetal e polidrâmnios.[1] Pode haver outras etiologias da fragilidade da parede uterina além das cicatrizes cirúrgicas, como as causas traumáticas: acidentes automobilísticos, uso de objetos em tentativas de aborto ou procedimentos realizados intraútero (implantação do dispositivo intrauterino, curetagem).[2]

Com relação à clínica apresentada pela paciente do caso, a principal hipótese diagnóstica é a rotura uterina. O quadro se inicia com alterações dos BCF, com bradicardia (< 110). A paciente, na iminência da rotura, apresenta agitação e ansiedade, com contrações dolorosas, progressivas, principalmente no segmento inferior, além do quadro de síndromes de Bandl e Frommel. Esses sinais são, respectivamente, o anel adelgaçado, que separa o segmento inferior do corpo do útero, e o retesamento dos ligamentos redondos à palpação. A dor evoluiu para uma típica dor lancinante, seguida de melhora do quadro doloroso, com interrupção das contrações uterinas. Devido ao quadro de sangramento, a hemorragia pode se exteriorizar por via vaginal. A parturiente pode evoluir com choque (aumento da FC e queda da PA) e o feto pode cessar seus batimentos, em casos de lesões extensas nas quais há extrusão do feto. Nesses casos, nota-se uma saliência à inspeção abdominal. Ao toque vaginal, não se encontra mais a apresentação do feto, em contraposição a exames previamente realizados, o que confirma o diagnóstico. Outros sinais inespecíficos podem ser encontrados, como os de Laffont e de Cullen. Como diagnósticos diferenciais, há o descolamento de placenta, que usualmente se dá em pacientes com hipertensão, e a ruptura do fígado, que é um quadro mais lento.[1,2,5]

Conduta

A abordagem inicial da paciente que tem diagnóstico de rotura uterina e apresenta sinais e sintomas de choque deve ser a estabilização do quadro, com infusão de fluidos e transfusão de hemoderivados, naquelas em que exista essa necessidade, de acordo com a classificação do choque. A parturiente, então, deve ser preparada para realização de cesariana.[1]

Ao se realizar a laparotomia, a realização da anestesia não deve retardar o ato cirúrgico, o que pode ocorrer com o bloqueio de ramo. Deve-se proceder com a retirada do concepto e da placenta e, depois, avaliar a extensão e a localização exatas da lesão, além da avaliação minuciosa de estruturas circunjacentes. A cavidade deve ser lavada com soro fisiológico morno. Posteriormente, há a decisão de realizar a histerectomia ou histerorrafia, a qual deve levar em consideração o estado hemodinâmico da paciente, a lesão e o desejo reprodutivo. A histerectomia é indicada em casos de hemorragia não controlada ou lesão irreparável.[1,2]

Em casos raros em que ocorre parto vaginal em parturientes com rotura uterina assintomática, a conduta deve ser estabelecida atentando-se ao estado hemodinâmico e à presença de hemorragia. A conduta expectante pode ser adotada em casos específicos, desde que haja monitoramento rigoroso.[3,5] Ademais, em casos específicos em que a rotura ocorra sem que tenha iniciado o trabalho de parto, em mulheres com idade gestacional que confere prematuridade ao concepto, deve-se avaliar, juntamente à paciente, o melhor momento para interromper a gestação.[1]

Pontos importantes

- O diagnóstico é clínico e, ao toque vaginal, a subida da apresentação fetal é patognomônico da rotura uterina.[2]
- Identificar a clínica de iminência de rotura uterina é imprescindível para que se estabeleça a conduta mais adequada, de modo a prevenir que a rotura aconteça.[2]
- Exames de imagem têm pouca utilidade na ocorrência de rotura uterina aguda, podendo retardar a abordagem cirúrgica.[1]
- A demora na abordagem da rotura uterina pode ocasionar complicações fetais graves, uma vez que ocorre o descolamento da placenta.[1]

Referências bibliográficas

1. Polido CBA, Magalhães CG. Rotura uterina. In: Fernandes CE, Sá MFS, Neto CM. Tratado de Obstetrícia Febrasgo. Rio de Janeiro: Elsevier; 2019.
2. Montenegro CAB, Soares CM, Rezende Filho J. Ruptura uterina e laceração de trajeto. In: Montenegro CAB, Rezende Filho J. Rezende obstetrícia. 13. ed. Rio de Janeiro: Guanabara Koogan; 2017.
3. Rudge MVC, Calderon IMP, Pereira B, Rea R, Milanez HMB. Manual de orientação: gestação de alto risco. Rio de Janeiro: Febrasgo; 2011. p. 193-4.
4. Okido MM, Quintana SM, Berezowski AT, Duarte G, Cavalli RDC, Marcolin AC. Rotura e deiscência de cicatriz uterina: estudo de casos em uma maternidade de baixo risco do sudeste brasileiro. Revista Brasileira de Ginecologia e Obstetrícia. 2014; 36(9):387-92.
5. Brasil. Ministério da Saúde. Secretaria de Política de Saúde. Área técnica de saúde da mulher. Urgências e emergências maternas: guia para diagnóstico em situações de risco de morte materna. 2. ed. Brasília: Ministério da Saúde; 2011. p. 58-9.

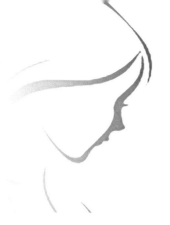

CASO 20

Rotura Prematura das Membranas Ovulares

Greice Kelly Palmeira Campos
Lara Altoé Bizzi
Marcela Bicalho Toledo

- **Orientadora:** Guadalupe Gomes Carneiro Machado
- **Instituição:** Centro Universitário do Espírito Santo (Unesc)

 Caso clínico

M.S.C., do sexo feminino, 33 anos, casada, G3P2 (normais) A0, com 37 semanas e 5 dias de gestação, chega à maternidade com rotura prematura de membrana a termo e disúria há 7 dias. Nega contrações, sangramento vaginal e refere boa movimentação fetal. Atualmente, em quimioprofilaxia para infecção do trato urinário (ITU) usando cefalexina 500 mg, 1 vez/dia. Histórico obstétrico: internação em gestação anterior em decorrência de pielonefrite e prematuridade. Nega cirurgias prévias, alergias e comorbidades.

Exame físico: bom estado geral, afebril, aparelhos cardiovascular e respiratório sem alterações. Altura de fundo uterino: 37 cm, batimentos cardíacos fetais (BCF): 140 bpm, ausência de contrações em 10 minutos. Avaliação especular: colo e vagina sem lesões, orifício pérvio à visualização, saída de moderada quantidade de líquido claro, com poucos grumos pelo orifício externo do colo uterino. Toque vaginal: colo com 2 cm de dilatação, amolecido, médio, 50% apagado.

Após a avaliação, a paciente foi internada para indução de parto, sendo solicitados exames de rastreio infeccioso. Após 18 horas de indução com bolsa rota, a paciente não evoluiu para trabalho de parto, sendo prescrita penicilina G cristalina, endovenosa, com dose de ataque de 5.000.000 UI e dose de manutenção de 2.500.000 UI em 4/4 horas até o parto, para profilaxia de estreptococo do grupo B. A paciente evoluiu com trabalho de parto após 24 horas de internação por via vaginal sem complicações. No momento da alta, foi prescrito ciprofloxacino 500 mg, de 12/12 horas, por 7 dias, com solicitação de exame de urina para controle de cura.

- **Hipóteses diagnósticas:** rotura prematura de membranas ovulares associada à ITU, rotura prematura de membranas ovulares espontânea e corioamnionite.
- **Exames complementares:**
  - Exames laboratoriais: hemoglobina: 13,9 d/L; hematócrito: 41,4%; leucócitos: 12.950/mm; plaquetas: 313.000; ferro sérico: 63; ferritina: 219,07.
  - EAS: nitrito positivo. Urocultura: *E. coli*.
  - EAS e urocultura após primeiro e segundo mês de tratamento: negativos/sem alterações.

Questões para orientar a discussão

- Quais são as principais causas de rotura prematura de membranas ovulares?
- Quais são os fatores de risco associados?
- Quais são as possíveis complicações?
- Qual a relação da ITU com a rotura prematura de membranas ovulares?
- Qual a importância do *swab* anovaginal no diagnóstico?
- Qual a importância da quimioprofilaxia e quais são suas indicações?
- Quando realizar profilaxia com antibiótico devido à rotura prematura de membranas ovulares?
- Quando realizar conduta expectante e conduta ativa?

Discussão

A definição de rotura prematura de membranas ovulares (RPMO), também conhecida como "bolsa rota", consiste no rompimento das membranas (âmnio e cório) que acontece antes do início do trabalho de parto. Chama-se de período de latência o tempo demandado entre a rotura de membranas e o desencadeamento do trabalho de parto, que deve ter mais de 2 horas para essa definição. A RPMO pode acontecer após 37 semanas de gestação, sendo denominada "rotura prematura de membranas no termo" (RPMT). Quando ocorre antes de 37 semanas de gestação, é denominada "rotura prematura de membranas pré-tremo" (RPM-PT).[1]

Existem diversos fatores que contribuem para a ocorrência da RPMO, como: história anterior de prematuridade ou de RPMO, alteração da oxigenação tecidual (tabagismo), sangramento genital, incompetência cervical, útero distendido (polidrâmnio, gemelaridade, macrossomia), procedimentos invasivos (biópsia de vilocorial, amniocentese, cordocentese), deficiências nutricionais (vitamina C e cobre), doenças maternas (deficiência de alfa-1-antitripsina, drepanocitose, síndrome de Ehlers-Danlos) e infecções (estreptococo do grupo B, *Gardnerella vaginalis*, *Neisseria gonorrhoeae*, *Escherichia coli*, enterococos).[2]

A principal queixa apresentada na RPMO é a perda de líquido claro vaginal escorrendo pelas pernas na ausência de contrações uterinas.[3] Em geral, quanto maior a idade gestacional (IG), mais curto é o período de latência após a RPMO e o trabalho de parto se desencadeará com contrações de frequência e intensidade evolutivas e com maior desconforto. As principais complicações de uma RPMO são corioamnionite, prematuridade e sofrimento fetal, cuja conduta dependerá da IG e da condição materna ou fetal.[2]

Conduta

Diante da suspeita de RPMO, deve ser realizado o exame especular, em que é visualizado o líquido saindo pelo colo uterino ou se acumulando em fundo de saco. Aconselha-se que o médico peça à paciente para realizar a manobra de Valsalva. É importante determinar o apagamento e a dilatação do colo e a ausência de cordão ou partes fetais pelo exame especular ou pelo exame de toque (quando este for indicado). O toque vaginal é evitado, a menos que a paciente esteja na fase ativa do trabalho de parto, já que o exame aumenta o risco infeccioso e adiciona pouca informação ao exame especular.[4]

Em situações nas quais a avaliação clínica não permite firmar o diagnóstico, pode-se proceder os seguintes exames: detecção do pH vaginal, teste da cristalização da secreção vaginal, teste do fenol vermelho, presença de alfafetoproteína e ultrassonografia.[4] Além disso, convém a solicitação de hemograma (avaliar leucocitose), reação em cadeia da polimerase (PCR; presença de inflamação), sumário de urina (pesquisa de infecção do trato urinário) e *swab* anovaginal na admissão (pesquisa de estreptococos do grupo B).[3] Apesar dos vários meios para o diagnóstico, o exame físico é o mais utilizado, por sua praticidade.

Confirmada a RPMO, a conduta dependerá da IG:

- IG igual ou maior que 34 semanas: conduta ativa (indução do parto). A via de parto é determinada pelas condições obstétricas e fetais.[5]
- IG entre 24 e 33 semanas e 6 dias, sem sinais de trabalho de parto, infecção ou sofrimento fetal: conduta expectante. Nesse caso, é indicada corticoterapia, para a maturação pulmonar fetal. Recomenda-se betametasona 12 mg, via intramuscular (IM), 1 vez/dia por 2 dias ou dexametasona 6 mg, IM, 2 vezes/dia por 2 dias.[1] Algumas referências também orientam a antibioticoprofilaxia para prevenção de sepse neonatal e infecção materna com ampicilina 2 g, via intravenosa (IV), a cada 6 horas por 48 horas em associação à azitromicina 1 g, via oral (VO), dose única e, após 48 horas, substituir a ampicilina por amoxicilina 500 mg, a cada 8 horas durante 5 dias.[6]
- IG entre 24 e 32 semanas com sinais de trabalho de parto: indica-se sulfato de magnésio para neuroproteção fetal, administrado na dose de ataque de 4 g, IV, durante 30 minutos, seguido de 1 g/hora, IV, de manutenção por 24 horas ou até o parto.[7]
- IG menor que 24 semanas: não apresentam bom prognóstico e o manejo é conservador.[5]

No caso clínico apresentado, a paciente queixa-se de disúria, em quimioprofilaxia para ITU. Desse modo, a ITU consistiu na principal hipótese que leva a pensar como a causa de RPMO. Uma vez tratada, é possível retardar o nascimento prematuro, garantindo um melhor prognóstico à gestação. A ITU está diretamente relacionada com RPMO, motivo pelo qual todas as gestantes, mesmo que assintomáticas, que apresentem urocultura positiva, devem iniciar a antibioticoterapia.[8] Entre as opções terapêuticas para tratamento de ITU, estão:

- Amoxicilina 500 mg a cada 8 horas ou 875 mg a cada 12 horas.
- Amoxicilina + clavulanato de potássio 500 mg + 125 mg a cada 8 horas ou 875 mg + 125 mg a cada 12 horas.
- Ampicilina 500 mg a cada 6 horas.
- Cefuroxima 250 mg a cada 8 horas.
- Cefalexina 500 mg a cada 6 horas.
- Nitrofurantoína 100 mg a cada 6 horas.[8]

Outro diagnóstico diferencial importante e que deve ser suspeitado é a corioamnionite, confirmada em caso de febre materna acima de 37,8°C e pelo menos dois dos seguintes sinais: leucocitose materna > 15.000, taquicardia materna, taquicardia fetal, útero doloroso e odor vaginal.[9] Deve ser iniciada a antibioticoterapia com clindamicina 900 mg, IV, 6/6 horas associada à gentamicina 240 mg, IV, 1 vez/dia. A segunda opção consiste em administrar ampicilina 2 g, IV, 6/6 horas associada à gentamicina 240 mg, IV, 1 vez/dia.[3]

Pontos importantes

- A RPMO é definida como a rotura das membranas que acontece até 2 horas antes do início do trabalho de parto. Pode ser classificada em RPMT, se IG maior de 37 semanas, ou RPM-PT, se IG menor que 37 semanas.[1]
- São fatores de risco da RPMO: história prévia de prematuridade ou de RPMO, tabagismo, sangramento genital, incompetência cervical, útero distendido, procedimentos invasivos, deficiências nutricionais, doenças maternas e infecções.[2]
- A principal queixa é a presença de grande quantidade de líquido claro escorrendo pelas pernas, na ausência de contrações uterinas.[3]
- O diagnóstico é clínico e o exame especular torna-se fundamental para estabelecer o diagnóstico.[4]
- A ITU está diretamente relacionada com a prematuridade, motivo pelo qual todas as gestantes assintomáticas, com urocultura positiva, devem iniciar a antibioticoterapia.[8]
- A conduta dependerá da IG e da condição materna ou fetal – quanto maior a IG, melhor o prognóstico.[2]

Referências bibliográficas

1. Fonseca ESVB. Manual de perinatologia. São Paulo: Federação Brasileira das Associações de Ginecologia e Obstetrícia (Febrasgo); 2013.
2. Oliveira RPC, Sampaio LLA, Pereira PCM. Protocolo Assistencial de Amniorrexe Prematura. Salvador: Maternidade Climério de Oliveira, Universidade Federal da Bahia; 2017.
3. Governo do Estado do Ceará. Secretaria de Saúde. Protocolo de Rotura Prematura de Membranas Ovulares. Fortaleza: Secretaria de Saúde; 2017.
4. Martins LC, Andrade ML, Oliveira CAM. Rotura prematura das membranas. Belo Horizonte: Fhemig; 2019.
5. Associação Médica Brasileira e Conselho Federal de Medicina. Projeto Diretrizes: Rotura Prematura das Membranas. Brasília: Ministério da Saúde; 2008.
6. Escola da Universidade Federal do Rio de Janeiro. Rotinas Assistenciais da Maternidade: Rotura prematura das membranas ovulares. Rio de Janeiro: UFRJ; 2013.
7. Escola da Universidade Federal do Rio de Janeiro. Rotinas Assistenciais da Maternidade: Neuroproteção na prematuridade. Rio de Janeiro: UFRJ; 2013.
8. Santos Filho OO, Telini AH. Infecções do trato urinário durante a gravidez. Protocolo Febrasgo – Obstetrícia, n. 87/ Comissão Nacional Especializada em Gestação de Alto Risco. São Paulo: Federação Brasileira das Associações de Ginecologia e Obstetrícia (Febrasgo); 2018.
9. Brasil. Ministério da Saúde. Gestação de alto risco: manual técnico. Secretaria de Atenção à Saúde. Departamento de Ações Programáticas Estratégicas. Área Técnica de Saúde da Mulher. Brasília: Ministério da Saúde; 2012.

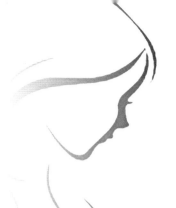

CASO 21

Sífilis e Gestação

Amanda Cristina Custodio Tavares
Gabriela Vidal Ribeiro
Luiza de Almeida Barbosa

- **Orientadora:** Maria Aparecida dos Santos Traverzim
- **Instituição:** Universidade Nove de Julho (Uninove)

 ## Caso clínico

B.P.S., do sexo feminino, 24 anos, parda, solteira, vendedora ambulante, residente em São Paulo, ensino médio completo e nível socioeconômico baixo. Retorna à consulta na Unidade Básica de Saúde para avaliação de exames complementares do pré-natal iniciado há 3 semanas. No momento, com idade gestacional (IG) de 19 semanas. História familiar: mãe diabética; avós paternos apresentam hipertensão arterial crônica. Nega alergias, uso de medicações e doenças prévias. Antecedentes ginecológicos e obstétricos: primigesta, apresentava ciclos menstruais regulares. Última colpocitologia oncótica realizada há 2 anos: sem presença de alterações. Refere parceiro único. Carta vacinal com todas as vacinas atualizadas. Ao exame físico, bom estado geral, normocorada, hidratada, afebril. Peso de 61 kg (p50). Altura: 163 cm (p50). Aparelho cardiovascular: bulhas normofonéticas (BNF), ritmo regular, ausência de sopros; pulsos radiais: ritmo regular, cheios, simétricos, 84 bpm; pressão arterial (PA) de 120/80 mmHg; sem presença de edema em membros inferiores (MMII). Aparelho respiratório, neurológico e endócrino sem alterações. Exame ginecológico-obstétrico: útero gravídico, ausência de sujidades, estrias ou lesões e presença de linha nigra; altura uterina de 18 cm; batimentos cardíacos fetais: 142 bpm. Realizado exame especular com visualização de colo uterino sem alterações; ao toque: colo impérvio. Mamas sem alterações ao exame.

- **Exames complementares:** VDRL: reagente 1:8; glicemia em jejum: 80 mg/dL; toxoplasmose: IgM não reagente e IgG não reagente; exame sumário de urina (tipo I): sem alterações; dosagem de hemoglobina (Hb): 11 g/dL; tipagem sanguínea: O; fator Rh: positivo; HIV: não reagente; hepatites B e C: não reagente; urocultura negativa.
- **Hipótese diagnóstica:** sífilis latente.

Continuação do caso clínico

Em consulta posterior, paciente apresenta positividade no exame treponêmico solicitado.

Questões para orientar a discussão

- Qual a importância da notificação compulsória na sífilis em gestantes?
- Qual a evolução clínica da sífilis?
- Qual a diferença entre a sorologia treponêmica e não treponêmica?
- Quais as possíveis complicações da sífilis congênita?
- Além do tratamento materno, qual a conduta adequada após sorologia positiva em sífilis?

Discussão

A sífilis é definida como uma infecção sexualmente transmissível (IST), de evolução crônica, causada pela bactéria espiroqueta *Treponema pallidum*.[1]

De acordo com estimativas da Organização Mundial da Saúde (OMS), no Brasil, a cada ano existem 937 mil novos casos de sífilis na população sexualmente ativa. Em gestantes, a notificação da doença é compulsória, visando a prevenir agravos da sífilis congênita, porém, mesmo assim, de acordo com o Sistema de Informação de Agravos de Notificação (Sinan), 67,6% dos casos são notificados a partir do 2º trimestre gestacional, como na paciente B.P.S.[1]

A infecção é classificada em três fases – primária, secundária, terciária –, e a ausência de sintomas pode acontecer entre as fases, caracterizando sífilis latente recente ou tardia. A fase primária se caracteriza por lesão ulcerada, rosácea, de fundo limpo, sem fenômeno inflamatório e indolor. A fase secundária é descrita por apresentar ampla disseminação hematogênica e linfática do *Treponema pallidum*, ocasionando sintomatologia como artralgia, febre baixa, cefaleia e adinamia, além de micropoliadenopatia generalizada; na pele, são encontradas máculas eritematosas ovaladas ou arredondas, isoladas ou confluentes, levemente descamativas, por todo o tegumento, incluindo as regiões palmoplantares (roséolas sifilíticas). A fase terciária é descrita por complicações crônicas em órgãos-alvo. A paciente encontrava-se em período latente da doença, tendo em vista que não apresentava nenhum sinal ou sintoma.[2]

O rastreamento de sífilis no pré-natal, assim como foi realizado com a paciente em questão, é recomendado pela OMS devido à ocorrência de transmissão vertical da doença, ou seja, de mãe para filho, provocando uma infecção congênita que oferece altos índices de morbimortalidade intrauterina. O estágio da sífilis materna e a duração da exposição do feto no útero são os fatores que determinam a probabilidade de transmissão; portanto, a transmissão será maior nas fases iniciais da doença, quando há mais espiroquetas na circulação.[2]

Os testes sorológicos não treponêmicos (VDRL) baseiam-se na presença de reatividade do soro a um antígeno cardiolipina. São exames quantitativos e qualitativos, importantes para o diagnóstico e o segmento pós-terapêutico, com alta sensibilidade e baixo custo, motivo pelo qual são utilizados como rotina pré-natal. Após a positividade do teste não treponêmico, inicia-se tratamento segundo as diretrizes nacionais. Outro teste de possível avaliação é o exame treponêmico FTA-Abs, o qual utiliza a imunofluorescência e é qualitativo.[3]

Conduta

A conduta ideal preconizada pelo Ministério de Saúde e pela OMS é o uso da penicilina G benzatina intramuscular (IM), visto que, na gestação, compreende a única medicação eficaz para o tratamento de sífilis congênita e contra a transmissão vertical.[4]

Os parceiros e parceiras de gestantes com sífilis podem estar infectados e, mesmo que os testes imunológicos estejam não reagentes, é necessário tratamento com uma dose de penicilina G benzatina IM (2.400.000 UI). Em caso de teste reagente, é necessário seguir as recomendações de tratamento da sífilis adquirida no adulto utilizando, principalmente a penicilina benzatina. É válido ressaltar que, na sífilis recente, ou seja, primária, secundária e latente recente, a penicilina G benzatina será administrada em dose única de 2,4 milhões UI, IM, sendo 1,2 milhões UI em cada glúteo. Já na sífilis tardia (latente tardia ou terciária), a dose de penicilina G benzatina é de 2,4 milhões UI, IM, semanal, por 3 semanas, o que totaliza uma dose de 7,2 milhões UI, IM. Além disso, em casos de neurossífilis, o esquema terapêutico consistirá no uso de penicilina cristalina 18 a 24 milhões UI/dia, IV, administrada em doses de 3 a 4 milhões de UI a cada 4 horas ou por infusão contínua, por 14 dias.[5]

Ademais, foi orientado à gestante e a seu parceiro evitar relações sexuais ou a manter práticas para o sexo seguro, com o uso de preservativo durante o tratamento e no período pós-tratamento. Assim que diagnosticado o caso de sífilis, deve-se iniciar o tratamento imediato do casal e o controle de cura deverá ser mensal e realizado por meio do VDRL, considerando o decaimento dos títulos como resposta adequada ao tratamento. O tratamento da gestante será considerado adequado quando for completo conforme o estágio da doença e feito com penicilina. Quando a gestante apresenta sensibilidade ao medicamento, é administrada eritromicina, porém não será considerada adequadamente tratada para fins de transmissão fetal, sendo obrigatórios a investigação e o tratamento adequado da criança logo após seu nascimento.[5]

Todo esse protocolo é de suma importância, pois, se a gestante do caso não for tratada ou for tratada inadequadamente, pode ocorrer transmissão vertical, a qual pode provocar grandes agravos à saúde da criança. A sífilis congênita é dividida em dois períodos: precoce, que acontece até o 2º ano de vida, e tardia, após o 2º ano de vida.[1]

Pontos importantes

- A sífilis é uma doença infectocontagiosa crônica, com transmissão sexual e vertical durante a gestação.[2]
- A sífilis é causada pela bactéria espiroqueta *Treponema pallidum*.[2]
- O quadro, geralmente, é assintomático, mas pode haver várias manifestações clínicas.[2]
- O rastreamento pré-natal visa identificar e tratar mulheres assintomáticas, prevenindo, assim, a transmissão vertical.[1]
- A sífilis na gestação pode ser causa de aborto espontâneo, natimortos e morbidade perinatal.[2]

- A benzilpenicilina parenteral é o único tratamento recomendado na gestação.[4]
- O tratamento adequado da mãe geralmente previne a sífilis congênita ativa no neonato.[4]

Referências bibliográficas

1. Costa CV, Santos IAB, Silva JM, Barcelos TF, Guerra HS. Sífilis congênita: repercussões e desafios. Arq Catarin Med. 2017.
2. Avelleira JCR, Bottino G. Sífilis: diagnóstico, tratamento e controle. An Bras Dermatol. 2006.
3. Araujo EC, Costa KSG, Silva RS, Azevedo VNG, Lima FAS. Importância do pré-natal na prevenção da Sífilis Congênita. Rev Para Med. 2006.
4. Serviço de Vigilância Epidemiológica; Coordenação do Programa Estadual DST/Aids-SP; Coordenadoria de Controle de Doenças – CCD; Secretaria de Estado da Saúde – SES-SP. Sífilis congênita e sífilis na gestação. Rev Saúde Pública. 2008.
5. Brasil. Ministério da Saúde. Secretaria de Vigilância em Saúde Departamento de Vigilância, Prevenção e Controle das Infecções Sexualmente Transmissíveis, do HIV/Aids e das Hepatites Virais, 2019.

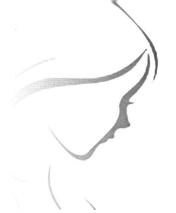

CASO 22

Vitalidade Fetal, Sofrimento Agudo e Crônico

Gabriella dos Santos Pascoal
Gabrielly Cruz Lombardi
Hellen Hidemi Houra

- **Orientadora:** Maria Aparecida dos Santos Traverzim
- **Instituição:** Universidade Nove de Julho (Uninove) – Campus Guarulhos/SP

 Caso clínico

Mulher, de 35 anos, comparece à consulta de rotina no ambulatório de pré-natal, referindo parada de movimentação fetal (MF) há 1 dia. Nega perdas vaginais. Idade gestacional (IG): 36 semanas pela data da última menstruação (DUM) compatível com a ultrassonografia (USG).

- Antecedentes pessoais: nega patologias prévias.
- Antecedentes familiares: refere que a mãe é hipertensa e nega outras patologias.
- Antecedentes ginecológicos: menarca aos 12 anos, coitarca aos 16 anos, última citologia há 1 ano e sem alterações, nega infecção sexualmente transmissível (IST), nega corrimento.
- Gestação atual: oito consultas de pré-natal, exames sem alterações, vacinação em dia.
- Bom estado geral, ativa, contatante, orientada. Sinais vitais: pressão arterial (PA): 140/90 mmHg; pulso: 78 bpm; frequência respiratória (FR): 16 irpm; afebril. Aparelho cardiovascular (ACV) e respiratório sem alterações.
- Medicações em uso: sulfato ferroso e ácido fólico.
- Ao exame: abdome gravídico, altura uterina (AU) de 30 cm, batimentos cardíacos fetais (BCF) 134 bpm, tônus uterino normal, dinâmica uterina negativa. Especular e toque não realizados.

Orientada a procurar unidade de pronto atendimento para avaliação fetal.

- **Hipóteses diagnósticas:** sofrimento fetal crônico (SFC), crescimento intrauterino restrito (CIUR), pré-eclâmpsia.

Questões para orientar a discussão

- Quais as patologias maternas mais frequentemente associadas à alteração de vitalidade fetal?
- Quais alterações de exame físico obstétrico podem ser sugestivas de um quadro de sofrimento fetal?
- Quais os exames indicados para a avaliação da vitalidade fetal?
- Quais alterações são esperadas na cardiotocografia, no perfil biofísico e no Doppler em um quadro de sofrimento fetal?

Discussão

O sofrimento fetal crônico é uma condição que se desenvolve ainda durante o período intrauterino, em que o feto é acometido de maneira contínua pela falta de oxigênio e nutrientes. Esse processo acarreta a redistribuição do fluxo sanguíneo fetal, em que são priorizados os órgãos nobres (cérebro, coração e suprarrenal), havendo, então, uma adaptação do feto ao meio.[1]

Essa situação pode estar associada a condições na placenta, como a insuficiência placentária, e, também, a algumas etiologias maternas, podendo-se destacar o diabetes, extremo de idade, gemelaridade, pré-eclâmpsia, descolamento prematuro de placenta e doença hemolítica perinatal.[2]

O SFC se manifesta de forma clínica e suas alterações podem ser notadas por meio do exame obstétrico durante as consultas de pré-natal. Normalmente, é possível notar indícios de alterações no crescimento fetal e no volume do líquido amniótico, que podem ser percebidos quando a AU é menor que o esperado para a IG e, por isso, quando observadas, deve-se recomendar exames complementares.[1,3]

A vitalidade fetal é avaliada a cada consulta de pré-natal e por exames complementares, como cardiotocografia, perfil biofísico fetal e Dopplervelocimetria.[1,2]

As alterações esperadas na cardiotocografia, no perfil biofísico e no Doppler em um quadro de sofrimento fetal são insuficiência placentária e hipoxemia fetal progressiva, anormalidades na frequência cardíaca fetal e no fluxo sanguíneo da artéria umbilical, comumente apontadas como sinais precoces. Em seguida, são averiguadas modificações no fluxo de outros vasos fetais; depois, são investigadas anormalidades nas variáveis (líquido amniótico, movimentos respiratórios, movimentos corpóreos, tônus e reatividade da frequência cardíaca) do perfil biofísico fetal, sendo o líquido amniótico considerado um marcador de sofrimento fetal crônico. Nem todos os fetos comprometidos evidenciam todas as alterações descritas, porém, mesmo assim, poderão ter acidemia ao nascer. Logo, nenhum teste isolado é considerado o melhor na avaliação da vitalidade fetal, e sim a análise conjunta de todos os métodos disponíveis, tanto para o bem-estar da mãe quanto do bebê.[1,2,4,5]

Conduta

No caso descrito, a AU não é compatível com o esperado pela IG, portanto a primeira conduta seria solicitar uma USG obstétrica; se confirmado o caso de restrição de crescimento, deverá ser solicitado uma USG obstétrica com Doppler.

Durante as consultas de pré-natal, são realizados exames físicos e obstétricos, de grande importância para o acompanhamento da saúde materna e fetal. Estes também servem para indicar possíveis anormalidades; por isso, deve haver o comprometimento da mãe em ir às consultas agendadas, para o correto acompanhamento.[1]

Um dos pontos-chave para indicar possíveis anormalidades consiste na medida da AU – quando esta se apresenta menor que o previsto para a IG, pode ser sugestiva de alterações no crescimento fetal e diminuição no volume do líquido amniótico (oligodrâmnio). Essas alterações devem ser investigadas, pois cursam com o diagnóstico de SFC.[1,3]

Desse modo, o médico deve solicitar exames para a avaliação do bem-estar fetal, como cardiotocografia, perfil biofísico fetal e Doppler obstétrico.

Após os exames, será possível confirmar o diagnóstico de SFC, cabendo ao médico responsável expor os prós e os contras dessa gestação e, com base na situação atual do feto e na IG, decidir juntamente com a paciente a conduta final.[1,2]

Pontos importantes

- Preconizar avaliação clínica e exames do pré-natal.[1]
- Observar se a gestante tem patologias prévias.[1,2]
- Atentar-se para a medida da AU, quando esta se apresenta menor que o previsto para a IG.[1,3]
- Atentar-se para possíveis alterações no crescimento fetal e no volume do líquido amniótico.[1,3]
- Quando sugestivo de SFC, é imprescindível a solicitação de exames complementares (cardiotocografia, perfil biofísico fetal e Doppler obstétrico).[1,4,5]
- Atentar-se para insuficiência e hipoxemia placentária e alguma anormalidade cardíaca fetal.[2,4,5]
- Investigar alterações nas variáveis avaliadas pelo exame de perfil biofísico fetal.[1]
- Atentar-se para oligodrâmnio, pois este é considerado marcador crônico de sofrimento fetal.[1,3]
- Aconselhar dieta, repouso e casos mais graves internações.[1]
- Seguir a conduta indicada mediante a situação atual do feto, priorizando a saúde materna.[1,2,4,5]
- São de extrema importância o comprometimento e o acompanhamento da mãe às consultas de pré-natal.[1]

Referências bibliográficas

1. Cabezas JOS. Resultados de los exámenes de laboratorio en relación al bienestar fetal en gestantes a término, hospital nacional Hipólito Unanue, Noviembre – Diciembre del 2018. Lima: Universidad Nacional Federico Villarreal; 2020. p. 1-68.
2. Resende ALO, Paiva JCC, Jorge LP, Mourão RP, Soares BA. Manejo fetal em gestações complicadas por diabetes: uma revisão de literatura. HU Rev. 2020; 46:1-8.
3. Santos YS, Sousa AS, Santos RS, Menezes MO. Alteração do Volume do Líquido Amniótico: Oligodrâmnio. Congresso Internacional de Enfermagem. 2017; 1(1):9-12.
4. Cantarelli EM, Falcão DN, Oliveira BA, Lyra MG, Sobral CSMC, Martins JAM. A importância da avaliação da vitalidade fetal através do doppler em gestações de alto risco. RBUS. 2018;25:36-39.
5. Silveira CF, Amaral WN, Marot RP, Falone VE, Salviano LMO, Teixeira CC, Filho WNA. Doppler obstétrico na vigilância do bem-estar fetal. RBUS. 2016; 20:7-14.

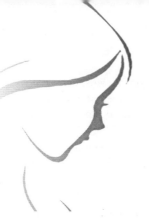

CASO 23

Hemorragias da Primeira Metade da Gestação

Laís Helena do Amaral Matos
Vitória Carvalho Paixão
Vitória Novaes

- **Orientador:** Lucas Giarolla Gonçalves de Matos
- **Instituição:** Universidade Federal de Lavras (UFLA)

 Caso clínico

A.S.F., do sexo feminino, 50 anos, casada, G0P0A0. Encaminhada ao serviço pela unidade de pronto atendimento (UPA) devido a sangramento vaginal abundante com beta-hCG reagente (145.083 UI/mL) e ultrassonografia transvaginal (USGTV) com espessamento endometrial de caráter heterogêneo e ausência de gestação intraútero. História familiar constando neoplasia de mama com metástase como causa de óbito da mãe aos 60 anos. Nega alergias e uso de medicações. Regular estado geral, hipocorada 2+/4+, hidratada, afebril, prostrada. Pressão arterial (PA): 140/90 mmHg; frequência cardíaca (FC): 100 bpm; ritmo cardíaco regular (RCR) em 2 tempos, sem sopros, ausência de edema e empastamento de panturrilhas. Realizado exame especular com visualização de colo uterino aberto e saída de material amorfo pelo orifício externo do colo. Coletado material para anatomopatológico sem curetagem uterina. Realizada internação e solicitação de nova USGTV e exames laboratoriais.

- **Hipóteses diagnósticas:** abortamento, gravidez molar, gravidez ectópica.
- **Exames complementares:**
  - USGTV: útero em anteversoflexão, volume de 591 cm³, nódulo hipoecoico de contornos regulares em região fúndica medindo 2,1 × 1,9 cm. Espessura endometrial heterogênea

de 33 mm. Ovário direito e esquerdo com volumes de 23,2 cm^3 e 22,7 cm^3, respectivamente. Ausência de líquido em cavidade uterina. Aumento cístico ovariano.
- Exames laboratoriais: Hb 8,1 g/dL; Ht 23,83%; LT 18.200/mm^3; bastões 8%; segmentados 69%; PCR 129 mg/L; beta-hCG 145.000 UI/mL; TGO 40 U/L; TGP 44 U/L; BT 0,7 mg/dL; DHL 495 U/L, ureia sérica 27 mg/dL; creatinina sérica 0,6 mg/dL; ácido úrico 4,88 mg/dL; tipo sanguíneo B negativo.

Continuação do caso clínico

Após o resultado dos exames, foi confirmada a presença de anemia sintomática, sendo feito reserva de 600 mL de concentrado de hemácias. Na evolução do 2º dia, apresentou-se em regular estado geral (REG) com sangramento vaginal leve, sem outras alterações. Solicitada tomografia computadorizada (TC) de tórax e pélvica: a primeira não demonstrou alterações e a segunda evidenciou útero aumentado de tamanho, cavidade endometrial espessada com conteúdo heterogêneo. No 3º dia de internação, também foi relatado pequeno sangramento vaginal, com hábito intestinal fisiológico e abdome pouco doloroso à palpação. Aguardando resultado de anatomopatológico. Medicações mantidas.

No 5º dia, o resultado do exame anatomopatológico confirmou o diagnóstico, sendo realizada histerectomia total abdominal sem evidências cirúrgicas de doença extrauterina. A dosagem de beta-hCG obtida após o procedimento foi de 6.130 UI/mL. A paciente recebeu alta após 2 dias de internação em recuperação da histerectomia. E foi encaminhada para centro de oncologia para acompanhamento semanal dos níveis de beta-hCG e, caso se faça necessário, realização de quimioterapia.

Questões para orientar a discussão

- Quais etiologias devem ser consideradas em sangramento uterino abundante e o beta-hCG reagente?
- Qual o valor discriminatório que relaciona os níveis séricos de beta-hCG e visualização de saco gestacional intraútero?
- A USGTV do caso tem características endometriais que sustentam e diferenciam as hipóteses diagnósticas?
- Sobre a mola hidatiforme, qual a sua epidemiologia, fisiopatologia, melhor exame diagnóstico, possíveis complicações e acompanhamento? Como decidir a via de intervenção?
- Qual a conduta no pós-operatório em caso de não redução dos valores de beta-hCG?

Discussão

A doença trofoblástica gestacional (DTG) pode ser definida como uma anomalia proliferativa que acomete as células que compõem o tecido trofoblástico placentário, e seus diferentes estágios histológicos se diferem na propensão de regressão, invasão, metástase e recorrência.[1] Os dois principais fatores de risco para DTG são história prévia de doença e idade materna superior a 35 anos, tendo risco 10 vezes maior quando ultrapassa os 40 anos.[2]

No Brasil, estima-se que ocorra 1 caso de gravidez molar em cada 200 a 400 gestações. Todas as formas de apresentação são caracterizadas pela presença sérica do marcador tumoral biológico específico, beta-hCG, mas a análise anatomopatológica é o que permite distinguir os diferentes estágios da doença: mola hidatiforme completa (MHC), parcial (MHP) e invasora (MHI), coriocarcinoma (CCA), tumor trofoblástico do sítio placentário (TTSP) e tumor trofoblástico epitelioide (TTE). No caso em questão, o anatomopatológico confirmou MHP.[1]

A principal queixa da MH é o sangramento vaginal, o que torna essa doença uma das causas de hemorragia de primeira metade da gravidez, a ser considerada com o abortamento e a gravidez ectópica.[3] Habitualmente, o sangramento dessa entidade é indolor. As intensas alterações endócrinas podem culminar em anemia, hipertireoidismo, náuseas e vômitos incoercíveis, favorecendo o emagrecimento e a desidratação. Ao exame físico, é comum encontrar útero aumentado para a idade gestacional, sendo fator de risco para NTG pós-molar.[1] De modo geral, todas as manifestações comuns à gravidez encontram-se exacerbadas na gravidez molar.[4]

Podem estar presentes sinais de pré-eclâmpsia antes da 20ª semana de gestação e eliminação vaginal de vesículas, vilosidades hidrópicas entremeadas aos coágulos. Sintomas respiratórios (tosse, dor torácica e hemoptise), de hemorragia intracerebral, gastrintestinais e urológicos são indicativos de doença metastática. O envolvimento hepático em casos de doença avançada pode causar dor epigástrica ou no quadrante superior direito do abdome.[1]

Posto isso, o diagnóstico de MH é feito por meio da combinação entre avaliação clínica, dosagem sérica de beta-hCG e ultrassonografia.[5] Assim, diante do quadro de sangramento uterino anormal apresentado, é mandatória a realização de beta-hCG.[6] Vale salientar que a USG de 1º trimestre nesses casos, por vezes, sugerirá mais frequentemente a interrupção prematura da gravidez. No caso apresentado, a dosagem quantitativa de beta-hCG da paciente é alta para uma possível gestação inicial, corroborando a hipótese de MH, sabendo-se que o nível de beta-hCG nesses casos é, comumente, superior a 100.000 mUI/mL.[5]

A MHP é resultante de fertilização, que tem como resultado cariótipo triploide, sendo comum que se identifique embrião ou feto, mas com malformações e anexos anômalos. Esse processo é o único tipo de DTG capaz de gerar feto com atividade cardíaca, em algum momento de seu desenvolvimento.[5] Está associada frequentemente a óbitos intrauterinos, uma das características responsáveis por ser diagnosticada, erroneamente, como abortamento. Esse fator de confusão é incrementado no caso clínico descrito pela ausência de gestação intraútero visível à USGTV combinado a um valor de beta-hCG superior à referência basal, em que se pode visualizar saco gestacional à USGTV (valor de referência: 1.000 a 2.000 mUI/mL).[2]

Ressalta-se que somente 30% dos casos de MHP de 1º trimestre ou de início do 2º trimestre são diagnosticados pela USG, sendo de suma importância a confirmação anatomopatológica.[1]

À USGTV, a paciente apresentou endométrio heterogêneo, que, por si só, não seria suficiente para firmar o diagnóstico, mas, como está associado a espessura > 15 mm, corrobora o abortamento incompleto com material retido.[3] Já o aumento cístico dos ovários, considerando a possibilidade de uma MH, é um achado comum, denominado cistos tecaluteínicos. São consequência da hiperestimulação do beta-hCG sobre as células tecais; devido à sua benignidade e à regressão espontânea, a conduta é expectante, a menos que sofram torção, infarto ou hemorragia.[2]

Na confirmação da hipótese diagnóstica, caso ainda não tenha sido realizada, é indicada a radiografia de tórax, progressivamente substituída pela TC de tórax, a fim de observar possível evolução para doença metastática.[5] No entanto, apenas 3 a 5% das MHP evoluem para neoplasia trofoblástica gestacional (NTG), sendo mais comum nos casos de MHC; isso corrobora a ausência de alterações na TC da paciente em questão.[1]

Conduta

O seguimento da MH compreende duas fases: o esvaziamento uterino e o seguimento pós-molar. A avaliação pré-intervenção deve incluir: hemograma e coagulograma completos; grupo sanguíneo; fator Rh; detecção quantitativa do beta-hCG plasmático; sorologia para sífilis e anti-HIV; eletrólitos; função renal e hepática em caso de hemorragia ou hipertireoidismo.[7] Em pacientes com fundo uterino maior que 16 cm, dosagens de TSH, T4 livre, radiografia de tórax e eletrocardiograma também devem ser solicitados. Além disso, é necessária reserva de duas unidades de hemácias para o procedimento cirúrgico devido à possibilidade de sangramento aumentado durante o esvaziamento uterino.[8]

O seguimento deve proceder com esvaziamento do conteúdo uterino pela técnica de aspiração intrauterina (V-A), método preferível em relação à curetagem pelo menor risco de perfuração uterina, infecção e permanência de restos molares na cavidade uterina. Todavia, quando idade superior a 40 anos ou quantidade de filhos desejada, pode-se considerar a histerectomia (HTA). Essa conduta evita o risco de NTG pós-gestação molar (invasão local), contudo, não elimina a chance de doença metastática; logo, é necessário seguimento pós-molar cuidadoso após o procedimento.[1]

Recomenda-se que seja feita a quantificação de beta-hCG no soro materno em até 48 horas após o esvaziamento molar. Obtendo-se três dosagens consecutivas normais, dosar-se-á o hormônio em 15 dias e, depois, mensalmente por 1 ano. A evolução para NTG pós-molar é diagnosticada pela curva de regressão anormal do beta-hCG, seja pelos valores estacionários ou em elevação.[7] Nesses casos, a radiografia de tórax é essencial, uma vez que os pulmões são os órgãos mais frequentemente acometidos por metástases (disseminação hemática).[5] No caso clínico, após o procedimento o nível sérico de beta-hCG se apresentou bem reduzido em comparação aos valores anteriores, não havendo necessidade de quimioterapia, mas sendo indicado acompanhamento longitudinal dos níveis séricos de beta-hCG.

Pontos importantes

- Queixa de sangramento uterino de causa desconhecida durante menacme tem como aliada a solicitação de beta-hCG.[5]
- Atentar-se para a reserva de concentrado de hemácias, visto que o sangramento uterino abundante pode evoluir para anemia sintomática e choque hipovolêmico.[8]
- A USGTV, na maioria dos casos, não elucida a diferenciação entre causas de sangramento vaginal no 1º trimestre da gestação, sendo necessário o exame anatomopatológico.[5]
- O hipertireoidismo, assim como outras manifestações, costuma apresentar normalização espontânea com a regressão do beta-hCG, contudo alguns casos exigem terapia antitireoidiana e bloqueio de sintomas periféricos até a remissão definitiva do beta-hCG.[1]
- Sinais de pré-eclâmpsia, em geral, não necessitam de tratamento específico.[1]
- A avaliação pré-esvaziamento uterino exige análise laboratorial e de imagem.[5]
- O método de escolha é a vacuoaspiração, mas pode ser considerada histerectomia de acordo com a idade e o número de filhos desejados, devendo ser uma escolha compartilhada.[4]
- Pacientes com desejo de nova gravidez devem ser orientadas quanto ao uso de ácido fólico pré-concepção, acompanhamento pré-natal com USG e exame do beta-hCG quantitativo

6 semanas depois do término de qualquer tipo de gravidez, ectópica ou intrauterina, para identificar a ocorrência de NTG.[1]

- A dosagem seriada de beta-hCG plasmático quantitativo deve ser mensurada semanal ou quinzenalmente, até a normalização por três dosagens consecutivas, seguida de avaliação mensal durante 6 meses, visando ao diagnóstico precoce de NTG.[7]
- Na falta de seguimento pós-molar rigoroso, geralmente, não há suspeita de NTG até a fase de doença avançada com metástases.[1]

Referências bibliográficas

1. Braga A, Sun SY, Maestá I, Uberti E. Doença trofoblástica gestacional. São Paulo: Febrasgo; 2018.
2. Machado RC, Nominato NS, Machado NA. Diagnóstico de gravidez. In: Silva Filho AL, Laranjeira CLS. Manual SOGIMIG de ginecologia e obstetrícia. 6. ed. Rio de Janeiro: Medbook; 2017. p. 588-90.
3. Souza NST, Couto TTS. Abortamentos. In: Silva Filho AL, Laranjeira CLS. Manual SOGIMIG de ginecologia e obstetrícia. 6. ed. Rio de Janeiro: Medbook; 2017. p. 718-24.
4. Oliveria JBM, Caliman LP, Machado NCM. Doença trofoblástica gestacional. In: Silva Filho AL, Laranjeira CLS. Manual SOGIMIG de ginecologia e obstetrícia. 6. ed. Rio de Janeiro: Medbook; 2017. p. 733-8.
5. Lima LLA, Parente RCM, Maestá I, Amim Jr J, Rezende Filho JF, Braga A. Correlações clínico-radiológicas em pacientes com doença trofoblástica gestacional. Radiol Bras. 2016; 49(4):241-50.
6. Brasil. Ministério da Saúde. Protocolos da Atenção Básica: saúde das mulheres. Brasília: MS/CGDI; 2016.
7. Montenegro CAB, Rezende Filho J. Rezende obstetrícia. 13. ed. Rio de Janeiro: Guanabara Koogan; 2017.
8. Maternidade Escola da Universidade Federal do Rio de Janeiro. Protocolo transfusional em obstetrícia. Rio de Janeiro: Maternidade Escola da Universidade Federal do Rio de Janeiro; 2018. Disponível em: http://www.me.ufrj.br/images/pdfs/protocolos/obstetricia/protocolo_transfusional_em_obstetricia.pdf. Acesso em: 31 maio 2021.

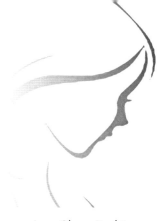

CASO 24

HIV e Gestação

Ana Clara Rodrigues
Maria Elisa Zanin
Mariana Melo Almeida

- **Orientador:** Gil Horta Passos
- **Instituição:** Universidade Federal de Alfenas (Unifal)

 Caso clínico

C.C.N., do sexo feminino, 41 anos, G4P3(C3)A0, idade gestacional (IG): 36 semanas e 5 dias. Paciente dá entrada na maternidade com dor tipo cólica, contração de início há 5 horas com piora progressiva. Nega perda de líquido ou sangramento. Movimentos fetais positivos. É HIV-positiva em uso de tenofovir, lamivudina e raltegravir e, posteriormente, zidovudina em substituição ao tenofovir. Carga viral (CV) indetectável resultante do bom tratamento durante a gestação. Tabagista e nega etilismo. Ao exame, paciente com 64 kg, pressão arterial (PA) de 120/80 mmHg, frequência cardíaca (FC) de 85 bpm. Sem edemas. Aparelhos cardiovascular e respiratório dentro dos padrões de normalidade. Altura do fundo uterino em 37 cm, dinâmica uterina presente com duas contrações de 30 segundos em 10 minutos. Batimentos cardíacos fetais (BCF): 145 bpm e movimentação fetal presente. Ao toque, colo dilatado em 3 cm, 70% esvaecido e centralizado, "bolsa das águas" íntegra.

- **Hipóteses diagnósticas:** trabalho de parto prematuro e HIV na gestação.
- **Exames complementares:**
    - Exames laboratoriais: foram realizados os de rotina no pré-natal da paciente, como o de toxoplasmose, o qual apresentou IgM e IgG negativas em todos os trimestres, e o de ru-

béola e citomegalovírus, ambos tendo apresentado IgM negativa e IgG positiva. VDRL, HBsAg e demais exames sem alterações. Anti-HIV positivo, CV-HIV indetectável com valores menores que 1.000 cópias/mL em todas as testagens, inclusive após 34 semanas de gestação, e CD4 com valor de 859 células/mm^3.

- Ultrassonografia (USG): foram realizadas USG que apresentaram índices de líquido amniótico normais, peso fetal normal e placenta grau zero, inicialmente com inserção baixa e, posteriormente, com inserção anterior.
- Cardiotocografia: dentro dos padrões de normalidade.

Questões para orientar a discussão

- Como é realizada a terapia antirretroviral (TARV) durante a gestação?
- A via de parto na gestante com HIV depende da CV-HIV? Se sim, qual deve ser escolhida em cada situação?
- A solução oral de zidovudina (AZT) deve ser usada em todas as situações? Se não, em quais delas?
- A amamentação é contraindicada? Se sim, como é feita a inibição da lactação?

Discussão

HIV na gestação e terapia antirretroviral

O HIV (vírus da imunodeficiência humana), um retrovírus isolado pela primeira vez na França na década de 1980,[1] é o causador de uma entidade clínica mundialmente conhecida: a síndrome da imunodeficiência adquirida (Aids). A transmissão do HIV ocorre pela exposição sexual ao vírus, pelo contato direto ou indireto com sangue infectado e pela transmissão vertical de mãe para feto durante a gestação, no momento do parto ou do pós-parto pela amamentação.[1]

Toda mulher gestando deverá realizar o teste anti-HIV o mais precocemente possível, de preferência no 1º trimestre de gestação. Com um resultado positivo para HIV, a gestante deverá ser encaminhada para fazer o acompanhamento pré-natal em caráter de alto risco. A CV-HIV e a contagem de LT-CD4 (linfócitos T CD4) deverão ser acompanhados a partir do momento do diagnóstico, além da realização do teste de genotipagem do vírus.

O tratamento indicado, para os casos positivos, é a terapia antirretroviral (TARV), que contempla principalmente duas classes farmacológicas, entre outras, os inibidores da transcriptase reversa análogos de nucleosídeos (ITRN) e os inibidores da integrase (INI). O esquema preconizado pelo Ministério da Saúde inclui dois fármacos ITRN e um fármaco INI, sendo o esquema preferencial composto por tenofovir (TDF) + lamivudina (3TC) + raltegravir (RAL). Assim, o TDF pode ser substituído pela zidovudina (AZT), caso o uso do primeiro esteja impossibilitado.[2] Visto isso, para a paciente do caso clínico, optou-se pela substituição do TDF pela AZT, por ela não se adaptar ao primeiro fármaco, obtendo sucesso com o segundo.

Além da boa adesão à TARV, a fim de evitar a transmissão vertical do vírus, a gestante deverá ser monitorada a cada consulta em busca de sinais clínicos sugestivos de manifestações da doença (emagrecimento, adenomegalia persistente, diarreia, lesões orais ulceradas, fadiga, lesões cutâneas, sinais e sintomas neurológicos, lesões genitais) e de infecções oportunistas, incluindo rígido acompanhamento da CV-HIV e da contagem de LT-CD4, sendo idealmente testados na primeira consulta, de 2 a 4 semanas após o início da TARV (para avaliação da resposta ao tratamento), depois da 34ª semana de gestação (para avaliar a via de parto) e, sempre que se julgar necessário, uma reavaliação da adesão à TARV.[1,2]

Via de parto e zidovudina no parto

A paciente em questão recebeu o diagnóstico de HIV em 2011 e fazia uso da TARV previamente à atual gestação, sendo esta a segunda gestação após o diagnóstico. A boa adesão à TARV da paciente proporcionou uma CV-HIV indetectável, ou seja, abaixo de 1.000 cópias/mL e LT-CD4 com valor de 859 células/mm^3 após 34 semanas, sem a presença de infecções oportunistas ou qualquer sintoma de Aids, resultados que minimizam as taxas de transmissão vertical para menos de 1% e possibilitam o parto via vaginal.

No momento da admissão na maternidade, estava com 36 semanas e 5 dias de gestação. Foi admitida em trabalho de parto prematuro, definido pela IG inferior a 37 semanas completas. É importante nessa situação estabelecer o diagnóstico diferencial com útero irritável, situação que causa um falso trabalho de parto prematuro, em que há o aparecimento de contrações uterinas sem repercussão cervical;[3] entretanto, a paciente apresentava colo dilatado em 3 cm, 70% esvaecido e centralizado.

Apesar de ser portadora de infecção pelo HIV, isso, por si só, não contraindica a via de parto vaginal, uma vez que esta pode ser indicada em gestantes com CV-HIV abaixo de 1.000 cópias/mL, não sendo a cesariana, nesse caso, mais eficaz que o parto normal em reduzir a taxa de transmissão vertical do HIV.[1] Nas pacientes que fazem uso da TARV e com supressão da CV-HIV sustentada, a via de parto vaginal é indicada, se não houver indicação de cesariana por outro motivo. A CV-HIV deve ser efetivamente aferida em torno de 34 semanas de gestação, para que seja indicado parto cesariana para gestantes com CV-HIV desconhecida ou maior que 1.000 cópias/mL, a partir da 38ª semana de gestação, visto que diminui o risco de transmissão vertical do HIV. Vale ressaltar que deve ser administrada, durante o início do trabalho de parto ou pelo menos 3 horas antes da cesariana eletiva, a AZT intravenosa. No entanto, em gestantes com CV-HIV indetectável após 34 semanas de gestação e que tenham boa adesão à TARV, não é necessário a AZT profilático intravenoso.[4]

Na situação da paciente do caso clínico, apesar de a CV-HIV abaixo de 1.000 cópias/mL e de o bom tratamento possibilitarem a realização do parto vaginal, optou-se por cesariana, pois a paciente já apresentava um histórico de três cesarianas anteriores, com alto risco de ruptura uterina caso fosse realizado um parto vaginal.

Profilaxia no recém-nascido e lactação

Na paciente do caso clínico em questão, segundo preconizado pela Federação Brasileira das Associações de Ginecologia e Obstetrícia (Febrasgo), a administração da solução oral de AZT profilático para o recém-nascido (RN) não é indicada, visto que a mãe tinha boa adesão à TARV e sua CV-HIV era indetectável, com valor menor que 1.000 cópias/mL.[4] Entretanto, o Ministério da Saúde recomenda que todas as crianças nascidas de mães vivendo com HIV deverão receber TARV como umas das medidas de profilaxia para transmissão vertical.[2] A inibição da lactação, por sua vez, é necessária para evitar a transmissão vertical, já que a TARV não controla a eliminação do HIV pelo leite materno, de modo que a amamentação pode elevar a possibilidade de transmissão vertical em 7% a 22%.[4] Assim, foi necessária a administração de um inibidor da produção de prolactina, sendo escolhidos dois comprimidos de cabergolina

0,5 mg em dose única imediatamente após o parto. Além disso, foram adotadas medidas não farmacológicas, como o enfaixamento compressivo das mamas, o qual, isoladamente, soluciona 80% dos casos.[3] Por fim, introduziu-se fórmula láctea infantil para a criança.

Conduta

A via de parto deverá ser escolhida a partir do resultado da CV-HIV. Em pacientes com menos de 1.000 cópias/mL após 34 semanas, prefere-se a via de parto vaginal, se não houver outras contraindicações.[4] No caso, o parto ocorreu via cesariana em virtude do risco de ruptura uterina decorrente do histórico de cesarianas anteriores, sem a necessidade da administração profilática de AZT endovenoso em razão de CV-HIV indetectável.[2] O feto nasceu vivo, pesando 2.310 g, Apgar 8/10. Foi adotada a medida preconizada pela Febrasgo, na qual o uso de AZT via oral (xarope) no RN não se fez necessário pela boa adesão à TARV durante a gestação e pela CV-HIV indetectável em todos os exames realizados.[4] A lactação foi inibida com sucesso, o processo se deu a partir da combinação de métodos não farmacológicos e farmacológicos, sendo realizado o enfaixamento das mamas, além do uso de dois comprimidos de cabergolina 0,5 mg, via oral, imediatamente após o parto.[1]

Pontos importantes

- A boa adesão à TARV na gestação é de suma importância para controlar a replicação do vírus no organismo materno e, consequentemente, diminuir as taxas de transmissão vertical do HIV durante a gestação, além de impedir a manifestação da Aids, síndrome extremamente estigmatizante.
- Carga viral desconhecida ou maior que 1.000 cópias/mL após 34 semanas é indicação de parto cesariana, a partir da 38ª semana de gestação, visto que diminui o risco de transmissão vertical do HIV. Quando abaixo de 1.000 cópias/mL, é possível parto vaginal, pois a cesariana nesse caso não reduz as taxas de transmissão vertical. Nas pacientes que fazem uso da TARV e com supressão da carga viral sustentada, a via de parto vaginal é indicada, se não houver indicação de cesariana por outro motivo.[4]
- Segundo a Febrasgo, a AZT em solução oral é utilizada como quimioprofilaxia para RN nascidos de mães HIV-positivo que apresentam CV detectável durante a gravidez. Entretanto, o Ministério da Saúde recomenda que todas as crianças nascidas de mães vivendo com HIV deverão receber TARV como uma das medidas de profilaxia para transmissão vertical. Em geral, é administrado até 48 horas após o nascimento, e o tratamento pode durar até 4 semanas. A posologia é variável de acordo com a IG e o peso do RN.[2,4]
- O aleitamento materno é contraindicado mesmo em gestantes com CV-HIV indetectável. Assim, é necessário realizar a inibição da lactação para que os riscos de transmissão vertical sejam reduzidos.[4]

Referências bibliográficas

1. Montenegro CAB, Rezende Filho J. Rezende: obstetrícia. 13. ed. Rio de Janeiro: Guanabara Koogan; 2017.
2. Brasil. Ministério da Saúde. Protocolo clínico e diretrizes terapêuticas para a prevenção da transmissão vertical de HIV, sífilis e hepatites virais. Brasília: Ministério da Saúde; 2019.
3. Zugaib M. Obstetrícia. 3. ed. Barueri: Manole; 2016.
4. Febrasgo. Tratado de obstetrícia. Rio de Janeiro: Elsevier; 2019.

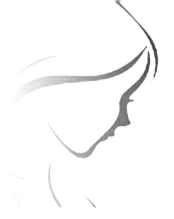

CASO 25

Síndromes Hipertensivas na Gestação

Ana Clara Rodrigues
Marina Paolillo Barboza
Narayana Fonseca Donadio Batiston

- **Orientador:** Gil Horta Passos
- **Instituição:** Universidade Federal de Alfenas (Unifal)

 Caso clínico

V.C.F., 16 anos, solteira, negra, G1P0A0, idade gestacional (IG): 35 semanas (por ecografia precoce de 7 semanas). Paciente chega à maternidade acompanhada pela mãe e encaminhada via Sistema Único de Saúde (SUS) devido à alteração de pressão arterial e à restrição de crescimento intrauterino (RCIU) demonstrada em ecografia realizada na semana anterior. Nega perdas vaginais e refere boa movimentação fetal. Queixa-se de discreta cefaleia. Nega alergias, comorbidades e medicações em uso. No momento, encontra-se nervosa e ansiosa. Tem como antecedentes familiares pai e mãe com hipertensão arterial crônica. Nega etilismo, tabagismo e uso de drogas. Foi realizada corticoterapia com betametasona com 32 semanas por elevação dos níveis pressóricos na IG referida.

Apresenta-se em regular estado geral, orientada em tempo e espaço, hidratada, acianótica, anictérica, afebril, fácies atípica e sem edema. Peso: 67 kg; pressão arterial (PA): 160/120 mmHg; frequência cardíaca (FC): 100 bpm; eupneica. Exame físico do aparelho respiratório e cardiovascular dentro dos padrões de normalidade. Abdome gravídico, discreta dor à palpação em quadrante superior direito. Altura de fundo uterino: 29 cm; batimentos cardíacos fetais (BCF): 150 bpm. Apresentação/posição fetal: cefálico à direita. Toque vaginal: colo grosso, posterior, fechado.

Como conduta inicial, foram administrados 5 mL de solução de hidralazina 20 mg/mL, 1 ampola mais 19 mL de água destilada. Após 30 minutos, foi aferida novamente a pressão arterial, estando 150/110 mmHg. Realizados ultrassonografia (USG) à beira do leito e exames laboratoriais.

- **Hipóteses diagnósticas:** hipertensão gestacional, hipertensão arterial transitória, pré-eclâmpsia, RCIU, feto pequeno para a idade gestacional.
- **Exames complementares:**
  - Exames laboratoriais de pré-natal (1º e 2º trimestres): todos encontravam-se dentro dos padrões de normalidade.
  - USG durante a gestação: com 7 semanas, comprimento cabeça-nádegas (CCN) 10 mm, BCF +. Com 20 semanas e 1 dia: peso de 337 g, índice de líquido amniótico (ILA) normal, placenta grau I. Com 34 semanas e 1 dia: peso de 1.554g (< P3), ILA normal, placenta grau III, Doppler AU com índice de resistência (IR) 0,67 e artéria cerebral média (ACM) IR 0,97.
  - USG obstétrica realizada na maternidade: feto longitudinal cefálico à direita, placenta posterior grau III. ILA: 8,7 (maior bolsão de 4,7), peso fetal estimado de 1.570 g (< P3). Doppler AU com fluxo diastólico positivo com IP: 1,33 (> P95) e IR: 0,80 (> P95), ACM com IP: 1,28 (< P5) e IR: 0,78 (< P5), relação cérebro-placentária: 1,03 (< P1), IR umbilical/IR cerebral > 1.
  - Cardiotocografia basal: linha de base em 150 bpm. Presença de acelerações transitórias. Ausência de desaceleração e contração eficaz. Boa variabilidade. Movimentos fetais presentes.
  - Exames laboratoriais na maternidade: EAS proteína 300 mg/dL; TTPA 25,5 s; TP 13,9 s; AP 100%; RNI 0,36; DHL 770,0 UI/L (VR 225 a 450); AST 102,0 UI/L (VR 0 a 31); ALT 87,0 U/L (VR 0 a 32). Outros exames dentro do padrão de normalidade.

Questões para orientar a discussão

- Tendo em vista o quadro clínico, quais os possíveis diagnósticos?
- Quais são as possíveis causas de RCIU?
- Quais sinais de vitalidade fetal são preocupantes?
- A conduta correta seria a interrupção da gestão? Se sim, por qual via e por quê?
- Quais são as possíveis complicações? Que medicamento(s) é/são necessário(s) para preveni-las?

Discussão

Em virtude das demasiadas adaptações fisiológicas da gravidez, é comum estarem presentes em pronto-socorro emergências obstétricas como pico hipertensivo em gestantes. Entretanto, por meio de anamnese direcionada e com acuidade, aferição de pressão correta, exame físico e avaliação rápida de exames laboratoriais, o diagnóstico se dá de modo preciso.

Inicialmente, é necessário identificar o tipo de hipertensão. No caso, a paciente não apresentava hipertensão crônica e começou a ter episódios há 3 semanas. Deve-se atentar para o fato de que os episódios de hipertensão se iniciaram após a 20ª semana, fazendo pensar em hipertensão gestacional ou doença hipertensiva específica da gestação (DHEG), caracterizadas por acontecerem após a 20ª semana de gestação; porém, a primeira é definida pela hipertensão com ausência de proteinúria, enquanto a segunda está associada a proteinúria, elevação de enzimas hepáticas e DHL, plaquetopenia, disfunção renal, edema pulmonar e/ou alterações neurológicas.[1,2] Logo, considera-se, principalmente, a DHEG, sobretudo pré-eclâmpsia, uma vez que não houve episódio convulsivo.

A pré-eclâmpsia é resultado de uma interação genética e ambiental, após a segunda onda de infiltração trofoblástica, acarretando um descompasso de oferta e demanda uteroplacentária e fetal. Clinicamente, pode haver isquemia do fígado e do encéfalo maternos, glomeruloendotelioseen esclerose focal renal, o que, juntamente ao edema, ocasiona distensão da cápsula de Glisson e consequentes dores no hipocôndrio direito, elevação de enzimas hepáticas, proteinúria e alterações neurológicas.[3]

Porém, ao analisar os exames laboratoriais, destacam-se alterações que devem alertar a um quadro mais grave: DHL elevado, demonstrando hemólise e AST e ALT elevados, indicando grande comprometimento hepático. Nota-se a tríade da síndrome de HELLP (hemólise, elevação de enzimas hepáticas e plaquetopenia). Como não há plaquetopenia, a paciente enquadra-se na síndrome de HELLP parcial, na qual existe alteração de dois dos três fatores. Tal fato, associado a DHEG, indica uma pré-eclâmpsia grave.[2]

Ao mesmo tempo, pela avaliação fetal, caracteriza-se feto pequeno para a idade gestacional (PIG) com peso estimado abaixo do percentil 10 e RCIU abaixo do percentil 3. A partir da avaliação de vitalidade fetal e Dopplervelocimetria, também é possível aventar a favor de RCIU, uma vez que apresenta alterações de fluxo sanguíneo características.[4]

O feto em questão, na USG de 34 semanas está abaixo do percentil 3, pesando 1.544 g, o que já sugere um quadro de RCIU. Majoritariamente, as causas de RCIU são relacionadas com condições maternas, com destaque nesse caso à doença hipertensiva, além de anomalias placentárias e fetais, acarretando insuficiência no aporte sanguíneo e, consequentemente, na nutrição e oxigenação fetal. Nesse caso, a RCIU é tardia e assimétrica (tipo II), por ocorrer após a 32ª semana, apresentar alteração mínima no Doppler, feto com desaceleração do crescimento mais evidente inicialmente no abdome fetal, além de ser mais associada à pré-eclâmpsia.[2]

Apesar de não apresentar sinais de acidose e hipoxemia, a USG e a Dopplervelocimetria de artérias umbilicais e da artéria cerebral média demonstram que o feto já se encontra em sofrimento crônico, no qual há adaptação do organismo para priorizar o fluxo sanguíneo para órgãos nobres, como cérebro e coração em detrimento de intestino, baço e rins, que entram em anaerobiose. Tal condição está intimamente associada à RCIU, e, se não houver manejo, poderá comprometer a perfusão placentária e a vitalidade fetal, alterando, principalmente, a Dopplervelocimetria do ducto venoso e a cardiotocografia.[2]

No sofrimento fetal crônico, há o aumento da resistência vascular da artéria umbilical e a diminuição da resistência da artéria cerebral média, como mecanismo protetor à hipoxemia do tecido cerebral. Tal fenômeno se denomina centralização, e o principal parâmetro em que se evidencia é a relação cérebro-placentária abaixo do percentil 2,5 para IG e relação índice de resistência umbilical/cerebral ≥ 1.[2]

Os parâmetros que mostram melhor prognóstico são o fluxo diastólico positivo da artéria umbilical, indicando a não criticidade do sofrimento fetal e a cardiotocografia com linha de base dentro dos limites (120 a 160 bpm), com movimentação e responsividade, sendo esta última demonstrada a partir das acelerações transitórias, o que demonstra a preservação do sistema nervoso fetal e a ausência de acidose metabólica do feto.[2]

Por meio da análise do caso, é possível fechar o diagnóstico de pré-eclâmpsia grave, pois a paciente apresenta hipertensão associada à RCIU, fechando diagnóstico, mesmo sem proteinúria. Também corrobora o diagnóstico o fato de a paciente apresentar vários fatores de risco, nesse caso ser primigesta, o extremo de idade (menor de 18 anos) e ser negra.[4]

Conduta

Foi realizada corticoterapia com betametasona na 32ª semana em virtude do início da elevação dos níveis pressóricos, a fim de já estimular a síntese e a liberação de surfactante no alvéolo pulmonar em caso de prematuridade.

Na crise hipertensiva, medica-se imediatamente a paciente, a fim de evitar complicações, desde descolamento prematuro de placenta, eventos isquêmicos cardíacos ou encefálicos até a morte. A medicação de escolha foi a hidralazina, anti-hipertensivo de primeira linha no tratamento da hipertensão grave na gestação.[5]

Com um possível quadro de pré-eclâmpsia, realizou-se a rotina laboratorial de DHEG para avaliação de lesão de órgão-alvo e disfunção orgânica, além da avaliação do feto por ultrassonografia com Doppler. E, apesar de não estar em iminência de eclâmpsia, caracterizada por cefaleia, distúrbios visuais e dor epigástrica, que são indicações de sulfato de magnésio, a paciente encontrava-se em pré-eclâmpsia grave, condição para a qual também é indicado.

Como o tratamento definitivo é o parto, optou-se por resolução imediata da gestação. Decidiu-se por parto cesariana, pois o feto apresentava duas contraindicações relativas de parto vaginal: o peso limítrofe do estabelecido para um parto vaginal eutócico e sofrimento fetal crônico, corroborados pela síndrome de HELLP.[4] Logo, foi realizada a cesariana sem intercorrências, e o feto nasceu, embora prematuro, com 1.660 g e Apgar 6/10. A paciente obteve alta 2 dias depois e o recém-nascido ficou na unidade de terapia intensiva neonatal.

Pontos importantes

- DHEG: síndromes hipertensivas que se desenvolvem após a 20ª semana de gestação. Principal causa de morte materna no Brasil.[2]
- Pré-eclâmpsia: hipertensão, proteinúria significativa e excessiva resposta inflamatória sistêmica materna. Grave: lesão de órgão-alvo ou disfunção orgânica.[2]
- Crise hipertensiva em gestantes: pressão sistólica ≥ 160 mmHg e diastólica ≥ 110 mmHg persistente por no mínimo 15 minutos.[4]
- Síndrome de HELLP: forma grave de pré-eclâmpsia, em que há hemólise, elevação de enzimas hepáticas e plaquetopenia. Na forma parcial, dois fatores estão alterados.[4]
- Avaliação do feto: deve ser feita em conjunto com a mãe; a possibilidade da deterioração rápida do quadro materno é decisiva para a resolução da gestação, mesmo que o feto não tenha sinais clínicos sugestivos de necessidade da interrupção da gestação.
- Principais causas de RCIU: causas maternas (principalmente DHEG, cardiopatias, anemias, nefropatias, pneumopatias e diabetes melito), causas placentárias (placenta prévia, bilobulada, inserção velamentosa do cordão) e fetais (infecções e síndromes cromossomais).[2]
- Avaliação por Dopplervelocimétrica – diagnóstico diferencial e estadiamento de RCIU: relação cérebro-placentária < percentil 2,5 para IG e da relação IR umbilical/IR cerebral ≥ 1, principais preditores da centralização, mecanismo compensatório diante de sofrimento fetal crônico.[1]

Referências bibliográficas

1. Malachias MVB, Gomes MAM, Nobre F, Alessi A, Feitosa AD, Coelho EB. 7ª Diretriz Brasileira de Hipertensão Arterial: Capítulo 2 – Diagnóstico e Classificação. Arq Bras Cardiol [Internet]. 2016 Sep; 107(3 Suppl. 3):7-13. Disponível em: http://www.scielo.br/scielo.php?script=sci_arttext&pid=S0066-782X2016004800007&lng=en. Acesso em: 16 ago. 2020.
2. Fernandes CE, Sá MFS. Tratado de Obstetrícia – Febrasgo. Rio de Janeiro: Elsevier; 2019.
3. Gonçalves ACO, Theodoropoulos TA. Manejo das doenças hipertensivas gestacionais: revisão de diagnóstico, tratamento e prevenção. Revista Corpus Hippocraticum [Internet]. 2020. Disponível em: http://revistas.unilago.edu.br/index.php/revista-medicina/article/view/239. Acesso em: 18 ago. 2020.
4. Zugaib M. Obstetrícia. 3. ed. Barueri: Manole; 2016.
5. Tanuer LM, Leite HV, Ferreira CRC, Cabral ACV, Brandão AHF. Manejo da crise hipertensiva em gestantes. Femina. 2014; 42(4). Disponível em: http://files.bvs.br/upload/S/0100-7254/2014/v42n4/a4589.pdf. Acesso em: 4 jun. 2020.

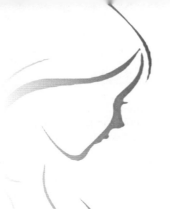

CASO 26

Diabetes e Gestação

Gabriella dos Santos Pascoal
Gabrielly Cruz Lombardi
Hellen Hidemi Houra

- **Orientadora:** Maria Aparecida dos Santos Traverzim
- **Instituição:** Universidade Nove de Julho (Uninove) – Campus Guarulhos/SP

 ## Caso clínico

P.C.F., sexo feminino, 21 anos, G3PN1A1, idade gestacional (IG) de 28 semanas, comparece à consulta de pré-natal na Unidade Básica de Saúde. Até o momento, vem realizando pré-natal sem intercorrências.

- Antecedentes obstétricos: primeira gestação – parto vaginal a termo, nascido com peso de 4.020 g; gestação sem intercorrências, segundo a paciente. Segunda gestação – refere aborto espontâneo de 2 meses, e não realizou curetagem.
- Ao exame físico: bom estado geral, ativa, contactuante, eupneica, hidratada e corada. Peso: 78 kg; observa-se aumento de peso de 3 kg desde a última consulta realizada há 1 mês. Aparelho cardiovascular (ACV) e respiratório sem alterações. Mamas flácidas, sem retrações ou nodulações palpáveis. Abdome: gravídico, ruídos hidroaéreos (RHA) presentes, altura uterina de 32 cm, batimentos cardíacos fetais de 136 bpm, dinâmica uterina ausente, tônus uterino normal. Exame especular e toque não realizados. Membros inferiores: edema 1+/4.
- Teste oral de tolerância à glicose (TOTG) solicitado na última consulta: 84, 178 e 154 mg/dL, respectivamente.

- **Hipótese diagnóstica:** diabetes gestacional.

Questões para orientar a discussão
- A respeito do diabetes gestacional, como se explica a fisiopatologia da doença?
- Como fazer o diagnóstico?
- Quais são as complicações materno-fetais?
- Quais são as complicações neonatais?

Discussão

Durante a gestação, as mulheres passam a apresentar alterações hormonais. Muitos desses hormônios produzidos são denominados diabetogênicos (hormônio lactogênio placentário, cortisol, progesterona e hormônio do crescimento), pois diminuem a ação periférica da insulina, com o objetivo de facilitar a transferência placentária de glicose para o feto. O 1º trimestre da gravidez se caracteriza por uma redução da glicemia. A partir do 2º trimestre, ocorre um aumento da resistência periférica à insulina, por meio dos hormônios diabetogênicos e, assim, o pâncreas tenta compensar essa resistência, produzindo mais insulina. Porém, em algumas mulheres, tal processo, que depende da atividade das células betapancreáticas, não consegue se efetivar, ocorrendo um aumento glicêmico e a gestante desenvolve o diabetes gestacional, caracterizado pelo aumento da glicemia sanguínea.[1,2]

O diagnóstico pode ser realizado pelo exame de glicemia de jejum, um dos exames da rotina de pré-natal e que deve ser solicitado na primeira consulta. Os valores de referência para o diagnóstico contemplam os seguintes resultados: ≥ 92mg/dL e ≤ 125 mg/dL. Caso a glicemia de jejum seja ≥ 126 mg/dL, a gestante é diagnosticada como diabética prévia à gestação. Quando a glicemia de jejum se encontra dentro dos valores normais, entre 24 e 28 semanas deverá ser realizado o TOTG com 75 g de dextrosol (protocolo mais recomendado, podendo variar de acordo com o serviço, o país e os recursos financeiros existentes no serviço de saúde) e o diagnóstico é dado quando pelo menos um dos valores de referência estiver alterado (≥ 92 mg/dL no jejum; ≥ 180 mg/dL após 1 hora; ≥ 153 mg/dL após 2 horas). Uma vez diagnosticado, o diabetes gestacional pode trazer complicações materno-fetais, entre elas a presença de polidrâmnio, macrossomia fetal, distocia dos ombros, malformações congênitas, pré-eclâmpsia, óbito fetal, entre outras.[3-6]

Além das complicações materno-fetais, o neonato pode apresentar complicações graves, como síndrome do desconforto respiratório, hipocalcemia, hiperbilirrubinemia, hipoglicemia, síndrome metabólica, obesidade e até mesmo o risco de desenvolver diabetes melito no futuro.[6,7]

Conduta

Após diagnosticada com diabete gestacional, em um primeiro momento, orienta-se a paciente a seguir uma dieta restrita com redução de carboidratos e realização de atividades físicas, além de fazer um acompanhamento diário para redução de glicemia em jejum e pós-prandial (com intervalo de 1 ou 2 horas pós-refeição). A ingesta pode variar de 20 a 30 kcal/kg/dia a depender do peso da paciente, com mínimo de 1.800 kcal/dia, divididas em porções de carboidratos, proteínas e gorduras durante as refeições. Caso não se tenha um resultado satisfatório, é recomendado que as pacientes utilizem antidiabéticos orais, como gliburida e metformina (os fármacos podem variar de acordo com o órgão de saúde e ainda não há um consenso sobre eles) e investigar se há necessidade de insulinoterapia adicional. Consideram-se parâmetros para indicar terapia com insulina quando mais que 30% dos controles estiverem alterados ou quando houver sinais indiretos de hiperinsulinemia fetal, sendo os valores de referência considerados normais pela American Diabetes Association (ADA): jejum < 95 mg/dL, 1 hora pós-prandial < 140 mg/dL e 2 horas pós-prandial < 120 mg/dL.[7-9]

A insulina protamina neutra de Hagedorn (PNH), quando indicada, pode ser iniciada em baixas doses. O ideal é que dois terços sejam inseridos no período matutino e um terço no noturno. Se necessário, ela pode ser associada à insulinoterapia rápida ou intermediária.[7,8]

Deve-se lembrar que gestantes com o diagnóstico de diabetes gestacional são consideradas pacientes de alto risco e devem ser acompanhadas com maior frequência e atenção. Ademais, os ajustes medicamentosos devem ser feitos por um médico com experiência – o que é realizado de modo exclusivo e individualizado – e, quanto ao acompanhamento pré-natal, precisa ser multidisciplinar, devendo contar com endocrinologista, nutricionista e profissional de educação física, sempre que possível.[2-4,6]

Pontos importantes

- É fundamental a consulta pré-concepcional para verificação de riscos, com exames de glicemia e Hb glicada, cujo nível deve estar abaixo de 6% para redução do risco de malformações fetais.[3]
- Preconizar a anamnese e o histórico da paciente.[4]
- Altura uterina maior que o esperado para a IG é sugestivo de polidrâmnio e/ou macrossomia, devendo ser solicitada USG obstétrica para confirmação.[6]
- Atentar-se à perda de líquido ou de sangue via vaginal.[4]
- Aumento não esperado do peso materno deve ser valorizado.[4]
- Exames de glicemia de jejum devem ser realizados em todas as gestantes.[4]
- Se a glicemia de jejum, realizada no 1º trimestre de gestação, estiver com valores entre 92 e 125 mg/dL, fecha-se o diagnóstico de diabetes gestacional e não é necessário realizar outro exame para confirmação nos próximos trimestres. Alguns serviços recomendam a repetição da glicemia de jejum; se ela se mantiver nesse nível, confirma-se o diagnóstico; se estiver abaixo de 92 mg/dL, procede-se ao TOTG de 75 g entre 24 e 28 semanas.[3]
- Quando, no 1º trimestre, a glicemia de jejum apresentar resultados normais, realiza-se, entre 24 e 28 semanas, o TOTG de 75 g para rastreamento e diagnóstico.[6]
- Atentar-se à veracidade do controle de glicemia de pacientes com diabetes gestacional.[3,6]
- É importante a orientação médica sobre a necessidade de seguir corretamente a dieta indicada.[5-8]
- O controle ideal da paciente tem caráter multidisciplinar.[2]

Referências bibliográficas

1. American Diabetes Association [homepage na internet]. Gestational Diabetes. Disponível em: https://www.diabetes.org/diabetes/gestational-diabetes. Acesso em: 8 ago. 2020.
2. Araújo IM, Araújo SF, Aoyama EA, Lima RN. Cuidados de enfermagem à pacientes com diabetes mellitus gestacional. ReBIS. 2020; 2(1):43-8.
3. Mendes FS. Diabetes mellitus gestacional: elaboração, adequação cultural e validação de material educativo para o autocuidado de gestantes [Dissertação (Trabalho de conclusão de curso do Pro-

grama de Pós-graduação Stricto Sensu, para obtenção do título de Mestre em Educação em Diabetes)] Belo Horizonte: Santa Casa BH Ensino e Pesquisa; 2019.
4. Federação Brasileira das Associações de Ginecologia e Obstetrícia (Febrasgo). Tratado de Obstetrícia. Rio de Janeiro: Guanabara Koogan; 2018.
5. Nunes RD, Knobel R, Magalhães C, Polido C, Katz L. Distocia de ombro. São Paulo: Febrasgo; 2017.
6. Organização Pan-Americana da Saúde. Ministério da Saúde. Federação Brasileira das Associações de Ginecologia e Obstetrícia. Sociedade Brasileira de Diabetes. Rastreamento e diagnóstico de diabetes mellitus gestacional no Brasil. Brasília, DF: OPAS; 2016.
7. Sampaio LLA, Pinheiro RR, Lessa LG, Sá M, Ramalho B. Diabetes mellitus na gravidez. MCO – UFBA. 2018; 1:23.
8. Universidade Federal do Estado do Rio de Janeiro. Hospital Universitário Graffée e Guinle. Empresa Brasileira de Serviços Hospitalares. Ministério da Educação. Diabetes Mellitus na Gestação. Serviço de Obstetrícia/Endocrinologia, 2020. Disponível em: http://www2.ebserh.gov.br/documents/1132789/1132848/Protocolo+Cl%C3%ADnico/b776fc6e-38dc-4ad0-a523-a7aebdda19ce. Acesso em: 10 nov. 2020.
9. Zuccolotto DCC, Crivellenti LC, Franco LJ, Sartorelli DS. Padrões alimentares de gestantes, excesso de peso materno e diabetes gestacional. Rev Saúde Pública. 2019; 53:52.

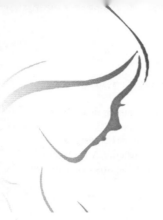

CASO 27

Intercorrências no Parto

Augusto Cardoso da Costa de Souza
Luana Jaçanã Resende dos Santos Tavares
Rayllane Barbosa Gomes

- **Orientador:** Fábio Luís da Silva Gato
- **Instituição:** Universidade Federal do Amapá (Unifap)

 Caso clínico

K.J.S., 24 anos, primigesta (G1PN0A0) solteira, comerciante, chegou ao hospital por volta das 3:40 da madrugada, queixando-se de dores nas regiões de baixo ventre, lombares e com presença de secreção vaginal. A gestante foi admitida para a assistência ao parto após exames obstétricos de entrada, tendo sido constatada idade gestacional (IG) de 39 semanas e 1 dia por meio de ultrassonografia (USG) tardia.

- História pregressa: gestação sem intercorrências. Realizou a quinta consulta de pré-natal há 5 dias, na qual se constatou, via USG, peso fetal de 3.100 g, batimentos cardíacos fetais (BCF) 140 bpm, apresentação cefálica e placenta posterior. Paciente vacinada para hepatite B e influenza nos últimos 5 meses.
- Histórico familiar: diabetes melito (genitor), hipertensão arterial e gemelaridade (genitora), sem casos de malformações. Gestante sem antecedentes cirúrgicos, sem comorbidades, não refere uso de medicação contínua e sem hábito alcoólico e tabagista. Informou morar com a mãe e uma irmã, e ter concluído ensino médio.
- Exames obstétricos de entrada: pressão arterial (PA) de 90/70 mmHg; temperatura 36,4°C; SpO_2 98%; altura uterina de 33 cm; BCF 120 bpm; cervicodilatação de 4 cm; colo fino e centralizado; bolsa íntegra; apresentação cefálica; MF+; altura da apresentação +1 no plano de De Lee.

Continuação do caso clínico

Às 4:35 h, a paciente foi acolhida no centro de parto normal (CPN). A paciente pariu, às 6:44 h, por via vaginal um recém-nascido (RN) vivo, pesando cerca de 3 kg e do sexo feminino. A RN chorou ao nascer, sendo realizados todos os procedimentos de neonatologia. Após a realização de clampeamento oportuno do cordão umbilical, foi feita a aplicação de 10 UI de ocitocina intramuscular na puérpera, resultando em um útero contraído. A dequitação se deu de forma espontânea, tendo o desprendimento de placenta ocorrido pelo mecanismo de Baudelocque-Schultze. Imediatamente após a dequitação, a paciente apresentou sangramento vaginal aumentado e intenso (em torno de 900 mL de perda), em associação a uma elevação na frequência cardíaca, como também ocorrência de hipotensão arterial e palidez subcutânea mucosa.

Ao exame físico da puérpera, paciente consciente, levemente descorada, hidratada, anictérica, acianótica, ligeiramente taquipneica. Frequência cardíaca (FC): 122 bpm; PA: 60/40 mmHg; frequência respiratória (FR): 22 irpm; peso: 64,2 kg; altura: 1,45 m. Índice de massa corporal (IMC): 30,5 kg/m².

- **Hipóteses diagnósticas:** hipotonia uterina, retenção de tecidos placentários, laceração de colo uterino.
- **Exames complementares:**
  - Hemograma: hemácias 2,09 milhões/mm³; Hb 6,6 g/dL; Ht 17,7%; VCM 84,7 fl; HCM 31,6 pg; CHCM 37,3 g/dL; RDW 13,6%.
  - Leucograma(/mm³): leucócitos 20.580; neutrófilos 14.509; linfócitos 4.425; eosinófilos 41; monócitos 1.585; basófilos 21.
  - ABO-RH: B+. Glicemia em jejum 63 mg/dL. Anti-HIV, negativo. HBsAg, não reagente. Toxoplasmose negativo. HBC não reagente.
  - Coagulograma: plaquetas 218.000/mm³; TC 8 min; TS 2 min; TP 11 s; TTP 36 s.

Questões para orientar a discussão

- Qual a definição de hemorragia pós-parto (HPP) e sua classificação?
- Quais as principais causas de sangramento uterino anormal no pós-parto?
- Quais os fatores de risco e as estratégias de prevenção da HPP?
- Como deve ser o manejo em situações de HPP?
- Qual a conduta diante de uma HPP vaginal resultante de laceração?

Discussão

A perda sanguínea vaginal estimada em mais de 500 mL após um parto vaginal ou de mais de 1.000 mL após uma cesariana é classicamente denominada hemorragia pós-parto (HPP).[1,2] De acordo com o tempo de ocorrência do sintoma, ela pode ser: primária – nas primeiras 24 horas de puerpério; secundária – no período após 24 horas, mas antes de 12 semanas de pós-parto;[1] ou, ainda, uma perda vaginal no pós-parto imediato capaz de causar instabilidade hemodinâmica.[3] Caso esse sangramento seja superior a 2.000 mL/24 horas ou haja necessidade de transfusão mínima de 1.200 mL (quatro unidades de concentrado de hemácias) ou resulte na queda de hemoglobina ≥ 4 g/dL ou distúrbios de coagulação, é considerado maciço.[3]

Em sua maioria, a HPP surge em pacientes sem fatores de risco evidente.[3] Mesmo assim, alguns fatores podem contribuir com a patologia, como multiparidade, corioamnionite, anemia, curetagem uterina pós-parto,[2] retenção placentária, placenta acreta, laceração,[3] febre intraparto, macrossomia fetal, gemelaridade e parto prolongado.[1]

Diante de uma hemorragia intensa no pós-parto os 4 T's devem ser pesquisados:

- Tônus (atonia uterina): alterações correspondem a 70% dos casos.
- Trauma (laceração, hematoma, inversão e rotura uterina): 19% dos casos.
- Tecido (retenção de tecido placentário, acretismo placentário, coágulos): representam 10% dos casos.
- Trombina (medicamentos anticoagulante em uso, coagulopatias congênita ou adquirida): cerca de 1% dos casos.[3]

Na busca da causa da HPP, deve-se realizar uma avaliação cuidadosa com o seguinte planejamento da conduta:

1. Palpação uterina para identificar possível hipotonia.
2. Revisão de trajeto na busca de lacerações.
3. Revisão do útero, que investiga rotura e inversão uterina.
4. Curagem/curetagem uterina na procura por retenção e anomalias placentárias.
5. Distúrbios de coagulação investigados como possíveis fatores causais.[2]

Na paciente do caso, o passo 1 foi realizado, tendo sido identificada a formação do globo de segurança de Pinard, com bom tônus; no passo 2, observou-se laceração, sendo a possível causa da hemorragia e, no hemograma, não foram identificados indícios de distúrbios de coagulação. Desse modo, a presença de um útero fortemente contraído com sangramento vaginal considerável representa um indicativo de revisão minuciosa de trajeto.[2]

Para a prevenção da HPP, é necessário o manejo ativo do terceiro período de trabalho de parto (MATP) contribuindo para a redução das perdas sanguíneas no pós-parto imediato.[3] O manejo é constituído do uso de uterotônicos em todos os partos, sendo a ocitocina (IM/EV 10 UI) a mais recomendada; da tração controlada do cordão (TCC) umbilical, que deve ser feita se a assistência ao parto estiver sendo realizada por profissional qualificado – no caso de falta desse profissional, a TCC deve ser desencorajada –;[4] e o clampeamento tardio do cordão (< 60 segundos)[3]/entre 1 e 3 minutos após o nascimento.[4] Outra medida importante reside na avaliação do tônus uterino abdominal pós-parto para identificação precoce da atonia[4] e uso racional de ocitocina no trabalho de parto.[1]

Conduta

A definição da "hora de ouro obstétrica em HPP" traz como recomendação o controle do sítio de sangramento, sempre que possível, dentro da primeira hora a partir do seu diagnóstico, ou, pelo menos, estar em fase avançada do tratamento ao final desse período.[3] O mesmo termo também se refere à recomendação de controle do foco sangrante de forma precoce, agressiva, eficiente, sem atrasos, nos pacientes com quadro de hemorragia obstétrica.[4]

Assim, o atendimento à mulher com HPP vaginal precisa ser sequenciado de maneira objetiva e prática.[1] Somente o trabalho multiprofissional, em equipe, organizado e bem sistematizado é capaz de reduzir a morbimortalidade, devendo conter as seguintes etapas:[3]

1. Avaliação inicial: verbalização clara do diagnóstico para a equipe multiprofissional e a paciente, reforçando a importância do trabalho em equipe. Monitoramento dos sinais vitais e uso de instrumentos para estimar a gravidade da perda sanguínea inicial, com busca rápida da possível causa.[3]
2. Medidas gerais: obter dois acessos venosos calibrosos e iniciar infusão de solução fisiológica a 0,9%; realizar exames de hemograma, coagulograma, fibrinogênio, prova cruzada e, em casos graves, gasometria e lactato; ofertar oxigenoterapia em máscara facial; promover a elevação de membros inferiores; solicitar esvaziamento da bexiga para instalação de sonda vesical de demora; e realizar monitoramento materno contínuo.[3]
3. Controle da volemia: estimar a gravidade da perda volêmica (índice de choque FC/PAS ≥ 0,9, avaliar necessidade de transfusão); avaliar a resposta a cada 250 a 500 mL de cristaloides infundidos e transfusão, caso haja instabilidade hemodinâmica.[3]
4. Determinar a etiologia (busca pelos 4T's).[3]
5. Tratar a causa específica.[3]

Por fim, as lacerações de trajeto podem estar associadas a fetos macrossômicos, a variedades posteriores de apresentação, ao uso de fórceps e ao parto rápido.[2] Esta última situação aconteceu com a paciente do caso, o que possivelmente resultou na laceração do colo uterino. Vale destacar que, mesmo sem fatores predisponentes evidentes, as lacerações podem acontecer e apresentar grandes extensões.

Para o tratamento da HPP vaginal resultante de lacerações, a paciente deve ser encaminhada para o centro cirúrgico para anestesia e posterior reparo das lacerações com sutura com fios absorvíveis.[2] Nos casos de grandes e múltiplas lesões em que a sutura não for suficiente e persistindo o sangramento, pode ser realizada a curetagem puerperal.[2]

Pontos importantes

- HPP é considerada perda pós-parto sanguínea vaginal de aproximadamente 500 mL (parto vaginal) ou 1.000 mL (cesariana).[1,2]
- Na tentativa da identificação da causa da HPP os 4T's, devem ser investigados: tônus, trauma, tecido e trombina.[3]
- A hemorragia pós-parto é prevenida pelo manejo ativo do terceiro período do trabalho de parto, que se constitui pelo uso de uterotônicos (ocitocina, IM/EV, 10 UI) em todos os partos, tração controlada do cordão (se profissional qualificado) e clampeamento oportuno do cordão entre 1 e 3 minutos após o nascimento do RN.[3,4]
- A "hora de ouro" da obstetrícia visa à redução das mortes por HPP e reforça a necessidade da assistência multiprofissional, sistematizada, rápida e eficaz à vítima de HPP.[3]
- O tratamento da HPP vaginal resultante de laceração consiste em medidas de estabilização hemodinâmica e resolução da causa específica pela sutura das lesões.[2]

Referências bibliográficas

1. Montenegro CAB, Rezende Filho J. Rezende obstetrícia. 13. ed. Rio de Janeiro: Guanabara Koogan; 2017.
2. Freitas F, Martins-Costa SH, Ramos JGL, Magalhães JA. Rotinas em obstetrícia. 6. ed. Porto Alegre: Artmed; 2011.
3. Fernandes CE, Sá MFS (eds.). Tratado de Obstetrícia – Febrasgo. Rio de Janeiro: Elsevier; 2019.
4. Organização Mundial da Saúde (OMS). Recomendações da OMS para a prevenção e tratamento da hemorragia pós-parto. Geneva: OMS; 2014.

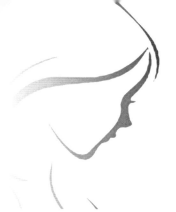

CASO 28

Hemorragias da Primeira Metade da Gestação

João Pedro Botelho de Mont'Alverne
Lauana Gomes
Lysya Gabriela Andrade Nascimento

- **Orientador:** Aljerry Dias do Rêgo
- **Instituição:** Universidade Federal do Amapá (Unifap)

 Caso clínico

A.J.P., 25 anos, estudante, solteira, chega ao pronto atendimento da maternidade queixando-se de "dor na barriga". Paciente relata dor em fossa ilíaca direita (FID), de intensidade moderada, em cólica, sem irradiação, que iniciou há 2 semanas, não percebendo fatores de melhora. A dor vem piorando há 2 dias, o que a fez buscar atendimento. Relata, ainda, sangramento vaginal de pequena quantidade há 7 dias, além de náuseas. Nega comorbidades pessoais ou familiares. No histórico gineco-obstétrico, relata menarca aos 12 anos e sexarca aos 15, com múltiplos parceiros durante a vida. Faz uso de método de barreira e costuma utilizar contracepção de emergência com uso de progestágenos. Realizou exame preventivo do câncer de colo uterino no último ano, com resultado negativo para lesões ou malignidades. Alega ciclos regulares de 28 dias, com data da última menstruação (DUM) há 2 meses. Relata ter feito teste de farmácia negativo, porém não trouxe o exame. Alega episódio de doença inflamatória pélvica há 6 meses. G0P0A0. Paciente sedentária, tabagista (01 maço/ano) e etilista social, nega uso de drogas ilícitas. No interrogatório sintomatológico, refere mastalgia e aumento de volume mamário. Ao exame físico, paciente com bom estado geral (BEG), anictérica, afebril, hidratada e acianótica. Pressão arterial (PA): 125/85 mmHg; frequência cardíaca (FC): 72 bpm; frequência respiratória (FR): 16 irpm; índice da massa corporal (IMC): 23,2 kg/m^2. Bulhas cardíacas normofonéticas (BCNF), ritmo cardíaco regular (RCR) em 2 tempos, sem sopros. Murmúrio vesicular (MV) positivo bilateralmente, sem ruídos adventícios (RA). Mamas sensíveis à palpação. Abdome com dor à palpação em FID, com Blumberg +. No exame ginecológico, apresenta sinal de Hegar, com paredes vaginais e períneo íntegros, massa anexial direita palpável e teste de Schiller negativo. Solicitado beta-hCG sérico, hemograma e ultrassonografia (USG) transvaginal.

- **Hipóteses diagnósticas:** gravidez ectópica, abortamento, salpingite, apendicite.
- **Exames complementares:**
  - Beta-hCG quantitativo: 2.100 mUI/mL.
  - USG transvaginal: útero antevertido com contornos regulares e textura homogênea; endométrio ecogênico medindo 9,8 mm; imagem de saco gestacional em topografia anexial direita contendo um embrião de 3 cm com vesícula vitelínica e sem batimentos cardíacos; ovário direito com presença de corpo lúteo; ausência de líquido livre.
  - Exames laboratoriais: Hb 13,5 g/dL, Ht 39%, leucograma 6.950/mm³, segmentados 68%, linfócitos 27%, plaquetas 180.000/mm³.

Questões para orientar a discussão
- Qual o conceito de gravidez ectópica e sua epidemiologia?
- Quais são e como os fatores de risco podem promover uma gravidez ectópica?
- Quais os principais sinais e sintomas clínicos da doença?
- Como se dá o diagnóstico de gravidez ectópica?
- Quais as opções terapêuticas disponíveis?

Discussão

A gravidez ectópica (GE) é toda aquela com implantação e desenvolvimento fora do endométrio, podendo ocorrer nas tubas uterinas (95% a 98% dos casos), na cavidade abdominal, nos ovários ou na cérvice uterina. A incidência da GE é entre 1% e 2% das gestações, com o número de casos crescendo exponencialmente nas últimas décadas, devido ao aumento da prevalência dos fatores de risco e à melhora dos métodos diagnósticos. Nos Estados Unidos, a GE é a principal causa de óbito materno na primeira metade da gestação.[1,2]

A etiologia da GE é multifatorial, pois tudo aquilo que atrasa ou previne a passagem do embrião pela tuba para o útero pode levar a uma implantação ectópica. Entre os fatores de alto risco, têm-se gravidez ectópica prévia, esterilização tubária, uso de dispositivo intrauterino (DIU) e salpingite. Nos fatores de risco moderados, há infecção por *Chlamydia*, infertilidade, tabagismo, mais de um parceiro sexual e uso de contracepção de emergência. Já os fatores de baixo risco são uso de técnica de reprodução assistida e idade < 18 ou > 35 anos. Outros fatores incluem endometriose e curetagem uterina prévia.[3]

A prenhez ectópica pode ser primitiva, quando a nidação se faz e prossegue em zona única, ou secundária, quando o ovo se desprende e se desenvolve em outro sítio. A GE ovariana é muito rara, evoluindo com rotura para cavidade abdominal ou reabsorção ovular. Já a cervical é mais rara ainda (< 1%). A ectópica abdominal constitui 1% dos casos e tem morbimortalidade elevada, visto que geralmente é secundária a uma rotura inicial. Por fim, a GE tubária é a mais comum, principalmente a ampular e a ístmica, que podem evoluir para abortamento tubário e rotura tubária, respectivamente.[4]

Na GE, os níveis de beta-hCG estão aumentados, porém não tanto quanto em uma gravidez tópica. Isso ocorre devido ao espaço limitado e à má-nutrição do trofoblasto, o qual não produz beta-hCG corretamente e não mantém os níveis de progesterona. Contudo, isso ainda é suficiente para causar uma reação endometrial de descamação (reação de Arias-Stella).[2]

A tríade clássica de sintomas presente em 50% a 60% dos casos inclui dor abdominal, sangramento vaginal e irregularidade menstrual.[1] O quadro clínico de gravidez ectópica pode ser dividido em subagudo e agudo. A GE subaguda é a mais comum (70% dos casos), correspondendo à prenhez de ampola tubária, cujo hematoma costuma evoluir para abortamento tubário, promovendo um quadro de dor abdominal baixa associado a sinais de irritação peritoneal, como náuseas, vômitos, febre, distensão abdominal e leucocitose moderada, além de lipotimia, taquicardia e descoloração de mucosas. O exame ginecológico pode revelar sangue coletado e dor no fundo de saco posterior (grito de Douglas), além de massa anexial palpável.[4]

A apresentação aguda é característica de GE ístmica, relacionada com rotura tubária, assim como em GE ovariana e abdominal, as quais causam intensa hemorragia intraperitoneal. A paciente refere dor intensa, em punhalada, em abdome inferior, podendo estar acompanhada de dor escapular (sinal de Laffont), pela irritação do nervo frênico, em decorrência da subida do sangue ao diafragma. Além disso, sinais de choque são comuns: palidez, sudorese, extremidade frias, pulso fino e rápido e hipotensão. O sangue intra-abdominal pode provocar a sensação de peso no reto e na bexiga e dor à eliminação (hematocele de Douglas). Por fim, o exame ginecológico revela sinais semelhantes aos do abortamento tubário, porém mais exaltados.[4]

O diagnóstico de gravidez ectópica deve ser considerado se a paciente apresentar quadro clínico sugestivo, com pelo menos um dos três sintomas clássicos, aliado a um resultado positivo da USG transvaginal e da dosagem de beta-hCG > 2.000 mUI/mL ou < 2.000 mUI/mL com aumento < 35% em 48 horas.[2] O diagnóstico diferencial da GE é um dos mais desafiadores, devendo-se zelar por uma anamnese minuciosa, abordando a presença de fatores de risco. Assim, deve-se excluir outras afecções, como rotura de cisto ovariano, abortamento, salpingite e afecções gastrintestinais, como apendicite e pancreatite.[1]

Conduta

O caso clínico de mulher em idade fértil, com dor abdominal em FID, ausência menstrual e com sangramento vaginal é sugestivo, principalmente, de gravidez ectópica. Nesses casos, além de anamnese e de exame físico detalhados, é recomendada a solicitação de hemograma, do beta-hCG e da USG transvaginal para confirmação do diagnóstico.[1]

Para o caso em questão, o beta-hCG confirmou o diagnóstico de gravidez com valores de 2.100 mUI/mL. A USG transvaginal verificou embrião em tuba direita, com comprimento < 4 cm com ausências de batimentos cardíacos e líquido livre limitado à pelve. Diante disso, recomenda-se solicitação de novo beta-hCG com 48 horas, para avaliação do aumento ou da diminuição da concentração do hormônio, sendo considerado ponto importante na tomada de decisão do tratamento. Nesse caso, considerando que a paciente se encontra estável hemodinamicamente e deseja procriar, o tratamento clínico constitui a principal conduta a ser recomendada. A escolha entre o tratamento medicamentoso ou expectante dependerá do valor do beta-hCG de 48 horas e da escolha da paciente após esclarecimento sobre os riscos e benefícios.[1] Os métodos terapêuticos existentes para gravidez ectópica estão apresentados no Quadro 1.

Quadro 1. Métodos terapêuticos em gravidez ectópica

Tratamento cirúrgico	**Radical**	• Salpingectomia: pode ser efetuada por laparotomia, por laparoscopia, ou por colpotomia Indicação: pacientes que não manifestam desejo reprodutivo, quando há gravidez tubária rota, recidiva na mesma tuba ou presença de lesão tubária acentuada e na falha de salpingostomia
	Conservador	• Salpingostomia: a efetuada por laparoscopia é considerada o padrão-ouro no tratamento de pacientes com gravidez tubária íntegra que desejam preservar o futuro reprodutivo • Ressecção segmentar (salpingectomia parcial): é recomendada em casos em que o local de implantação da gravidez ectópica se encontra muito danificado ou necrosado, ou, ainda, na persistência de sangramento posterior à salpingostomia • Ordenha tubária: indicada aos casos em que o tecido trofoblástico está sendo eliminado espontaneamente pelo infundíbulo Indicação: em casos de desejo reprodutivo, massa anexial ≤ 5 cm no diâmetro maior, gravidez ectópica íntegra, estabilidade hemodinâmica
Tratamento clínico	**Medicamentoso**	Opções: metotrexato, prostaglandinas, glicose hipertônica, cloreto de potássio Indicação: gravidez ectópica íntegra ≤ 4 cm de maior diâmetro + estabilidade hemodinâmica + desejo de procriação + ausência de atividade cardíaca do embrião + beta-hCG sérico ≤ 5.000 mUI/mL e crescente (24 a 48 horas) + líquido livre limitado à pelve + normalidade de hemograma completo, creatinina e enzimas hepáticas Contraindicações: • Recidiva de gravidez ectópica na mesma tuba • Sensibilidade prévia ao medicamento • Amamentação • Imunodeficiência, úlcera péptica ou doença pulmonar ativa • Impossibilidade de acompanhamento
	Conduta expectante	Indicações: gestação ectópica íntegra ≤ 4 cm de maior diâmetro + estabilidade hemodinâmica + desejo de procriação + ausência de atividade cardíaca do produto conceptual + beta-hCG sérico ≤ 5.000 mUI/mL e decrescente (acima de 10%) ou estável (variação de até 10%) em duas dosagens consecutivas (24 a 48 horas) + líquido livre limitado à pelve + autorização por escrito após esclarecimento de riscos e benefícios do tratamento Contraindicações: • Recidiva de gravidez ectópica na mesma tuba • Impossibilidade de acompanhamento adequado

Fonte: Zugaib, 2016.[1]

Pontos importantes

- A incidência de gravidez ectópica é crescente nas últimas décadas, devido à alta prevalência dos fatores de risco.[1,2]
- Na gravidez ectópica, os níveis de beta-hCG estão aumentados, porém não tanto quanto em uma gravidez tópica.[2]
- A tríade clássica de sintomas inclui: dor abdominal, sangramento vaginal e irregularidade menstrual.[1] A gravidez ectópica é classificada clinicamente em aguda e subaguda, sendo características, respectivamente, de gravidez no istmo e na ampola tubária.[4]
- O diagnóstico de GE deve ser considerado se a paciente apresentar quadro clínico sugestivo, com pelo menos um dos três sintomas clássicos, aliado a um resultado positivo da USG transvaginal e da dosagem de beta-hCG.[2]
- Pacientes instáveis devem ser submetidas a tratamento cirúrgico.[1]
- Pacientes que apresentam desejo reprodutivos com tamanho do embrião ≤ 4 cm e beta-hCG < 5.000 mUI/mL não devem ser submetidas ao tratamento radical, sendo a salpingostomia o padrão-ouro para aquelas com dosagens crescentes em 24 a 48 horas e sem atividade cardíaca do embrião, mas que não apresentam exames sanguíneos normais e boa compreensão.[1]
- Pacientes que apresentam recidiva de gravidez ectópica na mesma tuba devem ser submetidas a tratamento cirúrgico radical.[1]
- Pacientes que apresentam desejo reprodutivos com tamanho do embrião ≤ 4 cm e beta-hCG < 5.000 mUI/mL com dosagens crescentes em 24 a 48 horas e sem atividade cardíaca do embrião são candidatas ao tratamento medicamentoso.[1]
- Pacientes que apresentam desejo reprodutivos com tamanho do embrião ≤ 4 cm e beta-hCG < 5.000 mUI/mL com dosagens crescentes em 24 a 48 horas e sem atividade cardíaca do embrião devem ser submetidas a conduta expectante.[1]

Referências bibliográficas

1. Zugaib M. Zugaib obstetrícia. 3. ed. Barueri: Manole; 2016.
2. Freitas F. Rotinas em obstetrícia. 6. ed. Porto Alegre: Artmed; 2011.
3. Marion L, Meeks G. Ectopic pregnancy. Clinical Obstetrics and Gynecology. 2012; 55(2):376-86.
4. Rezende J, Montenegro C. Obstetrícia fundamental. 12. ed. Rio de Janeiro: Guanabara Koogan; 2011.

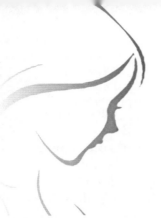

CASO 29

Malária na Gestação

Ana Beatriz Pires de Souza
Danilo Augusto Vidigal de Andrade
Jhon Andreo Almeida dos Santos

- **Orientadora:** Cynthia Dantas de Macedo Lins
- **Instituição:** Universidade Federal de Roraima (UFRR)

 ## Caso clínico

G.R.S., 31 anos, parda, do lar, casada, natural e proveniente de Caracaraí/RR (município a 120 km da capital). G3P2A0 com idade gestacional de 37 semanas (com base na ecografia da 18ª semana). A paciente procura a emergência do hospital materno-infantil com dor em baixo ventre e febre alta (não aferida) acompanhada de calafrios há 6 dias. Nega perdas vaginais, refere boa movimentação fetal, acompanhamento pré-natal de quatro consultas e partos vaginais anteriores sem intercorrências. Nega etilismo, tabagismo e outras drogas, refere frequentar áreas de garimpo. À admissão, apresentava temperatura axilar de 38,3°C, frequência cardíaca (FC) de 100 bpm, frequência respiratória (FR) de 18 irpm, normotensa, saturando bem, bom estado geral, lúcida e orientada em tempo e espaço, hidratada, fácies atípicas, sem edema, hipocorada 2+/4+, desidratada, anictérica, acianótica, eupneica em ar ambiente, revestimento tegumentar uniforme, ausculta pulmonar com murmúrios vesiculares presentes e simétricos, sem ruídos adventícios, ritmo cardíaco regular, sem sopros, bulhas normofonéticas. Pesquisado sinal de Giordano, estava ausente. Realizado exame ginecológico, constata-se altura do fundo uterino de 36 cm, batimentos cardíacos fetais (BCF) de 180 bpm, dinâmica uterina (DU) ausente e movimentos fetais (MF) presentes; ao toque vaginal, foi constatado colo grosso, posterior, fechado; exame especular não realizado. A paciente foi internada, tendo sido prescrita medicação para febre, além de solicitados exames para investigação da síndrome febril e ultrassonografia (USG) com Doppler para avaliação fetal.

- **Hipóteses diagnósticas:** arboviroses (dengue, zika, chikungunya, febre amarela), malária, pielonefrite, doença inflamatória pélvica, hepatites virais, febre tifoide, leptospirose.
- **Exames complementares:**
  - Hemograma: eritrócitos 3,29 milhões/mm³ (3,9 a 5,3 milhões/mm³); hemoglobina 9,1 g/dL (12 a 16 g/dL); hematócrito 27,7% (33% a 42%); contagem total de leucócitos 11,8 × 10³/μL (3,6 a 11 × 10³/μL); neutrófilos 90% (40% a 78%); linfócitos 5,4% (20% a 50%); plaquetas 97 × 10³/μL (140 a 400 × 10³/μL).
  - Exame de urina (EAS): depósito presente, aspecto turvo, hemoglobina +++, leucócitos (esterase) ++. Numerosas células epiteliais, leucócitos 25 a 30 p/c, muco presente, bactérias moderadamente aumentadas, presença de leveduras, demais parâmetros inocentes.
  - Testes rápidos: HIV não reagente, sífilis não reagente, anti-HCV não reagente, HBsAg não reagente.
  - Pesquisa de plasmódio: *vivax* ++.
  - USG obstétrica + Dopplervelocimetria: feto único, normoxigenado, com biometria em concordância com a idade gestacional de 38 semanas ± 7 dias. Ausência de sinais de centralização de fluxo. Placenta de inserção corporal anterior, volume normal de líquido amniótico.

Questões para orientar a discussão

- Há aspectos da entrevista clínica que você exploraria mais a fundo? Qual em especial?
- Tendo em mente sua hipótese diagnóstica principal, há algum exame semiológico sensível e/ou específico para confirmar sua hipótese? Qual exame laboratorial deve ser solicitado primeiro para confirmação?
- Uma vez confirmada a hipótese, quais são os principais fatores de risco para o desenvolvimento fetal? E para a saúde materna?
- Qual deve ser a conduta terapêutica mais apropriada para a sua hipótese principal? Há algum aspecto no caso que indique meio de tratamento alternativo?

Discussão

A malária é uma doença infecciosa febril aguda, causada pelo protozoário do gênero *Plasmodium*, transmitida pela fêmea infectada do mosquito *Anopheles*. No mundo, estima-se que 125 milhões mulheres estão na faixa de risco da malária durante a gravidez a cada ano.[1] No Brasil, 99% dos casos de malária foram registrados na região amazônica (Acre, Amazonas, Amapá, Maranhão, Mato Grosso, Pará, Rondônia, Roraima e Tocantins).[2] É sempre importante durante a entrevista clínica questionar viagens ou residência nessas áreas endêmicas, especialmente deslocamentos a zonas rurais e a garimpos.

A infecção inicia-se quando os parasitos esporozoítos são inoculados pela picada do anofelino e invadem os hepatócitos. Nessas células, ocorre maturação em merozoítas (ciclo pré-eritrocítico). Após a lise dos hepatócitos, os merozoítas caem na circulação sanguínea e invadem as hemácias, o que dá início à segunda fase do ciclo, a esquizogonia sanguínea com lise eritrocitária. É nessa fase sanguínea que aparecem os sintomas da malária.[3]

A malária na gestação é uma das principais causas de morbimortalidade materna e do produto gestacional (aborto espontâneo, parto prematuro, restrição de crescimento, baixo peso ao nascer, natimorto, infecção congênita, morte neonatal) em áreas endêmicas.[4] As gestantes são particularmente vulneráveis em razão das alterações do estado imunológico e do sequestro de hemácias destinado à troca placentária.[5]

A apresentação clínica inclui a tríade clássica – febre, calafrio e dor de cabeça –, associada a sintomas inespecíficos, como mal-estar, dor muscular, sudorese, náuseas e tontura, de oligossintomáticos a óbitos.[6] Vale enfatizar que gestantes, crianças e primoinfectados estão sujeitos a maior gravidade da doença, principalmente pelo *Plasmodium falciparum*.[7] Quadros graves podem cursar com acometimento do sistema nervoso central, anemia grave (Hb < 7 g/dL), insuficiência renal, disfunção pulmonar, choque, coagulação intravascular disseminada, hipoglicemia, acidose metabólica e disfunção hepática.[3] Apesar de a paciente do caso não apresentar critérios de gravidade, é importante que o profissional de saúde esteja alerta para reconhecer os sinais e potencial risco de complicações na condição de gestante.

O diagnóstico confirmatório da malária baseia-se no encontro de parasitos no sangue. O método mais utilizado é a microscopia de gota espessa de sangue, coletada por punção digital e corada pelo método de Walker. O exame da lâmina é considerado o padrão-ouro para a detecção e a identificação dos parasitos, que possibilita detectar densidades baixas de parasitos.[3] Diante do quadro de síndrome febril e da localidade endêmica de malária, fora solicitada à gestante do caso pesquisa de plasmódio, que apresentou *vivax* ++.

Outros métodos laboratoriais validados para o diagnóstico da malária são os testes diagnósticos rápidos (TDR), baseados na detecção de anticorpos mono e policlonais por meio de método imunocromatográfico, e o uso de técnicas de biologia molecular (reação em cadeia de polimerase – PCR), que têm sido frequentes em unidades de referência para diagnóstico ou como forma de fazer o controle de qualidade do exame microscópico. No entanto, a indisponibilidade no serviço, a impossibilidade de predizer parasitemia e a demora para emissão do resultado tornam esses dois métodos diagnósticos menos rotineiros.[6]

Conduta

O tratamento da malária visa atingir o parasito em pontos-chave de seu ciclo evolutivo, que podem ser didaticamente resumidos em interrupção da esquizogonia sanguínea, responsável pela patogenia e pelas manifestações clínicas da infecção; destruição de formas latentes do parasito no ciclo tecidual (hipnozoítos) das espécies *P. vivax* e *P. ovale*, evitando, assim, as recaídas; e interrupção da transmissão do parasito, pelo uso de drogas que impedem o desenvolvimento de formas sexuadas dos parasitos (gametócitos).[3] O manejo do paciente malárico é orientado pelos seguintes aspectos: espécie de plasmódio infectante, idade e peso do paciente, história de exposição anterior à infecção, condições associadas, como gravidez e comorbidades, gravidade da doença, necessidade de hospitalização e de tratamento com esquemas especiais de antimaláricos.

No caso de infecção por *P. vivax*, utiliza-se tratamento com cloroquina por 3 dias e cloroquina profilática (5 mg/kg/dose) semanalmente até 1 mês de aleitamento, para prevenção de recaídas,[6] como foi o decorrido com a paciente do caso, que teve desfecho favorável. Na infecção por *P. falciparum*, usar artêmeter e lumefantrina durante 3 dias, em qualquer momento da gestação.[7] Em gestantes, está proscrito o uso da primaquina. Recomenda-se encaminhamento da gestante infectada para atendimento pré-natal especializado, com realização mensal de lâmina de verificação de cura (LVC).[3]

Pontos importantes

- Tríade de sintomas clássicos da malária: cefaleia, febre e calafrios. Deve-se pesquisar em áreas endêmicas, ainda que assintomáticas, gota espessa em gestantes durante o pré-natal.[8]
- Esquema de tratamento de infecções por *P. falciparum*: 3 dias de arteméter e lumefantrina.[8]
- Esquema de tratamento de infecção por *P. vivax*: cloroquina por 3 dias e profilática (5 mg/kg/dose, até o máximo de dois comprimidos) semanalmente até 1 mês de aleitamento, para a prevenção de recaídas.[8]
- Cloroquina e as combinações artesunato/mefloquina ou arteméter/lumefantrina são medicações seguras e bem toleradas em qualquer período gestacional. A primaquina não causa malformação ou aborto, entretanto não deve ser usada durante todo o período da gestação, sob risco potencial de causar hemólise grave no feto, caso ele apresente deficiência de G6PD.[1] O evento adverso mais sério associado ao uso de antimaláricos é a hemólise, que acontece após o uso de primaquina em pessoas com deficiência de G6PD.[8]

Referências bibliográficas

1. Accrombessi M, Yovo E, Fievet N, Cottrell G, Agbota G, Gartner A, et al. Effects of malaria in the first trimester of pregnancy on poor maternal and birth outcomes in Benin. Clin Infect Dis. 2019; 69(8):1385.
2. Lapouble OMM, Santelli ACFS, Junqueira MIM. Situação epidemiológica da malária na região amazônica brasileira, 2003 a 2012. Rev Panam Salud Pública. 2015; 38(4).
3. Siqueira A, Marchesini P, Torres RM, Rodovalho S, Chaves T. Malária na atenção básica. Belo Horizonte: NESCON, Ministério da Saúde, Sistema Universidade Aberta do SUS, Fundação Oswaldo Cruz, Universidade Federal de Minas Gerais; 2018.
4. Fried M, Duffy PE. Malaria during pregnancy. Cold Spring Harb Perspect Med. 2017;7:a025551.
5. Brasil. Ministério da Saúde. Guia de Tratamento da Malária no Brasil. Brasília: Ministério da Saúde; 2017.
6. WHO. Tropical Medicine and International Health. John Wiley & Sons. 2014; 19(Suppl. 1):7-131.
7. Rogerson SJ, Desai M, Mayor A, Sicuri E, Taylor SM, van Eijk AM. Pathology, and costs of malaria in pregnancy: new developments for an old problem. Lancet Infect Dis. 2018; 18:e107-18.
8. Brasil. Ministério da Saúde. Guia de Vigilância em Saúde. 3. ed. atual. Brasília: Ministério da Saúde; 2019.

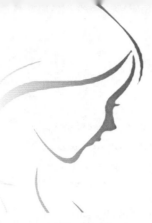

CASO 30

Doença Hemolítica Perinatal

Carolina Bubna
Jussara Raquel Mallmann
Luara Carneiro de Brito

- **Orientadora:** Heloísa Pedreira Pereira
- **Instituições:** Universidade Positivo (UP), Faculdades Pequeno Príncipe (FPP)

 Caso clínico

V.A.P., sexo feminino, 25 anos, casada, G2A1. Comparece à consulta na Unidade Básica de Saúde (UBS) para sua primeira consulta de pré-natal com idade gestacional de 28 semanas pela data da última menstruação (DUM). A paciente refere que descobriu a gravidez tardiamente e estava receosa de sair para a consulta devido à pandemia da Covid-19. Com relação aos antecedentes obstétricos, refere aborto espontâneo de relacionamento anterior aos 15 anos de idade, sem realização de curetagem uterina ou uso de qualquer medicação na ocasião. Nega doenças crônicas, etilismo e tabagismo no momento, porém refere ter feito uso de drogas injetáveis e cessado há 3 anos. Nega uso de medicamentos contínuos e alergias. Nega realização de atividade física. Vida sexual ativa. Sem queixas. Ao exame físico: bom estado geral, corada, hidratada, afebril, frequência cardíaca (FC) de 80 bpm, frequência respiratória (FR) de 13 ipm, pressão arterial (PA) de 110/80 mmHg, índice de massa corporal (IMC): 21 kg/m². Ao exame cardiovascular, bulhas normofonéticas em 2 tempos, sem presença de sopros. Exame abdominal e do tórax sem alterações. Exame ginecológico e das mamas sem alterações. Exame obstétrico: abdome gravídico, altura uterina de 29 cm, dinâmica uterina ausente, tônus normal, movimentação fetal presente, batimentos cardiofetais de 146 bpm.

Caso 30 – Doença Hemolítica Perinatal

- **Exames complementares:**
  - Tipagem sanguínea e fator Rh: A–; Coombs indireto: presença de anticorpos anti-Rh titulação 1:64; HIV: inconclusivo; hepatite B: HBsAg e anti-HBc negativos; sífilis: não reagente; hemograma: sem alterações; glicemia de jejum: 80 mg/dL; parcial de urina: sem alterações; urocultura: negativa; TOTG: 130 mg/dL; tipagem sanguínea e fator Rh do parceiro: B+.
  - Ultrassonografia (USG) obstétrica com Doppler: feto único vivo, movimentações fetais presentes durante o exame, batimentos cardiofetais presentes. Ao exame o feto encontrava-se em situação longitudinal, apresentação cefálica e dorso à esquerda. O crânio apresentava forma típica com tábua óssea regular. Diâmetro biparietal (DBP): 76 mm; circunferência craniana (CC): 274 mm. O tórax exibia contornos regulares e o diâmetro transverso do coração não excedia metade do correspondente diâmetro torácico. FC fetal durante o exame: 159 bpm. Circunferência torácica: 285 mm. Abdome fetal com paredes aparentemente íntegras, aumento da circunferência abdominal do concepto com sinais sugestivos de hepatoesplenomegalia. Presença de derrame pericárdico e pleural. As suas dimensões são: circunferência abdominal: 290 mm; fêmur: 56 mm. Placenta de inserção corporal posterior. A ecogenicidade era de Grau II, segundo classificação de Grannum, medindo 32 mm de espessura. Cordão umbilical com morfologia normal. Presença de duas artérias e uma veia.
  - Líquido amniótico em quantidade aumentada para a idade gestacional. Índice de líquido amniótico (ILA): 277 mm (valor normal: 79 a 249 mm).
  - Dopplervelocimetria: aumento da velocidade sistólica da artéria cerebral média (ACM): 62 cm/s. Ausência de incisura protodiastólica.

- **Opinião:**
  - Gestação tópica compatível com 29 semanas e 3 dias ± 14 dias, com desenvolvimento fetal no percentil 31 (Hadlock).
  - Peso fetal estimado: 1.680 g ± 10%.
  - Movimentação fetal adequada para a idade gestacional.
  - Volume de líquido amniótico aumentado para a idade gestacional (polidrâmnio).
  - A avaliação hemodinâmica materna, realizada pela técnica da Dopplervelocimetria, mostrou-se normal para a idade gestacional.
  - A avaliação hemodinâmica fetal, realizada pela técnica da Dopplervelocimetria, apresentou aumento da resistência da artéria cerebral média (ACM).
  - Sexo: genitália externa compatível com o sexo feminino.

Após análise dos resultados dos exames laboratoriais e ultrassonográficos fornecidos pela paciente, foram tomadas as seguintes condutas: solicitado e coletado ELISA, teste determinante para diagnóstico de HIV, com resultado negativo, posteriormente checado pela equipe da UBS; orientou-se a paciente com relação à alteração ultrassonográfica visualizada no estudo de Dopplervelocimetria (elevação do pico sistólico 1,5 vez a mediana), sendo encaminhada com urgência para o serviço de medicina fetal para realização de cordocentese para avaliação de anemia fetal; paciente encaminhada para realizar USG obstétrica com Doppler e cardiotocografia semanal para acompanhamento da vitalidade fetal.

Continuação do caso clínico

A paciente procurou pronto-socorro (PS) na 32ª semana de gestação com queixa de sangramento vaginal intenso, após acidente automobilístico de baixo impacto, sendo diagnosticado de imediato descolamento prematuro de placenta. Foi realizada cesariana de urgência.

Ao nascimento do recém-nascido, devido à suspeita pelo exame físico, foi realizada USG com presença de hepatoesplenomegalia, além de icterícia e alteração de bilirrubinas. Teste de Coombs direto positivo.

- **Hipóteses diagnósticas:** doença hemolítica perinatal, toxoplasmose e rubéola.

Questões para orientar a discussão
- Qual a fisiopatologia da principal hipótese diagnóstica?
- Como é feita a investigação dessa patologia no pré-natal?
- Por que deveria ter sido administrada a imunoglobulina anti-D após o aborto?
- Como deveria ter sido conduzido o acompanhamento do pico de velocidade máxima da ACM do feto?
- O que deveria ser feito no puerpério?

Discussão

A doença hemolítica perinatal (DHPN), principal hipótese diagnóstica para o caso, ocorre pela produção de anticorpos maternos contra antígenos presentes no sangue fetal, em razão da incompatibilidade sanguínea materno-fetal.[1]

Para a ocorrência de DHPN, o feto deve ter um antígeno eritrocitário (de herança paterna) ausente no organismo da gestante. A aloimunização Rh materna corresponde ao aparecimento de anticorpos anti-D (IgG) na circulação de gestantes Rh-negativo, em resposta aos antígenos D provenientes da circulação de fetos Rh-positivo. A sensibilização da gestante se dá a partir de hemorragias fetomaternas que podem ocorrer durante a gestação, como sangramentos de 1º trimestre, abortos e durante partos prévios. Durante uma gestação futura, os anticorpos do tipo IgG podem cruzar a placenta e se fixar às hemácias dos conceptos (reação antígeno-anticorpo), com posterior hemólise.[1]

A hemólise no concepto provoca hematopoiese extramedular, processo que resulta em anemia fetal grave, dependendo da intensidade da hemólise. A anemia leva à diminuição da viscosidade sanguínea, hipóxia tecidual e vasodilatação periférica. Ocorre aumento do débito cardíaco, configurando o quadro de hipercinesia. Todos esses fatores são responsáveis pelo quadro de hidropsia fetal, caracterizado pelo extravasamento de líquido para o terceiro espaço, com formação de derrame pleural, derrame pericárdico, ascite e edema cerebral.[1]

O primeiro passo em qualquer acompanhamento pré-natal, mesmo sem história de DHPN, consiste em avaliar se há incompatibilidade sanguínea entre o casal (a mãe deve ser Rh-negativo, e o pai, Rh-positivo). Então, além do rastreamento para o grupo sanguíneo ABO e antígeno Rh, deve ser feito o teste de Coombs indireto para rastreamento dos anticorpos maternos.[2]

Em gestante Rh-negativo não sensibilizada, repete-se a pesquisa de anticorpos irregulares em torno de 27 semanas, antes da administração da imunoglobulina anti-D. Caso haja história de sangramento sem administração da imunoglobulina, solicita-se pesquisa de anticorpos irregulares, visto que pode ter ocorrido sensibilização, independentemente do período da gestação.[3]

No caso da paciente em questão, não há conhecimento da parte dela sobre a administração da imunoglobulina anti-D após o aborto espontâneo há 15 anos, situação que provavelmente causou sensibilização e, posteriormente, na segunda gestação, a doença hemolítica perinatal.

Em casos de gestantes já sensibilizadas, repetem-se os títulos de anti-D a cada 4 semanas até a 28ª semana de gestação, e a cada 2 semanas a partir desse período. Ainda para as gestantes sensibilizadas, se tiverem um risco aumentado de anemia fetal, é recomendada realização da USG com medida Dopplervelocimétrica da velocidade sistólica máxima da ACM.[3,4]

O acompanhamento da ACM por meio da Dopplerfluxometria é feito a cada 1 a 2 semanas, quando Coombs indireto ≥ 1:16. Se a velocidade máxima da ACM ultrapassar 1,5 MoM, é indicada a cordocentese, procedimento que retira uma amostra do sangue do cordão do feto para análise. Em caso de hematócrito fetal < 30%, deve-se avaliar a conduta de acordo com a idade gestacional no momento: acima das 34 semanas, é indicado o parto, e, abaixo das 34 semanas, a transfusão intrauterina.[5]

Conduta

Como a paciente V.A.P. só procurou a UBS com 28 semanas, não foi possível realizar o rastreamento desde a primeira consulta. A recomendação para a paciente seria a administração de 300 mcg intramuscular de imunoglobulina anti-D na ocasião do aborto, impedindo, assim, sua sensibilização.[3] Com relação ao pós-parto, não se deve usar imunoglobulina em pacientes previamente isoimunizadas, sendo realizada novamente quando de transfusão sanguínea maciça.

Pontos importantes

- O diagnóstico da DHPN baseia-se na detecção de antígenos anti-D no sangue materno, e a tipagem sanguínea e pesquisa de anticorpos maternos (Coombs indireto) devem ser pedidos já na primeira consulta de pré-natal.[5]
- A profilaxia deve ser feita com a administração da imunoglobulina anti-D em gestantes Rh-negativo e Coombs indireto negativo (na 28ª semana) e em casos de sangramento, abortamento, procedimentos invasivos e no parto (até 72 horas depois).[5]
- Mulheres que se sensibilizam após abortamento e pós-parto são a maioria daquelas que compareçam aos serviços de alto risco para receber tratamento de seus conceptos. Difundir as medidas de profilaxia da sensibilização e exercer o reconhecimento precoce dos casos comprometidos contribuem para a redução das perdas associadas a essa doença materna com repercussões tão graves na saúde fetal.[4]

Referências bibliográficas

1. Montenegro CAB, Filho JR. Rezende obstetrícia. 13. ed. Rio de Janeiro: Guanabara Koogan; 2016.
2. Decherney AH. Current – ginecologia e obstetrícia. 11. ed. Porto Alegre: Artmed; 2014.
3. Brizot ML, Nishie EN, Liao AW, Zugaib M, Simões R. Aloimunização Rh na gestação. São Paulo: Federação Brasileira das Associações de Ginecologia e Obstetrícia; 2011.
4. Federação Brasileira das Associações de Ginecologia e Obstetrícia. Manual de Gestação de Alto Risco. São Paulo: Febrasgo; 2011.
5. Urbanetz AA. Ginecologia e obstetrícia: Febrasgo para o médico residente. Barueri: Manole; 2016.

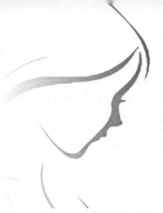

CASO 31

HIV e Gestação

Aline Puzzi Romanini
Maria Carolina Marchioni da Silva
Solange Saguier Hildebrand

- **Orientadora:** Luiza Sviesk Sprung
- **Instituição:** Universidade Positivo (UP)

 ## Caso clínico

A.S.T, 22 anos, casada há 3 anos (parceiro masculino), estudante de Direito. G1P0A0, idade gestacional (IG) cronológica de 14 semanas + 2 dias e, pela ecografia, 15 semanas + 1 dia. Comparece à consulta com exames solicitados na primeira consulta de pré-natal. Não apresenta queixas. Refere que, por curiosidade, olhou os resultados e ficou preocupada com o resultado do exame de HIV.

Relata menarca aos 11 anos e sexarca aos 15 anos. Não soube quantificar quantas parcerias sexuais teve durante a vida, mas refere que, há 3 anos, tem apenas relação (oral e vaginal) com o mesmo companheiro. Nega uso de contraceptivos de barreira durante relações sexuais. Refere que fazia uso de anticoncepcional oral combinado há 5 anos de maneira errônea, esquecendo-se com frequência. Nega alergias, comorbidades e cirurgias prévias.

Paciente em bom estado geral, afebril. Exame de ausculta cardíaca e pulmonar dentro da normalidade. Abdome globoso, flácido, indolor à palpação, sem sinais de irritação peritoneal. Útero palpável em pelve. Batimentos cardíacos fetais (BCF): 156 bpm.

- **Hipótese diagnóstica:** infecção por HIV.

- **Exames complementares:**
  - Laboratoriais: tipagem sanguínea O+, hemoglobina 12,8 g/dL, hematócrito 38,4%, glicemia de jejum 88 mg/dL, TSH 2,42 mUI/L, sorologias para toxoplasmose IgM/IgG negativas, anti-HBS +, HBS Ag negativo, VDRL negativo, anti-HIV positivo.
  - Parcial de urina: pH 5,5, ausência de hemácias, bactérias ausentes. À urocultura, não houve crescimento de bactérias.
  - Citológico oncótico do colo uterino coletado em primeira consulta pré-natal: NIC1.
  - Ultrassonografia (USG) morfológica de 1º trimestre: gestação única, tópica, de concepto vivo, osso nasal presente, TN 1,1 mm e biometria compatível com 13 semanas e 6 dias (+/− 4 dias).

Questões para orientar a discussão

- Como se dá a infecção pelo HIV? Quais são as formas de transmissão?
- Como é realizada a triagem pré-natal de infecções sexualmente transmissíveis (IST)?
- Como é realizado o diagnóstico de HIV na gestação? Qual o tratamento de escolha?
- Quais medidas podem reduzir a taxa de transmissão vertical do HIV?

Discussão

A infecção pelo vírus da imunodeficiência humana (HIV), retrovírus que leva à supressão do sistema imune, corresponde a um problema de saúde pública mundial desde sua descoberta no início da década de 1980. Para que a infecção ocorra, é necessária a transcrição reversa do RNA do vírus para que se integre ao DNA da célula infectada e a replicação viral, causando depleção seletiva dos linfócitos TCD4. O vírus também pode infectar linfócitos B, macrófagos e monócitos, entre outras células e pode levar, se não suprimido, à Aids (síndrome da imunodeficiência adquirida), com o aparecimento de infecções oportunistas e neoplasia.[1,2]

Nas primeiras 3 semanas após a infecção por HIV, segue-se um conjunto de manifestações clínicas denominado síndrome retroviral aguda (SRA), que desaparece em cerca de 4 semanas. A SRA assemelha-se a quadros clínicos virais agudos, cursando com febre, adenopatia, cefaleia, mialgia e sintomas digestivos e, por essa razão, é fundamental que o profissional de saúde avente a hipótese de HIV diante de quadros virais arrastados, devendo haver pesquisa de possíveis fontes de contaminação.[2] Infelizmente, no Brasil, uma parcela considerável de pessoas vivendo com HIV (PVHIV) recebem seu diagnóstico tardiamente, impossibilitando o tratamento adequado e propiciando continuidade da cadeia de transmissão do vírus.[3]

Embora considerada uma IST – forma mais significativa de contágio – a infecção por HIV pode se dar, também, por formas não sexuais, como transmissão sanguínea – através de hemotransfusões, contato com materiais perfurocortantes e uso de drogas injetáveis – e transmissão vertical, quando ocorre da mãe para o filho, seja durante a gestação – em especial no 3º trimestre –, parto ou amamentação. Faz-se, portanto, fundamental, a testagem diagnóstica de HIV no período pré-natal visando à eliminação da transmissão vertical do vírus.[3]

O Ministério da Saúde brasileiro recomenda que a gestante seja orientada a realizar os testes de HIV e sífilis no 1º trimestre da gestação ou na primeira consulta de pré-natal, vistos os benefícios do diagnóstico precoce para a paciente e a redução dos riscos de transmissão vertical. Antes do parto, são realizados testes rápidos (TR) para HIV, sífilis e hepatite B. O resultado negativo para HIV, tanto pelo método sorológico quanto pelo teste rápido, não exclui infecção, dada a possibilidade de a paciente estar no período de janela imunológica. Desse modo, ainda que o resultado seja negativo, o teste deve continuar sendo feito na rotina de pré-natal da gestante em todos os trimestres. No entanto, se o teste rápido apontar resultado positivo para HIV, é necessário repeti-lo. Para casos positivos em dois TR, devem ser realizadas a quantificação da carga viral e a contagem dos linfócitos TCD4.[3,4]

À primeira consulta, antes da introdução da terapia antirretroviral (TARV), deve-se realizar protocolo comum ao pré-natal, solicitando tipagem sanguínea, Coombs indireto, glicemia de jejum, urina do tipo I e urocultura. Com relação às sorologias, solicitam-se sorologias para sífilis (VDRL), toxoplasmose e hepatites B e C. Para as gestantes soropositivas, faz-se necessário monitorar fatores de risco maternos e fetais da infecção, pela avaliação de genótipo e fenótipo do vírus, do estado clínico e imunológico da mãe, da quantificação de CD4 (que deve ser feita precocemente e repetida entre 24 e 28 semanas ou quando há valores discrepantes), da avaliação da carga viral (também deve ser feita precocemente, repetida entre 24 e 28 semanas e com 34 semanas, para a definição de via de parto), além do perfil lipídico, provas de função renal, hemograma e enzimas hepáticas, PPD, bacterioscopia de secreção vaginal e pesquisa de clamídia e gonococo em secreção cervical.[4] É fundamental que, na presença de infecção por HIV, sejam investigadas outras IST além de avaliação de infecções oportunistas.[4,5]

Conduta

O diagnóstico de infecção pelo HIV, em qualquer momento da vida, tem grande impacto psicossocial para a paciente, dados o estigma e a discriminação que envolvem a soropositividade, com impacto direto na busca de tratamento adequado após o diagnóstico.[6] Isso se torna ainda mais delicado quando vivenciado no momento da gestação. É fundamental, portanto, que o profissional de saúde compreenda a reação da paciente ao resultado, garantindo espaço de acolhimento de dúvidas e expressão de sentimentos, comunicando, de maneira clara e objetiva, os aspectos essenciais da infecção, a importância do acompanhamento clínico e laboratorial e as opções terapêuticas disponíveis, assim como as inúmeras vantagens do tratamento para ela e para o feto, inclusive na redução eficaz da transmissão vertical.[5]

Toda gestante diagnosticada com infecção pelo HIV durante a gestação deve receber TARV, a qual deve ser iniciada mesmo antes dos resultados da contagem de linfócitos TCD4+, da carga viral e da genotipagem. O objetivo principal do início precoce da TARV consiste na redução da taxa de transmissão vertical, que pode passar de cerca de 30% para menos de 1%.[4]

O esquema de escolha em gestantes é o tenofovir/lamivudina (TDF/3TC) – dose única diária – associados ao raltegravir (RAL) 400 mg, duas doses diárias. Na impossibilidade de uso do TDF, opta-se pelo uso da zidovudina (AZT) como segunda escolha ou abacavir (ABC) como terceira opção. Quanto ao uso do RAL, ressalta-se que os níveis séricos de AST e ALT devem ser monitorados e, em caso de alteração, o antirretroviral deve ser trocado.[4]

A via de parto é determinada de acordo com a carga viral da gestante. Para pacientes com carga viral desconhecida ou com mais de 1.000 cópias/mL após 34 semanas de gestação, deve-se indicar cesariana eletiva a partir de 38 semanas. Naquelas em que a carga viral for menor que 1.000 cópias/mL, a via de parto é de indicação obstétrica, podendo ser vaginal. Ainda, naquelas que fazem uso de TARV e com carga viral indetectável, a via vaginal é a indicada, caso não haja contraindicação obstétrica.[4]

Ainda com o objetivo de diminuir as taxas de transmissão vertical, é indicado o uso de AZT intravenoso profilático durante o parto para toda gestante em que a carga viral for desconhecida ou detectável. A administração deve ser feita no início do trabalho de parto (se cesariana eletiva, no mínimo 3 horas antes) e deve ser mantido até o clampeamento do cordão umbilical – que deve ser imediato ao nascimento. No caso de parturientes em uso de TARV e com carga viral indetectável, pode-se manter somente o uso de TARV habitual via oral.[4]

No puerpério, deve-se manter o uso da TARV, portanto está indicada a troca do RAL pelo dolutegravir (DTG) – este contraindicado na gestação – em puérperas com boa adesão ao tratamento, com carga viral indetectável e que estejam em uso regular de um método contraceptivo eficaz. Ademais, a amamentação é contraindicada para toda PVHIV (independentemente da carga viral), sendo a lactação inibida preferencialmente com o uso de carbegolina 0,5 mg, 2 comprimidos, via oral, em dose única e, se esse estiver indisponível, pode-se optar pelo enfaixamento das mamas por 10 dias.[4]

Também, a respeito da paciente do caso clínico em questão, o achado de neoplasia intraepitelial cervical grau I (NIC I) tem alta probabilidade de regressão, e até 90% regridem em 3 anos.[7] O acompanhamento dessa lesão deve ser feito com nova citologia cervical em 6 meses. Se, em dois exames consecutivos, a citologia for negativa, retorna-se para o rastreamento habitual para PVHIV, o qual é realizado a cada 3 anos – em mulheres entre 25 e 64 anos – ou a cada 6 meses em pacientes com contagem de linfócitos TCD4 abaixo de 200 cópias/mL.[8]

Pontos importantes

- O HIV é um retrovírus que causa depleção seletiva dos linfócitos TCD4. O diagnóstico de infecção pelo HIV deve ser aventado em quadros infecciosos agudos.[1]
- Toda gestante deve realizar exame anti-HIV pelo menos no 1º e no 3º trimestres de gestação.[3]
- Toda gestante diagnosticada com infecção pelo HIV durante a gestação deve receber TARV, sendo a primeira escolha o uso de TDF/3TC e RAL.[4]
- A via de parto é determinada de acordo com a carga viral, sendo indicada a cesariana quando a carga viral for desconhecida ou maior que 1.000 cópias/mL após 34 semanas de gestação.[4]
- Toda gestante infectada com HIV deve receber AZT injetável no parto, com exceção daquelas em que a carga viral é indetectável, quando se pode optar por manter somente a TARV habitual via oral.[4]
- A amamentação é contraindicada para toda mulher convivendo com HIV.[4]

Referências bibliográficas

1. Ferreira RCS, Riffel A, Sant'Ana AEG. HIV: Mecanismo de replicação, alvos farmacológicos e inibição por produtos derivados de plantas. Quim Nova. 2010; 33(8):1743-55.
2. Ministério da Saúde. Protocolo Clínico e Diretrizes Terapêuticas para Atenção Integral às Pessoas com Infecções Sexualmente Transmissíveis (IST). Brasília/DF: Ministério da Saúde; 2020.
3. Ministério da Saúde. Manual técnico para o diagnóstico da infecção pelo HIV em adultos e crianças. Secretaria de Vigilância em Saúde. 2018; 1(4).
4. Ministério da Saúde. Protocolo clínico e diretrizes terapêuticas para prevenção da transmissão vertical de HIV, sífilis e hepatites virais. Brasília: Ministério da Saúde; 2019.

5. Brasil. Ministério da Saúde. Secretaria de Vigilância em Saúde. Programa Nacional de DST e Aids. Recomendações para Profilaxia da Transmissão Vertical do HIV e Terapia Antirretroviral em Gestantes. Brasília: MS; 2010. p. 172.
6. Programa Conjunto das Nações Unidas sobre HIV/AIDS (UNAIDS) no Brasil. Índice de Estigma em relação às pessoas vivendo com HIV/AIDS BRASIL. 2009; 15-24. Diponível em: https://unaids.org.br/wp-content/uploads/2019/12/2019_12_06_Exec_sum_Stigma_Index-2.pdf. Acesso em: 10 jun. 2021.
7. Federação Brasileria das Associações de Ginecologia e Obstetrícia. Atenção às novas recomendações para tratamento de pacientes jovens com diagnóstico de neoplasia intraepitelial cervical (NIC) [Internet]. Disponível em: https://www.febrasgo.org.br/pt/noticias/item/435-atencao-as-novas-recomendacoes-para-tratamento-de-pacientes-jovens-com-diagnostico-de-neoplasia-intraepitelial-cervical-nic. Acesso em: 5 abr. 2018.
8. Brasil. Ministerio da Saúde, Instituto Nacional de Câncer José Alencar Gomes da Silva (Inca). Diretrizes Brasileiras para o rastreamento do câncer do colo do útero. Rio de Janeiro: Inca; 2016.

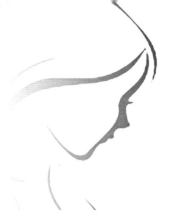

CASO 32

Hemorragias da Segunda Metade da Gestação

Ângela Márcia Siqueira da Costa
Isadora Souza Ferraz de Melo
Maria Tereza Torres Passos

- **Orientador:** Mário Moreira Murta
- **Instituição:** Universidade Vale do Rio Doce (Univale)

 Caso clínico

D.A.L., 34 anos, casada, G3P1A2, parto cesariano há 5 anos. Data da última menstruação (DUM) – 18/02/2018, colpocitologia oncótica negativa, hígida e sem comorbidades. Inicia atendimento médico por quadro de infertilidade secundária há 1 ano, para o qual foi solicitada propedêutica recomendada. Mediante resultados normais, institui-se a indução da ovulação. Após 3 ciclos de indução, realizou-se a fertilização *in vitro* (FIV) com sucesso. Iniciado pré-natal com solicitação de exames laboratoriais e ultrassonografia transvaginal (USGTV). Ao retorno, constataram-se gravidez gemelar, dicoriônica e diamniótica com 5 semanas e 6 dias, batimentos cardíacos fetais (BCF) + em ambos os embriões. Com 13 semanas e 6 dias de gestação após USGTV, levanta-se a hipótese de placenta prévia. Gestação transcorreu sem intercorrências até 21 semanas, quando ocorreu um episódio de sangramento borráceo (borra de café). Solicitada USG morfológica, que identificou colo curto e confirmou placenta prévia total. Ao exame físico, presença de colo uterino amolecido, sendo iniciada progesterona – Utrogestan 200 mg de 12/12 horas, monitoramento dos níveis hematimétricos e prescrição de ferro. Com 29 semanas e 6 dias de gestação, devido a um sangramento vaginal moderado, a paciente foi conduzida à internação, na qual permaneceu por 48 horas. Durante esse período, realizou-se corticoterapia para maturação pulmonar dos fetos com 2 doses de 24/24 horas pelo risco iminente de interrupção da gestação ou parto prematuro; e USG com Doppler que alavancou a suspeição de acretismo placentário. Estando a gestante estável e sem sangramento, foi dada alta com prescrição de controle da vitalidade fetal por meio de USG semanal. Com 30 semanas e 3 dias, por meio de uma ressonância, confirma-se acretismo placentário com extensão até a camada serosa do útero (placenta percreta). Com 31 semanas e 6 dias no controle semanal da USG com Doppler, identificou-se uma centralização fetal. Em face dos riscos a que o binômio mãe-filho está exposto, uma cesariana eletiva foi programada para 32 semanas de gestação seguida de uma histerectomia com solicitação de reserva de unidade de terapia intensiva (UTI) para mãe e recém-nascidos, de concentrado de plaqueta ao hemocentro e de equipe de urologista de sobreaviso.

- **Hipóteses diagnósticas:** placenta prévia, descolamento prematuro de placenta (DPP), acretismo placentário, colo curto.

Questões para orientar a discussão
- O que são placenta prévia e acretismo placentário?
- Como se classifica a placenta prévia?
- Quais fatores de risco são relevantes?
- Qual apresentação faz suspeitar dessas entidades?
- Como identificar?

Discussão

A hemorragia da segunda metade da gestação é uma condição intimamente associada à morbimortalidade perinatal e tem como etiologias importantes a placenta prévia e o acretismo placentário.[1] A placenta prévia compreende uma condição obstétrica em que a inserção da placenta é anômala.[2] Diferentemente do habitual, nessa apresentação a placenta se insere na parte inferior do útero, e não na porção superior, representando uma das principais causas de hemorragia no 3º trimestre gestacional,[3] com incidência de 0,5% dos nascimentos.[2,4]

O acretismo placentário, assim como na placenta prévia, corresponde a uma adesão anormal da placenta ao útero, porém em profundidade de penetração do tecido.[1] Essa invasão pode acometer órgãos adjacentes ao útero, como a bexiga. Além da semelhança de implantação anômala, há uma estreita relação entre ela, principalmente a placenta central total, e o acretismo, em que se destaca que o suprimento vascular deficiente associado ao déficit nutricional promove a penetração vilositária aumentada.[1]

A contiguidade com orifício interno do colo uterino é aplicada para a classificação da placenta prévia. Quando recobre o orifício interno, tem-se a placenta prévia centro-total; se o recobre parcialmente, a centro-parcial; na marginal, a placenta margeia o orifício; e, por fim, quando esta se distancia em até 7 cm do orifício interno do colo, trata-se da lateral.[5]

A incidência da placenta prévia e do acretismo está associada a fatores de risco; no caso da paciente D.A.L., identificam-se dois importantes: cesariana prévia e gestação múltipla. Na cesariana, a cicatriz tecidual, a neovascularização e a atrofia podem influenciar a implantação e a adesão anômala.[4] A ocorrência de placenta prévia é 1,4 vez maior em gestações múltiplas.[1]

Outros fatores de riscos são condições que causam dano endometrial, como ter mais de 40 anos, após abortos, curetagens, biópsias e endometrites, além de deficiência nutricional e de oxigênio placentária com tabagismo, gestações múltiplas e isoimunização Rh.[3]

O quadro clínico da placenta prévia pode ser assintomático ou se apresentar como no caso de D.A.L., com um sangramento vermelho-vivo em geral indolor, súbito, autolimitado e em pequeno volume por volta do 2º e do 3º trimestres de gestação.[1,3] O sangramento decorre do desprendimento das vilosidades coriônicas, podendo ser desencadeado pela formação do segmento inferior do útero, por contrações uterinas e pela dilatação do canal cervical.[1] É contundente que em gestante com placenta prévia total e antecedente cirúrgico uterino seja investigado acretismo placentário.[1,6] No caso clínico, a primeira suspeição de placenta prévia ocorreu na 13ª semana e confirmada na 29ª semana com USG com Doppler, momento em que se suspeitou do acretismo. Para confirmação diagnóstica do acretismo, lançou-se mão da ressonância magnética.

Na suspeita clínica de placenta prévia, utiliza-se USG para confirmar, sendo a via transvaginal o padrão-ouro, com maior precisão diagnóstica que a abdominal, pois avalia com grande precisão a relação do orifício do colo uterino com a placenta.[1]

Há casos, especialmente os de placenta prévia, que não sobrepõem o orifício, nos quais existe uma chamada "migração placentária"[7] – um movimento placentário que se dá pela diferença de crescimento entre os segmentos uterino superior e inferior, tornando a inserção da placenta alta distante do colo uterino e do segmento inferior.[5] Isso indica a necessidade de acompanhamento ultrassonográfico entre 28 e 32 semanas de gestação para avaliar a persistência da posição da placenta.[8]

Rotineiramente, hemorragias na 2ª metade da gestação levantam duas principais hipóteses: placenta prévia e DPP.[4] Diferentemente do descolamento, a placenta prévia se apresenta sem alteração do tônus uterino, ausência de dor e sem sofrimento fetal.[1] Quando diante de quadros de sangramento, é importante uma avaliação mais precisa, que perpassa o exame especular, no qual se pode observar um tampão mucoso sanguinolento, coágulos ou sangramento proveniente da cavidade uterina. O toque vaginal deve ser evitado até que se tenha certeza da localização exata da placenta.[8]

Conduta

O manejo terapêutico da placenta prévia dependerá da intensidade do sangramento, da condição hemodinâmica materna e da idade gestacional, podendo ser expectante ou ativo.[3]

A conduta expectante pode ser adotada perante episódios de perda sanguínea leve, borra de café, sem comprometimento hemodinâmico da gestante, sem contrações uterinas efetivas e em gestação pré-termo com suplementação de ferro, monitorando os níveis hematimétricos regularmente, em associação a repouso e abstinência sexual.[1] Em média, dois quartos dos sangramentos são autolimitados e sem risco para binômio mãe-filho.[1]

Diante da intensificação do sangramento, impõe-se uma conduta enérgica, assim como na presença de comprometimento da vitalidade fetal, maturidade fetal evidenciada e idade gestacional maior que 36 semanas.[3] A existência de sangramento moderado/intenso, alteração hemodinâmica materna ou comprometimento fetal exige conduta ativa com internação imediata, estabilização materna e monitoramento materno e fetal.[1]

Portanto, no sangramento excessivo e incontrolável ou contínuo, independentemente da idade gestacional, opta-se pelo parto cesariano. Quando o sangramento é passível de controle, a conduta expectante é permitida em gestação inferior a 36 semanas. O acompanhamento pode se dar ambulatorialmente, desde que haja boa adesão ao tratamento, proximidade ao hospital e estabilidade. Para gestação com 36 semanas ou mais, o parto cesariano é recomendado.[1]

O diagnóstico de placenta prévia predispõe à escolha pela cesariana como forma de parto, que deve ocorrer assim que a gestação estiver a termo se a paciente e o feto estiverem em bom estado.[8]

O conhecimento da localização da placenta possibilita o planejamento da abordagem durante a cesariana e de incisá-la na histerotomia.[1] Se, após a incisura, a placenta ficar exposta, deve-se deslocá-la manualmente para alcançar a cavidade uterina. Em caso de placenta posterior, prefere-se a histerotomia transversa; na anterior, opta-se pela incisão vertical; e, na placenta prévia centro-total, a histerotomia fúndica vertical é a escolhida.[1]

Em geral, quando, além da placenta prévia, tem-se a presença do acretismo placentário, a histerectomia primária após o parto com manutenção da placenta *in situ* como tratamento é recomendável.[5] As pacientes com suspeição devem ser informadas sobre o alto risco de complicações e possível histerectomia.[1] Estudos ainda mostram que existem outras condutas conforme o grau de invasão do útero e o risco de acometimento de outros órgãos.[7]

No caso clínico, devido à identificação de centralização fetal à USG associada a placenta prévia e ao acretismo placentário com invasão da serosa, optou-se por uma cesariana eletiva com 32 semanas e histerectomia parcial. A histerotomia foi realizada pela parte fúndica com sangramento controlado, seguida de uma revisão de hemostasia e infusão de 300 mL de concentrado de hemácia. Neonatos nasceram com Apgar 8/9, ficando por 10 dias em UTI neonatal. A cirurgia transcorreu sem intercorrência com encaminhamento da puérpera ao quarto e alta hospitalar após 48 horas.

Pontos importantes

- Distinguir as principais causas de hemorragias da segunda metade da gestação.[4]
- Diferenciar características básicas entre DPP e placenta prévia, como sangramento, quadro clínico, localização da placenta e tônus uterino.[1]
- O principal fator de risco para placenta prévia e acretismo é a cicatriz uterina por cesariana anterior.[4]
- Saber a classificação de placenta prévia é fundamental para uma conduta correta e a definição do tipo de parto.[1]
- Uma das complicações mais sérias da placenta prévia é o acretismo placentário.[1]
- A intensidade do sangramento, a condição hemodinâmica materna, a idade gestacional e o tipo de inserção são fatores determinantes da conduta.[3]

Referências bibliográficas

1. Zugaib M. Obstetrícia. 3. ed. Barueri: Manole; 2016.
2. Federação Brasileira das Associações de Ginecologia e Obstetrícia Febrasgo. Manual de Orientação Gestação de Alto Risco; 2011.

3. Freitas F, Martins-Costa SH, Ramos JGL, Magalhães JA. Rotinas em obstetrícia. 6. ed. Porto Alegre: Artmed; 2011.
4. Brasil. Ministério da Saúde. Gestação de alto risco: manual técnico. 5. ed. Brasília: Ministério da Saúde; 2012.
5. Santana DSN, Maia Filho NL, Mathias L. Conceito, diagnóstico e tratamento de placenta prévia acreta com invasão de bexiga: revisão sistemática da literatura. FEMINA. 2010;38(3):147-53. Disponível em: https://pesquisa.bvsalud.org/bvsecuador/resource/pt/lil-545653. Acesso em: 21 ago. 2020.
6. Jauniaux E, Alfirevic Z, Bhide AG, Belfort MA, Burton GJ, Collins SL, et al. Placenta praevia and placenta accreta: diagnosis and management (Biblioteca nacional de medicinaNHI/pubmed). BJOG. 2018. Disponível em: https://pubmed.ncbi.nlm.nih.gov/30260097/. Acesso em: 22 ago. 2020.
7. Montenegro CAB, Rezende Filho J. Rezende obstetrícia fundamental. 13. ed. Rio de Janeiro: Guanabara Koogan; 2014.
8. Anderson-Bragga FM, Sze A. Placenta Praevia. Centro nacional de informações sobre biotecnologia. Treasure Island (FL): StatPearls; 2020. Disponível em: https://www.ncbi.nlm.nih.gov/books/NBK539818/. Acesso em: 21 ago. 2020.

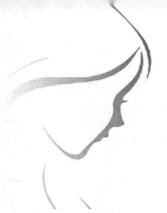

CASO 33

Diabetes e Gestação

Amanda Orssato Horn
Anisio de Souza Neto
Larissa Furlani Bohora Gonçalves

- **Orientador:** Bruno Wensing Raimann
- **Instituição:** Universidade do Vale do Itajaí (Univali)

 Caso clínico

M.N., 36 anos, casada, parda, secundigesta, chega para sua segunda consulta no pré-natal de alto risco devido à hipertensão arterial crônica e, agora, ao diabetes gestacional, descoberto nos exames de 1º trimestre (glicemia de jejum de 115 mg/dia). Refere que está muito empolgada, pois passou a sentir mais os movimentos do bebê e tem tido menos cólicas em baixo ventre, além de estar gostando da dieta prescrita e acredita que controlou seu diabetes. Lembra que nunca recebeu orientação nutricional em sua vida. Traz o registro das glicemias capilares (HGT) e informa que passou a realizar caminhadas 30 minutos diariamente (Tabela 1). Gesta 2 para 1 (parto normal há 3 anos, pré-natal de baixo risco, peso fetal ao nascer 4.050 g). Tipo sanguíneo: O positivo. Sorologias negativas. Em uso: sulfato ferroso 109 mg/dia; metildopa 250 mg de 8/8 horas. Ao exame: bom estado geral, hipocorada 1+/4+, hidratada, pressão arterial (PA) de 130 × 90 mmHg, índice de massa corporal (IMC) 25,4 kg/m², edema em membros inferiores (MMII) 1+/4+, batimentos cardíacos fetais (BCF) 135 bpm, altura uterina de 27 cm, útero normotônico.

Tabela 1. Registro das glicemias capilares da paciente

Dia	Jejum	2 horas pós-almoço	Dia	Jejum	2 horas pós-almoço
Dia 1	129	165	Dia 9	102	145
Dia 3	115	167	Dia 11	99	160
Dia 5	95	148	Dia 13	102	138
Dia 7	100	151	Dia 15	106	140

- **Hipótese diagnóstica:** diabetes melito gestacional (DMG) com falha na terapia não medicamentosa.

Questões para orientar a discussão
- A paciente apresenta fatores de risco para DMG?
- Quais os riscos ao feto caso não haja controle?
- Quais os critérios utilizados para diagnóstico e metas de controle glicêmico?
- Qual o motivo da falha do tratamento não medicamentoso?
- Como se pode evoluir no tratamento da paciente?
- Como é possível avaliar o impacto da doença no feto durante a gestação?

Discussão

O diabetes gestacional é um subtipo de hiperglicemia diagnosticada pela primeira vez na gravidez em curso.[1] Pode ser diagnosticada em qualquer momento da gravidez, mas geralmente ocorre entre o 2º e o 3º trimestre, período no qual a resistência insulínica fisiológica da gravidez é maior.[2] Trata-se de uma condição cada vez mais prevalente, com repercussões materno-fetais em curto e longo prazo. Um recente estudo envolvendo as capitais brasileiras apontou que 7% das gestantes desenvolvem DMG, o que configura importante problema de saúde pública.[3] Sua fisiopatologia é supostamente atribuída à incapacidade de algumas mulheres conseguirem fornecer uma produção extra de insulina frente aos hormônios contrainsulínicos que ficam exacerbados na gestação, principalmente entre as semanas 24 e 28, promovendo um novo estado de resistência insulínica e, por sua vez, a hiperglicemia.[4] O principal hormônio relacionado com essa resistência é o hormônio lactogênico placentário (hPL), além de outros hormônios hiperglicemiantes, como cortisol, estrogênio, progesterona e prolactina. Em mulheres com função pancreática normal, a produção de insulina é suficiente para enfrentar essa resistência fisiológica e manter os níveis normais de glicose.[5]

Os fatores de risco para DMG incluem idade, que piora progressivamente, IMC acima de 25 kg/m^2, ganho excessivo de peso durante a gravidez, histórico familiar de DM e DMG em parentes de primeiro grau, histórico pessoal de síndrome dos ovários policísticos e hipertensão arterial sistêmica (HAS). Além dos fatores citados, o histórico obstétrico é de suma importância, devendo-se atentar a perdas gestacionais prévias, DMG, malformação fetal e recém-nascido anterior com mais de 4 kg (macrossomia fetal).[6]

Entre as possíveis complicações para o feto, destacam-se macrossomia fetal, hipoglicemia neonatal, convulsões neonatais, hiperbilirrubinemia e hipocalcemia.[3] As malformações são raras no DMG, decorrentes, em geral, do DM prévio. Além de recém-nascidos grandes para a idade gestacional, pode haver desequilíbrio no crescimento e complicações em longo prazo, como obesidade e danos neuropsicomotores.[7,8]

Durante a primeira consulta de pré-natal, a gestante deve realizar o teste de glicemia plasmática em jejum de 8 a 12 horas; caso o resultado seja superior ou igual a 92 mg/dL, mas inferior a 126 mg/dL, a gestante é diagnosticada com DMG. Quando o valor em jejum apresentado é igual ou superior a 126 mg/dL, ou ocasional maior que 200 mg/dL, deve ser considerado o diagnóstico de diabetes melito na gravidez. Caso o valor da glicemia seja inferior a 92 mg/dL, deve-se realizar nova avaliação entre 24 e 28 semanas de gestação com o teste de tolerância oral à glicose (TTOG).[9] O exame consiste na dosagem sérica de glicose após a ingestão de 75 g de glicose, com avaliação em jejum, 1 e 2 horas depois. Para o diagnóstico de DMG, um único valor alterado entre as horas analisadas já é suficiente:[1] hora 0: ≥ 92 mg/dL e < 126 mg/dL; hora 1: ≥ 180 mg/dL; hora 2: ≥ 153 mg/dL e < 200 mg/dL.

No caso clínico apresentado, a paciente apresenta diversos fatores de risco para o surgimento de DMG, incluindo idade, IMC, HAS e recém-nascido de parto anterior com mais de 4 kg. Tais fatores são importantes para a estratificação dos riscos, e o médico atento pode melhorar os desfechos maternos-fetais informando-os à paciente no início do pré-natal e, inclusive, em uma consulta pré-concepcional.

A paciente em questão tem diagnóstico prévio à entrevista, o que facilita o entendimento do contexto clínico. Também já iniciou o tratamento não medicamentoso com exercício físico e adequação alimentar. Sempre que diagnosticado DMG, o tratamento consiste em adequação nutricional, idealmente vincular a paciente a um profissional nutricionista, iniciar atividade física para quem nada pratica e realizar o controle glicêmico regularmente. Após 2 semanas, é feita nova avaliação, e, conforme os registros de HGT e as mudanças adotadas no estilo de vida, altera-se a conduta para terapia medicamentosa.[6]

A paciente traz um controle de HGT insatisfatório, ou seja, mais de 70% dos valores além da meta desejada. A maior parte da literatura indica valores máximos de 95 mg/dL para o jejum e 120 mg/dL para 2 horas pós-prandial, e, às vezes, é interessante abaixar ainda mais esses valores quando há crescimento fetal exagerado.[8] Diante disso, deve-se iniciar o tratamento medicamentoso do DMG para essa paciente.

Na sequência do caso, é interessante trazer a discussão existente entre o uso de antidiabéticos orais (ADO) ou insulinoterapia nos casos de pacientes com hiperglicemia não muito elevada (jejum < 140 e pós-prandial < 200). O uso de ADO é prática mais recente, tendo a vantagem da praticidade da via de administração e menor risco de hipoglicemia em relação à insulina. Seu uso passou a ser uma possibilidade após trabalhos mostrarem não haver casos de teratogênese em mulheres que se descobriram grávidas em uso de metformina por síndrome dos ovários policísticos; no entanto, por ser uma medicação que sabidamente atravessa a placenta, os efeitos em longo prazo no recém-nascido ainda não são conhecidos. Portanto, a maioria dos serviços não coloca os ADO como opção de primeira linha no tratamento do DMG. Contudo, alguns serviços já colocam a metformina como primeira opção em casos de hiperglicemias não muito elevadas e mostram bons resultados, como o Serviço de Obstetrícia do Hospital das Clínicas de Porto Alegre (HCPA).[8]

Em todas as gestantes com DMG, há a preocupação com a macrossomia fetal e suas repercussões graves, como o tocotraumatismo e a hipoglicemia neonatal. Por isso, é recomendado o monitoramento do crescimento fetal a partir da 26ª semana com USG seriadas.[8] É desejável que os parâmetros biométricos do percentil do peso e da circunferência abdominal estejam, respectivamente, abaixo do percentil 75 e abaixo do percentil 90. Outro parâmetro avaliado é o índice de líquido amniótico (ILA), que, se aumentado, aliado a outros achados, como mau controle glicêmico da gestante, pode sinalizar comprometimento fetal avançado.[8] E, em termos de monitoramento do bem-estar fetal, o estudo Doppler não é tão fidedigno para detectar alterações como na pré-eclâmpsia e restrição do crescimento fetal; por isso, o mobilograma tem grande importância para a gestante diabética, e, se alterado, a cardiotocografia deve ser realizada.[9]

Conduta

Após avaliada falha à terapêutica não farmacológica ao DMG, há necessidade de progredir a linha de tratamento. A seguir, são apresentados três protocolos de tratamento para a paciente. Segundo a Febrasgo,[9] a primeira linha de tratamento se dá com insulina lenta (NPH) na dose inicial de 0,5 UI/kg/dia. A dose é fracionada em três aplicações – a primeira antes do café da manhã com metade da dose, a segunda antes do almoço com um quarto da dose e a última às 22 horas com um quarto da dose.

Outro protocolo é o do serviço do HCPA,[8] que permite a introdução da metformina caso a glicemia de jejum seja < 140, e a de 2 horas, < 200. Se a glicemia ultrapassar esses valores, deve ser associada ou introduzida insulina em monoterapia. No caso apresentado, ambos os tratamentos são eficientes. A metformina é administrada via oral, na dose de 500 mg/dia em duas a três tomadas. Já a insulina deve, preferencialmente, ser individualizada conforme padrão de hiperglicemia apresentado pelo recordatório. Insulinas basais como NPH são preferíveis em caso de hiperglicemia de jejum. Já as insulinas rápidas e ultrarrápidas são utilizadas em padrão de hiperglicemia pós-prandial. É recomendada a combinação de insulinas para maior eficiência do tratamento, especialmente em casos de difícil controle. Segundo o protocolo, em caso de insulinoterapia, a paciente pode se beneficiar com a dosagem inicial de 0,2 UI/kg/dia de insulina NPH em duas doses fracionadas diárias. Vale ressaltar que toda a terapêutica nutricional já realizada pela paciente deve ser encorajada e mantida até o final da gestação.

Ainda, seguindo orientações do serviço de ginecologia do HCPA, deve ser solicitada USG obstétrica a partir da 26ª semana para rastreamento de malformações fetais. No exame, são avaliados os parâmetros do crescimento fetal, como circunferência abdominal fetal, peso fetal e, também, o ILA. Na Tabela 2, são apresentadas as insulinas empregadas na terapia medicamentosa do DMG.

Tabela 2. Insulinas utilizadas na terapia medicamentosa do diabetes melito gestacional

Tipo de insulina	Nome	Início de ação	Pico de ação	Duração
Ultrarrápida	Lispro, Aspart	1 a 15 minutos	1 a 2 horas	4 a 5 horas
Rápida	Regular	30 a 60 minutos	2 a 4 horas	6 a 8 horas
Lenta	NPH	1 a 3 horas	5 a 7 horas	13 a 18 horas
Ultralenta	Glargina, Detemir	30 minutos	Não faz	12 a 24 horas

Fonte: Febrasgo, 2019.[9]

A avaliação da vitalidade fetal é um importante parâmetro na prevenção da morte intrauterina e deve ser reforçada em gestantes com DMG. Recomenda-se iniciar o mobilograma a partir da 28ª semana e, a partir da 32ª semana, avaliação da vitalidade com cardiotocografia ou perfil biofísico fetal semanal até o termo, salvo em gestantes com tratamento não farmacológico e bom controle.[8]

Pontos importantes

- O principal hormônio relacionado com resistência insulínica na gravidez é o hPL.[8]
- O diagnóstico de DMG pode ser dado em qualquer idade gestacional, não sendo excluído após a primeira dosagem com resultado inferior a 92 mg/dL.[8]
- A terapêutica nutricional deve estar presente durante toda a gravidez, mesmo após intervenção farmacológica, e exerce grande impacto no controle glicêmico.[8]
- A insulinoterapia ainda representa o tratamento farmacológico de primeira linha do DMG, embora alguns serviços já tenham boa experiência no uso de antidiabéticos orais para casos de hiperglicemia não muito elevada.[8]
- O diagnóstico de DMG implica acompanhamento de pré-natal de alto risco.[8]
- É indicado acompanhamento com USG mensal a partir da 26ª semana para avaliação do crescimento fetal e intervalos mais curtos conforme evolução.[8]

Referências bibliográficas

1. Sociedade Portuguesa de Diabetologia (SPD), com a colaboração de Sociedade Portuguesa de Endocrinologia, Diabetes e Metabolismo (SPEDM), Sociedade Portuguesa de Obstetrícia e Medicina Materno-Fetal (SPOMMF), Sociedade Portuguesa de Neonatologia (SPN), Associação Portuguesa de Medicina Geral e Familiar (APMGF), Programa Nacional da Diabetes da Direção Geral de Saúde (DGS), Divisão da Saúde Sexual e Reprodutiva da DGS. Consenso "Diabetes Gestacional": Atualização 2017. Revista Portuguesa de Diabetes. 2017; 12(1):24-38.
2. Silva JC, Bertini AM, Ribeiro TE, Carvalho LS de, Melo MM, Barreto Neto L. Fatores relacionados à presença de recém-nascidos grandes para a idade gestacional em gestantes com diabetes mellitus gestacional. Rev Bras Ginecol Obstet. 2009; 31(1).
3. Araujo NJ. Diabetes gestacional e o risco de complicações no recém-nascido: revisão sistemática. [Monografia de Graduação em Biomedicina]. Governador Mangabeira: FAMAM; 2017.
4. American Diabetes Association. Diabetes care. The Journal of Clinical and Applied Research and Education. 2019; 42:1-204.
5. Oliveira TS. Diabetes Gestacional [Monografia – Graduação em Farmácia]. Ariquemes: FAEMA; 2016. 33 p.
6. Sociedade Brasileira de Diabetes. Diretrizes 2019-2020. São Paulo: Clannad; 2019.
7. Amaral AR, Silva JC, Ferreira BS, Silva MR, Alves Bertini AM. Impacto do diabetes gestacional nos desfechos neonatais: uma coorte retrospectiva. Scientia Medica. 2015 Apr 28; 25(1):1-6.
8. Martins-Costa SH. Rotinas em obstetrícia. 7. ed. Porto Alegre: Artmed; 2017.
9. Fernandes CE, Sá MFS. Tratado de ginecologia – Febrasgo. Rio de Janeiro: Elsevier; 2019.

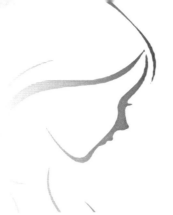

CASO 34

Hemorragias da Primeira Metade da Gestação

Cássia Maia Reis
Letícia Rezende Leal Semião
Maria Eduarda Melo Alves Freitas

- **Orientadora:** Polyana Monteiro Cardoso
- **Instituição:** Universidade Federal de Lavras (UFLA)

 Caso clínico

M.L.C., 37 anos, casada, administradora, G2PN1A0. Comparece ao pronto atendimento apresentando leve sangramento vaginal, de início na última hora. Relata diagnóstico de gravidez por beta-hCG sérico positivo, com idade gestacional de 8 semanas a partir da data da última menstruação (DUM). Não realizou exames de rotina de pré-natal, pois ainda não compareceu à primeira consulta. Relata cólica leve e nega outros sintomas associados. Paciente é obesa grau I. Nega cirurgias prévias, internações, uso de medicações contínuas ou alergias. Ao exame físico, apresenta-se em bom estado geral, corada, acianótica, anictérica, hidratada, com ausência de linfonodomegalias. Pressão arterial (PA): 135/80 mmHg; frequência cardíaca (FC): 94 bpm; frequência respiratória (FR): 20 irpm; temperatura axilar: 36,5°C. Abdome indolor à palpação, útero não palpável. Ao exame ginecológico, genitália externa sem alterações, leve sangramento de coloração amarronzada em peça íntima. Ao exame especular, colo uterino trófico, leve sangramento coletado em fundo de saco, ausência de sangramento ativo. Pelo toque vaginal, colo uterino amolecido, impérvio, útero intrapélvico, anexos não palpáveis, leve sangramento em dedo de luva. Solicitado exame ultrassonográfico e laboratorial.

- **Hipóteses diagnósticas:** gestação ectópica, gestação molar, gestação anembrionada, ameaça de abortamento, hematoma subcoriônico.

- **Exames complementares:**
  - Ultrassonografia transvaginal (USGTV): saco gestacional único, de contornos regulares e paredes finas, de implantação tópica, com 22 mm de diâmetro médio, sem evidência de embrião. Decídua de localização posterior, normoimplantada (fixo ao útero). Eco embrionário e vesícula vitelínica ainda não individualizada. Idade gestacional compatível com 7 semanas.
  - Beta-hCG quantitativo: 1.500 mIU/mL.
  - Tipagem sanguínea: O positivo.

Continuação do caso clínico

Diante do quadro, foi instruído à paciente a realização de novo exame ultrassonográfico dentro de 14 dias, além de retorno hospitalar imediato, caso apresentasse sangramento intenso ou febre.

Após esse tempo, em USGTV foi verificado saco gestacional de 28 mm de diâmetro médio, embrião não identificado. Diante da ausência de sintomas da paciente, foi lhe dada a opção de aguardar a expulsão do saco gestacional, ou a imediata internação, com preparação de colo uterino com misoprostol e posterior curetagem. Expostos os riscos, a paciente optou pela conduta expectante.

Cerca de 4 dias depois, a paciente retornou à urgência referindo sangramento vaginal intenso há 1 hora, com redução significativa no momento. Em USGTV, não foi visualizado saco gestacional, com eco endometrial heterogêneo de 4 mm. Foi orientado seguimento ambulatorial e alta.

Questões para orientar a discussão

- Quais etiologias devem ser consideradas?
- Como excluir ou sustentar as hipóteses diagnósticas por meio dos exames complementares?
- Sobre a gestação anembrionada: quais são a etiologia, clínica, fatores de risco e como é realizado o seu diagnóstico?
- Qual a conduta nesses casos?

Discussão

Sangramento vaginal e/ou dor abdominal na primeira metade da gestação podem indicar uma série de complicações gestacionais e demandam avaliação médica imediata. Os diagnósticos diferenciais incluem gravidez intrauterina normal, implantação embrionária ectópica, hematoma subcoriônico, mola hidatiforme e perda precoce da gravidez, que abrange condições como gestação anembrionária e abortamento. Quando disponível, a USGTV deve ser realizada em todas as gestantes com sinais ou sintomas sugestivos de perda de gravidez.[1] Além da clínica já mencionada, as mulheres podem notar uma redução nos sintomas relacionados com a gestação.[1]

Ocasionalmente, o monitoramento dos níveis de hCG pode ser útil, sobretudo se a USG não estiver facilmente disponível.[1] Um aumento menor que o esperado, queda dos valores ou, ainda, negativação qualitativa são sugestivos de condições como gravidez ectópica e morte embrionária precoce.[2] No entanto, na maioria dos casos, a avaliação ultrassonográfica é necessária para o diagnóstico definitivo.[1] Quando não há sinais embrionários intrauterinos em USGTV, atentar-se para gravidez ectópica ou gravidez molar.

A gravidez ectópica pode ser confirmada pelo acompanhamento dos níveis séricos de hCG, na ausência de saco gestacional em USGTV. Níveis ≥ 2.000 mUI/mL ou com aumento maior que 35% em 48 horas confirmam o diagnóstico.[2] Do mesmo modo, a identificação de uma gravidez externa à cavidade uterina (na maioria das vezes tubária) e/ou sangramento intrapélvico também são critérios válidos.[1]

A mola hidatiforme pode ser caracterizada 90% das vezes por USGTV, com a identificação de endométrio hiperecoico preenchido por imagens hipoecogênicas irregulares, na ausência de embrião. Os valores de hCG encontram-se exorbitantemente aumentados, assim como o útero e, em alguns casos, os anexos, em relação à idade gestacional da paciente.[2] Ainda, é comum a exacerbação dos sintomas gestacionais, como hiperemese gravídica e aumento da PA. A confirmação diagnóstica, contudo, só pode ser feita por análise histológica do material eliminado.[1]

Uma vez que o saco gestacional intrauterino é visto na USGTV, alterações em exames subsequentes que evidenciem ausência de gravidez intrauterina ou perda da atividade cardíaca previamente observada definem o diagnóstico de perda gestacional.[1] Nesses contextos, os achados ultrassonográficos atingem até 100% de especificidade e valor preditivo positivo, dispensando a realização de exames laboratoriais.

Alguns critérios ultrassonográficos se destacam, como saco gestacional ≥ 25 mm de diâmetro em ausência de saco vitelino ou embrião, embrião com comprimento cabeça-nádega (CCN) ≥ 7 mm sem atividade cardíaca, ausência de um embrião com batimento cardíaco em 2 semanas ou mais após exame prévio, sem saco vitelino; e ausência de um embrião com batimento cardíaco em 11 ou mais dias após exame prévio, com saco vitelino.[1]

Os fatores de risco comuns para perda de gravidez incluem aumento da idade materna, comorbidades, como obesidade, doenças da tireoide, doenças autoimunes, trombofilias, sífilis não tratada etc., uso de medicamentos e/ou substâncias e exposições ambientais. O histórico de perda gestacional anterior também está relacionado com maior probabilidade, independentemente da idade materna.[1] Anormalidades fisiológicas ou cromossômicas do embrião também podem impedir seu desenvolvimento e resultar em perda gestacional.[3]

O abortamento consiste na interrupção da gestação antes das 20 semanas ou quando o feto tem peso inferior a 500 g.[4] De acordo com os achados na USGTV, pode ser classificado em retido, completo ou incompleto. O abortamento completo é aquele em que houve diagnóstico prévio de gravidez, e a paciente cursa com sangramento vaginal abundante, eliminação do conteúdo e posterior diminuição das cólicas e do sangramento, não sendo mais evidenciada a presença de gestação no exame ultrassonográfico.[4] Diferentemente, o incompleto apresenta-se em USGTV com imagem intrauterina de aspecto amorfo e heterogêneo; e, ao exame físico, colo uterino aberto com saída de material. No abortamento retido, o diagnóstico da morte do embrião é feito por meio da USGTV, visto não haver manifestações clínicas desse fato.[4]

A presença de hematoma subcoriônico é frequentemente diagnosticada pela USGTV, demonstrado como imagem hipoecoica localizada entre o saco gestacional e a parede interna da cavidade uterina.[4] O sangramento, nesses casos, decorre da ruptura de vasos da margem placentária e costuma se associar a bom prognóstico perinatal. Foi observada perda fetal em cerca de 93% dos casos com hematoma de volume superior a 60 mL e envolvendo mais de 50% do saco gestacional.[4]

A gestação anembrionada é considerada uma perda precoce da gravidez, quando uma gestação intrauterina é inviável no 1º trimestre.[1] Caracteriza-se pela presença de saco gestacional que cresce normalmente, porém o embrião não se desenvolve.[3] A etiologia nesses casos ainda é incerta, e alguns estudos incluem anormalidades anatômicas maternas e traumas.[1] A Associação Americana de Gravidez estima que esses casos constituem até metade dos abortamentos do 1º trimestre.[3]

Para realizar o diagnóstico, é necessário ter saco gestacional ≥ 25 mm de diâmetro médio e ausência de saco vitelino ou embrião em achado ultrassonográfico,[5] ou duas UGSTV, com intervalo de cerca de 14 dias, sem evidência de embrião ou vesícula vitelina.[3] Esses casos podem ser identificados precocemente em consultas pré-natais, em mulheres assintomáticas, mas também por meio de exames complementares realizados após queixa de sangramento vaginal e/ou cólica pélvica.

Conduta

A confirmação do diagnóstico do caso em questão foi realizada após um segundo exame ultrassonográfico sem evidência de embrião ou vesícula vitelina. Durante o intervalo dos exames, deve-se realizar acompanhamento da paciente e alertá-la para retorno hospitalar imediato caso apresente sangramento vaginal intenso, dor abdominal incomum ou febre.

As opções terapêuticas para perda gestacional precoce envolvem conduta expectante, manejo clínico e abordagem cirúrgica.[3] Na maioria dos casos de gestação anembrionada, a paciente sofre um abortamento espontâneo em até 3 semanas, motivo pelo qual a conduta expectante é recomendada. Outras opções consistem na utilização de medicamentos indutores de contrações uterinas, como o misoprostol, ou de alternativas cirúrgicas que compreendem aspiração intrauterina, em que o material é retirado do útero a vácuo ou pela curetagem uterina.[5] As opções de tratamento devem levar em conta o quadro clínico da mulher, seu estado emocional e, também, sua preferência em aguardar uma resolução espontânea ou optar por um tratamento mais invasivo, após ser informada sobre todas as suas opções e consequências. É essencial prestar apoio emocional imediato e encaminhá-la, quando necessário, para o atendimento psicológico continuado.[3]

Pontos importantes

- Sangramento vaginal e/ou dor abdominal na primeira metade da gestação podem indicar complicações gestacionais e demandam avaliação médica imediata, preferencialmente com auxílio da USGTV, se disponível.[1]
- Deve-se pesquisar por implantação embrionária ectópica, hematoma subcoriônico, mola hidatiforme, gestação anembrionária ou abortamento.[1]
- Em mulheres assintomáticas, casos de perda gestacional precoce podem ser identificados em consultas pré-natais.[2]
- A gestação anembrionada é considerada uma perda precoce da gravidez, caracterizada pela presença de saco gestacional tópico e ausência de embrião.[3]
- A gestação anembrionada é confirmada após duas USGTV com intervalo de 14 dias ou mais, que evidenciam saco gestacional ≥ 25 mm de diâmetro sem saco vitelino ou embrião.[1,3]
- As opções terapêuticas envolvem conduta expectante, manejo clínico e abordagem cirúrgica, além de apoio psicológico imediato e continuado.[1]

Referências bibliográficas

1. Prager S, Micks E, Dalton VK. Perda de gravidez (aborto espontâneo): fatores de risco, etiologia, manifestações clínicas e avaliação diagnóstica. In: Barbieri RL, Schreiber CA (ed.). UpToDate. 2020.
2. Fernandes CE, Sá MFS. Tratado de obstetrícia – Febrasgo. Rio de Janeiro: Elsevier; 2019.
3. Chaudhry K, Tafti D, Siccardi MA. Anembryonic Pregnancy (Blighted Ovum). In: StatPearls [Internet]. Treasure Island (FL): StatPearls Publishing; 2020. Disponível em: https://www.ncbi.nlm.nih.gov/books/NBK499938/. Acesso em: 22 ago. 2020.
4. Zugaib M. Obstetrícia. 3. ed. Barueri: Manole; 2016. 1329 p.
5. Montenegro CAB, Rezende Filho J. Rezende obstetrícia. 13. ed. Rio de Janeiro: Guanabara Koogan; 2017.

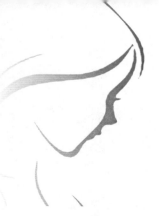

CASO 35

Síndromes Hipertensivas na Gestação

Maressa Ribeiro Vieira
Samantha Oliveira Silva
Thaís Maria Freitas Pereira

- **Orientadora:** Lívia das Graças Rezende
- **Instituição:** Universidade Vale do Rio Doce (Univale)

 Caso clínico

G.S.V.A., do sexo feminino, 21 anos, gestante, G1P0A0, idade gestacional 29 semanas e 1 dia, compareceu ao hospital municipal, relatando sangramento vaginal. Relata movimentos fetais diminuídos, não sentindo nenhuma movimentação no dia. Refere pressão arterial (PA) elevada desde o dia anterior, aferida no posto de saúde. Realizou seis consultas de pré-natal e apresenta sorologias para HIV, HBsAg, VDRL com resultados não reagentes. Sua PA-base era de 100/60 mmHg. Nega comorbidades e alergias. Nega vícios. Ao exame físico: bom estado geral, lúcida, orientada no tempo e espaço, corada, hidratada e PA de 150/100 mmHg. Bulhas cardíacas fetais de 140 bpm, altura do fundo uterino de 24 cm, dinâmica uterina ausente e tônus normal. Ao toque, apresentou colo grosso, posterior, pérvio e sangramento discreto em dedo de luva. Ausência de edema em membros inferiores.

- **Hipóteses diagnósticas:** pré-eclâmpsia (PE), eclâmpsia e descolamento prematuro de placenta.
- **Exames complementares:**
  - Ultrassonografia (USG): útero gravídico com feto em apresentação pélvica, índice de líquido amniótico (ILA): 13 cm, peso fetal de 956 g (abaixo do percentil 3), estudo ao Doppler sem alterações, e placenta com hematoma retroplacentário medindo 5,1 × 2,3 × 3,2 cm.
  - Cardiotocografia: categoria 1 (padrão ondulatório, presença de acelerações, linha de base de 130 bpm e boa variabilidade).

- Exames laboratoriais: tipo sanguíneo A+; teste HIV e sífilis: não reagentes; Hb: 12,2; Ht: 32,9%; global de leucócitos: 11.500; plaquetas 170 mil; RNI: 1,0; ácido úrico: 5,6; creatinina: 0,7; ureia: 30; bilirrubina total: 0,2; TGO: 26; TGP: 20; LDH: 327.

Continuação do caso clínico

A paciente foi internada com repouso restrito no leito e iniciada investigação para PE e hematoma retroplacentário. Após os resultados dos exames, foi administrada primeira dose de betametasona 12 mg intramuscular e mantida conduta expectante. No segundo dia de internação, a paciente relatava redução do sangramento vaginal, presença de movimentos fetais ativos e mantinha controle dos níveis pressóricos entre 120/80 e 144/91 mmHg sem anti-hipertensivos. Um novo exame ultrassonográfico foi realizado para avaliação do hematoma que se manteve estável em relação ao exame anterior. Exame de proteinúria 24 horas teve o seguinte resultado: 7.153,59 mg.

Após 48 horas de internação com a paciente assintomática e bom controle pressórico, foi mantido monitoramento rigoroso dos níveis pressóricos, com investigação laboratorial diária com hemograma completo, tempo de coagulação, dosagem séria de AST, LDH, creatinina, glicose e bilirrubinas e avaliação da vitalidade fetal diária com cardiotocografia e USG obstétrica com Doppler, que evidenciava estabilidade do hematoma e crescimento fetal restrito.

No 8º dia de internação, a paciente apresentou PA variando entre 176/95 e 189/110 mmHg, cefaleia, escotomas e aumento do sangramento vaginal, sendo iniciado o anti-hipertensivo metildopa 500 mg via oral de 8/8 horas e sulfato de magnésio em dose de ataque seguido de dose de manutenção para prevenção de eclampsia. Ao realizar um novo exame ultrassonográfico, foram evidenciados: feto pélvico, ILA = 5 cm, peso fetal de 1.075 g, Doppler com centralização fetal e presença de discreta ascite materna.

A paciente foi admitida no centro obstétrico, lúcida e orientada, com PA de 150/90 mmHg e saturação de 98% para realização de cesariana. Às 23:02h, nasceu a recém-nascida, admitida na unidade de terapia intensiva neonatal. Foi evidenciada área de descolamento placentário de cerca de 40%, e, durante a histerorrafia, a paciente queixou-se de cefaleia, escotomas e visão turva, seguida de crise convulsiva tônico-clônica generalizada, PA de 220/110 mmHg e edema agudo de pulmão. Após o controle da crise e o término da cirurgia, a paciente foi encaminhada para a unidade de terapia intensiva.

Questões para orientar a discussão

- Quais etiologias devem ser consideradas para a elevação da PA durante a gravidez?
- Quais são os critérios que definem e diferenciam PE e eclâmpsia?
- Sobre a PE, quais são os fatores de risco, fisiopatologia, diagnóstico, tratamento e possíveis complicações?
- Sobre o descolamento prematuro de placenta, quais são os critérios diagnósticos?

Discussão

A hipertensão arterial é definida pela PA sistólica ≥ 140 mmHg e/ou PA diastólica ≥ 90 mmHg. As síndromes hipertensivas na gestação são classificadas em hipertensão arterial crônica (até a 20ª semana), hipertensão gestacional (após a 20ª semana sem sinais de PE), hipertensão do avental branco, PE e eclâmpsia.[1,2] Elas estão entre as principais causas de mortalidade materna e perinatal, sendo a PE responsável por 2% a 8% das complicações gestacionais no mundo.[1-3]

A PE é uma hipertensão que ocorre após 20 semanas de gestação, acompanhada de proteinúria (excreção de 300 mg ou mais em urina de 24 horas, relação proteína/creatinina > 0,3 ou > 1,0 g/L em fita reagente), que desaparece até 12 semanas pós-parto.[1,2] Na ausência de proteinúria, o diagnóstico deve ser feito na presença de hipertensão associada a qualquer um dos seguintes: trombocitopenia (contagem de plaquetas < 100.000/mm^3), insuficiência renal (creatinina no soro > 1,1 mg/dL, sendo inexistente outra doença renal), comprometimento da função hepática (elevação das enzimas transaminases de 2 vezes), edema de pulmão e distúrbios cerebrais ou visuais. A paciente do caso apresentou aumento da PA e proteinúria de 24 horas de 7.153,59, com 29 semanas de gestação, fechando o diagnóstico de PE.[2,4]

A PE é classificada em leve ou grave. A pré-eclâmpsia grave (PEG) se caracteriza por pelo menos um dos sinais: PA ≥ 160/110 mmHg, trombocitopenia, elevação de AST e ALT duas vezes superior ao limite da normalidade, dor intensa em quadrante superior direito ou epigástrio, creatinina > 1,1 mg/dL ou sua duplicação na ausência de outras doenças renais, sintomas cerebrais ou visuais e edema pulmonar. No caso clínico, a paciente apresentou PEG no 8º dia de internação, quando a PA variou de 176/95 a 189/110 mmHg.[2,4]

Os principais fatores de risco para a PE são primigestação, história prévia ou familiar de PE, hipertensão crônica, diabetes melito, colagenoses, raça negra, obesidade e trombofilias. A etiologia é desconhecida, mas acredita-se que o sistema imunológico materno esteja envolvido, ocasionando defeito na perfusão do trofoblasto, com consequente redução na pressão de perfusão uteroplacentária e hipóxia/isquemia, resultando em disfunção endotelial dos vasos com aumento da resistência vascular, alteração na permeabilidade capilar e ativação do sistema de coagulação. Esse processo resulta em insuficiência de múltiplos órgãos.[1,5]

Uma complicação da PE é a eclâmpsia, definida por crises convulsivas tônico-clônicas generalizadas e/ou coma, geralmente precedida por distúrbios do sistema nervoso central (SNC), visuais e gástricos. A paciente apresentou crise convulsiva tônico-clônica generalizada na hora do parto, precedido por escotomas, turvação visual e cefaleia, caracterizando um quadro de eclâmpsia.[1,2,5]

As síndromes hipertensivas são frequentemente responsáveis pelo descolamento prematuro de placenta (DPP), e mulheres hipertensas apresentam um risco cinco vezes maior de DPP grave em comparação às normotensas. O diagnóstico do DPP é clínico, sendo geralmente acompanhado de sangramento vaginal, dor abdominal geralmente intensa e de início súbito, acompanhada de contrações uterinas. Pacientes com esses sintomas associados a anormalidades da frequência cardíaca fetal ou ausência de batimentos e/ou coagulação intravascular disseminada (CIVD) sugere o diagnóstico e indicam DPP extenso. USG apresentando hematoma retroplacentário, exames laboratoriais para pesquisa de CIVD e exames pós-parto com achados placentários característicos podem ajudar no diagnóstico.[6]

No exame físico da paciente, foi observado um sangramento em dedo de luva, hematoma retroplacentário à USG, tendo sido confirmado descolamento de 40% da placenta após o parto.

Conduta

A conduta na PE, independentemente da gravidade do quadro clínico e na eclâmpsia, deve ser realizada em ambiente intra-hospitalar. Na PEG/eclâmpsia, deve-se hospitalizar a paciente para estabilização do quadro com:[1,4]

- Sulfato de magnésio: 4 g de MgSO$_4$, via intravenosa (IV), em 5 a 10 minutos, seguido de dose de manutenção IV de 0,6 a 2 g/hora, IV, em bomba de infusão.

- Hidralazina ou nifedipino: nifedipino 10 mg, via oral (VO), e repetir 10 mg a cada 30 minutos, se necessário. Se não houver resposta adequada, administrar hidralazina 5 mg, IV. Se a PA não for controlada, repetir 5 a 10 mg a cada 20 minutos.
- Betametasona: 12 mg, a cada 24 horas, 2 aplicações via intramuscular (IM) para acelerar a maturidade pulmonar nos fetos com menos de 34 semanas em que o nascimento estiver previsto para as próximas 48 horas.
- Infusão de ringer lactato: 100 a 125 mL/hora.
- Após a estabilização, prosseguir com interrupção da gravidez se indicações maternas (síndrome de HELLP, eclâmpsia, edema pulmonar ou saturação de O_2 < 94%, PA sem controle, creatinina sérica > 1,5 mg/dL ou oligúria < 500 mL/24 horas ou suspeita de DPP) ou indicações fetais (crescimento fetal < percentil 5, desacelerações fetais tardias repetidas na cardiotocografia, Doppler venoso com onda A patológica, morte fetal).

Em caso de eclâmpsia, o foco inicial do tratamento serão as convulsões, seguido de hipertensão e distúrbios metabólicos, junto aos cuidados e controles gerais. O sulfato de magnésio deve ser mantido por até 24 horas após o parto.[2]

Pontos importantes

- Gestantes com PEG ou eclâmpsia devem receber sulfato de magnésio para prevenção e tratamento de convulsões.[1]
- Toda gestante com alto risco de PE deve receber baixas doses de ácido acetilsalicílico profiláticas entre 12 e 28 semanas de gestação até o parto.[1]
- O uso concomitante do sulfato de magnésio com a nifedipina deve ser manejado com cautela devido à possibilidade de hipotensão grave, depressão miocárdica e de potencialização do bloqueio neuromuscular do sulfato de magnésio.[1]
- Existe uma relação positiva entre PE, eclâmpsia e hipertensão arterial, doença cardiovascular, acidente vascular encefálico isquêmico e mortalidade precoce no futuro, devendo haver orientação à paciente após o parto para manter uma vida saudável.[2]
- O risco de DPP é cinco vezes maior em crianças com síndromes hipertensivas.[6]

Referências bibliográficas

1. Febrasgo. Pré-eclâmpsia nos seus diversos aspectos. São Paulo: Federação Brasileira das Associações de Ginecologia e Obstetrícia (Febrasgo). Série Orientações e Recomendações Febrasgo. n. 8. São Paulo: Febrasgo; 2017.
2. Brasil. Ministério da Saúde. Gestação de alto risco: manual técnico/Ministério da Saúde, Secretaria de Atenção à Saúde, Departamento de Ações Programáticas Estratégicas. 5. ed. Brasília: Ministério da Saúde; 2012.
3. ACOG. Practice Bulletin No. 202 Summary: Gestational Hypertension and Preeclampsia. Obstet Gynecol. 2019; 133(1):211-4.
4. Montenegro CAB, Rezende Filho J. Rezende Obstetrícia. 13. ed. Rio de Janeiro: Guanabara Koogan; 2017.
5. Febrasgo. Manual de Gestação de alto risco. Manual de orientação. Federação Brasileira das Associações de Ginecologia e Obstetrícia, 2011.
6. Feitosa FE, Carvalho FH, Feitosa IS, Paiva JP. Descolamento prematuro de placenta. n. 27. São Paulo: Federação Brasileira das Associações de Ginecologia e Obstetrícia (Febrasgo); 2018.

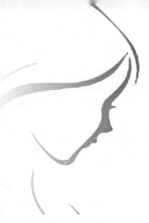

CASO 36

Toxoplasmose e Gestação

Maressa Ribeiro Vieira
Samantha Oliveira Silva
Thaís Maria Freitas Pereira

- **Orientadora:** Lívia das Graças Rezende
- **Instituição:** Universidade Vale do Rio Doce (Univale)

 ## Caso clínico

G.R.S., do sexo feminino, 24 anos, casada, gestante, G3P2A0 (partos vaginais há 8 e 3 anos, sem intercorrências). Idade gestacional (IG) 31 semanas (datada pela ultrassonografia obstétrica de 18 semanas), encaminhada ao Centro Estadual de Atenção Especializada (CEAE) para acompanhamento de pré-natal de alto risco. Encontrava-se assintomática. História familiar: negativa para hipertensão arterial sistêmica (HAS), diabetes melito (DM), câncer e síndromes hipertensivas gestacionais. Nega comorbidades, alergias, alterações glicêmicas e pressóricas nas gestações prévias e nega tabagismo. Relata consumo de bebida alcóolica na gestação.

Ao exame físico: bom estado geral, lúcida, orientada no tempo e espaço, corada, hidratada, pressão arterial (PA) de 120/80 bpm, índice de massa corporal (IMC) 36 kg/m^2 (obesidade grau II), altura do fundo uterino: 30 cm, batimento cardíaco fetal (BCF): 150 bpm, dinâmica uterina ausente e tônus normal, apresentação fetal cefálica.

- **Exames complementares:**
  - Testes rápidos (17 semanas): HIV: não reagente; VDRL: não reagente; HBsAg: não reagente.
  - Ultrassonografia (USG): gestação de 18 semanas, útero gravídico com feto em apresentação cefálica, índice de líquido amniótico (ILA): 11, peso fetal de 223 gramas (percentil 50) e placenta com inserção corporal anterior, homogênea.

- Exames laboratoriais (18 semanas): tipo sanguíneo O+; VDRL, HBsAg e HIV não reagentes; toxo IgG reagente 28,2/IgM reagente 6,78; Hb: 13,3 g/dL; Htc: 40,8%; leucócitos: 8.560/mm³; plaquetas 214.000/mm³; glicemia de jejum 89 mg/dL; EAS: leucócitos: 3 por campo; flora moderadamente aumentada; bacterioscopia de Gram: raros bastonetes Gram +.
- **Hipóteses diagnósticas:** toxoplasmose aguda, falso IgM, bacteriúria assintomática.

Continuação do caso clínico

Devido à titulação de IgM reagente para toxoplasmose, foi iniciada espiramicina 3 g/dia e solicitado teste oral de tolerância à glicose (TOTG), hemograma, VDRL, EAS e urocultura, novo exame de IgG e IgM para toxoplasmose e USG obstétrica. Na segunda consulta, a paciente trouxe os resultados dos exames solicitados:

- TOTG 75 g de dextrosol: jejum: 82 mg/dL, 1 hora: 95 mg/dL, 2 horas: 104 mg/dL.
- Toxoplasmose: IgG 96 e IgM indeterminado; VDRL: NR; Hb: 12,40 g/dL; Htc: 34,7%; plaquetas: 232.000/mm³; leucócitos: 7.700/mm³; EAS: 3 piócitos por campo, flora moderada; urocultura: negativa.
- USG obstétrica: feto em situação transversa, apresentação cefálica; BCF: 148 bpm, placenta anterior, heterogênea, G1; peso: 1.502 g; IG: 32 semanas + 3 dias à biometria atual (IG pela 1ª USG: 31 semanas + 5 dias).

Após esses resultados, foi iniciado o esquema tríplice com sulfadiazina 3 g/dia + pirimetamina 50 mg/dia + ácido folínico 15 mg/dia, para o tratamento do feto, pois a gestante já se encontrava no 3º trimestre gestacional.

A paciente retorna para o acompanhamento pré-natal com 34 semanas de IG e relato de que ainda não havia iniciado o esquema tríplice devido à falta de estoque na farmácia. Mantinha o uso da espiramicina apenas. Ao exame físico: PA: 120/80 mmHg. Peso: 110,4 kg, IMC: 36 kg/m², movimentação fetal presente, altura do fundo uterino (AFU): 34 cm, BCF: 141 bpm, dinâmica uterina ausente e tônus normal. Ausência de edema. Foi solicitada USG, com orientação a procurar a medicação novamente, além de agendado retorno para prosseguimento do pré-natal.

Questões para orientar a discussão

- Qual a situação epidemiológica da toxoplasmose gestacional?
- Qual a fisiopatologia da toxoplasmose na gravidez?
- Como é feito o diagnóstico e quais condutas diante de cada resultado?
- Quais as possíveis complicações da toxoplasmose na gravidez para a mãe e o feto?
- Qual acompanhamento é necessário realizar em pacientes com toxoplasmose na gravidez?
- Quais as principais formas de prevenção da toxoplasmose na gestação?

Discussão

A toxoplasmose é uma zoonose causada pelo protozoário *Toxoplasma gondii*, que, se manifestada a primoinfecção durante a gestação, pode ocorrer transmissão transplacentária e cursar com diversas sequelas graves no feto. Trata-se de uma infecção de distribuição mundial, sendo a sua prevalência maior nos países de clima tropical, como o Brasil. A prevalência de soroconversão na gestação é de 1 a 14 casos por 1.000 gestações e de infecção congênita em torno de 0,2 a 2 por 1.000 nascidos vivos.[1-3]

A doença é transmitida quando há ingestão materna de oocistos em alimentos contaminados, seja carne malpassada ou vegetais ou, ainda, por contato com fezes de felino, que é o hospedeiro definitivo do *T. gondii*. Na mulher, os oocistos transformam-se em taquizoítos que infectam a placenta e transmitem a doença ao feto.[1,3]

A infecção fetal e suas repercussões estão relacionadas à IG em que ocorreu. No 3º trimestre de gestação, o risco de transmissão placentária é maior que 60%, enquanto, no 1º trimestre, varia de 10% a 15%. Entretanto, a gravidade de repercussões para o feto diminui quanto maior a IG em que ocorre a infecção. Entre os quadros clínicos presentes, há a tríade clássica da infecção congênita na toxoplasmose, representada por coriorretinite, hidrocefalia e calcificações intracerebrais, que acometem cerca de 10% das infecções congênitas.[1,3,4]

O diagnóstico clínico é extremamente limitado pelo grande número de gestantes assintomáticas ou com sintomas inespecíficos; portanto, o exame preconizado para o diagnóstico é o sorológico, para detecção de anticorpos IgG e IgM. No caso clínico, a paciente realizou teste sorológico IgM e IgG para toxoplasmose na sua primeira consulta, o qual apresentou IgM reagente de 6,78 e IgG reagente de 28,2, sugerindo uma infecção aguda de toxoplasmose.

Há, ainda, a possibilidade de diagnóstico da infecção fetal por meio da pesquisa do *T. gondii* no líquido amniótico, por meio da reação em cadeia da polimerase (PCR), que pode ser feita a partir da 18ª semana de gestação. Além disso, é possível levantar a hipótese diagnóstica por meio de achados ultrassonográficos, como calcificações intracerebrais, ventriculomegalia, microcefalia, hepatoesplenomegalia e crescimento intrauterino restrito (CIUR) acentuado.[2,3]

A toxoplasmose na gestação, geralmente, não traz complicações para a mãe, mas pode trazer sérias repercussões para o feto, como coriorretinite e outras alterações oculares, hepatoesplenomegalia, alterações hematológicas, CIUR, morte fetal, prematuridade, microcefalia, hidrocefalia, calcificações cerebrais, pneumonite, erupção cutânea e retardo mental. Portanto, é imprescindível que todo RN de mãe com diagnóstico ou suspeita de toxoplasmose seja submetido a investigação neurológica, exame oftalmológico completo com fundoscopia, exame de imagem cerebral, exames hematológicos e de função hepática.[2]

Diante de uma gestante soronegativa, é de suma importância o aconselhamento para prevenção primária da infecção, como evitar contato com fezes de gatos ou objetos contaminados e atenção para higiene das mãos ao manusear os alimentos, assim como a água. Deve-se, também, evitar o consumo de carne crua e fazer o cozimento ou congelamento profilático dos alimentos, uma vez que os oocistos são mortos quando expostos a essas condições.[1-3]

Conduta

O rastreio de toxoplasmose na gravidez é preconizado pelo Ministério da Saúde na primeira consulta de pré-natal e, depois, trimestralmente, para as gestantes suscetíveis; entretanto, a escola francesa já preconiza, atualmente, o rastreio mensal pelo fato de que o tratamento precisa ser iniciado dentro de 3 semanas da soroconversão (janela da espiramicina) para ser efetivo. A conduta inicial dependerá do resultado da sorologia (Quadro 1).[3]

Quadro 1. Conduta de acordo com o resultado da sorologia materna

Sorologia	Resultado	Conduta
IgG e IgM negativas	Gestante susceptível	Prevenção e seguimento trimestral. Se soroconverter, iniciar o tratamento
IgG positiva e IgM negativa	Gestante imune	Conduta expectante. Se a gestante for imunodeficiente, fazer seguimento com rastreio
IgG negativa e IgM positiva	Provável infecção recente	Repetir em 15 dias. Se ambas forem positivas → soroconversão. Deve-se iniciar o tratamento
IgG e IgM positivas	Provável infecção aguda	Fazer teste de avidez com anticorpos IgG para descartar falsa IgM positiva

Fonte: Montenegro e Rezende, 2017.[3]

Avidez fraca ou intermediária para IgG significa doença recente, portanto deve-se iniciar o tratamento e encaminhar para referência de gestação de alto risco; teste de avidez forte em IG < 16 semanas é característico de infecção crônica, com mais de 4 meses, ou seja, a toxoplasmose foi adquirida antes da concepção.[1,3,4]

Nos casos de soroconversão, indicando infecção materna aguda, o tratamento deve ser iniciado imediatamente com espiramicina 3 g/dia, como profilaxia secundária, a fim de reduzir a transmissão fetal. Se a infecção for suspeitada por achados ultrassonográficos característicos ou confirmada pelo PCR-LA, inicia-se tratamento com a pirimetamina (50 mg/dia) + sulfadiazina (3 g/dia) + ácido folínico (15 mg/dia). Nos casos de PCR-LA negativa, a espiramicina deve ser mantida durante toda a gestação.[1,3]

No caso clínico, a paciente apresentou IgM e IgG positivas na primeira consulta e foi iniciada a profilaxia secundária com espiramicina. Foi solicitada uma segunda sorologia para descartar falso-positivo, na qual a IgM foi indeterminada e a IgG positiva, confirmando a infecção aguda de toxoplasmose e iniciado o tratamento com pirimetamina (50 mg/dia) + sulfadiazina (3 g/dia) + ácido folínico (15 mg/dia) pelo fato de a paciente já se encontrar com mais de 32 semanas de gestação, quando não é mais indicada a realização do PCR-LA, e sim o início da terapia com o esquema tríplice visando ao tratamento do feto.[1,3,4]

Pontos importantes

- Quanto maior a IG, maior o risco de infecção transplacentária. No entanto, quanto mais avançada a gestação, menos graves são as repercussões para o feto.[1,3,4]
- Gestantes soronegativas devem evitar ingestão de alimentos que possam vir a ser contaminados, como carnes malpassadas e vegetais crus ou ter contato com fezes de felino.[3,4]
- O rastreio de toxoplasmose na gravidez é preconizado na primeira consulta de pré-natal e, depois, trimestralmente, para as gestantes suscetíveis.[3,4]
- A espiramicina deve ser iniciada dentro de 3 semanas da soroconversão. A pirimetamina/sulfadiazina está contraindicada no 1º trimestre da gravidez.[4]
- Das infecções congênitas por toxoplasmose, 10% evoluem com a tríade clássica: coriorretinite, hidrocefalia e calcificações intracerebrais.[3]

Referências bibliográficas

1. Febrasgo. Manual de gestação de alto risco. Manual de orientação. São Paulo: Federação Brasileira das Associações de Ginecologia e obstetrícia; 2011.
2. Brasil. Ministério da Saúde. Gestação de alto risco: manual técnico. 5. ed. Brasília: Ministério da Saúde; 2012.
3. Montenegro CAB, Rezende Filho J. Rezende obstetrícia. 13. ed. Rio de Janeiro: Guanabara Koogan; 2017.
4. Moraes EL, Moraes FR. Condução da toxoplasmose gestacional. FEMINA. 2019; 47(12):893-7.

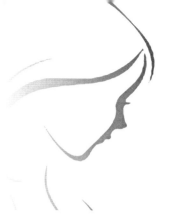

CASO 37

Vitalidade Fetal, Sofrimento Agudo e Crônico

Julia Terra Molisani
Karine Bisinoto Fernandes
Maíra Lopes Sarmento

- **Orientadores:** Korine Camargo e Marcelo de Figueiredo Murta
- **Instituições:** Universidade Federal do Amapá (Unifap), Universidade Vale do Rio Doce (Univale) e Centro Universitário Instituto Master de Ensino Presidente Antônio Carlos (Imepac)

 ## Caso clínico

Paciente R.V.P., do sexo feminino, 25 anos, branca, casada, na sua terceira gestação, com duas perdas anteriores (G3A2), idade gestacional de 35 semanas. História clínica: a paciente comparece ao plantão de obstetrícia da maternidade negando percepção de movimentos fetais há 1 dia. Portadora de diabetes melito gestacional (DMG) fazendo tratamento com dieta e insulinoterapia, apresentando bom controle glicêmico. Nega: perdas vaginais, contrações e dor em baixo ventre. História patológica pregressa: obesa classe I. Nega: cirurgias anteriores, alergia medicamentosa e outras comorbidades. História ginecológica obstétrica: paciente sem comorbidades ginecológicas, em sua terceira gestação. Relata duas perdas gestacionais no 1º trimestre, espontâneas. História familiar: pai hipertenso e mãe diabética. História social: reside em bairro da periferia, desempregada. Sedentária. Nega tabagismo e etilismo.

Ao exame físico, bom estado geral, hidratada, normocorada, eupneica, afebril. Pressão arterial (PA): 130/80 mmHg. Frequência cardíaca (FC): 74 bpm. Índice de massa corporal (IMC): 33 kg/m^2 (obesidade classe I). Abdome gravídico, altura uterina de 38 cm. Encontrada dificuldade para ouvir o batimento cardíaco fetal (BCF). Dinâmica uterina em 10 minutos ausente. Toque: apresentação cefálica, bolsa íntegra, colo com 1 cm de dilatação, 10% apagado, consistência média, posição posterior.

- **Hipóteses diagnósticas:** oligodrâmnia, restrição de crescimento intrauterino (RCIU), DMG, obesidade materna, morte fetal.
- **Exames complementares:**
  - Cardiotocografia (CTG): categoria II – suspeita, ausência de aceleração e variabilidade reduzida.
  - Ultrassonografia (USG): medida do maior bolsão vertical (MBV) = 1 cm; índice de líquido amniótico (ILA) = 4 cm.
  - Doppler de artéria umbilical e artéria cerebral média apresentando aumento da relação sístole/diástole, diástole zero na artéria umbilical e relação umbílico-cerebral > 1.
  - Perfil biofísico fetal (PBF): 5. Movimento respiratório presente: 2 pontos. Movimentos ativos ausente: 0 ponto. Tônus fetal normal: 2 pontos. Volume de líquido amniótico: 0 ponto. Cardiotocografia: 1 ponto.

Questões para orientar a discussão

- Como avaliar a vitalidade do feto diante da queixa de diminuição da movimentação fetal?
- Como o DMG da paciente pode ter interferido no último trimestre da gestação? Quais as complicações gestacionais dessa patologia?
- O que se pode inferir com o resultado da cardiotocografia? Quais são os possíveis tipos de oscilações desse exame?
- Quais fatores explicariam os achados da ultrassonografia? Esses achados corroboram as hipóteses diagnósticas?

Discussão

O propósito deste caso clínico é revisar os princípios da avaliação e do monitoramento da vitalidade fetal. Entende-se como feto com boa vitalidade aquele que se encontra sem sinais de sofrimento, seja crônico ou agudo. A avaliação da vitalidade fetal está indicada para as gestações nas quais se comprova risco de comprometimento do concepto e podem ser listadas diversas situações, entre intercorrências clínicas e/ou intercorrências obstétricas e fetais.[1-5]

A vigilância fetal anteparto objetiva primordialmente identificar fetos de risco para eventos adversos e prevenir a morte fetal e perinatal. A propedêutica, atualmente, é realizada pela avaliação conjunta por meio de métodos-chave, como a CTG, a USG, a Dopplervelocimetria e o PBF.[1-5]

Todos os exames citados fundamentam-se na detecção das respostas adaptativas fisiológicas do feto frente aos distúrbios de oxigenação, compondo quadro clínico indicativo de hipoxemia. Um dos mecanismos de compensação fetal reside na alteração em seu estado hemodinâmico – direcionamento de maior proporção do fluxo sanguíneo para órgãos cruciais como cérebro, coração e adrenais, com subsequente redução da perfusão renal, gastrintestinal e do restante do corpo. A redistribuição gera gradativo aumento da frequência cardíaca fetal (FCF). Esse processo como um todo é chamado de centralização fetal.[1-5]

Diante da queixa apresentada pela paciente, considera-se a possibilidade desse quadro, uma vez que a movimentação fetal é atenuada, pois se trata de um indicador indireto da integridade e do funcionamento do sistema nervoso central. Na hipoxemia, a atividade fetal é reduzida como mecanismo de resposta de preservação energética. Contudo, o profissional deve descartar outras razões para a referida inatividade fetal, como medicamentos (p. ex., sedativos e corticosteroides) e sono fetal, a fim de evitar intervenções desmedidas.[1-5]

O primeiro exame mencionado no caso é a CTG – ou monitoramento fetal eletrônico. No exame, avaliam-se a FCF, a contratilidade uterina e a movimentação fetal de forma não invasiva. Por meio de registro gráfico, os parâmetros avaliados na CTG são: FCF basal – linha de base (representada pela média aproximada da FCF durante um segmento de 10 minutos, excluindo-se mudanças periódicas ou episódicas); oscilações da FCF (variabilidade); acelerações da FCF; desacelerações da FCF.[4,6]

Os resultados e achados da CTG anteparto são classificados em três categorias: categoria I – exame normal; categoria II – atípico (ou indeterminado); categoria III – anormal.[6]

No caso da paciente, seu exame foi classificado como CTG suspeita. Trata-se de um resultado que indica suspeição. Não obstante, o presente exame demonstrou também variabilidade reduzida (amplitude de 5 a 10 bpm) e ausência de aceleração.[4,6]

Analisando os achados ultrassonográficos, percebe-se que o exame evidenciou o valor de ILA e medida do maior bolsão vertical (MBV). Em ambas as medidas, a paciente analisada apresentou valores condizentes com oligodrâmnio (MBV = 1 cm e ILA = 4 cm). O achado é coerente com a hipótese de sofrimento fetal, visto que a centralização hemodinâmica e a depreciação do funcionamento renal promovem redução da diurese fetal, propiciando diretamente diminuição do volume de líquido amniótico (vLA).[1-4,7,8]

O estudo Doppler realizado na artéria umbilical indica diástole zero, achado de prognóstico crítico. Em fetos hígidos, o fluxo diastólico normal se caracteriza por elevada velocidade nas artérias umbilicais – entretanto, avarias na vascularização dos vilos placentários podem provocar diminuição progressiva do fluxo diastólico, podendo ser ausente ou mesmo reverso. Fluxos diastólicos cronicamente baixos correlacionam-se a fetos com crescimento restrito.[2,4]

Conjuntamente à diástole zero, constata-se ainda o aumento na relação A/B – em alguns estudos associado à obliteração das pequenas arteríolas musculares nos vilos terciários. Esses achados sugerem desenvolvimento insuficiente da estrutura vascular fetoplacentária, promovendo aumento da resistência e prejudicando a transferência de nutrientes e gases entre a placenta e o feto, cenário precedente do comprometimento da vitalidade fetal.[2,4]

Complementando o estudo desse binômio mãe-feto, realiza-se o PBF, que abrange monitoramento ultrassonográfico e cardiotocográfico, sendo formulado a partir de um conjunto de avaliações, atribuindo-se uma pontuação a cada um dos itens: movimento corpóreo fetal, movimento respiratório fetal, tônus fetal, volume de líquido amniótico e cardiotocografia anteparto. No presente caso clínico, o resultado do PBF atingiu 5 pontos.[1,2,4,5]

Por fim, é oportuno evidenciar a comorbidade materna de DMG, condição que acarreta riscos pré e perinatais, como pré-eclâmpsia, macrossomia fetal, prematuridade e complicações de parto (distocia de ombro e indicação de cesariana). Outro desfecho indesejável é o comprometimento do tecido placentário, principalmente nos casos de DM pré-gestacional, resultando em gestação com insuficiência placentária – este é, presumivelmente, o caso da paciente apresentada, visto sua clínica e seus exames estudados.[1-4,9,10]

Conduta

Para análise da vitalidade fetal e diante do caso de DMG, oligodramnia e PBF de 5 pontos, algumas condutas devem ser tomadas.

Nesse sentido, é necessário rastreamento de possível descontrole glicêmico, haja vista o importante ajuste da dose de insulina. A ausência de controle glicêmico pode causar cetose e cetoacidose, influenciando diretamente na gestação, e, inclusive, promover óbito fetal tardio, geralmente por volta de 35 semanas, por associação com a acidose metabólica fetal.[9,12]

A oligodrâmnia da paciente é uma condição classicamente associada ao sofrimento fetal crônico por insuficiência placentária. Nesse contexto, associa-se à queixa principal da paciente de ausência de movimentos fetais, possivelmente indicando condição fetal não tranquilizadora, e esse reconhecimento precoce torna possível a intervenção em estágio ainda compensado de comprometimento fetal.[1,11]

Diante do quadro exposto, a conduta dessa paciente é a cesariana imediata, devido ao comprovado sofrimento fetal com risco de óbito.[11,12]

Pontos importantes

- As principais funções do LA são: dissipar as forças uterinas aplicadas sobre o feto, minimizar o gasto de energia para os movimentos fetais essenciais ao seu desenvolvimento, termorregulação, suporte ao crescimento fetal e uterino, propriedades bacteriostáticas e depósito de excretas fetais. O vLA muda com a idade gestacional, aumentando progressivamente de 8 semanas até cerca de 33/34 semanas de gestação. Após esse período, existe um leve declínio até o termo da gestação.[7,8]
- O diabetes está classicamente ligado à macrossomia pelo fato de hiperglicemia materna levar à fetal, podendo promover aumento no vLA e favorecer o crescimento excessivo fetal. No entanto, não é a totalidade dos casos que evolui dessa maneira.[9,10]
- Nenhum dos testes mencionados isoladamente é considerado o melhor na avaliação da vitalidade fetal anteparto, mas sim a análise conjunta de todos os métodos.[4-6]

Referências bibliográficas

1. Rezende J, Montenegro CAB. Obstetrícia fundamental. 14. ed. Rio de Janeiro: Guanabara Koogan; 2018.
2. Cunningham FG, Leveno KJ, Bloom SL, Spong CY, Dashe JS, Hoffman BL, et al. Obstetrícia de Williams. 24. ed. Porto Alegre: AMGH; 2016.
3. Hermógenes CN, Sá RAM, Oliveira CA. Obstetrícia básica. 3. ed. São Paulo: Atheneu; 2015.
4. Nomura RMY, Miyadahira S, Zugaib M. Avaliação da vitalidade fetal anteparto. Revista Brasileira de Ginecologia e Obstetrícia. 2009; 31(10):513-26.
5. Federação Brasileira das Associações de Ginecologia e Obstetrícia. Manual de Orientação Perinatologia. São Paulo: Febrasgo; 2010.
6. Federação Brasileira das Associações de Ginecologia e Obstetrícia. Cardiotocografia anteparto. Protocolos Febrasgo. Obstetrícia – n. 81. São Paulo: Febrasgo; 2018.
7. Kobayashi S. Avaliação ultrassonográfica do volume do líquido amniótico. Radiologia Brasileira. 2005; 38(6):V-VI.
8. Ricci AG, Brizot ML, Liao AW, Nomura RMY, Zugaib M. Acurácia da estimativa ultrassonográfica do peso fetal e influência de fatores maternos e fetais. Revista Brasileira de Obstetrícia e Ginecologia. 2011; 33(9):240-5.
9. Chiefari E, Arcidiacono B, Foti D, Brunetti, A. Gestational diabetes mellitus: an updated overview. Journal of endocrinological investigation. 2017; 40(9):899-909.

10. Spaight C, Gross J, Horsch A, Puder JJ. Gestational diabetes mellitus. Endocrine Development. 2016; 31:163-78.
11. Melo NRd, Fonseca EB. Medicina fetal. 2. ed. Rio de Janeiro: Elsevier; 2018.
12. Lees C, Visser GHA, Hecher K. Placental-Fetal growth restriction. Cambridge: Cambridge University Press; 2018.

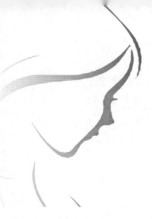

CASO 38

Sífilis e Gestação

Bianca Laino
Mayara Ferreira Nunes
Thaís Soares Kosteff

- **Orientador:** Sérgio Makabe
- **Instituição:** Universidade Municipal de São Caetano do Sul (USCS) – Campus São Paulo

 Caso clínico

D.L.M., 20 anos, do sexo feminino, G2PN1A0. Está grávida de 16 semanas e 4 dias e, por ter descoberto sua gravidez há pouco tempo, acabou não realizando acompanhamento pré--natal no início da gestação. Em sua primeira consulta pré-natal na Unidade Básica de Saúde (UBS), queixou-se de feridas distribuídas nas palmas das mãos e plantas dos pés, além de febre, cefaleia e mal-estar há 2 dias. As lesões na pele apresentavam características papuloescamosas e, ao examinar a orofaringe, foram observadas lesões esbranquiçadas. A paciente nega ter hábitos nocivos como etilismo e tabagismo, assim como alergias e uso de medicamentos. Afirmou não ter mais parceiro fixo, mas que, atualmente, tem vida sexual ativa, mantendo relações desprotegidas com diversos parceiros. No momento da consulta, apresentava-se em bom estado geral, hipocorada (+/++++), hidratada, afebril e com linfadenopatia generalizada, envolvendo, principalmente, linfonodos epitrocleares. Exame físico pulmonar, cardíaco, gastrintestinal e neurológico sem alterações.

- **Hipóteses diagnósticas:** HIV, sífilis adquirida secundária, farmacodermia, dermatite.

- **Exames complementares:**
  - Teste treponêmico – teste rápido para sífilis: reagente.
  - Teste rápido (TR) para HIV: não reagente.
  - Teste não treponêmico (VDRL): positivo (+), RPR ≥ 1:32.

Questões para orientar a discussão

- Em qual estágio da sífilis essa paciente se encontra? Qual a diferença do quadro clínico entre os diferentes estágios da sífilis?
- O tratamento da sífilis na gravidez é diferente das pacientes não grávidas?
- Com que frequência é realizado o teste não treponêmico em gestantes após o diagnóstico da sífilis?
- A sífilis na gravidez tem notificação individual?

Discussão

A sífilis é uma doença infecciosa, sistêmica, de abrangência mundial e de evolução crônica causada por uma bactéria Gram-negativa chamada *Treponema pallidum*, de transmissão predominantemente sexual (genital, oral e anal), mas que também pode ocorrer por outras vias, como transfusão sanguínea (atualmente rara), por material perfurante contaminado e verticalmente (da gestante para o feto – intraútero ou neonatal).[1]

A sífilis na gestação pode ter, como consequências, o abortamento espontâneo, a prematuridade, a morte neonatal ou fetal ou agravos à saúde do neonato (repercussões ósseas, neurológicas, oftalmológicas e auditivas).[1,2] Por sua elevada taxa de transmissão vertical, variando de 30% a 100% com ou sem tratamento adequado, é considerada uma IST de notificação compulsória. Diante disso, a vigilância epidemiológica tem, por finalidade, controlar a transmissão vertical, acompanhar adequadamente o comportamento da infecção nas gestantes e avaliar as medidas de tratamento, prevenção e controle.[3]

A sífilis adquirida pode ser dividida em quatro fases: primária, secundária, latente e terciária; podendo chegar à forma secundária e terciária quando não tratada adequadamente na primária. Em sua fase inicial, o período de incubação dura, em média, 21 dias, mas pode variar de 10 a 90 dias, dependendo do número e da virulência do treponema e da resposta imunológica do hospedeiro.[1,2] Após esse período, geralmente surge uma lesão única chamada de cancro duro ou protossifiloma caracterizada por ser indolor, em erosão ou ulceração, com bordas delimitadas e endurecidas em rampa, fundo limpo, eritematosa e com pequena serosidade.[1] Em mulheres, essa lesão pode aparecer no colo do útero e, mais raramente, em região vulvar, mas pode ocorrer em localizações extragenitais, como boca e ânus. Em alguns casos, observa-se adenite em algumas regiões, sendo mais comum na região inguinal, podendo-se generalizar em torno de 30 a 40 dias. Se não tratado, o cancro duro costuma desaparecer em 30 a 90 dias, sem deixar nenhuma cicatriz.[1]

A sífilis secundária ocorre de 50 a 180 dias após o contágio, como lesões de características exantemáticas, generalizadas, simétricas e não pruriginosas (roséolas sifilíticas), podendo regredir em 45 dias ou se transformar em novas lesões maculares, papulosas, papuloescamosas ou, raramente, pustulosas na pele (sifílides), sendo o acometimento das regiões palmares e plantares bem característico.[1] Quando localizadas em região da face, as pápulas agrupam-se em volta do nariz e da boca. As pápulas sujeitas ao atrito e à umidade em região inguino-crural podem se tornar erosivas (condiloma plano), sendo ricas em treponemas e altamente contagiosas e, muitas vezes, são confundidas com o condiloma acuminado do papilomavírus humano (HPV). Na mucosa oral ou genital, são encontradas lesões esbranquiçadas e contagiosas (placas mucosas).[4] Perda dos cílios e porção final das sobrancelhas podem surgir, além de alopecia difusa, acentuada na região temporoparietal e occipital, denominada alopecia em clareira. Os sinais e sintomas gerais são inespecíficos, podendo apresentar-se como mal-estar, astenia, anorexia, febre baixa, cefaleia, meningismo, adenopatia generalizada, artralgia, mialgia, periostite, faringite, rouquidão, hepatoesplenomegalia, síndrome nefrótica, glomerulonefrite, neurite do auditivo e iridociclite.[4]

A fase assintomática da sífilis, mas não menos importante, é a sífilis latente. Divide-se em sífilis latente recente (menos de 2 anos de infecção) e sífilis latente tardia (mais de 2 anos de infecção). Por não ter a manifestação de sintomas, somente pode ser diagnosticada por meio de testes sorológicos. Essa fase pode ser interrompida pela sífilis secundária e terciária ou perdurar pela vida inteira.[1]

As manifestações da sífilis terciária ocorrem, geralmente, após o 3º ano de infecção e podem ser divididas em tegumentares (cutaneomucosas), viscerais (oculares, ósseas e cardiovasculares) e do sistema nervoso. Em geral, as lesões são solitárias ou em pequeno número, assimétricas, endurecidas, com pouca inflamação, gomosas e nodulares, de caráter destrutivo, tendo quase total ausência de treponemas, não sendo contagiosas. Podem ocorrer espessamento e endurecimento da língua pelas lesões, sendo o processo geralmente insidioso e indolor.[4]

Conduta

Tratamento da sífilis na gravidez

É utilizada a benzilpenicilina benzatina como tratamento para gestantes após apenas um teste positivo para sífilis (teste treponêmico ou teste não treponêmico). Em caso de sífilis primária, secundária ou latente recente (com menos de 2 anos de evolução) o tratamento deve ser com penicilina G benzatina, 2.400.000 UI, intramuscular (1,2 milhão UI em cada glúteo), em dose única (mesmo tratamento em pessoas não grávidas).[5] A doxiciclina não deve ser utilizada em gestantes. Além do tratamento da gestante, deve-se fazer testagem e tratamento do parceiro, evitando-se as relações sexuais até o término do tratamento.[5]

Orientações gerais e monitoramento

Em gestantes acometidas pela sífilis, deve ser realizado o acompanhamento com teste não treponêmico, mensalmente. O segundo teste deve feito mesmo após o início do tratamento. No pré-natal, são preconizados testes rápidos para sífilis, HIV e hepatites virais, na primeira consulta, início do 3º trimestre e na internação para o parto, independentemente dos resultados anteriores.[5]

O profissional deve orientar a paciente quanto ao tratamento adequado da sífilis, considerando a saúde da própria gestante e alertando sobre as complicações da sífilis congênita, enfatizando quanto à importância do acompanhamento pré-natal e orientando sobre o uso de preservativos em todas as relações sexuais.[1]

Notificação compulsória da sífilis gestacional

A sífilis gestacional tem uma notificação individual, ou seja, é notificada separadamente da sífilis adquirida e da sífilis congênita. Devem ser notificados, como sífilis na gestação, os casos a seguir: mulher assintomática para sífilis que, durante o pré-natal, parto e/ou puerpério, apresente pelo menos um teste reagente – treponêmico e/ou não treponêmico com qualquer titulação – e sem registo de tratamento prévio; mulher sintomática para sífilis que, durante o pré-natal, parto e/ou puerpério, que apresente pelo menos um teste reagente – treponêmico e/ou não treponêmico com qualquer titulação –; e mulher que, durante o pré-natal, parto e/ou puerpério, apresente teste não treponêmico reagente com qualquer titulação e teste treponêmico reagente, independentemente da sintomatologia da sífilis e do tratamento prévio.[6]

Pontos importantes

- A sífilis é uma doença infecciosa e considerada sexualmente transmissível. É provocada pela bactéria *Treponema pallidum*.[1]
- A sífilis adquirida pode ser dividida em quatro fases: primária, secundária, latente e terciária, podendo chegar à sua forma secundária e terciária quando não é tratada adequadamente.[1,2]
- A sífilis secundária acontece de 50 a 180 dias após o contágio, com aparecimento de lesões de características exantemáticas, generalizadas, simétricas e não pruriginosas (roséolas sifilíticas). Pode retroceder em 45 dias ou transformar-se em novas lesões maculares, papulosas, papuloescamosas ou, raramente, pustulosas na pele (sifílides), sendo bem característico o acometimento com tais lesões.[1]
- As pápulas que estão sujeitas ao atrito e à umidade em região inguinocrural podem se transformar em erosivas (condiloma plano), sendo ricas em treponemas e altamente contagiosas e, muitas vezes, confundidas com o condiloma acuminado do HPV.[4]
- Os sintomas e sinais gerais da sífilis secundária são bem inespecíficos. Podem ser mal-estar, astenia, anorexia, febre baixa, cefaleia, meningismo, adenopatia generalizada, artralgia, mialgia, periostite, faringite, rouquidão, hepatoesplenomegalia, síndrome nefrótica, glomerulonefrite, neurite do auditivo e iridociclite.[4]
- O tratamento com benzilpenicilina benzatina é recomendado para gestantes após apenas um teste positivo para sífilis (teste treponêmico ou teste não treponêmico).[5]
- As gestantes que apresentarem sífilis devem ser acompanhadas mensalmente com teste não treponêmico.[5]
- A sífilis gestacional é uma doença de notificação compulsória.[6]

Referências bibliográficas

1. Febrasgo. Tratado de obstetrícia. Rio de Janeiro. Elsevier; 2019.
2. Goldman L, Schafer AI. Cecil: Medicina. 25. ed. Rio de Janeiro: Elsevier; 2018.
3. Secretaria de Estado da Saúde de São Paulo. Sífilis congênita e sífilis na gestação [Internet]. Rev Saúde Pública. 2008; 42(4):768-72.
4. Avelleira JCR, Bottino G. Sífilis: diagnóstico, tratamento e controle. An Bras Dermatol. 2006; 81(2):111-26.
5. Brasil. Ministério da Saúde. Protocolo Clínico e Diretrizes Terapêuticas para Atenção Integral às Pessoas com Infecções Sexualmente Transmissíveis (IST) [Internet]. Brasília; 2018. Disponível em:

http://conitec.gov.br/images/Artigos_Publicacoes/Diretrizes/PCDT_Atencao_Integral_IST_22-10-18.pdf. Acesso em: 10 jun. 2021.
6. Brasil. Ministério da Saúde. Nota Informativa n. 2 (MS/SEI). DIAHV/SVS/MS. Altera os Critérios de Definição de Caso para notificação de Sífilis Adquirida, Sífilis em Gestante e Sífilis Congênita. Disponível em: http://portalsinan.saude.gov.br/images/documentos/Agravos/Sifilis-Ges/Nota_Informativa_Sifilis.pdf. Acesso em: 10 jun. 2021.

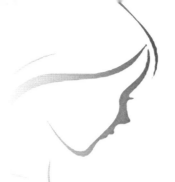

CASO 39

Diabetes e Gestação

Jadyelle dos Santos Teixeira
Laura Teresa Reis dos Santos
Lúcio Flávio Fernandes de Oliveira Júnior

- **Orientadora:** Marla Niag dos Santos Rocha
- **Instituição:** Universidade Federal de Sergipe (UFS)

 Caso clínico

M.L.S., do sexo feminino, 30 anos, casada, G1P0A0, com 10 semanas, comparece à primeira consulta de pré-natal apresentando ultrassonografia de 2 semanas que evidenciou gestação de 8 semanas. Portadora de obesidade grau I, índice de massa corporal (IMC) 31 kg/m², nega outras comorbidades. Menarca aos 12 anos, apresentando ciclos irregulares (tendo já apresentado ciclos menstruais com duração de 90 a 100 dias). História familiar constando mãe portadora de diabetes melito e pai hipertenso. Tem alimentação rica em carboidratos e pobre em frutas e vegetais. Refere estilo de vida sedentário. Nega etilismo e tabagismo. Não utiliza nenhuma medicação no momento. Nega alergias. Ao exame físico, apresenta bom estado geral, lúcida e orientada em tempo e espaço, afebril, acianótica, anictérica, hidratada e sem edema. Pressão arterial (PA) de 120/80 mmHg, frequência cardíaca (FC) de 78 bpm, frequência respiratória (FR) de 18 irpm, peso de 83,4 kg, altura de 1,64 m. Murmúrios vesiculares presentes em ambos os hemitórax, sem ruídos adventícios. Bulhas cardíacas rítmicas e normofonéticas em 2 tempos, sem sopros. Abdome globoso, indolor à palpação, com ruídos hidroaéreos presentes. Ao exame ginecológico, o útero apresentou consistência elástica-pastosa-cística, e o exame especular não apresentou pólipos nem conteúdo vaginal anormal. As mamas apresentavam aumento do volume, presença da rede de Haller e tubérculos de Montgomery. Foram solicitados exames laboratoriais habituais, incluindo glicemia em jejum e ultrassonografia obstétrica.

- **Hipóteses diagnósticas:** diabetes melito gestacional, diabetes pré-gestacional.
- **Exames complementares:**
  - Ultrassonografia obstétrica: gestação única, tópica, de concepto vivo.
  - Biometria compatível com 8 semanas (+/− 4 dias).

Continuação do caso clínico

Após 4 semanas, a paciente retorna com os resultados dos exames solicitados, apresentando, na consulta, glicemia em jejum: 98 mg/dL. Foi agendado, então, retorno em 2 semanas com novo exame de glicemia em jejum com resultado igual a 101 mg/dL, que confirmou o diagnóstico.

Questões para orientar a discussão

- O que é diabetes melito gestacional?
- Como é realizado o diagnóstico de hiperglicemia na gestação?
- Qual é a etiologia dessa condição?
- Quais são seus fatores de risco?
- Quais são as possíveis complicações provocadas pelo diabetes melito gestacional?

Discussão

O diabetes melito (DM) consiste em um grupo de distúrbios do metabolismo de carboidratos que apresentam hiperglicemia, causada por defeitos na secreção ou na ação da insulina. O DM diagnosticado na gestação refere-se à hiperglicemia detectada em pacientes com níveis glicêmicos sanguíneos que alcançam os critérios da Organização Mundial da Saúde (OMS) para a DM (glicemia de jejum > 126 mg/dL ou glicemia ocasional > 200 mg/dL) e sem diagnóstico prévio de DM. Ele deve ser diferenciado do DM gestacional (DMG), quando a hiperglicemia é diagnosticada durante a gestação, mas não apresenta níveis glicêmicos sanguíneos que atingem os valores de diabetes pré-gestacional não diagnosticado previamente (glicemia de jejum 92 a 125 mg/dL).[1]

No caso clínico, a paciente apresentou glicemia em jejum 98 mg/dL com 14 semanas de gestação, sendo solicitada uma nova glicemia de jejum que confirmou o diagnóstico de DMG precoce. Estudos mostram que pacientes com DMG de início precoce apresentam maior risco de complicações, como mortalidade perinatal e hipoglicemia neonatal, evidenciando a importância do rastreamento e do diagnóstico precoce. Nesses casos, o acompanhamento e as orientações terapêuticas são importantes para melhorar os desfechos gestacionais.[2]

O rastreamento de DMG é indicado para todas as gestantes. O teste com melhores sensibilidade e especificidade para o diagnóstico de DMG é o teste oral de tolerância à glicose (TOTG) com 75 g de dextrosol. O diagnóstico de hiperglicemia na gestação depende da viabilidade financeira e da disponibilidade técnica de cada região. Caso a viabilidade financeira e a disponibilidade técnica sejam totais, a glicemia de jejum (até 20 semanas de idade gestacional) deve ser realizada por todas as gestantes; o TOTG com 75 g de 24 a 28 semanas deve ser solicitado caso a glicemia de jejum apresente valores inferiores a 92 mg/dL. Em situação de viabilidade financeira e/ou disponibilidade técnica parcial, utiliza-se apenas a glicemia de jejum no início do pré-natal e entre 24 e 28 semanas para os casos em que o resultado da primeira glicemia, realizada antes de 24 semanas de idade gestacional, seja inferior a 92 mg/dL.[1]

A DMG é uma patologia multifatorial resultante de diversas alterações metabólicas, sendo a principal a secreção de hormônios como lactogênio placentário humano, cortisol, prolactina, estrogênio, progesterona e gonadotrofina coriônica humana pela placenta.[3] Todos eles, apesar de essenciais para a evolução saudável da gestação, têm efeito antagônico ao da insulina materna. Essa situação, associada à predisposição genética ao DM e, em alguns casos, à obesidade, resulta em um estado hiperglicêmico, em especial no 2º e no 3º trimestre do desenvolvimento fetal.[4]

Os principais fatores de risco para o desenvolvimento dessa condição abrangem a história familiar de DM do tipo 2, sobrepeso ou obesidade prévios à gestação, ganho de peso acima do recomendado durante a gravidez, idade avançada (> 35 anos), sedentarismo, entre outros fatores menos relevantes.[5]

As complicações maternas relacionadas com o DMG são diversas, trazendo prejuízos para a mãe e para o feto. Entre as complicações maternas, um risco de 10% a 20% maior de desenvolver pré-eclâmpsia, maior chance de primeira cesariana e maior risco para desenvolver DM tipo 2. Para o feto, aumenta o risco de macrossomia, polidrâmnio, hipoglicemia neonatal, hiperbilirrubinemia, parto distócico e risco aumentado de natimorto. Outro ponto importante compreende um maior risco para a criança desenvolver obesidade e diabetes na idade adulta.[6]

Conduta

No caso clínico, a paciente foi orientada quanto à mudança no estilo de vida e ao monitoramento glicêmico, retornando após 14 dias com predominância de valores normais e, portanto, controle glicêmico adequado. Na 26ª semana de gestação, a sua curva glicêmica apresentou predominância de valores acima do limite da normalidade. Assim, a insulinoterapia foi introduzida no tratamento da paciente.

A mudança no estilo de vida é recomendada para todas as gestantes com diagnóstico de DMG, tendo papel fundamental para atingir as metas glicêmicas e, consequentemente, evitar desfechos desfavoráveis. A terapia nutricional visa à adoção de uma alimentação saudável, baseada em alimentos *in natura* ou minimamente processados, levando em consideração o IMC, a realização de atividades físicas e as condições socioeconômicas e clínicas. Na ausência de contraindicações médicas, a prática de exercícios físicos deve ser estimulada.[1]

O monitoramento da glicemia é recomendado desde o diagnóstico até o pós-parto por meio do automonitoramento da glicemia capilar. Deve ser realizado, no mínimo, quatro vezes ao dia em horários diferentes (jejum, após o café, após o almoço, após o jantar). Recomenda-se que a glicemia pós-prandial seja aferida 1 hora depois do início da refeição. Para ser considerado adequado, o controle glicêmico deve ter pelo menos 70% dos valores dentro da normalidade.[7] As metas a serem atingidas durante a gravidez são: < 95 mg/dL em jejum, < 140 mg/dL 1 hora pós-prandial e < 120 mg/dL 2 horas pós-prandial.[1]

Quando apenas a mudança no estilo de vida não for capaz de controlar a glicemia, o tratamento farmacológico é recomendado. As insulinas humanas NPH e a regular são as mais usadas.[1] A dose inicial recomendada (0,5 UI/kg/dia) deve ser fracionada, realizando mais de uma aplicação por dia. Com base nos resultados do automonitoramento da glicemia capilar, as doses devem ser ajustadas.[8] O uso de antidiabéticos orais só deve considerado em associação à insulina para hiperglicemia grave ou como monoterapia nos casos em que a adesão ou o acesso à insulina são inviáveis.[1]

Pontos importantes

- O diabetes gestacional consiste em um estado de hiperglicemia durante a gravidez causada pela resistência à insulina em mulheres sem diagnóstico prévio de DM.[1]
- Os principais exames para diagnóstico da patologia são a glicemia em jejum e o TOTG, sendo o segundo, quando bem indicado, mais acurado.[1]
- Para o DMG, os valores de glicemia em jejum devem estar entre 92 e 125 mg/dL; acima disso o diagnóstico passa a ser de DM do tipo 2.[1]
- A resistência à insulina durante o período gravídico é resultado de uma soma de fatores: secreção de hormônios placentários, predisposição genética e, em alguns casos, obesidade.[4]
- Os principais fatores de risco para a patologia consistem em história familiar de DM do tipo 2, sobrepeso, ganho de peso exacerbado durante a gestação, sedentarismo e baixa estatura (< 1,51 m).[5]
- Em virtude de sua alta incidência, o rastreio da DMG é preconizado a todas as gestantes.[1]
- Essa condição clínica é responsável por diversos riscos materno-fetais, destacando-se: elevação no risco de eclâmpsia, desenvolvimento materno de DM tipo 2, macrossomia fetal, polidrâmnio etc. Além disso, estudos sugerem maior risco de obesidade e diabetes durante a infância e a fase adulta do bebê.[6]
- As principais recomendações para uma gestante diagnosticada com DMG consistem em mudanças de estilo de vida, como fracionamento e equilíbrio nas refeições e incluir na rotina atividades físicas regulares. Em casos mais complexos, a equipe médica responsável pode lançar mão de insulina e/ou antidiabéticos orais.[1]

Referências bibliográficas

1. Organização Pan-Americana da Saúde. Ministério da Saúde. Federação Brasileira das Associações de Ginecologia e Obstetrícia. Sociedade Brasileira de Diabetes. Tratamento do diabetes mellitus gestacional no Brasil. Brasília: OPAS; 2019.
2. Immanuel J, Simmons D. Screening and treatment for early-onset gestational diabetes mellitus: a systematic review and meta-analysis. Curr Diab Rep. 2017; 17(11):115.
3. de Oliveira CCG, de Melo SBF, Paiva I, Wanderley AMPS. Diabetes gestacional revisitada: Aspectos bioquímicos e fisiopatológicos. Revista Humano Ser. 2014; 1(1):60-73.
4. Menicatti M, Fregonesi CEPT. Diabetes Gestacional: Aspectos fisiopatológicos e tratamento. Arq Ciênc Saúde Unipar. 2006; 10(2):105-11.
5. Pons RS, Rockett FC, Rubin BDA, Oppermann MLR, Bosa VL. Risk factor for gestational diabetes mellitus in a sample of pregnant women diagnosed with the disease. Diabetology and Metabolic Syndrome. 2015; 7(Suppl. 1):A80.
6. Caughey AB, Turrentine Mark (orgs.). Gestational diabetes mellitus. Obstetrics & Gynecology. 2018; 131(2).
7. Fernandes CE, Sá MF (eds.). Tratado de obstetrícia – Febrasgo. Rio de Janeiro: Elsevier; 2019.
8. Oliveira J, Montenegro Junior RM, Vencio S (orgs.). Diretrizes da Sociedade Brasileira de Diabetes 2017-2018. São Paulo: Clannad; 2017.

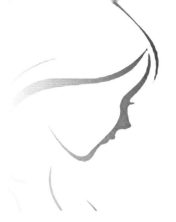

CASO 40

Síndromes Hipertensivas na Gestação

Dora Pedroso Kowacs
Larissa Fabiane de Jesus Rocha
Lorena Egashira Vanzela

- **Orientador:** Bruno Jagher Fogaça
- **Instituições:** Universidade Positivo (UP), Centro Universitário Uninovafapi

 Caso clínico

Gestante de 15 anos, negra, G1, sem pré-natal, idade gestacional (IG) cronológica de 32 semanas, procura atendimento em um hospital terciário de Curitiba queixando-se de diminuição dos movimentos fetais. Sem outras queixas. Ao exame físico, paciente em bom estado geral (BEG), frequência respiratória (FR) de 24 ipm, pressão arterial (PA) de 165/115 mmHg, frequência cardíaca (FC) de 88 bpm, índice de massa corporal (IMC) de 39 kg/m², edema em face, mãos e membros inferiores (MMII), altura uterina (AU) 29 cm, batimentos cardíacos fetais (BCF) de 130 bpm, sem metrossístoles, colo uterino impérvio.

- **Hipóteses diagnósticas:** pré-eclâmpsia grave, sofrimento fetal agudo, hipertensão gestacional.
- **Exames laboratoriais:** Hb 11,6 g/dL, plaquetas 160.000/mm³, coagulograma normal, ácido úrico 5,2 mg/dL, creatinina 0,7 mg/dL, ureia 26 mg/dL, BT 0,8 mg/dL (BD 0,4 mg/dL), LDH 188 mg/dL, relação proteinúria/creatinúria 0,63.
- **Exames complementares:** cardiotocografia grau 1. Ecodoppler obstétrico indicou feto cefálico, índice do líquido amniótico (ILA) de 60 mm, peso fetal estimado 1.290 g (percentil 5), artérias uterinas com aumento de resistência, artéria umbilical com índice de resistência (IR) de 0,7 e artéria cerebral média com IR de 0,85.

Condutas realizadas nesse momento: internamento hospitalar e administração de hidralazina via endovenosa (EV) e metildopa via oral (VO) 750 mg/dia. Nos dias seguintes ao internamento, a paciente manteve-se assintomática, porém com PA entre 130/80 e 150/100 mmHg. Os exames laboratoriais alterados resumiam-se a uma proteinúria 2.000 mg/24 horas, LDH 450 mg/dL, ácido úrico 6,2 mg/dL e plaquetas 145.000/mm^3. Foi tomada conduta expectante com controle rígido dos parâmetros de avaliação, aumentada a dose de metildopa para 1 g/dia, VO, e prescrito betametasona 12 mg via intramuscular (IM) a cada 24 horas por 2 dias. O aumento da dose do anti-hipertensivo foi eficaz para manter a paciente normotensa.

Na 34ª semana de gestação, a paciente apresentou dor em região occipital e escotomas visuais. Ao exame físico, PA 160/105 mmHg, edema em MMII (cacifo 3+/4), AU 31 cm, BCF 140 bpm, dinâmica uterina ausente, colo uterino impérvio.

- **Hipótese diagnóstica:** pré-eclâmpsia grave.
- **Exames complementares:** cardiotocografia categoria I. Ecodoppler evidenciou centralização fetal (IR artéria umbilical de 0,9; IR artéria cerebral média de 0,7), feto cefálico de peso estimado de 1.695 g (percentil 3) e ILA 55 mm.
- **Exames laboratoriais:** Relação proteinúria/creatinúria 3,5, LDH 605 mg/dL, ácido úrico 7,5 mg/dL, plaquetas 110.000/mm^3, coagulograma normal, BT 0,9 mg/dL, TGO 40 e TGP 44.

Com a mudança abrupta do quadro, optou-se pela interrupção da gestação, subsequente à prescrição de nifedipino 30 mg, VO, dose de ataque de sulfato de magnésio 4 g, EV, em bólus de 20 minutos, seguido por dose de 1 a 2 g/hora de manutenção. Recém-nascido (RN) nasceu por via vaginal após indução de parto, peso de 1.610 g, APGAR 8/9, Capurro 33 semanas. No puerpério, houve melhora de todos os parâmetros de avaliação maternos. O sulfato de magnésio foi mantido por 24 horas e a paciente recebeu alta 72 horas depois com a prescrição de um anti-hipertensivo inibidor de enzima conversora de angiotensina (IECA).

Questões para orientar a discussão
- Quais são as principais diferenças entre hipertensão arterial crônica, hipertensão gestacional e pré-eclâmpsia? Quais dados na história clínica da paciente são úteis nessa diferenciação?
- A proteinúria sugere qual diagnóstico? Ela está sempre presente?
- Qual é a importância dos exames laboratoriais na admissão de uma paciente com pico hipertensivo?
- O sulfato de magnésio é usado com qual finalidade?
- Quais complicações graves podem ocorrer na paciente com pré-eclâmpsia?
- Qual é a importância do pré-natal na prevenção da pré-eclâmpsia?

Discussão

A pré-eclâmpsia (PE) é um distúrbio hipertensivo de etiologia ainda não definida. Ao que tudo indica, é resultante da má adaptação materna, de provável origem imunológica, ao trofoblasto. Isso impede a vascularização adequada do embrião, uma vez que a maior parte das artérias espiraladas não se torna complacente o suficiente, com baixa resistência vascular, para acompanhar o aumento do volume uterino. As alterações geradas pela hipóxia e pela revascularização provocam uma série de reações que culminam na ativação generalizada do sistema inflamatório materno, lesão endotelial e placentação defeituosa, que se manifestam clinicamente como PE. Em longo prazo, isso causa lesão em múltiplos sistemas.[1]

No Brasil, a incidência da PE é estimada em 1,5% das gestações, sendo uma das maiores causas de morte materna em todo o mundo.[2,3] Além das consequências maternas, a doença está diretamente correlacionada a piores desfechos perinatais, como restrição de crescimento intrauterino (RCIU), prematuridade e morte.[4]

São vários os fatores de risco conhecidos para o desenvolvimento da PE, sendo os principais: raça negra, primigestação, história prévia ou familiar de PE, hipertensão crônica, diabetes melito, gestação molar, gestação gemelar, trombofilias, colagenoses e obesidade.[4] A presença desses fatores justifica um acompanhamento pré-natal minucioso, possibilitando o diagnóstico, a adoção de medidas profiláticas e o tratamento precoces.[4]

Sobre a profilaxia de PE, recomenda-se o estudo Doppler das artérias uterinas entre 11 e 14 semanas de gestação para pacientes com múltiplos fatores de risco, considerado positivo quando o índice de pulsatilidade (IP) da artéria se encontra acima do percentil 95 para a IG. Na presença de fatores de risco associados a alterações no Doppler, a paciente tem alto risco de desenvolver PE e RCIU, justificando a prescrição de ácido acetilsalicílico em baixa dose (50 a 150 mg/dia) – iniciada preferencialmente antes da 16ª semana de gestação e mantida até a 36ª semana – e carbonato de cálcio (1 a 2 g/dia) – a partir da 12ª semana de gestação nas regiões com baixa ingesta do mineral.[5]

O diagnóstico é definido pela presença de hipertensão arterial [PA sistólica (PAS) ≥ 140 mmHg e/ou PA diastólica (PAD) ≥ 90 mmHg] a partir da 20ª semana de gestação associada a pelo menos um dos seguintes critérios:[4] a) proteinúria (proteinúria de 24 horas ≥ 300 mg; relação proteinúria (mg)/creatinúria (mg) ≥ 0,3); b) disfunção orgânica materna: alteração renal (creatinina > 1,1 mg/dL), alteração hepática (epigastralgia, aumento em pelo menos 2 vezes o limite superior de transaminases), alteração neurológica (cefaleia, confusão mental, cegueira, escotomas, crise convulsiva, visão turva, diplopia), alteração hematológica (plaquetometria < 100.000/mm^3, coagulação intravascular disseminada), edema (edema em membros inferiores ou generalizado e edema agudo dos pulmões).[4]

A PE é classificada como grave quando implica alto risco de complicação materno-fetal. Exemplos dessa condição incluem: PAS persistente ≥ 160 mmHg e/ou PAD ≥ 110 mmHg, creatinina > 1,5 mg/dL, hematoma hepático, rebaixamento do nível de consciência, necessidade de transfusão ou de entubação endotraqueal, oligodrâmnio, RCIU e sofrimento fetal agudo.[4]

Como a PE faz parte dos distúrbios hipertensivos na gravidez, outros diagnósticos que fazem parte dessa classificação devem ser considerados. Caso a gestante evolua com eclâmpsia, deve-se considerar os diagnósticos diferenciais de convulsões e da síndrome de HELLP (*hemolysis* – hemólise, *elevated liver enzymes* – enzimas hepáticas elevadas, *low platelet count* – baixa contagem de plaquetas).[6]

A ocorrência de hipertensão arterial sistêmica (HAS) precedendo a gestação caracteriza a hipertensão arterial crônica. Como, muitas vezes, não há registros de medidas de PA antes da gestação, considera-se HAS crônica quando a hipertensão é constatada até no máximo a 20ª semana. Por sua vez, a hipertensão gestacional é diagnosticada quando a hipertensão arterial surge pela primeira vez após a 20ª semana da gestação, sem estar acompanhada de nenhum sinal, sintoma ou alteração laboratorial que caracterize a PE.[4]

Além disso, o diagnóstico diferencial de convulsões em gestantes impõe esclarecer se a convulsão foi incidental (tumor cerebral, rotura de aneurisma, epilepsia) ou exacerbada pelo estado gestacional (púrpura trombocitopênica trombótica, síndrome hemolítica urêmica, trombose venosa cerebral) ou uma ocorrência própria da gestação (eclâmpsia).[6]

Conduta

Toda paciente com PE grave deve ser internada, já que são necessárias avaliações clínica e laboratorial periódicas e avaliação do bem-estar fetal.[4]

À gestante do caso clínico, ao ser internada, foram administrados hidralazina, EV, e metildopa 750 mg/dia, VO, posteriormente aumentando-se a dose para 1 g/dia. O aumento da dose do anti-hipertensivo foi eficaz para manter a paciente normotensa por alguns dias. Além disso, foi prescrito betametasona 12 mg, IM, 24/24 horas por 2 dias para indução da maturação pulmonar fetal, tratando-se de uma gestação de 32 semanas com a possibilidade de interrupção. No entanto, na 34ª semana de gestação, a paciente apresentou importantes sinais de gravidade: aumento expressivo da PA, dor em região occipital, escotomas visuais, edema em MMII e alterações em exames laboratoriais (relação proteinúria/creatinúria, LDH e ácido úrico), sendo necessário intervir com nifedipino 30 mg, VO, sulfato de magnésio 4 g, EV, em bólus de 20 minutos, seguido de dose de manutenção de 1 a 2 g/hora, além da interrupção da gestação via vaginal. No puerpério, houve melhora de todos os parâmetros de avaliação maternos. O sulfato de magnésio foi mantido por 24 horas para prevenção de convulsões e a paciente recebeu alta 72 horas depois com a prescrição um anti-hipertensivo IECA.[4]

Na PE, as condutas obstétricas variam conforme a IG. Gestantes com IG entre 33 e 36 semanas devem ser avaliadas quanto ao grau de comprometimento materno/fetal durante 24 horas. Após esse período, deve-se considerar a possibilidade de interrupção ou não da gestação. Caso não haja risco iminente de morte materna ou fetal, a gestação deve ser mantida. Caso haja risco de êxito letal, a gravidez deve ser interrompida.[4]

Gestantes com IG abaixo de 34 semanas com nascimentos previstos para as próximas 24 a 48 horas devem receber corticosteroide para indução da maturidade pulmonar fetal. Nos casos de IG abaixo de 33 semanas, se a condição materno/fetal for estável, pode-se optar por conduta conservadora, que implica a restrição de atividades físicas, dieta normossódica, monitoramento dos sinais vitais e avaliação laboratorial. A ausculta fetal e sua movimentação devem ser monitorados diariamente e a avaliação do bem-estar fetal deve ser semanal. A cada 10 dias, deve ser feita ultrassonografia fetal e, a cada 7 dias, Doppler das artérias umbilicais. Durante o trabalho de parto, deve haver monitoramento fetal por cardiotocografia.[4]

Nos casos de PE e eclâmpsia, a via de parto preferencial é a vaginal, sendo a cesariana reservada para contraindicações obstétricas.[4] Após o parto, a paciente deve ser avaliada em consultas ambulatoriais semanais até o desaparecimento dos sintomas de PE.[4]

Pontos importantes

- Hipertensão surgida acima de 20 semanas de gestação sugere hipertensão gestacional e PE. A presença de disfunção orgânica materna/fetal exclui a primeira hipótese.[4]
- Hipertensão diagnosticada antes de 20 semanas de gestação sugere HAS crônica.[4]
- A assistência pré-natal compreende a medida mais eficaz na prevenção das complicações da PE.[1,3,5]

- Na iminência de eclâmpsia, o sulfato de magnésio é usado para prevenir convulsões.[4,5]
- Quando a interrupção da gestação é indicada, a via de parto preferencial é a vaginal.[4]

Referências bibliográficas

1. Mayrink J, Costa ML, Cecatti JG. Preeclampsia in 2018: revisiting concepts, physiopathology, and prediction. Sci Word J. 2018; 2018:1-9.
2. Abalos E, Cuesta C, Grosso AL, Chou D, Say L. Global and regional estimates of preeclampsia and eclampsia: a systematic review. Eur J Obstet Gynecol Reprod Biol. 2013 Sep;170(1):1-7. Review.
3. World Health Organization. WHO recommendations for prevention and treatment of pre-eclampsia and eclampsia. Geneva: WHO; 2011.
4. Febrasgo. Pré-eclâmpsia nos seus diversos aspectos. São Paulo: Federação Brasileira das Associações de Ginecologia e Obstetrícia; 2017.
5. OMS. Recomendações da OMS para tratamento e prevenção da pré-eclâmpsia e da eclâmpsia. 2014.
6. Norwitz ER. Eclampsia. UpToDate. 2017.

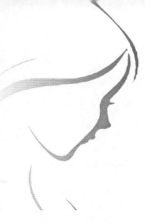

CASO 41

Gestação Gemelar

Ariadne Decarli
Flávia Centenaro Oliveira
Patrícia Arenas Rocha

- **Orientador:** Jan Pawel Andrade Pachnicki
- **Instituição:** Pontifícia Universidade Católica do Paraná (PUC-PR)

 Caso clínico

M.S., 31 anos, hígida, G2P0A1 (abortamento precoce, submetida à curetagem uterina com 10 semanas), gestação gemelar espontânea, na 32ª semana (datada por ecografia inicial de 11 semanas). Realiza acompanhamento pré-natal em Unidade Básica de Saúde (UBS) próxima à sua casa. Em procura direta ao pronto-socorro da sua maternidade de referência, referiu dor do tipo cólica em baixo ventre, com piora nas últimas 24 horas. Refere já ter apresentado quadro semelhante na metade da gestação, com remissão dos sintomas com terapêutica adotada. Relata início da gestação com náuseas e vômitos frequentes para os quais precisou de tratamento medicamentoso em hospital, com resolução dos sintomas a partir da 16ª semana de gestação. Em uso de progesterona micronizada 100 mg via vaginal desde ecografia realizada com 22 semanas, com medida de colo uterino de 13 mm. Nega outras queixas e intercorrências até o presente momento. História familiar sem particularidades, a não ser por gemelaridade (tios no lado paterno).

Ao exame físico, pressão arterial (PA) 120/80 mmHg (durante o pré-natal, PA de 100/60 mmHg); outros sinais vitais estáveis. Ao exame obstétrico, altura do fundo uterino de 36 cm; circunferência máxima de 92 cm; batimentos cardíacos fetais (BCF) G1 152 bpm e G2 148 bpm, regulares; dinâmica uterina 1/10'/25"; movimentação fetal presente; colo uterino centralizado, esvaecido, espessura média, comprimento médio, dilatação de 1 polpa digital. A última ecografia realizada há 1 semana confirma gravidez intrauterina gemelar dicoriônica diamniótica, dois fetos com vitalidade preservada e crescimento fetal em p50 e p25 (segundo tabela de Hadlock pela primeira ecografia, inalterados durante o seguimento pré-natal), respectivamente para G1 e G2. Exames de rotina pré-natal e sorologias sem anormalidades até a presente consulta.

Foi medicada, permanecendo em observação com sintomáticos endovenosos (antiespasmódicos), com resposta completa dos sintomas. Solicitados, neste atendimento, hemograma, parcial de urina e proteína C-reativa (PCR), os quais resultaram normais, sendo-lhe recomendados hidratação, repouso e controle diário da PA. Prescrição para casa: escopolamina 10 mg, 4 vezes/dia via oral; mantida a prescrição da progesterona micronizada 100 mg, 1 vez/dia via vaginal.

- **Hipóteses diagnósticas:** gestação gemelar, trabalho de parto prematuro, *shunt* feto-fetal, hipertensão gestacional.

Questões para orientar a discussão

- O que se sabe sobre a etiologia da gestação gemelar e por que identificá-la é importante?
- Quais as intercorrências perinatais maternas e neonatais mais comuns e que devem ser lembradas nas gestações gemelares?
- Quais são as causas mais comuns de prematuridade em gestação gemelar?
- Por que a incidência de hiperêmese gravídica é maior em gestações gemelares?
- Quais seriam os possíveis diagnósticos para os sinais e sintomas apresentados pela paciente? Como descartar os diagnósticos diferenciais?

Discussão

A gestação gemelar é responsável por 2% a 4% do total de nascimentos, com prevalência variando de 0,9% a 2,4% no Brasil.[1-5] Suas taxas aumentaram nos últimos 30 anos nos países desenvolvidos e em desenvolvimento, devido à idade materna cada vez mais avançada e à diminuição da fertilidade com o aumento do uso de técnicas de reprodução assistida.[3-5]

As gestações gemelares podem ser dizigóticas, que compreendem maioria e ocorrem por uma elevação do FSH nas mulheres entre 35 e 39 anos de idade, e monozigóticas, correspondem a 30% dessas gestações, surgindo, predominantemente, por fatores genéticos.[5-8]

A ultrassonografia é capaz de datar a gravidez, diagnosticar a gestação gemelar, rastrear aneuploidias e a pré-eclâmpsia, além de determinar a corionicidade. As dicoriônicas se caracterizam por duas placentas em locos de implantação distintos na cavidade uterina ou pela presença de um septo espesso entre as placentas e os sacos gestacionais – sinal do Lambda. Já as monocoriônicas apresentam somente uma placenta, sendo possível observar um septo fino entre elas, cuja implantação na placenta resulta no chamado sinal do T, sendo classificadas como diamnióticas; na ausência desse septo, serão monoamnióticas.[9] Essa identificação é importante, pois as gestações monocoriônicas estão mais associadas às seguintes complicações: aborto, malformações congênitas, distúrbios cromossômicos, discordância de peso entre os fetos, prematuridade e baixo peso ao nascimento (BPN). Ainda, nessas gestações, há aumento de 3 a 10 vezes do risco de morbimortalidade perinatal, além da correlação a condições específicas, como a síndrome da transfusão feto-fetal (STFF).[9-11]

A STFF ocorre em 10% a 20% das gestações gemelares monocoriônicas, cursando com um fluxo unidirecional entre os fetos por meio de anastomoses arteriovenosas, tendo repercussões em ambos.[11] O feto doador apresenta grave restrição do crescimento fetal (RCF), anemia e oligodrâmnio, enquanto o gêmeo receptor é afetado por sobrecarga circulatória com policitemia, hidropsia, polidrâmnio e complicações cardíacas.[11]

A taxa de mortalidade perinatal em gestações gemelares é 2 a 3 vezes maior que a de gestações únicas.[1] Isso ocorre, principalmente, pelos seguintes fatores: nascimento prematuro, RCF, BPN e anóxia intraparto. O BPN ocorre em metade dos casos de gravidez gemelar, por prematuridade e RCIU.[1,12,13] A RCF seletiva ocorre em 10% a 15% de todas as gestações monocoriônicas e é diagnosticada por uma diferença de peso ≥ 25% entre um feto e outro, havendo peso abaixo do percentil 10.[12]

De acordo com a Organização Mundial da Saúde (OMS), a gravidez pré-termo é aquela na qual a idade gestacional encontra-se entre 22 semanas (154 dias) e 37 semanas (259 dias), independentemente do peso do recém-nascido. O trabalho de parto prematuro (TPP) é categorizado em espontâneo, tendo etiologia multifatorial ou secundário à rotura prematura de membranas, ou eletivo, quando existe indicação clínica da antecipação do parto por comorbidades maternas (hipertensão, diabetes, descolamento de placenta) ou condições fetais (sofrimento fetal, RCF e óbito de um dos gêmeos).[1,13-15] Quando ocorre óbito de um dos fetos, há aumento do risco de sequela neurológica para o outro devido às anastomoses vasculares entre eles, o que exige monitoramento ultrassonográfico periódico.[1,14,15]

A morbidade associada à prematuridade deve-se, principalmente, à síndrome do desconforto respiratório, hemorragia intraventricular e enterocolite necrosante dos fetos. A morbidade neonatal é mais importante quando há discordância de peso entre os fetos, com maior chance de hemorragia intracraniana e persistência do canal arterial (PCA).[16] A mortalidade materna também é elevada nas gestações gemelares, sendo 2,5 vezes maior nestas quando comparadas às gestações únicas.[1,3] Devido ao aumento dos níveis de gonadotrofinas, náuseas e vômitos ocorrem com maior frequência, bem como hiperêmese gravídica. Nas gestações gemelares, há maior expansão do volume sanguíneo materno em comparação àquela das gestações de feto único (50% a 60% contra 40% a 50%, respectivamente), causando anemia por hemodiluição e alterações cardiovasculares, sendo essas exacerbadas, quando relacionadas com pré-eclâmpsia e edema pulmonar.[3,7,15,16]

As gestações gemelares têm, ainda, risco 2 a 3,5 vezes maior de apresentar alterações hipertensivas (pré-eclâmpsia, eclâmpsia e síndrome de HELLP).[1,7,14,15] Também ocorre maior produção de hormônio lactogênio placentário (HPL), causando resistência insulínica e, em associação a outros fatores, como ganho de peso, índice de massa corporal (IMC) e idade materna, resultando em risco elevado para diabetes gestacional.[1,7,14,15]

A pré-eclâmpsia é definida por hipertensão arterial identificada pela primeira vez após a 20ª semana associada à proteinúria significativa ou a outras alterações sistêmicas graves, podendo estar sobreposta a outro estado hipertensivo.[15] Entre as alterações, podem estar presentes: cefaleia, turvação visual, dor abdominal, comprometimento renal, edema pulmonar, distúrbios visuais ou cerebrais, plaquetopenia, elevação de enzimas hepáticas e/ou disfunção uteroplacentária. Eclâmpsia é a ocorrência de convulsões tônico-clônicas generalizadas (tipo grande mal) em gestante com pré-eclâmpsia.[15]

Com relação a alterações locais, a sobredistensão uterina pode ocasionar dores tipo cólica exacerbada, distúrbios obstrutivos urológicos, quadros de infecção do trato urinário, trabalho de parto prematuro, descolamento de placenta e ruptura prematura de membranas ovulares

(RPMO) – esta também chamada de amniorrexe prematura, é caracterizada por perda de líquido amniótico até 1 hora antes do início do trabalho de parto. Ademais, complicações pós-parto como atonia uterina e hemorragia pós-parto podem ocorrer com maior frequência.[1,17]

Conduta

A anamnese e o exame físico detalhados são o primeiro passo para identificar uma gestação com risco para parto prematuro. A busca por indicadores clínicos deve ser instituída para permitir o controle dos riscos e contribuir para a evolução favorável da gestação, bem como o manejo e tratamento adequados nesse tipo de quadro.[1]

A preocupação em relação ao comprimento do colo uterino se deve ao colo curto e à sua correlação com o TPP. Considera-se colo curto quando este apresentar comprimento inferior a 25 mm.[16] Na presença do encurtamento precoce, recomendam-se repouso, investigação de infecções geniturinárias, acompanhamento seriado das contrações uterinas, bem como do comprimento do colo e, quando disponíveis, realização de testes bioquímicos, como fibronectina fetal, ainda pouco utilizada no Brasil.[16] Estudos recentes demonstram que a administração de progesterona reduz significativamente o risco de TPP espontâneo antes de 34 semanas, orientando-se o uso da progesterona natural na posologia de 90 a 200 mg, via vaginal, até 36 semanas de gestação, concordando com a conduta tomada para manejo da paciente do caso clínico em questão, apesar de a gestação gemelar *per si*, isoladamente, não justificar o uso dessa medicação.[18] Também é importante descrever a prescrição voltada para o alívio da dor em baixo ventre e para proporcionar maior conforto à paciente, por exemplo, a escopolamina, um antiespasmódico.

Pontos importantes

- Identificar a etiologia da gestação gemelar para definir as principais intercorrências de acordo com a corionicidade.[1,9,10,12]
- Realizar anamnese e exame físico detalhados buscando sinais clínicos que corroboram a evolução favorável ou desfavorável da gestação.[1,14]
- A importância da ultrassonografia para o diagnóstico da gestação gemelar e a identificação de suas possíveis complicações.[1,11,14,17]
- Saber identificar os fatores que determinam um quadro de transfusão feto-fetal.[11]
- Saber identificar os sinais e sintomas de um TPP.[18]
- Atentar-se às queixas maternas mais comuns em gestações gemelares.[3]
- Observar os sinais de pré-eclâmpsia para diagnóstico precoce e manejo adequado.[15]
- Saber identificar, correta e precocemente, os sinais das intercorrências mais comuns em gemelares, como STFF, BPN, RCF e prematuridade.[13,14]

Referências bibliográficas

1. Santana DS, Surita FG, Cecatti JG. Multiple pregnancy: Epidemiology and association with maternal and perinatal morbidity. Rev Bras Ginecol e Obstet. 2018; 40(9):554-62.
2. Collins J. Global epidemiology of multiple birth. Reprod Biomed Online [Internet]. 2007; 15 Suppl 3(April 2007):45-52.

3. Young BC, Wylie BJ. Effects of twin gestation on maternal morbidity. Semin Perinatol [Internet]. 2012; 36(3):162-8.
4. Walker MC, Murphy KE, Pan S, Yang Q, Wen SW. Adverse maternal outcomes in multifetal pregnancies. BJOG An Int J Obstet Gynaecol. 2004; 111(11):1294-6.
5. National Insitute for Health and Care Excellence, NICE Guideline. Twin and triplet pregnancy. Nice. 2019;(September).
6. Hall JG. Twinning. Lancet. 2003; 362(9385):735-43.
7. Buhling KJ, Henrich W, Starr E, Lubke M, Bertram S, Siebert G, et al. Risk for gestational diabetes and hypertension for women with twin pregnancy compared to singleton pregnancy. Arch Gynecol Obstet. 2003; 269(1):33-6.
8. Bortolus R, Parazzini F, Chatenoud L, Benzi G, Bianchi MM, Marini A. The epidemiology of multiple births. Hum Reprod Update. 1999; 5(2):179-87.
9. Trevett T, Johnson A. Monochorionic twin pregnancies. Clin Perinatol. 2005; 32(2):475-94.
10. Cordero L, Franco A, Joy SD. Monochorionic monoamniotic twins: Neonatal outcome. J Perinatol. 2006; 26(3):170-5.
11. Djaafri F, Stirnemann J, Mediouni I, Colmant C, Ville Y. Twin-twin transfusion syndrome – What we have learned from clinical trials. Semin Fetal Neonatal Med [Internet]. 2017; 22(6):367-75.
12. Bennasar M, Eixarch E, Martinez JM, Gratacós E. Selective intrauterine growth restriction in monochorionic diamniotic twin pregnancies. Semin Fetal Neonatal Med. 2017; 22(6):376-82.
13. Importance T, Records V. Committee Opinion n. 639: The Importance of Vital Records and Statistics for the Obstetrician-Gynecologist. Obstet Gynecol. 2015; 126(3):e28-30.
14. Gyamfi C, Stone J, Eddleman KA. Maternal complications of multifetal pregnancy. Clin Perinatol. 2005; 32(2):431-42.
15. Febrasgo. Pré-eclâmpsia nos seus diversos aspectos. São Paulo: Febrasgo; 2017. p. 56. Disponível em: https://www.febrasgo.org.br/media/k2/attachments/12-PRE_ECLAyMPSIA.pdf. Acesso em: 14 jun. 2021.
16. Fonseca ESVB. Manual de perinatologia. Bibl a Fac Med da Univ São Paulo [Internet]. 2013; 118.
17. Oliveira RPC, Sampaio LLA, Pereira PCM. Amniorrexe prematura. Disponível em: http://www2.ebserh.gov.br/documents/215335/4407336/Protocolo+Aminiorrexe+Prematura.pdf/148bd7e-3-ab46-47b7-9413-cc456081817e. Acesso em: 14 abr. 2021.
18. Norwitz ER, Caughey AB. Progesterone supplementation and the prevention of preterm birth. Rev Obstet Gynecol. 2011; 4(2):60-72.

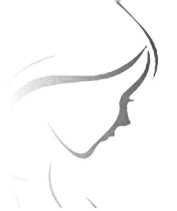

CASO 42

Hemorragias da Segunda Metade da Gestação

Mariana Neves Pimentel
Chayandra Sabino Custódio
Mariana Raquel Alves Sobreira

- **Orientador:** Luiz Alberto Martins de Castro
- **Instituições:** Universidade Iguaçu (Unig) – Campus V – Itaperuna/RJ; Centro Universitário Inta (Uninta) – Sobral/CE

 Caso clínico

L.R.S., sexo feminino, 35 anos, parda, G6PC4A1, com idade gestacional (IG) de 34 semanas de acordo com a data da última menstruação (DUM), do lar, casada, residente em Florianópolis/SC. Paciente busca a unidade de pronto atendimento hospitalar mais próxima de sua residência com sangramento intenso de coloração vermelho-escuro associado a dor súbita e intensa em baixo ventre, de início há cerca de 1 hora. Refere que, no dia anterior, caiu da própria altura ao se desequilibrar subindo um degrau. Paciente tem diagnóstico prévio de doença hipertensiva específica da gestação (DHEG). Quando interrogada sobre sintomas associados, relata cefaleia e refere que, desde o início do sangramento, não percebeu movimentos fetais. Paciente em uso de metildopa, 500 mg, via oral (VO), de 6 em 6 horas. Nega outras comorbidades. Antecedentes gineco-obstétricos: menarca aos 12 anos, sexarca aos 21 anos, dois parceiros sexuais anteriores; G5PC4A1; ao exame físico, paciente apresenta-se em bom estado geral, anictérica, acianótica, hidratada, taquipneica, afebril e com edemas em membros inferiores (MMII) de 2+/4+. Frequência cardíaca (FC) 98 bpm; frequência respiratória (FR) 25 irpm; pressão arterial (PA) 100/60 mmHg; Tax.: 36,8°C. Tórax atípico com expansibilidade simétrica e preservada. Murmúrio universal vesicular presente e simétrico, sem ruídos adventícios;

ritmo cardíaco regular em dois tempos, com presença de bulhas normofonéticas, sem sopros ou extrassístoles; pulsos arteriais periféricos simétricos, sincrônicos e com amplitude preservada. À palpação abdominal: útero doloroso e hipertônico com contrações de frequência elevada e baixa intensidade. Altura de fundo uterino (AFU): 35 cm. Exame especular demonstra sangramento ativo intenso. Ao toque: colo imaturo, longo e com 2 cm de dilatação. Batimento cardíaco fetal (BCF): 110 bpm.

- **Hipóteses diagnósticas:** hemorragias da segunda metade da gestação – descolamento prematuro de placenta (DPP), placenta prévia (PP), rotura de seio marginal, rotura de vasa prévia e trauma de trajeto.
- **Exames complementares:** cardiotocografia – padrão anormal com alta probabilidade de sofrimento fetal. Variabilidade ausente, desaceleração tardia/variável recorrente, bradicardia (110 BCF/minuto).

Questões para orientar a discussão
- Qual a principal hipótese diagnóstica?
- Qual a etiopatogenia dessa patologia?
- Quais os dados epidemiológicos significativos?
- Quais os fatores de risco?
- Quais as manifestações clínicas relacionadas com essa patologia?
- Como é realizado o diagnóstico?
- Quais as possíveis complicações?
- Qual o principal diagnóstico diferencial e as suas diferenças?

Discussão

A hipótese diagnóstica consiste em uma hemorragia da segunda metade da gestação, sendo a principal causa, no caso em questão, o descolamento prematuro de placenta (DPP).

O DPP é uma causa de sangramento grave da segunda metade da gestação, complicação relativamente rara,[1] mas que pode evoluir com privação do aporte de oxigênio e nutrientes ao feto, com grande potencial de morbidade e mortalidade materna e fetal.[2] Ocorre devido a uma separação espontânea, parcial ou total, da placenta normoinserida antes da expulsão fetal, após a 20ª semana de gestação.[3]

A causa imediata dessa separação é a ruptura de vasos maternos na decídua basal devido ao aumento da fragilidade desses vasos e à malformação vascular ou placentação anômala, estando as veias fetais e placentárias raramente envolvidas na sua fisiopatologia.[4] Ocorre em cerca de 1% das gestantes, sendo 2% em gestantes hipertensas. Vale ressaltar, ainda, que cerca de 60% dos casos de DPP ocorre antes da 37ª semana, representando, assim, uma importante causa de prematuridade.[5]

Entre os fatores de risco, é possível citar: DPP anterior, multiparidade, idade materna avançada, cesárea prévia, trauma, gestação múltipla, tabagismo, uso de cocaína e/ou álcool, DHEG, rotura prematura das membranas ovulares, polidrâmnia, trombofilias, anomalias placentárias, miomatose uterina e sangramento no início da gravidez, sendo as síndromes hipertensivas (hipertensão crônica materna, pré-eclâmpsia sobreposta e pré-eclâmpsia grave) o fator de risco mais predisponente à ocorrência de DPP.[4] O período de latência até o trabalho de parto também está envolvido na gênese do DPP, de modo que, quanto maior o período de latência, maior o risco de descolamento.[4]

Seu diagnóstico é, essencialmente, clínico e, mesmo na ausência de fatores de risco, manifestações clínicas sugestivas para a patologia devem ser essenciais no processo de elucidação diagnóstica.[6] As manifestações incluem sangramento intenso de coloração vermelho-escuro, dor súbita e intensa no abdome, história prévia de DHEG, fácies de dor e hipertonia uterina, bradicardia fetal importante ou ausculta fetal difícil/ausente, líquido amniótico hemorrágico (hemoâmnio) e sinais de hipovolemia materna. A cardiotocografia, geralmente, encontra-se anormal, mostrando padrão não reativo.[3]

Nos casos em que o sangramento não for visível, pode-se lançar mão de exames complementares, como a ultrassonografia e a cardiotocografia, sobretudo a fim de descartar diagnósticos diferenciais,[7] desde que as condições materno-fetais sejam favoráveis à sua realização e que isso não ofereça retardo desnecessário à intervenção obstétrica, uma vez que a rápida tomada de decisão e a terapêutica em tempo hábil contribuem para o bom prognóstico da mãe e do feto.

O teste de Kleihauer-Betke, capaz de detectar células sanguíneas fetais na circulação materna, poderá ser solicitado e, embora não diagnostique a presença de descolamento prematuro da placenta, quantifica a presença de sangue fetal na circulação materna, dado importante em mulheres Rh-negativas devido ao risco de isoimunização. Desse modo, nos casos de sangramento materno-fetal significativo, os resultados do teste de Kleihauer-Betke poderão contribuir para determinar a dose necessária de imunoglobulina Rh (D) para prevenir a isoimunização.[1]

O DPP pode ser classificado, clinicamente, em grau I (leve), grau II (intermediário) e grau III (grave):[6]

- Grau I: útero de tônus normal, concepto vivo, ausência de coagulopatia e o diagnóstico é retrospectivo (pelo exame da placenta).
- Grau II: útero hipertônico, concepto vivo, ausência de coagulopatia instalada e o diagnóstico é clínico.
- Grau III: útero hipertônico, concepto morto, ausência (A) ou presença (B) de coagulopatia e o diagnóstico é clínico.

O prognóstico dos casos de DPP está diretamente relacionado com a idade gestacional e ao tempo decorrido entre o início dos sinais e sintomas e a abordagem terapêutica.[4]

As principais complicações maternas conferem mortalidade em torno de 30%, estando o choque hipovolêmico, a coagulação intravascular disseminada e a insuficiência renal aguda entre as principais. Os desfechos no feto podem ser morte perinatal, prematuridade, restrição do crescimento e hipóxia fetal com sequelas neurológicas.

Como principal diagnóstico diferencial do DPP, encontra-se a placenta prévia (PP), cujas principais diferenças estão demonstradas no Quadro 1.

Quadro 1. Diagnóstico diferencial entre descolamento prematuro de placenta e placenta prévia

Descolamento prematuro de placenta (DPP)	Placenta prévia (PP)
Início súbito	Início insidioso
Dor intensa no sítio placentário	Indolor
Hemorragia inicialmente interna, depois exteriorizada e de coloração escura	Hemorragia externa vermelho-rutilante
Hemorragia única, geralmente	Hemorragia de repetição
Geralmente, associada a toxemia ou trauma	Não associada a toxemia ou trauma
Anemia não relacionada com perda sanguínea	Anemia relacionada com perda sanguínea
Útero maior que o esperado e hipertônico	Útero mole, tônus normal
Cardiotocografia geralmente anormal	Cardiotocografia geralmente normal

Fonte: Montenegro e Rezende, 2016.[3]

Conduta

A conduta será tomada de acordo com a extensão do descolamento, a idade gestacional e o comprometimento tanto materno quanto fetal. Para todas as gestantes, deve ser realizada internação imediata para monitoramento e estabilização hemodinâmica, devendo-se instituir e solicitar algumas medidas:[3,7]

- Acessos periféricos.
- Sondagem vesical.
- Oxigenoterapia.
- Exames laboratoriais: hemoglobina, hematócrito, teste de Weiner (avaliar coagulação), coagulograma completo com plaquetas, fibrinogênio plasmático, ureia, creatinina.
- Débito urinário.
- Gasometria arterial (avaliação metabólica e função respiratória).
- Reposição volêmica (se necessária).

A conduta obstétrica será tomada de acordo com a vitalidade fetal e a situação clínica da gestante:[3,7]

- Feto vivo e gestante estável (parto iminente): parto vaginal.
- Feto vivo e gestante estável (ausência de parto iminente): interrupção da gestação por cesariana de emergência.
- Feto vivo e gestante instável ou sofrimento fetal agudo: interrupção da gestação por cesariana de emergência.
- Feto morto e gestante estável: parto vaginal.
- Feto morto e gestante instável: cesariana.

Observação: se gestante estável, feto vivo com cardiotocografia categoria III e parto iminente (máximo de 20 minutos), o parto vaginal pode ser a escolha.[3]

Pode-se fazer uso de ocitocina para indução do parto vaginal, utilizando-se a amniotomia para que haja menor risco de hemorragia materna e passagem de tromboplastina para a corrente sanguínea materna.[7]

O parto deve ser realizado em até, no máximo, 6 horas, lembrando-se sempre do monitoramento constante da gestante e do feto.[3]

Além disso, após o parto, o monitoramento materno deve ser mantido pelos riscos de atonia e por outras causas de hemorragia, com correção de coagulopatias, choque hipovolêmico e pré-eclâmpsia, se presentes. Quando necessário, avaliar massagem uterina e uso de ocitócitos.[7]

Pontos importantes

- O DPP é uma complicação relativamente rara.[7]
- O DPP é causa de sangramento grave da segunda metade da gestação,[7] com alto índice de morbidade e mortalidade materno-fetal.[4]
- Anormalidades vasculares e placentárias, como aumento da fragilidade e malformação dos vasos e placentação anômala estão envolvidas na fisiopatologia do DPP.[3]
- O aumento da idade materna e da paridade eleva o risco de DPP, bem como presença de síndromes hipertensivas.[6]
- Qualquer grau de descolamento de placenta eleva os desfechos de óbito, prematuridade e restrição do crescimento fetal.[3]
- O diagnóstico de DPP é, essencialmente, clínico e pode ser auxiliado por achados ultrassonográficos e cardiotocográficos, que não devem postergar a conduta.[5]
- Placenta prévia é o seu principal diagnóstico diferencial de DPP.[3]

Referências bibliográficas

1. Schmidt Pamela, Skelly Christy L, Raines Deborah. Placental Abruption: (Abruptio Placentae). StatPearls Publishing [Internet]. 2020 Jul 05. Disponível em: https://www.ncbi.nlm.nih.gov/books/NBK482335/. Acesso em: 25 ago. 2020.
2. Anandita MM, Nidhi A. Couvelaire uterus with concealed abruptio placenta: A case report. International Journal of Clinical Obstetrics and Gynaecology. 2018; 2(5):170-1.
3. Montenegro CAB, Rezende Filho J. Rezende obstetrícia. 13. ed. Rio de Janeiro: Guanabara Koogan; 2016. p. 616-25.
4. Zugaib M, Francisco RPV, Cançado SJB. Zugaib obstetrícia. 3. ed. Barueri: Manole; 2016. p. 761-73.
5. Cardoso AS, Santos JSS, Vieira LHR, Santos RLA, Januário TRA, Miranda VR, et al. Descolamento prematuro de placenta: relato de caso. Revista Médica de Minas Gerais. 2012; 5(22):85-7.
6. Carvalho M. Manual de Perinatologia/Perinatal. Rio de Janeiro: Perinatal; 2012. p. 177-81.
7. Fernandes CE, Sá MFS. Tratado de Obstetrícia – Febrasgo. Rio de Janeiro: Elsevier; 2019. p. 842-56.

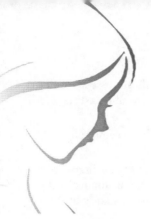

CASO 43

Hemorragias da Primeira Metade da Gestação

Ana Luíza Abranches Moreira
Evelyn Carolina Suquebski Dib
Gabriella Balbinot Betencourt

- **Orientador:** Gustavo Wandresen
- **Instituições:** Universidade Federal do Estado do Rio de Janeiro (UFRJ), Faculdade Pequeno Príncipe (FPP), Pontifícia Universidade Católica do Paraná (PUC-PR)

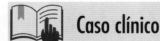 **Caso clínico**

P.G.S., sexo feminino, 36 anos, casada, G3P2A0, gestação de 9 semanas. Queixa-se de sangramento "vermelho-vivo" leve, sem coágulos, há 4 dias e dor em baixo ventre. Realizou ultrassonografia transvaginal (USGTV) com 6 semanas de gestação que evidenciou presença de batimento cardíaco fetal (BCF), sem anormalidades naquele momento. História gineco-obstétrica: primeira gestação aos 25 anos, parto vaginal com 39 semanas. Segunda gestação aos 28 anos, cesariana às 38 semanas. Bom estado geral, hipocorada 1+/4+, anictérica, hidratada, acianótica, afebril (T 36,4°C), pressão arterial (PA) de 135/85 mmHg, frequência respiratória (FR) 16 rpm, SatO$_2$ 98%, frequência cardíaca (FC) 112 bpm, bulhas cardíacas normofonéticas em dois tempos, sem sopros e sem edema em panturrilhas.

Exame especular mostrando colo impérvio e saída de sangue pelo orifício externo e ao toque vaginal colo impérvio, sem lesões vaginais. Foram feitas internação e solicitação de USGTV, exames laboratoriais e analgesia.

- **Hipóteses diagnósticas:** abortamento, gravidez ectópica, gravidez molar.

- **Exames complementares:**
  - USGTV: útero em anteversoflexão, volume de 197 cm³, identificado embrião com comprimento cabeça-nádega (CCN) 17 mm, sem atividade cardíaca fetal identificada e presença de descolamento coriônico.
  - Exames laboratoriais: Hb 12,8 g/dL; Ht 37%; LT 7.200/mm³; PCR 1,2 mg/L; beta-hCG 157.000 U/mL; BT 0,7 mg/dL; tipo sanguíneo A positivo.

Questões para orientar a discussão
- Quais são as etiologias a considerar em sangramentos na primeira metade da gestação?
- Como identificar as diferentes causas de sangramento?
- Quais as diferentes apresentações clínicas do abortamento?
- Quais as características ultrassonográficas de cada tipo de abortamento?
- Como é feita a intervenção em cada caso?

Discussão

Diante de um sangramento na primeira metade da gestação, as principais hipóteses diagnósticas são: abortamento, gravidez ectópica e doença trofoblástica gestacional (DTG). No caso clínico abordado, o diagnóstico é de abortamento retido.[1-5]

O abortamento é a expulsão do embrião antes de 22 semanas de gestação ou com concepto pesando menos que 500 g, espontâneo ou provocado.[2] Adiante, serão explorados os tipos de abortamento espontâneo. A gravidez ectópica é a nidação do ovo fora da cavidade uterina. Já a DTG refere-se a tumores do trofoblasto viloso placentário decorrendo de fertilização aberrante.[2] Esses diagnósticos geralmente são acompanhados de dor e sangramento e a confirmação acontece pela dosagem de beta-hCG e realização da USGTV.[3]

Em geral, o abortamento precoce se apresentará de diversas formas clínicas e ultrassonográficas. Seus principais fatores de risco são idade materna avançada; perda gestacional prévia; uso de medicações e outras substâncias; fatores ambientais e doenças maternas de base (infecções, diabetes, obesidade etc.). As etiologias mais comuns englobam anormalidades cromossômicas, alterações anatômicas maternas e trauma.[4]

Classifica-se, portanto, o abortamento de acordo com suas formas clínicas:
- Ameaça de abortamento:
  - Clínica: hemorragia e dor, sem eliminação de tecidos ovulares, cólicas normalmente pouco intensas, colo fechado, volume uterino compatível com o esperado para a idade gestacional (IG) e sem sinais de infecção.[2]
  - USGTV: evidência de atividade cardíaca (> 6 semanas) ou saco gestacional (< 6 semanas). Possível presença de hematoma subcoriônico[5] e bradicardia fetal.[2]
- Abortamento inevitável: divide-se em abortamento completo e incompleto,[5] de modo geral apresenta sangramento mais abundante, dilatação cervical, sem eliminação do conteúdo uterino e é quase sempre precedido por episódio de ameaça de abortamento.[1]

- Abortamento completo:
  - Clínica: após expulsão da totalidade do conteúdo uterino, cessam-se as cólicas e o sangramento reduz-se a perdas discretas.[2] Tamanho uterino menor que o esperado para a IG.[1] Mais comum até 8 semanas de gestação.[2]
  - USGTV: útero vazio ou com presença de coágulos, restos de placenta ou decídua, além de diminuição do endométrio (< 15 mm).[2,5]
- Abortamento incompleto:
  - Clínica: eliminação parcial do ovo, com hemorragia e propiciando infecções. Dores mais intensas e sangramentos de maior volume. Mais comum após 8 semanas de gestação.[2]
  - USGTV: conteúdo heterogêneo e amorfo e eco endometrial irregular.[5]
- Abortamento retido:
  - Clínica: o útero retém o embrião após sua morte com a cérvice fechada por dias ou semanas.[2] De maneira geral, o colo se encontra fechado, podendo ocorrer discreto sangramento, mas este não é mandatório para o diagnóstico.[1]
  - USGTV: feto de comprimento cabeça-nádega > 7 mm sem atividade cardíaca. A gestação anembrionada (um tipo de aborto retido) se caracteriza pela não visualização do embrião com um saco gestacional medindo 25 mm ou mais.[5]
- Abortamento infectado:
  - Clínica: normalmente associado a interrupções provocadas da gestação. História com antecedentes de ameaça de abortamento seguida de expulsão, normalmente incompleta, do ovo. Associado a infecções genitais e possível choque séptico.[2]
  - USGTV: abscesso pélvico, restos do concepto, endométrio espesso e irregular.[2,5]
- Abortamento habitual/recorrente: definido como duas ou mais interrupções sucessivas da gestação. A clínica e a USGTV variam conforme a causa-base.[2,5]

Apesar de se identificar variações na apresentação de cada forma clínica, deve-se ressaltar também que muitos casos são assintomáticos e serão percebidos apenas pela USGTV.[4] Além disso, se à USGTV forem identificados hematoma subcoriônico ou bradicardia fetal (< 100 BCF), estes podem estar associados a abortamentos precoces, mas deve-se fazer nova avaliação dentro de 7 a 10 dias, pois não são capazes de oferecer um diagnóstico definitivo.[2]

As opções de tratamento variam de acordo com os tipos de aborto, podendo ser expectante, farmacológica, cirúrgica ou manejo clínico. A conduta deve ser individualizada e, caso possível, deixada a critério da paciente.

O tratamento farmacológico mais usualmente utilizado é o misoprostol, que tem ação útero-tônica e amolece o colo uterino. Esse medicamento pode ser utilizado via vaginal ou sublingual e a dose escolhida depende da IG e do tipo de aborto.[6]

Curetagem uterina com dilatação cervical e dilatação cervical seguida de esvaziamento compreendem opções de tratamento cirúrgico; apesar de apresentarem riscos como permanência de material dentro da cavidade, perfuração e formação de aderências, são técnicas utilizadas. Atualmente, tem-se realizado a aspiração manual intrauterina (AMIU), buscando reduzir os riscos.[7]

A conduta para a ameaça de abortamento consiste em restringir relação sexual e prescrever antiespasmódicos e analgésicos, se cólicas,[5] sem a necessidade de repouso no leito.[2,5] Em abortamento inevitável ocorrido até a 12ª semana de gestação, caso seja completo, realiza-se apenas acompanhamento clínico e ultrassonográfico; se ele for incompleto, o tratamento deve ser analisado individualmente, pois conta com opção de tratamento expectante, farmacológico ou cirúrgico.[5] O tratamento expectante é mais bem-sucedido quando aplicado até a 8ª semana de gestação e o cirúrgico é preferível em mulheres com alguma intercorrência.[2]

Para o abortamento infectado, realizam-se esvaziamento uterino e terapia anti-infecciosa de largo espectro (clindamicina e gentamicina ou ampicilina),[2] podendo acrescentar-se um anaerobicida (metronidazol).[5] O tratamento do abortamento habitual engloba correção da causa-base (fatores genéticos, infecciosos, endocrinológicos, malformações uterinas etc.).[2]

Conduta

Para o abortamento retido, as três formas de tratamento (expectante, farmacológico e cirúrgico) são válidas, dependendo da idade gestacional, do estado da paciente e, se possível, de suas preferências particulares. Com o tratamento expectante, é esperada resolução espontânea em cerca de 2 semanas.[2] O tratamento farmacológico preconiza a administração de misoprostol via vaginal ou sublingual a cada 3 horas;[6] o tratamento cirúrgico, por sua vez, envolve a preparação do colo com misoprostol e esvaziamento por meio de curetagem ou AMIU.[2,6]

Como a paciente em questão está no 1º trimestre da gestação, foram-lhe apresentadas as três opções de tratamento, pela qual optou por resolução cirúrgica por AMIU. Foi realizada USGTV para confirmar a idade gestacional, a localização precisa do feto e a possível presença de anomalias capazes de impossibilitar a cirurgia. A dilatação do colo seguida da aspiração manual do conteúdo intrauterino foi feita sem maiores intercorrências.

Por fim, foi orientado à paciente que não praticasse atividade sexual, não usasse ducha vaginal ou absorventes internos[2] e retornasse em 7 dias ou caso houvesse outros sintomas. Foi orientada sobre o desejo de gestar novamente, que seria liberado assim que ela apresentasse o primeiro ciclo menstrual regular (duas menstruações consecutivas).

Pontos importantes

- As principais hipóteses diagnósticas diante de sangramento de primeira metade da gestação são abortamento, gravidez ectópica e doença trofoblástica gestacional.[2,5]
- Para diferenciar os tipos de abortamento, são fundamentais a história clínica, o toque e o exame especular para avaliação do colo uterino, dosagem de beta-hCG e USG.[5]
- A eliminação incompleta do concepto não tratada pode causar hemorragia e infecção.[2,5]
- Apesar das diversas formas clínicas de abortamento, muitos são assintomáticos.[4]
- A conduta varia de acordo com o caso, e o tratamento expectante é exitoso na maioria dos casos (com exceção do abortamento infectado).[5]

Referências bibliográficas

1. Hurt KJ, Guile MW, Bienstock JL, Fox HE, Wallach EE. Gestação de alto risco manual técnico [Internet]. Gestação de Alto Risco Manual Técnico. 2012. p. 370-3. Disponível em: http://bvsms.saude.gov.br/bvs/publicacoes/gestacao_alto_risco.pdf. Acesso em: 6 mar. 2021.
2. Montenegro ABC, Rezende Filho J de. Rezende Obstetrícia Fundamental. 13. ed. Rio de Janeiro: Guanabara Koogan; 2016. p. 294-308.

3. Errol RN, Joong SP. Overview of the etiology and evaluation of vaginal bleeding in pregnant women [Internet]. UpToDate. 2018. p. 22. Disponível em: https://www.uptodate.com/contents/overview-of-the-etiology-and-evaluation-of-vaginal-bleeding-in-pregnant-women?search=hemorragia obstetrica&source=search_result&selectedTitle=1~150&usage_type=default&display_rank=1%0Ahttps://www.uptodate.com/contents/ove. Acesso em: 6 mar. 2021.
4. Prager S, Micks E, Dalton V. Pregnancy loss (miscarriage): Risk factors, etiology, clinical manifestations, and diagnostic evaluation. Uptodate [Internet]. 2019; 24. Disponível em: https://www.uptodate.com/contents/pregnancy-loss-miscarriage-risk-factors-etiology-clinical-manifestations-and-diagnostic-evaluation/print?source=history_widget. Acesso em: 6 mar. 2021.
5. Zugaib M, Vieira PR. Zugaib obstetrícia. 4. ed. Barueri: Manole; 2019. p. 568-86.
6. Morris JL, Winikoff B, Dabash R, Weeks A, Faundes A, Gemzell-Danielsson K, et al. FIGO's updated recommendations for misoprostol used alone in gynecology and obstetrics. Int J Gynecol Obstet. 2017; 138(3):363-6.
7. Febrasgo. Tratamento ambulatorial do abortamento retido [Internet]. 2018. Disponível em: https://www.febrasgo.org.br/pt/noticias/item/412-tratamento-ambulatorial-do-abortamento-retido. Acesso em: 6 mar. 2021.

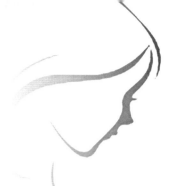

CASO 44

Prematuridade

Ana Luíza Abranches Moreira
Evelyn Carolina Suquebski Dib
Gabriella Balbinot Betencourt

- **Orientador:** Gustavo Wandresen
- **Instituições:** Universidade Federal do Estado do Rio de Janeiro (UFRJ), Faculdade Pequeno Príncipe (FPP), Pontifícia Universidade Católica do Paraná (PUC-PR)

 Caso clínico

G.M.P., 18 anos, solteira, G1P0A0, 32 semanas de gestação. Queixa-se de dores em baixo ventre, de início há cerca de 6 horas. Tabagista 3 maços-ano, nega etilismo. Apresentava bom estado geral, corada, anictérica, hidratada. Sinais vitais: T 36,7°C, pressão arterial (PA) de 115/70 mmHg, $SatO_2$ 98%, frequência cardíaca (FC) de 92 bpm. Exame obstétrico: batimentos cardíacos fetais (BCF): 144 bpm; altura uterina: 28 cm; toque vaginal: colo centralizado, médio, dilatação de 3 cm; contrações uterinas rítmicas e regulares a cada 5 minutos; membranas íntegras e altura da apresentação em −1 no plano de De Lee. Exame especular: presença de secreção amarelada, ausência de sangue em cavidade vaginal. Paciente internada para acompanhamento enquanto aguarda o resultado dos exames.

- **Hipóteses diagnósticas:** trabalho de parto prematuro, rotura prematura de membranas, falso trabalho de parto.
- **Exames complementares:**
  - Cardiotocografia fetal (CTG): feto com BCF de 142 bpm.
  - Ultrassonografia (USG) obstétrica: feto em apresentação cefálica e líquido amniótico em volume normal (medida do bolsão: 10 cm, considerado normal para a idade gestacional).

- Hemograma: Hb 14,8 g/dL; Ht 42%; leucócitos 9.200/μL; plaquetas 320.000/μL; PCR 0,15 mg/dL. Urina 1: densidade 1.025; pH 5; proteínas, glicose, corpos cetônicos, hemoglobina e bilirrubina ausentes; nitrito negativo.
- Coleta do conteúdo vaginal e anal para pesquisa de estreptococo do grupo B (GBS) e conteúdo endocervical para pesquisa de outros microrganismos.

Questões para orientar a discussão

- Quais diagnósticos se deve considerar diante de contrações uterinas e dilatação cervical pré-termo?
- Quais os principais fatores de risco para trabalho de parto prematuro?
- Quais são as etapas da conduta da prematuridade?
- Como prevenir o trabalho de parto prematuro?
- Como conduzir a assistência ao trabalho de parto prematuro?

Discussão

O trabalho de parto prematuro (TPP) é definido como o nascimento antes de 37 semanas (< 259 dias) completas de gestação[1] com uma incidência de 11,7% no Brasil.[2] Há vários fatores de risco associados, como história prévia de parto pré-termo, baixo nível socioeconômico, hábitos de vida (uso de drogas, estresse), infecções urinárias, corioamnionite ou vaginites, malformações fetais, doenças maternas, gemelaridade.[3-5]

Os critérios utilizados para definir o verdadeiro TPP são: contrações uterinas regulares a cada 5 minutos; dilatação cervical de pelo menos 1 cm; esvaecimento cervical; e progressão das alterações cervicais.[3]

Os diagnósticos diferenciais a serem considerados consistem em ruptura prematura de membranas ovulares (RPMO) e falso trabalho de parto. No caso abordado, o diagnóstico é TPP (verdadeiro).[3]

A RPMO deve ser considerada na presença de perda líquida pela vagina. A alteração do pH vaginal (mais alcalino pela presença de líquido amniótico) constitui um sinal sugestivo dessa entidade, que também é uma das causas de TPP.[4] O falso trabalho de parto (ou contrações de Braxton-Hicks) apresentam contrações irregulares, com intensidade variável, que cessam após repouso sem evolução da dilatação e do esvaecimento cervical. Já o verdadeiro TP apresenta alterações progressivas de colo, contrações uterinas rítmicas e de intervalo curto.[3]

O parto prematuro pode ser classificado como espontâneo ou eletivo (causado por complicações maternas),[3] bem como em pré-termo extremo (< 28 semanas), muito pré-termo (de 28 semanas a 30 semanas e 6 dias), pré-termo precoce (31 a 36 semanas e 6 dias) ou pré-termo tardio (34 a 36 semanas e 6 dias).[4]

Prevenção

A prevenção primária consiste na avaliação pré-gestacional para identificação de fatores epidemiológicos de risco, porém é difícil de se atingir na prática.[3,5] A prevenção secundária consiste em rastreamento de fatores de risco para TPP e controle com bom acompanhamento pré-natal.[3]

Outras recomendações a avaliar caso a caso são:

- Investigar e tratar infecções principalmente do trato geniturinário.[3]
- Progesterona vaginal: é indicada em pacientes assintomáticas com colo curto (< 25 mm) à USGTV, história prévia de prematuridade ou presença de malformações uterinas.[3,6-8] Em mulheres com histórico de TPP, inicia-se a progesterona no 2º semestre da gestação até 36 semanas e 6 dias. Na ausência de história de TPP e presença de colo curto, inicia-se logo após o diagnóstico até 36 semanas e 6 dias. Deve ser administrada via vaginal na dose de 100 a 200 mg, todas as noites.[9]
- Cerclagem cervical: em casos confirmados de incompetência cervical (entre a 12ª a 16ª semana de gestação). O procedimento não deve ser utilizando como tratamento para colo curto, pois apresenta riscos; portanto, sua indicação deve ser avaliada criteriosamente.[3,4]
- O teste de fibronectina fetal pode ser indicado, evitando internações e administração desnecessária de medicamentos. Trata-se de uma proteína que indica ruptura coriodecidual e normalmente não está presente na cérvice da gestante de 24 semanas até o termo. Tem alto valor preditivo negativo, motivo pelo qual, na prática clínica, se o teste der resultado negativo, é pouco provável que a paciente venha a entrar em trabalho de parto nas próximas semanas.[3,4]

Conduta

Após concluído o diagnóstico da paciente G.M.P., foram feitas sua internação e solicitação de exames iniciais (citados anteriormente). Iniciou-se, então, tratamento com o tocolítico nifedipina para retardar a evolução do TPP, com dose de 10 mg, via oral (VO), a cada 20 minutos até cessar o trabalho de parto. Foram necessárias 3 cápsulas de 10 mg cada em 1 hora para a interrupção das contrações, sendo essa a dose máxima do medicamento por hora. Dose de manutenção foi feita com 20 mg, a cada 8 horas, durante 48 horas, quando a dilatação atingiu 4 cm, e seu uso foi interrompido.[10] Concomitantemente, foi administrada corticoterapia com betametasona 12 mg, via intramuscular, 2 doses com intervalo de 24 horas, cujo objetivo é induzir o amadurecimento pulmonar fetal.[7]

Em razão de a idade gestacional da paciente ser menor que 35 a 37 semanas, a antibioticoprofilaxia para infecção por GBS deve ser realizada. Foi administrada cefazolina 2 g, endovenosa (EV), seguida de 1 g de 8 em 8 horas até o parto.[7]

Após 48 horas de tocólise, com a interrupção da nifedipina, administraram-se sulfato de magnésio 6 g em 100 mL solução glicosada a 5%, em 20 minutos, e manutenção com 2 g/hora (solução glicosada a 5%, em bomba de infusão contínua). O objetivo desse fármaco consiste na neuroproteção do feto e não deve ser feito por período superior a 12 horas, nem administrado em concomitância com a nifedipina (aumento do risco de hipotensão e potencialização da toxicidade do magnésio).[7]

Considerações sobre conduta no trabalho de parto prematuro

- Tocolíticos: têm como objetivo reduzir a força e a frequência de contrações, para permitir a realização da corticoterapia. Suas contraindicações são: RPMO, óbito fetal, corioamnionite ou doença cardíaca materna.[9]

- Corticoterapia: é contraindicada em casos de infecções maternas e ovulares, diabetes melito não compensado e úlcera péptica.[3]
- Antibioticoprofilaxia para GBS: outras alternativas são penicilina cristalina 5 milhões UI, seguida de 2,5 milhões UI de 4/4 horas; ampicilina 2 g, seguida de 1 g de 4/4 horas. Para alérgicas a betalactâmicos: clindamicina 900 mg de 8/8 horas; vancomicina 1 g de 12/12 horas (em caso de resistência).[7]
- Sulfato de magnésio: os cuidados durante o uso são sondagem vesical para medição de débito urinário, frequência respiratória e reflexos profundos de 4/4 horas. O uso é descontinuado na presença dos seguintes critérios: se o parto não for iminente ou tiver sido feito o uso por 24 horas, diurese < 30 mL/hora, frequência respiratória < 16 irpm, abolição de reflexos profundos.[9]

Assistência ao trabalho de parto

- Monitoramento do bem-estar fetal por ausculta de BCF: quando há maior risco de asfixia do feto (doença materna, restrição do crescimento fetal, redução do líquido amniótico, insuficiência placentária), recomenda-se CTG contínua.[3]
- Via de parto: dependerá da idade gestacional, do peso estimado e da apresentação fetal, da integridade das membranas amnióticas e condições maternas, considerando que o nascimento deve ser o menos traumático possível. A via vaginal permanece sendo recomendada quando da apresentação cefálica do feto. Em casos de apresentação pélvica (mais comum no parto prematuro), normalmente realiza-se cesariana (de acordo com as indicações obstétricas).[3,4]
- Condução do trabalho de parto: a evolução do período de dilatação costuma ser mais rápida que no parto a termo; deve-se limitar a quantidade de toques vaginais e evitar o uso de analgésicos, tranquilizantes e sedativos.[3,4]
- O parto: durante a expulsão, não se indicam episiotomia, uso de fórceps ou vacuoextrator profiláticos.[5] Nascidos pré-termo têm maior probabilidade de sofrer lesões neurológicas e de tecido, especialmente hemorragia intracraniana. O período de dequitação costuma durar mais que no parto a termo, não se recomendando a extração manual, pelo risco de hemorragia.[3,4]

Pontos importantes

- O principal fator de risco para TPP é história prévia de prematuridade.[3]
- Na medida do possível, os fatores de risco devem ser identificados e minimizados.[3]
- As condutas na prematuridade são amplas, todas têm seus riscos e benefícios e devem ser avaliadas de maneira criteriosa e individual para cada paciente.[3-5]
- A vitalidade fetal deve ser monitorada pela predisposição a complicações.[7]

Referências bibliográficas

1. WHO. WHO recommendations on interventions to improve preterm birth outcomes. 2015. Disponível em: www.who.int/reproductivehealth. Acesso em: 6 mar. 2021.
2. Leal MC, Gama SGN. Nascer no Brasil [Internet]. 2016; 1:1-8. Disponível em: http://www.ensp.fiocruz.br/portal-ensp/informe/site/arquivos/anexos/nascerweb.pdf. Acesso em: 6 mar. 2021.

3. Zugaib M, Vieira PR. Zugaib obstetrícia. 4. ed. Barueri: Manole; 2019. p. 704-34.
4. Montenegro ABC, Rezende Filho J. Rezende obstetrícia fundamental. 13. ed. Rio de Janeiro: Guanabara Koogan; 2016. p. 389-402.
5. Urbanetz AA (coord.). Ginecologia e obstetrícia Febrasgo para o médico residente. Barueri: Manole; 2015. p. 1279-97.
6. Committee H, Board R, Members HC, Disclosure AA, Committee H, Zealand N, et al. Progesterone: use in the second and third trimester of pregnancy for the prevention of preterm birth. RANZCOG. 2020;(March 2010):1-11.
7. Garcia CAO, Santiago Júnior JF, Paiva JP, Feitosa FEL. Protocolo Clínico: Trabalho de parto prematuro [Internet]. 2017. Disponível em: http://www2.ebserh.gov.br/documents/214336/1109086/PRO.OBS.029+-+REV1+TRABALHO+DE+PARTO+PREMATURO.pdf/d4014821-e7bb-462f-925a-6ac2830055b9. Acesso em: 14 jun. 2021.
8. Norwitz ER, Lockwood CJ. Progesterone supplementation to reduce the risk of spontaneous preterm birth. Uptodate [Internet]. 2018. Disponível em: https://www.uptodate.com/contents/progesterone-supplementation-to-reduce-the-risk-of-spontaneous-preterm-birth. Acesso em: 14 jun. 2021.
9. Maternidade Climério de Oliveira – Uniiversidade Federal da Bahia. Prematuridade [Internet]. 2016. Disponível em: http://www2.ebserh.gov.br/documents/215335/4407336/Protocolo+Prematuridade.pdf/c17c2f08-ee68-4855-aadc-1aa41b4adcf0. Acesso em: 14 jun. 2021.
10. Souza E, Fava JL, Musiello RB, Camano L. Trabalho de parto prematuro: uso racional da tocólise. Protocolo Febrasgo – Obstetrícia, n. 29/ Comissão Nacional Especializada em Perinatologia. São Paulo: Federação Brasileira das Associações de Ginecologia e Obstetrícia (Febrasgo); 2018.

CASO 45

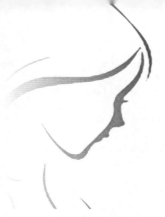

Sífilis e Gestação

Luiza Preza Rodrigues
Mariana Quintela Rodrigues Pereira
Renata Cavalcanti Parpinelli

- **Orientadora:** Renata Morato Santos
- **Instituição:** Universidade Federal do Estado do Rio de Janeiro (Unirio)

 ## Caso clínico

L.M.O., 22 anos, solteira, gestante, G3P2A0, idade gestacional (IG) de 14 semanas e 4 dias pela data da última menstruação (DUM), procura a Unidade Básica de Saúde para iniciar o pré-natal. Nega comorbidades e uso regular de medicamentos. Refere história de sífilis adequadamente tratada com três doses de penicilina benzatina há 2 anos, confirmada pela apresentação do comprovante de tratamento e de queda de titulação do VDRL no seguimento. Etilista social, nega tabagismo e uso de drogas ilícitas.

Ao exame, paciente em bom estado geral, lúcida e orientada no tempo e no espaço, acianótica, anictérica, eupneica em ar ambiente, afebril, pressão arterial (PA) de 110/90 bpm. À ectoscopia foram identificadas máculas eritematosas palmoplantares. Fundo de útero (FU) palpável na sínfise púbica, batimentos cardíacos fetais (BCF) de 147 bpm, toque vaginal evitado e membros inferiores sem edema.

Realizados testes rápidos para HIV (não reagente), sífilis (reagente) e hepatites B e C (não reagente). Foi solicitada a rotina de pré-natal e remarcado retorno em 2 semanas.

- **Hipóteses diagnósticas:** sífilis latente, cicatriz imunológica por sífilis anterior, falha terapêutica, sífilis secundária.

- **Exames complementares:** hemograma – sem alterações; tipagem sanguínea – A positivo; glicemia de jejum 84 mg/dL; VDRL 1:64 (VDRL há 1 ano: 1:4); sorologia para toxoplasmose – IgM negativa/IgG positiva.

Continuação do caso

Paciente realiza tratamento com 1 dose de penicilina benzatina e monitoramento com VDRL 1:8 (com 22 semanas) e 1:4 (com 36 semanas). Parceiro realizou teste rápido não reagente para sífilis e recebeu 1 dose de penicilina benzatina. Iniciou trabalho de parto com 38 semanas e 6 dias, buscando a maternidade de referência, onde foram realizados testes rápidos para HIV e hepatites B e C (não reagentes) e repetido VDRL, cujo resultado foi 1:8.

Questões para orientar a discussão

- Como deve ser feito o rastreio de sífilis durante o pré-natal?
- Como deve ser o seguimento dessa paciente durante o pré-natal? A paciente do caso foi adequadamente monitorada após o tratamento?
- A paciente foi adequadamente tratada?
- Considerando a titulação do VDRL ao parto, a paciente deve ser considerada reinfectada e tratada novamente?
- Como deveria ser feita a abordagem do parceiro?

Discussão

A sífilis é uma doença sistêmica curável, de notificação compulsória quando diagnosticada na gestação, tendo em vista o risco de sífilis congênita. Sua transmissão pode ocorrer via sexual ou vertical (intraútero ou na passagem pelo canal do parto, se houver lesões ativas).[1,2]

A transmissão vertical pode ocorrer em qualquer fase gestacional e estágio clínico da doença, sendo mais frequente na sífilis primária e secundária. A sífilis congênita pode promover manifestações clínicas precoces ou tardias (após 2 anos). A infecção pode cursar com diferentes desfechos obstétricos, como abortamento, natimorto e prematuridade.[3]

O diagnóstico da sífilis pode ser realizado por meio de exame direto ou de testes imunológicos, que podem ser treponêmicos (teste rápido, FTA-Abs, ELISA/EQL ou TPHA/TPPA/MHA-TP) ou não treponêmicos (VDRL, RPR ou TRUST).[1]

Os testes treponêmicos detectam anticorpos específicos contra os antígenos do *Treponema pallidum*, são os primeiros a positivar em caso de doença e podem permanecer reagentes por toda a vida. Os não treponêmicos, por sua vez, detectam anticorpos não específicos anticardiolipina. Esses testes são quantitativos, apresentando titulações (p. ex., 1:2, 1:8, 1:32) de grande importância para o diagnóstico e, principalmente, para o monitoramento da resposta ao tratamento.[1]

O rastreio para sífilis na gestante deve ocorrer na 1ª consulta (idealmente no 1º trimestre), no início do 3º trimestre e no momento do parto. Em casos de abortamento, de exposição de risco ou de violência sexual, o exame para sífilis também deve ser oferecido.

Preconiza-se realizar o rastreio com o teste treponêmico, sendo o mais utilizado o teste rápido. Uma vez positivo, deve-se pedir um teste não treponêmico para obter a titulação inicial, que servirá como parâmetro comparativo para o seguimento após o tratamento. O monitoramento deve ser realizado mensalmente, até o final da gestação, com o teste não treponêmico para avaliar a resposta à terapêutica implementada.[2]

A sífilis é classificada em estágios clínicos, conforme exposto no Quadro 1.

Quadro 1. Estágios clínicos e tratamento da sífilis na gestação

Estágio	Característica	Tratamento
Sífilis recente		
Sífilis primária	Período de incubação de 10 a 90 dias Presença de úlcera indolor, com borda regular e bem definida, base endurecida e fundo limpo (cancro duro) Desaparecimento espontâneo da lesão	Dose única de penicilina G benzatina, via intramuscular, 1,2 milhões UI em cada glúteo, totalizando 2,4 milhões UI
Sífilis secundária	Ocorre entre 6 semanas e 6 meses após o aparecimento do cancro duro Erupção macular eritematosa (roséola) e não pruriginosa no tronco e na região palmoplantar Placas e lesões acinzentadas pouco visíveis nas mucosas Micropoliadenopatia, com identificação de gânglios epitrocleares Linfadenopatia generalizada Febre baixa, mal-estar, cefaleia e adinamia Desaparecimento espontâneo dos sinais e sintomas	
Sífilis latente recente	Ausência de sinais e sintomas	
Sífilis tardia		
Sífilis latente tardia	Ausência de sinais e sintomas	3 doses de penicilina G benzatina, intervalo semanal, via intramuscular, 2,4 milhões UI cada, totalizando 7,2 milhões UI
Sífilis terciária	Ocorre entre 1 e 40 anos após o início da infecção Acometimento do sistema nervoso e cardiovascular Formação de gomas sifilíticas em pele, mucosas, ossos ou qualquer tecido	

Fonte: Ministério da Saúde, 2019.[1]

No caso em questão, após o diagnóstico na primeira consulta foi solicitado o VDRL, para a realização do monitoramento e controle do tratamento. No entanto, ao contrário do preconizado pelo Protocolo Clínico e Diretrizes Terapêuticas (Ministério da Saúde, 2019), a paciente realizou apenas 2 VDRL, com intervalos maiores que 1 mês, sendo o monitoramento inadequado.

Na presença de qualquer teste reagente em gestantes, está indicado iniciar tratamento imediato com uma dose de penicilina G benzatina. Essa conduta deve ser mantida nas pacientes com história de sífilis prévia, ainda que não se tenha certeza se é uma nova infecção ou cicatriz sorológica. Essa é uma medida fundamental para evitar maior tempo de exposição do feto e diminuir o risco de infecção congênita.[1,2] Depois de definido o estágio clínico da doença, o tratamento deve ser realizado conforme exposto no Quadro 1.

Uma vez diagnosticada a sífilis em gestantes, o tratamento deve ser feito com penicilina, visto que esta é a única medicação que atravessa a barreira placentária e não causa toxicidade fetal. Nos casos de alergia à penicilina, deve-se optar pela dessensibilização. Para ser considerada adequadamente tratada, a gestante deve atender aos seguintes critérios:

- Administração de penicilina benzatina.
- Início do tratamento até 30 dias antes do parto.
- Esquema terapêutico de acordo com o estágio clínico.
- Respeito ao intervalo recomendado de doses.
- Avaliação quanto ao risco de reinfecção.
- Documentação da queda do título do teste não treponêmico em pelo menos duas diluições em 3 meses, ou de quatro diluições em 6 meses após a conclusão do tratamento.[1,4]

Considera-se sucesso no tratamento, ou seja, uma resposta imunológica adequada, quando ocorre a queda de titulação do VDRL em pelo menos duas diluições dentro de 3 meses ou pelo menos quatro diluições em 6 meses, após a realização de tratamento preconizado. Em alguns casos, tanto o teste treponêmico quanto o não treponêmico (em baixos títulos) podem permanecer reagentes por um longo período, o que é chamado de cicatriz sorológica. Essa situação dificulta a distinção entre reinfecção, falha terapêutica e infecção anteriormente tratada, não havendo um algoritmo de testes que solucione essa dúvida diagnóstica.[1,4]

A paciente em questão foi diagnosticada inicialmente com um quadro de sífilis secundária, devido à presença de roséolas sifilíticas e ao aumento significativo de VDRL. Pode-se afirmar que essa paciente foi adequadamente tratada, visto que foi feito tratamento de acordo com o estágio da infecção com dose única de penicilina G benzatina, iniciado antes de 30 dias do parto e houve queda de mais de duas diluições na titulação do VDRL.

São considerados critérios de retratamento, na suspeita de uma reinfecção ou falha terapêutica:

- A não redução da titulação em duas diluições no intervalo de 6 meses (sífilis primária, secundária e latente recente) ou 12 meses (sífilis tardia) após o tratamento adequado.
- Aumento da titulação em pelo menos duas diluições.
- Recorrência ou persistência dos sintomas.[1]

Portanto, nesse caso clínico, o VDRL feito no início do trabalho de parto demonstrando aumento de apenas uma diluição não indica necessidade de novo tratamento. A variação em uma titulação pode ocorrer, uma vez que os testes não treponêmicos não são automatizados, podendo haver divergências de leitura quando realizadas por diferentes observadores e em momentos distintos.[2]

Por fim, em gestante diagnosticada com sífilis, é fundamental realizar a busca ativa das suas parcerias sexuais para rastreio e tratamento. Se o teste imunológico for não reagente, é realizado tratamento presuntivo com uma dose de penicilina benzatina intramuscular (IM) (2.400.000 UI), assim como no caso clínico, pois a parceria sexual pode estar infectada. Contudo, se o teste imunológico for reagente, o tratamento deve ser de acordo com o estágio clínico da infecção (sífilis recente ou tardia).[1]

Conduta

Uma vez que não houve reinfecção nem falha terapêutica, não houve indicação de retratamento, e a paciente continuou o seguimento no puerpério, com VDRL trimestral, até completar 12 meses após o tratamento.

Pontos importantes

- Toda gestante deve iniciar o tratamento para sífilis caso o teste seja reagente, não devendo esperar o resultado de um segundo teste.[1,2]
- A penicilina benzatina é a única medicação indicada para o tratamento da sífilis na gestação. Deve ser feita a dessensibilização nos casos de alergia.[1,4]
- O tratamento adequado da gestante deve respeitar os seguintes pontos: (a) administração de penicilina benzatina; (b) início do tratamento até 30 dias antes do parto; (c) esquema terapêutico de acordo com o estágio clínico; (d) respeito ao intervalo recomendado de doses; (e) avaliação quanto ao risco de reinfecção; e (f) documentação da queda do título do teste não treponêmico em pelo menos duas diluições em 3 meses, ou de quatro diluições em 6 meses após a conclusão do tratamento.[1,4]

Referências bibliográficas

1. Brasil. Ministério da Saúde. Protocolo Clínico e Diretrizes Terapêuticas para Prevenção da Transmissão Vertical de HIV, Sífilis e Hepatites Virais [Internet]. Brasília: Ministério da Saúde; 2019. Disponível em: http://journals.sagepub.com/doi/10.1177/1553350612460767. Acesso em: 27 ago. 2020.
2. Brasil. Ministério da Saúde. Protocolo Clínico e Diretrizes Terapêuticas para Atenção às Pessoas com Infecções Sexualmente Transmissíveis (IST). Secr Vigilância em Saúde, Dep Doenças Condições Crônicas e Infecções Sex Transm. 2020; (0014125063):1-248.
3. Dobson S R. Congenital syphilis: Clinical features and diagnosis [Internet]. UpToDate, 2019. Disponível em: https://www.uptodate.com/contents/congenital-syphilis-clinical-features-and-diagnosis?search=s%-C3%ADfilis%20congetina&source=search_result&selectedTitle=1~150&usage_typedefault&display_rank=1#H110901658. Acesso em: 27 ago. 2020.
4. Tsai S, Sun MY, Kuller JA, Rhee EHJ, Dotters-Katz S. Syphilis in pregnancy. Obstet Gynecol Surv. 2019; 74:557-64.

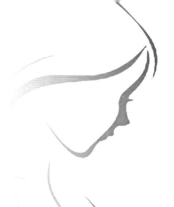

CASO 46

Hemorragias da Segunda Metade da Gestação

Gabriela Panke Guimarães
Helena Sippel Galiano
Luany Fraga da Silva

- **Orientador:** Paulo Cesar Zimmermann Felchner
- **Instituição:** Pontifícia Universidade Católica do Paraná (PUC-PR)

 ## Caso clínico

J.M.C., do sexo feminino, 36 anos, G3P2A0 com 2 partos cesarianas, 36 semanas de gestação, tabagista. Procura pronto atendimento com queixa de sangramento vaginal de início súbito e indolor, nega outros sintomas associados. Refere dois episódios anteriores de sangramento semelhante há cerca de 25 e 15 dias, que cessaram espontaneamente depois de alguns dias de repouso. Nega alergias e uso de medicações. Paciente relata ter iniciado consultas de pré-natal na Unidade Básica de Saúde de seu bairro, mas, devido ao seu trabalho como empregada doméstica e dois filhos pequenos, não deu continuidade. Ao exame físico, bom estado geral, hipocorada 1+/4+, hidratada, afebril, anictérica. Pressão arterial (PA) 100/60 mmHg, frequência cardíaca (FC) 100 bpm, frequência respiratória (FR) 20 irpm, SatO$_2$ 97%. Bulhas cardíacas rítmicas normofonéticas (BCRNF), sem sopros, MV+ sem ruídos adventícios bilateralmente. Abdome gravídico, altura uterina 31 cm, ruídos hidroaéreos (RHA) presentes em todos os quadrantes, sem rigidez e dor à palpação. No exame especular, sangramento ativo pelo orifício cervical externo, em pequena quantidade, e colo sem alterações. Tônus uterino normal, sem hipertonia. FC fetal (FCF) 140 bpm. Realizou-se o internamento com solicitação de ultrassonografia transvaginal (USGTV), hemograma completo e tipagem sanguínea ABO-Rh.

- **Hipóteses diagnósticas:** placenta prévia, descolamento prematuro de placenta, rotura de vasa prévia.
- **Exames complementares:**
  - USGTV: mostrou feto único, em situação longitudinal, apresentação pélvica e dorso à esquerda. Implantação de tecido placentário no segmento inferior do útero, cobrindo totalmente o orifício cervical interno.
  - Exames laboratoriais: Hb 10 g/dL, Ht 32%, leucócitos 10.000/mm^3, plaquetas 150.000/mm^3 tipo sanguíneo O positivo.

Questões para orientar a discussão

- Quais diagnósticos se deve considerar diante de uma gestante de 36 semanas com sangramento?
- Quais dados da anamnese e do exame físico favorecem a principal hipótese diagnóstica?
- Como se pode definir e classificar a placenta prévia?
- Como é feito o diagnóstico?
- O que é o fenômeno da migração placentária?

Discussão

Em gestantes com sangramento via vaginal após a metade da gestação – a partir de 20 semanas –, além de considerar causas gerais, como sangramento por trauma após relação sexual, dilatação da cérvice uterina, cervicite ou pólipos, deve-se atentar aos diagnósticos diferenciais com potencial de morbimortalidade materna e fetal. Entre eles, destacam-se: descolamento prematuro de placenta, placenta prévia e rotura de vasa prévia.[1]

Descolamento prematuro de placenta (DPP) é a separação repentina da placenta implantada no corpo do útero, antes do nascimento do feto, em gestantes com 20 ou mais semanas.[1,2] O quadro clínico é de sangramento via vaginal acompanhado de dor abdominal súbita e intensa, útero hipertônico e doloroso à palpação.[1-4] Com relação ao sangramento, a cor tende a ser escura, o episódio único e de início repentino. O volume exteriorizado não tem relação com a extensão da hemorragia materna e não deve ser usado como parâmetro de gravidade – em 20% dos casos de DPP, há hemorragia oculta e grave sem exteriorização pela vagina.[2,3] A principal condição clínica associada ao DPP é a hipertensão materna. Outros fatores de risco são história de DPP em gestação anterior, idade avançada, multiparidade, gestação gemelar, rotura prematura de membranas ovulares, trombofilias hereditárias, uso de cocaína, trauma, tabagismo, rápida descompressão uterina, leiomioma e anomalias uterinas ou placentárias.[1,3]

Vasa prévia (VP) é uma condição na qual os vasos placentários desprotegidos da placenta ou do cordão atravessam a região do orifício interno do colo uterino à frente da apresentação fetal. Com isso, há risco de ruptura do vaso, e, diferentemente de outras condições que causam sangramento da segunda metade da gestação, a origem do sangue é fetal. Após a amniotomia, a paciente apresentará sangramento vivo, acarretando um grande risco de hemorragia grave no feto, que pode ser vista pela alteração cardíaca fetal. A VP é uma condição mais comum em gemelares e raramente será diagnosticada antes do sangramento, apesar de a USGTV com Doppler colorido ser capaz de identificar o evento ainda no acompanhamento pré-natal. Como muitas vezes a rotura de vasa prévia é acompanhada de sofrimento fetal grave, a conduta é cesariana de emergência. Caso o diagnóstico seja realizado durante o pré-natal, pode-se realizar cesariana entre 36 e 38 semanas, antes do início do trabalho de parto. Se necessário parto precoce, realizar maturidade pulmonar fetal.[1,3]

Placenta prévia (PP) é a placenta situada total ou parcialmente no segmento inferior do útero após 28 semanas.[3,4] Pode ser completa/total, quando cobre todo o orifício cervical interno (OCI); parcial, quando a margem da placenta cobre parte, mas não totalmente o OCI; marginal, na qual a borda está adjacente ao OCI, sem recobri-lo; placenta de inserção baixa, a placenta está próxima (dentro de 2 cm), mas não no OCI.[1,2] Atualmente, a tendência é classificar apenas em placenta prévia: recobre total ou parcialmente o OCI e a placenta de inserção baixa.[3,4]

O fator de risco mais significativo é o antecedente de cesarianas prévias, sendo a ocorrência progressiva de acordo com o número de procedimentos. Outros fatores de risco consistem em multiparidade, idade materna avançada, tabagismo, gravidez gemelar, intervenções uterinas prévias (curetagem, miomectomia), história de PP em gestação anterior, feto masculino e residentes em altas altitudes.[1-4]

Pacientes com PP apresentam sangramento vaginal de coloração vermelho-vivo e indolor – é um sinal importante que ocorre em mais de 90% das pacientes com a doença.[2] A hemorragia é de início súbito, imotivado, reincidente e de gravidade progressiva. Ao exame físico, o útero apresenta consistência normal. A estática fetal pode ser alterada, os batimentos cardíacos estão mantidos e a cardiotocografia demonstra boa vitalidade fetal. O exame especular mostra colo uterino de aspecto normal, confirma que o sangramento tem origem no canal cervical e pode mostrar tampão mucoso sanguinolento ou coágulos na vagina.[2-4]

Diante de uma suspeita de PP, o toque vaginal deve ser proscrito, pois há risco de hemorragia abundante. Assim, deve-se solicitar USGTV para diagnóstico definitivo, o qual identifica tecido placentário recobrindo ou muito próximo ao orifício interno do colo uterino. A USGTV é um exame seguro e padrão-ouro para esse diagnóstico e deve-se introduzir o transdutor transvaginal cuidadosamente até uma distância de 2 a 3 cm do colo uterino.[3,4] Se a suspeita de PP ocorrer antes de 28 semanas em pacientes assintomáticas, deve-se realizar uma nova USG com 32 semanas, pois 90% das PP diagnosticadas no 2º trimestre se resolvem até o termo. Isso se explica pela "migração placentária", que ocorre pela diferença de crescimento entre os segmentos inferior e superior, e pelo trofismo da placenta para áreas de maior vascularização do endométrio.[4]

Conduta

Devido à presença de sangramento vaginal, a paciente do caso deveria ser internada com obtenção de acesso venoso calibroso para administração de cristaloides, visando manter a estabilidade hemodinâmica e o débito urinário adequado.[5] Desse modo, são essenciais hidratação com soro fisiológico 0,9% e monitoramento para manter diurese estável acima de 30 mL/hora. Caso a paciente não responda ao tratamento, e se apresentar em regular estado geral, com sangramento intenso e hipotensão, há indicação de cardiotocografia. Se o resultado do exame vier alterado, deve ser feita uma cesariana de emergência com o objetivo de assegurar a saúde materna e fetal.[4]

A placenta prévia pode ser manejada tanto de forma expectante quanto ativa. Para a escolha, deve-se considerar a idade gestacional, a quantidade de sangramento, o tipo de placentação, a apresentação do feto e se há trabalho de parto.[4-6]

O tratamento expectante é indicado para idades gestacionais menores que 36 semanas e com sangramento em pequena quantidade. A indicação de internamento hospitalar para essas pacientes varia de acordo com os autores.[4,6-8] No entanto, o repouso e a abstinência sexual parecem ser um consenso.[3,4,7] Se o sangramento for abundante, deve-se repor o volume por via endovenosa. Além disso, vitalidade fetal, dados vitais e exames laboratoriais maternos – hemograma, coagulograma e tipagem sanguínea –[5,9] devem ser acompanhados de perto. Corticoterapia é indicada para maturação pulmonar, se idade gestacional menor que 34 semanas (alguns autores indicam a partir de 24,[5] outros 25[4] e outros a partir de 28[6] semanas).[8,10] Há, ainda, indicação de uso de imunoglobulina anti-D para pacientes Rh-negativo que tiveram sangramento e reposição de ferro para todas as gestantes com hemorragia.[3,4] O uso de tocolíticos gera discussão;[4] entretanto, sabe-se que, para cogitar o seu uso, a gestante deve estar hemodinamicamente estável.[7,10]

A conduta ativa compreende o término imediato da gravidez e é indicada para idade gestacional maior que 36 semanas,[4,6,10] sangramento materno intenso ou instabilidade hemodinâmica que leve a risco materno ou fetal em qualquer fase da gestação.[4] Pacientes assintomáticas, com idade gestacional próxima ao termo, podem ser tratadas de forma expectante com cesariana eletiva,[9] porém, com o avanço da gravidez, ocorre aumento do risco de sangramento, que leva a um parto de emergência.[4]

A escolha entre via de parto vaginal ou cesariana se dá pela posição da placenta e pela altura e pelo encaixe da apresentação. A cesariana com incisão transversa é a primeira escolha, porém pode-se optar por parto vaginal se a placenta prévia for marginal ou tiver implantação baixa. Nesses casos, amniotomia e ocitocina estão indicadas e o monitoramento hemodinâmico tanto do feto quanto da mãe devem ser rigorosos. Se a placenta for oclusiva parcial ou total, a cesariana é de indicação absoluta.[3-6,8,10]

A placenta prévia promove um risco aumentado de hemorragia pós-parto por menor contratilidade uterina.[7] Caso ocorra, o controle pode ser feito com ocitocina, compressão, capitonagem e, em casos mais graves, histerectomia total pode ser necessária.[4,7]

Pontos importantes

- Os diagnósticos diferenciais das hemorragias da segunda metade da gestação estão descritos no Quadro 1.

Quadro 1. Diagnósticos diferenciais hemorragias da segunda metade da gestação			
	Descolamento prematuro de placenta	**Placenta prévia**	**Rotura de vasa prévia**
Sangramento	Início súbito Escuro Episódio único Oculto em 20% dos casos	Gravidade progressiva Vivo Episódios de repetição	Após amniotomia Vivo Episódio único
Dor abdominal	Sim: hipertonia	Não	Não
Sofrimento fetal	Grave e precoce	Ausente ou tardio	Grave e precoce
Diagnóstico	Clínico	USGTV	USG + Doppler

Fonte: Hurt et al., 2012; Montenegro e Rezende Filho, 2017; Zugaib, 2020; Fernandes e Sá, 2018.[1-4]

- Tratamento expectante: repouso, abstinência sexual e controle de dados vitais. Indicado para idade gestacional inferior a 36 semanas e sangramento leve.[3-5,7,9]
- Tratamento ativo: parto imediato. Indicado para pacientes a partir de 36 semanas de gestação e/ou sangramento intenso com instabilidade hemodinâmica.[4,6,10]

Referências bibliográficas

1. Hurt KJ, Guile MW, Bienstock JL, Fox HE, Wallach EE. Manual de ginecologia e obstetrícia do Johns Hopkins. 4. ed. Porto Alegre: Artmed; 2012. p. 160-7.
2. Montenegro CAB, Filho JR. Rezende obstetrícia. 13. ed. Rezende Obstetrícia. Rio de Janeiro: Guanabara Koogan; 2017. p. 542-50.
3. Zugaib M. Obstetrícia Zugaib. 4. ed. Barueri: Manole; 2020. p. 802-16.
4. Fernandes C Eduardo, Sá MFS. Tratado de obstetrícia – Febrasgo. Rio de Janeiro: Elsevier; 2018. p. 808-90.
5. Febrasgo. Comissão de Gestação de Alto Risco – Febrasgo. Manual de Gestação de Alto Risco. Febrasgo [Internet]. 2011; 1-220. Disponível em: http://www.as.saude.ms.gov.br/wp-content/uploads/2019/08/MANUAL-DE-GESTA%C3%87%C3%83O-DE-ALTO-RISCO-2011.pdf. Acesso em 14 jun. 2021.
6. Barata DS, Freitas F, Lessa LG, Araújo C. Síndromes hemorrágicas da 2ª metade da gestação. 2017. p. 12. Disponível em: http://www2.ebserh.gov.br/documents/215335/4407336/Protocolo+Sindromes+Hemorragicas+da+2%C2%AA+Metade+da+Gestacao.pdf/eaa995e7-6c6b-4b28-b89c-1f-495fe44bfe. Acesso em 14 jun. 2021.
7. Ministério da Saúde. Gestação de Alto Risco – Manual Técnico [Internet]. 5. ed. Gestação de Alto Risco Manual Técnico. Brasília: Ministério da Saúde; 2012. p. 53-7. Disponível em: http://bvsms.saude.gov.br/bvs/publicacoes/gestacao_alto_risco.pdf. Acesso em 14 jun. 2021.
8. Isabel M, Ayres B, Campos DA. Artigo de Revisão: Placenta prévia – classificação e orientação terapêutica. Acta Obs Ginecol Port. 2013; 7(2):125-30.
9. Eleutério FJC. Protocolos de obstetrícia. Secretaria da Saúde do Estado do Ceará. 2014. p. 51-59.
10. Costa SHM, Ramos JGL, Magalhães JA, Passos EP, Freitas F. Rotinas em obstetrícia. 7. ed. Porto Alegre: Artmed; 2017. p. 299-313.

CASO 47

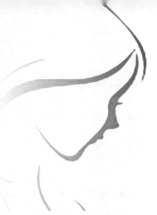

Doença Hemolítica Perinatal

Gabriela Panke Guimarães
Helena Sippel Galiano
Luany Fraga da Silva

- **Orientador:** Paulo Cesar Zimmermann Felchner
- **Instituição:** Pontifícia Universidade Católica do Paraná (PUC-PR)

 ## Caso clínico

F.B.M. chega ao pronto atendimento obstétrico com contrações e bolsa rota. Refere que este é seu segundo filho, não realizou pré-natal, desconhece idade gestacional e a data provável para o parto. Sua primeira gestação também não teve acompanhamento obstétrico e o parto ocorreu em casa. Ao exame físico, apresentava altura uterina de 34 cm, colo uterino anteriorizado, amolecido e com 8 cm de dilatação. A ausculta fetal estava presente e sem alterações. Iniciou-se o partograma, realizaram testes rápidos para sífilis e HIV – o resultado para ambos foi não reagente – e solicitado hemograma com tipagem sanguínea. O parto evolui até expulsão fetal; em seguida, a dequitação e a revisão do canal de parto foram realizadas sem intercorrências. Ao nascimento, o bebê apresentava hidropsia e icterícia, e o neonatologista prosseguiu com os cuidados.

- **Hipóteses diagnósticas:** doença hemolítica perinatal (DHPN), hidropsia fetal não imune, deficiência de G6PD.

Questões para orientar a discussão
- Como ocorre a aloimunização materna?
- Como acompanhar a gestante Rh-negativo?
- Qual a importância do Coombs indireto?
- Como pode ser feita a profilaxia da DHPN?

Discussão

Diante de um recém-nascido (RN) ictérico com menos de 24 horas de vida, deve-se pensar em causas não fisiológicas de icterícia neonatal, entre elas: doenças hemolíticas, como incompatibilidade Rh e deficiência de G6PD; causas adquiridas: infecções, policitemia, anomalias gastrintestinais.[1] Quanto à hidropisia fetal, as causas podem ser de origem imune: doença hemolítica perinatal ou não imune de etiologia hematológica, cromossômica e cardiovascular.[2] Analisando o caso clínico, por se tratar de uma secundigesta sem acompanhamento pré-natal em ambas as gestações e de um bebê com hidropisia e icterícia, a principal hipótese diagnóstica é a DHPN por incompatibilidade Rh.

A DHPN define-se como anemia hemolítica no feto causada por uma incompatibilidade sanguínea materno-fetal.[3] A discordância ABO e Rh corresponde a 98% dos casos, porém a comorbidade decorrente do sistema ABO muitas vezes passa despercebida, já que os anticorpos produzidos nesse caso são, em sua maioria, do tipo IgM, e estes não atravessam a barreira placentária. Além disso, as hemácias fetais são pouco imunogênicas às imunoglobulinas anti-A e B.[4]

A doença ocorre em fetos Rh-positivos, filhos de mulheres Rh-negativo que, de alguma maneira, foram sensibilizadas antes da gestação atual por contato com sangue Rh positivo e, assim, passam a produzir imunoglobulina anti-D. Cerca de dois terços das mulheres Rh negativo expostas desenvolverão anticorpos.[5] Os maiores preditores da resposta imune pós-exposição são quantidade de sangue compartilhado e frequência com que ocorreu.[5,6] Contudo, a qualidade do sistema imunológico materno é importante, tanto que pacientes imunodeprimidas podem não produzir essas imunoglobulinas.[6] Quanto à gravidade do quadro, quanto maior a avidez de IgG, maior a gravidade. A avidez tende a ser maior quando as exposições ao antígeno são mais espaçadas, ou seja, quando mulheres Rh-negativo gestam filhos Rh-positivo com grande intervalo entre as gestações, maior a avidez, e, consequentemente, a gravidade da doença. Por fim, a resposta fetal à hemólise também é crucial na predição da gravidade da DHPN.[5]

O contato sensibilizante ocorre de diversas maneiras, o mais comum é durante o parto ou em abortamentos, devido ao volume de troca sanguínea nessas situações.[3,7] Sangramentos placentários, procedimentos invasivos que atinjam a placenta, transfusões sanguíneas e transplante de células-tronco de doadores Rh-positivo também são gatilho para a resposta imune.[6,7]

De início, são produzidos anticorpos do tipo IgM – incapazes de atravessar a barreira placentária. Algumas semanas depois: 2 a 3 semanas[7] ou 5 a 15 semanas[6] – surgem anticorpos IgG, que atravessam a placenta e se ligam às hemácias do feto Rh-positivo.[7] Uma vez ligados aos eritrócitos fetais, os anticorpos provocam hemólise, levando à anemia hemolítica perinatal e icterícia.[5,7] A queda na hemoglobina provoca aumento da eritropoiese tanto medular quanto extramedular, ocasionando hepatoesplenomegalia, aumento na pressão da circulação portal, queda da pressão oncótica e ascite – que resultam em um quadro de insuficiência cardíaca no RN.[7]

Quando o hematócrito chega a menos de 20% e hemoglobina a menos de 7 g/dL, surge a hidropisia fetal, a qual normalmente evolui para morte por disfunção hepática e insuficiência cardíaca.[5] Em recém-nascidos, se não tratada adequadamente, ocorrem óbito por acidose metabólica, edema tissular, imaturidade pulmonar e instabilidade cardíaca.[4-7] Além disso, nos RN vivos a hipoplasia pulmonar e a insuficiência cardíaca dificultam a reanimação neonatal. Felizmente, esse cenário grave não é comum. O RN pode apresentar apenas um quadro de anemia assintomática ou icterícia. Entretanto, mesmo nesses casos, a elevação de bilirrubina indireta causada pela hemólise pode promover sequelas neurológicas por depósito em núcleos da base, o que é conhecido como kernicterus.[5]

Conduta

Os cuidados para evitar a DHPN têm início na primeira consulta pré-natal, quando se identificam grupo sanguíneo e fator Rh do casal.[8] Alguns parâmetros podem ser usados para acompanhamento de gestantes Rh-negativo: história prévia de gestação afetada por aloimunização, títulos de anticorpos maternos, parâmetros ultrassonográficos e Dopplervelocimétricos fetais e cardiotocografia.[5]

Apesar de a história obstétrica da primeira gestação não ter grande valor – risco de hidropsia é de 8% a 10% –, deve-se questioná-la, pois, na presença de história prévia com feto acometido, a gravidade da doença tende a ser maior nas gestações seguintes.[5] Os títulos de anticorpos maternos, detectados pelo teste de Coombs indireto durante o pré-natal,[4] determinam o risco fetal, porém não trazem resultados suficientes para introdução imediata do tratamento. Nos casos com títulos de anti-D maiores que 1:16 em gestantes sem antecedentes de aloimunização, é indicada investigação de anemia fetal; já naquelas com antecedentes, o monitoramento para anemia fetal deve ser feito independentemente dos títulos de anticorpos. A ultrassonografia é usada para avaliar gestantes aloimunizadas, e, apesar da baixa sensibilidade em fetos não hidrópicos, é capaz de detectar alterações precoces e definir conduta terapêutica.[5]

A Dopplervelocimetria é o método consagrado para avaliar o grau de anemia fetal[4] por meio da velocidade máxima do fluxo da artéria cerebral média – quando aumentada, prediz anemia fetal.[5] Nessa condição, há aumento tanto do débito cardíaco quanto da velocidade do fluxo na maioria dos vasos fetais, sendo a artéria cerebral média (ACM) escolhida para a avaliação, pela facilidade de obtenção do fluxo e realização do exame. A maioria dos estudos preconiza valores sugestivos de anemia fetal quando estão acima de 1,5 múltiplos da mediana para a idade gestacional (IG),[5,8] e, nesses casos, se IG superior a 34 semanas, o parto deve ser imediato – realizar ciclo de corticosteroide para maturação pulmonar se próximo a 34 semanas; para IG abaixo de 34 semanas com alterações Dopplervelocimétricas, sinais de hidropisia fetal ou ascite isolada, deve-se realizar cordocentese para análise sanguínea, e, de acordo com o resultado, tratamento intrauterino.[8]

A cardiotocografia costuma ser usada não para a predição de anemia fetal em si, mas para o acompanhamento e a avaliação do bem-estar do feto com risco de anemia durante procedimentos ultrassonográficos e no monitoramento após as transfusões intrauterinas.[5]

A transfusão intravascular (TIV) compreende o tratamento de escolha, e o local de punção se dá próximo à inserção da veia umbilical na placenta.[4,8] Ao início da TIV, são determinados os hematócritos fetais, e a quantidade de sangue a ser transfundida depende do valor de hematócritos iniciais do feto, do peso fetal estimado e do hematócrito do doador. Após a TIV, espera-se um hematócrito de 40% a 50%, e o procedimento deve ser repetido após 48 horas, até que ocorra a normalização dos hematócritos fetais. Quando atingido o valor esperado, uma nova TIV deve ser agendada para depois de 14 dias. Assim, o último procedimento deve ser realizado na 35ª semana de gestação e o parto antecipado para 37 ou 38 semanas. Para acompanhamento dos RN, hematócritos e contagem de reticulócitos devem ser realizados semanalmente por 1 a 3 meses, para avaliar a necessidade de transfusões complementares, visto que esses neonatos podem nascer com ausência de reticulócitos em consequência de suas hemácias serem constituídas quase inteiramente por células do doador.[4]

Atualmente, é possível prevenir a aloimunização, e, consequentemente, a DHPN, a partir da imunoprofilaxia anti-D – produto sanguíneo com altos títulos de anticorpos, que neutraliza o antígeno RhD das hemácias do feto.[4] A imunoglobulina anti-D deve ser administrada em gestantes Rh-negativo não aloimunizadas (Coombs indireto negativo), com parceiros Rh-positivo ou de tipagem sanguínea indeterminada, nas seguintes situações: com 28 semanas de gestação; no pós-parto de recém-nascido Rh-positivo ou D fraco: aplicar nas primeiras 72 horas após o parto ou até 28 dias em caso de omissão ou falta do produto; abortamento; gestação molar/ectópica; óbito intrauterino; após procedimentos invasivos: biópsia de vilosidades coriônicas, amniocentese, cordocentese; síndromes hemorrágicas durante a gestação; trauma abdominal; versão cefálica externa; após transfusão de sangue incompatível.[5] A profilaxia é aplicada via intramuscular, e a dose varia de 250 a 300 mcg.[8]

Quanto à conduta obstétrica do caso clínico, como a paciente apresentou filho afetado pela DHPN, ela já é sensibilizada; logo, a imunoprofilaxia é desnecessária. Deve-se orientar que, em caso de nova gestação, será necessário acompanhamento em pré-natal de alto risco.[4]

Pontos importantes

- Apesar de a incompatibilidade ABO ser mais comum, a incompatibilidade Rh representa a maior causa de doença hemolítica perinatal.[3]
- Quanto maior a quantidade de sangue compartilhada e a frequência do contato, maior a chance de resposta imune, sendo mais grave com a maior avidez de IgG.[5,6]
- O quadro clínico do recém-nato afetado pode incluir anemia hemolítica, icterícia, hepatoesplenomegalia e hidropisia fetal.[5]
- Gestantes sensibilizadas devem ser monitoradas mensalmente com Coombs indireto; se títulos ≥ 1:16, iniciar investigação de anemia fetal.[5]
- A imunoprofilaxia trouxe diminuição significativa nos níveis de mortalidade por DHPN.[4]

Referências bibliográficas

1. Sociedade Brasileira de Pediatria. Tratado de Pediatria. 4. ed. v. 2. Sociedade Brasileira de Pediatria. Barueri: Manole; 2017. p. 1263-7.
2. Montenegro CAB, Pritsivelis C, Filho JR. Hidropsia fetal não imune. Femina. 2014; 42(6):277-82.
3. Seidl V, Silva LGP, Moreira MEL. Doença hemolítica perinatal: fatores de risco e abordagem terapêutica [Internet]. v. 1. Rio de Janeiro: Fundação Oswaldo Cruz; 2013.
4. Montenegro CAB, Filho JR. Rezende obstetrícia. 13. ed. Rio de Janeiro: Guanabara Koogan; 2017. p. 542-50.
5. Zugaib M. Obstetrícia Zugaib. 4. ed. Barueri: Manole; 2020. p. 802-16.
6. Kleinman S. Overview of RhD alloimmunization in pregnancy. UpToDate. 2020; 1-15.
7. Comissão de Gestação de alto risco – Febrasgo. Manual de gestação de alto risco. Febrasgo [Internet]. 2011;103-9.
8. Urbanetz AA. Ginecologia e obstetrícia – Febrasgo para o médico residente. Barueri: Manole; 2016. p. 1197-213.

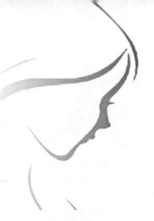

CASO 48

Vitalidade Fetal, Sofrimento Agudo e Crônico

Lara Pikelhaizen Rodrigues Velloso
Luciana de Paiva Amaral
Nathália Maria Monteiro Dantas

- **Orientadora:** Léa Pikelhaizen Velloso
- **Instituição:** Universidade Federal do Estado do Rio de Janeiro (Unirio)

 Caso clínico

B.S.S., sexo feminino, 17 anos, solteira, G1P0A0, única ultrassonografia (USG) há 10 semanas, idade gestacional (IG) com data da última menstruação (DUM) 40+4, IG USG 37+4. Comparece à maternidade com queixa de dor em baixo ventre e perda de líquido amniótico há 2 horas. Pré-natal completo, com 8 consultas em Unidade de Básica de Saúde (UBS). Realizou tratamento integral para sífilis no 1º trimestre de gestação e nega outras comorbidades. Demais sorologias também negativas. Tabagista há 3 anos, com carga tabágica de 20 cigarros por dia, inclusive ao longo de toda a gestação. Ao exame físico, apresentou-se em bom estado geral, normocorada, hidratada e afebril. Pressão arterial (PA) 110/70 mmHg. SatO$_2$ 98%. Altura do fundo uterino (AFU) de 27 cm. Atividade uterina (AU) 1/10'/20". Batimentos cardíacos fetais (BCF) 140 bpm. Ao exame especular, não se observa saída de líquido amniótico. Ao toque, colo 50% apagado, em centralização, dilatado para 1 cm, apresentação cefálica. Bolsa rota. Amnioscopia não realizada.

- **Hipóteses diagnósticas:** amniorrexe precoce, crescimento intrauterino restrito, oligodrâmnia, sofrimento fetal crônico, insuficiência placentária secundária.

Exames complementares:

- AmniSure®: positivo.
- USG/Doppler: feto único, líquido cerebroespinal (LCE), biometria compatível com gestação de 33/34 semanas, peso estimado de 2.400 g, líquido amniótico reduzido para IG (ILA 5 cm), Doppler umbilical normal.
- Cardiotocografia: reativo, categoria 1, AU ausente, linha de base fetal 140 bpm.
- Exames laboratoriais: Hb: 12,9; Ht: 37,9; leucócitos: 20.400; bastões: 4%; plaquetas: 379.000; sorologias não reagentes.

Continuação do caso clínico

Após avaliação inicial e resultado dos exames, a paciente segue com internação para aguardar evolução espontânea do trabalho de parto. Após 12 horas, não houve alteração em dilatação cervical e atividade uterina, colo 100% apagado, sendo iniciada a indução do parto com ocitócitos. Indicada a antibioticoprofilaxia para GBS com dose de ataque de 2 g de ampicilina, devido ao tempo de bolsa rota. Paciente reavaliada após 3 horas de indução, apresentando AU 2/10'/50", BCF 100 bpm, ao toque, colo dilatado para 3 cm, 100% apagado, com saída de líquido meconial espesso, sendo indicada a interrupção da gestação por via alta. Recém-nascido (RN) vivo, sexo feminino, APGAR 8/9, peso 2.470 g, capurro 37+6.

Questões para orientar a discussão

- O que pode explicar a altura de fundo de útero abaixo do esperado para a IG? Que fatores corroboram esse diagnóstico?
- Como proceder diante da suspeita de restrição do crescimento fetal durante o pré-natal?
- Quais são as pacientes em que há maior risco de evolução para sofrimento fetal agudo (SFA) durante o trabalho de parto?
- Quais são os sinais clínicos que levantam a suspeita de sofrimento fetal agudo?
- Qual deve ser a conduta ao se deparar com um caso de sofrimento fetal agudo?

Discussão

O crescimento intrauterino restrito (CIUR) refere-se à limitação patológica de um feto em atingir o seu potencial de crescimento devido a vários fatores. Os fetos que sobrevivem estão propensos a maior morbidade neonatal imediata – hipóxia, síndrome de aspiração de mecônio, hipoglicemia –, assim como a complicações tardias, como retardo no neurodesenvolvimento, paralisia cerebral e diabetes melito tipo 2.[1,2]

As causas de restrição do crescimento fetal podem ser divididas em: (1) fatores que reduzem o crescimento potencial, como aneuploidias, síndromes genéticas e infecções congênitas; (2) aquelas que afetam a transferência de nutrientes e oxigênio para o feto, como os processos originários na placenta associados à pré-eclâmpsia, e fatores maternos como desnutrição grave, uso de drogas e tabagismo.[2]

A causa mais frequente de CIUR é a insuficiência placentária, relacionada com redução do fluxo sanguíneo uteroplacentário e com consequente prejuízo dos substratos que passam da mãe para o feto.[3]

O diagnóstico do CIUR é feito levando-se em conta:

- A história da paciente, sendo que aquelas com fatores de risco maiores (*odds ratio* > 2) devem realizar mensuração seriada de circunferência abdominal (CA) e Doppler da artéria umbilical, a partir de 20 a 24 semanas.
- Medida de fundo de útero, a partir de 20 a 24 semanas, sendo uma discrepância maior que 3 mandatória para identificar o CIUR.
- Biometria fetal, sendo a CA e o peso fetal estimados com medidas mais precisas para o diagnóstico do CIUR, fechando o diagnóstico quando são < 10º percentil.
- Doppler da artéria uterina, sendo anormal entre 20 e 24 semanas.
- Dosagem do fator de crescimento placentário.[1]

Nesse caso, além de a altura do fundo de útero ser menor que a esperada, o diagnóstico de amniorrexe precoce foi confirmado, uma vez que se detectou a presença de líquido amniótico antes do início do trabalho de parto.[1]

O CIUR placentário, ligado à insuficiência placentária, pode resultar em hipóxia anteparto, intraparto e neonatal, aspiração de mecônio, hipoglicemia e outras anormalidades metabólicas. Além disso, se ocorre hipóxia fetal relativa antes do início do trabalho de parto, contrações uterinas normais podem ocasionar um quadro de SFA.[3,4]

O SFA é definido pela presença de hipoxemia e hipercapnia decorrentes do comprometimento da troca de gases durante o trabalho de parto, mas com indícios de sua possibilidade durante a gestação, tendo fatores de risco como: tabagismo, pré-eclâmpsia, hemorragias, hiperatividade uterina sem causa evidente e oligodrâmnia.[4]

Durante o parto vaginal, as contrações maternas causam redução temporária na troca de gases. Após a contração, há recuperação fetal, seguida de perfusão normal até que ocorra uma nova contração. Se durante a gestação, a concentração de O_2 for prejudicada, por exemplo, por insuficiência placentária, nesse caso relacionada com o tabagismo, quando ocorrer a contração, a taxa de O_2 diminuirá ainda mais, podendo provocar hipóxia/bradicardia/taquicardia fetal e sofrimento fetal.[1,3,4]

No entanto, é importante elucidar que não se trata de sofrimento fetal crônico nesse caso, já que, apesar de estar relacionado com fetos com CIUR, foi descartado pelo Doppler normal.[1]

Conduta

Em fetos com CIUR, o Doppler é considerado o padrão-ouro, capaz de avaliar a insuficiência placentária, por meio das artérias uterina e umbilical, a redistribuição da circulação fetal, ou seja, centralização, por meio da artéria cerebral média (ACM) e o comprometimento da função cardíaca, pelo Doppler do ducto venoso e da veia umbilical, devendo ser realizado a partir da 23ª semana.[1]

Quando visualizada diástole (relação A/B > 3) no Doppler de artéria umbilical, o exame deve ser repetido de 1 a 2 vezes por semana e pode ser recomendada a interrupção da gestação com 37 semanas. Já a visualização de diástole reversa indica interrupção imediata. Em caso de diástole zero, o exame deve ser realizado 3 vezes por semana e o parto programado para 34 semanas. A corticoterapia antenatal deve ser planejada em casos de interrupção programada entre 24 e 34 semanas. Caso a vitalidade fetal esteja preservada, a gestação deve seguir até 39 semanas.[1]

No seguimento do CIUR tardio, acima de 32 semanas, é recomendada ultrassonografia de 1 a 2 vezes por semana. Em caso de circunferência abdominal (CA) < 3º percentil e relação cérebro/placenta (RCP) < 1, o parto pode ser recomendado com 37 semanas. No entanto, na vigência de CA ≥ 3º percentil e RCP ≥ 1, a gestação deve seguir até a 39ª ou 40ª semana.[1]

O parto vaginal monitorado pode ser permitido na ausência de sofrimento fetal. No entanto, a cesariana é considerada o método mais seguro de interrupção de gestação de fetos com CIUR.[1,2]

Em fetos com CIUR, o monitoramento intraparto com cardiotocografia para detecção de SFA é obrigatório. Na ausência de aceleração da FCF ou variabilidade menor que 5 bpm, é recomendada estimulação fetal (sonora) e, se não houver melhora, o encaminhamento ao parto imediato. Já na ausência de variabilidade e um dos critérios: desacelerações tardias repetidas, desacelerações variáveis repetidas ou na vigência de padrão sinusoide, deve-se proceder com o parto imediato.[1]

O diagnóstico clínico pode ser feito por meio da ausculta, após o fim da contração. Sinais de sofrimento fetal agudo são: bradicardia persistente (DIP tardio ou umbilical, FCF < 110 bpm por, no mínimo, 10 minutos) e taquicardia (FCF > 160 bpm, por, no mínimo, 10 minutos). A presença de mecônio espesso corrobora o diagnóstico.[1,2]

Em caso de SFA, a cesariana é indicada quando o parto vaginal não for iminente.[1]

Pontos importantes

- A principal causa para o CIUR é a insuficiência placentária, sendo o tabagismo um importante fator de risco. Outras causas podem estar relacionadas com diabetes, doenças hematológicas ou vasculares, desnutrição materna e hipertensão.[2]
- A suspeita de CIUR surge quando a altura de fundo de útero é menor que a esperada para a IG. O diagnóstico deve ser confirmado por meio de USG.[2]
- Em fetos com CIUR, deve ser feita uma avaliação rotineira com Doppler, PBF e CTG, sendo o Doppler o melhor exame para verificar insuficiência placentária e sofrimento fetal crônico.[2]
- Fetos com CIUR estão mais suscetíveis à hipóxia e SFA durante o estresse causado pelas contrações uterinas no trabalho de parto.[2]
- As principais causas para o SFA estão relacionadas com insuficiência uteroplacentária, por hipercontratilidade ou hipotensão materna, ou insuficiência fetoplacentária, por patologia funicular ou oligodrâmnia.[4]
- O diagnóstico de SFA deve ser feito a partir da análise da frequência cardíaca fetal, traçado cardiotocográfico e presença de mecônio espesso.[4]
- Taquicardia (> 160 pbm) ou bradicardia fetal persistente (< 110 bpm), desaceleração tardia ou variável e presença de mecônio espesso são sinais de hipóxia e, portanto, SFA.[4]
- No caso de SFA em trabalho de parto já avançado, o período expulsivo deve ser abreviado, sendo recomendado o uso de fórceps, se houver condições para isso.[4]
- Em caso de SFA em que não é possível o rápido nascimento por via vaginal, a gravidez deve ser interrompida via cesariana o mais rapidamente possível.[4]

Referências bibliográficas

1. Montenegro CAB, Rezende Filho J. Rezende obstetrícia. 13. ed. Rio de Janeiro: Guanabara Koogan; 2017.
2. Brasil. Ministério da Saúde. Secretaria de Atenção à Saúde. Departamento de Ações Programáticas Estratégicas. Gestação de alto risco: manual técnico/Ministério da Saúde, Secretaria de Atenção à Saúde, Departamento de Ações Programáticas Estratégicas. 5. ed. Série A. Normas e Manuais Técnicos. Brasília: Ministério da Saúde; 2012.
3. Pereira DDS, Magalhães ALC, Jesús NR de, Trajano AJB. Restrição de crescimento intrauterino. Revista HUPE [Internet]. 2014; 13(3):32-39:1-8.
4. Universidade Federal do Rio de Janeiro. Sofrimento fetal agudo – Rotinas Assistenciais da Maternidade-Escola da Universidade Federal do Rio de Janeiro [Internet]. Rio de Janeiro: UFRJ; 2020. Disponível em: http://www.me.ufrj.br/images/pdfs/protocolos/obstetricia/sofrimento_fetal_agudo. Acesso em: 9 ago. 2020.
5. Garcia-Prats A. Clinical features and diagnosis of meconium aspiration syndrome [Internet]. Disponível em: https://www.uptodate.com/contents/clinical-features-and-diagnosis-of-meconium-aspiration-syndrome#:~:text=Meconium%20aspiration%20syndrome%20(MAS)%20is,to%20li. Acesso em: 10 ago. 2020.
6. Rodriguez D. Cigarette and tobacco products in pregnancy: Impact on pregnancy and the neonate [Internet]. Disponível em: https://www.uptodate.com/contents/cigarette-and-tobacco-products-in-pregnancy-impact-on-pregnancy-and-the-neonate?search=Cigarette%20and%20tobacco%20products%20in%20pregnancy:%20Impact%2. Acesso em: 10 ago. 2020.
7. Manning A. Biophysical profile test for antepartum fetal assessment [Internet]. Disponível em: https://www.uptodate.com/contents/biophysical-profile-test-for-antepartum-fetal-assessment#:~:text=The%20fetal%20biophysical%20profile%20. Acesso em: 10 ago. 2020.

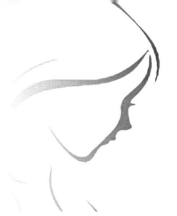

CASO 49

Hemorragias da Segunda Metade da Gestação

Ana Carolina Carvalho Silveira
Livia de Aragon Arias
Vitor Fernando dos Santos Oliveira

- **Orientadora:** Mylene Martins Lavado
- **Instituições:** Universidade Municipal de São Caetano do Sul (USCS), Universidade do Vale do Itajaí (Univali) e Universidade Federal do Amapá (Unifap)

 ## Caso clínico

G.S.R., 42 anos, G2PC1A0, 25 semanas de gestação, apresenta-se ao pronto-socorro obstétrico devido a um sangramento genital de quantidade moderada, indolor, de coloração vermelho-rubro. Ao exame físico, bom estado geral, corada 4/4+, hidratada, afebril. Frequência cardíaca (FC) 98 bpm em 2 tempos, sem sopros, pressão arterial (PA) 90/60 mmHg, frequência respiratória (FR) 13 irpm, SatO$_2$ 98%, temperatura axilar 36,8°C, peso de 69 kg, sem edema em membros inferiores. Abdome gravídico com altura uterina de 23 cm, presença de ruídos hidroaéreos nos quatro quadrantes, sem rigidez à palpação, batimentos cardíacos fetais (BCF) de 140 bpm e movimentos fetais presentes. Exame especular: vagina sem alterações e mucosas hidratadas, sem lacerações ou fissuras, colo uterino epitelizado, junção escamocolunar (JEC) −2, pequena quantidade de sangue coletada em fundo de saco posterior, ausência de sangramento ativo, ausência de sangramento pelo orifício cervical externo, colo uterino ± 3 cm de comprimento e fechado. Nega dor abdominal, cólicas e contrações. História ginecológica e obstétrica sem intercorrências; nega cirurgias, internações prévias e uso de medicamentos. Diante disso, o plantonista solicitou ultrassonografia transvaginal (USGTV) e USG obstétrica, para possíveis fatores causais do sangramento.

- **Hipóteses diagnósticas:** placenta prévia, descolamento prematuro da placenta (DPP), placenta baixa.
- **Exames complementares:** USGTV e obstétrica – realizada USG obstétrica com crescimento fetal dentro do esperado para idade gestacional, peso estimado em 750 g, placenta posterior chegando ao orifício cervical interno sem cobri-lo, distando 0,5 cm deste, sem sinais de descolamento em sua borda e há inserção velamentosa do cordão.

Continuação do caso clínico

Foi solicitado repouso relativo em leito para avaliação e lhe foi orientado a evitar coito. A paciente seguiu com o seu pré-natal de forma irregular por problemas sociais e familiares graves, apresentava baixa condição socioeconômica e dificuldade de acessibilidade às consultas devido às suas condições. O marido é usuário de cocaína e a paciente, ocasionalmente, compartilha o uso. Paciente nega outras intercorrências e, até a 38ª semana, não realizou outra USG. Com 38 semanas de gestação, deu entrada na maternidade em franco trabalho de parto, com contrações rítmicas de forte intensidade e curto intervalo de tempo entre elas com, aproximadamente, 5 contrações de 40 segundos em 10 minutos, caracterizando uma taquissistolia, com BCF presente e estável, antes, durante e depois da contração (BCF de 140 bpm). Apresentava saída de secreção mucosa com estrias de sangue em moderada quantidade e foi realizado o toque vaginal na entrada do pronto-socorro. Ao toque vaginal, a paciente estava com 8 cm de dilatação, colo fino e central e, durante o toque, houve ruptura espontânea das membranas com início de sangramento vaginal de cor vermelha-rutilante. Esse sangramento era de moderada quantidade, porém contínuo. O BCF era de 102 bpm e a paciente foi submetida à cardiotocografia. Aproximadamente 15 minutos após a ruptura prematura de membranas, a cardiotocografia mostrou um padrão sinusoide. A paciente foi levada para a cesariana de emergência onde, após o nascimento, o recém-nascido apresentou APGAR de 4/7 e Hb de 6 g/dL.

Questões para orientar a discussão

- Quais são as principais causas de sangramento de 1º, 2º e 3º trimestre e intraparto?
- Quais exames devem ser solicitados para investigação de sangramento de 2º trimestre?
- O que significa padrão sinusoide?
- Quando há um sangramento em placenta baixa com alteração de BCF, esse quadro leva a pensar em quê?
- Com a continuação do caso clínico, as hipóteses diagnósticas se mantêm?

Discussão

Os sangramentos e as hemorragias no 2º e no 3º trimestres complicam em 4% a 5% das gestações. Também é utilizado o termo "hemorragia anteparto" para nominar aquelas que ocorrem durante a gestação, após a 20ª semana.[3]

As principais causas desses sangramentos são decorrentes de placenta prévia (PP) e de descolamento prematuro de placenta (DPP). Outras causas de sangramento são mais raras, entre elas a ruptura uterina, a vasa prévia, a inserção velamentosa de cordão, os distúrbios da coagulação (síndrome de HELLP, feto morto retido, embolia amniótica), as modificações plásticas do colo, e a etiologia exata, muitas vezes, não pode ser determinada. Os traumas, como rotura uterina, são mais raros.[3]

Caso 49 – Hemorragias da Segunda Metade da Gestação

Nas pacientes com sangramento vaginal no 2º e no 3º trimestre da gestação, deve-se realizar um minucioso exame clínico (especular e inspeção) para descartar qualquer lesão no colo, na vagina ou no períneo como causa do sangramento, mas evitar toque vaginal até a confirmação por USGTV de que não se trata de placenta prévia.[2]

A avaliação ultrassonográfica é imprescindível para ajudar a nortear um possível diagnóstico. Ainda que, para o DPP, a USG tenha baixa sensibilidade de diagnóstico, a visualização do hematoma retroplacentário tem alto valor preditivo positivo. Já para diagnóstico de placenta prévia, há uma boa acurácia, sendo a USGTV superior à transabdominal na acurácia desse diagnóstico, já que pode evidenciar a presença de tecido placentário que recobre ou está muito próximo ao orifício interno do colo do útero. Na maior parte das vezes, esse diagnóstico de PP ocorre em gestantes assintomáticas durante USG no 3º trimestre.[2]

Designa-se, como PP, a placenta que recobre, total ou parcialmente, o orifício interno do colo do útero. Já quando a borda placentária se insere no segmento inferior do útero e não atinge o orifício interno, localizando-se em um raio de até 2 cm de distância deste, é chamada de placenta baixa. O quadro clínico tem como principal sintoma o sangramento após 24 semanas de gestação, indolor, imotivado, reincidente, progressivo, com início e cessamento súbitos e, normalmente, não intenso – mas pode ser rutilante e coagulado.[1]

O DPP consiste na separação da placenta normalmente inserida (fundo ou corpo do útero) antes da expulsão fetal no trabalho de parto, em gestação de 20 ou mais semanas completas. Esse sangramento ocorre, normalmente, pela rotura de vasos da decídua basal e, raramente, pelas veias fetais e placentárias, podendo ser pequeno e autolimitado, ou pode continuar e dissecar a interface placenta-decídua, o que leva à separação completa ou quase completa e à perda da função de troca de gases e nutrientes da placenta, comprometendo a vitalidade fetal.[1]

Pelo fato de a paciente não ter se enquadrado nos dois principais diagnósticos diferenciais (DPP e PP), a conduta expectante é a indicada para o caso, informando a ela sobre os sinais de alarme.[2,3]

Quando a cardiotocografia apresentar o padrão sinusoidal, que é regular, em forma de "sino", amplitude de 5 a 15 bpm, frequência de 3 a 5 ciclos/minuto, com mais de 30 minutos de duração e sem acelerações, a cesariana de emergência é recomendada. Esse padrão ocorre pelas seguintes etiologias: anemia fetal grave, hipóxia fetal aguda, infecção, malformações cardíacas, hidrocefalia e gastrosquise.[2]

A USGTV em combinação com Doppler colorido auxilia na avaliação da placenta e do cordão umbilical. É possível, ainda, verificar, com mais qualidade, a conformação do cordão umbilical e qual a localização dos vasos, com atenção ao orifício cervical interno.[4]

Pela clínica do recém-nascido (RN) e histórico de USG com placenta com inserção baixa, com a presença de anemia aguda grave no RN e a pesquisa do sangue vaginal mostrar-se compatível com sangue fetal, chega-se a uma hipótese diagnóstica provável de vasa prévia, na qual os vasos provenientes do cordão umbilical foram implantados na zona marginal da placenta, fazendo com que transitem no seguimento inferior, adiante da apresentação fetal, uma variação anatômica caracterizada pela inserção velamentosa do cordão umbilical e falta da geleia de Wharton. Trata-se de uma condição rara (1 a cada 3.000 nascimentos), com alta taxa de mortalidade fetal (33% a 100%); normalmente, o acidente agudo ocorre na ruptura de membranas ou amniotomia em pacientes em que não se suspeita da localização do vaso velamentoso, com o choque do feto ocorrendo rapidamente.[4,5]

Conduta

A USGTV no início do 2º trimestre deveria ser feita em pacientes com placenta marginal ou lateral baixa ou com placentas bilobadas e sucenturiadas, gestação múltipla, gravidez por fertilização *in vitro* e inserção baixa do cordão. A maioria dos casos de vasa prévia identificada em USG morfológica de rotina no 2º trimestre da gestação resolve-se espontaneamente, motivo pelo qual é recomendada a confirmação com USG de 3º trimestre, por volta de 32 semanas, evitando, assim, ansiedade e intervenções desnecessárias.[2]

Ao completar 32 semanas, a paciente precisa ser orientada a fazer avaliações frequentes no pré-natal e, a qualquer sinal de trabalho de parto, apresentar-se imediatamente ao setor de emergência obstétrica. Cesariana eletiva deve ser realizada após a 37ª semana de gestação, antes do início do trabalho de parto, sob condições controladas, diminuindo a mortalidade fetal. Quando há a incerteza de hemorragia fetal, a realização de pesquisa de células fetais pode ser feita por meio do teste de Kleihauer-Betke.[5,6]

Pontos importantes

- Embora vasa prévia (VP) seja uma condição rara, essa anormalidade tem altas taxas de mortalidade fetal, sendo superior a 70% após rotura de membranas ovulares.[4,5]
- Quando ocorre sangramento uterino no 3º trimestre, a conduta mais indicada é a cesariana de emergência, já que, muitas vezes, ocorre sofrimento fetal agudo.[5]
- O diagnóstico de VP durante o pré-natal ou antes do início do sangramento é difícil, mas a USGTV com Doppler colorido pode confirmar o diagnóstico e assegurar a sobrevida fetal.[5]
- Na VP, à USG, o aspecto é de imagens lineares ecoicas ou hipoecoicas inseridas no orifício cervical interno e, ao Doppler, presença de fluxo.[4]
- Se ocorrer o diagnóstico de VP no pré-natal, a cesariana eletiva deverá ser marcada entre 36 e 38 semanas.[5]
- O parto vaginal deve ser evitado, pois há aumento de mortalidade fetal quando a paciente entra em trabalho de parto.[5]
- O diagnóstico intraparto também é difícil, mas testes para detecção de hemácias fetais no sangue exteriorizado podem ser úteis.[7]

Referências bibliográficas

1. Almir AU (coord.). Ginecologia e obstetrícia Febrasgo para o médico residente. Barueri: Manole; 2016.
2. Montenegro CAB, Rezende Filho J. Rezende obstetrícia. 13. ed. Rio de Janeiro: Guanabara Koogan; 2017.
3. Freitas F, Passos EP, Magalhães JA, Ramos JGL, Martins-Costa SH. Rotinas em obstetrícia. 7. ed. Porto Alegre: Artmed; 2017.
4. Zugaib M. Zugaib obstetrícia. 2. ed. Barueri: Manole; 2012
5. Guzman NAC, Argani CH. Sangramento de terceiro trimestre. In: Hurt KJ, Guile MW, Bienstock JL, Fox HE, Wallach EE. Manual de ginecologia e obstetrícia do Johns Hopkins. 4. ed. Porto Alegre: Artmed; 2012.
6. Federação Brasileira das Associações de Ginecologia e Obstetrícia. Manual de Orientação Gestação de Alto Risco. Disponível em: http://febrasgo.luanco municacao.net/wp-content/uploads/2013/05/gestacao_alto-risco_30-08.pdf. Acesso em: 20 jul. 2020.
7. Brasil. Ministério da Saúde. Secretaria de Atenção à Saúde. Departamento de Ações Programáticas Estratégicas. Gestação de alto risco: manual técnico. 5. ed. Brasília: Ministério da Saúde; 2012.

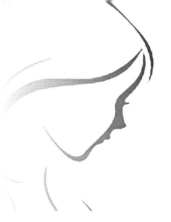

CASO 50

Vitalidade Fetal, Sofrimento Agudo e Crônico

Aline Britto de Macedo
Amanda Natiely Ruon
Karen Oura

- **Orientadores:** Carlos Alberto Anjos Mansur, Jamille Marcião Britto e Somaia Reda
- **Instituição:** Pontifícia Universidade Católica do Paraná (PUC-PR)

 Caso clínico

A.S., do sexo feminino, 37 anos, casada, G2P1C0A0, idade gestacional (IG) ecográfica de 41+1. Procura atendimento na maternidade com queixa de dor tipo cólica em baixo ventre e perda de tampão mucoso. Refere movimentação fetal presente, embora reduzida em comparação às semanas anteriores. Nega perda de líquido ou sangramento via vaginal. Nega queixas urinárias. Nega alergias e uso de medicações ou drogas ilícitas. Paciente diz ter se alimentado há +/– 1 hora. Ao exame físico, bom estado geral (BEG), localizada e orientada em tempo de espaço (LOTE), corada, hidrata e eupneica; altura de 1,67 m; peso de 80 kg; pressão arterial (PA) 110/70 mmHg; T 36,1°C; SatO$_2$ 99%; membros inferiores (MMII) sem particularidades. Ao exame obstétrico: altura uterina (AU) 36 cm; batimentos cardíacos fetais (BCF) 132 bpm; dinâmica uterina (DU) (50" 45" 55") em 10 minutos; feto longitudinal, cefálico, fixo, dorso à direita; toque: colo curto, fino, centralizando, dilatação de 4 cm, BI, De Lee –3; movimentação fetal presente. Foram solicitados internamento e exames de avaliação da vitalidade fetal. Caderneta da gestante: exames pré-natais normais. Há 1 semana, apresentou índice de líquido amniótico (ILA) reduzido (60 mm) na USG e peso fetal no percentil 50, seguido de Doppler sem alterações (relação cerebroplacentária: normal).

- **Hipóteses diagnósticas:** pós-datismo, trabalho de parto.
- **Exames complementares:** cardiotocografia (CTG): categoria II: desacelerações variáveis com variabilidade normal, acelerações ausentes ao estímulo fetal e linha de base com frequência cardíaca fetal (FCF): 98 bpm e variabilidade normal.

Continuação do caso clínico

Após a análise do exame, foi feita lateralização da gestante, com administração de O_2 e hidratação venosa. Duas horas após a admissão, a ausculta intermitente evidenciou BCF: 122-114-96 (antes/durante/após a contração). Ao toque: dilatação de 7 cm e De Lee +2. A nova CTG intraparto demonstrou padrões patológicos (FCF de 94 bpm e desacelerações tardias com variabilidade ausente). Levando em conta a categoria do CTG (III) e a clínica, foi realizada uma cesariana de emergência.

Questões para orientar a discussão

- Dada a gestação do caso apresentado, quais os exames indicados para a paciente? Por quê?
- Entre os fatores que levam a maior risco perinatal, quais são os principais?
- Como são classificadas as desacelerações fetais?

Discussão

A avaliação da vitalidade fetal é uma análise realizada tanto anteparto quanto intraparto. Os principais exames utilizados são: observação dos movimentos fetais, ausculta fetal, CTG, perfil biofísico fetal (PBF) e Dopplervelocimetria. Apenas a ausculta do BCF e a observação da movimentação fetal devem ser feitas em todas as consultas obstétricas, sendo necessárias independentemente do risco em que a paciente é classificada.[1,2] Os demais exames são solicitados de acordo com a classificação de risco. Por exemplo, no período intraparto somente a ausculta intermitente é recomendada para as gestantes de baixo risco ou risco habitual. Além disso, não há benefícios em realizar outros exames para avaliá-la no pré-natal. Isso porque, além de serem métodos que demandam alto custo, estão relacionados ao aumento de cesarianas e à ausência de melhores resultados perinatais.[2] Em contrapartida, as de alto risco apresentam outras recomendações tanto para o período intraparto quanto para o anteparto.[1]

As indicações para a solicitação da avaliação da vitalidade fetal incluem questões que envolvem o comprometimento da oxigenação do feto. Com relação aos antecedentes obstétricos, é preciso levar em conta quadros desfavoráveis, como de hipertensão, descolamento prematuro da placenta, restrição do crescimento intrauterino e natimortalidade. As doenças maternas associadas a um maior risco perinatal – sejam elas prévias ou próprias da gestação – são síndromes hipertensivas, endocrinopatias, cardiopatias, pneumopatias, doenças do tecido conjuntivo, nefropatias, hemopatias, trombofilias, desnutrição materna, obesidade mórbida e presença de neoplasias. A respeito da gestação atual e das doenças fetais, devem ser avaliadas as gestantes que apresentem gravidez prolongada, pós-datismo, ruptura prematura de membranas pré-termo, sangramento vaginal, alteração no volume do líquido amniótico (oligodrâmnia ou polidrâmnia), gestação múltipla, restrição de crescimento intrauterino, placenta prévia, idade materna avançada, diminuição do movimento fetal, trabalho de parto prematuro e doenças fetais (anemias, malformações, cardiopatias e infecções).[1,3]

A evolução do sofrimento fetal leva em conta a resposta fetal na hipoxemia, o que pode levar o feto a acidose e óbito. A princípio, o feto apresenta acidose respiratória pela hipoxemia transitória, a qual é compensada pelos mecanismos de adaptação fetal. O próprio trabalho de parto compreende a situação de estresse inicial que resulta nas mudanças progressivas e fisiológicas da oxigenação e do pH.[4] Nesse processo, há influência da intensidade, da frequência e da velocidade do acometimento hipoxêmico e da reserva fetal e placentária.[2] A partir dessa queda constante (crônica) do O_2, o organismo fetal promove vasodilatação central, vasoconstrição periférica, aumento da PA e da frequência cardíaca a fim de suprir os órgãos mais nobres e favorecer as trocas gasosas. Caso a hipóxia persista, os tecidos que não estão sendo devidamente supridos iniciam metabolismo anaeróbio, o que promove uma acidose metabólica. Quando não corrigida, há alteração das funções enzimáticas, morte celular, e consequentemente, dano tecidual difuso. Nos casos mais agudos, o feto não consegue promover esses mecanismos adaptativos, fazendo acidose metabólica em um curto período. Isso acaba promovendo dano cerebral e óbito fetal em minutos.[2,4]

Resultados normais garantem uma boa vitalidade por um período, visto que, com teste normal, é muito raro de ocorrer óbito em 1 semana da sua realização, caso o quadro da gestante permaneça estável e bem controlado.[5] Outro ponto importante consiste em saber que essa avaliação não confirma o diagnóstico de sofrimento fetal, apenas prevê a sua ocorrência.[3]

A contagem dos movimentos fetais é considerada anormal caso não ocorram pelo menos seis movimentos fetais a cada 2 horas.[1] O teste (mobilograma) é indicado a partir de 26 a 32 semanas de IG para as gestantes classificadas com risco ou no 3º trimestre de gestação quando se percebe uma redução dos movimentos fetais (MF) em comparação ao habitual.[6]

A CTG permite avaliar efeitos da hipóxia e a FCF, o exame deve ser realizado intraparto, quando há alteração na ausculta intermitente, líquido meconial, tempo prolongado de bolsa rota, febre, suspeita/diagnóstico de corioamnionite, uso de ocitocina ou analgesia no trabalho de parto, cesariana prévia, alteração no Doppler e fase ativa do trabalho de parto acima de 12 horas ou período expulsivo acima de 1 hora. São analisados os seguintes parâmetros: linha de base, variabilidade, presença de acelerações transitórias e de desacelerações.[1]

A linha de base demonstra a média da FCF avaliada em 10 minutos, e os valores normais variam de 110 a 160 bpm. Tanto valores abaixo (bradicardia) quanto acima (taquicardia) dessa faixa numérica indicam sofrimento fetal. Situações como pós-datismo, uso de betabloqueadores e arritmias fetais podem ser causas de bradicardia observada na CTG. Já no caso da taquicardia, a situação mais comum e grave é a hipóxia fetal crônica, representando também um sinal de hipertermia materna, infecção e uso de medicações parassimpaticolíticas.[3] A variabilidade representa a relação do sistema nervoso autônomo (SNA) simpático com o parassimpático pela oscilação da linha de base. Sua redução pode significar baixa oxigenação, sono fisiológico ou uso de certas medicações, como opioides, calmantes e barbitúricos, enquanto a elevação está associada a hipoxemia aguda ou excessiva movimentação fetal.[3]

As acelerações transitórias se caracterizam como uma elevação súbita (intervalo entre seu início e o pico < 30 segundos) da FCF de pelo menos 15 bpm com duração de 15 segundos a 2 minutos em IG acima de 32 semanas. A aceleração é prolongada quando tem duração de 2 a 10 minutos. Quando dura mais de 10 minutos, é chamada de mudança da linha de base. Ainda com relação às acelerações, podem ser classificadas em reativa (boa vitalidade fetal) e não reativas (comprometimento da vitalidade fetal).[1] Já as desacelerações podem ser precoces (DIP 1), tardias (DIP 2) ou variáveis (DIP U). Na DIP 1, as contrações coincidem com as desacelerações. Embora não sejam habituais no período anteparto, são comuns no período expulsivo e sem qualquer relação com sofrimento fetal. Na DIP 2, as desacelerações ocorrem após a decalagem (de 20 a 30 segundos) e estão relacionadas com sofrimento fetal grave. Quanto mais períodos de desacelerações, maior é o risco de o feto desenvolver acidose metabólica. Já a DIP U é representada por desacelerações independentes das contrações, sem um padrão a ser notado.

A interpretação da CTG pode seguir alguns padrões, como o índice cardiotocométrico de Zugaib-Behle (ativo/hipoativo/inativo) e a adotada pelo American Congress of Obstetrician and Gynecologists (categoria I – normal/ categoria II – indeterminado/categoria III – anormal).[3]

O PBF também é capaz de representar hipóxia fetal, usando como parâmetro para avaliação a atividade biofísica fetal e a estimativa do volume de líquido amniótico (vLA).[3] No método, são analisadas durante 30 minutos quatro variáveis: movimento respiratório fetal, movimento corpóreo fetal, tônus e vLA.[1] Sua indicação é de modo complementar a cardiotocografias normais e em cardiotocografias anormais ou suspeitas, visando diminuir os falsos-positivos da CTG.[3] Com relação à interpretação do PBF, as variáveis recebem notas, sendo 2 atribuído a normalidade e 0 a anormalidade.[3] Os critérios de normalidade são: um episódio contínuo com 30 segundos de duração de movimentos respiratórios fetais, 3 movimentos do corpo, 1 episódio de extensão/flexão dos membros ou de tronco ou abertura/fechamento das mãos no tônus fetal e bolsão vertical > 2 cm no vLA.[1] Em casos em que o PBF é inferior a 6, recomenda-se uma conduta ativa, pois, abaixo desse valor, há associação com sofrimento fetal (acidose).[1,3,4]

A Dopplervelocimetria constitui um exame utilizado para avaliação da circulação materna, fetoplacentária e fetal. A análise da velocidade do fluxo sanguíneo materno é feita pela observação das artérias uterinas, enquanto da fetoplacentária se dá por meio das artérias umbilicais. Já o fluxo fetal é avaliado por artéria cerebral média, aorta abdominal, artérias renais, ducto venoso e seio transverso. Por meio desse método, é possível avaliar de modo indireto a presença/ausência de insuficiência placentária e a resposta fetal à queda da oxigenação.[3]

A interpretação do sonograma pode ser de modo qualitativo (forma da onda) ou quantitativo (índices). Os índices mais utilizados são: relação sístole-diástole (A-B), índice de pulsatilidade (IP = sístole-diástole/velocidade média) e índice de resistência (sístole-diástole/sístole).[3] A relação cérebro-placentária (RCP) é dada como uma razão entre o IP das artérias umbilicais e da artéria cerebral média fetal. Por ter maior sensibilidade, especificidade e valor preditivo positivo, a RCP permite uma melhor detecção de deficiências da função placentária. Quando RCP < 1, há associação com mau prognóstico neonatal.[4]

Conduta

Ao analisar os exames de vitalidade fetal, verificam-se altas probabilidades de sofrimento fetal, o que pode resultar em acidose e óbito fetal.[1] No caso clínico, a primeira CTG apresentava categoria II, sendo a conduta escolhida a repetição do teste em 12 horas. Entretanto, com a alteração da ausculta intermitente, foi indicada nova CTG.[3] A IG, a alteração na vitalidade fetal (CTG intraparto categoria III) e o quadro clínico sugeriam hipóxia fetal, sendo fatores indicativos de resolução da gestação.[6] Quando essas alterações são diagnosticadas intraparto, as manobras para oxigenação do feto forem insuficientes e o parto vaginal não for a via de resolução mais rápida, a cesariana deve ser indicada como conduta.[3]

Pontos importantes

- A avaliação da vitalidade fetal compreende ausculta do BCF, avaliação dos movimentos fetais e exames de rotina, além de CTG, PBF e Dopplerfluxometria nas gestações de risco.[1]
- A ausência de acelerações na CTG e de MF durante o trabalho de parto indicam baixa oxigenação fetal.
- O PBF utiliza marcadores capazes de prever a hipóxia fetal aguda e crônica. Seu resultado também orienta as condutas obstétricas, embora não seja muito usado na prática.[3]
- A Dopplerfluxometria tem importante papel no rastreio da insuficiência da placenta e suas complicações, como pré-eclâmpsia e restrição de crescimento fetal.[3]

Referências bibliográficas

1. Montenegro CA, Rezende J. Rezende obstetrícia fundamental [E-book]. 13. ed. Rio de Janeiro: Guanabara Koogan; 2014. p. 795-813, 1021-1031.
2. Fernandes CE, Sá MF (eds.). Tratado de obstetrícia Febrasgo [E-book]. Rio de Janeiro: Elsevier; 2019. p. 2785-2808, p. 2963.
3. Zugaib M (ed.). Zugaib obstetrícia [E-book]. 3. ed. Barueri: Manole; 2016. p. 295-311.
4. Maeda MF, Nomura R, Niigaki J, Zugaib M, Miyadahira S. Relação cerebroplacentária e acidemia ao nascimento em gestações com insuficiência placentária detectada antes da 34ª semana de gestação. Revista Brasileira de Ginecologia e Obstetrícia. 2010; 10:510-5.
5. Cunningham F, Leveno KJ, Bloom SL, Spong CY, Dashe JS, Hoffman BL, et al. Obstetrícia de Williams [E-book]. 23. ed. Porto Alegre: AMGH; 2012. p. 334-46.
6. Febrasgo. Manual de assistência pré-natal [E-book]. 2. ed. São Paulo: Febrasgo; 2014.

CASO 51

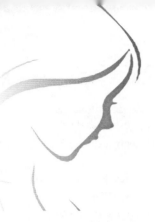

Intercorrências no Parto

Aline Britto de Macedo
Amanda Natiely Ruon
Karen Oura

- **Orientadores:** Carlos Alberto Anjos Mansur, Jamille Marcião Britto e Somaia Reda
- **Instituição:** Pontifícia Universidade Católica do Paraná (PUC-PR)

 Caso clínico

M.R.R., do sexo feminino, 28 anos, em união estável, G3P1C0A1, idade gestacional (IG) de 38+5. Paciente chega à maternidade com queixa de contrações uterinas com início há 2 horas e perda do tampão mucoso há 40 minutos. Nega perda de líquido ou sangramento via vaginal. Nega queixas urinárias. Nega alergias e uso de medicações ou drogas ilícitas. Refere tratamento apenas com dieta para diabetes melito gestacional (DMG), sem adequado controle glicêmico. Carteira da gestante incompleta – somente três consultas de pré-natal e uma ecografia de 2º trimestre (morfológico). Glicemia de jejum realizada com 18 semanas de IG: 110 mg/dL. Ecografia de 23 semanas de IG sem sinais de malformações fetais e peso fetal no percentil 80. Ao exame geral: bom estado geral (BEG), localizada e orientada em tempo de espaço (LOTE), corada, hidratada, eupneica. Altura: 1,58 m; peso: 70 kg; pressão arterial (PA): 110/60 mmHg; frequência cardíaca (FC): 76 bpm; temperatura: 36,3°C; SatO$_2$: 98%; membros inferiores (MMII) sem particularidades. Ao exame obstétrico: movimentos fetais presentes. Altura uterina (AU): 39 cm; batimentos cardíacos fetais (BCF): 144 bpm; dinâmica uterina (DU) (45"55"50") em 10 minutos; feto longitudinal, cefálico, fixo, dorso à esquerda. Ao toque vaginal: colo curto fino, central, dilatação de 6 cm, BI, De Lee –3. Foram solicitados internamento e abertura do partograma.

- **Hipóteses diagnósticas:** trabalho de parto, diabetes melito gestacional (DMG), macrossomia fetal.
- **Exame complementar:** cardiotocografia – categoria I (padrão tranquilizador).

Continuação do caso clínico

De acordo com o partograma, a evolução do trabalho de parto foi adequada. Após 2 horas da admissão, a paciente apresentou amniorrexe espontânea com líquido claro com grumos. Ao toque vaginal: colo fino, centralizado, dilatação de 8 cm, De Lee +1. Na 5ª hora de registro, foi verificada dilatação total com polo cefálico em plano vulvar na contração e retração fora da contração ("sinal da tartaruga"). Após a solicitação do auxílio de um médico mais experiente e de um neonatologista, foram realizadas manobra de McRoberts e pressão suprapúbica, ambas sem sucesso. Em seguida, foi necessário realizar episiotomia ampla a fim de facilitar manobras internas. No caso, a manobra de escolha foi a extração do braço posterior, promovendo a resolução do parto.

Questões para orientar a discussão

- O que são distocias? E como podem ser classificadas?
- Como a pelve óssea pode ser avaliada?
- Quais as principais alterações e/ou patologias das distocias do trajeto duro e de partes moles?
- Como identificar a distocia de ombros?
- Diante dessa situação, como proceder e quais manobras a serem seguidas?

Discussão

As intercorrências na evolução do trabalho de parto (distocias) podem ser divididas em três grupos: aquelas relacionadas à força contrátil, ao trajeto e ao objeto.[1] A distocia é a principal indicação de cesariana em primigestas, o que demonstra a importância do seu diagnóstico precoce a fim de corrigir essas intercorrências e, consequentemente, minimizar a taxa de cesáreas e infecções – complicação mais frequente.[2] É importante salientar que o correto preenchimento do partograma pode auxiliar no diagnóstico de algumas distocias, como de dilatação e de descida.[3]

As anormalidades relacionadas à força contrátil (distocias funcionais) são as mais recorrentes e passíveis de corrigir. Podem ocorrer devido à insuficiência da contração uterina, atividade uterina exagerada, incoordenação da contração ou dificuldade materna no esforço muscular voluntário.[1-3] A classificação de Goffi divide as distocias funcionais em: por hipoatividade, por hiperatividade, por hipertonia e de dilatação.[2]

As associadas à hipoatividade envolvem o tônus e a frequência das contrações, e não costumam promover danos maternos e fetais.[2,4] A conduta é de administração de ocitocina via endovenosa (EV) ou amniotomia.[3] A distocia funcional por hiperatividade cursa com elevada frequência e intensidade da contração uterina, derivada ou não de obstrução no trajeto. A conduta depende da existência do processo obstrutivo. Caso haja obstrução, a cesariana é realizada a fim de evitar complicações, como rotura uterina etc.[3] Essa intercorrência pode levar a traumatismos fetais, maternos e sofrimento fetal. Nos casos em que não há obstrução, a conduta é de lateralização da gestante ou administração de medicamentos uteroinibidores.[4]

A disfunção por hipertonia se caracteriza pelo aumento da quantidade de contrações, causando dificuldade do relaxamento uterino e aumento do seu tônus. Isso promove uma lenta progressão da dilatação cervical e da descida do feto, além de reduzir a oxigenação fetal pela diminuição do fluxo sanguíneo pela placenta. Por isso, é necessário avaliar constantemente a vitalidade fetal. A hipertonia pode ser subdividida em polissistolia, superdistensão e descolamento prematuro de placenta.[2] A conduta dependerá da etiologia do quadro. Nos casos decorrentes de superdosagem de ocitocina (mais frequente), é feita a suspensão da medicação, além de hidratação via intravenosa (IV) e analgesia.[3] A superdistensão por gestação múltipla, por exemplo, é tratada com amniotomia, analgesia e administração de ocitocina com o objetivo de regularizar as contrações. A conduta em caso de DPP é igual à última descrita.[2]

A distocia de dilatação (distocia de incoordenação) é caracterizada pela alteração apenas na evolução da dilatação cervical.[2] A conduta inicial é feita com uso de analgesia. Caso não haja resposta, são realizadas amniotomia e ocitocina. Quando a distocia funcional não é passível de correção por meio das manobras terapêuticas, é indicada cesariana.[3]

Com relação às anormalidades do trajeto, fazem parte as distocias ósseas e as de partes moles. A distocia óssea é aquela que apresenta anormalidade na pelve (forma, dimensão ou inclinação), impossibilitando ou dificultado o parto vaginal.[2] Para a avaliação da pelve óssea, usam-se a pelvimetria, a radiografia de pelve e a ressonância magnética, sendo ainda a avaliação clínica o melhor método.[2] Entre as principais alterações da distocia do trajeto duro (pelve viciada), encontram-se: anormalidades do estreito superior (diâmetro anteroposterior < 10 cm ou diâmetro transverso médio < 12 cm); anormalidades do estreito médio (bituberoso < 10 cm); anormalidades do estreito inferior (bituberoso < 8 cm, associadas a vício do estreito médio).[2,4]

As distocias do trajeto mole podem ser ocasionadas por anomalias em qualquer uma das porções do canal do parto e por tumorações prévias, genitais ou extragenitais.[4] Entre as alterações no canal do parto, há as alterações na vulva e no períneo, sendo: veias varicosas, linfogranulomatose venérea, estenose vulvar, edema de vulva e condiloma acuminado extenso, cistos e abscessos da glândula de Bartholin.[2,4] Os septos vaginais, principalmente os longitudinais, também podem impedir a progressão do parto.[4] Além disso, a hipertrofia de colo de útero, a estenose cervical e o edema de colo podem estar associados a distocias.[2] Ademais, as tumorações prévias mais envolvidas nas distocias de trajeto são miomas uterinos, cistos, tumores de ovário e os carcinomas de colo de útero.[4]

Além das anormalidades descritas, alguns fatores fetais podem ocasionar intercorrências no parto.[2] Na distocia biacromial, há desprendimento do polo cefálico e saída dos ombros dificultada mesmo após tração rotineira, indicando a necessidade de manobras imediatas.[4] Na maioria dos casos, o ombro anterior fica preso à sínfise púbica.[2] Trata-se de uma complicação rara, mas, quando presente, representa uma emergência pelo alto risco de óbito fetal.[4]

Entre os fatores de risco estão: DMG, feto macrossômico, pós-datismo, distocia de ombros prévia, obesidade materna, 1º e 2º estágios de parto prolongados e parto vaginal com uso de fórceps.[2,4] Por isso, medidas preventivas devem ser adotadas desde o período pré-natal, como o monitoramento do peso da gestante, o rastreio de diabetes gestacional e a avaliação do crescimento fetal por meio da altura uterina.[2] A cesariana eletiva não é indicada como prevenção de distocias.[5] No entanto, é recomendada quando o peso fetal estimado for > 5.000 g em gestantes não diabéticas e > 4.500 g em gestantes diabéticas.[4]

A distocia de ombros está associada à alta morbimortalidade materna e fetal. Entre as complicações maternas, estão laceração de períneo (3º e 4º graus) e atonia do útero com hemorragia.[4] As complicações fetais são fratura de úmero e clavícula, lesão de plexo braquial (mais comum). No momento do parto, a distocia de ombros é definida pelo "sinal da tartaruga" (polo cefálico se exterioriza pela vulva e, em seguida, se retrai) ou quando o tempo entre desprendimento da cabeça e o restante do corpo é > 60 segundos.[4,5] Ao ser identificada, algumas medidas devem ser tomadas imediatamente: solicitação do obstetra com mais experiência, neonatologista e anestesista; não tracionar a cabeça fetal nem exercer pressão sobre o fundo uterino, visto que essas medidas não auxiliam no desprendimento do ombro e podem machucar o feto e a mãe.[4] O ALEERTA é um mnemônico para fixação de um dos protocolos recomendados para esse caso. Ele envolve: chamar ajuda e anestesista (A – ajuda), manobra de McRoberts (L – levantar membros), manobra de Rubin (E – pressão externa), episiotomia (E), extração do ombro posterior (R – remoção), manobras internas (T – através do toque), mudar a disposição da paciente (A – alterar posição), não obrigatoriamente nessa conformação.[5]

Após o diagnóstico, parte-se para as técnicas de 1ª linha. A primeira a ser realizada é a manobra de McRoberts (abdução e flexão das coxas da gestante em direção ao seu abdome). Essa posição rotaciona a sínfise púbica e retifica a angulação lombossacral. Ao mesmo tempo, deve ser feita pressão suprapúbica (manobra de Rubin) para diminuir o diâmetro biacromial. Considera-se a possibilidade de episiotomia com o objetivo de facilitar a realização de manobras internas.[4]

Caso não haja resposta, parte-se para as manobras de 2ª linha. Pode ser realizada a rotação interna (Rubin II), em que os dedos são colocados atrás do ombro anterior, empurrando-o em direção ao tórax do feto.[4] A manobra de Woods consiste em pressionar o ombro posterior em sua face anterior, girando-o 180°, em conjunto com a manobra de Rubin II. Já na manobra de Woods reversa, os dedos são posicionados atrás do ombro posterior, girando o feto na direção contrária.[5] Para extração do ombro posterior, realiza-se a manobra de Jacquemier (a mão é inserida pela vagina pela concavidade sacral e flexiona-se o cotovelo fetal, o antebraço é removido por deslizamento na face anterior torácica. Com isso, a mão fetal é segurada e o braço se estende).[2,4] Pode-se também mudar a posição da gestante para apoio sobre as mãos e pernas (manobra de Gaskin), o que amplia os diâmetros da pelve.[5]

Existem também as manobras de 3ª linha, consideradas último recurso para evitar a morte fetal. Entre elas, estão: fratura de clavícula anterior, incisão da cartilagem da sínfise púbica e a manobra de Zavanelli (distocia de ombros bilateral).[4] Com a tocólise, o polo cefálico é rotacionado para occipito-púbico, fletido e recolado na pelve da gestante até o nível das espinhas isquiáticas; após essa manobra, a cesariana é realizada.[2,4]

Conduta

Ao diagnosticar a distocia de ombros, o primeiro passo consiste em ativar imediatamente o protocolo institucional, solicitar ajuda e ampliar o auxílio emergencial (obstetra, neonatologista e anestesista). A manobra de 1ª linha realizada é a de McRoberts, reduzindo a lordose lombossacral, o que facilita a saída do ombro. Associado a ela, realiza-se a manobra de Rubin para diminuir o diâmetro biacromial. Como não houve sucesso, foram realizadas as manobras de 2ª linha, optando pela episiotomia para facilitar a realização da manobra de Jacquemier.[4] Com o sucesso dessa conduta, não houve necessidade das manobras de 3ª linha ou cesariana de emergência.

Pontos importantes

- As distocias são classificadas em anormalidades relacionadas com a força contrátil (contratilidade uterina), com o trajeto (pelve) e com o objeto (feto).[1]
- As distocias funcionais são as mais recorrentes e, felizmente, as mais passíveis de correção.[3]
- Para avaliar a distocia de trajeto, é preciso verificar a forma e o tamanho da pelve, além de alterações anatômicas e patológicas de estruturas do canal de parto.[2]
- A distocia de ombros é uma emergência obstétrica e, apesar de seus fatores de risco serem conhecidos, ainda é considerada imprevisível.[4]
- Na distocia de ombros, adotar medidas de prevenção no pré-natal e estar apto para um atendimento imediato são pontos fundamentais para uma conduta de sucesso.[4]

Referências bibliográficas

1. Cunningham F, Leveno KJ, Bloom SL, Spong CY, Dashe JS, Hoffman BL, et al. Obstetrícia de Williams [E-book]. 23. ed. Porto Alegre: AMGH; 2012. p. 334-46.
2. Zugaib M (ed.). Zugaib obstetrícia [E-book]. 3. ed. Barueri: Manole; 2016. p. 295-311.
3. Fernandes CE, Sá MF (eds.). Tratado de obstetrícia Febrasgo [E-book]. Rio de Janeiro: Elsevier; 2019. p. 2785-808, 2963.
4. Montenegro CA, Rezende J. Rezende obstetrícia fundamental. 13. ed. Rio de Janeiro: Guanabara Koogan; 2014. p. 795-813, 1021-1031.
5. Amorim MM, Duarte AC, Andreucci CB, Knobel R, Takemoto ML. Distocia de ombro: Proposta de um novo algoritmo para conduta em partos em posições não supinas. Femina. 2013; 41(3):115-24.

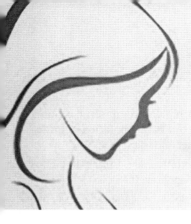

Questões de Múltipla Escolha

1. O diagnóstico de síndrome de HELLP pode ser estabelecido quando estão presentes alguns dados laboratoriais que corroboram essa síndrome. Marque a alternativa que demonstra os valores corretos para o diagnóstico:
   A) Transaminase glutâmico-oxalacética (TGO) > 50 UI/L.
   B) Bilirrubinas totais > 0,2 mg/dL.
   C) Desidrogenase lática (LDH) > 200 UI/L.
   D) Plaquetas < 150.000/mm^3.
   E) Plaquetas < 100.000/mm^3.

2. R.S.S, 27 anos, G2P1cA0, iniciou acompanhamento pré-natal na 8ª semana e vinha mantendo-se sem intercorrências. Ao chegar para consulta de rotina, na 24ª semana, apresenta pressão arterial (PA) de 150/100 mmHg, altura do fundo uterino (AFU) = 22 cm e batimentos cardíacos fetais (BCF) = 136 bpm, sem outras alterações ao exame físico e sem queixas. Como conduta, opta-se por solicitar um exame de urina (EAS) e retorno após uma semana para nova aferição da PA. Ao retornar, sua PA é de 150/100 mmHg em mais de uma aferição, EAS evidencia proteinúria +++ e apresenta cefaleia e fotofobia. Avaliando o quadro clínico descrito, qual é a hipótese diagnóstica mais provável e qual deve ser o acompanhamento?
   A) Pré-eclâmpsia grave e hospitalização da paciente.
   B) Hipertensão gestacional, acompanhamento ambulatorial mensal com prescrição de metildopa 250 mg, 3 vezes/dia e solicitação de proteinúria de 24 horas para descartar pré-eclâmpsia.
   C) Hipertensão gestacional, hospitalização para controle da pressão arterial com uso de anti-hipertensivos venosos e alta com prescrição de anti-hipertensivo oral.
   D) Pré-eclâmpsia leve e hospitalização da paciente para avaliação da vitalidade fetal e lesões de órgão-alvo.
   E) Pré-eclâmpsia leve, acompanhamento em consultas semanais e solicitação de proteinúria de 24 horas.

3. A donovanose é uma patologia causada pela bactéria *Calymmatobacterium granulomatis*. Qual das alternativas melhor caracteriza essa infecção?
   A) A lesão surge como uma pápula ou vesícula que tem rápida progressão para uma úlcera, a qual pode ser única ou múltipla, dolorosa, com base amolecida e bordos escavados com fundo purulento e fétido por infecção secundária.
   B) A doença apresenta-se de forma infecciosa sistêmica e crônica, seus principais efeitos têm como resultado danos no sistema linfático de drenagem da infecção.
   C) As lesões são indolores, autoinoculáveis, dificilmente associadas a adenopatia satélite, que determina fibrose e linfedema.
   D) A lesão inicia-se com uma vesícula, única, dolorosa e de crescimento lento.
   E) É um cocobacilo Gram-negativo, cuja incubação tem a duração de 5 a 10 dias.

4. Sobre as infecções sexualmente transmissíveis, assinale a alternativa correta:
   A) O linfogranuloma venéreo é causado pelo *Trichomonas vaginalis* e *Neisseria gonorrhoeae*.
   B) A gonorreia tem como agente um diplococo Gram-negativo, aeróbico ou anaeróbio facultativo.
   C) A donovanose tem como agente etiológico o *Haemophilus ducreyi*.
   D) O agente etiológico do micoplasma engloba *Ureaplasma urealyticum* e *Treponema pallidum*.
   E) A sífilis tem como agente etiológico a *Chlamydia trachomatis*.

5. Com relação ao cancro mole, assinale a alternativa correta:
   A) O tratamento ideal é o metronidazol (400 mg/comprimido), 2.000 mg, via oral em dose única.
   B) O período de incubação apresenta uma variabilidade de 7 a 16 dias.
   C) Apresenta-se, inicialmente, na forma de pápulas ou vesículas que coalescem rapidamente, formando úlceras genitais únicas ou múltiplas, indolores, com fundo da lesão limpo.
   D) Pacientes com lesão ulcerativa devem ser testados para HIV, pois essas lesões propiciam maior risco de transmissão do HIV.
   E) Mulheres assintomáticas não oferecem nenhum risco de transmissão dessa afecção.

6. M.C.Q.A., 30 anos, G3P2A0, idade gestacional: 32 semanas e 3 dias (pela ultrassonografia: 7 semanas e 4 dias), em uso de metildopa 1,5 g/dia desde o início da gestação. Chega à emergência do setor de Obstetrícia queixando-se de cefaleia e visão turva há 2 dias. Ao exame físico, apresentava pressão arterial (PA) de 160/110 mmHg e edema de membros inferiores 3+/4+. Qual alternativa representa o diagnóstico etiológico correto dessa paciente?
   A) Doença hipertensiva gestacional não classificável.
   B) Pré-eclâmpsia associada a hipertensão arterial crônica.
   C) Eclâmpsia associada a hipertensão arterial crônica.
   D) Pré-eclâmpsia associada a hipertensão transitória gestacional.
   E) Eclâmpsia associada a hipertensão transitória gestacional.

Questões de Múltipla Escolha

7. I.A.S., 38 anos, idade gestacional: 30 semanas e 1 dia (pela ultrassonografia: 5 semanas e 3 dias), hipertensa há 15 anos, atualmente em uso regular de metildopa 1,5 g/dia, dá entrada no pronto-socorro com história de cefaleia intensa, mal-estar geral, escotomas visuais, tontura, náusea e edema generalizado. Ao exame físico, apresentou pressão arterial (PA) de 200/130 mmHg, edema (3+/4+, sinal do cacifo presente), adinamia, altura do fundo uterino (AFU) = 26 cm e batimentos cardíacos fetais (BCF) = 179 bpm. Ao toque, o colo apresentava-se longo, posterior e impérvio. Qual a conduta para essa gestante?
   A) Administração de sulfato de magnésio e hidralazina, via intravenosa.
   B) Administração de metildopa em dose máxima associada a betametasona.
   C) Administração de sulfato de magnésio e nifedipina sublingual.
   D) Administração de sulfato de magnésio.
   E) Administração de difenil-hidantoína, via intravenosa, associada a dexametasona.

8. N.S.S., 20 anos, advogada, solteira, natural e procedente do Rio de Janeiro-RJ, G1P0A0, idade gestacional de 22 semanas e 2 dias (pela ultrassonografia: 7 semanas e 3 dias), dá entrada na maternidade com quadro de rotura prematura de membranas ovulares (RPMO) e ultrassom obstétrico evidenciando anidrâmnio. Diante desse caso, a complicação fetal mais frequente e de pior prognóstico é:
   A) Corioamnionite.
   B) Cardiopatia.
   C) Hipoplasia pulmonar.
   D) Uropatia obstrutiva.
   E) Pé torto.

9. R.C.F., 41 anos, secretária, casada, natural de Crato-CE e procedente de Sobral-CE, G3P2A0, idade gestacional (IG) de 31 semanas e 1 dia (pela ultrassonografia: 8 semanas e 4 dias), procurou atendimento de emergência referindo "ter percebido um líquido claro escorrendo pelas pernas ao levantar-se esta manhã". Quais parâmetros maternos e laboratoriais devem ser avaliados?
   A) Exame físico (avaliar perdas vaginais, condição do colo), sinais vitais (frequência cardíaca, frequência respiratória, temperatura, queixas de dor em baixo ventre), exames complementares laboratoriais (leucograma, velocidade de hemossedimentação, PCR, sumário de urina), cardiotocografia e ultrassom obstétrico.
   B) Exame físico (avaliar perdas vaginais, condição do colo), sinais vitais (frequência cardíaca, frequência respiratória, temperatura, queixas de dor em baixo ventre), sem necessidade de realizar, nesse momento, exames complementares laboratoriais, cardiotocografia ou ultrassom obstétrico.
   C) Exame físico (avaliar perdas vaginais, condição do colo), sinais vitais (frequência cardíaca, frequência respiratória, temperatura, queixas de dor em baixo ventre), cardiotocografia e ultrassom obstétrico, sem necessidade de realizar exames complementares laboratoriais (leucograma, velocidade de hemossedimentação, PCR, sumário de urina).

D) Exame físico (avaliar perdas vaginais, condição do colo), sinais vitais (frequência cardíaca, frequência respiratória, temperatura, queixas de dor em baixo ventre) e exames complementares laboratoriais (leucograma, velocidade de hemossedimentação, PCR, sumário de urina), sem necessidade de realizar cardiotocografia e ultrassom obstétrico.

E) Exame físico (avaliar perdas vaginais, condição do colo), sinais vitais (frequência cardíaca, frequência respiratória, temperatura, queixas de dor em baixo ventre) e cardiotocografia, sem necessidade de realizar exames complementares laboratoriais (leucograma, velocidade de hemossedimentação, PCR, sumário de urina) e ultrassom obstétrico.

10. E.F.C., 29 anos, professora, natural e procedente de Varjota-CE, G1P0A0, idade gestacional (IG) de 34 semanas e 3 dias (pela ultrassonografia: 6 semanas e 5 dias), realizou ultrassom obstétrico que evidenciou oligoâmnio. Com relação ao diagnóstico de rotura prematura de membranas ovulares (RPMO), pode-se afirmar que é correto:

A) Fazer o acompanhamento ambulatorial com coleta de exames seriados.
B) Confirmar o diagnóstico em 20% dos casos com história clínica típica.
C) Ofertar líquido à paciente e após 24 horas repetir a ultrassonografia.
D) O oligoâmnio não confirma a RPMO, pois pode haver insuficiência placentária.
E) Realizar toques vaginais seriados com o intuito de analisar a dilatação e esvaecimento do colo.

11. M.C.D., 40 anos, casada, administradora, natural de Tianguá-CE e procedente de Reriutaba-CE. G2P1A0, idade gestacional (IG) de 25 semanas e 2 dias (pela ultrassonografia: 5 semanas e 1 dias). É diabética. Procurou atendimento com história de infecção urinária antes de engravidar, realizou ultrassom obstétrico, que evidenciou feto com agenesia renal direita e índice de líquido amniótico (ILA) de 24 cm. Sobre o caso, podemos afirmar corretamente que é um fator de risco para amniorrexe anteparto:

A) Idade materna.
B) Volume do líquido amniótico.
C) Diabetes prévia.
D) Infecção urinária prévia.
E) IG < 30 semanas.

12. Gestante de 26 anos, idade gestacional (IG) de 38 semanas, primigesta e sem doenças prévias. É admitida no centro obstétrico em trabalho de parto. Ao toque vaginal apresenta colo uterino pérvio com 8 cm de dilatação, apresentação cefálica, bolsa rota (líquido amniótico claro) no plano zero de De Lee. Após 1 hora, repetiu-se o exame e a apresentação permanecia no mesmo plano. Foi realizada a pelvimetria, que evidenciou valores de *conjugata diagonalis* igual a 11 cm e diâmetro bituberoso igual a 11,5 cm. De acordo com os achados, qual o provável diagnóstico?

A) Distocia de estreito médio.
B) Distocia de dilatação.

C) Distocia de estreito superior.
D) Distocia de estreito inferior.
E) Distocia de biacromial.

13. A distocia de ombro consiste em uma emergência obstétrica e ocorre quando não há liberação dos ombros após a tração da cabeça fetal. Portanto, é de suma importância a agilidade e interação da equipe médica para a resolução em tempo mínimo. Diante dessa situação, qual manobra obstétrica auxiliar deve ser realizada primeiro?
    A) Manobra de Rubin I, que consiste em uma pressão suprapúbica externa aplicada para baixo e para o lado.
    B) Manobra de Rubin II, que consiste na tentativa de rodar o ombro anterior em direção ao tórax fetal.
    C) Manobra de McRoberts, que consiste na flexão e abdução das coxas sobre o abdome materno.
    D) Manobra de Zavanelli, que consiste na flexão e abdução das coxas sobre o abdome materno.
    E) Manobra de Woods, que consiste em uma pressão suprapúbica externa aplicada para baixo e para o lado.

14. Paciente de 23 anos, G1P1nA0, com evolução do trabalho de parto com diagnóstico de distorcia de ombro anterior, foi realizada manobra de McRoberts, com resolução da situação. Após a expulsão fetal, foram observadas lacerações na mucosa vaginal e anorretal associadas a lesão da musculatura perineal, atingindo o esfíncter anal interno. O tipo de laceração descrita e uma provável sequela esperada para essa paciente são, respectivamente:
    A) Laceração perineal de 3º grau e incontinência a flatos.
    B) Laceração de 2º grau e incontinência fecal.
    C) Laceração de 3º grau e constipação.
    D) Laceração de 4º grau e incontinência fecal.
    E) Laceração de 2º grau e constipação.

15. A respeito do câncer de ovário, marque a alternativa correta:
    A) O uso prolongado de anticoncepcional oral aumenta o risco de desenvolver câncer de ovário no climatério.
    B) As pacientes acometidas por câncer de ovário são bastante sintomáticas.
    C) A maioria dos cânceres de ovário hereditários tem correlação com mutação do gene *BRCA1* no cromossomo 17, e uma menor parte pelo gene *BRCA2* no cromossomo 13.
    D) O câncer de ovário não tem nenhuma relação com o câncer de mama.
    E) Tem como principal fator de risco a multiparidade.

16. A alternativa que contempla duas neoplasias cujo anticoncepcional oral atua como fator protetivo é:
    A) Doença benigna e maligna da mama.
    B) Câncer de mama e câncer de colo de útero.
    C) Câncer colorretal e câncer de mama.
    D) Adenocarcinoma de ovário e adenocarcinoma de endométrio.
    E) Câncer de corpo uterino e câncer de colo uterino.

17. Sobre o câncer de ovário, assinale a afirmativa correta:
    A) O tipo de câncer de ovário mais comum tem sua origem em células germinativas.
    B) Uma lesão em ovário vista em ultrassom com superfície regular, paredes delgadas e conteúdo líquido é sugestiva de malignidade.
    C) Apenas com exame físico de uma massa pélvica não se pode sugerir uma neoplasia maligna.
    D) Achados, como fluxo sanguíneo intratumoral, CA-125 > 35 U/mL na pós-menopausa ou CA-125 > 200 U/mL na pré-menopausa podem ser sinais que sugerem câncer ovariano.
    E) Em geral, a presença de dispepsia e constipação intestinal são frequentes nos estágios iniciais do câncer de ovário.

18. Com relação ao carcinoma de ovário, assinale a alternativa INCORRETA:
    A) É uma doença geralmente assintomática em seus estágios iniciais.
    B) O prognóstico em pacientes com recidiva platinossensíveis, em geral, é melhor.
    C) Os tumores *borderline* são um grupo de neoplasias cujo comportamento biológico e aspecto histológico os coloca entre os tumores benignos e francamente malignos.
    D) O teratoma maduro é o tumor germinativo maligno mais comum. Apresenta padrão ultrassonográfico específico, com conteúdo granular e presença de peças ósseas ou dentárias.
    E) Sua disseminação ocorre, principalmente, por implantação na superfície peritoneal, sendo comum o envolvimento de linfonodos pélvicos, dos para-aórticos e dos inguinais.

19. Com relação à infecção do trato urinário (ITU), escolha a alternativa correta:
    A) Não existe correlação comprovada entre ITU e início da atividade sexual em mulheres.
    B) O risco de pielonefrite decorrente de bacteriúria assintomática, em grávidas, é comum no primeiro trimestre.
    C) No período gestacional, ocorrem alterações anatomofuncionais do aparelho urinário que favorecem esse tipo de infecção.
    D) As ITU são causadas somente por fungos e bactérias.
    E) O agente mais comum da ITU é o *Proteus mirabilis*.

20. A escolha de drogas para o tratamento de patologias durante a gestação deve ser criteriosa, visando a continuidade do bem-estar maternofetal. São opções seguras (categorias A e B da Food and Drug Administration – FDA) e efetivas no tratamento da infecção do trato urinário (ITU) na gestação, exceto:
    A) Amoxicilina.
    B) Nitrofurantoína.
    C) Ciprofloxacino.
    D) Cefuroxima.
    E) Fosfomicina trometamol.

21. A infecção do trato urinário (ITU) é uma afecção comum na gestação, a qual, infelizmente, pode evoluir para um desfecho desfavorável. Sobre essa infecção, avalie as alternativas:
    I. Um dos fatores predisponentes é o aumento da progesterona, que promove relaxamento da musculatura lisa, diminuição do tônus e peristaltismo ureteral, o que facilita a estase e a ascensão bacteriana.
    II. A bactéria envolvida na maioria das infecções é a *Escherichia coli*.
    III. O esquema de tratamento da bacteriúria assintomática é o mesmo da cistite.
    IV. A reinfecção ocorre por ineficácia terapêutica ou por anomalias do trato urinário ou renal. Já a recidiva ocorre por organismos diferentes.

    Qual contém apenas as verdadeiras?
    A) I e II.
    B) II e III.
    C) II, III e IV.
    D) I, II e III.
    E) I, II, III e IV.

22. Qual paciente tem menor chance de desenvolver neoplasia ovariana?
    A) B.L., tabagista, nulípara, faz uso de anticoncepcional oral e sua mãe tem câncer de vagina.
    B) A.M, G3P3A0 e já teve câncer de mama aos 30 anos.
    C) T.R., amamentou, teve seu filho aos 23 anos e fez laqueadura tubária.
    D) M.P., pai com câncer de mama, está grávida e nunca amamentou.
    E) S.R., teve filho aos 40 anos de idade e sua irmã morreu por causa de uma metástase de câncer de ovário.

23. Com relação ao estadiamento do câncer de ovário, de acordo com os sistemas de classificação da Federação Internacional de Ginecologia e Obstetrícia (Figo), qual a alternativa correta?
    A) Quando o tumor envolve um ou ambos os ovários com extensão pélvica é classificado como estádio I.
    B) No estádio IIIA, o tumor é limitado à pelve verdadeira, com linfonodos positivos.
    C) Quando os implantes abdominais são maiores que 1 cm de diâmetro e/ou há presença de linfonodos inguinais ou retroperitoneais positivos, é classificado como IIIC.

D) Quando ocorre a metástase para o útero, trompas e para os outros tecidos pélvicos, o câncer de ovário é classificado como estádio IIA.

E) No estádio IV, o crescimento envolve um ou ambos os ovários com metástases a distância.

24. Qual das seguintes características ultrassonográficas não levantam, isoladamente, suspeita de malignidade em uma massa anexial?
    A) Presença de septações grosseiras.
    B) Componente sólido.
    C) Diâmetro < 6 cm.
    D) Presença de ascite.
    E) Achados de projeções papilares.

25. Assinale a alternativa incorreta sobre as características do câncer ovariano:
    A) Até 80% dos adenocarcinomas epiteliais são diagnosticados tardiamente – estádios clínicos III e IV da Federação Internacional de Ginecologia e Obstetrícia (Figo).
    B) Cerca de 90% das neoplasias malignas de ovário são de origem epitelial, sendo a sua maioria do tipo seroso.
    C) A ovulação incessante é uma das teorias para a epidemiologia do câncer de ovário.
    D) A colpocitologia oncótica é o exame de rastreio para esse tipo de neoplasia.
    E) O tumor ovariano é o que tem maior coeficiente de letalidade na área da ginecologia.

26. A rotura prematura de membranas ovulares (RPMO) é uma das intercorrências obstétricas mais frequentes. É incorreto afirmar:
    A) É o rompimento das membranas (âmnio e cório) antes do início do trabalho de parto.
    B) Na avaliação de um caso suspeito, é imprescindível a realização do toque vaginal ao menos 1 vez a cada dois dias para avaliar a condição do colo do útero, quando a rotura ocorrer entre 24 e 33 semanas de idade gestacional (IG).
    C) O período de latência é inversamente proporcional à IG.
    D) São alguns fatores de risco: história anterior de prematuridade, deficiência de vitamina C e cobre, tabagismo, sangramento genital e útero distendido.
    E) Corioamnionite, prematuridade e sofrimento fetal configuram as principais complicações de uma RPMO.

27. Sobre a conduta da rotura prematura de membranas ovulares (RPMO), analise os itens a seguir:
    I. Gestantes com RPMO que apresentam idade gestacional (IG) menor que 24 semanas têm bom prognóstico e o manejo é conservador.
    II. Não se pode administrar corticoide em casos de RPMO, mesmo nas gestações entre 24 e 33 semanas e 6 dias, pelo risco de infecção.
    III. Considerando RPMO em IG igual ou maior que 34 semanas, a conduta será ativa (indução do parto). A via de parto é determinada pelas condições obstétricas e fetais.

Assinale a alternativa correta:
A) Apenas o item I é verdadeiro.
B) Apenas o item II é verdadeiro.
C) Apenas o item III é verdadeiro.
D) Os itens I e II são verdadeiros.
E) Os itens II e III são verdadeiros.

28. Uma gestante apresentou rotura prematura das membranas ovulares (RPMO). É correto afirmar que:
A) Teve rotura das membranas antes da 37ª semana de gestação.
B) Se idade gestacional (IG) maior que 34 semanas, a administração de antibiótico visa tratar corioamnionite.
C) Deve receber, independente da IG, sulfato de magnésio para neuroproteção fetal, administrado na dose de 4 a 6 g em bólus durante 20 minutos, seguido de 1 a 2 g/hora de manutenção por 24 horas antes do parto.
D) O período de latência é inversamente proporcional à IG.
E) Não se indica corticoterapia, independentemente da IG.

29. Considerando a rotura prematura de membranas ovulares (RPMO):
I. A principal queixa apresentada é a perda de líquido claro vaginal, que escorre pelas pernas na ausência de contrações uterinas.
II. O teste de verificação do pH vaginal não é útil para o diagnóstico.
III. Deve ser iniciada a antibioticoterapia com ampicilina 2 g, via intravenosa (IV), de 6/6 horas e gentamicina, IV, 1,5 mg/kg, de 8/8 horas, em caso de suspeita de corioamnionite.

Assinale a(s) afirmativa(s) correta(s):
A) Todas.
B) Apenas a I.
C) Apenas a II.
D) I e III.
E) I e II.

30. A toxoplasmose é uma infecção causada pelo *Toxoplasma gondii*, que na gestação pode ser transmitida da mãe para o feto, acarretando consequências importantes como abortamento, comprometimento neurológico, alterações oculares, entre outras. Por esses motivos, quando uma gestante é diagnosticada com a infecção aguda de toxoplasmose no primeiro trimestre de gestação é recomendado o tratamento profilático com qual medicação?
A) Sulfadiazina.
B) Ácido fólico.

C) Ácido folínico.
D) Espiramicina.
E) Pirimetamina.

31. A toxoplasmose congênita é uma importante infecção perinatal que pode gerar consequências fetais graves. Entre as situações descritas a seguir, qual delas é um fator de risco para contaminação pelo *Toxoplasma gondii*:
    A) Relação sexual desprotegida.
    B) Consumo de carne cozida e bem passada.
    C) Ingestão água e alimentos contaminados por fezes de gatos infectados.
    D) Secreções nasofaríngeas expelida pelo doente ao tossir, respirar ou falar.
    E) Contato fetal com lesões genitais ou secreções vaginais infectadas.

32. Gestante, G1P0A0, com 8 semanas e 6 dias de gestação, vem ao ambulatório de obstetrícia para sua segunda consulta de rotina de pré-natal. Ao verificar seus exames, a médica notou que a paciente tinha sorologia para toxoplasmose IgM e IgG positivas. Diante dessa situação, qual a conduta ideal?
    A) Solicitar à gestante que na próxima consulta traga o teste de avidez para IgG.
    B) Iniciar o quanto antes o tratamento tríplice, pois, quanto mais cedo o tratamento, melhor o benefício.
    C) Apenas acompanhar, pois os exames apontam que a gestante já tem imunidade.
    D) Solicitar que a gestante repita a sorologia para toxoplasmose.
    E) Realizar amniocentese para confirmação do diagnóstico.

33. Recém-nascido com 39 semanas de idade gestacional (IG), pesando 1.250 g, apresenta hepatoesplenomegalia, hidrocefalia, petéquias, coriorretinite e imagens compatíveis com calcificações intraparenquimatosas. A infecção congênita mais provável é?
    A) Sífilis congênita.
    B) Rubéola congênita.
    C) Parvovirose congênita.
    D) Toxoplasmose congênita.
    E) Citomegalovirose congênita.

34. Gestante, primigesta, 22 anos, idade gestacional (IG) de 38 semanas e 2 dias. Chegou na maternidade com queixa de elevação da pressão arterial (PA) nos últimos dias. Durante o pré-natal não teve intercorrências até então. Ao exame físico está ansiosa, PA 150/90 mmHg em duas medidas, batimentos cardíacos fetais (BCF) dentro da normalidade, colo uterino fechado, propedêutica da síndrome HELLP sem alterações e relação proteína/creatinina de 0,5. Diante desse quadro, qual a melhor conduta?
    A) Iniciar medicação anti-hipertensiva e encaminhar para pré-natal de alto risco.
    B) Internar e indicar resolução da gravidez.

C) Encaminhar para pré-natal de alto risco e esperar até 40 semanas para resolução da gestação.

D) Internar a paciente, iniciar medicação anti-hipertensiva e dosar proteinúria de 24 horas.

35. Paciente G2P1A0, idade gestacional (IG) de 35 semanas e 4 dias. Ao exame: pressão arterial (PA): 160/90 mmHg, altura do fundo uterino (AFU): 29 cm, batimentos cardíacos fetais (BCF): 138 bpm. Exames laboratoriais solicitados pelo médico em virtude da elevação dos níveis pressóricos frequentes no pré-natal e queixa da paciente de edema em mãos e rosto: TGP: 100; DHL: 780; TGO: 125; ácido úrico: 7,1; creatinina: 1,0; plaquetas: 130 mil. O ginecologista encaminha a paciente à maternidade de referência, onde é realizada ultrassonografia com Doppler obstétrico, no qual o sonograma da artéria umbilical evidencia diástole zero e feto com peso estimado no percentil 5. Diante desses achados, a conduta deve ser:
A) Solicitar perfil biofísico fetal duas vezes por semana.
B) Prescrever corticosteroide e cardiotocografia basal semanal.
C) Considerar interrupção imediata da gestação via parto cesariana.
D) Considerar interrupção da gestação por indução do parto normal.
E) Solicitar Dopplervelocimetria do ducto venoso.

36. Diante de um quadro de trabalho de parto prematuro, qual conduta não deve ser tomada?
A) Prescrever sulfato de magnésio em gestações abaixo de 32 semanas.
B) Prescrever corticoterapia para gestantes com 36 semanas de gestação.
C) Encaminhar a gestante para um centro de referência em prematuridade.
D) Prescrever uterolíticos em gestações abaixo de 34 semanas, se não houver contraindicação.
E) Prescrever betametasona para gestante com 33 semanas de gestação.

37. Com relação à prematuridade, assinale a alternativa incorreta:
A) Em casos de prematuridade, a via de parto é escolhida de acordo com fatores como idade gestacional (IG) e presença de sofrimento fetal.
B) A associação entre infecções vaginais e partos prematuros são mais comuns na presença de rotura prematura de membranas ovulares (RPMO).
C) A etiologia é desconhecida, porém existem fatores de risco para sua ocorrência, como idade materna, partos prematuros prévios e malformações fetais.
D) Para ser considerado prematuro, o recém-nascido precisa ter, necessariamente, menos de 37 semanas completas de gestação e menos de 2.500 g.
E) A prematuridade pode ser espontânea ou eletiva, sendo que a primeira é mais prevalente.

38. Com relação ao parto em casos de prematuridade, assinale a alternativa incorreta:
A) O trabalho de parto prematuro é definido pela ocorrência de duas a três contrações coordenadas e frequentes a cada 10 minutos com dilatação e apagamento progressivo do orifício externo do colo uterino antes de 37 semanas completas de gestação.
B) O parto prematuro deve ser realizado com o auxílio de uma equipe multiprofissional e, preferencialmente, em centro especializado em prematuridade.

C) Pode ser necessária a intervenção obstétrica, gerando um parto prematuro eletivo, em casos de complicações maternas, como problemas hipertensivos relacionados com a gestação.

D) Durante a assistência ao parto prematuro, deve-se evitar a administração de fármacos analgésicos e anestésicos depressores da respiração.

E) A via de parto preferencialmente escolhida em casos de prematuridade, quando o feto estiver em apresentação cefálica e estiver viável, é a via alta.

39. De acordo com a Federação Internacional de Ginecologia e Obstetrícia (Figo), a classificação do sangramento uterino anormal pode ser dividido em causas estruturais e não estruturais ou funcionais. Marque a alternativa que contém apenas causas estruturais:

A) Pólipo e leiomioma.

B) Adenomiose e endometrial.

C) Coagulopatia e ovulatória.

D) Adenomiose e iatrogênica.

E) Malignas e não classificadas.

40. Com relação à propedêutica clínica e exames complementares para sangramento uterino anormal, qual seguimento está incorreto:

A) Realizar exame especular para descartar lesões vaginais, do colo e uterinas.

B) A ultrassonografia da região pélvica está indicada, pois tem alta sensibilidade, mesmo com baixa sensibilidade para lesões no endométrio.

C) Histeroscopia, sem realização de biópsia guiada da lesão.

D) Histeroscopia, com realização de biópsia guiada da lesão.

E) Colposcopia está indicada para visualização de cicatrização de inflamações e infecções do colo uterino e paredes vaginais.

41. A adenomiose é uma das causas estruturais de sangramento uterino anormal. Com relação a essa patologia, assinale a alternativa correta:

A) A adenomiose é uma doença benigna frequente, apresenta a multiparidade como um dos fatores de risco, e não está relacionada com a infertilidade.

B) A adenomiose manifesta-se com sangramento uterino anormal e dismenorreia, principalmente. Há pacientes que podem ser assintomáticas.

C) A adenomiose é caracterizada pela presença de glândulas endometriais e estroma no miométrio e sua fisiopatologia está relacionada com a invaginação do endométrio através da camada basal, ou seja, é uma patologia que não é hormônio-dependente.

D) A terapêutica médica da adenomiose é limitada, com apenas uma linha de tratamento, o cirúrgico. O médico pode optar por ressecção cirúrgica ou histerectomia, apenas.

E) O diagnóstico da adenomiose é exclusivamente clínico, não necessitando de exames complementares para confirmação.

42. Sobre o planejamento familiar em casais portadores de HIV, assinale a(s) alternativa(s) correta(s):
    I. A estratégia de saúde da família deverá acolher o casal portador e identificar as principais dúvidas, medos e necessidades relacionados com o planejamento familiar/reprodutivo.
    II. Identificar o tratamento e sua efetividade por meio de exames laboratoriais para identificação da doença e carga viral.
    III. Avaliar e identificar riscos e agravos do casal para infecções sexualmente transmissíveis.
    IV. O acompanhamento do planejamento familiar/reprodutivo só deve ser feito até o momento da concepção. Durante a gestação, não há necessidade de avaliação.

    Assinale a alternativa que contempla os itens corretos:
    A) I, II e III.
    B) Apenas I e II.
    C) Apenas I.
    D) Todas as alternativas.
    E) Nenhuma das alternativas.

43. Com relação à via de parto para uma gestante HIV positiva:
    I. Após 34 semanas, em gestantes com carga viral desconhecida ou maior que 1.000 cópias/mL, o parto vaginal é a via de escolha a partir da 38ª semana.
    II. Gestantes com carga viral menor que 1.000 cópias/mL, porém detectável, podem ter o parto vaginal, caso não haja contraindicações obstétricas. E não há a necessidade de realizar zidovudina (AZT), via intravenosa.
    III. A AZT deve ser administrada quando o trabalho de parto iniciar ou até 3 horas antes da cesariana eletiva até o clampeamento do cordão umbilical. A dose de ataque de AZT na primeira hora é de 2 mg/kg, seguido de dose de manutenção contínua de 1 mg/kg diluído em 100 mL de soro glicosado a 5%.
    IV. Nas gestantes com carga viral indetectável após 34 semanas de gestação e que estejam em terapia antirretroviral (TARV) com boa adesão, não é necessário o uso de AZT, via intravenosa, profilático.

    Assinale a alternativa que contemple os itens corretos:
    A) Somente a alternativa III.
    B) I, II e III.
    C) II e IV.
    D) III e IV.
    E) I, III e IV.

44. Com relação ao puerpério da mãe portadora de HIV:
    I. As portadoras do HIV devem ser informadas do risco de transmissão através da amamentação. A equipe de saúde da Atenção Básica tem, como função, ofertar suporte para que a puérpera não se sinta discriminada por não amamentar.

II. Como técnica para evitar o início da lactação, há medidas clínicas e farmacológicas. Uma opção clínica é a compressão das mamas com ataduras logo após o parto. A opção farmacológica pode ser feita em conjunto com a medida clínica e a medicação de escolha é a cabergolina.

III. No pós-parto, as pacientes que estão usando TARV combinada devem manter o uso dos antirretrovirais.

IV. A puérpera deve ser orientada sobre a prevenção das infecções sexualmente transmissíveis e reinfecção pelo HIV. Além disso, a puérpera e seu parceiro também devem ser encaminhados para receber orientações sobre planejamento familiar.

Assinale a alternativa correta:

A) I e IV.
B) I, II e III.
C) I e III.
D) I e II.
E) Todas as alternativas.

45. L.A.F., primigesta, 20 anos, após diagnóstico de mola hidatiforme (MH) foi submetida à aspiração uterina para esvaziamento molar. O beta-hCG pré-esvaziamento constou 125.000 mUI/mL. Diante do caso, qual das alternativas representa a melhor conduta?
A) Realização de histerectomia total.
B) Propor início da contracepção, evitando o uso métodos hormonais.
C) Realizar ultrassonografia transvaginal com Dopplerfluxometria antes da alta hospitalar.
D) Promover acompanhamento com dosagem quantitativa do beta-hCG plasmático.
E) Iniciar tratamento ambulatorial com metotrexato (MTX) ou actinomicina D (ACTD).

46. Gestante, 45 anos, idade gestacional (IG) de 16 semanas, apresenta-se com sangramento vaginal intermitente. Em aguardo da dosagem de beta-hCG quantitativo. À ultrassonografia (USG), observou-se endométrio espesso, útero maior que o esperado para a IG e feto com más-formações, corroborando para a hipótese diagnóstica de mola hidatiforme parcial (MHP). Sobre o diagnóstico elencado para o caso em questão, pode-se afirmar que:
A) A USG não é um bom exame nesse caso, pois a IG ainda é precoce.
B) Os níveis de beta-hCG estarão reduzidos para o esperado em gestação normal.
C) As vesículas hidrópicas estão presentes na maioria dos sangramentos vaginais de MH.
D) O útero aumentado para a IG eleva o risco de embolização trofoblástica maciça, demandando maior cuidado durante o esvaziamento uterino.
E) A idade da paciente não tem correlação com a epidemiologia da doença.

47. Com relação a gestantes no primeiro trimestre que cursarem com dor abdominal e sangramento, marque a alternativa INCORRETA:
    A) Ultrassonografia transvaginal (USGTV) é o exame inicial de escolha a ser realizado.
    B) Evidência de sangramento intrapélvico aproxima o diagnóstico de gravidez ectópica.
    C) Se indisponível a USGTV, o acompanhamento dos níveis séricos de beta-hCG pode guiar a tomada de decisão.
    D) A curetagem imediata está indicada nesses casos.
    E) Em pacientes com intensa hemorragia e hipotensão, a abordagem cirúrgica se mostra a de melhor escolha.

48. Paciente de 40 anos, primigesta, com idade gestacional (IG) de 4 semanas, comparece ao pronto atendimento com queixa de sangramento vaginal. Ao toque vaginal, colo impérvio, com leve sangramento. Refere tipo sanguíneo B negativo. Assinale a alternativa incorreta:
    A) Caso ao toque vaginal fosse verificado colo pérvio e sangrante, poderia ser confirmado de imediato um abortamento em evolução.
    B) Nesse caso, é fundamental a administração da imunoglobulina anti-D, com o objetivo de evitar uma possível reação cruzada com o tipo sanguíneo fetal.
    C) A não visualização do embrião na ultrassonografia transvaginal (USGTV), nesse caso, confirma o diagnóstico de gestação anembrionada.
    D) Caso seja confirmada gestação anembrionada, a curetagem uterina não é a conduta de primeira escolha, tendo em vista a grande probabilidade de um abortamento ocorrer nas próximas semanas.
    E) Um abortamento em curso nem sempre produz manifestações clínicas na gestante.

49. A endometriose tem apresentações distintas sob o aspecto clínico e de imagem, podendo ser superficial, ovariana e profunda. O exame clínico pode apresentar limitações, pois os sintomas são inespecíficos, tornando necessária a utilização de exames complementares para o diagnóstico definitivo da doença. Assim, o método complementar padrão-ouro para diagnóstico definitivo da endometriose é:
    A) Ultrassonografia transvaginal.
    B) Ressonância magnética.
    C) Videolaparoscopia com análise histopatológica.
    D) Toque vaginal.
    E) Colonoscopia.

50. Por ser uma doença extremamente desafiadora, a endometriose pode apresentar diversos quadros clínicos que comprometem a qualidade de vida das mulheres portadoras. Nesse contexto, quais alternativas representam opções que podem ser consideradas primeira linha de tratamento clínico para casos de endometriose?
    I. Videolaparoscopia.
    II. Contraceptivo hormonal oral combinado.

III. Ablação endometrial.
IV. Danazol.
V. Agonistas do GnRH.

Assinale a alternativa correta:
A) I, II e V.
B) II, III e IV.
C) Apenas IV.
D) Apenas II.
E) II e IV.

51. Paciente de 25 anos comparece à consulta de ginecologia com queixa de dismenorreia intensa, que a impede de realizar suas atividades diárias. Diz que, nos últimos 6 meses, vem apresentando dispareunia de profundidade que tem piorado progressivamente. Nega sinusorragia. Refere parceiro fixo há 7 anos e que usam preservativo em todas as relações sexuais. Nega mudanças de hábito intestinal. Ao exame físico, apresenta massa anexial volumosa de cerca de 9 cm à direita. Trouxe exame ultrassonográfico transvaginal que evidencia endometrioma de 8 cm de diâmetro em ovário direito. Diante do caso apresentado, qual a melhor conduta para o quadro da paciente?
    A) Acompanhamento clínico a cada 6 meses e prescrição de analgésicos para quadro álgico.
    B) Anticoncepcional oral com progestágeno isolado e acompanhamento clínico ginecológico de rotina.
    C) Anticoncepcional oral combinado com acompanhamento a cada 3 meses.
    D) Histerectomia total associada a anexectomia bilateral.
    E) Videolaparoscopia para exérese do endometrioma e possíveis focos de endometriose, assim como uso de método anticoncepcional combinado para controle de sintomas.

52. São sintomas comuns na endometriose, exceto:
    A) Dismenorreia.
    B) Hematoquezia.
    C) Dispareunia.
    D) Sinusorragia.
    E) Constipação intestinal.

53. Quais as orientações/condutas que devem ser tomadas em caso de suspeita e/ou confirmação de violência sexual em ordem de realização?
    (1) Atendimento clínico.
    (2) Acolhimento.
    (3) Boletim de Ocorrência.
    (4) Exames laboratoriais protetivos.
    (5) Profilaxia contra infecções sexualmente transmissíveis e proteção contra gravidez.

A) 2, 1, 4, 5, 3.
B) 3, 2, 1, 4, 5.
C) 2, 1, 5, 4, 3.
D) 3, 2, 1, 4, 5.
E) 2, 3, 1, 5, 4.

54. O Decreto Presidencial n. 7.958/2013, dispõe sobre os registros que devem constar no prontuário durante o atendimento clínico em caso de violência sexual, assinale as alternativas corretas:
   I. Local, dia e hora aproximados da violência sexual e do atendimento médico no hospital.
   II. História clínica detalhada, com dados sobre a violência sofrida.
   III. Tipo(s) de violência sexual sofrido(s).
   IV. Forma(s) de constrangimento empregada(s).
   V. Tipificação e número de agressores.
   VI. Exame físico completo, inclusive exame ginecológico.
   VII. Descrição minuciosa das lesões, com indicação da temporalidade e localização específica.
   VIII. Descrição minuciosa dos vestígios e de outros achados no exame.
   IX. Identificação dos profissionais que atenderam a vítima.
   X. Preenchimento da Ficha De Notificação Compulsória de Violência Doméstica, Sexual e Outras Violências.

   A) I, II, III, VI, VII, IX, X.
   B) I, II, III, IV, VI, VII, VIII, IX.
   C) I, III, V, VI, VII, IX, X.
   D) I, III, IV, V, VI, VII, IX, X.
   E) I, II, III, IV, V, VI, VII, VIII, IX, X.

55. Sobre violência contra a mulher, assinale a alternativa incorreta:
   A) Ao se deparar com um caso de violência sexual, o profissional da saúde deve obrigatoriamente realizar a notificação em até 24 horas.
   B) Em busca de proteção à vítima, são realizados dois tipos de exames (sangue e conteúdo vaginal), porém, independente da coleta do material, devem ser iniciadas de imediato a profilaxia para infecções sexualmente transmissíveis e proteção para gravidez.
   C) Na maior parte dos casos de violência, os agressores são conhecidos da vítima.
   D) A mulher precisa, obrigatoriamente, ter feito um Boletim de Ocorrência, antes de ser atendida pelo profissional médico.
   E) Em caso de gestação, é direito da vítima o abortamento e o procedimento deverá ser realizado respeitando a segurança e o sigilo médico.

56. A Organização Mundial da Saúde (OMS) define violência sexual como "todo ato sexual, tentativa de consumar ato sexual ou insinuações sexuais indesejadas; ou ações para comercializar ou usar qualquer outro modo a sexualidade de uma pessoa por meio da coerção por outra pessoa, independentemente da relação desta com a vítima, em qualquer âmbito, incluindo o lar e o local de trabalho". Considerando a temática de mulheres vítimas de violência sexual, assinale a alternativa correta:
   A) O atendimento à vítima de violência sexual deve ser idealmente realizado apenas pelo médico e pela equipe de enfermagem, pois deve-se optar por expor a paciente ao menor número de profissionais, dentro do possível.
   B) O atendimento de uma mulher vítima de violência sexual deve ser feito como todo atendimento médico, nesse caso o mais breve possível, porque isso é importante para prevenção da gravidez com a anticoncepção de emergência, prevenção de infecções sexualmente transmissíveis (IST) e também dos problemas psicológicos resultantes da agressão.
   C) O serviço de saúde deve ser considerado como complementar ao atendimento da vítima de violência, e deverá ocorrer, preferencialmente, após a realização do Boletim de Ocorrência ou exame de corpo de delito.
   D) O serviço de saúde não pode se omitir e é obrigação do médico examinar, orientar e prescrever medicamentos à vítima de violência sexual, bem como agir com imparcialidade e manter sigilo profissional. Sendo assim, é vedado ao médico qualquer tipo de comunicação externa ou notificação sem autorização prévia da paciente.
   E) O prontuário médico, preenchido pelo profissional médico, não poderá ser utilizado como substituto ao exame de corpo de delito e conjunção carnal, pela falta de procedimentos específicos que servem para comprovar a agressão.

57. N.A.M., 16 anos, menarca aos 12 anos, índice de massa corporal (IMC): 29,2 kg/m², refere ciclos oligomenorreicos há 2 anos, hirsutismo e acne. Ao ultrassom pélvico, presença de ovários policísticos. Sobre esse caso é correto afirmar que:
   A) A paciente não apresenta síndrome do ovário policístico (SOP).
   B) A paciente apresenta SOP e não há necessidade de tratamento medicamentoso. Recomenda-se somente mudanças no estilo de vida.
   C) A paciente apresenta SOP e deve iniciar tratamento com metformina por conta da presença de resistência insulínica.
   D) Deve-se continuar a investigação para excluir demais distúrbios metabólicos.
   E) Os sinais e sintomas não se enquadram nos presentes na síndrome do ovário policístico.

58. A.N.D., 19 anos, menarca aos 12 anos, índice de massa corporal (IMC) 25,2 kg/m², história prévia de ciclos menstruais irregulares, apresentando amenorreia há 7 meses. Paciente foi diagnosticada com SOP. Qual a primeira conduta a ser realizada:
   A) Mudanças no estilo de vida.
   B) Além de mudanças no estilo de vida, deve-se prescrever metformina.
   C) Além de mudanças no estilo de vida, deve-se prescrever contraceptivo combinado.
   D) Não há necessidade de fazer nenhuma recomendação.
   E) Além de mudança no estilo de vida, deve-se prescrever metformina e contraceptivo oral.

Questões de Múltipla Escolha

59. Paciente hipertensa há longa data comparece ao atendimento ambulatorial com queixa de incontinência urinária para avaliação médica. Qual dos fatores a seguir é transitório e reversível e atua somente na intensificação da queixa da paciente?
    A) Obesidade.
    B) Menopausa.
    C) Uso de inibidores da enzima conversora da angiotensina (IECA).
    D) Multiparidade.
    E) Histórico familiar de incontinência urinária.

60. Paciente comparece à consulta do ambulatório de ginecologia queixando-se de perda urinária ao espirrar, tossir e correr há 1 ano. Há 3 meses refere escapes urinários persistentes precedido de desejo urgente de micção, com aumento da frequência e noctúria. O diagnóstico provável do caso seria:
    A) Incontinência urinária de estresse.
    B) Incontinência urinária mista.
    C) Incontinência urinária de urgência.
    D) Incontinência funcional.
    E) Incontinência por transbordamento.

61. Uma das linhas de tratamento farmacológico da incontinência urinária é a administração de estrógenos, inibidores da receptação seletiva de serotonina e anticolinérgicos. Quanto a isso, é incorreto afirmar:
    A) A mucosa, a musculatura e a vascularização uretral são importantes fatores influenciados pelos estrógenos na manutenção da pressão intrauretral.
    B) Os órgãos urogenitais têm receptores hormonais, o que torna o tratamento com hormônios uma boa opção em casos de tratamento farmacológico de incontinência urinária.
    C) A duloxetina é uma boa indicação da classe dos inibidores seletivos da recaptação de serotonina (ISRS), pois causa aumento na espessura do esfíncter uretral estriado, resultando na melhora dos sintomas urinários.
    D) Anticolinérgicos são contraindicados no tratamento da bexiga hiperativa e da hiperatividade do detrusor.
    E) A terapia hormonal pode ser considerada adjuvante nos tratamentos cirúrgicos e fisioterápicos.

62. Sobre a terapia comportamental em casos de incontinência urinária, é incorreto afirmar que:
    A) Inclui orientações quanto à ingesta hídrica, o treinamento vesical e a educação sobre o trato urinário inferior.
    B) Faz parte da orientação o estímulo da ingesta hídrica, uma vez que é preciso repor as constantes perdas pelos processos de escape urinário.
    C) Cafeína pode ser um fator de risco na medida em que contribui com a hiperatividade do detrusor, portanto é essencial restringir seu consumo.

D) As bebidas carbonadas ocasionam aumento da frequência e urgência urinárias, portanto, a mulher deve ser orientada a diminuir o consumo de refrigerantes em, especial os do tipo *diet/light*.

E) Fisioterapia é uma excelente indicação para o fortalecimento do assoalho pélvico.

63. Com relação ao sangramento uterino anormal na idade reprodutiva da mulher, assinale a alternativa correta:
   A) Na maioria dos casos, o sangramento uterino anormal é anovulatório e causado por supressão estrogênica.
   B) Na prática médica rotineira, a expressão "sangramento uterino anormal" é utilizado como um sintoma.
   C) Nos quadros de hemorragia uterina anormal, a cicatrização do endométrio é assincrônica e regular.
   D) Nos quadros de hemorragia uterina anormal, os menores níveis de estrogênios causam episódios de amenorreia seguidos de hemorragia aguda.
   E) Na maioria dos casos, o sangramento uterino anormal é anovulatório e causado por supressão de progesterona.

64. Paciente de 37 anos refere fluxo menstrual intenso nos últimos 7 ciclos, com intervalo de 32 dias entre um ciclo e outro, duração de 9 dias e presença de coágulos. Faz uso de implante contraceptivo há 1 ano e meio. Nega comorbidades. Antecedente de um parto vaginal há 12 anos. Ao exame clínico: frequência cardíaca = 94 bpm; pressão arterial (PA) = 110/70 mmHg; abdome flácido indolor e sem massas palpáveis. Exame especular: colo epitelizado, sangue na vagina com exteriorização pelo canal cervical em grande quantidade. Exame pélvico com útero não doloroso, em anteversoflexão, tamanho normal e regiões dos anexos livres. Nesse momento, a medicação mais adequada para o controle do sangramento da paciente é:
   A) Dehidroepiandrosterona (DHEA).
   B) Diclofenaco sódico.
   C) Progesterona.
   D) Ácido tranexâmico.
   E) Corticosteroide.

65. Qual dos seguintes aspectos não é um dos fatores de risco para morte fetal em uma gestante que apresente diagnóstico de descolamento prematuro de placenta:
   A) Gestação múltipla.
   B) Gestante que não é tabagista.
   C) Etilismo.
   D) Obesidade.
   E) Idade materna avançada.

66. No terceiro trimestre de gestação, quais são as duas principais causas de hemorragia anteparto:
    A) Rotura uterina e abortamento tardio.
    B) Abortamento tardio e rotura de seio marginal.
    C) Placenta prévia e abortamento precoce.
    D) Descolamento prematuro de placenta e placenta prévia.
    E) Abortamento precoce e descolamento prematuro de placenta.

67. Assinale a alternativa que contenha uma das causas de hemorragia na segunda metade da gestação:
    A) Abortamento.
    B) Gestação ectópica.
    C) Mola hidatiforme.
    D) Pré-eclâmpsia.
    E) Placenta prévia.

68. Diante do diagnóstico de sífilis na gestação, qual a medida protetiva mais eficaz para se tentar evitar o acometimento fetal?
    A) Profilaxia pré e pós-transmissão.
    B) Relações sexuais protegidas e teste sorológico.
    C) Diagnóstico precoce na gestante e o tratamento materno adequado e do casal.
    D) Vacinação quando descoberta a infecção.
    E) Todas as alternativas estão corretas.

69. Um casal com diagnóstico clínico de infertilidade conjugal chega à consulta com resultados de espermograma, histerossalpingografia e clamídia IgG. Com relação aos exames citados, assinale a alternativa correta:
    A) O exame padrão-ouro para avaliação anatômica uterina e tubária é a histerossalpingografia.
    B) O espermograma normal implica em causas femininas ou infertilidade sem causa aparente.
    C) Homens acima de 60 anos não devem ser avaliados pelo espermograma, uma vez que os valores de referência são apenas para jovens e a espermatogênese e espermiogênese são menos eficazes com o envelhecimento.
    D) A histerossalpingografia não é um exame indicado para diferenciar o útero septado de outras malformações müllerianas, necessitando de outros exames de imagem como a ressonância magnética.
    E) As sorologias para clamídia devem incluir IgM, uma vez que buscamos por doença aguda na mulher em investigação para infertilidade.

70. Sobre as etiologias de infertilidade conjugal, assinale a alternativa incorreta:
    A) As causas mais comuns por distúrbios da ovulação são síndrome do ovário policístico (SOP), hiperprolactinemia, disfunção hipotalâmica e síndrome de Asherman.
    B) Na presença de endometriose moderada ou grave, a formação de aderências acarreta distorções anatômicas, limita a mobilidade das fímbrias e pode causar fibrose ou obstrução tubária.
    C) Entre os fatores uterinos, destacam-se os miomas, pólipos, sinequias e malformações.
    D) Apesar de a maioria dos homens com varicocele ser fértil, frequentemente acomete indivíduos com infertilidade.
    E) As causas mais comuns tuboperitoneais são doença inflamatória pélvica (DIP), endometriose, cirurgias abdominopélvicas, abortamentos, passado de apendicite, doença inflamatória intestinal, tuberculose pélvica ou gravidez ectópica.

71. Com relação ao atendimento da infertilidade conjugal, analise as assertivas a seguir:
    I. Em mulher de 36 anos com história de tireoidite de Hashimoto, a investigação laboratorial deve ser realizada logo na primeira consulta independentemente do tempo de exposição ao coito sem uso de anticoncepcionais.
    II. O parâmetro mais adequado para iniciar a investigação do fator ovulatório feminino é a avaliação do ciclo menstrual e apenas a anamnese é suficiente para suspender a investigação desse fator.
    III. Na avaliação laboratorial masculina, em suspeita de hipogonadismo hipogonadotrófico, observa-se redução de hormônios hipofisários como LH e FSH, mas não da testosterona.

    Estão corretas:
    A) Apenas I.
    B) Apenas II.
    C) Apenas III.
    D) I e II.
    E) II e III.

72. Sobre a endometriose, assinale a alternativa incorreta:
    A) Um sintoma bastante relacionado com a endometriose é a dispareunia de profundidade, o que pode indicar a presença de doença profunda.
    B) Outro sintoma muito comum e de difícil controle clínico é a dor pélvica crônica.
    C) É uma doença comum antes da menarca e tende a aumentar após a menopausa.
    D) A endometriose pode ser classificada como superficial, quando sua profundidade é menor que 5 mm, e profunda, quando maior que 5 mm.
    E) A endometriose do trato urinário é uma doença rara e atinge cerca de 1% de todas as pacientes com endometriose, apresentando sintomatologia variada e inespecífica.

73. A medida que tem maior eficácia na prevenção de hemorragia pós-parto (HPP) é:
    A) Clampeamento oportuno, ou tardio, do cordão umbilical.
    B) Uso de agentes uterotônicos no pós-parto imediato.
    C) Vigilância e massagem uterina após a dequitação.
    D) Episiotomia seletiva.
    E) Tração controlada de cordão umbilical.

74. Acretismo placentário, atonia uterina, lacerações de trajeto, hematomas e coagulopatias hereditárias são algumas das causas específicas para ocorrência de hemorragia pós-parto (HPP), e cada uma está classificada em uma categoria do mnemônico dos "4 Ts". A opção que representa, correta e respectivamente, a classificação de cada uma é:
    A) Tônus, Trauma, Tecido, Trombina.
    B) Tecido, Tônus, Trauma, Trombina.
    C) Trauma, Tônus, Trombina, Tecido.
    D) Tecido, Tônus, Trauma, Trombina.
    E) Tecido, Tônus, Trombina e Trauma.

75. Para se tratar hemorragia pós-parto (HPP) diversas medidas, entre gerais e específicas, devem ser tomadas. Com base nisso, qual afirmação está incorreta?
    A) Esvaziamento de bexiga, para instalação de sonda vesical de demora, é uma medida geral.
    B) A primeira manobra realizada em um quadro de atonia uterina é a compressão uterina bimanual.
    C) Metilergometrina pode ser utilizada, sem contraindicações, na ausência de ocitocina.
    D) O encaminhamento ao centro cirúrgico se faz necessário quando o trauma é a causa específica.
    E) Uso de ocitocina adicional e tração controlada do cordão umbilical, a critério clínico, são indicados na ocorrência da hemorragia com placenta retida.

76. A gravidez ectópica é uma das principais causas de mortalidade materna da primeira metade da gestação. Quais os locais mais comuns de acometimento?
    A) Ampola tubária e istmo tubário.
    B) Ovários e cicatriz cesariana.
    C) Colo uterino e ovários.
    D) Ístmo tubário e infundíbulo da tuba.
    E) Nenhuma das anteriores.

77. Paciente se apresenta no ambulatório com dor abdominal e atraso menstrual, à anamnese alegou não utilizar métodos contraceptivos e ao exame físico constatou-se sinal de Blumberg e de Hegar positivos. Exames complementares: beta-hCG: 4.670 mUI/mL crescente em 24 horas; ultrassonografia transvaginal (USGTV): embrião em tuba esquerda com 3,4 cm, sem atividade cardíaca; hemograma normal; enzimas hepáticas e renais normais.

A paciente alega desejo de procriação e tem boa compreensão de sua situação. Qual o tratamento mais adequado?
A) A paciente deve ser submetida a tratamento cirúrgico radical.
B) A paciente deve ser submetida a conduta expectante.
C) A paciente deve ser submetida a tratamento medicamentoso, após autorização por escrito.
D) A paciente pode prosseguir com a gravidez.
E) A paciente deve ser submetida a tratamento medicamentoso, não necessitando autorização por escrito.

78. Assinale a alternativa que contém apenas fatores de riscos associados à doença inflamatória pélvica (DIP):
A) Tabagismo, obesidade, vida sexual ativa com múltiplos parceiros e amenorreia.
B) Alcoolismo, oligomenorreia, uso de anticoncepcionais e sexo sem preservativo.
C) Hipertensão, diabetes, amenorreia e vida sexual ativa com múltiplos parceiros.
D) Condições socioeconômicas desfavoráveis, idade e utilização de pílulas combinadas.
E) Uso de anticoncepcional combinado, tabagismo, história de câncer na família.

79. Sobre abscesso subareolar crônico recidivante, assinale a alternativa incorreta:
A) O principal fator de risco para o seu desenvolvimento é o tabagismo.
B) Acredita-se que a estase da secreção ductal favorece seu processo patogênico.
C) Seu diagnóstico é clínico.
D) Anomalias congênitas dos ductos lactíferos, assim como retração papilar e deficiência de vitamina A podem estar associadas ao seu desenvolvimento.
E) O germe mais comumente encontrado é o *Streptococcus*.

80. A mastite periductal, ou abscesso subareolar, apresenta-se como infecção crônica e recidivante e é mais frequente em mulheres:
A) Entre 20 e 29 anos.
B) Entre 30 e 39 anos, em uso de anticoncepcional oral.
C) Entre 40 e 49 anos, nulíparas.
D) Entre 35 e 50 anos, tabagistas.
E) Entre 20 e 40 anos, obesas.

81. Sobre mastopatia diabética, assinale a alternativa incorreta:
A) Acredita-se ser decorrente de reação autoimune, induzida por hiperglicemia.
B) Ocorre fibrose, além de infiltrado linfocítico perivascular e periductal.
C) Apresenta-se com nódulo mamário endurecido, com margens irregulares, móvel e indolor.
D) O risco para desenvolvimento de câncer de mama é três vezes aumentado.
E) É um tipo raro de doença inflamatória da mama.

82. Com relação ao diagnóstico da mastopatia diabética, é correto afirmar que:
    A) A microbiópsia é um exame complementar, sendo o diagnóstico definitivo realizado por ecografia mamária.
    B) Na ecografia mamária, é típica a presença de uma marcada sombra acústica, associada a massa homogênea, hiperecogênica e bem definida.
    C) O diagnóstico diferencial é feito com o carcinoma inflamatório e carcinoma lobular invasivo.
    D) A mastopatia diabética é uma lesão neoplásica, com massa palpável, de contornos irregulares, consistência dura, móvel, não dolorosa, única ou múltipla, uni ou bilateral.
    E) Os achados histológicos de fibrose, infiltração linfocítica ductal e lobular, vasculite linfocítica, atrofia lobular e fibroblastos epitelioides são exclusivos da mastopatia diabética.

83. O diagnóstico de síndrome dos ovários policísticos (SOP) pode ser feita pelos critérios de Rotterdam, pelos quais é necessário ter a presença de pelo menos dois dos três critérios estabelecidos. Esses critérios abrangem desde a clínica até os exames de imagem. Dentre as opções a seguir, marque a que contenha a opção que não está descrita como parâmetro nos critérios de Rotterdam:
    A) Com relação à oligo/amenorreia é preciso que, no período de, no mínimo, dois anos, a mulher tenha nove ou menos ciclos menstruais.
    B) Pode incluir o critério de morfologia ovariana policística quando na ultrassonografia constatar a presença de mais de 12 folículos antrais (entre 2 e 9 mm) em pelo menos um dos ovários.
    C) Quando analisado o hiperandrogenismo laboratorial, este pode ser incluído nos critérios, se houver a elevação de pelo menos um hormônio androgênio.
    D) Pode incluir o critério de morfologia ovariana policística quando na ultrassonografia for constatado o volume ovariano maior ou igual a 10 cm^3.
    E) O hiperandrogenismo clínico é incluído nos critérios quando há a presença de um ou mais dos seguintes achados: acne, hirsutismo e alopecia de padrão androgênico.

84. O tratamento da síndrome dos ovários policísticos (SOP) é guiado pelo Protocolo Clínico e Diretrizes Terapêuticas (PCDT) do Ministério da Saúde. Para diagnóstico da SOP, a paciente precisa apresentar dois dos três critérios estabelecidos pelo Consenso de Rotterdam. Contudo, existem critérios de exclusão para fechar o diagnóstico, entre as opções abaixo, qual não se encaixa como critério de exclusão:
    A) Tumores produtores de androgênios.
    B) Hiperprolactinemia.
    C) Síndrome de Cushing.
    D) Hiperplasia adrenal congênita.
    E) Oligo/amenorreia.

Questões de Múltipla Escolha

85. A síndrome dos ovários policísticos (SOP) é uma doença associada a distúrbios metabólicos que pode ter consequências graves em curto e longo período. Entre as alternativas abaixo, qual a única que não se enquadra como uma manifestação clínica típica da doença:
    A) Hirsutismo.
    B) Dislipidemia.
    C) Alterações menstruais.
    D) Acne.
    E) Infertilidade.

86. Paciente do sexo feminino, 27 anos, procura atendimento e, ao exame ginecológico, são identificadas lesões ulcerativas dolorosas, arredondadas e de bordas lisas em região de grandes lábios. A paciente afirma ter apresentado um quadro de vesículas, antes do aparecimento das úlceras, assim como febre não aferida e mal-estar semanas atrás. Afirma, ainda, ter vida sexual ativa, sem uso de preservativos. Diante do quadro clínico apresentado, qual o diagnóstico mais provável:
    A) Cancroide.
    B) Herpes genital.
    C) Linfogranuloma venéreo.
    D) Sífilis.
    E) Donovanose.

87. Paciente de 32 anos dirige-se ao consultório ginecológico com queixa de aparecimento de múltiplas úlceras dolorosas há 7 dias. Ao exame físico é possível observar múltiplas lesões nos lábios menores em fase de cicatrização, com a presença de crostas. Tendo em vista esse caso, assinale a alternativa correta:
    A) Provavelmente trata-se de um quadro de sífilis primária, haja vista a multiplicidade das lesões.
    B) Na suspeita de herpes genital, é obrigatória a confirmação por cultura ou PCR para iniciar o tratamento.
    C) O agente etiológico mais provável é o herpes vírus.
    D) Objetivando-se a cura, deve ser instituído tratamento com antiviral tópico e sistêmico, uma vez que se trata de herpes genital.
    E) Nenhuma das alternativas é verdadeira.

88. Paciente do sexo feminino, 26 anos de idade, procurou unidade básica de saúde com queixa de lesão dolorosa vulvar há 9 dias. Afirma ter vida sexual ativa, geralmente sem uso de preservativo. Ao exame verificou-se úlcera em lábio maior direito com bordo irregular não endurecido, base com exsudato necrótico, friável e odor fétido. Qual o provável diagnóstico e o tratamento de escolha?
    A) *Calymmatobacterium granulomatis*/doxiciclina.
    B) *Chlamydia trachomatis*/doxiciclina.
    C) Herpes vírus humano (HSV) 1 e 2/aciclovir.

D) *Haemophilus ducreyi*/azitromicina.
E) *Treponema pallidum*/penicilina G benzatina.

89. De acordo com o sistema BI-RADS de classificação utilizado na análise de lesões mamárias em exames de imagem, assinale a alternativa correta:
A) BI-RADS 1 corresponde a achado de lesão benigna.
B) É necessário realizar biópsia da lesão quando há BI-RADS 2.
C) BI-RADS 4 corresponde a achado altamente sugestivo de malignidade.
D) É necessário realizar seguimento em curto prazo quando há BI-RADS 3.
E) BI-RADS 5 corresponde à malignidade comprovada por biópsia.

90. B.D.A., 47 anos, refere nódulo doloroso e palpável em quadrante superior lateral (QSL) de mama direita com crescimento rápido. Nega quaisquer outros sintomas mamários. Nega histórico familiar positivo de neoplasia de mama. Ao exame: nódulo endurecido e mal delimitado em QSL de mama direita; com cerca de 25 mm de maior diâmetro; axilas livres. Qual a conduta clínica mais indicada?
A) Realizar apenas a mamografia, a qual avalia o nódulo e também possíveis metástases.
B) Realizar imediatamente ressonância nuclear magnética para avaliação do nódulo e metástases.
C) Realizar exame clínico das mamas e encaminhar à oncologia.
D) Solicitar mamografia e/ou ultrassonografia de mamas, podendo associar a ressonância nuclear magnética.
E) Nenhum exame complementar é necessário.

91. Com relação à doença hemolítica perinatal, assinale a alternativa correta:
A) Ocorre quando os anticorpos maternos atravessam a placenta e destroem as hemácias fetais Rh-negativo.
B) Na ultrassonografia, pode-se visualizar hidropsia fetal, definida como a presença de quaisquer dos seguintes fatores: ascite, espessura da pele aumentada, efusão pericárdica, poli-hidrâmnio ou espessura placentária aumentada.
C) A hiperbilirrubinemia não é relevante para a doença.
D) Para haver incompatibilidade entre o casal, a mãe deve ser Rh positivo, enquanto o pai Rh negativo.
E) A medida da velocidade sistólica máxima da artéria cerebral não auxilia no diagnóstico.

92. A doença hemolítica perinatal (DHP) caracteriza-se pela hemólise fetal, com graves repercussões sobre a vitalidade do feto. Ao fechar o diagnóstico de DHP, reconhecemos que medidas importantes preventivas deixaram de ser tomadas antes e durante a atual gestação. Assim, tratando-se da assistência pré-natal, são recomendadas as seguintes atitudes preventivas nesses casos:
A) Solicitar os exames Coombs indireto e tipagem sanguínea com definição do fator Rh no primeiro trimestre para todas as gestantes, independentemente do conhecimento prévio do tipo sanguíneo e fator Rh da mulher.

B) Solicitar monitorização residencial da pressão arterial (MRPA) para todas as mulheres com sangue Rh negativo, uma vez que a presença de hipertensão gestacional está fortemente associada ao desenvolvimento de DHP.

C) Detectar a mulher com risco de desenvolver isoimunização maternofetal, pela solicitação da tipagem sanguínea do casal com definição do fator Rh na primeira consulta de pré-natal. Caso se identifique fator Rh negativo, deve-se pesquisar a presença do anticorpo anti-D, por meio do teste de Coombs indireto.

D) O teste de Coombs direto deve ser realizado na gestante Rh negativo, a partir do segundo trimestre de gravidez.

93. A Dopplerfluxometria é utilizada, atualmente, na avaliação do feto acometido pela doença hemolítica perinatal, com o objetivo de estimar o grau de comprometimento da saúde fetal, sem a utilização de métodos invasivos. Nesse exame analisa-se:
A) A onda de velocidade de fluxo sanguíneo da aorta descendente fetal.
B) O pico da velocidade do fluxo sanguíneo da artéria cerebral média fetal.
C) A amplitude do fluxo diastólico da artéria umbilical.
D) A diferença entre o índice sístole/diástole.
E) A presença de incisura protodiastólica na artéria uterina materna.

94. Assinale a alterativa que comtempla a combinação da tipagem sanguínea materna e fetal suscetível à ocorrência da doença hemolítica perinatal (DHP):
A) Mãe A+/feto A+.
B) Mãe B+/feto B–.
C) Mãe O–/feto B+.
D) Mãe O–/ Feto O–.

95. T.S.P., 27 anos, G2P1A0, diagnosticada com HIV no primeiro trimestre de gestação. Qual dos esquemas de terapia antirretroviral (TARV) a seguir é o de primeira escolha para o tratamento da paciente:
A) Tenofovir/lamivudina e raltegravir.
B) Tenofovir/lamivudina e dolutegravir.
C) Zidovudina/lamivudina e raltegravir.
D) Abacavir/lamivudina e raltegravir.
E) Não deve se prescrever o uso de TARV durante a gestação por seu potencial teratogênico.

96. L.M., sexo feminino, 28 anos, febril (38,5ºC – aferida) há 10 dias, vem à consulta com teste rápido de HIV reagente. Refere relações sexuais com o mesmo parceiro masculino há cerca de 2 anos, sem uso de métodos contraceptivos de barreira, pois afirma desejo de engravidar. Qual o próximo passo para definição diagnóstica? Como aconselhá-la sobre gestações futuras?
A) O diagnóstico de HIV está confirmado, parte-se para a quantificação da carga viral e linfócitos TCD4+. Deve-se desencorajar a paciente sobre gestações futuras em razão da infecção por HIV e elevado risco de transmissão vertical.

B) O diagnóstico HIV está confirmado, parte-se para a quantificação da carga viral e linfócitos TCD4+. A paciente deve ser tranquilizada quanto à possibilidade de engravidar com diminuição dos riscos de transmissão vertical, instituindo tratamento precoce visando à indetecção da carga viral.

C) Deve-se repetir o teste rápido sanguíneo, seguido do exame de quantificação da carga viral. Se reagente, define-se o diagnóstico de infecção pelo HIV. Nesse caso, deve-se desencorajar a paciente sobre gestações futuras, dado o elevado risco de transmissão vertical.

D) Deve-se repetir o teste rápido sanguíneo, seguido do exame de quantificação da carga viral. Se reagente, define-se o diagnóstico de infecção pelo HIV. A paciente deve ser tranquilizada quanto à possibilidade de engravidar com diminuição dos riscos de transmissão vertical, instituindo tratamento precoce visando à indetecção da carga viral.

E) O diagnóstico HIV está confirmado, não havendo necessidade de outros exames. Deve-se desencorajar a paciente sobre gestações futuras em razão da infecção por HIV e elevado risco de transmissão vertical.

97. Com relação à triagem dos exames de HIV no pré-natal, assinale a alternativa correta:
A) O teste negativo para HIV, tanto sorológico quanto teste rápido excluem a doença.
B) O teste sorológico para HIV deve ser feito somente no primeiro trimestre da gestação ou na primeira consulta de pré-natal.
C) O resultado negativo do teste sorológico para HIV não exclui a doença e, dessa maneira, deve ser repetido em todos os trimestres da gestação.
D) O médico não precisa do consentimento da gestante para a realização do exame de HIV, por colocar em risco outra vida.
E) O primeiro trimestre é o momento em que ocorre a maior chance de transmissão vertical.

98. Sobre a doença inflamatória pélvica (DIP) é correta a assertiva:
A) O diagnóstico da DIP dá-se apenas por meio da ultrassonografia transvaginal.
B) Gravidez ectópica é um diagnóstico diferencial.
C) Relações sexuais desprotegidas não constituem fator de risco.
D) É de etiologia bacteriana única.
E) O tratamento de escolha deve ser feito a nível hospitalar.

99. Paciente P.W., 21 anos, profissional do sexo, drogadita, data da última menstruação (DUM) ignorada e nuligesta. Refere dor em baixo ventre, polaciúria, disúria, dispareunia e secreção vaginal com odor fétido. Corrimento iniciado há 20 dias, dor e disúria há 7 dias. Nega métodos contraceptivos. Marque a opção na qual a hipótese diagnóstica e a conduta estão incorretas:
A) Infecção do trato urinário (ITU): solicitar exame de EAS com urocultura/antibiograma.
B) Doença inflamatória pélvica (DIP): solicitar ultrassonografia, fundamental para o diagnóstico.
C) DIP: realizar exame ginecológico bimanual e especular.

D) Infecção sexualmente transmissível (tricomoníase): realizar exame especular com coleta de material para exame a fresco.
E) Gravidez ectópica: solicitar beta-hCG e ultrassonografia.

100. Qual alternativa não é um critério para doença inflamatória pélvica (DIP)?
A) Dor à palpação anexial.
B) Secreção vaginal ou endocervical anormal.
C) Dor à mobilização cervical.
D) Dor em baixo ventre espontânea.
E) Leucopenia com linfocitose.

101. Marque a alternativa correta quanto à indicação do local de tratamento para os casos de doença inflamatória pélvica (DIP) a seguir:
- Caso 1: P.E.S., 22 anos, grávida de 16 semanas e solteira. DIP estágio Ia – endometrite.
- Caso 2: M.F., 25 anos, drogadita e moradora de rua. DIP estágio I.
- Caso 3: A.L.C, 29 anos, nuligesta e casada. Apresenta febre de 38,5°C, dor em baixo ventre espontânea, à palpação dos anexos e à mobilização de colo uterino. DIP estágio I com salpingite.

A) Nos casos 1 e 3 o tratamento é em regime ambulatorial.
B) Somente no caso 2 o tratamento é em regime ambulatorial.
C) Nos casos 2 e 3 o tratamento é em regime hospitalar.
D) Somente no caso 3 o tratamento é em regime ambulatorial.
E) Nos casos 1, 2 e 3 o tratamento é a nível ambulatorial.

102. Marque a alternativa correta relacionada com placenta prévia:
A) Ultrassonografia abdominal é padrão-ouro para o diagnóstico.
B) Cesarianas anteriores são o principal fator de risco.
C) Placenta prévia marginal tem maiores chances de acretismo.
D) O toque vaginal faz parte do exame para essa suspeita.
E) Não há relação com gemelaridade.

103. A placenta prévia é uma importante causa de hemorragia na segunda metade de gestação e requer um manejo criterioso. São condutas adequadas, exceto:
A) Realizar com frequência o toque vaginal, principalmente a partir da 32ª semana.
B) A conduta fundamenta-se basicamente na avaliação da intensidade do sangramento, a condição hemodinâmica materna e a idade gestacional (IG).
C) Diante de sangramento vaginal moderado/intenso e contrações uterinas, recomenda-se a internação imediata da gestante para monitorização materna e fetal.
D) Gestante estável com sangramento leve e feto pré-termo, adota-se a conduta expectante.
E) Cesariana é prescrita diante de óbito fetal e placenta marginal ao orifício interno do colo.

104. Com relação ao diagnóstico de placenta prévia, é correto afirmar que:
    A) O toque vaginal é de extrema importância para o diagnóstico correto.
    B) O exame padrão-ouro é a ultrassonografia (USG) transvaginal.
    C) O USG abdominal permite a identificação precoce do quadro.
    D) A ressonância magnética é a primeira escolha para diagnóstico.
    E) Todas estão corretas.

105. Sobre a interpretação de resultados dos exames de IgG e IgM na toxoplasmose, é correto afirmar que:
    A) IgG reagente e IgM reagente indicam possibilidade de infecção na gestação, sendo necessário confirmar com teste de avidez de IgG.
    B) Na presença de anticorpo IgG não reagente e IgM reagente, considera-se a gestante provavelmente imune.
    C) A infecção recente também se confirma quando a avidez de IgG para toxoplasmose for alta.
    D) IgG não reagente e IgM reagente confirma gestante com infecção prévia ou toxoplasmose crônica.
    E) IgG reagente e IgM não reagente confirma gestante com infecção recente ou toxoplasmose aguda.

106. Gestante de 16 semanas tem resultado de sorologia para toxoplasmose mostrando IgM positiva e IgG positiva na primeira consulta. Qual é a melhor conduta?
    A) Repetir a sorologia em 2 semanas.
    B) Iniciar espiramicina e solicitar um teste de avidez.
    C) Iniciar sulfadiazina + pirimetamina + ácido folínico.
    D) Seguimento pré-natal.
    E) Iniciar espiramicina + sulfadiazina + pirimetamina.

107. Quanto à classificação de sífilis em primária, secundária, latente e terciária, assinale a alternativa incorreta:
    A) O período em que não se observa nenhum sinal e sintoma é o da sífilis latente.
    B) O contágio é maior na fase terciária da doença, quando as manifestações clínicas são mais severas.
    C) O cancro duro é uma manifestação primária, que se caracteriza por ser uma úlcera única e indolor.
    D) As sífilis primária e secundária podem desaparecer independentemente do tratamento.
    E) A sífilis secundária pode provocar alopecia e madarose.

108. Sobre os exames para diagnosticar sífilis, assinale a opção incorreta:
    A) Testes treponêmicos detectam anticorpos específicos para *Treponema pallidum*.
    B) Exames diretos, como o de campo escuro, servem para detectar o *T. pallidum* nas lesões de sífilis primária e secundária.

C) O VDLR pode gerar falsos-positivos, pois a produção de anticorpos também pode surgir em outros agravos (p. ex., lúpus).
D) Os testes não treponêmicos são indicados para avaliar reinfecção.
E) Todo teste rápido reagente leva à interpretação de sífilis ativa.

109. Com relação à sífilis congênita, é correto afirmar que:
A) Quanto mais recente a infecção materna, menor o risco de transmissão.
B) O teste para sífilis por VDLR deve ser realizado apenas na primeira consulta de pré-natal.
C) A via transplacentária de infecção é a mais comum e ocorre, principalmente, no 3º trimestre de gravidez.
D) O diagnóstico materno é feito com VDLR positivo em titulações acima de 1/8.
E) Em caso de alergia à penicilina, a eritromicina pode ser uma escolha que trata igualmente o feto.

110. Qual é a primeira escolha no tratamento medicamentoso para o controle da hiperglicemia na gestação?
A) Metformina.
B) Glibenclamida.
C) Clorpropamida.
D) Acarbose.
E) Insulina.

111. I.L.P. comparece a Unidade Básica de Saúde com ultrassonografia confirmando gestação de 12 semanas, índice de massa corpórea (IMC): 32 kg/m², relata inatividade física e consumo de alimentos processados. Qual sua conduta quanto ao rastreamento de diabetes melito gestacional e qual valor confirma esse diagnóstico?
A) Solicitar glicemia de jejum e se o valor for maior que 130 mg/dL.
B) Solicitar glicemia de jejum e se o valor estiver entre 92 e 125 mg/dL.
C) Solicitar teste oral de tolerância a glicose e se apresentar dois valores alterados.
D) Solicitar glicemia de jejum e se o valor for menor que 92 mg/dL.
E) Solicitar o teste oral de tolerância a glicose e se apresentar três valores alterados.

112. Qual destes não é um fator de risco associado ao diabetes melito gestacional?
A) Sedentarismo.
B) Idade superior a 35 anos.
C) Ganho de peso exacerbado durante a gestação.
D) Índice de massa corpórea (IMC) pré-gestacional: 24,4.
E) História familiar de diabetes melito tipo 2.

113. Com relação à sífilis está correto afirmar:
    A) O FTA-ABS (imunofluorescência indireta) é uma reação não específica.
    B) As reações treponêmicas não são úteis ao diagnóstico.
    C) A cardiolipina é um antígeno treponêmico.
    D) As reações não treponêmicas são as únicas empregadas para o seguimento terapêutico.
    E) Na gravidez, teste treponêmico positivo ou VDRL de qualquer valor indicam necessidade de tratamento.

114. Assinale a alternativa correta para o seguinte resultado: um teste treponêmico não reagente e VDRL reagente.
    A) Refere-se à cicatriz sorológica.
    B) Trata-se de um caso de sífilis latente tardia.
    C) Provavelmente é um resultado falso-positivo.
    D) Significa um caso de início de infecção em que o teste treponêmico ainda não positivou.

115. A sífilis é dividida em estágios com base nos achados clínicos e orientam o tratamento e monitoramento. Assinale a alternativa correta:
    A) A sífilis secundária ocorre, em média, de 10 a 90 dias após a infecção. As manifestações clínicas são uma úlcera rica em treponemas, única e indolor, com bordas bem definidas e regulares, base endurecida e fundo limpo (cancro duro) sendo acompanhada de linfoadenopatia regional.
    B) Manifestações tegumentares, viscerais e do sistema nervoso são características da sífilis terciária.
    C) A sífilis primária não apresenta nenhum sinal ou sintoma, sendo o diagnóstico exclusivo pelos testes treponêmicos e não treponêmicos.
    D) Lesões cutaneomucosas, como roséola, placas mucosas, sifílides, condiloma plano e rouquidão são característicos de infecção da sífilis terciária.

116. Assinale a alternativa correta para as alterações sugestivas de lesões de alto grau (HSIL) à colposcopia:
    A) Superfície irregular e erosão.
    B) Superfície lisa com borda externa bem marcada acetobranca densa, que aparece rapidamente e desaparece lentamente.
    C) Pontilhado fino e mosaico fino regular.
    D) Alterações acetorreagentes (brancas) leves e vasos atípicos.
    E) Epitélio colunar e pontilhado fino.

117. Mulher, 25 anos, comparece à Unidade Básica de Saúde para realizar exame de citologia oncótica. Refere sexarca aos 16 anos e relata ter tido quatro parceiros sexuais nesse período. Ao exame ginecológico não apresentou alterações significativas e ao resultado

da citologia foi identificada lesão intraepitelial escamosa de alto grau, com ausência de células endocervicais no esfregaço. A conduta mais adequada seria realizar:

A) Biologia molecular para investigação de papilomavírus humano (HPV).
B) Conização cervical.
C) Citologia oncótica de Papanicolau para amostragem de células cervicais.
D) Colposcopia com biópsia dirigida.
E) Histerectomia.

118. Sobre a candidíase, assinale a alternativa correta:
A) Infecção fúngica do trato reprodutivo, causada principalmente pela *Candida glabrata*.
B) A incidência diminui após a menarca.
C) Os estados hiperestrogênicos são fatores predisponentes.
D) É considerada infecção sexualmente transmissível (IST).
E) Deve sempre tratar o(a) parceiro(a) sexual.

119. A.M., sexo feminino, 23 anos, queixa-se de prurido, ardência, dispareunia, leucorreia branca, grumosa, sem odor. De acordo com as queixas e o diagnóstico mais provável, podemos inferir que:
A) O valor do pH da secreção vaginal deve ser maior que 4,5.
B) O teste das aminas deve ser positivo.
C) O agente mais provável é *Trichomonas vaginalis*.
D) A paciente pode ser tratada com metronidazol.
E) Caso ocorram outros três episódios como esse em um ano, será classificado como recorrente.

120. Por que o rastreamento para câncer de colo de útero antes dos 25 anos não é recomendado segundo o Ministério da Saúde?
A) A prevalência de papilomavírus humano (HPV) é baixa nessa faixa etária, e é alta a probabilidade de lesões de alto grau.
B) A prevalência de HPV é alta nessa faixa etária, mas a probabilidade de lesões de baixo grau é baixa, visto que as pacientes apresentam boa capacidade de eliminar o vírus através do seu sistema imune.
C) A prevalência de HPV é alta nessa faixa etária, entretanto, a probabilidade de desenvolvimento de câncer é baixa.
D) A incidência de lesões de alto grau e as taxas de falsos-positivos nessa faixa etária são altas.
E) A incidência de lesões de alto grau nessa faixa etária é baixa, e as taxas de falsos-positivos são baixas.

121. A síntese de surfactante é frequentemente inibida pela seguinte substância:
A) Tiroxina.
B) Cortisol.

C) Insulina.
D) Prolactina.
E) Estrogênio.

122. A corticoterapia antenatal é iniciada sempre que há a iminência de parto prematuro, qual das afirmativas não condiz com o protocolo atualmente preconizado?
    A) Os corticosteroides atuam nos pneumócitos tipo 2, acelerando a maturidade pulmonar com produção de surfactante, favorecendo as trocas gasosas alveolares.
    B) Os corticosteroides diminuem a mortalidade neonatal, ocorrência de enterocolite necrosante, necessidade de ventilação mecânica e infecções sistêmicas nas primeiras 48 horas de vida.
    C) O uso de corticosteroide é indicado a partir da 20ª semana, sendo usado no mínimo por três ciclos para se obter os efeitos desejados.
    D) O uso a partir de 34 semanas de gestação reduz as complicações respiratórias precoces de curto prazo, contudo, está associado ao aumento de risco de hipoglicemia fetal.
    E) A utilização de corticosteroide em ciclo único não apresenta malefícios ao feto.

123. O diagnóstico de trabalho de parto prematuro (TPP) é feito principalmente pelo exame clínico, contudo, em alguns casos são necessários exames complementares. Identifique a opção que contém três grandes marcadores de parto pré-termo:
    A) Proteína-1 fosforilada ligada ao fator de crescimento insulina-símile (phIGFBP-1), ultrassom com Doppler e PCR.
    B) Pesquisa de IL-6 e 8, hormônio liberador da corticotropina (CRH) e estriol salivar.
    C) Ecografia, avalição do fluído do saco posterior e hemocultura.
    D) Pesquisa de vaginose bacteriana, de fibronectina fetal e modificações do colo pela ultrassonografia.

124. São diagnósticos diferenciais de doença inflamatória pélvica (DIP), exceto:
    A) Apendicite.
    B) Gravidez ectópica rota.
    C) Gastroenterite.
    D) Candidíase.
    E) Cistite.

125. Ao comparecer ao pronto atendimento, uma mulher de 23 anos foi diagnosticada com doença inflamatória pélvica (DIP). Quais achados poderiam confirmar esse diagnóstico?
    A) Dor pélvica, leucocitose e temperatura axilar de 38,7°C.
    B) Dor à mobilização cervical, dor abdominal infraumbilical, dor à palpação anexial e secreção vaginal purulenta.
    C) Dor abdominal infraumbilical, velocidade de hemossedimentação elevada, massa pélvica e secreção vaginal purulenta.

D) Dor à palpação anexial, dor à mobilização do colo, temperatura de 39°C e massa pélvica.

E) Dor pélvica, leucocitose, temperatura axial de 38,6°C, comprovação laboratorial de infecção cervical por gonococo e velocidade de hemossedimentação elevada.

126. Mulher de 26 anos apresenta abscesso tubo-ovariano esquerdo, visualizado por meio de ultrassonografia transvaginal. Refere ter tido uma internação por doença inflamatória pélvica (DIP). Ao se realizar PCR da amostra cervical dessa jovem, no intuito de demonstrar a presença de microrganismos no material obtido, os agentes mais frequentemente encontrados, nesse caso, são:
A) *Neisseria gonorrhoeae* e *Chlamydia trachomatis*.
B) *Trichomonas vaginalis* e *Chlamydia trachomatis*.
C) *Gardnerella vaginalis* e *Enterobacteriaceae*.
D) *Corynebacterium sp.* e *Haemophilus ducreyi*.
E) *Chlamydia trachomatis* e *Chlamydia granulomatis*.

127. São sequelas frequentes da doença inflamatória pélvica (DIP), exceto:
A) Gravidez ectópica.
B) Aderências.
C) Infertilidade.
D) Dor crônica.
E) Metrorragia.

128. L.M.S., sexo feminino, 26 anos, solteira e sexualmente ativa. Procura o médico do pronto-socorro mais próximo da sua casa com queixa de corrimento vaginal anormal. O médico, sem muitos recursos de exames complementares, baseia-se em dados obtidos pela anamnese e achados do exame físico e sugere a hipótese diagnóstica de tricomoníase. Diante dessa situação, ao exame clínico, deve-se encontrar:
A) Corrimento branco, inodoro, espesso, tipo leite talhado.
B) Corrimento branco acinzentado, com odor de peixe podre e bolhas esparsas.
C) Corrimento discreto, incolor, inodoro e com aparência de clara de ovo.
D) Corrimento abundante, amarelo-esverdeado, bolhoso e "colo em framboesa".
E) Corrimento abundante, purulento e exsudando pelo orifício externo do colo.

129. Com relação ao tratamento da tricomoníase, podemos afirmar:
A) Gestantes não devem receber qualquer tratamento oral, em razão do risco de teratogênese.
B) O tratamento do parceiro deve ser realizado somente em caso de recidivas.
C) Metronidazol 2 g, via oral em dose única não deverá ser prescrito em hipótese alguma.
D) Em casos de recorrência, metronidazol 500 mg, via oral, 12/12 horas, por 7 dias é o tratamento de escolha.
E) Gestantes só podem receber tratamento a partir do terceiro trimestre.

130. M.P.G., 36 anos, idade gestacional (IG): 35 semanas (pela data da última menstruação – DUM), dá entrada no pronto atendimento do Hospital São José do Avaí com sangramento vaginal intenso, evolução de 1 hora, dor moderada em baixo ventre e afirma ser a primeira vez que esse sangramento ocorre. Relata doença hipertensiva específica da gestação e uso de metildopa 500 mg de 12/12h. Após ser examinada, a principal hipótese diagnóstica foi descolamento prematuro de placenta. É correto afirmar que:
    A) Deve-se solicitar ultrassonografia para confirmar o diagnóstico e, somente depois, iniciar alguma conduta.
    B) A conduta deve ser imediata, de acordo com a estabilidade materna e avaliação fetal, de modo que ambos fiquem expostos aos menores riscos possíveis.
    C) É uma patologia de baixa morbimortalidade e por isso o correto é aguardar que a IG seja correspondente a termo para que o parto seja realizado.
    D) A cardiotocografia sempre está normal nesses casos.
    E) Fatores de risco incluem gestação gemelar, nuliparidade e tabagismo.

131. V.A.S., 28 anos, idade gestacional (IG): 34 semanas, G4PC2A1, tabagista, procura atendimento na Santa Casa de Misericórdia de Sobral, com queixa de sangramento vaginal de pequena quantidade e com coloração escurecida, referindo dor pela escala visual analógica (EVA) 7. Paciente faz uso de metildopa, insulina e relata tratamento para sífilis. Ao exame, encontra-se em bom estado geral, pressão arterial (PA): 180/90 mmHg e hipertonia uterina presente. Diante do quadro da paciente, tendo como principal hipótese diagnóstica o descolamento prematuro de placenta, quais fatores de riscos estão presentes?
    A) Sífilis, tabagismo, idade avançada.
    B) Infecção sexualmente transmissível, hipertensão, trauma.
    C) Hipertensão, tabagismo, multiparidade.
    D) Abortamento prévio, sífilis, diabetes.
    E) Diabetes, hipertensão, idade avançada.

132. Mulher, 55 anos, menopausa aos 50 anos. Nega reposição hormonal. Último preventivo feito há 3 anos, sem alterações. Foi realizada coleta da citologia, apresentando o seguinte laudo: amostra satisfatória. Epitélio representado: escamoso. Atrofia com inflamação.
    Sobre o caso clínico, assinale a alternativa correta:
    A) A amostra colhida representa bem a junção escamocolunar (JEC).
    B) A paciente deve repetir o exame em 6 meses em virtude da presença de inflamação.
    C) A paciente não está mais na idade indicada para rastreamento, segundo as Diretrizes Brasileiras para Rastreamento de Câncer de Colo Uterino.
    D) Essa paciente deve realizar estrogenização prévia quando for realizar nova citologia.
    E) A paciente deve fazer novo exame em 3 anos sem realizar estrogenização.

133. Não é considerada contraindicação ao uso de terapia hormonal:
    A) Lúpus eritematoso sistêmico.
    B) Sangramento vaginal de origem desconhecida.

C) História pessoal de câncer ovariano não endometrioide.
D) História pessoal de câncer do endométrio.
E) Doença coronariana.

134. São eventos fisiológicos do climatério:
A) Aumento de hormônio folículo-estimulante (FSH) e aumento do volume ovariano.
B) Aumento de FSH e aumento de inibina.
C) Diminuição do estradiol e diminuição de FSH.
D) Diminuição do estradiol e aumento de FSH.
E) Aumento de inibina e diminuição de estradiol.

135. Sobre o uso da terapia hormonal (TH), é correto afirmar:
A) Os sintomas da síndrome geniturinária da menopausa (SGM) podem ser aliviados com o uso de TH via vaginal, contanto que seja feito complemento com TH sistêmica.
B) É importante que a TH seja combinada com progestágenos por efeito protetor sobre os ovários e sistema cardiovascular.
C) Mulheres que fazem uso de TH exclusivamente via vaginal não precisam combiná-la com progesterona, em virtude de sua baixa absorção sistêmica.
D) A TH via transdérmica é um importante fator de risco à ocorrência de tromboembolismo venoso (TEV).
E) A TH combinada com progestágenos é o tratamento-padrão a todas as mulheres, independentemente do número de filhos e da presença ou não de útero e ovários.

136. Assinale a alternativa em que há a correta associação entre sintomas e tratamento de melhor escolha:
A) Dispareunia – terapia hormonal (TH) via vaginal diariamente.
B) Síndrome geniturinária da menopausa (SGM) – TH via vaginal, 2 a 3 vezes por semana.
C) Fogachos – TH via oral e vaginal complementar.
D) Depressão – TH via transdérmica.
E) Insônia – TH tópica semanal.

137. Confirmam o diagnóstico clínico de sofrimento fetal agudo:
A) Batimentos cardíacos fetais (BCF) de 110 bpm e líquido amniótico com aspecto de água de rocha.
B) BCF de 120 bpm presença de mecônio fluido.
C) BCF de 160 bpm e presença de mecônio fluido.
D) BCF de 100 bpm e presença de mecônio espesso.
E) BCF de 140 bpm e presença de mecônio espesso.

138. Com relação ao crescimento intrauterino restrito (CIUR), é correto afirmar:
   A) A medida da altura de fundo de útero (AFU) é capaz de confirmar o diagnóstico de CIUR.
   B) Em caso de visualização de diástole reversa, o parto é recomendado com 37 semanas.
   C) No seguimento do CIUR acima de 32 semanas (tardio), avalia-se a circunferência abdominal (CA) e a relação cérebro/placenta (RCP) pela ultrassonografia.
   D) Avalia-se a insuficiência placentária por meio do Doppler da artéria cerebral média.
   E) A cardiotocografia é o método de escolha para avaliação de sofrimento fetal crônico.

139. Assinale a alternativa que indica três sinais de insuficiência placentária grave:
   A) Cardiotocografia alterada, oligodramnia e pressão arterial (PA) persistente ≥ 160/110 mmHg.
   B) Oligodramnia, Dopplervelocimetria alterada e frequência cardíaca fetal (FCF) < 110 bpm.
   C) Mecônio espesso, alteração da vitalidade fetal e movimentação fetal exacerbada.
   D) Oligodramnia, bradicardia sem recuperação e coagulopatias.
   E) pH do sangue fetal ≥ 7,20, oligodramnia e frequência cardíaca < 100 bpm.

140. Sobre a distocia do trajeto, assinale a alternativa incorreta:
   A) As principais distocias do trajeto duro são: anormalidades do estreito superior, médio e inferior.
   B) A anormalidade do estreito inferior, normalmente, acontece de maneira isolada.
   C) Veias varicosas e edema de vulva são exemplos de distocias de trajeto mole.
   D) Tumorações prévias, como miomas, dificultam o parto.
   E) O exame clínico é o melhor método de avaliar a pelve óssea.

141. M.T.R., 34 anos, G3P2A0, histórico de mioma subseroso volumoso no istmo uterino. Durante o trabalho de parto apresenta contrações intensas, 7 contrações em 10 minutos. Qual a conduta para o caso?
   A) Administração de medicamentos uteroinibidores.
   B) Posicionamento da gestante em decúbito lateral.
   C) Realização da cesárea.
   D) Administração de ocitocina intravenosa.
   E) Realização de amniotomia.

142. Sobre obstrução intestinal na paciente gestante, assinale a alternativa correta:
   A) A via laparoscópica deve ser a primeira escolha em casos de necessidade de intervenção cirúrgica.
   B) O diagnóstico de obstrução intestinal é eminentemente clínico, não necessitando de exames complementares.
   C) A radiografia de abdome é o exame de imagem ideal para esses casos.

D) A brida é a principal causa de obstrução intestinal durante a gravidez.

E) Em virtude do crescimento uterino, o volvo intestinal é a causa mais frequente de abdome agudo obstrutivo em pacientes gestantes.

143. Laura, G2P1A0, é atendida na 20ª semana de gestação com quadro sugestivo de obstrução intestinal. Com relação à investigação diagnóstica e o tratamento desse caso, pode-se afirmar, exceto que:
  A) Os exames de imagem com radiação ionizante devem ser evitados em virtude de seu impacto negativo ao feto.
  B) A laparoscopia pode ser o método cirúrgico de escolha, contanto que a equipe seja experiente e a paciente não esteja cursando com quadro infeccioso ou com uma grande distensão abdominal.
  C) Quando a ultrassonografia seriada não foi o suficiente para investigação da obstrução intestinal, há indicação da ressonância nuclear magnética nesses casos.
  D) O tratamento de obstrução intestinal em gestantes é exclusivamente cirúrgico.
  E) O tratamento conservador pode ser feito e consiste em reposição hidreletrolítica e descompressão intestinal com sonda nasogástrica.

144. Tendo conhecimento sobre os efeitos da toxoplasmose na gestação e a importância da triagem para essa patologia, marque a alternativa correta:
  A) A paciente que se apresenta com IgM negativo e IgG negativo, é considerada imune, e não necessita de outros testes e orientações gerais durante o restante da gestação.
  B) IgM positivo e IgG negativo, significa que a gestante tem uma infecção crônica e não necessita de tratamento.
  C) A profilaxia orientada para pacientes que se encontram susceptíveis é: lavar bem frutas e verduras, evitar comer carnes malcozidas e cruas, além de usar luva ao manipular solos que possam estar contaminados.
  D) Quando a paciente apresenta ambas imunoglobulinas positivas, não é necessário o teste de avidez.
  E) No caso de IgM reagente, não é necessário a solicitação de IgA e IgE.

145. Sabe-se que a transmissão vertical da toxoplasmose deve ser evitada a qualquer custo, caso a doença esteja presente em sua forma aguda, nesses casos a conduta é:
  A) Eritromicina 3 g, via oral, até o fim da gestação ou até confirmação da infecção fetal na 18ª semana gestacional.
  B) Espiramicina 3 g, via oral, até o fim da gestação ou até confirmação da infecção fetal na 18ª semana gestacional.
  C) Pirimetamina 25 mg, via oral + sulfadiazina 4 g, via oral + ácido folínico 25 mg, via oral, até o fim da gestação ou até a confirmação da infecção fetal na 12ª semana gestacional.
  D) Azitromicina 4 g, via oral, até a 20ª semana gestacional, sem realizar pesquisa de infecção fetal.
  E) Em caso de infecção fetal, o esquema se mantém o mesmo do iniciado anteriormente.

146. Assinale a alternativa correta com relação à transmissão fetal:
    A) Quanto mais precoce for a infecção durante a gestação, maior o risco de transmissão fetal.
    B) Quanto mais tardia for a infecção durante a gestação, menor é o risco de transmissão fetal.
    C) Quanto mais tardia for a infecção durante a gestação, maior é o risco de transmissão fetal.
    D) A transmissão fetal não é rara em idade gestacional (IG) precoce, diminuindo conforme o tempo de gestação.
    E) O risco de transmissão fetal permanece o mesmo durante toda a gestação.

147. Com relação à gestação em mulheres infectadas pelo HIV, assinale a alternativa correta:
    A) A boa adesão à terapia antirretroviral (TARV) e o uso de zidovudina (AZT) injetável durante o parto são suficientes para diminuir a transmissão vertical, não precisando suspender a amamentação no puerpério.
    B) A genotipagem está indicada para todas as gestantes infectadas pelo HIV, especialmente para aquelas que têm carga viral indetectável.
    C) A via de parto independe da carga viral da gestante, estando relacionada apenas a contraindicações obstétricas.
    D) O uso de TARV está indicada para todas as gestantes com carga viral acima de 500 cópias/mL.
    E) O dolutegravir (DTG) não deve ser utilizado durante a gestação, devendo ser substituído pelo raltegravir (RAL).

148. Gestante, G1P0A0, comparece à primeira consulta de pré-natal com 10 semanas de gestação. Realiza sorologias com os seguintes resultados: VDRL não reagente; teste rápido para HIV reagente; HBsAg não reagente; IgG positivo e IgM negativo para toxoplasmose. Com relação ao resultado do teste rápido do HIV, qual a conduta inicial mais adequada?
    A) Iniciar terapia antirretroviral (TARV) imediatamente, sem necessidade de mais exames.
    B) Solicitar teste de genotipagem e aguardar resultado para iniciar a TARV.
    C) Realizar um segundo teste rápido no mesmo momento, porém com antígeno diferente do primeiro.
    D) Realizar um segundo teste rápido com antígeno diferente em 14 dias.
    E) Solicitar teste de carga viral e exame de genotipagem.

149. Quais dos seguintes itens não é critério para reprodução por meio da relação vaginal sem uso de preservativo em um casal sorodiscordante para HIV:
    A) Parceiro soropositivo em uso de terapia antirretroviral e com excelente adesão.
    B) Contagem de células CD4 acima de 300.
    C) Ausência de outras doenças sexualmente transmissíveis.
    D) Carga viral indetectável documentada.
    E) Ausência de coinfecções no parceiro soropositivo.

150. Paciente de 25 anos de idade deu entrada no pronto-socorro com queixa de violência sexual por desconhecido há cerca de 5 horas. Refere que ocorreu penetração vaginal e anal sem uso de preservativo. Qual a conduta que o médico deverá realizar:
    A) Fazer a denúncia para as autoridades policiais sem o consentimento da paciente.
    B) Coletar os vestígios, somente o *swab* vaginal.
    C) Atender a paciente no corredor do hospital.
    D) Anticoncepção de emergência.
    E) Não é necessária a imunoprofilaxia para hepatite B.

151. Qual das alternativas a seguir segue o protocolo do que está previsto no atendimento às pessoas vítimas de violência sexual no Brasil?
    A) O atendimento é obrigatoriamente feito por médicos e psicólogos.
    B) O atendimento só deve ser realizado até 72 horas após o abuso sexual.
    C) O Termo de Consentimento Informado (TCI) deve ser assinado depois da coleta de material biológico e apenas a vítima poderá consentir e assinar.
    D) O médico que atende a paciente pode fazer o exame de corpo de delito.
    E) Não é necessário Boletim de Ocorrência para haver atendimento de saúde.

152. Sobre o aborto em mulheres vítimas de violência sexual, assinale a correta:
    A) Toda mulher tem direito ao abortamento, independentemente da idade gestacional (IG).
    B) Caso a paciente não apresente autorização judicial, o aborto não poderá ser realizado.
    C) Não é necessário Boletim de Ocorrência ou laudo do Instituto Médico Legal (IML) para a realizar o aborto.
    D) O médico tem direito de objeção de consciência em casos de aborto em vítima de violência sexual, mesmo que a omissão traga danos à saúde da mulher.
    E) É preciso a assinatura do consentimento de um familiar e da vítima em todos os casos.

153. Com relação ao atendimento da mulher vítima de violência sexual, assinale a alternativa incorreta:
    A) Deve-se notificar o Sistema de Informação de Agravos de Notificação (Sinan) no prazo de 24 horas nos casos de violência sexual.
    B) O exame físico deverá ser feito sem acompanhantes para resguardar a paciente.
    C) Além do exame clínico, é necessário solicitar exames laboratoriais, como anti-HIV, VDRL, hepatite B e C, transaminases, conteúdo vaginal e hemograma.
    D) Se a violência tiver sido há mais de 72 horas, não se faz profilaxia antirretroviral.
    E) É imprescindível um atendimento humanizado, sigiloso e respeitoso, com apoio de equipe multidisciplinar, como enfermeira, assistente social e psicólogo.

154. A vulvodínia é uma condição patológica complexa que cursa com importante prejuízo à qualidade de vida de muitas pacientes e, na maioria das vezes, tem seu diagnóstico postergado por anos por desconhecimento dos médicos sobre essa doença. De acordo com as definições que seguem, assinale a que melhor descreve a patologia vulvodínia:
    A) Ato de eliminar sons similares aos flatos após a relação sexual.
    B) Neoplasia intraepitelial vulvar (NIV) causada por *Tinea vulvar*.
    C) Perda de sensibilidade na vulva e períneo (comum na hanseníase).
    D) Lesão queratinizada da vulva (placas esbranquiçadas).
    E) Dor vulvar inexplicada.

155. Paciente de 42 anos, comparece ao ambulatório de ginecologia referindo que há 4 meses iniciou quadro de dor tipo queimação em região vulvar, intermitente, e que causa angústia, pois é desconfortável e está afetando sua vida sexual. História patológica pregressa sem dados relevantes. Exame físico apresentando vulva eutrófica, epitelizada, sem áreas descamativas ou hiperemiadas, fluxo vaginal fisiológico. Considerando a principal hipótese diagnóstica para o caso, assinale a alternativa que melhor descreve sua fisiopatologia:
    A) Infecciosa, sendo o principal agente causal o herpes simples (HSV).
    B) Compressão ou lesão neural, sendo o principal agente causal o HSV.
    C) Deficiência hormonal, ocasionada pela síndrome geniturinária da menopausa.
    D) Neoplasia, sendo o tipo mais comum o carcinoma de células escamosas.
    E) Fisiopatologia incerta, multifatorial com diversos fatores etiológicos potenciais.

156. A vulvodínia pode ser tão desconfortável que algumas atividades podem parecer insuportáveis, como se sentar por longos períodos ou ter relações sexuais. Desse modo, para o tratamento da vulvodínia, considera-se as seguintes medidas, exceto:
    A) Cuidados locais/autocuidado.
    B) Medicamentos tópicos, orais e/ou injetáveis.
    C) Aconselhamento sexual, psicoterapia.
    D) Vestibulectomia.
    E) Ressecção do nervo pudendo.

157. A doença hemolítica perinatal (DHPN) é uma condição na qual mãe e bebê apresentam uma incompatibilidade sanguínea, essa patologia traz importantes repercussões para o recém-nascido, caso não seja feito o devido acompanhamento. Diante do exposto, marque a alternativa que não indica uma consequência fetal da DHPN:
    A) Anemia grave.
    B) Icterícia.
    C) Hidropsia fetal.
    D) Microcefalia.
    E) Morte fetal.

158. O pré-natal é a assistência médica que toda gestante tem direito de ter acesso, visando a integridade da saúde da mãe e do bebê. Um dos objetivos desse acompanhamento é a detecção precoce de patologias maternas e fetais, como a doença hemolítica perinatal (DHPN). Diante disso, qual situação descrita a seguir não se faz necessário a profilaxia com imunoglobulina anti-Rh para DHPN:
    A) Abortamento.
    B) Descolamento prematuro de placenta.
    C) Diabetes melito gestacional.
    D) Mãe Rh negativo e pai Rh positivo.
    E) Amniocentese.

159. Gestante, Rh negativo, evoluiu para parto vaginal com retenção placentária sendo necessária a extração manual. Foi realizada a administração de imunoglobulina anti-D com 30 semanas de idade gestacional (IG). Após o parto, foi realizado teste de Coombs indireto com resultado positivo. A melhor conduta para essa puérpera é:
    A) Direcionar a gestante para o pré-natal de alto risco na próxima gestação.
    B) Caso o Coombs indireto negativar, fazer administração de imunoglobulina anti-D.
    C) Acompanhamento ambulatorial, uma vez que ela já recebeu imunoglobulina durante o pré-natal.
    D) Caso o recém-nascido seja Rh positivo aplicar uma nova dose de imunoglobulina anti-D.
    E) Caso a mulher deseje uma nova gestação, adverti-la quanto aos riscos e desmotivá-la.

160. Gestante de 34 anos, G2P2A0, idade gestacional (IG) 21 semanas vem ao ambulatório de obstetrícia para consulta de pré-natal. Sua tipagem sanguínea é O– e a de seu parceiro é B+. Quando estava com 16 semanas, realizou teste de Coombs indireto e o resultado foi positivo, com titulação de 1:4. Nesse caso, o exame indicado para acompanhamento inicial é:
    A) Cordocentese.
    B) Coombs indireto.
    C) Espectrofotometria de líquido amniótico.
    D) Dopplervelocimetria de artéria cerebral média.
    E) Não há necessidade de acompanhamento específico.

161. Sobre a via de parto em gestantes com HIV, assinale a alternativa correta:
    A) Independentemente da carga viral, a gestante poderá ter parto vaginal ou cesárea a partir da 38ª semana de gestação, visto que com um bom tratamento, a diminuição do risco de transmissão vertical do HIV já está garantido.
    B) Em mulheres com carga viral desconhecida é indicado o parto vaginal.
    C) A cesárea eletiva, a partir de 38 semanas de gestação, em pacientes com carga viral desconhecida ou > 1.000 cópias/mL, diminui o risco de transmissão vertical do HIV.
    D) Gestantes em uso de terapia antirretroviral e com supressão sustentada da carga viral do HIV está indicado apenas o parto cesárea.
    E) Em mulheres com carga viral do HIV < 1.000 cópias/mL detectável, poderá ser realizado o parto vaginal sem o uso do zidovudina (AZT), via intravenosa.

162. Com relação à prevenção da transmissão vertical de HIV no recém-nascido (RN), assinale a alternativa incorreta:
   A) Quando necessário, o RN deve receber solução oral de zidovudina (AZT), preferencialmente na sala de parto ou nas primeiras 4 horas de vida.
   B) Para RN de mães com carga viral maior que 1.000 cópias/mL no último trimestre de gestação, deve-se administrar o AZT e acrescentar nevirapina (NVP) nas primeiras 48 horas de vida.
   C) De acordo com o *Tratado de Obstetrícia* da Febrasgo, em casos de RN nascidos de mães com boa adesão à terapia antirretroviral (TARV) e carga viral menor que 1.000 cópias/mL durante a gestação, pode-se suspender o xarope de AZT, via oral.
   D) Crianças nascidas de mães com má adesão à TARV, porém com carga viral menor que 1.000 cópias/mL no 3º trimestre, podem receber apenas AZT, via oral.
   E) Excepcionalmente, quando a criança não puder receber AZT por via oral, pode-se utilizar injetável.

163. Com relação ao HIV na gestação, assinale a alternativa incorreta:
   A) Todo recém-nascido, nascido de mãe portadora de HIV, já nasce com a sorologia positiva para o vírus.
   B) O tempo de ruptura das membranas amnióticas interfere na transmissão do vírus.
   C) Se a mãe fizer o uso correto da terapia antirretroviral (TARV), tomando as devidas precauções durante o parto e o período de amamentação, a transmissão vertical é reduzida a menos de 2%.
   D) A TARV deve ser iniciada após a confirmação da infecção por Western blot, mesmo se paciente assintomática, preferencialmente após o primeiro trimestre de gestação.
   E) A TARV é um esquema composto por dois fármacos inibidores da transcriptase reversa análogos de nucleosídeos e uma fármaco inibidor da integrase.

164. Paciente de 58 anos de idade, negra, multípara, com queixa de surgimento de hiperemia e edema tipo "casca de laranja" em mama direita há 1 mês, a mamografia foi inconclusiva. Ultrassonografia classificada como BI-RADS 5. A partir do exposto, qual a melhor conduta?
   A) Punção aspirativa com agulha fina (PAAF).
   B) Mastectomia radical e esvaziamento axilar.
   C) *Core biopsy*.
   D) Tomografia computadorizada da mama.
   E) Mastectomia com biópsia de linfonodo sentinela e reconstrução mamária imediata.

165. De acordo com classificação do sistema de BI-RADS, está correta a seguinte afirmativa:
   A) Calcificações amorfas, heterogêneas na mamografia é categoria 1.
   B) Microcalcificações e nódulos irregulares na mamografia é categoria 4.
   C) Microcistos agrupados múltiplos no ultrassom é categoria 2.
   D) Avaliação incompleta, necessita de avaliação adicional é categoria 5.
   E) Negativo, nada digno de nota é categoria 0.

166. A bactéria *Treponema pallidum* é responsável por induzir uma infecção crônica, denominada sífilis. A doença pode ser classificada em estágios. Assinale a alternativa que contemple os estágios da doença:
   A) Estágios: primário, secundário e terciário.
   B) Estágios: primário, secundário, terciário e quaternário.
   C) Estágios: primário, secundário, latente, terciário e quaternário.
   D) Estágios: primário, secundário, latente e terciário.
   E) Estágios: primário, latente e secundário.

167. De acordo com o tratamento para sífilis, marque a alternativa correta:
   A) O tratamento da sífilis é instituído de acordo com o tempo de doença, isto é: sífilis precoce é tratada com penicilina G benzatina, 2,4 milhões UI, intramuscular. No caso de sífilis tardia, o tratamento é feito com três doses, sendo uma semanal, de penicilina G benzatina, 2,4 milhões UI, intramuscular.
   B) O tratamento da sífilis para gestante pode ser feito com penicilina G benzatina, ceftriaxona ou doxiciclina. Isso é fundamental para os casos de alergia à penicilina.
   C) Além da opção de tratamento com a penicilina, a eritromicina e a azitromicina podem ser curativas tanto para a mãe, quanto para o feto, e por isso pode ser um tratamento de escolha.
   D) O tratamento da sífilis é com penicilina G benzatina, 2,4 milhões UI, intramuscular durante 4 semanas.
   E) O tratamento da sífilis é com penicilina G benzatina, 2,4 milhões UI, intramuscular, dose única.

168. Sobre o atendimento inicial à vítima de violência sexual, marque a alternativa incorreta:
   A) O ideal é que ocorra em local reservado, a vítima deve receber atendimento prioritário e multidisciplinar, e esse é o momento ideal para iniciar a construção do vínculo médico-paciente.
   B) O mais indicado é que as lesões sejam fotografadas, mas a representação e descrição detalhadas através de desenhos no prontuário também pode respaldar a vítima legalmente.
   C) O exame ginecológico completo pode ser dispensado, caso a vítima já tenha sido atendida por um profissional médico no IML, e este tenha feito a coleta de materiais biológicos.
   D) O atendimento à vítima de violência sexual exige apresentação de Boletim de Ocorrência que comprove o crime e a necessidade da coleta de materiais biológicos.

169. Sobre os exames complementares no atendimento à vítima de violência sexual, assinale a alternativa incorreta:
   A) Independentemente da coleta do material para realização dos exames, devem ser iniciadas de imediato a profilaxia para as doenças sexualmente transmissíveis.
   B) A coleta de material biológico vaginal é importante para posterior identificação do agressor e deve ser realizada o mais rápido possível.
   C) A pesquisa de beta-hCG é realizada somente para mulheres em idade fértil.

D) O exame bacterioscópico e pesquisa de clamídia e gonococo, por meio de amostras do conteúdo vaginal, são postergados por ter menor importância nesse contexto.

E) É essencial realizar exames para identificação de infecções sexualmente transmissíveis, como pesquisa de HIV, hepatite B, hepatite C e sífilis.

170. J.B.A., 22 anos, nulípara, vem ao ambulatório de ginecologia com queixa de lesões em região genital. Ao exame físico, paciente em bom estado geral, com presença de úlceras em mucosa ocular e lesões generalizadas caracterizadas como máculas e pápulas edematosas. Ao exame ginecológico, constatam-se múltiplas lesões ulceradas, com formação de crosta e centros vesiculosos em região vulvar. Qual a etiologia mais provável dos sintomas?
A) Herpes simples.
B) Sífilis primária.
C) Donovanose.
D) Cancro mole.
E) Síndrome de Stevens-Johnson.

171. São características comuns da lesão proveniente do *Treponema pallidum*:
A) Lesão única, vesicular, dolorosa e de melhora espontânea.
B) Lesão múltipla, ulcerosa, indolor, de fundo limpo e com boa resposta ao aciclovir.
C) Lesão única, ulcerada, indolor, de fundo limpo, bordos endurecidos, rápida involução.
D) Lesão múltipla, "em espelho", indolor, fundo granuloso, bordos plano e fácil sangramento.
E) Lesão única, papulosa, indolor, de fundo limpo, associada a adenomegalia bilateral dolorosa.

172. Os agentes etiológicos de sífilis primária, cancro mole, herpes simples, lifogranuloma venéreo e donovanose são, respectivamente:
A) *Treponema pallidum, Haemophilus ducreyi, Herpes simplex virus, Chlamydia trachomatis* e *Klebsiella granulomatis*.
B) *Haemophilus ducreyi, Treponema pallidum, Herpes simplex virus, Klebsiella granulomatis* e *Chlamydia trachomatis*.
C) *Klebsiella granulomatis, Treponema pallidum, Herpes simplex virus, Haemophilus ducreyi* e *Chlamydia trachomatis*.
D) *Treponema pallidum, Klebsiella granulomatis, Herpes simplex virus, Chlamydia trachomatis* e *Haemophilus ducreyi*.
E) *Herpes simplex virus, Haemophilus ducreyi, Chlamydia trachomatis, Klebsiella granulomatis* e *Treponema pallidum*.

173. São considerados fatores de risco para pré-eclâmpsia, exceto:
A) História familiar de pré-eclâmpsia.
B) Idade > 40 anos.

C) Gestação múltipla.
D) Multiparidade.
E) Índice de massa corporal (IMC) > 30 na primeira consulta pré-natal.

174. A classificação de pré-eclâmpsia com sinais e/ou sintomas de deterioração clínica é dada na presença de todos os fatores abaixo, exceto:
A) Sintomas de iminência de eclâmpsia ou eclâmpsia.
B) Dor torácica.
C) Edema agudo de pulmão.
D) Pressão arterial sistólica ≥ 140 mmHg e/ou diastólica ≥ 100 mmHg.
E) Síndrome de HELLP.

175. Considerando que a amenorreia primária pode ter causas anatômicas, gonadais, hipofisárias e causas centrais hipotalâmicas, assinale a alternativa que contém somente causas gonadais que justificam a amenorreia:
A) Síndrome de Morris, síndrome de Swyer e síndrome de Mayer-Rokitansky-Kuster-Hauser.
B) Amenorreia nervosa, mutação no receptor do GnRH e síndrome de Turner.
C) Síndrome da sela vazia, síndrome de Swyer e deficiências enzimáticas.
D) Síndrome de Swyer, deficiências enzimáticas (p. ex., aromatase) e síndrome de Turner.
E) Síndrome de Turner, bulimia e excesso de atividade física.

176. Assinale a opção que contém apenas fatores de risco para o desenvolvimento de diabetes melito gestacional (DMG):
A) Ganho de peso excessivo na gravidez, tabagismo e DMG prévio.
B) Antecedente obstétrico de abortamento, sobrepeso e oligoidrâmnio.
C) Baixa estatura materna, primeira gestação e macrossomia.
D) Hipertensão arterial sistêmica, síndrome dos ovários policísticos e idade materna avançada.
E) Gestação gemelar, polidrâmnio e história familiar em parentes de primeiro grau.

177. Com relação ao diabetes melito gestacional (DMG), assinale a alternativa incorreta:
A) Em pacientes que obtiveram resultados inferiores a 92 mg/dL na glicemia de jejum no primeiro pré-natal, devem realizar a prova oral de intolerância a glicose durante a 24ª e a 28ª semana de gestação.
B) Em virtude do risco de malformações cardíacas, recomenda-se o estudo com ecocardiografia fetal entre 24 e 28 semanas de gestação.
C) Ao diagnóstico, diferencia-se da diabetes na gravidez por apresentar valores glicêmicos intermédios entre os níveis normais na gravidez e valores que excedem os limites diagnósticos para a população não grávida.

D) A resistência à insulina, causada principalmente pelo hormônio lactogênico placentário, ocorre geralmente no segundo trimestre, podendo progredir para o terceiro trimestre de gestação.

E) A gestante portadora de DMG não tratada têm maior risco de rotura prematura de membranas, parto pré-termo, feto com apresentação pélvica e feto macrossômico.

178. Assinale a opção correta sobre o tratamento da diabetes melito gestacional (DMG):
    A) Se após 4 semanas de dieta, os níveis glicêmicos permanecerem elevados, deve-se iniciar tratamento farmacológico.
    B) A metformina e a glibenclamida não ultrapassam a barreira placentária.
    C) A insulina é a primeira escolha na terapêutica medicamentosa para controle glicêmico no período gestacional.
    D) No primeiro dia após o parto, os níveis de glicemia devem ser observados, contudo, não se deve suspender o uso de insulina basal.
    E) A dose inicial de insulina é de 1,0 U/kg/dia para todas as gestantes que já tiveram diagnóstico prévio de DMG.

179. A fisiopatologia da endometriose ainda é muito discutida atualmente. Sobre o tema, marque a alternativa incorreta:
    A) Acredita-se que a endometriose surja da interação de um conjunto de fatores, entre eles fatores ambientais e genéticos.
    B) Com relação à origem dos implantes na endometriose, algumas teorias defendem que as células endometriais seriam oriundas da própria cavidade uterina, enquanto outras defendem que elas poderiam se originar a partir de tecidos normais por meio de um processo de diferenciação celular.
    C) A teoria mais aceita atualmente é a da menstruação retrógrada, segundo a qual, o refluxo menstrual tubário seria responsável pelo transplante de células endometriais para a cavidade peritoneal, o qual é somente observado nas pacientes com endometriose.
    D) A teoria da metaplasia celômica poderia explicar o surgimento de endometriose em mulheres que nunca menstruaram.
    E) Modificações no ambiente peritoneal, a partir de fatores inflamatórios, imunológicos e hormonais, que poderiam iniciar a doença, está relacionada com a teoria genética da endometriose.

180. Com relação aos sítios mais comuns de implantação da endometriose, assinale a alternativa que apresenta os locais mais comuns de acometimento:
    A) Fundo de saco posterior, ovário, ureter.
    B) Intestino, vagina, ligamentos uterossacros.
    C) Diafragma, bexiga, ovário.
    D) Ovário, intestino, bexiga.
    E) Ovários, ligamentos uterossacros, fundo de saco posterior.

181. Quais desses fatores não são considerados transitórios e reversíveis na incontinência urinária de esforço (IUE):
   A) Infecção urinária e vaginite atrófica.
   B) Gestação e paridade.
   C) Obesidade e ação medicamentosa.
   D) Envelhecimento e menopausa.
   E) Tabagismo e consumo de cafeína.

182. Os sintomas urgência miccional, perda involuntária de urina aos esforços, esforço para urinar e disúria são classificados, respectivamente:
   A) Armazenamento, armazenamento, miccional e miccional.
   B) Armazenamento, miccional, armazenamento e miccional.
   C) Miccional, miccional, miccional e armazenamento.
   D) Todos miccionais.
   E) Miccional, armazenamento, armazenamento e miccional.

183. Com relação à terapia hormonal (TH) no climatério, considere:
   I. Pacientes com comorbidades, como diabetes melito, devem utilizar preferencialmente a TH oral.
   II. A recomendação primordial da TH é o tratamento dos fogachos moderados a severos.
   III. O risco de câncer de mama associado ao uso da TH é pequeno, com incidência anual de menos 1/1.000 mulheres.

   Estão corretas:
   A) I, II, III.
   B) I, II.
   C) II, III.
   D) II.
   E) Nenhuma das alternativas.

184. Paciente de 51 anos, índice de massa corporal (IMC) = 34,3 e com diabetes tipo 2 controlado, apresenta diagnóstico de climatério há 2 anos, para o qual fez uso de abordagem não farmacológica, mas sem melhora dos sintomas vasomotores. Paciente se recusa a fazer uso de terapia hormonal. Qual a conduta terapêutica mais recomendada para o tratamento das ondas de calor?
   A) Prescrever antidepressivo inibidor seletivo da recaptação de serotonina.
   B) Continuar orientando em alterações de estilo de vida.
   C) Informar a paciente que a terapia hormonal é o único método disponível.
   D) Prescrever lubrificantes ou hidratantes vaginais.
   E) Indicar histerectomia total para cessação dos sintomas.

185. Sobre o climatério, assinale a alternativa correta.
   A) Durante o climatério, os hormônios esteroides se encontram em níveis elevados.
   B) O período da menopausa engloba o climatério e a senilidade.
   C) Considera-se menopausa quando o último período menstrual foi há 6 meses.
   D) Os sintomas do climatério são vastos, podendo ser vasomotores, urogenitais, de humor, ou psicossociais.
   E) O tabagismo, além de retardar o início do climatério, também intensifica os seus sintomas.

186. Com relação ao climatério, assinale a alternativa incorreta:
   A) Na pós-menopausa, os níveis hormonais de hormônio folículo-estimulante (FSH) estão aumentados.
   B) Os níveis hormonais de estradiol, testosterona e inibina estão diminuídos.
   C) A estrona proveniente na aromatização externa é o principal estrogênio presente na pós-menopausa.
   D) Mesmo com ciclos irregulares e presente, os níveis de FSH podem estar elevados.
   E) A falência ovariana é decorrente da insuficiência hipotalâmica, evento central da menopausa.

187. Com relação ao diagnóstico de câncer de mama na gestação, assinale a alternativa correta:
   A) A mamografia não é utilizada, pois oferece risco de malformação fetal.
   B) A ultrassonografia é o padrão-ouro para diagnóstico de câncer de mama em gestantes, sendo a única utilizada nesses casos.
   C) O exame físico é suficiente para examinar as queixas de alterações mamárias em gestantes.
   D) A biópsia de uma lesão suspeita é o padrão-ouro para definir o diagnóstico histológico das lesões.
   E) A incidência de câncer de mama nas gestantes é irrelevante, logo não é necessário levantar essa hipótese de diagnóstico.

188. Com relação ao tratamento do câncer de mama gestacional, assinale a alternativa correta:
   A) O tratamento do câncer de mama na gestação é contraindicado em qualquer situação, pois todos os métodos causam danos aos fetos e inúmeras vezes são ineficazes na cura.
   B) O tratamento proposto deve aproximar-se ao máximo do tratamento proposto às pacientes não grávidas com o mesmo estádio clínico e o intuito deve ser o de não postergar o tratamento à paciente, ao mesmo tempo em que se deve evitar a prematuridade iatrogênica.
   C) A cirurgia, em qualquer situação, exige um tratamento quimioterápico, o qual deve ser feito no mesmo período da cirurgia, ou seja, adjuvante, não podendo ser postergada para o pós-parto.
   D) O efeito da quimioterapia independe da idade gestacional (IG) e deve ser realizada em todas as pacientes com indicação.
   E) A radioterapia não oferece riscos à exposição fetal e não há efeitos descritos nos fetos.

189. Uma mulher de 33 anos, moradora do estado do Alagoas, relata ter retornado de viagem do estado do Amazonas há cerca de 14 dias. Apresenta, como queixa principal, episódios de calafrios e tremores intensos, seguidos de febre, que varia entre 39 e 40°C, acompanhada de sudorese e iniciados há cerca de 5 dias. Ao exame físico, está hipocorada e ictérica, com hepatomegalia e esplenomegalia dolorosa à palpação. Considerando os dados clínicos e epidemiológicos descritos, a principal hipótese diagnóstica é:
   A) Febre amarela.
   B) Infecção por H1N1.
   C) Dengue.
   D) Leptospirose.
   E) Malária.

190. Uma paciente, residente no município do Amazonas, com 10 semanas de idade gestacional (IG) foi diagnosticada com malária por *Plasmodium falciparum* não complicada, qual a medicação utilizada no tratamento?
   A) Arteméter em associação com lumefantrina.
   B) Artesunato em associação com mefloquina + primaquina.
   C) Quinina em associação com a clindamicina.
   D) Cloroquina.
   E) Primaquina.

191. Sobre o tratamento de malária em gestantes, qual das assertivas está correta:
   A) Em casos de malária, por *Plasmodium falciparum*, a primaquina não pode ser utilizada no primeiro trimestre de gravidez, contudo, a partir do segundo trimestre não há mais riscos para a saúde materna e fetal.
   B) Em casos de malária por *P. vivax* e *P. ovale*, em gestantes são utilizadas a cloroquina em associação com a primaquina no tratamento.
   C) No tratamento de malária, por *P. malariae*, utiliza-se primaquina.
   D) Em casos de malária, por *P. falciparum*, as combinações de derivados de artemisinina (ACT), artesunato + mefloquina ou arteméter + lumefantrina, não são recomendadas, pois há ausência de evidências robustas para o uso em gestantes no primeiro trimestre.
   E) Em casos de malária, por *P. vivax* e *P. ovale*, é utilizada a cloroquina profilática durante toda a gravidez.

192. A vaginose bacteriana é um conjunto de sinais e sintomas resultante de um desequilíbrio da flora vaginal, culminando na diminuição de lactobacilos e crescimento de bactérias anaeróbias como a *Gardnerella vaginalis*. Assinale o item que não se enquadra nos critérios diagnósticos de Amsel para vaginose bacteriana:
   A) Teste das aminas (*whiff test*) positivo.
   B) Visualização de *clue cells* no exame microscópico a fresco da secreção vaginal.
   C) Corrimento fétido.

D) pH vaginal > 4,5.

E) Corrimento branco-acinzentado, homogêneo e fino.

193. Paciente de 16 anos, vida sexual ativa há 2 anos com proteção, procurou o serviço médico da Unidade Básica de Saúde com queixa de secreção vaginal com aumento de volume há 2 meses. Refere que tal secreção é parecida com "clara de ovo", sem odor, prurido e sem sintomas infecciosos. Ao exame ginecológico, observou-se a vulva e mucosa vaginal sem alterações. Qual a principal hipótese diagnóstica?

A) Candidíase vulvovaginal.

B) Cervicite gonocócica.

C) Vaginite por *Gardnerella vaginalis*.

D) Mucorreia.

E) Tricomoníase.

194. Mulher de 30 anos refere, em consulta na Unidade Básica de Saúde, prurido vulvovaginal intenso há 5 dias, ardor vaginal e disúria; tem parceiro único que não apresenta sintomas. Ao exame físico é observado hiperemia, escoriações na vulva e corrimento branco grumoso em moderada quantidade, sem odor característico. Diante desse quadro, assinale o que for correto:

A) É necessária a realização do teste de *whiff* que, caso positivo, fechará o diagnóstico de candidíase.

B) Considerando um diagnóstico de candidíase, deve-se tratar o parceiro, mesmo assintomático, pois trata-se de uma infecção sexualmente transmissível (IST).

C) Vaginose bacteriana é a principal suspeita, haja vista as características do corrimento.

D) Espera-se encontrar um pH vaginal alcalino, compatível com candidíase vulvovaginal.

E) Nenhuma das alternativas anteriores.

195. Paciente de 15 anos, sem vida sexual ativa, retorna de um final de semana na praia com queixa de corrimento branco, grumoso, com prurido vulvar intenso há 3 dias, sem odor. Refere ter usado antibiótico para amigdalite há 10 dias. Qual é o diagnóstico mais provável para esse caso clínico?

A) Candidíase vulvovaginal.

B) Vaginose bacteriana.

C) Vulvite química.

D) Tricomoníase vaginal.

E) Nenhuma das alternativas.

196. Com relação às mudanças que ocorrem no climatério e menopausa, assinale a opção correta:

A) Raça e etnia, menopausa cirúrgica, índice de massa corporal e tabagismo não estão relacionados ao aumento da probabilidade de fogachos.

B) O risco cardiovascular diminui em mulheres após a menopausa.

C) Ganho de peso não é uma queixa comum entre mulheres na transição menopáusica.

D) A interrupção do sono é uma queixa incomum de mulheres com fogachos.
E) Os estrogênios desempenham papel fundamental na produção de fogachos.

197. Assinale a alternativa que contempla os efeitos do hipoestrogenismo característico no climatério:
A) Secreção vaginal aumentada e menor risco de fraturas.
B) Tendência à melhora no perfil lipídico.
C) Atrofia do epitélio urogenital, ressecamento vaginal e aumento na atividade de osteoclastos.
D) Menor chance de sintomas urinários, como disúria e urgência miccional.
E) Aumento da atividade de osteoblastos.

198. R.B.S., 58 anos, comparece à consulta médica com queixa de abaulamento vaginal há 6 meses. Ao exame da genitália, é realizada a quantificação do prolapso segundo o POP-Q. De acordo com os seguintes achados, a paciente apresenta qual estágio de distopia genital?

Aa	Ba	C
0	0	-8
Gh	Pb	Tvl
2	3	10
Ap	Bp	D
-3	-3	-10

A) Estágio zero.
B) Estágio I.
C) Estágio II.
D) Estágio III.
E) Estágio IV.

199. De acordo com o DSM-V, dispareunia e vaginismo passam a compor diagnóstico único, chamado "transtorno da dor gênito-pélvica/penetração". Qual das alternativas a seguir relaciona-se melhor com os critérios para esse diagnóstico?
A) Retardo acentuado ou ausência de orgasmo, pelo período mínimo de 3 meses.
B) Redução ou ausência no interesse pela atividade sexual, pelo período mínimo de 6 meses.
C) Medo ou ansiedade intensa de dor vulvovaginal ou pélvica em antecipação à penetração vaginal, pelo período mínimo de 3 meses.
D) Aumento da tensão e contração dos músculos do assoalho pélvico durante tentativas de penetração vaginal, pelo período mínimo de 6 meses.
E) Retardo acentuado ou ausência de orgasmo, aumento da tensão e contração dos músculos do assoalho pélvico durante tentativas de penetração vaginal, pelo período mínimo de 6 meses.

200. Com relação às mudanças no trato reprodutor feminino pós-menopausa, assinale a alternativa correta:
   A) Os níveis de estrona não sofrem alteração.
   B) Ocorre aumento da dehidroepiandrosterona.
   C) Ocorre aumento da progesterona.
   D) Ocorre queda nos níveis de estradiol.
   E) Ocorre cessação da síntese de androstenediona.

201. Sobre as síndromes hipertensivas na gestação, assinale a alternativa correta:
   A) O aumento da pressão arterial após a 20ª semana de gestação define o diagnóstico de pré-eclâmpsia.
   B) A pré-eclâmpsia é definida por hipertensão identificada após a 20ª semana de gestação associada à proteinúria.
   C) Ocorre sobreposição da pré-eclâmpsia quando uma paciente com hipertensão crônica apresenta níveis pressóricos > 160/90 mmHg.
   D) A hipertensão crônica é aquela que se apresenta antes do diagnóstico de gravidez, sendo qualquer aumento de pressão > 140/90 mmHg no período gestacional, o diagnóstico é de pré-eclâmpsia.
   E) Hipertensão gestacional é sinônimo de pré-eclâmpsia, pois ambas se iniciam após a 20ª semana de gestação.

202. Perante um caso de pré-eclâmpsia grave (PEG), qual das seguintes alternativas compreende a melhor conduta a ser tomada?
   A) Internar a paciente, administrar anti-hipertensivo e sulfato de magnésio, e aguardar o feto atingir a maturidade pulmonar para fazer a interrupção da gestação.
   B) Internar a paciente, uso de sulfato de magnésio, corticoterapia, anti-hipertensivos, infusão de Ringer Lactato, avaliação das condições maternas e fetais e possível interrupção da gestação.
   C) Por se tratar de um caso de PEG, a conduta ideal seria a interrupção imediata da gravidez, independentemente da idade gestacional (IG).
   D) Internar a paciente, avaliar mãe e feto, uso de anti-hipertensivos e manter a paciente em observação por 12 horas, e depois, fazer a reavaliação, evoluindo para a interrupção da gravidez ou alta hospitalar, de acordo com o quadro.
   E) Em uma gravidez com menos de 32 semanas, deverá ser adotada conduta conservadora e esperar o feto atingir 36 semanas para interromper a gestação.

203. Quanto ao rastreamento do câncer de colo de útero na gestação, pode-se afirmar:
   A) Todas as gestantes devem realizar a colpocitologia, já que o período gestacional é mais um fator que predispõe ao câncer de colo uterino.
   B) O melhor momento da gestação para realizar a colposcopia é no terceiro trimestre.
   C) Na gestação, é preferível o rastreamento por meio da colposcopia do que colpocitologia.

D) O pré-natal pode servir para o rastreamento oportuno das gestantes, respeitando-se a mesma periodicidade recomendada para não gestantes.

E) A biópsia do colo uterino nunca deve ser realizada durante a gestação.

204. Quando se está diante de uma lesão intraepitelial de alto grau (HSIL) na gestação, deve-se:
   A) Encaminhar a paciente diretamente para biópsia.
   B) Contraindicar o parto vaginal para essas pacientes.
   C) Esperar 45 dias após o parto para dar seguimento à investigação.
   D) Realizar colpocitológico de controle, pois diminui o risco de abortamento.
   E) A paciente deve ser encaminhada para unidade de referência em colposcopia.

205. Sobre o câncer de colo de útero na gestação, é incorreto afirmar que:
   A) Se a biópsia indicar carcinoma microinvasor, a conização diagnóstica é melhor indicada no primeiro trimestre.
   B) As lesões intraepiteliais cervicais tendem a regredir na gestação.
   C) Se realizada a conização na gestação, esta deve ser imediatamente seguida de cerclagem cervical.
   D) O tratamento, diante de um carcinoma invasor, dependerá da idade gestacional (IG), estadiamento do câncer e desejo da continuação da gestação.
   E) Para as gestantes diagnosticadas com câncer invasor, a via de parto preferível é a abdominal.

206. Sobre a quimioterapia neoadjuvante, é incorreto afirmar:
   A) Tem a capacidade de tornar tumores inoperáveis em operáveis.
   B) Não possibilita a conversão de mastectomias em cirurgias conservadoras.
   C) Propicia a avaliação da resposta *in vivo* ao tratamento sistêmico nos pacientes.
   D) Pode controlar micrometástases.
   E) Possibilita a inibição do crescimento pós-cirúrgico.

207. Qual a conduta diante de um nódulo categorizado como BI-RADS 4 na ultrassonografia mamária?
   A) Rastreamento habitual.
   B) Realizar avaliação adicional por outro exame de imagem.
   C) Repetir a ultrassonografia em 6 meses.
   D) Repetir a ultrassonografia anualmente.
   E) Biópsia.

208. Com relação à infecção por papilomavírus humano (HPV), pode-se afirmar que:
   A) É possível realizar qualquer diagnóstico clínico utilizando apenas o colposcópio.
   B) Na forma latente, as lesões podem ser bem visualizadas após a aplicação do ácido tricloroacético a 70-80%.

C) Na forma subclínica, são predominantes as lesões vegetantes que podem ser vistas a olho nu.

D) A neoplasia é o resultado mais comum da infecção genital por HPV e os achados citológicos e as sorologias são exames confiáveis para a detecção do vírus.

E) Sugerem HPV os achados do exame citopatológico de coilocitose, discariose e disceratose.

209. O HPV é classificado em tipos genômicos, os quais são divididos em grupos de acordo com o risco oncogênico: baixo risco (principalmente subtipos 6 e 11) e alto risco (principalmente subtipos 16 e 18). Além da infecção por HPV de alto risco, outros fatores aumentam o risco de progressão para lesões pré-neoplásicas e carcinoma invasor do colo uterino. Os fatores de risco são:

I. Tabagismo.

II. Início sexual precoce;.

III. Múltiplos parceiros sexuais.

IV. Nuliparidade.

Estão corretas:

A) II e III.
B) I e II.
C) I e IV.
D) I, II, e III.
E) III e IV.

210. O diabetes melito gestacional (DMG) é uma das complicações mais frequentes na gravidez, sendo necessário realizar rastreamento dos riscos para as pacientes. São condições consideradas fatores de risco para DMG:

A) Idade materna ≥ 18 anos, corticoterapia, hipertensão arterial sistêmica (HAS).
B) Antecedentes familiares de primeiro grau de DM, feto grande para idade gestacional (IG), intolerância materna à lactose.
C) Antecedentes familiares de primeiro grau de DM, sobrepeso materno, corticoterapia.
D) Antecedentes familiares de primeiro grau de DM, tabagismo, feto grande para a IG.
E) Idade materna > 24 anos, tabagismo, HAS.

211. O diabetes pré-gestacional determina risco aumentado de desfechos adversos maternos e fetais. Por isso, deve haver conduta eficaz para prevenção desses riscos. Entre as condutas, aquela que não se enquadra, primariamente, em caso de diabetes pré-gestacional, é:

A) Dieta e exercício físico.
B) Insulinoterapia, se necessário.
C) Corticoterapia.
D) Monitoramento glicêmico diário.
E) Urocultura bimestral.

212. Nas duas últimas décadas, houve aumento progressivo do número de mulheres com diagnóstico de diabetes em idade fértil e, consequentemente, durante o ciclo gravídico-puerperal. Diante disso, não é complicação relacionada diretamente com o diabetes em mulheres em idade reprodutiva:
A) Hipertensão arterial.
B) Retinopatia.
C) Nefropatia.
D) Malformações fetais durante a gravidez.
E) Descolamento prematuro de membranas.

213. M.R.S., 59 anos com menopausa aos 51 anos, comparece à Unidade Básica de Saúde queixando-se de sangramento uterino intermitente pouco volumoso há 5 meses. O exame citopatológico apresentou resultados dentro da normalidade. O ultrassom transvaginal apresentou útero antevertido, volume de 80 cm³, endométrio com 12 mm de espessura, anexos sem alterações, segundo faixa etária. Diante do caso apresentado, qual procedimento deverá ser realizado?
A) Realizar histerossalpingografia.
B) Realizar histeroscopia com biópsia dirigida.
C) Realizar histerectomia total.
D) Realizar tratamento com hormonioterapia combinada contínua.
E) Repetir ultrassonografia transvaginal com Doppler.

214. Paciente de 49 anos, sexo feminino, comparece à consulta relatando sangramento uterino intenso há 1 ano. Refere ciclos menstruais irregulares, de 40 a 50 dias. Apresenta ultrassonografia pélvica indicando endométrio de 0,7 cm de espessura, útero globoso, com superfície irregular e dois nódulos suberosos, sendo o maior com diâmetro de até 1,5 × 1,0 cm. A mais provável causa da hipermenorreia apresentada pela paciente seria:
A) Pólipo endometrial.
B) Adenomioma.
C) Leiomioma uterino.
D) Hemorragia uterina disfuncional.
E) Adenocarcinoma endometrial.

215. Sangramento uterino anormal que ocorre na perimenopausa tem como causa, na maioria das vezes:
A) Leiomiomas.
B) Adenomioma.
C) Pólipos endometriais.
D) Adenocarcinoma endometrial.
E) Anovulação.

216. Sobre a pré-eclâmpsia grave (PEG), assinale a alternativa incorreta:
   A) Pode ser suspeitada na presença de alterações visuais como a diplopia.
   B) Quando é preciso interromper a gestação, a via de parto indicada é a vaginal.
   C) Quanto maior a proteinúria, pior o desfecho materno.
   D) Durante o internamento, a paciente deve ficar em repouso relativo.
   E) Deve ser administrado sulfato de magnésio ($MgSO_4$).

217. M.F.L., 23 anos, G1, 12ª semana de gestação, comparece à consulta pré-natal. Sem comorbidades e exames laboratoriais prévios dentro dos padrões de normalidade. Ao exame físico, duas medidas de pressão arterial (PA) 140/110 mmHg com intervalo de 4 horas. Assinale a alternativa correta:
   A) A idade da paciente representa fator de risco para pré-eclâmpsia.
   B) No pré-natal é possível identificar fatores de risco para pré-eclâmpsia e adotar medidas profiláticas.
   C) Sulfato de magnésio deve ser prescrito para prevenir hipertensão durante a gravidez.
   D) Se a paciente apresentar PA > 160/110 mmHg, terá que realizar cesárea de urgência.
   E) A paciente tem hipertensão gestacional, caracterizando pré-natal de alto risco.

218. Paciente de 58 anos e menopausada há 7 anos, trouxe à consulta de rotina mamografia de controle para avaliação. Não apresenta queixas e nega terapia de reposição hormonal. Ao exame, apresentou 10 microcalcificações pleomórficas agrupadas em mama esquerda. Qual seria a melhor conduta diante do caso?
   A) Seguimento anual.
   B) Punção com agulha fina (PAAF).
   C) Biópsia guiada pelo ultrassom.
   D) Ressonância magnética.
   E) Biópsia guiada pela mamografia.

219. Paciente de 38 anos, assintomática, comparece à consulta trazendo ultrassonografia que evidenciou dois cistos anecoicos regulares, de 4 e 6 mm de diâmetro em mama esquerda. É o seu primeiro exame de imagem das mamas e relata história pregressa de câncer de mama na mãe aos 42 anos e na irmã aos 31 anos. Em exame físico, não foram observados nódulos ou espessamentos em mamas, derrame papilar ou linfonodos em axilas. Qual o próximo passo na conduta da paciente?
   A) Ultrassonografia com Doppler.
   B) Punção com agulha fina (PAAF).
   C) Mamografia bilateral.
   D) Mamotomia.
   E) Não é necessário exame complementar no momento.

220. Qual procedimento deve ser efetuado, no terceiro trimestre em paciente com diagnóstico de inserção baixa do cordão ao ultrassom morfológico de segundo trimestre:
    A) Internação hospitalar para observação.
    B) Toque vaginal na consulta de pré-natal.
    C) Ultrassonografia (USG) transvaginal em associação ao USG transabdominal, se necessário.
    D) Não há necessidade de nenhum procedimento.
    E) Nenhuma das anteriores.

221. O sangramento que ocorre no 3º trimestre, também chamado de hemorragia anteparto, tem diversas causas, destacando-se as de origem obstétrica. Entre as opções abaixo, qual apresenta apenas causas de origem não obstétrica de sangramento de 3º trimestre:
    A) Vasa prévia e carcinoma.
    B) Embolia amniótica e descolamento prematuro de placenta.
    C) Síndrome HELLP e placenta prévia.
    D) Pólipos e feto morto retido.
    E) Hematopatias e vaginite.

222. M.C.S., 41 anos, G3P2A0 (dois partos cesarianos), 39 semanas de gestação, em trabalho de parto, chega à maternidade com importante sangramento vaginal. Foi realizada a amniotomia e, após o procedimento, foi visualizado um hemoâmnio. Rapidamente, detectou-se um sofrimento fetal, com batimentos cardíacos fetais (BCF) de 92 bpm e um tônus uterino normal. Em seu registro de pré-natal, consta uma ultrassonografia realizada no segundo trimestre com placenta de inserção corporal posterior. Ao realizar a cesariana de emergência, o achado mais provável de acordo com o quadro apresentado é:
    A) Placenta prévia.
    B) Descolamento prematuro da placenta (DPP).
    C) Ruptura de vasa prévia.
    D) Ruptura do seio marginal.

223. A tricomoníase é uma infecção sexualmente transmissível (IST) causada pelo protozoário *Trichomonas vaginalis*. Sobre essa infecção, é incorreto afirmar que:
    A) A tricomoníase apresenta prevalência em mulheres jovens.
    B) O diagnóstico baseia-se apenas em anamnese e exame físico.
    C) A transmissão pelo canal de parto pode ocorrer nessa patologia.
    D) Durante o período menstrual, os sintomas podem ser percebidos de modo mais intenso pela paciente.
    E) O tratamento deve ser estendido ao parceiro, lembrando que a prevenção é a melhor forma de erradicar a tricomoníase.

224. Com relação aos fatores de risco para a tricomoníase vaginal, assinale o item correto:
    A) Diabetes melito, gestação, utilização de antibióticos.
    B) Uso de dispositivo intrauterino (DIU), duchas vaginais, múltiplos parceiros sexuais.
    C) Novos/múltiplos parceiros, uso irregular de preservativos, baixa imunidade.
    D) Menopausa, radioterapia, quimioterapia.
    E) Uso de anticoncepcionais orais, vestimentas apertadas, terapia de reposição hormonal.

225. Quanto à corionicidade e quanto à zigoticidade, assinale a alternativa correta:
    A) Gemelares monocoriônicos podem ser monozigóticos ou dizigóticos.
    B) Gemelares dizigóticos podem ser monocoriônicos.
    C) Gemelares monozigóticos podem ser monocoriônicos ou dicoriônicos.
    D) Gemelares monozigóticos são sempre monocoriônicos.
    E) Gemelares dizigóticos podem ser monocoriônicos ou dicoriônicos.

226. Sobre gestação gemelar, assinale a alternativa incorreta:
    A) Gêmeos unidos resultam da divisão tardia com falha na separação completa embrionária.
    B) Gestação gemelar monocoriônica pode ser monoamniótica ou diamniótica.
    C) As gestações gemelares com menor risco de óbito fetal intraútero são as dicoriônicas.
    D) Gestações gemelares têm maior risco de complicações, entre elas hiperêmese gravídica, anemia, descolamento prematuro de placenta, pós-datismo, macrossomia fetal, pré-eclâmpsia e baixo peso fetal ao nascimento.
    E) O fator determinante da corionicidade é o momento em que ocorre divisão da massa embrionária. Quanto mais precoce, maior a chance de dicorionicidade.

227. Sobre a transfusão feto-fetal em gemelares, assinale a correta:
    A) O feto doador tem risco de polidrâmnio.
    B) O feto receptor tem menor débito urinário, quando comparado àquele do doador.
    C) Como consequência das anastomoses vilosas arteriovenosas profundas, existe um *shunt* unidirecional.
    D) Como consequência das anastomoses arterioarteriais superficiais placentárias, existe um *shunt* unidirecional.
    E) Nenhuma das anteriores está correta.

228. P.J.M., 32 anos, G1P1A0, 10 semanas de gestação, com dor abdominal intensa e sangramento vaginal há 24 horas. Refere sangramento de menor intensidade há 1 semana. Regular estado geral, hipocorada 2+/4+, pressão arterial (PA) 96/67 mmHg, frequência cardíaca 110 bpm, frequência respiratória 19 rpm, temperatura 36,8°C, beta-hCG 83.500 mUI/mL. Ao exame especular, sangramento e dilatação cervical. Na ultrassonografia transvaginal: útero de dimensões normais para idade gestacional (IG), comprimento cabeça-nádegas (CCN) 35 mm, com presença de batimentos cardíacos fetais (BCF). Qual seria o diagnóstico e conduta?
    A) Abortamento inevitável + perfusão venosa de ocitocina em solução glicosada.
    B) Ameaça de abortamento + perfusão venosa de ocitocina em solução glicosada.

C) Abortamento inevitável + misoprostol via vaginal, 3 horas antes de aspiração manual intrauterina (AMIU).
D) Ameaça de abortamento + alta da paciente com orientação de realizar repouso.
E) Abortamento completo + misoprostol via vaginal, 3 horas antes de AMIU.

229. Marque a alternativa correta sobre abortamento:
A) No aborto completo, o tamanho uterino é compatível com a idade gestacional (IG).
B) O aborto incompleto é mais comum até 8 semanas de gestação.
C) A identificação de hematoma subcoriônico na ultrassonografia transvaginal (USG-TV) pode fechar o diagnóstico de abortamento precoce e deve-se encaminhar a paciente para tratamento específico.
D) O tratamento cirúrgico de escolha é a curetagem, que é mais segura e está associada a menor risco de aderência e processos infecciosos, quando comparada com a aspiração manual intrauterina (AMIU).
E) Na USGTV, o aborto retido ou morte do concepto se apresenta como um feto de comprimento cabeça-nádega (CNN) > 7 mm sem atividade cardíaca.

230. G2P2, 37 anos, 33 semanas de gestação, tabagista. Chega ao pronto atendimento com queixa de dor abdominal súbita e intensa associada a sangramento vaginal escurecido. Paciente refere hipertensão arterial sistêmica (HAS), mas não adere ao tratamento. Ao exame físico: regular estado geral, hipocorada +2/+4, frequência cardíaca 100 bpm, pressão arterial (PA) 150/90 mmHg, dor à palpação abdominal, hipertonia uterina, frequência cardíaca fetal de difícil ausculta. Exame especular indicou sangramento escuro e intenso exteriorizado pelo orifício vaginal. A principal hipótese diagnóstica para o caso é:
A) Placenta prévia.
B) Descolamento prematuro de placenta.
C) Rotura uterina.
D) Trabalho de parto prematuro.
E) Rotura de vasa prévia.

231. Sobre placenta prévia, assinale a alternativa correta:
A) O quadro clássico é sangramento vaginal escuro, com dor abdominal intensa em gestantes com mais de 20 semanas.
B) O diagnóstico de placenta prévia é clínico, com anamnese e exame físico ginecológico completo, sem necessidade de exames de imagem.
C) Quanto maior o número de cesarianas na história pregressa da gestante, mais chances de placenta prévia.
D) O tratamento de pacientes com placenta prévia é sempre com cesariana de emergência.
E) Alguns fatores de risco para placenta prévia são tabagismo, primiparidade e gravidez gemelar.

232. G3P1C1, 35 anos, 38 semanas de gestação, procura pronto atendimento obstétrico referindo contrações. Ao exame físico dados vitais eram estáveis e toque vaginal apresentava 5 cm de dilatação. Uma hora depois, evolui com perda de líquido vaginal claro acompanhado de sangramento abundante e queda do batimentos cardíacos fetais (BCF) para 100 bpm. Qual principal hipótese diagnóstica? Qual a conduta?
   A) Placenta prévia, cesariana de emergência.
   B) Placenta prévia, induzir o parto com ocitocina.
   C) Descolamento prematuro de placenta, cesariana de emergência.
   D) Rotura de vasa prévia, induzir o parto com ocitocina.
   E) Rotura de vasa prévia, cesariana de emergência.

233. Sabe-se que existem diversos fatores de risco para o desenvolvimento da lesão precursora do câncer de colo uterino. Marque a assertiva que contemple alguns desses fatores:
   A) Histórico familiar positivo para câncer de colo de útero e o início precoce da atividade sexual.
   B) Etilismo e outras infecções sexualmente transmissíveis.
   C) Diabetes e o uso de anticoncepcionais orais.
   D) Número de parceiros sexuais, tabagismo e imunossupressão.
   E) Tabagismo e hipertensão arterial sistêmica não controlada.

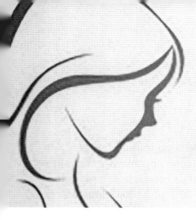

Respostas Comentadas

1 = E
- **Comentário:** Os critérios laboratoriais para síndrome de HELLP consistem em presença de esquizócitos em esfregaço de sangue periférico, bilirrubina total acima de 1,2 mg/dL, TGO ou TGP maior que 70 UI/L, desidrogenase lática maior que 600 UI/L e contagem de plaquetas inferior a 100.000 por mm^3.
- **Referência:** Fernandes CE, Sá MFS. Tratado de Obstetrícia Febrasgo. Rio de Janeiro: Elsevier; 2018.

2 = A
- **Comentário:** Em razão presença de pressão arterial alterada (150/110 mmHg) em mais de uma aferição, com presença de proteinúria +++, somada a sinais de iminência de eclâmpsia (cefaleia e fotofobia), devemos considerar a presença de uma pré-eclâmpsia grave, justificando a internação o mais rápido possível da paciente para resolução hospitalar do seu quadro.
- **Referência:** Fernandes CE, Sá MFS. Tratado de Obstetrícia Febrasgo. Rio de Janeiro: Elsevier; 2018.

3 = C
- **Comentário:** A doença surge com uma lesão nodular, única ou múltipla localizando-se no subcutâneo, que produz ulceração bem definida, de crescimento lento e sangrante. As lesões são indolores, autoinoculáveis, dificilmente associadas a adenopatia satélite, que determina fibrose e linfedema. O agente etiológico é um Gram-negativo e a sua incubação tem a duração que varia de 3 a 6 meses.
- **Referência:** Martins-Costa SH, Ramos JGL, Magalhães JA, Passos EP, Freitas F. Rotinas em Ginecologia. 7. ed. Porto Alegre: Artmed; 2017.

4 = B
- **Comentário:** A gonococcia também é denominada blenorragia, blenorreia ou gonorreia, tem como agente etiológico a *Neisseria gonorrhoeae*, é um diplococo Gram-negativo, aeróbico ou anaeróbio facultativo. As demais alternativas estão incorretas, pois o agente etiológico do linfogranuloma venéreo é a *Chlamydia trachomatis*, da donovanose é *Calymmatobacterium granulomatis*, do micoplasma é o *Ureaplasma urealyticum* e *Mycoplasma hominis* e da sífilis o *Treponema pallidum*.

- **Referência:** Martins-Costa SH, Ramos JGL, Magalhães JA, Passos EP, Freitas F. Rotinas em Ginecologia. 7. ed. Porto Alegre: Artmed; 2017.

5 = D

- **Comentário:** Visto que essas lesões representam um fator de risco importante para a infecção pelo HIV. A opção A está incorreta, pois no tratamento do cancro mole não se utiliza metronidazol como opção terapêutica. A opção B está incorreta, pois o período de incubação varia de 2 a 5 dias. A opção C está incorreta, pois as lesões são dolorosas, com fundo recoberto por exsudato purulento. Por fim, a opção E está incorreta, pois mulheres assintomáticas são reservatórios da doença, sendo um importante meio de transmissão.
- **Referência:** Martins-Costa SH, Ramos JGL, Magalhães JA, Passos EP, Freitas F. Rotinas em Ginecologia. 7. ed. Porto Alegre: Artmed; 2017.

6 = B

- **Comentário:** Gestantes com hipertensão arterial persistente anterior à gestação ou anterior às 20 semanas de idade gestacional, que se mantém após o puerpério, são classificadas como portadoras de hipertensão crônica. O aparecimento de pré-eclâmpsia ou eclâmpsia nessas gestantes é classificado como pré-eclâmpsia associada a hipertensão arterial crônica ou eclâmpsia associada a hipertensão arterial crônica.
- **Referência:** Zugaib M. Zugaib Obstetrícia. 3. ed. Barueri: Manole; 2016.

7 = A

- **Comentário:** Pressão arterial que apresenta nível diastólico maior que 110 mmHg deve ser tratada com o objetivo de reduzir esse nível em 20% a 30% e a droga de escolha é a hidralazina, via intravenosa. Nos casos em que há presença de sinais de iminência de eclâmpsia associa-se o uso do sulfato de magnésio com o intuito de prevenir crises convulsivas. Após a estabilização da gestante e avaliação da vitalidade fetal, é feita a decisão clínica sobre o seguimento ou a interrupção da gestação, via vaginal ou abdominal. A nifedipina sublingual é completamente contraindicada devido ao risco de hipotensão arterial grave.
- **Referência:** Zugaib M. Zugaib Obstetrícia. 3. ed. Barueri: Manole; 2016.

8 = C

- **Comentário:** RAMO/amniorrexe, quando acontece em idade gestacional tão precoce, traz como complicação fetal mais séria a hipoplasia pulmonar, resposta do caso em questão. A corioamnionite é complicação materna. A uropatia obstrutiva pode ser causa de oligoâmnio ou anidrâmnio. O pé torto pode ser evidenciado em fetos que estão em situação de oligoâmnio ou anidrâmnio arrastado. A cardiopatia não tem relação com RAMO.
- **Referência:** Zugaib M. Zugaib Obstetrícia. 3. ed. Barueri: Manole; 2016.

9 = A

- **Comentário:** Deve-se realizar exame físico (avaliar perdas vaginais, condição do colo) para confirmar a história relatada pela paciente, sinais vitais (FC, FR, temperatura, queixas de dor em baixo ventre), exames complementares laboratoriais (leucograma, VHS, PCR,

sumário de urina) para pesquisa de sinais laboratoriais de corioamnionite, cardiotocografia e ultrassom obstétrico para avaliar a integridade fetal.
- **Referência:** Zugaib M. Zugaib Obstetrícia. 3. ed. Barueri: Manole; 2016.

10 = D
- **Comentário:** A história clínica típica confirma diagnóstico de RAMO em 90% dos casos. A oferta de líquidos não se comprovou eficaz em melhorar o olioâmnio. Essa gestante tem indicação de internamento e avaliação da vitalidade fetal para possível programação do parto. O toque vaginal não deve ser realizado pelo risco inerente de infecção ou, caso seja extremamente necessário realizá-lo, não deve ser repetido frequentemente.
- **Referência:** Zugaib M. Zugaib Obstetrícia. 3. ed. Barueri: Manole; 2016.

11 = B
- **Comentário:** São fatores etiológicos relacionados com RAMO/amniorrexe anteparto: sobredistensão uterina (polidrâmnio, como no caso da paciente), fatores mecânicos, alteração da integridade cervical, tabagismo, infecções atuais no trato genital inferior.
- **Referência:** Zugaib M. Zugaib Obstetrícia. 3. ed. Barueri: Manole; 2016.

12 = C
- **Comentário:** O diagnóstico de distocia do estreito superior é feito a partir da mensuração da *conjugata diagonalis* subtraindo-se 1,5 centímetros (diâmetro anteroposterior da bacia obstétrica). Valores menores que 10 cm são indicativos de anormalidades, no caso em questão o valor seria 9,5 cm. O diagnóstico de distocia de estreito médio é feito com valores de bituberoso menores que 10 cm, e a distocia de estreito inferior, quando o diâmetro bituberoso é inferior a 8 cm. A distocia de dilatação ocorre quando há ausência de dilatação do colo uterino na fase ativa do parto. A distocia de biacromial ocorre no período expulsivo do parto quando o polo cefálico já está desprendido, porém os ombros não se soltam.
- **Referência:** Zugaib M. Zugaib Obstetrícia. 3. ed. Barueri: Manole; 2016.

13 = C
- **Comentário:** A manobra de McRoberts é realizada por meio da flexão e abdução das coxas em direção ao abdome materno. É a intervenção isolada mais efetiva e deve ser a primeira realizada. A manobra de Rubin I ou pressão suprapúbica tem como objetivo reduzir o diâmetro biacromial, rodando o ombro anterior em direção ao tórax fetal. Por sua vez, a manobra de Rubin II consiste em inserir os dedos atrás do ombro anterior, tentando rodá-lo em direção ao tórax fetal, e a de Woods compreende a pressão na face anterior do ombro posterior de modo que o feto gire 180°. Por fim, a manobra de Zavanelli é realizada por meio recolocação da cabeça fetal no útero, seguida de cesárea.
- **Referências:**
  - Montenegro C. Rezende Obstetrícia. 13. ed. Rio de Janeiro: Guanabara Koogan; 2017.
  - Zugaib M. Zugaib Obstetrícia. 3. ed. Barueri: Manole; 2016.

14 = D

- **Comentário:** Uma das sequelas maternas após um parto com distorcia de ombros são as lacerações de trajeto. Cerca de 53% a 79% das mulheres que parem por parto vaginal apresentam algum tipo de laceração, sendo mais comuns as de primeiro e segundo grau. As lacerações perineais podem ser classificadas de acordo com a sua extensão em:
  - Primeiro grau: lesão na pele do períneo ou da mucosa vaginal.
  - Segundo grau: lesão dos músculos perineais, mas não do esfíncter anal.
  - Terceiro grau: lesão do esfíncter anal.
    - 3a: menos de 50% da espessura do esfíncter anal externo rompido.
    - 3b: mais de 50% da espessura do esfíncter anal externo rompido.
    - 3c: lesão do esfíncter anal externo e interno.
  - Quarto grau: lesão de mucosa anorretal com rompimento do esfíncter externo e interno.

  As lacerações de esfíncter externo cursam com incontinência a flatos, mas com preservação da continência fecal, já as lacerações de esfíncter interno cursam com incontinência fecal.
- **Referência:** Montenegro C. Rezende Obstetrícia. 13. ed. Rio de Janeiro: Guanabara Koogan; 2017.

15 = C

- **Comentário:** Opção A incorreta: o uso de anticoncepcional oral por, no mínimo, 5 anos reduz o risco relativo de câncer de ovário em 50%. Opção B incorreta: a clínica das pacientes, em geral, é vaga e inespecífica. Opção C correta. O que anula a opção D, pois foi constatado que esses genes estão altamente ligados à predisposição genética para câncer de mama e ovário. Opção E incorreta: a multiparidade é fator protetor, pois durante a gestação o ovário não sofrerá dano e reparo em sua parede decorrente da ovulação.
- **Referência:** Berek JS, Longacrare TA, Friedlander M. Tratado de Ginecologia. 15. ed. Rio de Janeiro: Guanabara Koogan; 2014

16 = D

- **Comentário:** Os anticoncepcionais orais (ACO) apresentam como benefícios não contraceptivos a redução da incidência do adenocarcinoma de ovário, do adenocarcinoma de endométrio e da doença benigna da mama, também reduzindo o risco de câncer colorretal. As alternativas A, B e C estão incorretas, pois o uso de ACO representa fator de risco para o desenvolvimento de câncer de mama e de câncer de colo uterino, anulando o item E.
- **Referência:** Brasil. Ministério da Saúde. Almeida NC, Viola RC (coord.). Anticoncepção hormonal oral. Disponível em: https://bvsms.saude.gov.br/bvs/publicacoes/0102assistencia2.pdf. Acesso em: 11 ago. 2020.

17 = D

- **Comentário:** Item A incorreto: o tipo de câncer de ovário mais comum está associado a células derivadas do epitélio celômico. Item B incorreto: os principais achados ultrassonográficos que sugerem malignidade são lesões com componente sólido, superfícies irregulares, paredes espessas, septações, projeções papilares internas e/ou externas. Item C incorreto: presença de massa pélvica de qualquer tamanho, de consistência heterogênea,

fixa, é sugestivo de malignidade, fazendo-se necessário exames complementares. Item D correto: são achados sugestivos de neoplasia de ovário. Item E incorreto: frequentemente o estágio inicial do câncer de ovário é assintomático.
- **Referência:** Freitas F, Menke CH, Rivoire WA, Passos EP. Rotinas em Ginecologia. 7. ed. São Paulo: Artmed; 2017.

18 = A

- **Comentário:** Item A correto: o carcinoma de ovário é, em geral, assintomático nos estágios iniciais, podendo ter, eventualmente, dor localizada na região pélvica ou outros sintomas inespecíficos. Item B correto: os quimioterápicos mais ativos, atualmente, são os derivados da platina, utilizados em combinação com outros fármacos. Item C correto: os tumores *borderline* do ovário têm origem epitelial, com aumento da proliferação celular e presença de atipia nuclear leve a moderada, mas sem invasão do estroma. Item D incorreto: o teratoma maduro é o tumor germinativo benigno mais comum. Item E correta: as metástases em linfonodos para-aórticos são comumente a rota inicial de disseminação, seguindo, após esses, para os demais.
- **Referência:** Cunningham FG, Leveno KJ, Bloom SL, Spong CY, Dashe BL, Hoffman BM, et al. Ginecologia de Williams. 24. ed. Porto Alegre: Artmed; 2016.

19 = C

- **Comentário:** Item A incorreto, pois em mulheres há uma correlação entre início da vida sexual e a manifestação da infecção do trato urinário (ITU). Item B é incorreto, pois o risco da bacteriúria assintomática evoluir para uma pielonefrite é mais comum no 3º trimestre. Item C é correto, pois durante a gravidez, a mulher passa por diversas mudanças em seu corpo, entre elas a mudança anatomofuncional do aparelho urinário, como a dilatação do ureter, hipotonicidade e hipomotilidade da musculatura ureteral, aumento do pH urinário, que fica mais alcalino e pode favorecer a infecção. Item D é incorreto: as ITU podem ser causadas por diversos agentes, entre eles fungos, bactérias e vírus. Item E é incorreto, pois o agente mais comum é a bactéria *Escherichia coli*.
- **Referências:**
  - Júnior NA, Filho MZ, Reis RB. Urologia Fundamental. São Paulo: Planmark; 2010
  - Garcia CAO. Protocolo Clínico – Infecção do Trato Urinário [internet]. Fortaleza: Universidade Federal do Ceará; 2015. Disponível em: www2.ebserh.gov.br/documents/214336/1109086/PRO.OBS.018+-+REV1+INFEC%C3%87%C3%83O+DO+TRATO+URIN%C3%81RIO.pdf/ddea77a0-fc95-4a7b-8bfc-b6387199eab2. Acesso em: 27 ago. 2020.

20 = C

- **Comentário:** As medicações mais seguras e que preenchem os critérios da FDA para utilização em gestantes com ITU são: penicilinas, cefalosporinas, nitrofurantoína, fosfomicina trometamol e monobactâmicos. As fluorquinolonas, como o ciprofloxacino, não são drogas de escolha por estarem relacionadas com alterações em cartilagens articulares de neonatos.
- **Referência:** Santos Filho OO, Telini AHS. Protocolo Febrasgo – Infecções do trato urinário durante a gravidez [internet]. 87. ed. São Paulo: Febrasgo; 2018. Disponível em: https://sogirgs.org.br/area-do-associado/infeccoes-do-trato-urinario-durante-a-gravidez.pdf. Acesso em: 27 ago. 2020.

Respostas Comentadas

21 = D

- **Comentário:** Os itens I, II e III estão corretos. O item IV está incorreto, pois a recidiva é que ocorre por falha terapêutica e anomalias. Já a reinfecção ocorre por organismos diferentes, estando relacionada com maior risco de novos episódios.
- **Referência:** Júnior NA, Filho MZ, Reis RB. Urologia Fundamental. São Paulo: Planmark; 2010.

22 = C

- **Comentário:** A questão trata da identificação de fatores de risco e/ou proteção para o câncer de ovário. Na alternativa A, a paciente é nulípara, o que constitui fator de risco para a doença. Na alternativa B, o histórico pessoal de câncer de mama antes dos 40 anos de idade é fator de risco para câncer de ovário. Na alternativa C, a amamentação, idade da última gestação menor que 25 anos e laqueadura tubária são fatores protetores. Na alternativa D, pai com câncer mamário e a não amamentação são fatores de risco. Na alternativa E, caso de câncer de ovário na família e filho aos 40 anos de idade são fatores de risco.
- **Referência:** Primo WQSP, Corrêa FJS, Brasileiro JPB. Manual de Ginecologia da Sociedade de Ginecologia e Obstetrícia de Brasília. 2. ed. Brasília: Luan Comunicação; 2017

23 = E

- **Comentário:** Alternativa A: estádio I acomete somente os ovários. Quando há extensão pélvica é classificado como estádio II. Alternativa B: no estádio IIIA os linfonodos são negativos. Alternativa C: os implantes abdominais devem ser maiores que 2 cm de diâmetro. Alternativa D: quando o tumor atinge outros tecidos pélvicos é classificado como IIB.
- **Referência:** Menke CH, Passos EP, Freitas F, Rivoire WA. Rotinas em Ginecologia. 6. ed. Porto Alegre: Artmed; 2011.

24 = C

- **Comentário:** Alguns achados ultrassonográficos são sinais de alarme para uma possível massa ovariana maligna, com destaque para a presença de septações grosseiras ou projeções papilares, componente sólido na composição da massa, presença de ascite e o diâmetro maior que 6 cm, o que falsifica a letra C, portanto, a resposta correta.
- **Referência:** Fernandes CE, Sá MFS. Tratado de Ginecologia Febrasgo. Rio de Janeiro: Elsevier; 2019.

25 = D

- **Comentário:** A colpocitologia oncótica é para rastreio de câncer de colo do útero. Na neoplasia ovariana há características ultrassonográficas que a caracterizam como provável lesão maligna, mas não há nenhum exame de rastreio precoce, o que, somada à sintomatologia inespecífica, dificulta o diagnóstico na fase inicial da doença, tornando a alternativa D a incorreta.
- **Referência:** Primo WQSP, Corrêa FJS, Brasileiro JPB. Manual de Ginecologia da Sociedade de Ginecologia e Obstetrícia de Brasília. 2. ed. Brasília: Luan Comunicação; 2017

26 = B

- **Comentário:** A alternativa B está incorreta, pois o toque vaginal é evitado, a menos que a paciente esteja na fase ativa do trabalho de parto, já que o exame aumenta o risco infeccioso e adiciona pouca informação ao exame especular.
- **Referência:** Martins LC, Andrade ML, Oliveira CAM. Rotura prematura das membranas. Belo Horizonte: Fhemig; 2019

27 = C

- **Comentário:** O item I é incorreto, porque casos de RPMO com idade gestacional menor que 24 semanas não apresentam bom prognóstico. O item II é incorreto, porque nos casos de RPMO em gestação entre 24 e 33 semanas e 6 dias (sem sinais de trabalho de parto, infecção ou sofrimento fetal) a corticoterapia é indicada para a maturação pulmonar fetal. O item III está correto.
- **Referência:** Cunningham FG, Macdonald PC, Gant NF, Leveno KJ, Gilstrap III LC, Hankins GVD, et al. Williams Obstetrics. 20. ed. Stamford: Appleton & Lange; 1997.

28 = D

- **Comentário:** A afirmativa A está incorreta, pois a RPMO pode acontecer após 37 semanas de gestação (rotura prematura de membranas no termo) ou antes de 37 semanas (rotura prematura de membranas pré-tremo). A afirmativa B está incorreta, pois em idade gestacional maior que 34 semanas, recomenda-se a indução do parto e não a administração de antibióticos. A afirmativa C está incorreta, pois a administração de sulfato de magnésio é recomendada entre 24 e 32 semanas de gestação, quando há sinal de trabalho de parto. A afirmativa D está correta. A afirmativa E está incorreta, pois a corticoterapia é indicada sim para maturação pulmonar, entre 24 e 33 semanas e 6 dias de gestação (sem sinais de trabalho de parto, infecção ou sofrimento fetal).
- **Referências:**
  - Fonseca ESVB. Manual de Perinatologia. São Paulo: Federação Brasileira das Associações de Ginecologia e Obstetrícia (Febrasgo); 2013;
  - Cunningham FG, Macdonald PC, Gant NF, Leveno KJ, Gilstrap III LC, Hankins GVD, et al. Williams Obstetrics. 20. ed. Stamford: Appleton & Lange; 1997.
  - Oliveira RPC, Sampaio LLA, Pereira PCM. Protocolo Assistencial de Amniorrexe Prematura. Salvador: Maternidade Climério de Oliveira – Universidade Federal da Bahia; 2017.

29 = D

- **Comentário:** A afirmativa II está incorreta, pois o teste de verificação do pH vaginal é útil quando a avaliação clínica não permite firmar o diagnóstico.
- **Referência:** Martins LC, Andrade ML, Oliveira CAM. Rotura prematura das membranas. Belo Horizonte: Fhemig; 2019.

30 = D

- **Comentário:** A espiramicina é definida como tratamento profilático nos casos de infecções agudas, pois diminui as taxas de transmissão vertical. A sulfadiazina, pirimetamina e o ácido folínico fazem parte do esquema tríplice e não devem ser iniciados no primeiro trimestre da gestação. Já o ácido fólico é uma suplementação vitamínica que deve ser usada por todas as mulheres em idade fértil, dois meses antes do início da gravidez e até os dois meses de gestação.
- **Referência:** Brasil. Ministério da Saúde. Secretaria de Atenção à Saúde. Departamento de Ações Programáticas Estratégicas. Gestação de alto risco: manual técnico. Brasília: Ministério da Saúde; 2012.

31 = C

- **Comentário:** O gato é o hospedeiro definitivo do *Toxoplasma gondii*, parasita causador da doença, logo, a ingestão de água e alimentos contaminados por fezes de gatos infectados é fator de risco para contaminação por esse protozoário. O consumo de alimentos bem cozidos é uma medida profilática contra a toxoplasmose. A relação sexual desprotegida é um comportamento de risco para infecção por sífilis, o contato com secreções nasofaríngeas é o modo de transmissão da rubéola e o contato fetal com lesões genitais ou secreções vaginais infectadas pode ser responsável pela transmissão vírus herpes simples.
- **Referência:** Cunningham F, Leveno KJ, Bloom SL. Obstetrícia de Williams. 23. ed. São Paulo: McGraw-Hill; 2010.

32 = A

- **Comentário:** De acordo com os exames apresentados pela gestante, há duas hipóteses a serem consideradas. A primeira, uma infecção aguda no início da gestação e, a segunda, uma infecção crônica com IgM residual. Logo, para diferenciar essas duas hipóteses, é necessário a realização do teste de avidez para IgG. Na presença de baixa avidez, pode-se estar diante de uma infecção aguda e na presença de alta avidez, deve-se considerar como diagnóstico de infecção antiga, não havendo necessidade de tratamento nem de testes adicionais.
- **Referência:** Brasil. Ministério da Saúde. Manual de orientação gestação de alto risco. Comissões Nacionais Especializadas Ginecologia e Obstetrícia. Brasília: Casa Leitura Médica; 2011.

33 = D

- **Comentário:** Alternativa A: ao nascer, a criança pode ter pneumonia, feridas no corpo, cegueira, dentes deformados, problemas ósseos, surdez ou deficiência mental, sendo assim, não é compatível com o quadro clínico da questão. Alternativa B: os sintomas incluem visão com aspecto embaçado ou esbranquiçado pela catarata, além de surdez, defeitos cardíacos e atraso no desenvolvimento. Alternativa C: é caracterizada por febre, eritema malar e exantema em tronco e extremidades, de aspecto rendilhado. Alternativa D: o RN apresenta a tríade clássica de SABIN: coriorretinite, calcificações intracranianas e hidrocefalia, achados típicos da toxoplasmose congênita, sendo essa a resposta correta. Alternativa E: apesar de também poder apresentar hepatomegalia, os outros sintomas não condizem com o diagnóstico de citomegalovirose congênita.
- **Referência:** Fernandes CE, Sá MFS. Guia prático: infecções no ciclo grávido-puerperal. São Paulo: Federação Brasileira das Associações de Ginecologia e Obstetrícia (Febrasgo); 2016.

Respostas Comentadas

34 = B
- **Comentário:** A paciente está com um quadro clínico de pré-eclâmpsia: hipertensão, proteinúria, gravidez a termo (maior que 37 semanas), conduta expectante somente até 37 semanas. A partir desse momento a resolução da gestação é o mais indicado.
- **Referência:** Fernandes CE, Sá MFS. Tratado de Obstetrícia Febrasgo. Rio de Janeiro: Elsevier; 2019.

35 = C
- **Comentário:** A mãe apresenta pré-eclâmpsia e HELLP parcial, que por si só é indicação de resolução e o sonograma evidencia diástole zero na artéria umbilical, demonstrando sofrimento fetal crônico, portanto a melhor via de parto é a cirúrgica. Perfil biofísico é desnecessário em virtude da idade gestacional e a Dopplervelocimetria do ducto venoso é indicada em gestações abaixo de 34 semanas.
- **Referência:** Fernandes CE, Sá MFS. Tratado de Obstetrícia Febrasgo. Rio de Janeiro: Elsevier; 2019.

36 = B
- **Comentário:** Em casos de trabalho de parto prematuro, a neuroproteção fetal é indicada entre 23 e 31 semanas e 6 dias de gestação, sendo o sulfato de magnésio o fármaco de escolha. A corticoterapia para maturação pulmonar fetal deverá ser realizada de 24 até 34 semanas de gestação, podendo utilizar a betametasona como fármaco de escolha, fato que torna a alternativa B a resposta correta para a questão. É recomendado que o parto ocorra em um centro de referência para partos prematuros, com uma equipe adequada para a situação. Os uterolíticos podem ser recomendados abaixo de 34 semanas de gestação, a fim de ganhar tempo para completar o esquema de corticoterapia ou para chegar a um centro de referência.
- **Referências:**
  - Fernandes CE, Sá MFS. Tratado de Obstetrícia Febrasgo. Rio de Janeiro: Elsevier; 2019.
  - Montenegro CAB, Rezende Filho J. Rezende: obstetrícia. 13. ed. Rio de Janeiro: Guanabara Koogan; 2017

37 = D
- **Comentário:** A prematuridade é definida como o nascimento de feto vivo com menos de 37 semanas completas de gestação, independentemente do peso fetal apresentado. Assim, bebês com menos de 2.500g são considerados apenas como baixo peso, podendo ser prematuros ou não.
- **Referência:** Zugaib M. Obstetrícia. 3. ed. Barueri: Manole; 2016.

38 = E
- **Comentário:** A via de parto é dependente de diversos fatores, entretanto, se o feto estiver viável e em apresentação cefálica pode-se realizar o parto vaginal, desde que ocorra um adequado monitoramento da vitalidade e do sofrimento fetal. As demais alternativas estão corretas.
- **Referência:** Montenegro CAB, Rezende Filho J. Rezende: Obstetrícia. 13. ed. Rio de Janeiro: Guanabara Koogan; 2017

39 = A

- **Comentário:** Segundo a Federação Internacional de Ginecologia e Obstetrícia (Figo), a queixa de sangramento uterino anormal pode ser classificada pelo sistema PALM-COEIN. Esse sistema é aplicável após a exclusão de causas de sangramento por gravidez, e é dividido em causas estruturais e não estruturais. As estruturais são: PALM – pólipo, adenomiose, leiomioma e malignas. Já as não estruturais são: COEIN – coagulopatias, ovulatória, iatrogênica, endometriais e não classificadas. Sendo assim, a única alternativa que contém apenas causas estruturais é a letra A.
- **Referência:** Federação Brasileira das Associações de Ginecologia e Obstetrícia (Febrasgo). Sangramento uterino anormal. Série Orientações e Recomendações Febrasgo. [publicação online]; 2017. Disponível em: https://www.febrasgo.org.br/media/k2/attachments/11-SANGRAMENTO_UTERINO_ANORMAL.pdf. Acesso em: 04 jun. 2020.

40 = E

- **Comentário:** Para diagnóstico de sangramento uterino anormal, é importante realizar o exame especular para descartar lesões vaginais, de colo ou uterinas. Então, o principal exame complementar é a ultrassonografia da região pélvica, que apresenta alta sensibilidade (96%), entretanto, tem baixa especificidade para lesões endometriais (13,8%). Para melhor identificação de lesões intracavitárias e endometriais, pode ser realizada a histerossonografia ou histeroscopia, sendo que ambas têm sensibilidade semelhante, entretanto, a segunda permite realização de biópsia guiada. A colposcopia, entretanto, está mais indicada em casos de HPV e, por isso, é a alternativa incorreta.
- **Referências:**
  - Macedo CS, Barreiro M. Adenomiose e Saúde Reprodutiva. Acta Obstet Ginecol Port. 2017; 11(3):198-207.
  - Afonso MC, Castro C, Osório F, Clode N, Jorge CC. Adenomyosis: an atypical presentation Adenomiose: uma apresentação atípica. Acta Obstet Ginecol Port. 2014; 8(3): 297-99.

41 = B

- **Comentário:** A adenomiose é definida como uma doença benigna em que há presença de glândulas endometriais e estroma na camada muscular uterina, que resulta na hipertrofia do volume uterino. Essa patologia pode ser assintomática ou apresentar sintomas típicos, como dor pélvica, dismenorreia e aumento do fluxo menstrual. Também há invaginação do endométrio pela camada basal, elevando os níveis de estrogênio, ou seja, é um distúrbio hormônio-dependente. Um dos fatores de risco para adenomiose é a multiparidade e uma das consequências da mesma patologia é a infertilidade, apesar de não existirem estudos em larga escala. Para o diagnóstico, são necessários não somente a história clínica, mas também a ultrassonografia pélvica. Outra opção é a análise anatomopatológica, que é realizada após histerectomia. O tratamento para adenomiose está relacionado com o alívio dos sintomas com analgésicos, podendo associar a contraceptivos orais ou análogos de GnRH. Somente em casos mais avançados é necessário a ressecção cirúrgica ou a histerectomia.
- **Referências:**
  - Afonso MC, Castro C, Osório F, Clode N, Jorge CC. Adenomyosis: an atypical presentation adenomiose. Acta Obstet Ginecol Port. 2014; 8(3):297-99.

- Oliveira PPD, Fachin, SM, Tozatti J, Roisenberg F. Representação imaginológica da adenomiose. ACM Arq. Catarin. Med. 2014; 59-65.

42 = A

- **Comentário:** Os portadores de HIV/Aids têm o direito de ter acesso à informação e tomarem suas próprias decisões. O item II está correto pois as mulheres com desejo de engravidar devem passar por uma avaliação completa (exame clínico, exame ginecológico e exames laboratoriais), assim como o planejamento engloba o controle das IST (item III). O item IV está incorreto pois o acompanhamento familiar deve ser ofertado durante todas as etapas: concepção, contracepção, pré-natal, parto, puerpério e período pré-natal.
- **Referências:**
  - Brasil. Presidência da República. Lei 9.263, de 12 de janeiro de 1996. Regula o § 7º do art. 226 da Constituição Federal, que trata do planejamento familiar, estabelece penalidades e dá outras providências. Brasília: Diário Oficial da República Federal do Brasil; 1996.
  - Brasil. Ministério da Saúde. Protocolo para a prevenção de transmissão vertical de HIV e sífilis: manual de bolso. Brasília: Ministério da Saúde; 2007. Acesso em: 24 ago. 2020.
  - Brasil. Ministério da Saúde. Programa Nacional de DST e AIDS, Secretaria da Vigilância Epidemiológica. Recomendações para profilaxia da transmissão vertical do HIV e terapia anti-retroviral em gestantes. Brasília: Ministério da Saúde; 2003. Acesso em: 24 ago. 2020.
  - Evangelista DR, Moura ERF. Planejamento familiar de mulheres portadoras de HIV/AIDS. Revista Mineira de Enfermagem; 2011. Disponível em: http://www.reme.org.br/artigo/detalhes/49. Acesso em: 24 ago. 2020.

43 = D

- **Comentário:** No contexto do item I, a indicação é cesárea. No item II, é necessário aplicar AZT intravenoso no caso de via vaginal da gestante com carga viral menor que 1000 cópias/mL e detectável. O item III está correto, pois o AZT deve ser administrado no início do trabalho de parto ou em até 3 horas antes da cesariana eletiva, até o clampeamento do cordão umbilical. A IV está correta seguindo a literatura atual.
- **Referência:** Benzecry R, Oliveira HC, Lemgruber I. Tratado de Obstetrícia Febrasgo. Rio de Janeiro: LILACS; 2001.

44 = E

- **Comentário:** A equipe de atenção básica deve orientar, informar e amparar a gestante portadora de HIV no que se refere aos riscos da transmissão na amamentação (incluindo métodos para evitar a lactação), a prevenção de IST e reinfecção pelo HIV. Além dela, seu parceiro também deve fazer parte do planejamento familiar. No pós-parto, pacientes que fazem uso de terapia antirretroviral (TARV) combinada devem continuar os antirretrovirais.
- **Referência:** Brasil. Ministério da Saúde. Programa Nacional de DST e AIDS, Secretaria da Vigilância Epidemiológica. Recomendações para profilaxia da transmissão vertical do HIV e terapia antirretroviral em gestantes. Brasília: Ministério da Saúde; 2003.

45 = D

■ **Comentário:** Item A: é uma alternativa à aspiração uterina no tratamento da mola hidatiforme (MH) para mulheres com idade maior ou igual a 40 anos e prole constituída, não fazendo parte das condutas no momento. Item B: o início da contracepção é uma medida a ser proposta de imediato após a aspiração uterina, sendo os anticoncepcionais hormonais orais comumente preferidos pelas pacientes. Item C: a ultrassonografia transvaginal é utilizada para avaliação nos casos em que se observa platô ou ascensão do beta-hCG durante acompanhamento. Item D: a principal conduta requer a dosagem semanal ou quinzenal do beta-hCG, até que seja observada normalização dos índices durante três dosagens subsequentes. Item E: são medicações utilizadas no tratamento da neoplasia trofoblástica gestacional de baixo risco, portanto, não são aplicáveis no momento.

■ **Referências:**
- Braga A, Sun SY, Maestá I, Uberti E. Doença trofoblástica gestacional. São Paulo: Febrasgo; 2018.
- Braga A, Sun SY, Maestá I, Uberti E. Doença trofoblástica gestacional. In: Federação Brasileira das Associações de Ginecologia e Obstetrícia. Tratado de Obstetrícia. Rio de Janeiro: Elsevier; 2019.

46 = D

■ **Comentário:** Item A: a ultrassonografia pode ser bem aplicada no diagnóstico de mola hidatiforme parcial (MHP) após a 12ª de gestação. Item B: na vigência de gestação molar, os valores de beta-hCG encontrados serão superiores aos esperados para a idade gestacional. Item C: a eliminação de vesículas ocorre apenas em cerca de 25% das pacientes com MH. Item D: o volume uterino aumentado decorre da presença de tecido molar e da retenção de coágulos, aumentando o risco de embolização. Item E: idade materna maior que 40 anos é um dos principais fatores de risco para doença trofoblástica gestacional.

■ **Referências:**
- Braga A, Sun SY, Maestá I, Uberti E. Doença trofoblástica gestacional. São Paulo: Febrasgo; 2018.
- Machado RC, Nominato NS, Machado NA. Diagnóstico de gravidez. In: Silva Filho AL, Laranjeira CLS. Manual SOGIMIG de ginecologia e obstetrícia. 6 ed. Rio de Janeiro: Med Book; 2017. p. 588-90.

47 = D

■ **Comentário:** A curetagem só ganha indicação se confirmada a ausência de viabilidade fetal. Essa confirmação pode ser realizada por meio da queda dos valores séricos de hCG ou sua negativação qualitativa, além de achados ultrassonográficos, como ausência de sinais embrionários intrauterinos em saco gestacional ≥ 25 mm de diâmetro, embrião com comprimento cabeça-nádega (CCN) ≥ 7 mm sem atividade cardíaca, ausência de batimento cardíaco fetal ≥ 11 dias após exame prévio com visualização de saco vitelino, entre outros. Outras opções terapêuticas a serem consideradas nesses casos envolvem a conduta expectante e o manejo clínico com indutores de contrações uterinas.

■ **Referências:**
- Prager S, Micks E, Dalton VK. Perda de gravidez (aborto espontâneo): fatores de risco, etiologia, manifestações clínicas e avaliação diagnóstica. In: Barbieri RL,

Schreiber CA (eds.). UpToDate. 2020. Disponível em: https://www.uptodate.com. Acesso em: 20 ago. 2020.
- Chaudhry K, Tafti D, Siccardi MA. Anembryonic Pregnancy (Blighted Ovum). In: Stat Pearls [Internet]. Treasure Island (FL): StatPearls Publishing; 2020. Disponível em: https://www.ncbi.nlm.nih.gov/books/NBK499938/. Acesso em: 20 ago. 2020.

48 = C

- **Comentário:** Embora o embrião já esteja presente no final das 4 semanas de gestação, ele só é visto na ultrassonografia transvaginal no final de 5 semanas. Logo, ainda que o embrião não seja visualizado, o diagnóstico de gestação anembrionada ainda não pode ser feito.
- **Referência:** Zugaib M. Obstetrícia. 3. ed. Barueri: Manole; 2016.

49 = C

- **Comentário:** O exame padrão-ouro para estabelecer seu diagnóstico é a videolaparoscopia com análise histopatológica de material obtido na cirurgia, no entanto, outros métodos de imagem podem ser utilizados como complementares. Destaca-se a ultrassonografia transvaginal, que pode contribuir muito na detecção da doença, especialmente por ser um exame acessível, de menor custo, não invasivo e por possibilitar o planejamento pré-operatório nos casos em que é necessário o tratamento cirúrgico.
- **Referência:** Oliveira JGA, Bonfada V, Zanella JFP, Coser J. Ultrassonografia transvaginal na endometriose profunda: ensaio iconográfico. Radiol Bras. 2019 Set/Out;52(5):337-41.

50 = D

- **Resposta:** O principal objetivo do tratamento clínico é o alívio dos sintomas álgicos e a melhora da qualidade de vida, pois não se espera cura da doença, mas sim, um efetivo controle do quadro clínico. Nesse contexto, o uso de pílulas combinadas de estrogênios e progestagênios é indicado como tratamento de primeira linha por diversas diretrizes de sociedades, pois seu mecanismo de ação atua, principalmente, na decidualização e atrofia de tecido endometrial ectópico.
- **Referência:** Febrasgo. Tratado de Ginecologia. São Paulo: Elsevier; 2018

51 = E

- **Comentário:** Nesse caso, pela presença de endometrioma com diâmetro maior que 6 cm, recomenda-se a abordagem cirúrgica com drenagem e destruição da cápsula ou a retirada da cápsula do endometrioma. Como a endometriose é uma doença crônica, recomenda-se o uso de método anticoncepcional combinado como tratamento clínico de primeira linha. A administração do tratamento pode ser feita via oral, intramuscular, adesivos de absorção cutânea ou anel vaginal.
- **Referências:**
  - Febrasgo. Tratado de Ginecologia. São Paulo: Elsevier; 2018.
  - Schenken RS. Endometriosis: pathogenesis, clinical features, and diagnosis. 2016. Disponível em: https://www.uptodate.com/contents/endometriosis-pathogenesis-clinical-features-and-diagnosis. Acesso em: 4 jul. 2020.

Respostas Comentadas

52 = D

- **Comentário:** Os principais sintomas relacionados com endometriose são: dismenorreia (principal sintoma, com prevalência estimada de 62,2%), dor pélvica crônica, dispareunia, alterações urinárias e alterações intestinais. A sinusorragia, que seria o sangramento durante a relação sexual, não é associada à endometriose e é mais comum em outras patologias, tais como lesões vulvares, vaginais ou de colo do útero, traumas, miomas, inflamações, infecções, entre outros.
- **Referência:** Febrasgo. Tratado de Ginecologia. São Paulo: Elsevier; 2018.

53 = C

- **Comentário:** A ordem de conduta mais adequada em casos de violência sexual apresenta características importantes, como o início imediato da profilaxia para infecções sexualmente transmissíveis e proteção para gravidez em pacientes sem métodos de anticoncepção efetivo, independentemente da coleta de material de exames laboratoriais. Ainda, não há necessidade de realizar Boletim de Ocorrência previamente, tanto na delegacia como no Instituto Médico Legal, para evitar maiores constrangimentos à vítima. Sendo assim, a realização do Boletim de Ocorrência deve ser postergada para quando a paciente estiver psicologicamente apta.
- **Referência:** Febrasgo. Tratado de Ginecologia. São Paulo: Elsevier; 2018.

54 = E

- **Comentário:** Todas as afirmativas estão corretas. Apesar de o atendimento clínico priorizar o estado geral de saúde da vítima, a proteção contra infecções sexualmente transmissíveis, a prevenção de gravidez e a coleta de materiais biológicos que permitam identificar o agressor, o Decreto Presidencial n. 7.958/2013 dispõe sobre todas as afirmativas apresentadas na questão, que devem constar no prontuário.
- **Referência:** Febrasgo. Tratado de Ginecologia. São Paulo: Elsevier; 2018.

55 = B

- **Comentário:** A realização do Boletim de Ocorrência, tanto na delegacia como no Instituto Médico Legal, não deve requisito para o atendimento da paciente, a fim de evitar maiores constrangimentos à vítima, devendo ser postergado para quando a paciente estiver psicologicamente apta.
- **Referência:** Brasil. Portaria GM/MS n. 1.271, de 06 de junho de 2014. Define a Lista Nacional de Notificação Compulsória de doenças, agravos e eventos de saúde pública nos serviços de saúde públicos e privados em todo o território nacional, nos termos do anexo, e dá outras providências. Brasília: Diário Oficial da União; 2014.

56 = B

- **Comentário:** A equipe ideal de atendimento a vítimas de violência deve ser constituída de pessoas especializadas e treinadas, como assistentes sociais, psicólogos e médicos, desde o acolhimento. A prestação do cuidado à saúde da paciente deve ser prioridade, e precede a realização de qualquer procedimento policial ou judicial. A notificação dos casos de violência sexual é compulsória, ou seja, o profissional médico deverá fazer a notificação

ao serviço epidemiológico, independentemente da autorização da paciente. O prontuário pode servir como prova criminal indireta ou Laudo Indireto de Exame de Corpo de Delito e Conjunção Carnal, razão pela qual são altamente recomendáveis o registro e a descrição criteriosa dos dados sobre a violência sofrida pela paciente e suas circunstâncias, os achados do exame físico e as terapêuticas instituídas.
- **Referência:** Febrasgo. Tratado de Ginecologia. São Paulo: Elsevier; 2018.

57 = B
- **Comentário:** Pelo Consenso de Rotterdam, de 2003, o diagnóstico de síndrome do ovário policístico (SOP) é firmado se estiverem presentes ao menos dois critérios: alteração dos ciclos menstruais, hiperandrogenismo clínico ou presença de ovários policísticos via ultrassonografia. Esse diagnóstico é firmado após a exclusão de outras causas de hiperandrogenismo – motivo pelo qual deve-se realizar exames laboratoriais que descartem as demais hipóteses.
- **Referência:** Brasil. Ministério da Saúde. Protocolo Clínico e Diretrizes Terapêuticas da Síndrome de Ovários Policísticos [internet]. Brasília: Ministério da Saúde; 2019. Disponível em: http://conitec.gov.br/images/Consultas/2019/Relatorio_PCDT_SindromeOvarios-Policisticos_CP05_2019.pdf. Acesso em: 05 set. 2020.

58 = A
- **Comentário:** A primeira linha de tratamento para síndrome do ovário policístico (SOP) é a mudança no estilo de vida – melhorar a alimentação, reduzir o peso e abandonar o sedentarismo. Em caso de falha ou resistência ao tratamento, medidas farmacológicas podem ser consideradas e instituídas.
- **Referências:**
  - Fernandes CE, Sá MFS. Tratado de Ginecologia Febrasgo. Rio de Janeiro: Elsevier; 2019.
  - Taylor HS, Pal L, Seli E. Speroff's Clinical Gynecologic Endocrinology and Infertility. 9. ed. Philadelphia: Wolters Kluwer; 2020.

59 = C
- **Comentário:** A enzima conversora de angiotensina é a responsável pela degradação de bradicinina no trato respiratório. Com o uso de seu inibidor, os níveis de bradicinina aumentam e provocam o sintoma da tosse, que pode atuar na intensificação da clínica da paciente, mas não é considerado fator causal. Pelo fato de a obesidade aumentar a pressão sobre a bexiga e a uretra, a musculatura do assoalho pélvico se enfraquece, logo pode ser tanto um fator de causa como de intensificação, caso a origem da incontinência for uma disfunção do trato urinário. Menopausa, multiparidade e histórico familiar são fatores de risco para o aparecimento da patologia e não são intensificadores do quadro.
- **Referências:**
  - Berek JS, Novak E. Tratado de Ginecologia. 15. ed. Rio de Janeiro: Guanabara Koogan; 2014.
  - Passos EP, Ramos JGL, Martins-Costa SH, et al. Rotinas em Ginecologia. 7. ed. Porto Alegre: Artmed; 2017.

60 = B

- **Comentário:** A paciente em questão apresenta perda de urina aos mínimos esforços, o que representa a incontinência urinária de esforço e, recentemente, o quadro cursa com sintomas da incontinência urinária de urgência, como desejo urgente de micção, persistente com aumento da frequência e noctúria. Mulheres que apresentam, concomitantemente, incontinência urinária de esforço e de urgência são diagnosticadas com incontinência urinária mista. Incontinência por estresse e funcional não se encaixam nesses critérios.
- **Referências:**
  - Berek JS, Novak E. Tratado de Ginecologia. 15. ed. Rio de Janeiro: Guanabara Koogan; 2014.
  - Passos EP, Ramos JGL, Martins-Costa SH, et al. Rotinas em Ginecologia. 7. ed. Porto Alegre: Artmed; 2017.

61 = D

- **Comentário:** Os anticolinérgicos constituem as drogas de primeira escolha no tratamento da bexiga hiperativa e da hiperatividade do detrusor.
- **Referência:** Fernandes CE, Sá MFS. Tratado de Ginecologia Febrasgo. Rio de Janeiro: Elsevier; 2019.

62 = B

- **Comentário:** A redução em torno de 25% na ingesta hídrica promove importante melhora na frequência urinária, urgência miccional e noctúria, principalmente nas horas que antecedem o sono, já que reduz de maneira significativa os episódios de noctúria e melhora a qualidade de vida.
- **Referência:** Silva Filho AL, Pompei LM, Machado RB, Podgaec S. Tratado de Ginecologia Febrasgo. Rio de Janeiro: Elsevier; 2019.

63 = A

- **Comentário:** Alternativa A: de 80% a 85% dos casos, o sangramento uterino disfuncional (SUD) é anovulatório. Alternativa B: o sangramento uterino anormal (SUA) é um sangramento de origem uterina atribuído às alterações dos mecanismos endocrinológicos que controlam a menstruação. É, portanto, um diagnóstico de exclusão e não simplesmente um sintoma. Alternativa C: o sangramento ocorre superficialmente, na camada compacta e é irregular. Alternativa D: não acontece a descamação ordenada da camada funcional do endométrio como ocorre nos ciclos ovulatórios. Alternativa E: na maioria das vezes (80% a 85%), o SUD é anovulatório, causado por supressão estrogênica.
- **Referência:** Machado LV. Sangramento uterino disfuncional. Arquivos Brasileiros de Endocrinologia & Metabologia 2001; 45(4):375-82.

64 = D

- **Comentário:** O melhor tratamento é um agente antifibrinolítico: o ácido tranexâmico. O diclofenaco sódico não é indicado para quadros agudos e com sangramento em grande volume.

- **Referência:** Mendes PHG. Ácido tranexâmico e risco de eventos tromboembólicos no tratamento do sangramento uterino anormal. Montes Claros: Anais do II Congresso Norte-Mineiro de Saúde da Mulher e I Jornada de Mastologia; 2017. p. 14-205.

65 = B

- **Comentário:** Há vários fatores de risco relacionados com morte fetal, e os mais importantes são a afrodescendência, nuliparidade, idade materna avançada, hipertensão, diabetes, obesidade, tabagismo, uso de drogas e gestação múltipla.
- **Referência:** Mariani Neto C, Moraes Filho ECOB. Tratado de Obstetrícia Febrasgo. Rio de Janeiro: Guanabara Koogan; 2018.

66 = D

- **Comentário:** Com relação às principais causas, no terceiro trimestre de gestação, têm-se o descolamento prematuro de placenta e placenta prévia. O abortamento ocorre na primeira metade da gravidez e pode ser classificado como precoce ou tardio. O abortamento precoce ocorre até a 12ª semana e, o abortamento tardio, entre a 13ª e a 20ª semana de gestação.
- **Referência:** Mariani Neto C, Moraes Filho ECOB. Tratado de Obstetrícia – Febrasgo. Rio de Janeiro: Guanabara Koogan; 2018.

67 = E

- **Comentário:** A única que representa uma causa de hemorragia na segunda metade da gestação é a placenta prévia. Abortamento, gestação ectópica e mola hidatiforme representam causas de hemorragia da primeira metade da gestação. Pré-eclâmpsia é caracterizada clinicamente pela hipertensão arterial e proteinúria em gestantes com mais de 20 semanas de gestação.
- **Referência:** Mariani Neto C, Moraes Filho ECOB. Tratado de Obstetrícia – Febrasgo. Rio de Janeiro: Guanabara Koogan; 2018.

68 = C

- **Comentário:** Item A incorreto: neste caso, não se aplica, pois uma vez feito o diagnóstico na gestação, é preciso realizar o tratamento para se evitar a transmissão vertical. Item B incorreto: com o diagnóstico confirmado, o uso de preservativo passa a ser importante para evitar a reinfecção e não evitar a infecção fetal. Item C correto: as medidas preventivas mais eficazes para se evitar a transmissão vertical da sífilis são o diagnóstico precoce na gestante e o tratamento adequado materno e do casal. Item D incorreto: não existe vacinação para sífilis. Item E incorreto: nem todas são falsas, pois como já descrito, o diagnóstico e tratamento precoce melhoram o prognóstico fetal.
- **Referência:** Feliz MC, Medeiros ARP, Rossoni AM, Tahnus T, Pereira AMVB, Rodrigues C. Aderência ao seguimento no cuidado ao recém-nascido exposto à sífilis e características associadas à interrupção do acompanhamento. Rev Bras Epidemiol. 2016;727-39.

69 = D

- **Comentário:** De fato a histerossalpingografia é o exame inicial para avaliação anatômica na infertilidade feminina pelo seu custo e alcance de diversas patologias uterinas e tubárias; porém, não é um método específico, nem o padrão-ouro para avaliar alterações morfológicas uterinas. É necessária maior investigação após um achado sugestivo de malformações müllerianas em uma histerossalpingografia.

- **Referência:** Dishuck CF, Perchik JD, Porter KK, et al. Advanced imaging in female infertility. Curr Urol Rep. 2019; 20:77.

70 = A

- **Comentário:** As causas mais comuns são síndrome dos ovários policísticos (SOP), hiperprolactinemia, disfunção hipotalâmica e insuficiência ovariana primária. A síndrome de Asherman se encaixa em fatores uterinos.
- **Referência:** Fernandes CE, Sá MFS. Tratado de Ginecologia Febrasgo. Rio de Janeiro: Elsevier; 2019.

71 = B

- **Comentário:** A investigação pela anamnese é suficiente para descartar inicialmente causas ovulatórias femininas. Espera-se uma história do padrão menstrual satisfatória, com ciclos regulares de 21 a 35 dias e fluxo menstrual normal.
- **Referências:**
  - Menke CH, Rivoire WA, Freitas F, et al. Rotinas em Ginecologia. 7. ed. Porto Alegre: Artmed; 2017.
  - Fritz Marc A, Speroff L. Endocrinologia Ginecológica Clínica e Infertilidade. 8. ed. Porto Alegre: Revinter; 2015.

72 = C

- **Comentário:** A alternativa C está incorreta, pois a endometriose é uma doença rara antes da menarca e tende a diminuir após a menopausa.
- **Referência:** Bellelis P, Dias Jr. JA, Podgaec S, Gonzales M, Baracat EC, Abrão MS. Aspectos epidemiológicos e clínicos da endometriose pélvica: uma série de casos. Revista da Associação Médica Brasileira. 2010; 56(4):467-71.

73 = B

- **Comentário:** É recomendado o uso de uterotônicos, principalmente 10 UI intramuscular de ocitocina, durante a terceira fase de todos os partos (vaginais e cesarianas). Estudos recentes apontam a redução em mais de 50% das ocorrências de hemorragia pós-parto (HPP) por essa medida. Nenhuma das outras alternativas apresenta, de forma isolada e sem uso de uterotônicos, resultados significativos na redução da incidência de HPP, por isso são consideradas complementares.
- **Referências:**
  - Fernandes CE, Sá MFS. Tratado de Obstetrícia Febrasgo. Rio de Janeiro: Elsevier; 2019.
  - Organização Mundial da Saúde (OMS). Recomendações da OMS para a prevenção e tratamento da hemorragia pós-parto (2014). Disponível em: http://apps.who.int/iris/bitstream/handle/10665/75411/9789248548505_por.pdf?ua=1. Acesso em: 20 ago. 2020.

74 = A

- **Comentário:** Durante uma hemorragia pós-parto (HPP) é necessário rápida ação para minimizar os riscos, então, além de controlar os sintomas de hemorragia, por meio dos 4 Ts, a identificação do foco de sangramento é eficaz. Atonia uterina é apontada como a principal causa de HPP e classificada como "tônus". A segunda causa mais prevalente identifica-se em "trauma", no qual encontram-se lacerações e hematomas. O "tecido" compreendendo retenção e acretismo placentário e "trombina" é representada por coagulopatias hereditárias e adquiridas, completando o mnemônico.
- **Referências:**
  - Montenegro CAB, Rezende Filho J de. Rezende Obstetrícia. 13. ed. Rio de Janeiro: Guanabara Koogan; 2017.
  - Fernandes CE, Sá MFS (eds.). Tratado de Obstetrícia Febrasgo. Rio de Janeiro: Elsevier; 2019.

75 = C

- **Comentário:** A manutenção da oxigenação e da perfusão sanguínea pelos tecidos é o objetivo de todas as abordagens de tratamento de hemorragia pós-parto (HPP). O esvaziamento de bexiga é uma medida geral, além de pré-requisito para a compressão uterina bimanual. Metilergometrina e outros derivados do ergot são contraindicados em pacientes hipertensas. Aplicação de anestesias e suturas de lacerações devem ocorrer no centro cirúrgico. Agindo como causa específica de HPP, ou ocorrendo simultaneamente, a placenta retida deve ser tratada de forma ativa, como descrito na alternativa E.
- **Referências:**
  - Montenegro CAB, Rezende Filho J. Rezende Obstetrícia. 13. ed. Rio de Janeiro: Guanabara Koogan; 2017.
  - Fernandes CE, Sá MFS (eds.). Tratado de Obstetrícia Febrasgo. Rio de Janeiro: Elsevier; 2019.
  - Organização Mundial da Saúde (OMS). Recomendações da OMS para a prevenção e tratamento da hemorragia pós-parto (2014). Disponível em: http://apps.who.int/iris/bitstream/handle/10665/75411/9789248548505_por.pdf?ua=1. Acesso em: 20 ago. 2020.

76 = A

- **Comentário:** O principal local de implantação da gravidez ectópica é na tuba uterina em 95% a 98% dos casos. Com relação às gestações tubárias, as de ampola correspondem a 70% a 80% e as de ístmo correspondem a 12%.
- **Referência:** Zugaib M. Zugaib Obstetrícia. 3. ed. Barueri: Manole; 2016.

77 = C

- **Comentário:** A paciente se encaixa no quadro de tratamento medicamentoso, sendo necessária autorização por escrito. Para conduta expectante, ela deveria apresentar beta-hCG decrescente. O tratamento cirúrgico, por sua vez, seria adequado caso a paciente estivesse instável ou não apresentasse hemograma, ALT, AST e creatinina normais ou, ainda, não tivesse boa compreensão do seu quadro.
- **Referência:** Zugaib M. Zugaib Obstetrícia. 3. ed. Barueri: Manole; 2016.

78 = D

- **Comentário:** Os fatores de risco para doença inflamatória pélvica (DIP) incluem: condições socioeconômicas desfavoráveis (baixa escolaridade, desemprego e baixa renda familiar), idade entre 15 e 24 anos – o maior fator de risco para DIP e o risco é tanto maior quanto mais cedo for o início da atividade sexual. Utilização de pílulas combinadas: pela possibilidade de causar ectopia, facilita a infecção por *N. gonorrhoeae* e *C. trachomatis*.
- **Referência:** Quinet B, Pereira C, Luz F, Silva G, Machado P, Salera RF, et al. Doença inflamatória pélvica: atualização. Rev Med Minas Gerais [revista em internet]. janeiro-março 2013; 23(3). Disponível em: http://rmmg.org/exportar-pdf/687/v22s5a14.pdf. Acesso em: 28 ago. 2020.

79 = E

- **Comentário:** A flora bacteriana relacionada a esses abscessos é anaeróbica, podendo ser encontradas também bactérias Gram-positivas, em especial o *Staphylococcus aureus*.
- **Referência:** Cunha RN, Morais EFM, Mattos G, Zerwes F. Processos inflamatórios da mama: caracterização e manejo terapêutico. Acta méd. [Internet]. 2012 Dezembro; 33(1). Disponível em: http://docs.bvsalud.org/biblioref/2018/04/882369/processos-inflamatorios-da-mama-caracterizacao-e-manejo-terapeutico.pdf. Acesso em: 18 ago. 2020.

80 = D

- **Comentário:** O abscesso subareolar é mais frequente em mulheres entre 35 e 50 anos e entre seus vários fatores de risco, o tabagismo se destaca, podendo estar relacionado com a ação isquêmica direta da nicotina, a hipóxia tecidual causada pela ação do monóxido de carbono, ou, indiretamente, pela interferência no metabolismo do estrógeno e da prolactina.
- **Referências:**
  - Cairo AAA. Avaliação dos fatores de risco para o abcesso mamário subareolar recorrente com fístula [Dissertação mestrado]. Campinas: Faculdade de Ciências Médicas da Unicamp; 1995. Disponível em: http://www.repositorio.unicamp.br/handle/REPOSIP/310188. Acesso em: 18 ago. 2020
  - Cunha RN, Meyer MEF, Mattos G, Zerwes F. Processos inflamatórios da mama: caracterização e manejo terapêutico. Acta méd. [Internet]. 2012 Dezembro; 33(1). Disponível em: http://docs.bvsalud.org/biblioref/2018/04/882369/processos-inflamatorios-da-mama-caracterizacao-e-manejo-terapeutico.pdf. Acesso em: 18 ago. 2020.

81 = D

- **Comentário:** A mastopatia diabética não é considerada uma entidade que predisponha ao desenvolvimento do câncer de mama.
- **Referências:**
  - Bitar HF, Bitar DF. Mastopatia diabética bilateral: relato de caso. Rev Para Med. [Internet]. 2006 Set; 20(3): 75-7. Disponível em: http://scielo.iec.gov.br/scielo.php?script=sci_arttext&pid=S0101-59072006000300015&lng=pt. Acesso em: 12 ago. 2020.
  - Elias S, Francisco MC, Kemp C, Verenhitach BD, Francisco FC, Wolgien MCM. Mastopatia diabética: um inusitado diagnóstico diferencial: relato de caso. Radiol Bras [Internet]. 2008 Ago; 41(4):275-6. Disponível em: http://www.scielo.br/scielo.php?script=sci_arttext&pid=S0100-39842008000400015&lng=pt. Acesso em 12 ago. 2020.

82 = C

- **Comentário:** Os exames de imagem são complementares, sendo a biopsia o exame diagnostico definitivo que serve para excluir malignidade1. Na ecografia mamária, a massa mostra-se heterogênea, hipoecogênica e mal definida1. Os diagnósticos diferenciais principais são o carcinoma inflamatório e carcinoma lobular invasivo, sendo a diferenciação confirmada após histopatologia1.A Mastopatia Diabética (MD) é uma doença benigna da mama que mimetiza uma lesão neoplásica1. Os achados histológicos descritos na alternativa E não são patognomônicos da MD.
- **Referência:** Reis F, Silva P, Gouveia P, Capelinha A, Freitas R. Mastopatia diabética: quando equacionar este diagnóstico? Acta Obstet Ginecol Port. [Internet]. 2016 Jun; 10(2): 156-159. Disponível em: http://www.scielo.mec.pt/scielo.php?script=sci_arttext&pid=S1646-58302016000200011&lng=pt. Acesso em: 13 Ago 2020.

83 = A

- **Comentário:** A única alternativa que os paramentos não estão de acordo com os critérios de Rotterdam é da alternativa A, pois o período usado no critério é de, no mínimo, um ano.
- **Referência:** Brasil. Ministério da Saúde. Protocolo Clínico e Diretrizes Terapêuticas para Síndrome dos Ovários Policísticos [internet]. Brasília: Conitec; 2019. Disponível em: http://conitec.gov.br/images/Consultas/2019/Relatorio_PCDT_SindromeOvariosPolicisticos_CP05_2019.pdf. Acesso em: 25 ago. 2020.

84 = E

- **Comentário:** São excluídas dos Protocolos Clínicos e Diretrizes Terapêuticas (PCDT) para a síndrome do ovário policístico (SOP) pacientes que apresentem outras doenças que causem hiperandrogenismo ou oligo/amenorreia (que são critérios para o diagnóstico de SOP, segundo o Consenso de Rotterdam), como: tumores produtores de androgênios, hiperprolactinemia, síndrome de Cushing, tireopatias, uso de medicamentos associados a hirsutismo e hipogonadismo, ou hiperplasia adrenal congênita). Isso exclui as alternativas A, B, C e D. A alternativa E é a resposta para a questão, visto que é um dos critérios de diagnóstico.
- **Referência:** Brasil. Ministério da Saúde. Protocolo Clínico e Diretrizes Terapêuticas para Síndrome dos Ovários Policísticos [internet]. Brasília: Conitec; 2019. Disponível em: http://conitec.gov.br/images/Consultas/2019/Relatorio_PCDT_SindromeOvariosPolicisticos_CP05_2019.pdf. Acesso em: 25 ago. 2020.

85 = B

- **Comentário:** A síndrome do ovário policístico (SOP) tem manifestações clínicas típicas na mulher adulta como acne, hirsutismo, alopecia, alterações menstruais e infertilidade. Todavia, pode haver outras intercorrências, que não são tão comuns, oriundas da SOP, como: obesidade, pré-diabetes, diabetes melito tipo 2, dislipidemia, apneia obstrutiva do sono, doença hepática gordurosa não alcoólica, distúrbios de humor e câncer.
- **Referência:** Brasil. Ministério da Saúde. Protocolo Clínico e Diretrizes Terapêuticas para Síndrome dos Ovários Policísticos [internet]. Brasília: Conitec; 2019. Disponível em: http://conitec.gov.br/images/Consultas/2019/Relatorio_PCDT_SindromeOvariosPolicisticos_CP05_2019.pdf. Acesso em: 25 ago. 2020.

86 = B

- **Comentário:** A hipótese diagnóstica principal é de herpes simples, que é caracterizada por apresentar um quadro inicial de lesões vesiculosas sobre área eritematosa, que se rompem formando úlceras dolorosas, as quais cicatrizam em 2 ou 3 semanas. O herpes simples é considerado uma infecção sexualmente transmissível, por isso o relato da paciente sobre o não uso de preservativos é importante para a sustentação da hipótese diagnóstica. O diagnóstico clínico da doença é dado, principalmente, na fase de lesões vesiculosas, uma vez que o quadro é bem característico da doença, entretanto, é importante fazer a investigação de outras etiologias infecciosas por meio de exames sorológicos.
- **Referência:** Federação Brasileira das Associações de Ginecologia e Obstetrícia (Febrasgo). Manual de orientação em trato genital inferior e colposcopia. São Paulo: Febrasgo; 2010.

87 = C

- **Comentário:** Infecções por herpesvírus caracterizam-se pelo surgimento de múltiplas lesões bolhosas, que evoluem para úlceras e cicatrizam formando crostas, diferenciando-se da sífilis primária, por exemplo, que em geral apresenta lesão única. As evidências clínicas de um quadro de herpes genital possibilita iniciar um tratamento, que permite a atenuação dos sintomas e melhor evolução das lesões, mas não erradica o agente infeccioso e a possibilidade de novos episódios.
- **Referência:** Hoffman BL, Schorge JO, Schaffer JI, Halvorson LM, Bradshaw KD, Cunninghan FG. Ginecologia de Williams. 2. ed. Porto Alegre: McGraw-Hill Education e Artmed; 2014

88 = D

- **Comentário:** Caso característico de cancro mole (*Haemophilus ducreyi*) cuja lesão apresenta bordo saliente, irregular, não endurecido, fundo com exsudato necrótico, odor fétido, dolorosa, podendo se apresentar como múltiplas devido à autoinoculação. Pode ser tratada com azitromicina 1 g dose única via oral (também com ceftriaxona ou ciprofloxacino).
- **Referência:** Veronesi R, Focaccia RS. Tratado de Infectologia. 5. ed. São Paulo: Atheneu; 2015.

89 = D

- **Comentário:** O Sistema BI-RADS varia de 0 a 6, sendo: 0 – incompleto, necessita de exames adicionais; 1 – normal, seguimento de rotina; 2 – achado benigno, seguimento de rotina; 3 – achado provavelmente benigno, seguimento em curto prazo; 4 – achado suspeito, biópsia; 5 – achado altamente sugestivo de malignidade, biópsia; 6 – malignidade comprovada por biópsia, tratamento adequado (utilizado para acompanhar câncer conhecido).
- **Referência:** Instituto Nacional de Câncer José Alencar Gomes da Silva (Inca). Diretrizes para a detecção precoce do câncer de mama no Brasil. Rio de Janeiro: Inca; 2015.

90 = D

- **Comentário:** A conduta clínica mais adequada seria solicitar mamografia e/ou US de mama, exames indicados para avaliação do nódulo e não das possíveis metástases e também associar a outros exames como: ressonância magnética, radiografia ou tomografia computadorizada de tórax e de abdômen, os quais são pedidos como complemento, portanto, não são solicitados imediatamente. Após a avaliação diagnóstica por imagem e estadiamento, deve-se encaminhar à oncologia para prosseguimento no tratamento, caso haja diagnóstico de neoplasia maligna.

- **Referências:**
  - Instituto Nacional de Câncer José Alencar Gomes da Silva (Inca). Diretrizes para a detecção precoce do câncer de mama no Brasil. Rio de Janeiro: Inca; 2015.
  - Togni PHA. Cintilografia com MDP-99mTc na detecção conjunta do câncer de mama e lesões ósseas metastáticas. São Paulo: Universidade Federal de São Paulo (Unifesp); 2000.

91 = B

- **Comentário:** A doença ocorre quando há destruição das hemácias fetais Rh positivo. A hiperbilirrubinemia pode provocar um risco imediato e também à medida que ocorre mais destruição das hemácias. A mãe deve ser Rh negativo, enquanto o pai Rh positivo. A medida da velocidade sistólica máxima da artéria cerebral se mostra mais preditiva da anemia fetal, alterando-se rapidamente diante de um quadro de hipoxemia.
- **Referências:**
  - Decherney AH. Current – Ginecologia e Obstetrícia. 11. ed. Porto Alegre: Artmed; 2014.
  - Brizot ML, Nishie EN, Liao AW, Zugaib M, Simões R. Aloimunização Rh na Gestação. São Paulo: Federação Brasileira das Associações de Ginecologia e Obstetrícia; 2011

92 = C

- **Comentário:** A tipagem sanguínea é um exame de rotina, pedido na primeira consulta do pré-natal, sendo o Coombs indireto, o exame de marcador de risco da doença, uma vez que identifica a presença de anticorpos anti-D no sangue da gestante, sendo indicado apenas em pacientes Rh negativo.
- **Referência:** Febrasgo. Manual de Gestação de Alto Risco. São Paulo: Febrasgo; 2011. Disponível em: http://www.as.saude.ms.gov.br/wp-content/uploads/2019/08/MANUAL-DE--GESTA%C3%87%C3%83O-DE-ALTO-RISCO-2011.pdf. Acesso em: 20 ago. 2020.

93 = B

- **Comentário:** A Dopplerfluxometria avalia a presença de anemia fetal pelo pico da velocidade de fluxo sanguíneo da artéria cerebral média, baseando-se no fato de que o sistema nervoso responde rapidamente à hipoxemia, e na facilidade da insonação do vaso em questão. O feto anêmico tende a apresentar valores de velocidade máxima do pico sistólico acima do limite esperado para determinada idade gestacional.
- **Referência:** Febrasgo. Manual de Gestação de Alto Risco. 2011 [internet]. Disponível em: http://www.as.saude.ms.gov.br/wp-content/uploads/2019/08/MANUAL-DE-GESTA%-C3%87%C3%83O-DE-ALTO-RISCO-2011.pdf. Acesso em: 20 ago. 2020.

94 = C

- **Comentário:** A doença hemolítica perinatal ocorre por uma incompatibilidade entre o sangue materno e o fetal, sendo a de maior gravidade a aloimunização Rh quando a mãe

tem Rh negativo e o feto Rh positivo, promovendo a produção de anticorpos maternos contra as hemácias fetais.
- **Referência:** Montenegro CAB, Rezende Filho J. Rezende obstetrícia fundamental. 13. ed. Rio de Janeiro: Guanabara Koogan; 2014.

95 = A
- **Comentário:** O uso de terapia antirretroviral (TARV) deve ser prescrito para toda gestante diagnosticada com HIV (alternativa E incorreta), sendo o esquema de primeira escolha o uso de tenofovir/lamivudina e raltegravir (alternativa A correta). O uso de dolutegravir não é indicado na gestação, devendo ser substituído por raltegravir (alternativa B incorreta). A zidovudina e o abacavir são segunda e terceira escolha, respectivamente, quando tenofovir for contraindicado (alternativas C e D incorretas)
- **Referência:** Brasil. Ministério da Saúde. Protocolo clínico e diretrizes terapêuticas para prevenção da transmissão vertical de HIV, sífilis e hepatites virais. Brasília: Ministério da Saúde; 2019. p. 1-252.

96 = D
- **Comentário:** O diagnóstico de HIV, de acordo com o Ministério da Saúde, a partir de um teste rápido realizado com amostra de sangue reagente, deve ser seguido por novo teste rápido com amostra de sangue, além da quantificação da carga viral. Se válido e positivo, considera-se a amostra sanguínea reagente para HIV e deve ser instituído tratamento antirretroviral imediato a critério médico. Pacientes vivendo com HIV podem engravidar, devendo ser orientadas sobre medidas que reduzam a carga viral, melhorando sua condição imunológica e reduzindo a possibilidade de transmissão vertical.
- **Referências:**
  - Brasil. Ministério da Saúde. Protocolo clínico e diretrizes terapêuticas para prevenção da transmissão vertical de HIV, sífilis e hepatites virais. Brasília: Ministério da Saúde; 2019. p. 1-252.
  - Brasil. Ministério da Saúde. Manual técnico para o diagnóstico da infecção pelo HIV em adultos e crianças. Secretaria de Vigilância em Saúde. Brasília: Ministério da Saúde; 2018;1(4).

97 = C
- **Comentário:** Por apresentar um período de incubação conhecido como janela imunológica, o teste negativo sorológico e/ou rápido para HIV não exclui a doença. Assim, deve estar incluído na rotina pré-natal e ser realizado em todos os trimestres. A identificação precoce da doença tem a importância de reduzir/evitar a transmissão vertical.
- **Referências:**
  - Brasil. Ministério da Saúde. Protocolo clínico e diretrizes terapêuticas para prevenção da transmissão vertical de HIV, sífilis e hepatites virais. Brasília: Ministério da Saúde; 2019. p. 1-252.
  - Brasil. Ministério da Saúde. Manual técnico para o diagnóstico da infecção pelo HIV em adultos e crianças. Secretaria de Vigilância em Saúde. Brasília: Ministério da Saúde; 2018.

98 = B

- **Comentário:** O diagnóstico é clínico e a ultrassonografia transvaginal não é o único exame diagnóstico. A gravidez ectópica deve ser pensada, devendo-se atentar à irregularidade menstrual e dosagem de beta-hCG. Uso irregular de preservativo é um fator de risco. A etiologia é polimicrobiana, em geral, por *Chlamydia trachomatis* e *Neisseria gonorrhoeae*. O tratamento é individualizado e hospitalar em quadros graves.
- **Referência:** Carvalho NS, Carvalho BF, Linsingen RV, Takimura M. Doença inflamatória pélvica. Protocolo Febrasgo – Ginecologia. São Paulo: Febrasgo; 2018.

99 = B

- **Comentário:** A clínica de polaciúria, disúria e evolução em 24/48 horas sugere cistite aguda e o diagnóstico é feito mediante confirmação pelo exame de urina. O diagnóstico de doença inflamatória pélvica (DIP) pode ser estabelecido por três critérios maiores mais um menor ou então um elaborado, sendo o exame ultrassonográfico uma opção, mas não fundamental. A tricomoníase é uma vulvovaginite causada pelo protozoário *Trichomonas vaginalis* com quadro clínico de corrimento vaginal intenso, amarelo-esverdeado, bolhoso e com odor fétido e o diagnóstico pode ser feito por sua identificação ao microscópio, em exame a fresco, teste das aminas ou cultura. A gravidez ectópica é a implantação e o desenvolvimento do ovo fora da cavidade uterina e o exame clínico nem sempre é elucidativo, sendo necessários exames complementares, como a dosagem do beta-hCG e a ultrassonografia transvaginal.[3]
- **Referências:**
  - Camargos AF. Ginecologia ambulatorial: baseada em evidências científicas. 2. ed. Belo horizonte: Coopmed; 2008.
  - Passos EP. Rotinas em ginecologia. 7. ed. Porto Alegre: Artmed; 2017.
  - Elito J Jr. Gravidez ectópica. Protocolo Febrasgo – Obstetrícia. Comissão Nacional. Especializada em Urgências Obstétricas. São Paulo: Febrasgo; 2018.

100 = E

- **Comentário:** Critérios diagnósticos maiores: dor em baixo ventre espontânea; dor à palpação anexial e dor à mobilização cervical. Critérios menores: temperatura oral > 38,3°C; secreção vaginal/endocervical anormal; VHS ou PCR aumentados; leucocitose em sangue periférico; > 5 leucócitos por campo de imersão em material endocervical.
- **Referência:** Carvalho NS, Carvalho BF, Linsingen RV, Takimura M. Doença inflamatória pélvica. Protocolo Febrasgo – Ginecologia. São Paulo: Febrasgo; 2018.

101 = D

- **Comentário:** O tratamento da doença inflamatória pélvica (DIP) pode ser instituído em regime ambulatorial ou hospitalar. O regime ambulatorial é feito para formas leves e a internação hospitalar segue os critérios do Centers for Disease Control and Prevention (CDC), diante de gestação, baixa resposta clínica ou intolerância à medicação oral, não adesão à terapia, sintomas significativos, suspeita de abscesso pélvico ou tubo-ovariano, impossibilidade ou dificuldade de acompanhamento ou de reavaliação em 72 horas.

- **Referências:**
  - Passos EP. Rotinas em ginecologia. 7. ed. Porto Alegre: Artmed; 2017.
  - Romanelli RMC, Lima SSS, Viotti LV, Clemente WT, Aguiar RALP, Filho ALS. Abordagem atual da doença inflamatória pélvica. Rev Med MG. 2013; 23(3):347-55.

102 = B

- **Comentário:** A ultrassonografia transvaginal tem maior acurácia para precisar a relação da placenta e do colo. Cicatrizes cesáreas predispõem tanto a placenta prévia quanto o acretismo. O tipo total é o mais associado ao acretismo placentário. O toque vaginal é proscrito e deve ser evitado. A necessidade aumentada de superfície torna a gestação múltipla um fator de risco.
- **Referências:**
  - Montenegro CAB, Rezende Filho J. Rezende obstetrícia fundamental. 13. ed. Rio de Janeiro: Guanabara Koogan; 2014.
  - Zugaib M. Obstetrícia. 3. ed. Barueri: Manole; 2016.

103 = A

- **Comentário:** Sangramento vaginal na 2ª metade da gestação requer a realização de ultrassonografia e, se confirmado placenta prévia, é proscrito a execução de toque vaginal. Diante de sangramento vaginal intenso ou hemodinâmica instável ou alteração na vitalidade fetal, recomenda-se internação imediata, monitorização materna e fetal e outras medidas que assegurem a estabilidade da gestante e a vitalidade do feto. Casos de sangramento leve, gestante estável e com menos de 37 semanas, adota-se uma conduta expectante. A conduta diante de placenta prévia depende basicamente da idade gestacional, volume de sangramento e presença de trabalho de parto.
- **Referências:**
  - Brasil. Ministério da Saúde. Gestação de alto risco: manual técnico. 5. ed. Brasília: Ministério da Saúde; 2012.
  - Zugaib M. Obstetrícia. 3. ed. Barueri: Manole; 2016.

104 = B

- **Comentário:** A ultrassonografia transvaginal é atualmente o padrão-ouro no diagnóstico de placenta prévia, pois avalia com grande precisão as relações entre o colo uterino e a placenta.
- **Referência:** Montenegro CAB, Rezende Filho J. Rezende obstetrícia fundamental. 13. ed. Rio de Janeiro: Guanabara Koogan; 2014.

105 = A

- **Comentário:** Os anticorpos IgG aparecem cerca de 2 semanas após a infecção e permanecem positivos por toda a vida, caracterizando uma infecção prévia. Os anticorpos IgM aparecem cerca de 5 dias após a infecção, caracterizando uma infecção recente. O teste de avidez de IgG baseia-se em um resultado crescente ao decorrer do tempo, sendo um ótimo auxiliar para confirmar uma infecção prévia. Sendo assim, a questão correta é a alternativa

A, por se tratar de uma paciente com IgG e IgM reagentes, podendo indicar uma infecção aguda ou crônica, confirmando-se com teste de avidez.

- **Referências:**
  - Febrasgo. Manual de gestação de alto risco. Manual de orientação. São Paulo: Federação Brasileira das Associações de Ginecologia e Obstetrícia; 2011. Disponível em: http://www.as.saude.ms.gov.br/wp-content/uploads/2019/08/MANUAL-DE-GESTA%C3%87%C3%83O-DE-ALTO-RISCO-2011.pdf. Acesso em: 20 ago. 2020.
  - Moraes EL, Moraes FR. Condução da toxoplasmose gestacional. FEMINA. 2019;47(12): 893-7.

106 = B

- **Comentário:** Trata-se de um caso duvidoso entre infecção aguda ou crônica, devendo-se solicitar uma avidez para IgG e iniciar a profilaxia com espiramicina, sendo assim, a alternativa B está correta e isso explica por que a A e D estão incorretas. A sulfadiazina, a pirimetamina e o ácido folínico devem ser iniciados após confirmação de infecção fetal ou se a gestante tiver mais de 32 semanas de idade gestacional, logo as alternativas C e E estão incorretas.
- **Referência:** Moraes EL, Moraes FR. Condução da toxoplasmose gestacional. FEMINA. 2019; 47(12):893-7.

107 = B

- **Comentário:** Os períodos de maior contágio são aqueles em que há a presença de treponemas nas lesões (cancro duro, condiloma plano, placas mucosas, lesões úmidas) apresentadas, ou seja, sífilis primária e secundária.
- **Referência:** Brasil. Ministério da Saúde. Secretaria de Vigilância em Saúde. Guia de Vigilância em Saúde: volume único [Internet]. 3. ed. Brasília: Ministério da Saúde; 2019. Disponível em: http://bvsms.saude.gov.br/bvs/publicacoes/guia_vigilancia_saude_3ed.pdf. Acesso em: 13 ago. 2020.

108 = E

- **Comentário:** O teste rápido é um teste treponêmico, ou seja, detecta anticorpos específicos contra o *T. pallidum* e, em cerca de 85% dos casos, pode continuar reagente durante toda a vida – a chamada cicatriz sorológica. Por isso, ele nem sempre é indicativo de uma sífilis ativa.
- **Referência:** Brasil. Ministério da Saúde. Secretaria de Vigilância em Saúde. Guia de Vigilância em Saúde: volume único [Internet]. 3. ed. Brasília: Ministério da Saúde; 2019. Disponível em: http://bvsms.saude.gov.br/bvs/publicacoes/guia_vigilancia_saude_3ed.pdf. Acesso em: 13 ago. 2020.

109 = C

- **Comentário:** No terceiro trimestre, o fluxo sanguíneo uteroplacentário é mais intenso, facilitando a transmissão. O maior risco de transmissão é com uma infecção recente. É importante testar VDLR em gestante na primeira consulta, no terceiro trimestre e até na sala de parto, sendo diagnóstico o VDLR positivo em qualquer titulação. Lembrar que drogas alternativas à penicilina não promovem tratamento fetal.

- **Referência:** Feitosa JAS, da Rocha CHR, Costa FS. Artigo de revisão: sífilis congênita. Rev Med Saúde Bras. 2016; 5(2):286-97. Disponível em: https://portalrevistas.ucb.br/index.php/rmsbr/article/view/6749/. Acesso em: 13 ago. 2020.

110 = E
- **Comentário:** As recomendações atuais apresentam a insulina como medicamento de primeira escolha para hiperglicemia na gestação. As demais opções referem-se aos antidiabéticos orais, medicamentos que só devem ser considerados como monoterapia nos casos em que a adesão ou acesso à insulina são inviáveis ou associados com a insulina para controle glicêmico da hiperglicemia severa.
- **Referência:** Organização Pan-Americana da Saúde. Ministério da Saúde. Federação Brasileira das Associações de Ginecologia e Obstetrícia. Sociedade Brasileira de Diabetes. Tratamento do diabetes mellitus gestacional no Brasil. Brasília: OPAS; 2019.

111 = B
- **Comentário:** A estratégia indicada para o rastreamento do diabetes melito gestacional (DMG) no Brasil é solicitar a glicemia de jejum até 20 semanas. O teste oral de tolerância a glicose (TOTG) deve ser solicitado entre 24 e 28 semanas nos casos que apresentaram a glicemia de jejum menor que 92 mg/dL, pois os casos que apresentaram valores entre 92 e 125 mg/dL são diagnosticados com DMG e valores acima de 126 mg/dL, como DM. Como essa paciente estava com 12 semanas de gestação, o melhor método de rastreamento é a glicemia de jejum.
- **Referência:** Organização Pan-Americana da Saúde. Ministério da Saúde. Federação Brasileira das Associações de Ginecologia e Obstetrícia. Sociedade Brasileira de Diabetes. Tratamento do diabetes mellitus gestacional no Brasil. Brasília: OPAS; 2019.

112 = D
- **Comentário:** Estudos indicam que a falta de atividade física, assim como idade avançada, antecedentes familiares de primeiro grau de diabetes do tipo 2, ganho de peso superior ao recomendado durante a gestação, e *status* nutricional desfavorável (sobrepeso e obesidade) são pontos que merecem extrema atenção durante o pré-natal, porque estão associados a um risco elevado de diabetes melito gestacional (DMG). Apesar de limítrofe, um índice de massa corpórea de 24, exclusivamente não prediria risco aumentado para o desenvolvimento da DMG. No entanto, é válido ressaltar que independentemente da presença de fatores de risco, o DMG deve ser investigado em todas as pacientes.
- **Referência:** Pons RS, Rockett FC, Rubin BDA, Oppermann MLR, Bosa VL. Risk factor for gestational diabetes mellitus in a sample of pregnant women diagnosed with the disease. Diabetology and Metabolic Syndrome. 2015; 7(Suppl 1):A80.

113 = D
- **Comentário:** Item A – FTA-ABS é um teste treponêmico e, logo, específico; Item B – para o diagnóstico correto, devem ser utilizados um dos testes treponêmicos (teste rápido ou FTA-ABS ou TPHA ou EQL ou ELISA) + um dos testes não treponêmicos (VDRL ou RPR ou TRUST); Item C – a cardiolipina não é um antígeno específico treponêmico; Item D – alternativa correta. O VDRL quantitativo é usado para seguimento, geralmente, os testes

treponêmicos permanecem positivos mesmo após o tratamento. Portanto, não são indicados para o monitoramento no tratamento; Item E – o VDRL pode permanecer positivo pós-tratamento, configurando cicatriz sorológica.
- **Referência:** Brasil. Ministério da Saúde. Protocolo Clínico e Diretrizes Terapêuticas para Atenção Integral às Pessoas com Infecções Sexualmente Transmissíveis (IST). Brasília: MS; 2018.

114 = C
- **Comentário:** Item A – se houve tratamento prévio, pode ser encontrada cicatriz sorológica. Porém, a diferenciação depende também da positividade do teste treponêmico para saber se já houve contato; Item B: o resultado do teste seria o inverso: treponêmico positivo e não treponêmico negativo; Item C – resposta correta. A interpretação isolada do VDRL positivo exige conhecimento e cautela; se FTA-ABS resultar negativo, trata-se de falso-positivo do VDRL e deve-se descobrir a origem dos anticorpos anticardiolipina e realizar procura de lúpus e/ou síndrome antifosfolipídica; Item D – o teste treponêmico é o primeiro a positivar em uma infecção.
- **Referência:** Amaral E. Sífilis na gravidez e óbito fetal: de volta para o futuro. Revista Brasileira de Ginecologia e Obstetrícia [Internet]. 2012. Disponível em: https://www.scielo.br/pdf/rbgo/v34n2/a02v34n2.pdf. Acesso em: 13 ago. 2020.

115 = B
- **Comentário:** Item A – a sífilis secundária ocorre, em média, entre 6 semanas a 6 meses após a cicatrização do cancro (sífilis primária), ainda que manifestações iniciais, recorrentes ou subentrantes do secundarismo possam ocorrer em um período de até dois anos. Item B – alternativa correta. Ocorrem, na sífilis terciária, manifestações cutâneas de caráter destrutivo, ósseas, cardiovasculares e neurológicas. Item C – a sífilis primária tem, como manifestação clínica, cancro duro e linfonodos regionais. Sífilis latente recente e tardia são assintomáticas. Item D – lesões cutaneomucosas têm manifestações na sífilis secundária.
- **Referência:** Brasil. Ministério da Saúde. Protocolo Clínico e Diretrizes Terapêuticas para Atenção Integral às Pessoas com Infecções Sexualmente Transmissíveis (IST). Brasília: MS; 2018.

116 = A
- **Comentário:** Achados colposcópicos sugestivos de lesão intraepitelial de alto grau (HSIL) compreendem alterações induzidas pelo HPV caracterizadas por superfície irregular, erosão ou ulceração, epitélio acetobranco denso, pontilhado e mosaicos amplos e irregulares e vasos atípicos.
- **Referência:** Instituto Nacional de Câncer (Inca). Diretrizes brasileiras para o rastreamento do câncer do colo do útero. Coordenação Geral de Ações Estratégicas. Divisão de Apoio à Rede de Atenção Oncológica. Rio de Janeiro: Inca; 2011.

117 = D
- **Comentário:** A repetição da citologia é inaceitável como conduta inicial para o caso em questão. Pacientes com citologia sugestiva de lesão intraepitelial de alto grau, deverão ser encaminhadas imediatamente para colposcopia com biópsia dirigida como conduta inicial até 3 meses após o resultado. A pesquisa de biologia molecular para HPV não modifica a conduta. A conização cervical e histerectomia não podem ser realizadas antes da confirmação histopatológica da lesão.

- **Referência:** Instituto Nacional de Câncer (Brasil). Diretrizes brasileiras para o rastreamento do câncer do colo do útero/Instituto Nacional de Câncer. Coordenação Geral de Ações Estratégicas. Divisão de Apoio à Rede de Atenção Oncológica. Rio de Janeiro: Inca; 2011.

118 = C

- **Comentário:** A candidíase é causada principalmente pela *Candida albicans*. Sua incidência aumenta após a menacme, com pico entre 30 e 40 anos. São fatores predisponentes os estados hiperestrogênicos, a diabetes melito, a imunossupressão, entre outros. Não é considerada infecção sexualmente transmissível; e o tratamento da parceria sexual não é necessário.
- **Referência:** Primo WQSP, Corrêa FJS, Brasileiro JPB. Manual de Ginecologia da Sociedade de Ginecologia e Obstetrícia de Brasília. Brasília: Luan Comunicação; 2017.

119 = E

- **Comentário:** As queixas da paciente são clássicas de um quadro de candidíase. O valor do pH na secreção vaginal dessa vulvovaginite é geralmente menor que 4,5 e o teste das aminas deve ser negativo. O agente etiológico presente em 90% dos casos é a *Candida albicans*. O metronidazol é um antibiótico usado no tratamento da vaginose bacteriana e da tricomoníase. A candidíase deve ser tratada com um antifúngico, como o fluconazol. A candidíase recorrente é aquela em que ocorrem quatro ou mais episódios sintomáticos em um ano.
- **Referência:** Primo WQSP, Corrêa FJS, Brasileiro JPB. Manual de Ginecologia da Sociedade de Ginecologia e Obstetrícia de Brasília. Brasília: Luan Comunicação; 2017.

120 = C

- **Comentário:** Segundo o Ministério da Saúde, não é recomendável o rastreamento para câncer do colo de útero antes dos 25 anos, visto que a prevalência de HPV nessa faixa etária é alta, porém a prevalência de câncer é baixa, devido à capacidade do organismo de fazer o *clearance* do vírus. Diante disso, as alternativas A, B, D e E encontram-se incorretas.
- **Referências:** Brasil. Instituto Nacional de Câncer. Diretrizes brasileiras para o rastreamento do câncer do colo do útero. Rio de Janeiro: Inca; 2016.

121 = C

- **Comentário:** É importante relembrar que a síntese de surfactante é favorecida pelo tiroxina e principalmente por corticoides, e inibida pela insulina. É importante ressaltar esse ponto para as gestantes diabéticas, pois pode comprometer os pulmões dos recém-nascidos.
- **Referência:** Zugaib M. Zugaib Obstetrícia. 2. ed. Barueri: Manole; 2012.

122 = C

- **Comentário:** A afirmativa está incorreta, o corticosteroide é preconizado a partir da 24ª semana, seu uso deve ser em ciclo único, o uso de mais um ciclo, caracterizado como de resgate, deve ficar restrito a casos excepcionais, realizados com intervalo de tempo superior a 2 a 3 semanas.
- **Referência:** Fernandes CE, Sá MF, editores. Tratado de Obstetrícia Febrasgo. Rio de Janeiro: Elsevier; 2019.

123 = D

- **Comentário:** Ainda que as interleucinas, o CRH e o estriol possam ser utilizados, eles demonstram baixas sensibilidades e baixos valores preditivos e não trazem benefícios para a predição do parto prematuro. Os três grandes marcadores de parto pré-termo: vaginose bacteriana, ultrassonografia do colo e fibronectina fetal.
- **Referências:**
    - Fonseca ESVB (coord.). Manual de Perinatologia. São Paulo: Federação Brasileira das Associações de Ginecologia e Obstetrícia; 2013.
    - Montenegro CAB, Rezende Filho J. Rezende Obstetrícia. 13. ed. Rio de Janeiro: Guanabara Koogan; 2017.

124 = D

- **Comentário:** Apesar dos critérios diagnósticos maiores, menores e elaborados, o quadro de doença inflamatória pélvica (DIP) caracteriza-se, principalmente, por dor abdominal. Dentre as alternativas, a única opção que não contempla as características diagnósticas mais frequentes é candidíase.
- **Referência:** Fernandes CE, Sá MFS. Tratado de Ginecologia Febrasgo. Rio de Janeiro: Elsevier; 2019. p. 441-77.

125 = B

- **Comentário:** Para responder corretamente à questão, faz-se necessário lembrar quais são os critérios maiores, menores e elaborados para o estabelecimento do diagnóstico da doença inflamatória pélvica (DIP). Em nenhuma das alternativas aparecem representados os critérios elaborados; apenas a alternativa B contém três critérios maiores e um menor, o que pode concluir o diagnóstico de DIP, sendo, portanto, a resposta correta.
- **Referência:** Fernandes CE, Sá MFS. Tratado de Ginecologia Febrasgo. Rio de Janeiro: Elsevier; 2019. p. 441-77.

126 = A

- **Comentário:** A doença inflamatória pélvica (DIP) é caracterizada por processos inflamatórios da região pélvica pela ascensão de microrganismos ao trato genital superior. Os principais agentes etiológicos são a *Neisseria gonorrhoeae* e *Chlamydia trachomatis*, por isso, todas as mulheres que têm DIP aguda devem ser rastreadas para essas bactérias e testadas para HIV, sífilis e hepatites virais.
- **Referência:** Brasil. Ministério da Saúde. Protocolo Clínico e Diretrizes Terapêuticas para Atenção Integral às Pessoas com Infecções Sexualmente Transmissíveis (IST). Brasília: Ministério da Saúde; 2020.

127 = E

- **Comentário:** Dentre as alternativas, a única que não constitui uma sequela frequente da doença inflamatória pélvica (DIP) é a alternativa E – metrorragia. No entanto, vale ressaltar que esse pode ser um dos sintomas atípicos relacionados com o quadro de DIP.
- **Referência:** Fernandes CE, Sá MFS. Tratado de Ginecologia Febrasgo. Rio de Janeiro: Elsevier; 2019. p. 441-77.

128 = D

- **Comentário:** O quadro clínico da tricomoníase é caracterizado por corrimento amarelo-esverdeado, que pode ser bolhoso ou não, com odor fétido característico e presença de queimação vulvovaginal, disúria, dispareunia e sinusorragia devido à inflamação que o protozoário flagelado pode causar na uretra, vagina e colo do útero. Ao exame físico, colpite com o padrão clássico de "colo em framboesa".
- **Referência:** Fernandes CE, Sá MFS. Tratado de Ginecologia Febrasgo. Rio de Janeiro: Elsevier; 2019. p. 441-77.

129 = D

- **Comentário:** O tratamento da tricomoníase é mandatório em todos os pacientes diagnosticados e seus respectivos parceiros. Segundo o Centers for Disease Control and Prevention (CDC), o esquema de escolha para não gestantes é o metronidazol 2 g, via oral, dose única ou metronidazol 500 mg, via oral, 2 vezes ao dia, por 7 dias e utilizado em caso de recorrência.
- **Referência:** Centers for Disease Control and Prevention (CDC). Sexually Transmitted Diseases, Treatment Guidelines. Atlanta: CDC; 2015.

130 = B

- **Comentário:** O ideal é que a conduta seja imediata por ser uma emergência obstétrica com alto índice de morbimortalidade materno-fetal, invalidando a alternativa C e, portanto, a realização de ultrassonografia não pode postergar a conduta, o que invalida a alternativa A. Alternativa B está correta. Alternativa D está incorreta, uma vez que a maioria das cardiotocografias encontram-se anormais, em padrão de desaceleração. A alternativa E apresenta um único erro: nuliparidade, os outros fatores de risco estão corretos.
- **Referência:** Montenegro CAB, Rezende Filho J. Rezende Obstetrícia. 13. ed. Brasil: Guanabara Koogan; 2016. p. 616-25.

131 = C

- **Comentário:** A paciente do caso apresenta diversos fatores de risco para descolamento prematuro da placenta (DPP), os quais podemos listar: hipertensão, multiparidade, cesáreas prévias e tabagismo. O item que contempla todos os fatores de risco corretamente é o C. Item A – sífilis não é fator de risco e a paciente não tem idade avançada. Item B – infecção sexualmente transmissível não configura um fator de risco para DPP e a paciente não relata trauma prévio. Item D – diabetes não está entre os fatores de risco para DPP e a paciente não tem idade avançada.
- **Referência:** Zugaib M, Francisco RPV, Cançado SJB. Zugaib Obstetrícia. 3. ed. Barueri: Manole; 2016. p. 761-73.

132 = D

- **Comentário:** Como a paciente encontra-se no climatério, a atrofia com inflamação é um achado fisiológico, porém que pode mimetizar alterações citológicas. Recomenda-se seguir a rotina de rastreamento e fazer a estrogenização por via vaginal durante 21 dias previamente e colher de 5 a 7 dias após o término. Logo, as opções B e E estão incorretas.

Opção A – a maioria dos cânceres de colo uterino se encontram na junção escamo-colunar (JEC), que tem como células representativas as metaplásicas e endocervicais. No entanto, a amostra em questão apresentou apenas células escamosas, o que não torna a coleta satisfatória para prevenção. Opção C – segundo as Diretrizes Brasileiras para o Rastreamento de Câncer de Colo Uterino, é recomendado iniciar a coleta em mulheres de 25 anos de idade que já iniciaram atividade sexual até completarem 64 anos, desde que apresentem duas citologias negativas consecutivas nos últimos 5 anos. Como a paciente tem 55 anos, ainda está indicado rastreamento.

- **Referência:** Instituto Nacional de Câncer. Ministério da Saúde/Instituto Nacional de Câncer José Alencar Gomes da Silva. Diretrizes Brasileiras para o rastreamento do câncer do colo do útero [Internet]. Brasília: Ministério da Saúde; 2016. Disponível em: http://bvsms.saude.gov.br/bvs/publicacoes/inca/rastreamento_cancer_colo_utero.pdf. Acesso em: 13 ago. 2020.

133 = C

- **Comentário:** O estrogênio tem papel importante na proliferação endometrial, o que pode ser um fator de risco à evolução ou progressão do câncer de endométrio, sendo contraindicado em pacientes com esse diagnóstico ou suspeita. Além disso, o lúpus eritematoso sistêmico (LES) e a doença coronariana estão associados à maior propensão a eventos tromboembólicos, sendo assim, não devem ser associados à terapia hormonal. O câncer de ovário, porém, não tem relação com a suplementação hormonal, exceto em seu subtipo endometrioide.
- **Referência:** Nahas EA, Nahas Neto J. Terapêutica hormonal: benefícios, riscos e regimes terapêuticos. Protocolo Febrasgo – Ginecologia, n. 54/Comissão Nacional Especializada em Climatério. São Paulo: Federação Brasileira das Associações de Ginecologia e Obstetrícia (Febrasgo); 2018.

134 = D

- **Comentário:** O principal evento fisiológico da menopausa é a redução dos níveis de estrogênio causada pelo esgotamento folicular, sendo o principal deles o estradiol. Com os baixos níveis desse hormônio, o *feedback* negativo sobre a hipófise torna-se ineficiente, elevando os níveis de LH e FSH. O esgotamento folicular também acarreta diminuição da proteína inibina, que tem papel agonista ao estradiol na inibição hipofisária.
- **Referência:** Guyton AC, Hall JE. Tratado de Fisiologia Médica. 12. ed. Rio de Janeiro: Elsevier; 2011.

135 = C

- **Comentário:** A terapia hormonal (TH) sistêmica com estrogênio tem importante influência sobre a proliferação do epitélio endometrial, o que representa um fator de risco ao surgimento de câncer. Nesse caso, é recomendada a associação dessa terapia com progestágenos de modo a exercer efeito protetor sobre o endométrio em todas as mulheres que têm útero. É importante ressaltar, porém, que tais efeitos surgem a partir de uma ação sistêmica, o que faz com que o uso de estrogênio por via tópica, principal via de escolha no tratamento da síndrome geniturinária da menopausa (SGM), não precise ser combinado com progestágenos. Além disso, o risco aumentado para TEV pode estar associado ao uso de TH oral, porém, raramente, à via transdérmica.

- **Referência:** Nahas EA, Nahas Neto J. Terapêutica hormonal: benefícios, riscos e regimes terapêuticos. Protocolo Febrasgo – Ginecologia, n. 54/Comissão Nacional Especializada em Climatério. São Paulo: Federação Brasileira das Associações de Ginecologia e Obstetrícia (Febrasgo); 2018.

136 = B

- **Comentário:** Dispareunia e ressecamento vaginal são sintomas de síndrome geniturinária da menopausa (SGM), cujo tratamento de escolha é a terapia hormonal (TH), via vaginal de 2 a 3 vezes por semana. Sintomas sistêmicos, porém, como fogachos e distúrbios do sono, demandam uma TH de ação sistêmica, podendo ser via oral ou transdérmica, dependendo das particularidades de cada paciente.
- **Referência:** North American Menopause Society: Position Statement. The 2017 hormone-therapy position statement of The North American Menopause Society. Menopause. 2017; 24(7):1-26.

137 = D

- **Comentário:** Os dois principais parâmetros para o diagnóstico de sofrimento fetal agudo (SFA) são a análise da frequência cardíaca fetal (FCF), que deve estar entre 110 e 160 bpm em padrões de normalidade e a presença de mecônio espesso. É importante ressaltar, porém, que a presença de mecônio espesso, quando não acompanhada de alterações na FCF, exige maior atenção do obstetra, mas não fecha o diagnóstico de SFA.
- **Referência:** Sofrimento Fetal Agudo – Rotinas Assistenciais da Maternidade-Escola da Universidade Federal do Rio de Janeiro. Rio de Janeiro: Universidade Federal do Rio de Janeiro; 2020. Disponível em: http://www.me.ufrj.br/images/pdfs/protocolos/obstetricia/sofrimento_fetal_agudo. Acesso em: 20 ago. 2020.

138 = C

- **Comentário:** O diagnóstico de crescimento intrauterino restrito (CIUR) deve ser confirmado por meio de ultrassonografia. Na visualização de diástole reversa, a gestação deve ser interrompida imediatamente. No CIUR tardio, é recomendada ultrassonografia para avaliar CA e RCP. Se CA < 3º percentil e RCP < 1, o parto pode ser recomendado na 37ª semana. A avaliação da insuficiência placentária se dá por meio do Doppler das artérias uterinas e umbilical. O Doppler é o melhor exame para verificar sofrimento fetal crônico.
- **Referência:** Montenegro CAB, Rezende Filho J. Rezende Obstetrícia. 13. ed. Rio de Janeiro: Guanabara Koogan; 2017.

139 = B

- **Comentário:** A Dopplervelocimetria diagnostica a insuficiência placentária, quando feita nas artérias umbilicais, caracterizando-se pela ausência de fluxo na diástole. Na cardiotocografia, as desacelerações da frequência cardíaca fetal (FCF) no anteparto são indicativas de anormalidades. Sendo as tardias indicativas de hipoxemia fetal e as prolongadas, de comprometimento fetal. Já a oligodramnia ocorre, pois, diante de uma situação de hipóxia crônica, o feto procura se adaptar, protegendo órgãos nobres, como carótida e coronárias, sacrificando outros menos nobres, como rins e pulmões e redistribuindo o fluxo sanguíneo (fenômeno da centralização), o que reduz a diurese e a secreção de fluidos pulmonares.

- **Referência:** Montenegro CAB, Rezende Filho J. Rezende Obstetrícia. 13. ed. Rio de Janeiro: Guanabara Koogan; 2017.

140 = B

- **Comentário:** Item A – esses são os três principais exemplos de pelve viciada (distocia do trajeto duro). Item B – alternativa incorreta, pois geralmente é associada a vício do estreito médio. Item C – são alterações de vulva e períneo que podem ocorrer nas distocias do trajeto mole. Item D – essas tumorações costumam ficar à frente do canal de parto, dificultando-o. Item E – apesar da existência de exames complementares, a avaliação clínica ainda é mais eficiente.
- **Referência:** Zugaib M, editor. Zugaib Obstetrícia. 3. ed. Barueri: Manole; 2016. p. 295-311.

141 = C

- **Comentário:** Alternativas A e B são incorretas – são condutas para distocia funcional por hiperatividade sem obstrução. No caso da lateralização, é usada quando há taquissistolia isolada. Alternativa C é correta – tendo em vista o histórico de mioma e a presença de taquissistolia e hipersistolia no trabalho de parto, sugere-se que o quadro seja de distocia funcional por hiperatividade com obstrução (tumor prévio). Não sendo corrigível, o tratamento é a cesárea. Alternativas D e E são incorretas – não são manobras terapêuticas para correção de distocia funcional por hiperatividade com obstrução.
- **Referências:**
    - Montenegro CA, Rezende J. Rezende Obstetrícia Fundamental. 13. ed. Rio de Janeiro: Guanabara; 2014. p. 795-813; 1021-31.
    - Fernandes CE, Sá MF (eds.). Tratado de Obstetrícia Febrasgo. Rio de Janeiro: Elsevier; 2019. p. 2785-2808; 2963.

142 = C

- **Comentário:** Em caso de necessidade de intervenção cirúrgica, a via de escolha é a laparotomia exploradora com incisão mediana longitudinal e não a laparoscopia. A radiografia de abdome deve ser usada com cautela em virtude da radiação exposta ao feto durante o exame, não sendo considerado o exame ideal para o caso. As causas de obstrução intestinal em gestantes têm como mais frequente a brida, seguida pelo volvo.
- **Referência:** Freitas F, Martins-Costa SH, Ramos JGL, Magalhães JA. Rotinas em Obstetrícia. 6. ed. Porto Alegre: Artmed; 2011. p. 637-49.

143 = D

- **Comentário:** É extremamente importante a realização da reposição hidreletrolítica da paciente com obstrução intestinal, visto que há perdas de fluidos pelos vômitos, pela sonda nasogástrica, perda intraluminal, edema da parte abdominal e líquido peritoneal. Além disso, é preconizada a tentativa de descompressão da obstrução antes de se considerar um método cirúrgico.
- **Referência:** Zugaib M, Vieira RP. Obstetrícia. 3. ed. Barueri: Manole; 2016.

144 = C

- **Comentário:** A presença de IgM e IgG negativos significa que a paciente é susceptível, pois ela ainda não teve contato com o agente patógeno da doença em questão e por conta disso, deve ser orientada para as medidas de profilaxia, e ser acompanhada durante toda a gestação, repetindo os exames a cada trimestre, além disso IgM positivo e IgG negativo, significa infecção aguda, que aconteceu recentemente, devendo ser iniciado esquema de tratamento imediatamente para essa paciente, até que se possa realizar o rastreio fetal. Nos casos de ambas as imunoglobulinas positivas, não se sabe se a infecção é aguda ou não, visto que os níveis de IgM podem se encontrar elevados durante 1 ano. Faz-se necessário o teste de avidez para IgG, que vai testar a afinidade do antígeno por esse anticorpo, quanto mais alta a avidez, maior a afinidade e o tempo de infecção. A transmissão da toxoplasmose, se dá por água, frutas e verduras contaminadas, além de ingestão de carne crua e malcozida e manipulação de solo contaminado pelos cistos e oocistos, que quando ingeridos, começam o ciclo de infecção no corpo humano, confirmando a afirmativa da letra C.
- **Referências:**
  - Freitas F, Passos EP, Magalhães JA, Ramos JGL, Martins-Costa SH. Rotinas em Obstetrícia. 7. ed. Porto Alegre: Artmed; 2017.
  - Fernandes CE, Sá MFS. Tratado de Ginecologia Febrasgo. Rio de Janeiro: Elsevier; 2019.

145 = B

- **Comentário:** A eritromicina é um antibiótico macrolídeo que é muito usado em casos de infecção aguda, principalmente de vias aéreas (pneumonias), sendo contraindicado nesse caso, por ser ineficiente para essa patologia. O esquema tríplice do item D é usado quando há infecção fetal, evidenciada na amniocentese pelo método da proteína C-reativa (PCR), que é feito na 18ª semana gestacional, quando é possível a detecção do *T. gondii* no líquido amniótico. A azitromicina também é um antibiótico da classe dos macrolídeos, indicada no tratamento de infecções de via aérea alta e otorrinolaringológicas. Seu uso não está indicado durante a gravidez. Em casos de infecção apenas materna, o uso do medicamento é indicado até o fim da gestação e não até a 20ª semana gestacional e a pesquisa de infecção fetal deve ser realizada em todos os casos de infecção aguda. A alternativa correta é a letra B, visto que a espiramicina também é da classe dos macrolídeos, porém tem ação antiparasitária e usada no tratamento da toxoplasmose na gestação, com dose de 3 g/dia, via oral, até o fim da gestação, caso não haja infecção fetal.
- **Referências:**
  - Freitas F, Passos EP, Magalhães JA, Ramos JGL, Martins-Costa SH. Rotinas em Obstetrícia. 7. ed. Porto Alegre: Artmed; 2017.
  - Fernandes CE, Sá MFS. Tratado de Ginecologia Febrasgo. Rio de Janeiro: Elsevier; 2019.

146 = C

- **Comentário:** A resposta correta é a letra C. Quanto mais tardia for a infecção durante a gestação, maior é o risco de transmissão fetal. Porém, a exposição, no primeiro trimestre, é de maior gravidade enquanto no terceiro trimestre é assintomática, na maioria das vezes. A transmissão fetal é rara em idade gestacional precoce, aumentando conforme o tempo de gestação.1
- **Referência:** Freitas F, Passos EP, Magalhães JA, Ramos JGL, Martins-Costa SH. Rotinas em Obstetrícia. 7. ed. Porto Alegre: Artmed; 2017.

147 = E

- **Comentário:** A terapia antirretroviral (TARV) está indicada para todas as gestantes, independentemente de critérios clínicos e imunológicos. A genotipagem, por sua vez, deve ser realizada em todas as gestantes diagnosticadas com HIV durante o pré-natal, bem como naquelas em uso prévio de TARV, mas com carga viral detectável (acima de 500 cópias/mL). Nessas pacientes, é fundamental, além dos métodos citados no item A, a suspensão da amamentação no puerpério, a fim de diminuir a transmissão vertical, e a escolha da via de parto depende da carga viral da paciente, sendo o ponto de corte 1.000 cópias/mL. Por fim, o dolutegravir (DTG) deve ser substituído pelo raltegravir (RAL) durante a gestação, já que não há dados de segurança suficientes que permitam o seu uso.
- **Referências:**
  - Brasil. Ministério da Saúde. Secretaria de Vigilância em Saúde. Departamento de DST, Aids e Hepatites Virais. Protocolo clínico e diretrizes terapêuticas para prevenção da transmissão vertical de HIV, sífilis e hepatites virais. Brasília: Ministério da Saúde; 2019
  - Febrasgo. Tratado de Obstetrícia. Rio de Janeiro: Elsevier; 2019

148 = C

- **Comentário:** Em casos de resultado reagente no primeiro teste-rápido, é necessária a realização de um segundo teste rápido com antígeno diferente, pois certas situações podem levar a reação cruzada e resultados falso-reagentes. O segundo deve ser realizado ainda na mesma consulta, pois o início da TARV deve ser imediato. Os exames de carga viral e genotipagem devem ser solicitados após confirmação.
- **Referências:**
  - Brasil. Ministério da Saúde. Secretaria de Vigilância em Saúde. Departamento de DST, Aids e Hepatites Virais. Protocolo clínico e diretrizes terapêuticas para prevenção da transmissão vertical de HIV, sífilis e hepatites virais. Brasília: Ministério da Saúde; 2019
  - Febrasgo. Tratado de Obstetrícia. Rio de Janeiro: Elsevier; 2019.

149 = B

- **Comentário:** Em casais sorodiscordantes para HIV, a concepção natural planejada durante o período fértil é possível caso o parceiro soropositivo esteja em uso regular de terapia antirretroviral com excelente adesão, carga viral para HIV indetectável documentada nos últimos seis meses, contagem de CD4 acima de 350 células, rastreio de doenças sexualmente transmissíveis negativo para o casal e ausência de práticas sexuais de risco com outras parcerias sexuais.
- **Referência:** Brasil. Ministério da Saúde. Secretaria de Vigilância em Saúde. Departamento de DST, Aids e Hepatites Virais. Protocolo clínico e diretrizes terapêuticas para prevenção da transmissão vertical de HIV, sífilis e hepatites virais. Brasília: Ministério da Saúde; 2019.

150 = D

- **Comentário:** A alternativa D é a correta, pois na penetração vaginal sem preservativo está indicado contracepção de emergência. As outras estão incorretas pois, (A) a denúncia é feita pela paciente, cabe ao médico orientar a procura aos órgãos competentes para denúncia, caso seja o desejo da mulher; (B) o médico deve fazer a coleta além da região vaginal,

na anal e em locais do corpo da vítima; (C) o médico deve garantir a privacidade durante o atendimento; (E) a paciente não informou sobre seu *status* vacinal, nesse caso está indicada a imunoprofilaxia para hepatite B.
- **Referência:** Ministério da Saúde; Ministério da Justiça; Secretaria de Política para as mulheres. Norma Técnica: Atenção humanizada às pessoas em situação de violência sexual com registro de informações e coleta de vestígios. Brasília: Ministério da Saúde; 2015.

151 = E

- **Comentário:** A equipe deve ser multiprofissional e interdisciplinar (A incorreta). O atendimento não é limitado às 72 horas iniciais, sendo esse prazo recomendado em virtude da maior eficácia das profilaxias necessárias (B incorreta). O TCI pode ser assinado pela vítima, por um familiar ou responsável legal antes da coleta de material biológico (C incorreta). É dever da equipe de perícia realizar o exame de corpo de delito (D incorreta). A vítima pode não fazer o BO, a sua vontade deve ser respeitada e o seu atendimento à saúde garantido (E correta).
- **Referência:** Ministério da Saúde; Ministério da Justiça; Secretaria de Política para as mulheres. Norma Técnica: Atenção humanizada às pessoas em situação de violência sexual com registro de informações e coleta de vestígios. Brasília: Ministério da Saúde; 2015.

152 = C

- **Comentário:** De acordo com o *Código Penal* brasileiro, a interrupção da gravidez decorrente de estupro só poderá acontecer até a 20ª semana de gravidez, sem a exigência de autorização judicial, boletim de ocorrência ou laudo do IML, bastando apenas o consentimento da paciente e/ou de seu representante legal. O médico tem direito a objeção de consciência em caso de aborto, porém há exceções, como risco de morte para a mulher e danos a sua saúde por omissão do médico.
- **Referência:** Federação Brasileira das Associações de Ginecologia e Obstetrícia (Febrasgo). Tratado de Ginecologia. Rio de Janeiro: Elsevier; 2019.

153 = B

- **Comentário:** A violência sexual é um agravo de notificação compulsória ao SINAN e deve ser feita em até 24 horas. A coleta de sangue e de conteúdo vaginal é necessária para identificar eventuais infecções sexualmente transmissíveis prévias e acompanhamento sorológico, além da realização de exame físico na presença obrigatória de auxiliar ou familiar. A profilaxia anti-HIV só deve ser feita em violência sexual com penetração vaginal ou anal sem preservativos há menos de 72 horas. As vítimas de abuso necessitam de acompanhamento multidisciplinar, respeitando a autonomia da vítima e fornecendo todo suporte humanizado.
- **Referência:** Febrasgo. Manual de Ginecologia da Sociedade de Ginecologia e Obstetrícia de Brasília. 2. ed. Brasília: Luan Comunicação; 2017.

154 = E

- **Comentário:** Vulvodínia é definida como dor vulvar com duração mínima de 3 meses, sem causa clara identificável, a qual pode ter potenciais fatores associados. Trata-se de condição clínica complexa e multifatorial, com dor intensa que ocorre na ausência de achados infecciosos, inflamatórios, neoplásicos ou neurológicos visíveis.

- **Referências:**
  - Andrews JC. Vulvodynia interventions: systematic review and evidence grading. Obstet Gynecol Surv. 2011.
  - Shah M, Hoffstetter S. Vulvodynia. Obstet Gynecol Clin North Am. 2014;41(3):453-64.

155 = E

- **Comentário:** Vulvodínia é definida como dor vulvar com duração mínima de 3 meses, sem causa clara identificável, a qual pode ter potenciais fatores associados. Suas principais características são: localizada (p. ex., vestibulodínia, clitorodínia), ou generalizada ou mista; provocada (p. ex., movimento, contato), ou espontânea ou mista; aparecimento (primária ou secundária); padrão temporal (intermitente, persistente, constante etc.).
- **Referência:** Shah M, Hoffstetter S. Vulvodynia. Obstet Gynecol Clin North Am. 2014;41(3):453-64.

156 = E

- **Comentário:** Uma modalidade de tratamento isolada não é eficaz, e, atualmente, o tratamento da vulvodínia se baseia em cuidados locais/autocuidado, medicamentos tópicos, orais e/ou injetáveis, aconselhamento sexual, psicoterapia e/ou intervenções cirúrgicas. A vestibulectomia para pacientes com dor localizada é um tratamento que deve ser considerado após falha das outras modalidades terapêuticas. Ainda não há dados suficientes para recomendar uma técnica específica, como a ressecção do nervo pudendo.
- **Referência:** Bornstein J, Goldstein AT, Stockdale CK, Bergeron S, Pukall C, Zolnoun D, et al. Consensus vulvar pain terminology committee of the International Society for the Study of Vulvovaginal Disease (ISSVD), the International Society for the Study of Women's Sexual Health (ISSWSH), and the International Pelvic Pain Society (IPPS). 2016 Apr;20(2):126-30.

157 = D

- **Comentário:** A questão discorre sobre as consequências fetais da doença hemolítica perinatal (DHPN). Os quadros de anemia grave não são um achado tão comum na DHPN, mas podem estar associados a esplenomegalia, hepatomegalia, palidez de mucosas e icterícia. Já a icterícia pode ser observada de forma precoce nos casos de DHPN, nas primeiras horas de vida do RN, podendo ou não haver aumento do volume do baço e fígado. A hidropsia é encontrada nos casos de DHPN grave, e refere-se ao acúmulo excessivo de líquido seroso no feto. Esse quadro tem forte relação com o grau de anemia e tem potencial de ocasionar o óbito do RN, caso não seja tratado de acordo com o *Manual de Gestação de Alto Risco* da Febrasgo (2011). A microcefalia não é encontrada na DHPN, para esses RN é indicada pesquisa de infecções congênitas que possam ter ocorrido durante gestação, como por citomegalovírus ou Zika vírus.
- **Referência:** Brasil. Ministério da Saúde. Manual de Orientação Gestação de Alto Risco. Comissões Nacionais Especializadas Ginecologia e Obstetrícia. Disponível em: http://www.as.saude.ms.gov.br/wp-content/uploads/2019/08/MANUAL-DE-GESTA%C3%87%C3%83O-DE-ALTO-RISCO-2011.pdf. Acesso em: 13 ago. 2020.

158 = C

- **Comentário:** A questão aborda situações que podem sensibilizar a gestante ocasionar doença hemolítica perinatal (DHPN). Desse modo, situações, como abortamento, descolamento prematuro de placenta e amniocentese (procedimento intrauterino) são fatores de risco para DHPN, por haver chances de contado do sangue materno-fetal e a mãe acabar se sensibilizando, sendo necessário o uso de profilaxia com imunoglobulina após esses quadros. Nos quadros em que a mãe é Rh negativo e o pai, Rh positivo, existe grandes chances de o bebê ter herdado o gene do pai e ser Rh positivo, por isso é importante acompanhar essa gestante e caso haja qualquer situação com troca de sangue entre mãe e feto, como durante o parto, faz-se necessária a profilaxia com imunoglobulina, de acordo com *Obstetrícia de Williams* (2010). A diabetes melito gestacional é uma patologia na qual não ocorre contato entre o sangue da mãe e feto, logo, não é considerada uma situação de risco para se desenvolver uma DHPN.
- **Referência:** Cunningham FG, Leveno KJ, Bloom SL, et al. Obstetrícia de Williams. 24. ed. São Paulo: McGraw-Hill; 2016.

159 = D

- **Comentário:** A questão aborda a profilaxia da doença hemolítica perinatal. A conduta, nessa situação, não pode ser expectante ou apenas de orientação. Além disso, não há necessidade de administrar imunoglobulina se o RN for Rh negativo. Como o RN é Rh positivo, é necessário fazer uma nova dose na imunoglobulina pós-parto, de acordo com o *Manual de Gestação de Alto Risco* da Febrasgo (2011).
- **Referência:** Brasil. Ministério da Saúde. Manual de Orientação Gestação de Alto Risco. Comissões Nacionais Especializadas Ginecologia e Obstetrícia. Disponível em: http://www.as.saude.ms.gov.br/wp-content/uploads/2019/08/MANUAL-DE-GESTA%C3%87%-C3%83O-DE-ALTO-RISCO-2011.pdf. Acesso em: 13 ago. 2020.

160 = B

- **Comentário:** Conforme o *Manual Técnico* do Ministério da Saúde (2012), para Coombs indireto com titulação menor que 1:8 é necessário repetir o exame mensalmente para acompanhamento, não sendo indicada investigação fetal (Dopplervelocimetria ou amniocentese). Inicia-se investigação fetal apenas em casos nos quais a titulação é maior que 1:8.
- **Referência:** Brasil. Ministério da Saúde. Secretaria de Atenção à Saúde. Departamento de Ações Programáticas Estratégicas. Gestação de alto risco: manual técnico. Brasília: Ministério da Saúde; 2012.

161 = C

- **Comentário:** a alternativa correta é a letra C, visto que a cesárea eletiva a partir da 38ª semana de gestação em pacientes com carga viral desconhecida ou maior que 1.000 cópias/mL diminui o risco de transmissão vertical do HIV. As outras alternativas encontram-se erradas, pois com uso da terapia antirretroviral e supressão sustentada da carga viral é possível parto vaginal. Além disso, em mulheres com carga viral < 1.000 cópias/mL, mas detectável, deve ser realizado o zidovudina (AZT) intravenoso.
- **Referência:** Febrasgo. Tratado de Obstetrícia. Rio de Janeiro: Elsevier; 2019.

162 = D

- **Comentário:** a alternativa D é a incorreta, visto que, nesse caso é necessária administração de zidovudina (AZT), via oral associado a nevirapina (NVP), via oral, durante 4 semanas, com dose variável de acordo com a idade gestacional e o peso do RN.
- **Referências:**
  - Ministério da Saúde. Protocolo clínico e diretrizes terapêuticas para a prevenção da transmissão vertical de HIV, sífilis e hepatites virais. Brasília: Ministério da Saúde; 2019. Disponível em: http://www.aids.gov.br/pt-br/pub/2015/protocolo-clinico-e-diretrizes--terapeuticas-para-prevencao-da-transmissao-vertical-de-hiv. Acesso em: 13 ago. 2020.
  - Febrasgo. Tratado de Obstetrícia. Rio de Janeiro: Elsevier; 2019.

163 = A

- **Comentário:** A alternativa A está incorreta, visto que quando um RN nasce de uma mãe portadora do vírus HIV, que fez boa adesão à terapia antirretroviral (TARV), com CV-HIV < 1000 cópias/mL e recebeu os cuidados necessários no parto e na amamentação, as taxas de transmissão vertical são reduzidas a níveis baixíssimos. A alternativa B está correta, pois há um aumento das chances de transmissão após 4 horas do rompimento da bolsa. O teste rápido para HIV pode resultar em um falso-positivo, desse modo, a TARV só deverá ser iniciada após a confirmação através do *Western blot*, independentemente da sintomatologia, sendo a assertiva D correta. O esquema da TARV preconizado pelo Ministério da Saúde é composto por tenofovir (TDF) e lamivudina (3TC), fármacos ITRN e um fármaco INI, o raltegravir (RAL).
- **Referências:**
  - Montenegro CAB, Rezende Filho J. Rezende Obstetrícia. 13. ed. Rio de Janeiro: Guanabara Koogan; 2017.
  - Ministério da Saúde. Protocolo clínico e diretrizes terapêuticas para a prevenção da transmissão vertical de HIV, sífilis e hepatites virais. Brasília: Ministério da Saúde; 2019.

164 = C

- **Comentário:** A questão traz uma paciente de 58 anos que apresenta sinais clínicos sugestivos de câncer de mama e BI-RADS 5 à ultrassonografia, então o próximo passo será biópsia/estudo histopatológico. Somente a biópsia por agulha grossa (*core biopsy*) fornece material para o estudo histopatológico, sendo correta a resposta C, são indicações para *core biopsy*: nódulo sólido, microcalcificações agrupadas, densidade assimétrica e distorção de parênquima. A alternativa A está incorreta, pois a punção com agulha fina somente fornece material para estudo citopatológico. As alternativas B e E não são indicadas enquanto não for realizado o estudo histopatológico, pois são cirurgias. Na alternativa D, é sugerido um outro exame de imagem, que seria desnecessário, pois com o resultado da ultrassonografia já se deve prosseguir para o estudo histopatológico.
- **Referências:**
  - Barros ACSD, Pompei LM, Silveira JBM. Manual de Orientação Mastologia. Rio de Janeiro: Febrasgo; 2010.
  - Brasil. Ministério da Saúde. Cadernos de atenção básica: Controle dos cânceres do colo do útero e da mama. Disponível em: https://bvsms.saude.gov.br/bvs/publicacoes/controle_canceres_colo_utero_2013.pdf. Acesso em: 13 ago. 2020.

165 = B

- **Comentário:** Para responder à questão é necessário conhecer a classificação BI-RADS, a saber: 0 – necessidade de avaliação adicional; 1 – exame negativo; 2 – achado tipicamente benigno; 3 – achado provavelmente benigno; 4 – achado suspeito; 5 – achado altamente suspeito e 6 – achados com malignidade comprovada.
- **Referência:** Brasil. Ministério da Saúde. Cadernos de atenção básica: Controle dos cânceres do colo do útero e da mama. Disponível em: https://bvsms.saude.gov.br/bvs/publicacoes/controle_canceres_colo_utero_2013.pdf. Acesso em: 13 ago. 2020.

166 = D

- **Comentário:** A sífilis pode ser dividida em quatro estágios: primário, secundário, latente e terciário. A primária é representada como um cancro endurecido e indolor. A secundária é sistêmica e ocorre após 9 semanas do aparecimento do cancro, e é marcada por erupções maculopapulares com predomínio pelas regiões de palma de mãos e plantas de pés. A latência apresenta duração variável, e geralmente ocorre após a secundária, e quando não tratada, pode evoluir para terciária, que é caracterizada pelo acometimento do sistema cardiovascular e sistema nervoso central.
- **Referência:** Toy E, Baker III B, Ross P, Jennings J. Casos Clínicos em Ginecologia e Obstetrícia (Lange). Porto Alegre: AMGH; 2014.

167 = A

- **Comentário:** O tratamento preconizado para sífilis está de acordo com os padrões instituídos. A alternativa B está incorreta, pois há clara evidência de risco para o feto usando doxiciclina (categoria X de risco gestacional), além de que a ceftriaxona é categoria B (não há estudos dos efeitos em gestantes). Na alternativa C, eritromicina e azitromicina são tratamentos curativos apenas para a mãe, não prevenindo doença congênita.
- **Referência:** Cunningham FG, Leveno KJ, Bloom SL, et al. Obstetrícia de Williams. 24. ed. São Paulo: McGraw-Hill; 2016.

168 = D

- **Comentário:** Não há necessidade de apresentação de Boletim de Ocorrência no serviço de saúde para que haja atendimento médico de uma vítima de violência sexual. Nesses casos, o relato da vítima é suficiente, e a coleta de provas que possam identificar o agressor deve ser realizada. O profissional de saúde não deve questionar a credibilidade do relato, seu papel é ouvir a vítima e respeitar seu momento de vulnerabilidade. A prestação de queixa é uma decisão individual. Porém, a notificação é mandatória.
- **Referência:** Brasil. Ministério da Saúde. Secretaria de Atenção à Saúde. Departamento de Ações Programáticas Estratégicas Prevenção e tratamento dos agravos resultantes da violência sexual contra mulheres e adolescentes: norma técnica. 3. ed. atual. e ampl., 1. reimpr. Brasília: Ministério da Saúde; 2012.

169 = D

- **Comentário:** Alguns exames destinam-se à proteção da vítima de violência sexual e devem ser realizados no atendimento inicial, são eles: exame bacterioscópico e pesquisa de clamídia e gonococo em amostras vaginais; pesquisa de HIV; hepatite B (HbsAG e anti-Hbs); hepatite C (anti-HCV); sífilis; beta-hCG (para mulheres em idade fértil); avaliação sérica de transaminases, creatinina, ureia e hemograma completo. Independentemente da coleta do material, devem ser iniciadas de imediato a profilaxia para as doenças sexualmente transmissíveis.

- **Referência:** Fernandes CE, Sá MFS. Tratado de Ginecologia Febrasgo. Rio de Janeiro: Elsevier; 2019.

170 = E

- **Comentário:** A etiologia mais provável é a síndrome de Stevens-Johnson, uma doença imunológica caracterizada pelo surgimento das lesões descritas na questão. As lesões podem ser generalizadas e incluir também a formação de crostas hemorrágicas em lábios, além da ulceração de mucosa ocular e genital. É comum a apresentação de um pródromo de 1 a 14 dias, incluindo febre, tosse, dor de garganta, vômito e diarreia.
- **Referência:** Fernandes CE, Sá MFS. Tratado de Ginecologia Febrasgo. Rio de Janeiro: Elsevier; 2019.

171 = C

- **Comentário:** A lesão primária da sífilis se caracteriza por úlcera, quase sempre única e indolor, com bordos endurecidos, a qual involui espontaneamente em 30 dias, e pode ser acompanhada por adenopatia bilateral e indolor. Lesões de característica vesicular costumam estar associadas ao vírus da herpes ou à síndrome de Steven-Johnson. Já lesões dolorosas podem estar associadas ao cancro mole, à síndrome de Behçet ou ao herpes. As papulares aparecem em doenças como o cancro mole, linfogranuloma venéreo e síndrome de Steven-Johnson. Enquanto as lesões em espelho são características da donovanose. O aciclovir é um antiviral comumente utilizado no tratamento da herpes simples, seu uso não está indicado para a sífilis, causada por uma bactéria.
- **Referência:** Fernandes CE, Sá MFSd. Tratado de Ginecologia Febrasgo. Rio de Janeiro: Elsevier; 2019.

172 = A

- **Comentário:** A sífilis primária, cancro mole, herpes simples, linfogranuloma venéreo e donovanose são as infecções sexualmente transmissíveis mais associadas a úlceras genitais. Seus agentes etiológicos são: *Treponema pallidum* (sífilis), *Haemophilus ducreyi* (cancro mole), *Herpes simplex* vírus (HSV), *Chlamydia trachomatis* (linfogranuloma venéreo) e *Klebsiella granulomatis* (granuloma inguinal ou donovanose).
- **Referência:** Fernandes CE, Sá MFS. Tratado de Ginecologia Febrasgo. Rio de Janeiro: Elsevier; 2019.

173 = D

- **Comentário:** Todas as alternativas contemplam fatores de risco para a pré-eclâmpsia, exceto a alternativa D. Multiparidade não é considerado um fator de risco, mas sim a nuliparidade.
- **Referência:** Peraçoli JC, Borges VT, Ramos JG, Cavalli RC, Costa SH, Oliveira LG, et al. Pré-eclâmpsia/eclâmpsia. Protocolo Febrasgo – Obstetrícia, n. 8/Comissão Nacional Especializada em Hipertensão na Gestação. São Paulo: Federação Brasileira das Associações de Ginecologia e Obstetrícia (Febrasgo); 2018.

174 = D
- **Comentário:** Todas as alternativas contemplam fatores para a definição de pré-eclâmpsia com sinais e/ou sintomas de deterioração clínica, exceto a alternativa D. A pressão arterial que caracteriza a pré-eclâmpsia com deterioração clínica é: sistólica ≥ 160 mmHg e diastólica ≥ 110 mmHg, sendo duas medidas intervaladas por um período de 10 a 15 minutos.
- **Referência:** Peraçoli JC, Borges VT, Ramos JG, Cavalli RC, Costa SH, Oliveira LG, et al. Pré-eclâmpsia/eclâmpsia. Protocolo Febrasgo – Obstetrícia, n. 8/Comissão Nacional Especializada em Hipertensão na Gestação. São Paulo: Federação Brasileira das Associações de Ginecologia e Obstetrícia (Febrasgo); 2018.

175 = D
- **Comentário:** Item A – alternativa incorreta, pois as síndromes de Morris e de Mayer-Rokitansky-Kuster-Hauser têm causas anatômicas. Item B – alternativa incorreta, a amenorreia nervosa e a mutação no receptor do GnRH têm causas centrais hipotalâmicas. Item C – alternativa incorreta, a síndrome da sela vazia tem causa hipofisária. Item D – alternativa correta, todas as síndromes citadas têm causas gonadais. Item E – alternativa incorreta, a bulimia e o excesso de atividade física têm causas centrais hipotalâmicas.
- **Referência:** Benetti-Pinto CL, Soares Júnior JM, Yela DA. Protocolo Febrasgo – Ginecologia, n. 38/Comissão Nacional Especializada em Ginecologia Endócrina. São Paulo: Federação Brasileira das Associações de Ginecologia e Obstetrícia (Febrasgo); 2018.

176 = D
- **Comentário:** Segundo a Sociedade Brasileira de Diabetes – Consenso 2019/2020, os fatores de risco para diabetes melito gestacional (DMG) são: idade materna avançada, sobrepeso, obesidade ou ganho excessivo de peso na gravidez atual, deposição central excessiva de gordura corporal, história familiar de diabetes em parentes de primeiro grau, crescimento fetal excessivo, polidrâmnio, hipertensão ou pré-eclâmpsia na gravidez atual, antecedentes obstétricos de abortamentos de repetição, malformações, morte fetal ou neonatal, macrossomia ou DMG, síndrome de ovários policísticos, baixa estatura (menos de 1,5 m), hemoglobina glicada ≥ 5,9% no primeiro trimestre.
- **Referência:** Sociedade Brasileira de Diabetes. Diretrizes 2019-2020. São Paulo: Clannad; 2019.

177 = B
- **Comentário:** O exame de rotina de ecocardiografia fetal deve ser realizado pelas gestantes com diabetes pré-gestacional. Para as portadoras de diabetes melito gestacional (DMG), não há indicação para a realização desse exame de rotina.
- **Referência:** Consenso "Diabetes Gestacional": Atualização 2017. Revista Portuguesa de Diabetes. 2017; Recomendações: 24-38.

178 = C
- **Comentário:** É a droga de escolha por sua eficácia notadamente comprovada e pequena passagem placentária.

- **Referências:**
  - Consenso "Diabetes Gestacional": Atualização 2017. Revista Portuguesa de Diabetes. 2017; Recomendações:24-38.
  - Sociedade Brasileira de Diabetes. Diretrizes 2019-2020. São Paulo: Clannad; 2019.

179 = B

- **Comentário:** A teoria da menstruação retrógrada, de fato, é a mais aceita atualmente, contudo esse evento é caracterizado como fisiológico, uma vez que pode ser observado em até 90% das mulheres na época menstrual. O desenvolvimento da doença em apenas 10% das mulheres se daria pela associação desse evento com influências hormonais e imunológicas favoráveis ao desenvolvimento dos implantes.
- **Referências:**
  - Podgaec S, Caraça DB, Lobel A, Bellelis P, Lasmar BP, Lino CA, et al. Protocolo Febrasgo – Ginecologia, n. 32/ Comissão Nacional Especializada em Endometriose. São Paulo: Federação Brasileira das Associações de Ginecologia e Obstetrícia (Febrasgo); 2018.
  - Hoffman BL, Schorge JO, Schaffer JI, Halvorson LM, Bradshaw KD, Cunninghan FG. Ginecologia de Williams. 2. ed. Porto Alegre: McGraw-Hill Education e Artmed; 2014.

180 = E

- **Comentário:** Entre os locais mais acometidos na endometriose estão os ovários, ligamento uterossacros, fundo de saco de Douglas, ligamento largo. Outros sítios, apesar de se apresentarem como possíveis locais de implantação, são mais raros, como vagina, intestino, bexiga, ureter, canal inguinal e até mesmo órgãos extrapélvicos, como mama, pâncreas e rins já foram relatados.
- **Referência:** Hoffman BL, Schorge JO, Schaffer JI, Halvorson LM, Bradshaw KD, Cunninghan FG. Ginecologia de Williams. 2. ed. Porto Alegre: McGraw-Hill Education e Artmed; 2014.

181 = D

- **Comentário:** A infecção urinária e a vaginite atrófica são tratáveis, logo transitórios e reversíveis, a gestação é transitória, e o tabagismo e consumo de cafeína podem ser hábitos alteráveis. A obesidade é tratável, logo transitória, e vários estudos observacionais têm reportado até 50% ou mais de redução da incontinência urinária de esforço (IUE) com a perda de peso no pós-operatório de cirurgias bariátricas. Somente o envelhecimento e a menopausa são irreversíveis.
- **Referência:** Ramos JGL, Oliveira FR de, Schmidt AP, Picoloto ASB. Propedêutica da incontinência urinária feminina. In: Rotinas em Ginecologia. Porto Alegre: Artmed; 2017.

182 = A

- **Comentário:** Os sinais e sintomas referentes ao trato urinário baixo estão relacionados com o armazenamento (enchimento vesical) e esvaziamento da bexiga (sintomas miccionais), sendo classificados em:
  - Sintomas de armazenamento: perda de urina aos esforços, urgência miccional, incontinência de urgência, frequência, noctúria e enurese noturna.
  - Sintomas miccionais: disúria, hesitação, sensação de esvaziamento incompleto, gotejamento pós-miccional e esforço para urinar.

- **Referência:** Baracat EC, Tomaz G, Lima CP, Lopes GP, Arkader J, Benzecry RM. Uroginecologia e Cirurgia Vaginal. Febrasgo – Urologia e Cirurgia Vaginal. 2012. [Internet]. Disponível: http://www.itarget.com.br/newclients/sggo.com.br/2008/extra/download/UROGINECOLOGIA-E-CIRURGIA-VAGINAL. Acesso em: 13 ago. 2020.

183 = C

- **Comentário:** Item I está errado, pois a terapia hormonal (TH) oral aumenta o risco de tromboembolismo venoso. O item II está correto, visto que a TH é o tratamento mais efetivo para os sintomas vasomotores. O item III está correto, pois o único grande ensaio randomizado não revelou aumento de risco com estrogênio isolado e mostrou aumento com regime combinado somente após 5 anos de uso.
- **Referência:** Pompei LM, Machado RB, Wender COM, Fernandes CE. Consenso Brasileiro de Terapêutica Hormonal da Menopausa. São Paulo: Associação Brasileira de Climatério (SOBRAC); 2018.

184 = A

- **Comentário:** As drogas de primeira escolha para tratamento farmacológico não hormonal de sintomas vasomotores são os antidepressivos inibidores seletivos da recaptação da serotonina (ISRS) ou inibidor seletivo da recaptação de noradrenalina (ISRN), como a venlafaxina (37,5 a 75 mg/dia).
- **Referência:** Brasil. Ministério da Saúde; Instituto Sírio Libanês de Ensino e Pesquisa. Protocolos da Atenção Básica: Saúde das Mulheres. Brasília: Ministério da Saúde; 2016.

185 = D

- **Comentário:** Os hormônios esteroides estão diminuídos no climatério, já as gonadotrofinas estão aumentadas. De acordo com o relatório STRAW, a menopausa e a senilidade são etapas do climatério. O diagnóstico retrospectivo de menopausa é feito após 1 ano da última menstruação. O tabagismo é um dos fatores que aceleram o início da menopausa.
- **Referências:**
  - Soules M, Sherman S, Parrott E, Rebar R, Santoro N, Utian W, et al. Stages of Reproductive Aging Workshop (STRAW). Journal of Women's Health & Gender-Based Medicine. 2001; 10(9):843-8.
  - Federação Brasileira das Associações de Ginecologia e Obstetrícia. Climatério: manual de orientação. São Paulo: Febrasgo; 2010.

186 = E

- **Comentário:** A falência ovariana (evento central na menopausa), acarreta perda de *feedback* negativo no hipotálamo. Dessa maneira, o GnRH do hipotálamo estimula a hipófise a liberar maior quantidade de FSH e LH, aumentando seus níveis na corrente sanguínea, mesmo que haja ciclos irregulares e presentes. Contudo, os níveis de estradiol, testosterona e inibina estão diminuídos. Em virtude da aromatização de androgênios, principalmente a androstenediona, a estrona é o principal estrogênio produzido na pós-menopausa.
- **Referência:** Passos EP. Rotinas em Ginecologia. 7. ed. Porto Alegre: Artmed; 2017.

187 = D

- **Comentário:** O câncer (CA) de mama na gestação trata-se de uma condição clínica cada vez mais frequente, considerando a alta incidência do CA de mama e a ocorrência de gravidez em idades cada vez mais avançadas. A mamografia é o único exame de imagem capaz de identificar ou excluir uma microcalcificação em lesões mamárias e deve sempre ser utilizada quando necessária. Com a proteção abdominal adequada, apresenta riscos mínimos para o feto. Embora 80% das lesões mamárias encontradas na gestação serem benignas, a ultrassonografia das mamas e a mamografia podem ser utilizadas com grande segurança para avaliar uma lesão suspeita. De uma maneira geral, a gestante deve ser investigada seguindo a rotina de pacientes com o diagnóstico de CA de mama com os exames de imagem e biópsia da lesão, quando necessários, sendo esta última o padrão-ouro para definir o diagnóstico histológico das lesões.
- **Referência:** Ferreira LR, Spautz CC. Câncer de mama associado à gestação. FEMINA. 2016 Agosto; 42(4). Disponível em: http://files.bvs.br/upload/S/0100-7254/2014/v42n4/a4593.pdf. Acesso em: 05 ago. 2020.

188 = B

- **Comentário:** A estratégia terapêutica em pacientes com câncer de mama associado à gestação deve levar em consideração o tipo de tumor, o estádio da doença, a idade gestacional no momento do diagnóstico e o desejo da paciente e dos familiares. A radioterapia pode ser postergada em 4 meses após a cirurgia sem prejuízo ao risco de recorrência local. Se a quimioterapia está indicada após a setorectomia ou a mastectomia, pode-se aguardar até 6 meses para o início do tratamento radioterápico sem prejuízo ao risco materno. O efeito da administração de drogas citotóxicas na gestação depende da idade gestacional em que a exposição ocorre, sendo que no 1º trimestre o maior risco seria de malformações fetais ou abortamento e, nos demais, a maturação e o crescimento fetal. A exposição fetal à radiação ionizante pode ocorrer pela radioterapia e exposição da gestante a procedimentos diagnósticos, como a mamografia.
- **Referência:** Ferreira LR, Spautz CC. Câncer de mama associado à gestação. FEMINA. 2016 Agosto; 42(4). Disponível em: http://files.bvs.br/upload/S/0100-7254/2014/v42n4/a4593.pdf. Acesso em: 05 ago. 2020.

189 = E

- **Comentário:** O padrão de icterícia febril da paciente é causado pelo quadro de febre alta associada à hepatomegalia e à icterícia. Em virtude da localidade para a qual a paciente viajou, é importante lembrar as infecções que podem culminar nesse quadro. Tanto a febre amarela quanto a dengue não geram um quadro de febre de 40°C e a infecção por H1N1 e leptospirose não geram um padrão de esplenomegalia.
- **Referência:** Veronesi R, Focaccia R. Tratado de Infectologia. 5. ed. São Paulo: Atheneu; 2015.

190 = A

- **Comentário:** Alternativa A – na nova atualização do *Guia de Tratamento de Malária* (2020), essa infecção causada por *P. falciparum* não complicada pode ser tratada com as combinações de derivados de artemisinina (ACT), artesunato + mefloquina ou artemeter

+ lumefantrina em qualquer momento da gravidez, o que deixa a alternativa C (antigo tratamento para gestantes com malária por *falciparum* não complicado no primeiro trimestre) incorreta. A alternativa D está incorreta, pois cloroquina é utilizada no tratamento de malária gestacional causada P. *vivax* e P. *ovale*. As alternativas B e E tem a opção de uso de primaquina, a qual é contraindicada em gestantes em virtude do alto risco de hemólise.
- **Referência:** Brasil. Ministério da Saúde, Secretaria de Vigilância em Saúde. Guia de tratamento da malária no Brasil [internet]. Brasília: Ministério da Saúde, Secretaria de Vigilância em Saúde, Departamento de Imunização e Doenças Transmissíveis; 2020. Disponível em: https://portalarquivos2.saude.gov.br/images/pdf/2020/janeiro/29/af-guia-tratamento-malaria-28jan20-isbn.pdf. Acesso em: 06 ago. 2020.

191 = E
- **Comentário:** As alternativas A, B e C abordam o uso da primaquina, a qual é contraindicada nas gestantes em virtude do alto risco de hemólise. A alternativa D está incorreta devido a "não são recomendadas", pois o tratamento com derivados de ACT é recomendado. A alternativa correta é a letra E, a malária causada por P. *vivax* e P. *ovale* têm hipnozoítos (forma do parasito que persiste no fígado, e é responsável pelas recaídas) que são tratadas pela primaquina, contudo na gestante isso não é possível, sendo utilizada a cloroquina profilática durante toda a gravidez para evitar recaídas.
- **Referência:** Brasil. Ministério da Saúde, Secretaria de Vigilância em Saúde. Guia de tratamento da malária no Brasil [internet]. Brasília: Ministério da Saúde, Secretaria de Vigilância em Saúde, Departamento de Imunização e Doenças Transmissíveis; 2020. Disponível em: https://portalarquivos2.saude.gov.br/images/pdf/2020/janeiro/29/af-guia-tratamento-malaria-28jan20-isbn.pdf. Acesso em: 06 ago. 2020.

192 = C
- **Comentário:** O diagnóstico clínico-laboratorial de vaginose bacteriana se confirma quando estiverem presentes três dos critérios de Amsel, sendo estes: a) corrimento vaginal homogêneo, fino, geralmente branco-acinzentado e de quantidade variável; b) teste de pH vaginal > 4,5; c) teste de Whiff ou teste da amina (KOH 10%) positivo; d) presença de *clue cells* na bacterioscopia corada por Gram. Por mais que o quadro clínico de vaginose bacteriana curse com secreção vaginal de odor fétido, mais acentuado após a relação sexual sem o uso do preservativo e durante o período menstrual, a alternativa C não se enquadra nos critérios diagnósticos de Amsel.
- **Referência:** Hoffman BL, Schorge JO, Schaffer JI, Halvorson LM, Bradshaw KD, Cunninghan FG. Ginecologia de Williams. 2. ed. Porto Alegre: McGraw-Hill Education e Artmed; 2014.

193 = D
- **Comentário:** Nem toda descarga vaginal é consequência de um quadro patológico infeccioso. A produção do conteúdo mucovaginal sofre influências fisiológicas (ciclo menstrual, uso medicamentoso hormonal, gravidez, entre outras condições). Um aumento de volume da secreção vaginal sem alteração de cor e odor denomina-se mucorreia. A paciente não apresenta alterações clínicas esperadas para os quadros dos itens A, B, C e E.

- **Referência:** Hoffman BL, Schorge JO, Schaffer JI, Halvorson LM, Bradshaw KD, Cunninghan FG. Ginecologia de Williams. 2. ed. Porto Alegre: McGraw-Hill Education e Artmed; 2014.

194 = E

- **Comentário:** Com base nas queixas da paciente e exame clínico, deve-se considerar candidíase vulvovaginal como a principal hipótese diagnóstica. Desse modo, ao se realizar o teste das aminas (*Whiff test*) e a mensuração do pH vaginal, é esperado um resultado negativo e um pH < 4,5, respectivamente.
- **Referência:** Hoffman BL, Schorge JO, Schaffer JI, Halvorson LM, Bradshaw KD, Cunninghan FG. Ginecologia de Williams. 2. ed. Porto Alegre: McGraw-Hill Education e Artmed; 2014.

195 = A

- **Comentário:** A hipótese diagnóstica principal é de candidíase vulvovaginal, que é caracterizado por apresentar corrimento branco, grumoso, aderente à parede vaginal, com aspecto parecido a um "queijo cottage" e intenso prurido vulvovaginal. No quadro clínico, a paciente relata ter feito uso de antibióticos, fato que pode predispor ao aparecimento da candidíase, uma vez que causa redução da população de bactérias competitivas no ambiente vaginal.
- **Referência:** Hoffman BL, Schorge JO, Schaffer JI, Halvorson LM, Bradshaw KD, Cunninghan FG. Ginecologia de Williams. 2. ed. Porto Alegre: McGraw-Hill Education e Artmed; 2014.

196 = E

- **Comentário:** Os fatores de risco do item A estão relacionados com o aumento da probabilidade. Antes da menopausa, as mulheres têm menor risco cardiovascular que os homens. Já após a menopausa, esse risco aumenta à medida que os níveis de estrogênio caem. Com o envelhecimento, o metabolismo feminino fica mais lento, reduzindo as necessidades calóricas. Existem muitos estudos sobre a relação entre fogachos e sono alterado.
- **Referência:** Hoffman BL, Schorge JO, Schaffer JI, Halvorson LM, Bradshaw KD, Cunninghan FG. Ginecologia de Williams. 2. ed. Porto Alegre: McGraw-Hill Education e Artmed; 2014.

197 = C

- **Comentário:** Os efeitos do estrogênio sobre o epitélio vaginal geram atrofia e redução da secreção vaginal. Além disso, o risco de fratura nessa faixa etária é maior devido à alteração no metabolismo ósseo, tendendo a osteopenia e a osteoporose. A redução dos níveis de estrogênio no organismo tendem a piorar o perfil lipídico e, consequentemente, aumentar o risco cardiovascular. Os sintomas urinários geralmente aumentam nessa fase da vida em virtude da atrofia urogenital causada pela deficiência de estrogênio. O hipoestrogenismo acaba por reduzir a atividade dos osteoblastos e aumentar a atividade dos osteoclastos, contribuindo para maior reabsorção óssea.
- **Referência:** Febrasgo. Manual de Orientação Climatério. 2010. Disponível em: https://www.febrasgo.org.br/images/arquivos/manuais/Manuais_Novos/Manual_Climaterio.pdf. Acesso em: 04 ago. 2020.

198 = C

- **Comentário:** A paciente apresenta um prolapso de parede anterior que se estende até o hímen – pontos A e B da parede anterior encontram-se no ponto zero. Assim, pela classificação do POP-Q, prolapsos genitais localizados entre 1 cm acima do hímen e 1 cm abaixo, são classificados como estágio II.
- **Referência:** Madhu C, Swift S, Moloney-Geany S, Drake MJ. How to use the Pelvic Organ Prolapse Quantification (POP-Q) system? Neurourol Urodynamics. 2018; 37:39-43.

199 = D

- **Comentário:** "Retardo acentuado ou ausência de orgasmo" corresponde a critério diagnóstico de transtorno do orgasmo feminino. Já os critérios "Iniciativa reduzida de atividade sexual e, geralmente, ausência de receptividade às tentativas de iniciativa feitas pelo parceiro" e "frequência ausente ou reduzida no interesse pela atividade sexual" compõem o diagnóstico de transtorno do interesse/excitação sexual feminina. A alternativa D está correta por contemplar os critérios diagnósticos preconizados, no DSM-V, pelo período mínimo de 6 meses.
- **Referência:** American Psychiatric Association. Manual Diagnóstico DSM-5. Porto Alegre: Artmed; 2014. p. 437-40.

200 = D

- **Comentário:** A alternativa A está incorreta, porque a estrona sofre diminuição. A alternativa B está incorreta, pois a desidroepiandrosterona (DHEA) está reduzida na menopausa. A progesterona permanece com os níveis semelhantes às mulheres jovens, portanto a alternativa C está incorreta. E por fim, a alternativa E também está incorreta, pois a androstenediona é secretada também pela suprarrenal, por isso não sofre diminuição significativa e, além disso, não está relacionada com alterações no trato reprodutor nesse período da vida da mulher.
- **Referências:**
  - Gandhi J, Chen A, Dagur G, Suh Y, Smith N, Cali B, et al. Genitourinary syndrome of menopause: an overview of clinical manifestations, pathophysiology, etiology, evaluation, and management. Am J Gynecol. 2016;215(6):704-11.
  - Federação Brasileira de Associações de Ginecologia e Obstetrícia. Manual de Orientação Climatério. 2010. p. 1-220.

201 = B

- **Comentário:** O diagnóstico de pré-eclâmpsia (PE) é definido por aumento da pressão arterial após a 20ª semana de gestação associado à proteinúria, isso explica por que a alternativa A é incorreta. A sobreposição da PE ocorre quando uma paciente previamente hipertensa cursa com proteinúria tardia, logo a alternativa C está incorreta. A hipertensão crônica é a HAS que precede a gestação ou aquela que se apresenta até a 20ª semana de gestação, além de o aumento da pressão isolado durante a gestação não ser diagnóstico de PE e sim de hipertensão gestacional, portanto, a alternativa D e E estão incorretas.
- **Referência:** Febrasgo. Pré-eclâmpsia nos seus diversos aspectos. Série Orientações e Recomendações Febrasgo. n. 8. São Paulo: Federação Brasileira das Associações de Ginecologia e Obstetrícia (Febrasgo); 2017.

202 = B

- **Comentário:** A questão B menciona as primeiras condutas a serem tomadas perante um caso de pré-eclâmpsia grave, além de indicar a avaliação da interrupção da gravidez, que dependerá da idade gestacional e das condições materno-fetais, sendo assim, as questões A, C e D estão incorretas, e a B correta. Já a questão E é incorreta, pois se a gestação for menor que 32 semanas, mas houver risco de vida materna e/ou fetal, descolamento prematuro de placenta, síndrome de HELLP, coagulação intravascular disseminada (CIVD), eclâmpsia, hipertensão arterial grave ($\geq$ 160/110 mmHg) incontrolada ou hematoma hepático, deve-se optar pela interrupção.
- **Referência:** Febrasgo. Pré-eclâmpsia nos seus diversos aspectos. São Paulo: Federação Brasileira das Associações de Ginecologia e Obstetrícia (Febrasgo). Série Orientações e Recomendações Febrasgo. n. 8, 2017.

203 = D

- **Comentário:** A alternativa correta é a letra D, pois gestantes têm o mesmo risco de não gestantes de apresentarem câncer de colo uterino, por isso o rastreamento deve seguir as recomendações de periodicidade e faixa etária como as demais mulheres. Gestação não é fator para câncer de colo de útero. A colposcopia pode ser feita em qualquer momento da gestação. O método de rastreamento preferível é a colpocitologia, sendo gestante ou não. A biópsia pode ser realizada na gestação se houver sinais de lesão invasora.
- **Referência:** Instituto Nacional de Câncer José Alencar Gomes da Silva (Inca). Diretrizes brasileiras para o rastreamento do câncer do colo do útero. 1(2). Rio de Janeiro: Inca, 2016.

204 = E

- **Comentário:** A alternativa correta é a letra E, pois a colposcopia pode ser realizada em qualquer época da gestação e é o exame indicado após o resultado colpocitológico de lesão intraepitelial de alto grau (HSIL). Biópsia somente diante de sinais de lesão invasora na colposcopia. Não há contraindicação para parto vaginal nas pacientes com HSIL. O seguimento da investigação deve ser com 90 dias após o parto. Reavaliações citológicas não têm relação com risco de abortamento.
- **Referência:** Instituto Nacional de Câncer José Alencar Gomes da Silva (Inca). Diretrizes brasileiras para o rastreamento do câncer do colo do útero. 1(2). Rio de Janeiro: Inca; 2016.

205 = A

- **Comentário:** Letra A, pois o melhor momento para se indicar a conização não é no 1º trimestre, mas sim no 2º trimestre, evitando-se complicações, como abortamento e hemorragias. A progressão das lesões precursoras para carcinoma invasivo é rara durante a gestação (cerca de 0,4% dos casos). A cerclagem pós-conização é indicada para prevenção de incompetência cervical. O tratamento do câncer invasor deve considerar diversos fatores, pois opções como cirurgia radical e radioterapia pélvica implicam obrigatoriamente interrupção da gestação. A via de parto recomendada é a abdominal, pois evita que haja liberação das células tumorais e diminui o risco de hemorragias causadas por lacerações do trajeto.
- **Referências:**
    - Silva AP, Venâncio TT, Figueiredo-Alves RR. Câncer ginecológico e gravidez: uma revisão sistematizada direcionada para obstetras. FEMINA. maio/junho 2015; 43:111-8.

- Fernandes CE, Silva de Sá MF. Tratado de Obstetrícia Febrasgo. Rio de Janeiro: Elsevier; 2019.

206 = B

- **Comentário:** A quimioterapia neoadjuvante pode reduzir o tumor e, consequentemente, a radicalidade da cirurgia inicial, podendo converter mastectomias convencionais em cirurgias conservadoras.
- **Referência:** Bagnoli F, Brenelli FB, Pedrini JL, Júnior RF, Oliveira VM. Mastologia: do diagnóstico ao tratamento [online]. Goiânia: Conexão; 2017.

207 = E

- **Comentário:** As lesões nessa categoria têm uma probabilidade intermediária de câncer, sendo recomendada a elucidação histológica.
- **Referência:** Federação Brasileira das Associações de Ginecologia e Obstetrícia. Manual de Orientação – Mastologia [on line]. São Paulo: Febrasgo; 2010.

208 = A

- **Comentário:** Alternativa A – é necessário propedêutica com iodo ou ácido tricloroacético. Alternativa B – em sua forma latente, o HPV não gera citopatia e, assim, não se desnatura com ácido tricloroacético. Alternativa C – as lesões vegetantes já não são subclínicas, pois é possível vê-las a olho nu. Alternativa D – o resultado mais comum da infecção é o condiloma. Alternativa E – correta, é efeito citopático do HPV.
- **Referência:** Prevenção do HPV e o Câncer Cervical. Revista Contemporânea de GO – Femina. Limay; 2016. Disponível em: https://www.febrasgo.org.br/pt/femina/item/72-revista-femina-2016-vol-44-n-2. Acesso em: 28 jul. 2020.

209 = D

- **Comentário:** Primeiramente, deve-se lembrar que a infecção por HPV é sexualmente transmissível. Item I correto – o tabagismo aumenta em quase três vezes a chance de desenvolver câncer de colo de útero em relação àquelas que não fumam. Os agentes tóxicos do cigarro debilitam o sistema imunológico, responsável por conter, em latência, o vírus. Item II correto – sexarca precoce pode aumentar o período de exposição da vida sexual. Item III correto – relação sexual com múltiplos parceiros é um fator de risco importante para qualquer infecção sexualmente transmissível. Item IV incorreto – nuliparidade pode estar associada à menor exposição sexual. Logo, a alternativa correta é a D.
- **Referências:**
  - Lombardi EMS, Prado GF, Santos UP, Fernandes FLA. O tabagismo e a mulher: riscos, impactos e desafios. J Bras Pneumol. 2011.
  - Prevenção do HPV e o Câncer Cervical. Revista Contemporânea de GO – Femina. Limay; 2016. Disponível em: https://www.febrasgo.org.br/pt/femina/item/72-revista-femina-2016-vol-44-n-2. Acesso em: 28 jul. 2020.

210 = C

- **Comentário:** São fatores de risco para gestante desenvolver diabetes melito (DM): idade materna ≥ 25 anos, uso de corticosteroide, hipertensão arterial sistêmica (HAS), história familiar positiva de DM, feto grande para a idade gestacional (IG), antecedentes de macrossomia, sobrepeso materno e intolerância materna a glicose. O tabagismo apresenta-se como fator de risco para o desenvolvimento fetal e posteriormente, desenvolvimento da criança, no entanto, não é considerado, diretamente, fator de risco para a DM gestacional.
- **Referência:** Zugaib M. Obstetrícia. 3. ed. Barueri: Manole; 2016.

211 = C

- **Comentário:** As demais apresentam condutas essenciais para o controle da glicemia e a prevenção de complicações; a urocultura bimestral é necessária devido ao maior risco de infecções do trato urinário ou de bacteriúria assintomática decorrente da diabetes.
- **Referência:** Fernandes CE, Sá MFS. Tratado de Obstetrícia Febrasgo. Rio de Janeiro: Elsevier; 2019.

212 = E

- **Comentário:** A hipertensão arterial sistêmica (HAS) é complicação frequente, juntamente com a retinopatia diabética, que é a complicação vascular mais específica do diabetes melito. A nefropatia diabética acomete 20 a 40% do total de pacientes com diabetes e as malformações ocorrem, principalmente, devido à hiperglicemia nas primeiras 6 a 8 semanas de gestação sendo, a mais incidente, a malformação cardíaca.
- **Referência:** Zugaib M. Obstetrícia. 3. ed. Barueri: Manole; 2016.

213 = B

- **Comentário:** Trata-se de paciente pós-menopausa, com espessamento endometrial e quadro de sangramento uterino anormal intermitente há 5 meses, é necessário investigação endometrial a fim de detectar eventuais lesões precursoras e carcinomas iniciais da mucosa uterina e, para isso, a propedêutica mais adequada seria a histeroscopia com biópsia dirigida.
- **Referência:** Campaner AB, et al. Achados histeroscópicos em mulheres na pós-menopausa com diagnóstico de espessamento endometrial por ultrassonografia transvaginal. Rev Bras Ginecol Obstet. 2004; 26:53-8.

214 = D

- **Comentário:** Na fase de climatério apresentada pela paciente, devemos pensar em um quadro de sangramento uterino disfuncional decorrente da diminuição da produção estrogênica ovariana por falência fisiológica dos ovários, resultando em alterações do ciclo e fluxo menstrual. Apesar do ultrassom relatar achado de miomas, esses são pequenos e do tipo subseroso, sem relação com alterações menstruais. Adenocarcinoma e pólipos, geralmente, associam-se a espessamento endometrial, e a adenomiose apresenta-se, em geral, com aumento do volume uterino e dismenorreia, o que não ocorreu no caso em questão.
- **Referência:** Federação Brasileira das Associações de Ginecologia e Obstetrícia. Sangramento uterino anormal. Série Orientações e Recomendações Febrasgo. n. 7, São Paulo: Febrasgo; 2017.

215 = E

- **Discussão:** Mulheres que se encontram em período de perimenopausa apresentam um maior número de ciclos anovulatórios. Isso ocorre em virtude de uma diminuição da reserva folicular ovariana e de uma maior refratariedade dos folículos remanescentes ao estímulo das gonadotrofinas, resultando em sangramento uterino anormal.
- **Referência:** Machado LV. Sangramento Uterino Disfuncional. Arq Bras Endocrinol Metabol. 2001; 45:375-382.

216 = C

- **Comentário:** A disfunção neurológica na pré-eclâmpsia grave (PEG) pode se manifestar com alterações visuais em virtude da compressão do nervo óptico pelo edema cerebral. A via de parto preferencial é a vaginal, pois a cesariana implica em riscos operatórios. A intensidade da proteinúria não tem valor prognóstico. O repouso absoluto deve ser evitado, pois eleva o risco de trombose. A prescrição de sulfato de magnésio ($MgSO_4$) tem como meta prevenir convulsões.
- **Referência:** Febrasgo. Pré-eclâmpsia nos seus diversos aspectos. São Paulo: Federação Brasileira das Associações de Ginecologia e Obstetrícia; 2017.

217 = B

- **Comentário:** A idade da paciente não é um dos fatores de risco para pré-eclâmpsia (PE), porém a assistência pré-natal permite identificá-los e, quando indicado, orientar o uso de aspirina em baixa dose. O sulfato de magnésio é usado para prevenir convulsões, não como anti-hipertensivo. Quando há indicação de interromper a gestação, a via de parto preferencial é a vaginal. Na hipertensão gestacional, a elevação da PA surge pela primeira vez a partir da 20ª semana de gestação sem sinais de disfunção orgânica materno-fetal ou proteinúria, que, se presentes, configuram o diagnóstico de PE.
- **Referência:** Febrasgo. Pré-eclâmpsia nos seus diversos aspectos. São Paulo: Federação Brasileira das Associações de Ginecologia e Obstetrícia; 2017.

218 = E

- **Comentário:** A partir dos achados de imagem, observa-se que estamos diante de um caso classificado como BI-RADS categoria 4, ou seja, achados altamente sugestivos de malignidade com valor preditivo positivo alto para câncer de mama. Faz-se necessário, portanto, segundo a Febrasgo (2018), avaliação histopatológica obrigatória da lesão, tornando a alternativa A incorreta. A punção com agulha fina (PAAF) é um ótimo método diagnóstico, porém fornece material para estudo citopatológico e não histopatológico, eliminando a alternativa B. A ultrassonografia pode não ser capaz de identificar as microcalcificações e, portanto, não é indicada para guiar a biópsia, excluindo a alternativa C. A ressonância magnética também pode não identificar as microcalcificações, tornando a alternativa D incorreta. Assim, a biópsia necessária deverá ser guiada pela mamografia.
- **Referência:** Febrasgo. Biópsia de mama: linhas gerais. 2018 [internet]. Disponível em: https://www.febrasgo.org.br/pt/noticias/item/318-biopsia-de-mama-linhas-gerais. Acesso em: 06 ago. 2020.

219 = C

- **Comentário:** De acordo com o *Manual de Controle dos Cânceres de Colo Uterino e da Mama* do Ministério da Saúde (2013), mulheres de 35 anos ou mais, com história familiar para o câncer de mama, principalmente quando acomete parentes de primeiro grau antes dos 50 anos de idade, são consideradas de alto risco para câncer de mama. Com isso, é necessário seguir as recomendações do Ministério da Saúde, cuja rotina de exames, para o perfil da paciente, deve se iniciar aos 35 anos, com exame clínico das mamas e mamografias anuais. Dessa maneira, a alternativa C faz-se correta como primeiro passo no seguimento da paciente, anulando as outras alternativas como opções de primeira avaliação. Além disso, segundo o Inca (2018), a mamografia é o único exame cuja aplicação em programas de rastreamento apresenta eficácia comprovada na redução da mortalidade do câncer de mama.
- **Referências:**
  - Brasil. Ministério da Saúde. Controle dos cânceres do colo do útero e da mama [internet]. Brasília; 2013. [Acesso em: 05 ago. 2020]. Disponível em: http://bvsms.saude.gov.br/bvs/publicacoes/controle_canceres_colo_utero_2013.pdf. Acesso em: 06 ago. 2020.
  - Inca. Detecção precoce do câncer de mama [internet]. 2018. [Acesso em: 05 ago. 2020]. Disponível em: https://www.inca.gov.br/controle-do-cancer-de-mama/acoes-de-controle/deteccao-precoce. Acesso em: 06 ago. 2020.

220 = C

- **Comentário:** A ultrassonografia transvaginal no início do segundo trimestre deveria ser feita em pacientes com placenta marginal ou lateral baixa ou com placentas bilobadas e succenturiatas, gestação múltipla, gravidez por fertilização *in vitro* e inserção baixa do cordão. A maioria dos casos de vasa prévia identificada em ultrassonografia morfológica de rotina no segundo trimestre da gestação resolve-se espontaneamente, motivo pelo qual é recomendada a confirmação com ultrassonografia de terceiro trimestre, por volta de 32 semanas, evitando, assim, ansiedade e intervenções desnecessárias.
- **Referência:** Montenegro CAB, Rezende Filho J. Rezende Obstetrícia. 13. ed. Rio de Janeiro: Guanabara Koogan; 2017.

221 = E

- **Comentário:** As duas causas são de origem não obstétrica. São causas de origem obstétrica: vasa prévia, embolia amniótica, descolamento prematuro de placenta (DPP), síndrome HELLP, placenta prévia e feto morto retido. São causas de origem não obstétrica: carcinoma, pólipos, hematopatias e vaginite.
- **Referência:** Ramos JGL, Müller ALL, Valério EG, Martins-Costa SH. Hemorragia de segundo e terceiro trimestre da gestação. In: Freitas F, Passos EP, Magalhães JA, Ramos JGL, Martins-Costa SH. Rotinas em obstetrícia. 7. ed. Porto Alegre: Artmed; 2017.

222 = C

- **Comentário:** Nesse caso, houve um sangramento no momento da amniotomia associado a sofrimento fetal grave. O sangue perdido é sangue fetal, com isso, qualquer tipo de hemorragia é potencialmente grave no feto, causando um sofrimento. No caso citado, foi evidenciada a realização de um ultrassom de segundo trimestre, no qual a placenta estava com uma inserção corporal posterior (achado normal), com isso, não há nenhum indicativo de placenta prévia. Apesar do descolamento prematuro da placenta (DPP) poder apresentar o hemoâmnio, o tônus uterino está normal, com isso, a alternativa está eliminada. A ruptura do seio marginal é o principal diagnóstico diferencial da vasa prévia. Pode-se diferenciá-los, justamente, pela presença do sofrimento fetal; na ruptura do seio marginal, não é encontrada nenhuma importante alteração fetal, portanto, a alternativa está incorreta.

- **Referência:** Almir AU, coordenador. Ginecologia e Obstetrícia Febrasgo para o Médico Residente. São Paulo: Manole; 2016.

223 = B

- **Comentário:** A questão pede para que seja identificada a alternativa incorreta. Na letra A, não se observa erro, uma vez que a tricomoníase tem maior prevalência em mulheres entre 18 e 25 anos e o sexo masculino é menos afetado, quando comparado ao feminino. A alternativa B está errada, uma vez que, apesar da anamnese e do exame físico geralmente definirem a conduta, a correlação com exames complementares pode auxiliar na definição do diagnóstico. A alternativa C está correta, uma vez que gestantes não tratadas ou tratadas de maneira incorreta/incompleta promovem alto risco de contaminação fetal durante o parto vaginal. Durante o período menstrual, ocorre uma elevação do pH vaginal, gerando uma intensificação dos sintomas, o que confere com a alternativa D. Na alternativa E, também não se encontra erro, uma vez que a prevenção é indispensável nessa patologia e quando o parceiro não é tratado, sua infecção não cessa e ele pode transmiti-la novamente à mulher, não permitindo a erradicação da doença.

- **Referências:**
  - Feittosa CF, Consolaro MEL. Tricomoníase: aspectos gerais e diagnóstico pela colpocitologia de Papanicolau. Arquivos de Ciências da Saúde da UNIPAR [Internet]. 2005; 9:199-205. Disponível em: https://revistas.unipar.br/index.php/saude/article/view/196/170. Acesso em: 03 ago. 2020.
  - Maciel GP, De Carli GA, Tasca T. Aspectos clínicos, patogênese e diagnóstico de Trichomonas vaginalis. Jornal Brasileiro de Patologia e Medicina Laboratorial. 2004 Jun 20;40(3):152-160.

224 = C

- **Comentário:** Entre os fatores que contribuem para a transmissão de infecções sexualmente transmissíveis (IST), como a tricomoníase vaginal, podemos citar o início precoce da atividade sexual, baixo nível socioeconômico, novos/múltiplos parceiros, o uso irregular de preservativos, história prévia de tricomoníase ou outras IST e a baixa imunidade. Diabetes melito, gestação e utilização de antibióticos favorecem a proliferação de fungos, bem como o uso de anticoncepcionais orais, vestimentas apertadas e a terapia de reposição hormonal elevam o risco de contágio para candidíase vaginal. O uso de dispositivo intrauterino (DIU), duchas vaginais e múltiplos parceiros sexuais estão entre fatores de risco para vaginose bacteriana, embora parcerias sexuais casuais e/ou com múltiplos parceiros também seja um fator de risco para tricomoníase vaginal. Menopausa, radioterapia e quimioterapia são fatores de risco para vaginite atrófica.

- **Referência:** Lima MCL, Albuquerque TV, Barreto Neto AC, Rehn VNC. Prevalência e fatores de risco independentes à tricomoníase em mulheres assistidas na atenção básica. Acta Paulista de Enfermagem. 2013;26(4):331-7.

225 = C

- **Comentário:** Item A incorreto – gestações gemelares monocoriônicas, decorrentes de uma única placenta, somente são possíveis em casos de monozigoticidade, fecundação de apenas um óvulo. Item B incorreto – gestações gemelares dizigóticas, decorrentes da fecundação de dois óvulos, originam gestações dicoriônicas, com duas placentas. Item C correto – gestações gemelares monozigóticas podem dar origem tanto a gêmeos monocoriônicos, quando a divisão do embrião ocorre após o 4º dia da fecundação, como a dicoriônicos, quando a divisão ocorre antes desse período. Item D incorreto – gestações gemelares monozigóticas podem ser também dicoriônicas. Item E incorreto – gestações gemelares dizigóticas só podem originar fetos dicoriônicos.
- **Referências:**
  - Trevett T, Johnson A. Monochorionic twin pregnancies. Clin Perinatol. 2005;32(2):475-94.
  - Liao A, Fittipaldi F, Lin L, Bernardes L, Bortolotto M, Pereira P et al. Gestação múltipla. In: Zugaib M. Obstetrícia Zugaib. Barueri: Manole; 2016. p. 724-45.

226 = A

- **Comentário:** Item A correto – em caso de gêmeos xifópagos, geralmente a divisão ocorre após o 12º dia da fecundação. Item B correto – gestações gemelares monocoriônicas, ou seja, com uma placenta, podem originar tanto um quanto dois sacos amnióticos. Item C correto – gestações gemelares monocoriônicas apresentam taxa de complicação maior que as dicoriônicas. Item D incorreto – em gestações gemelares, há maior incidência de hiperêmese gravídica, anemia, descolamento prematuro de placenta, prematuridade, macrossomia fetal, pré-eclâmpsia e baixo peso ao nascer. Item E correto – a corionicidade é definida pelo período em que ocorre divisão da massa embrionária. Caso ocorra até o 4º dia de fecundação, é dicoriônica, após o 4º dia, é monocoriônica.
- **Referências:**
  - Trevett T, Johnson A. Monochorionic twin pregnancies. Clin Perinatol. 2005;32(2):475-94.
  - Gyamfi C, Stone J, Eddleman KA. Maternal complications of multifetal pregnancy. Clin Perinatol. 2005;32(2):431-42.
  - Liao A, Fittipaldi F, Lin L, Bernardes L, Bortolotto M, Pereira P, et al. Gestação múltipla. In: Zugaib M. Obstetrícia Zugaib. Barueri: Manole; 2016. p. 724-45.

227 = C

- **Comentário:** Item A incorreto – o feto doador tem risco de oligodrâmnio. Item B incorreto – o feto receptor tem polidrâmnio, o que gera um aumento do débito urinário. Item C correto – o *shunt* unidirecional ocorre em anastomoses arteriovenosas profundas. Item D incorreto – o *shunt* unidirecional ocorre em anastomoses arteriovenosas profundas e não em arterioarteriais superficiais. Item E incorreto.

- **Referências:**
  - Djaafri F, Stirnemann J, Mediouni I, Colmant C, Ville Y. Twin-twin transfusion syndrome – What we have learned from clinical trials. Semin Fetal Neonatal Med [Internet]. 2017;22(6):367-75. Disponível em: https://doi.org/10.1016/j.siny.2017.08.005. Acesso em 13 ago. 2020.
  - Liao A, Fittipaldi F, Lin L, Bernardes L, Bortolotto M, Pereira P, et al. Gestação múltipla. Zugaib M. Obstetrícia Zugaib. Barueri: Manole; 2016. p. 724-45.

228 = C

- **Comentário:** Aborto inevitável: dor intensa, sangramento e dilatação cervical, com presença de conteúdo uterino na ultrassonografia transvaginal (USGTV). Pela idade gestacional (IG) do caso (< 12 semanas), os tratamentos expectante, farmacológico ou cirúrgico poderiam ser utilizados, porém, pelos sinais de instabilidade hemodinâmica, o cirúrgico é preferível. Na ameaça de abortamento as dores são menos intensas, o sangramento é menos volumoso e o colo encontra-se fechado; recomenda-se repouso relativo. Abortamento completo: o colo está fechado, sem embrião na USGTV e o útero é menor do que o esperado para a IG.
- **Referências:**
  - Hurt KJ, Guile MW, Bienstock JL, Fox HE, Wallach EE. Gestação de Alto Risco Manual Técnico [Internet]. Gestação de Alto Risco Manual Técnico. 2012. p. 370-73. Disponível em: http://bvsms.saude.gov.br/bvs/publicacoes/gestacao_alto_risco.pdf. Acesso em 13 ago. 2020.
  - Montenegro ABC, Rezende Filho J de. Rezende Obstetrícia Fundamental. 13. ed. Rio de Janeiro: Guanabara Koogan; 2016.
  - Zugaib M, Vieira PR. Zugaib Obstetrícia. 4. ed. Barueri: Manole; 2019.
  - Morris JL, Winikoff B, Dabash R, Weeks A, Faundes A, Gemzell-Danielsson K, et al. FIGO's updated recommendations for misoprostol used alone in gynecology and obstetrics. Int J Gynecol Obstet. 2017;138(3):363-6.

229 = E

- **Comentário:** No aborto completo, o tamanho uterino é menor que o esperado para a idade gestacional (IG), pois já houve eliminação de conteúdo. O aborto incompleto é mais comum após 8 semanas de gestação, devido ao aumento da aderência das vilosidades coriônicas. Hematoma subcoriônico pode ser um indicativo de abortamento precoce, porém, isoladamente, não é capaz de fechar o diagnóstico e é necessário que a paciente seja reavaliada dentro de 7 a 10 dias. O tratamento cirúrgico mais seguro e rápido é a aspiração manual intrauterina (AMIU), uma vez que a curetagem está associada a maior risco em razão da maior manipulação uterina. A partir da 6ª semana de gestação, o feto já apresenta atividade cardíaca identificável e o comprimento cabeça-nádegas (CCN) já chega à 4 mm ou mais; portanto, como o feto alcançou um tamanho no qual já é possível identificar a atividade cardíaca, se o batimento cardíaco fetal (BCF) não for identificado, o diagnóstico de morte fetal pode ser estabelecido.
- **Referências:**
  - Hurt KJ, Guile MW, Bienstock JL, Fox HE, Wallach EE. Gestação de Alto Risco Manual Técnico [Internet]. Gestação de Alto Risco Manual Técnico. 2012. p. 370-73. Disponível em: http://bvsms.saude.gov.br/bvs/publicacoes/gestacao_alto_risco.pdf.
  - Montenegro ABC, Rezende Filho J. Rezende Obstetrícia Fundamental. 13. ed. Rio de Janeiro: Guanabara Koogan; 2016.

- Zugaib M, Vieira PR. Zugaib Obstetrícia. 4. ed. Barueri: Manole; 2019.
- Tratamento ambulatorial do abortamento retido [Internet]. 2018. Disponível em: https://www.febrasgo.org.br/pt/noticias/item/412-tratamento-ambulatorial-do-abortamento-retido.

230 = B

■ **Comentário:** O quadro clínico da paciente do caso é típico de descolamento prematuro de placenta. O principal diagnóstico diferencial é placenta prévia, no entanto, nesse caso, haveria sangramento vaginal indolor de coloração vermelho-vivo e útero com tônus normal. Já o quadro clínico de rotura uterina costuma ter um processo inicialmente assintomático, lento e progressivo e costuma ocorrer no final da gestação e a rotura de vasa prévia apresenta sangramento de origem fetal e ocorre geralmente após a ruptura das membranas. Não há contrações uterinas regulares ou mucorreia pela dilatação do colo descritas no caso para se pensar em trabalho de parto prematuro.

■ **Referências:**
- Zugaib M. Obstetrícia Zugaib. 4. ed. Barueri: Manole; 2020. p. 267-68; 773-801.
- Hurt KJ, Guile MW, Bienstock JL, Fox HE, Wallach EE. Manual de Ginecologia e Obstetrícia do Johns Hopkins. 4. ed. Porto Alegre: Artmed; 2012. p. 160-7.
- Montenegro CAB, Filho JR. Rezende Obstetrícia. 13. ed. Rio de Janeiro: Guanabara Koogan; 2017. p. 603-27; 1426-7.
- Fernandes CE, Sá MFS. Tratado de Obstetrícia Febrasgo. Rio de Janeiro: Elsevier; 2018. p. 808-90.

231 = C

■ **Comentário:** O quadro clínico de placenta prévia é sangramento vermelho vivo, indolor, de início súbito, imotivado e reincidente, com útero de consistência normal. Para o diagnóstico e localização da implantação placentária, é necessário a ultrassonografia transvaginal. História de cesárea é o principal fator de risco – também se inclui tabagismo e gestação gemelar, porém não se aplica à primiparidade – o risco de placenta prévia em nulíparas é de 0,2%, já em multíparas é de 5%. A conduta varia conforme idade gestacional, quantidade de sangramento, tipo de placentação, apresentação do feto e se há trabalho de parto. O parto vaginal pode ser tentado na inserção baixa de placenta, quando a borda placentária está a mais de 2 cm do orifício interno do colo.

■ **Referências:**
- Zugaib M. Obstetrícia Zugaib. 4. ed. Barueri: Manole; 2020. p. 267-68; 773-801.
- Fernandes CE, Sá MFS. Tratado de Obstetrícia Febrasgo. Rio de Janeiro: Elsevier; 2018. p. 808-90.
- Costa SHM, Ramos JGL, Magalhães JA, Passos EP, Freitas F. Rotinas em Obstetrícia. 7. ed. Porto Alegre: Artmed; 2017. p. 299-313.

232 = E

■ **Comentário:** A questão relata um caso típico de vasa prévia: sangramento após ruptura de membranas ovulares e queda de batimentos cardíacos fetais (BCF), sugerindo sofrimento fetal, desse modo, a conduta deve ser cesárea de emergência – há grande risco de hemorragia severa no feto. Placenta prévia apresenta-se com sangramento imotivado, reincidente, geralmente autolimitado, não comprometendo vitalidade a fetal e a materna. Além disso, a maioria dos casos são diagnosticados antes do momento do parto, por ultrassonografia durante o pré-natal. Descolamento prematuro de placenta é associado a hipertensão materna e hipertonia uterina, assim, a alternativa mais provável é a E.

- **Referências:**
  - Zugaib M. Obstetrícia Zugaib. 4. ed. Barueri: Manole; 2020. p. 267-8; 773-801.
  - Hurt KJ, Guile MW, Bienstock JL, Fox HE, Wallach EE. Manual de Ginecologia e Obstetrícia do Johns Hopkins. 4. ed. Porto Alegre: Artmed; 2012. p. 160-7.
  - Montenegro CAB, Filho JR. Rezende Obstetrícia. 13. ed. Rezende Obstetrícia. Rio de Janeiro: Guanabara Koogan; 2017. p. 542-50.
  - Fernandes CE, Sá MFS. Tratado de Obstetrícia Febrasgo. Tratado de Obstetrícia Febrasgo. Rio de Janeiro: Elsevier; 2018. p. 808-90.

233 = D

- **Comentário:** A multiplicidade de parceiros sexuais apresenta relação com a infeção pelo HPV, pois quanto maior o número de parceiros, maior a exposição ao vírus e maior a chance de algum deles ser portador de um vírus de alto grau. O tabagismo apresenta relação com o efeito carcinogênico direto da nicotina no muco cervical e com a redução da resposta imune. Sobre a alternativa B, de acordo com a literatura, não se evidenciou relação do etilismo com o desenvolvimento do HPV, já que um quadro de infecção sexualmente transmissível prévia predispõe a uma infecção crônica que pode comprometer a integridade da mucosa genital, fato que diminui a imunidade celular. Sobre a alternativa C, o uso de anticoncepcionais orais tem relação com a persistência do HPV pelo aumento da persistência viral no epitélio do colo, porém, não se encontrou evidencias na literatura que justificasse a relação de diabetes com o HPV. Sobre a alternativa E, não existem evidências na literatura que relacionem a hipertensão arterial sistêmica (HAS) não controlada com o desenvolvimento de HPV.

- **Referências:**
  - Oliveira GRD, Vieira VC, Barral MFM, Döwich V, Soares MA, Conçalves CV, et al. Fatores de risco e prevalência da infecção pelo HPV em pacientes de Unidades Básicas de Saúde e de um Hospital Universitário do Sul do Brasil. Revista Brasileira de Ginecologia e Obstetrícia. 2013; 35(5)226-32.
  - Alves CJ. Principais fatores de risco do HPV na gênese do câncer de colo de útero [Trabalho de Conclusão de Curso]. Goiás: Pontifícia Universidade Católica de Goiás; 2013.
  - Uchimura NS, Ribalta JCL, Focchi J, Baracat EC, Uchimura TT. Influência do uso de anticoncepcionais hormonais orais sobre o número de células de Langerhans em mulheres com captura híbrida negativa para papilomavírus humano. Revista Brasileira de Ginecologia e Obstetrícia. 2005; 27(12):726-30.

Este livro foi impresso nas oficinas gráficas da Editora Vozes Ltda.,
Rua Frei Luís, 100 – Petrópolis, RJ.